Redactie:
Prof. dr. Pier Prins
Prof. dr. Caroline Braet

Handboek klinische ontwikkelingspsychologie

Redactie:
Prof. dr. Pier Prins
Prof. dr. Caroline Braet

Handboek klinische ontwikkelings-psychologie

Tweede, geheel herziene druk

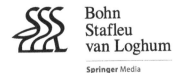

Bohn
Stafleu
van Loghum

Springer Media

Houten 2014

ISBN 978-90-368-0494-3

© 2014 Bohn Stafleu van Loghum, onderdeel van Springer Media BV

NUR 847
Foto omslag: Pier Prins
Automatische opmaak: Crest Premedia Solutions (P) Ltd., Pune, India

Eerste druk 2008
Tweede, geheel herziene druk 2014

Bohn Stafleu van Loghum
Het Spoor 2
Postbus 246
3990 GA Houten

www.bsl.nl

Inhoud

II Deel 2

Inleiding

De psychologie is een dynamisch vakgebied en volop in ontwikkeling. Voortdurend zoekt men naar een integratie van verschillende perspectieven, zoals het klinische en het ontwikkelingsperspectief. De *klinische ontwikkelingspsychologie* is daar een mooi voorbeeld van.

De afgelopen drie decennia is het onderzoek op het gebied van het afwijkende functioneren van kinderen en jongeren – bekend onder de termen 'abnormal child psychology' en 'clinical child psychology' – explosief toegenomen. In deze relatief korte tijd is er een gedegen empirische traditie opgebouwd, waarin uiteenlopende aspecten van de afwijkende ontwikkeling worden bestudeerd. Ook zijn er talrijke grootschalige preventie- en interventieprojecten opgezet en geëvalueerd voor kinderen en jongeren met emotionele en gedragsstoornissen.

Toch ontbreekt het in deze onderzoeken dikwijls aan een brede kijk op kinderen, hun context en hun ontwikkeling. Er zijn voldoende aanwijzingen dat de problemen van kinderen en adolescenten onderscheiden moeten worden van die van volwassenen. Modellen die ontwikkeld zijn voor het begrijpen van psychopathologie bij volwassenen zijn niet zomaar op kinderen van toepassing. Naast kennis uit de klinische kinder- en jeugdpsychologie zullen ook inzichten uit de ontwikkelingspsycho(patho)logie een meer prominente rol moeten gaan spelen bij het bestuderen van kinderen en jongeren in hun afwijkende ontwikkeling.

De klinische ontwikkelingspsychologie beoogt deze doelstelling te realiseren, omdat zij zich bezighoudt met de bestudering van afwijkingen van de normale ontwikkeling en de implicaties hiervan. Hiermee sluit ze aan bij de traditie van de ontwikkelingspsychopathologie, maar gaat daarbij tevens een stap verder en betrekt in haar onderzoek ook de klinische implicaties van de verworven inzichten voor diagnostiek en behandeling.

Het afwijkend functioneren van kinderen en jeugdigen is een onderwerp dat velen raakt. Het staat volop in de belangstelling van wetenschappers en beleidsmakers. Hoewel de meerderheid van de kinderen en jongeren zich positief ontwikkelt, neemt de druk op de praktijk van de jeugdzorg gestaag toe. Een groot aantal kinderen vertoont ontwikkelingsproblemen en problemen op het gebied van gedrag en emoties. De behoefte aan kennis waarmee deze problemen te begrijpen en te verhelpen zijn is groot.

Wij meenden dan ook – ruim vijf jaar geleden – dat het hoog tijd was voor een Nederlandstalige tekst op het gebied van de klinische ontwikkelingspsychologie, waarin de meest recente stand van zaken werd weergegeven. Het succes van de eerste editie van het *Handboek klinische ontwikkelingspsychologie* bevestigde de juistheid van deze gedachte. De snelle ontwikkelingen in het vakgebied maakt een tweede, geheel herziene editie echter noodzakelijk. Alle hoofdstukken zijn herzien en geactualiseerd, maar de structuur van het boek en van de afzonderlijke hoofdstukken is ongewijzigd gebleven.

Dit Handboek gaat over de afwijkende ontwikkeling van kinderen en jongeren, over de voorlopers ervan, over causale mechanismen en factoren die deze ontwikkeling in stand houden en over preventie- en behandelingsmogelijkheden.

Deel I gaat over fundamentele onderwerpen als genetische kwetsbaarheid, ontwikkelings-neuropsychologie, pre- en perinatale ontwikkeling. Ook enkele van de belangrijkste ont-wikkelingscontexten van baby tot volwassene, zoals opvoeding en het gezin, relaties met leeftijdgenoten, en de cultuur komen aan de orde. Deel II behandelt vervolgens veel voorko-mende vormen van afwijkend functioneren van kinderen en jongeren, zoals gedragsproble-men, angst- en stemmingsproblemen, pervasieve ontwikkelingsproblemen, eetproblemen en verslaving.

Leidraad voor elk hoofdstuk is een transactionele benadering van causale mechanismen en een longitudinaal perspectief op de afwijkende ontwikkeling. Verder wordt uitgegaan van de veronderstelling dat biologie gedrag beïnvloedt en dat tegelijkertijd gedrag biologische mechanismen beïnvloedt. Er is sprake van een voortdurende wisselwerking tussen aanleg en omgeving. In alle bijdragen wordt benadrukt dat kinderen en jongeren door de omge-ving worden beïnvloed, maar evenzeer hun omgeving beïnvloeden.

Wij danken de auteurs, allen experts op hun terrein, opnieuw voor hun inspanningen om dit perspectief in hun bijdrage vorm te geven. Wij hopen dat ook deze tweede, geheel her-ziene editie van het *Handboek klinische ontwikkelingspsychologie* weer een inspirerend en bruikbaar kader zal bieden voor studenten, onderzoekers en collega's in de praktijk. Uitein-delijk zal dit, naar wij hopen, ten goede komen aan de kinderen en jongeren die in hun ont-wikkeling bedreigd worden.

Pier J.M. Prins
Programmagroep Ontwikkelingspsychologie, Universiteit van Amsterdam

Caroline Braet
Vakgroep Ontwikkelings-, Persoonlijkheids- en Sociale Psychologie, Universiteit Gent

Over de auteurs

Mw. prof. dr. Lenneke R.A. Alink is als bijzonder hoogleraar Voorkomen, gevolgen en aanpak van kindermishandeling vanwege het Jan Brouwer Fonds verbonden aan de Vrije Universiteit Amsterdam en als universitair hoofddocent aan de Universiteit Leiden.

Mw. prof. dr. Marian J. Bakermans-Kranenburg is als hoogleraar Pedagogische Wetenschappen met speciale aandacht voor de neurobiologische achtergronden van opvoeding en ontwikkeling verbonden aan de Universiteit Leiden.

Mw. prof. dr. Meike Bartels is als University Research Chair in Genetics and Wellbeing verbonden aan de Vrije Universiteit Amsterdam, afdeling Biologische Psychologie.

Dr. Jan O. Bijstra is als onderzoekscoördinator verbonden aan het Regionaal Expertisecentrum Noord Nederland cluster 4 (RENN4).

Mw. prof. dr. Patricia Bijttebier is als hoogleraar ontwikkelingpsychopathologie verbonden aan de onderzoekseenheid Schoolpsychologie en Ontwikkelingspsychologie van Kind en Adolescent van KU Leuven.

Dr. Joop D. Bosch is als klinisch psycholoog en cognitief gedragstherapeut verbonden aan de Vrije Universiteit Amsterdam, afdeling Ontwikkelingspsychologie.

Mw. prof. dr. Caroline Braet, klinisch psycholoog, gedragstherapeut, is als hoogleraar verbonden aan de Universiteit Gent, Vakgroep Ontwikkelings-, Persoonlijkheids-, & Sociale Psychologie. Ze is gespecialiseerd in klinische ontwikkelingspsychologie.

Mw. dr. Marleen De Bolle is als FWO post-doctoraal onderzoeker verbonden aan de Universiteit Gent, vakgroep Ontwikkelings-, Persoonlijkheids- en Sociale Psychologie. Zij is gespecialiseerd in studie van de associaties tussen persoonlijkheid en negatief affect bij kinderen.

Mw. prof. dr. Barbara De Clercq is als docent verbonden aan de Universiteit Gent, vakgroep Ontwikkelings-, Persoonlijkheids- en Sociale Psychologie. Zij is gespecialiseerd in persoonlijkheidsonderzoek bij kinderen.

Prof. dr. Filip De Fruyt is als Gewoon Hoogleraar verbonden aan de Universiteit Gent, Vakgroep Ontwikkelings-, Persoonlijkheids- en Sociale Psychologie. Hij is gespecialiseerd in toegepaste persoonlijkheidspsychologie.

Mw. prof. dr. Maja Deković, hoogleraar Orthopedagogiek, afdeling Orthopedagogiek: psychosociale problemen, Faculteit der Sociale wetenschappen, Universiteit Utrecht.

Mw. dr. Jeannette M. Doornenbal, pedagoog, is als lector Integraal Jeugdbeleid verbonden aan de Hanzehogeschool Groningen, Kenniscentrum CaRES (Care, Rehabilitation, Education and Sport).

Mw. prof. dr. Dorret I. Boomsma is als hoogleraar verbonden aan de Vrije Universiteit Amsterdam, afdeling Biologische Psychologie.

Prof. dr. Rutger C.M.E. Engels, Trimbos-instituut, Utrecht en Behavioural Science Institute, Radboud Universiteit Nijmegen.

Mw. dr. Eveline M. Euser, Infant Mental Health Centrum OuderKindLijn, Amsterdam.

Prof. dr. Pol Ghesquière, orthopedagoog, is als hoogleraar Orthopedagogiek verbonden aan de KU Leuven.

Mw. dr. Lien Goossens, postdoctoraal onderzoeker, Universiteit Gent, Faculteit Psychologie en pedagogische wetenschappen.

Prof. dr. Hans Grietens, orthopedagoog, is als hoogleraar verbonden aan de Rijksuniversiteit Groningen, afdeling Orthopedagogiek.

Prof. dr. Marinus H. van IJzendoorn is als hoogleraar Pedagogische Wetenschappen verbonden aan de Universiteit Leiden.

Mw. prof. dr. Anita Jansen, hoogleraar, Universiteit Maastricht, Faculteit der Psychologie.

Prof. dr. Alexander E.M.G. Minnaert, schoolpsycholoog en onderwijskundige, is als hoogleraar Orthopedagogiek en Klinische onderwijskunde en orthopedagogiek verbonden aan de Rijksuniversiteit Groningen.

Dr. Ellen Moens is als postdoctoraal onderzoeker verbonden aan de Vakgroep Ontwikkelings-, Persoonlijkheids- en Sociale Psychologie van de Universiteit Gent.

Prof. dr. Peter E.H.M. Muris is als hoogleraar Ontwikkelingspsychopathologie verbonden aan de Universiteit Maastricht, afdeling Klinisch Psychologische Wetenschap, Faculteit voor Psychologie en Neurowetenschappen, en tevens werkzaam als GZ-psycholoog/cognitief-gedragstherapeut bij de afdeling Kinder- en Jeugdzorg van de RIAGG Maastricht.

Prof. dr. Bram Orobio de Castro is als hoogleraar Experimentele ontwikkelingspsychopathologie verbonden aan de Universiteit Utrecht en is als hoofddocent onderzoek verbonden aan de opleiding tot klinisch psycholoog kinder en jeugd.

Drs. Jan Plas, GZ-psycholoog, is werkzaam in eigen praktijk in Assen en consulent bij het Centrum voor Consultatie en Expertise (CCE) in Zwolle.

Dr. Albert Ponsioen, klinisch neuropsycholoog, werkzaam bij Lucertis Kinder- en Jeugdpsychiatrie in Velsen en Rotterdam en bij het Landelijk Kenniscentrum LVB in Utrecht. Tevens voorzitter van de Stichting Gaming & Training in Polsbroek.

Prof. dr. Pier J.M. Prins, GZ-psycholoog en gedragstherapeut, is als hoogleraar Klinische kinder- en jeugdpsychologie verbonden aan de Universiteit van Amsterdam.

Prof. dr. Peter Prinzie is hoogleraar orthopedagogiek, afdeling Pedagogische wetenschappen, Faculteit der Sociale wetenschappen, Erasmus Universiteit Rotterdam.

Prof. dr. Herbert Roeyers, Universiteit Gent, vakgroep Experimenteel-klinische en gezondheidspsychologie.

Prof. dr. Wied A.J.J.M. Ruijssenaars, orthopedagoog, is als hoogleraar Orthopedagogiek verbonden aan de Rijksuniversiteit Groningen.

Mw. prof. dr. Hanna Swaab is hoogleraar neuropedagogiek, afdeling Neuropedagogiek en ontwikkelingsstoornissen, Universiteit Leiden, faculteit der Sociale wetenschappen.

Mw. dr. Benedikte Timbremont, klinisch psycholoog, is verbonden aan het Vrij CLB regio Gent. Ze promoveerde op een klinisch ontwikkelingspsychologisch proefschrift over depressie bij kinderen aan Ugent, o.l.v. prof. C. Braet. Ze was tevens als klinisch psycholoog verbonden aan het Gentse Universitaire Therapiecentrum Kind & Adolescent.

Mw. prof. dr. Bea R.H. Van den Bergh is als director babylab Departement ontwikkelingspsychologie verbonden aan de Tilburg University, afdeling Ontwikkelingspsychologie. Zij is ook gasthoogleraar aan de Onderzoeksgroep voor Gezondheidspsychologie aan de KU Leuven en deeltijd senior researcher bij het kenniscentrum van het Departement voor Welzijn, Volksgezondheid en Gezin van de Vlaamse Overheid te Brussel.

Mw. prof. dr. Saskia Van der Oord is verbonden aan de Onderzoeksgroep Klinische psychologie van de KU Leuven en aan de Programmagroep Ontwikkelingspsychologie van de Universiteit van Amsterdam.

Prof. dr. Paul H. Vedder, ontwikkelingspsycholoog en onderwijskundige, is als hoogleraar Orthopedagogiek (jeugdhulpverlening en gedragsproblemen van jongeren) verbonden aan de Universiteit Leiden.

Mw. drs. Laura Wante, doctoraalstudent, Universiteit Gent, vakgroep Ontwikkelings-, persoonlijkheids- en sociale psychologie. Werkt momenteel aan een klinisch ontwikkelingspsychologisch proefschrift over depressie bij kinderen o.l.v. prof. C. Braet. Ze is tevens als klinisch psycholoog verbonden aan het Gentse Universitaire Therapiecentrum Kind & Adolescent.

Mw. dr. Petra Warreyn, Universiteit Gent, vakgroep Experimenteel-klinische en gezondheidspsychologie.

Prof. Reinout W. Wiers, hoogleraar Ontwikkelingspsychopathologie, Addiction Development and Psychopathology (ADAPT)-lab, Ontwikkelingspsychologie, Universiteit van Amsterdam.

Over de redacteuren

Prof. dr. Pier Prins is GZ-psycholoog en gedragstherapeut. Hij is als hoogleraar Klinische kinder- en jeugdpsychologie verbonden aan de Programmagroep Ontwikkelingspsychologie van de Universiteit van Amsterdam. Hij geeft onderwijs op het gebied van de klinische ontwikkelingspsychologie en doet onderzoek naar de effectiviteit van psychosociale interventies voor kinderen en jongeren met aandachts- en impulsiviteitsproblemen, agressie en angst. Hij is betrokken bij E-health-onderzoeksprojecten en bij het toepassen van gaming in executieve functietrainingen.
Adres: Universiteit van Amsterdam, Programmagroep Ontwikkelingspsychologie, Weespersplein 4, 1018 XA Amsterdam.

Mw. prof. dr. Caroline Braet is klinisch psycholoog en gedragstherapeut. Zij is als hoogleraar aan de vakgroep Ontwikkelings-, Persoonlijkheids- en Sociale Psychologie van de Universiteit Gent. Zij geeft onderwijs op het gebied van de ontwikkelingspsychopathologie en doet onderzoek naar het ontstaan en de instandhouding van psychopathologie bij kinderen, alsook het assessment en behandeling ervan. Momenteel leidt zij projecten op het vlak van obesitas en eetstoornissen, depressie, hechting en gedragsproblemen bij kinderen. Zij is consulent op de kinderpolikliniek van het Universitair Ziekenhuis van Gent, het Medisch Pediatrisch Centrum in De Haan en zij is coördinator en supervisor bij het Universitair Psychologisch Centrum 'Kind & Adolescent' te Gent.
Adres: Universiteit Gent, H. Dunantlaan 2, 9000 Gent.

Deel 1

Ontwikkeling en psychopathologie

Caroline Braet, Pier Prins en Patricia Bijttebier

Ontwikkeling en psychopathologie: een klinisch-ontwikkelingspsychologische benadering

De klinische ontwikkelingspsychologie bestudeert kinderen bij wie psychische problemen zijn vastgesteld. Men stelt zich daarbij de vraag hoe deze problemen zich manifesteren en welke factoren de problemen veroorzaken en in stand houden. De studie van de afwijking van de normale ontwikkeling staat hierbij centraal, wat aansluit bij de onderzoekstraditie van de ontwikkelingspsychopathologie (OPP). Het doel hierbij is meervoudig: een model ontwerpen dat de ontwikkeling van afwijkend gedrag kan beschrijven én verklaren. Maar de klinische ontwikkelingspsychologie gaat verder en bekijkt de klinische implicaties van de verworven inzichten en of er aanknopingspunten zijn voor wetenschappelijk onderbouwde preventie of gepaste interventie.

In dit eerste hoofdstuk wordt een up-to-date overzicht gegeven van de belangrijkste concepten en modellen – waaronder de recente transactionele modellen, de onderzoeksmethoden, voorbeelden van risicofactoren en veerkracht bij kinderen – en illustreren we wat de ontwikkelingspsychopathologie betekent voor de diagnostiek en de preventie.

De klinische ontwikkelingspsychologie bestudeert kinderen bij wie psychische problemen zijn vastgesteld. Men stelt zich daarbij de vraag hoe deze problemen zich manifesteren en welke factoren de problemen veroorzaken en in stand houden. De studie van de afwijking van de normale ontwikkeling staat hierbij centraal, wat aansluit bij de onderzoekstraditie van de ontwikkelingspsychopathologie (OPP). Het doel hierbij is meervoudig: een model ontwerpen dat de ontwikkeling van afwijkend gedrag kan beschrijven én verklaren. De klinische ontwikkelingspsychologie (KLOP) gaat echter verder en bekijkt de klinische implicaties van de verworven inzichten en of er aanknopingspunten zijn voor preventie of gepaste interventie; ze slaat daarmee een brug naar de klinische kinder- en jeugdpsychologie. Ze houdt zich bovendien ook bezig met de ontwikkeling van het kind, de adolescent tot de volwassene. De klinische ontwikkelingspsychologie is een relatief jonge tak binnen de psychologie.

1.1 Wat is afwijking van de normale ontwikkeling?

1.1.1 Verschillende benaderingen

Een belangrijke vraag waarmee de klinische ontwikkelingspsychologie worstelt is wat psychopathologie is en wat precies een afwijking van de normale ontwikkeling is. De categorische benadering, die afwijkend functioneren als kwalitatief anders dan normaal functioneren beschouwt, staat hier tegenover de dimensionele benadering, die afwijkend functioneren opvat als gradueel verschillend van normaal. Maar er zijn nog andere verschillen tussen beide perspectieven. De eerste invalshoek is eerder uitgebouwd vanuit psychiatrische studies en spreekt bij afwijking over 'stoornissen' en 'diagnoses', terwijl de tweede invalshoek meer door het psychologisch onderzoek is gestuurd en dan spreekt over 'psychologische problemen en klinische of subklinische symptomen'. Een interessante discussie hierover werd onlangs gevoerd door Craddock en Owen (2010). Deze wordt uitvoerig besproken in ▶ box 1.1 en verder in ▶ H. 9). Zolang er geen consensus is onder vakspecialisten, worden in dit handboek beide perspectieven en termen door elkaar gebruikt.

Afwijking blijft hoe dan ook een ruim begrip waarin nog andere aspecten meespelen en waarmee de klinische ontwikkelingspsychologie rekening moet houden. Zo dient men ruime kennis te hebben van de normale ontwikkeling. Dit wordt geïllustreerd in ◘ tabel 1.1 en zal verder in elk hoofdstuk aan bod komen. Een probleem (bijvoorbeeld weglopen) kan deel uitmaken van een normale ontwikkeling en inherent zijn aan ontwikkelingsbehoeften (bijvoorbeeld de koppigheidsfase van een peuter) of kan een kenmerk zijn van een slecht verlopend losmakingsproces (bijvoorbeeld een adolescent die van huis wegloopt na een ruzie met de ouders).

Het criterium hulp zoeken is bij de vraag of gedrag afwijkend is niet doorslaggevend aangezien slechts een minderheid van de kinderen in de hulpverlening terecht komt (Horwitz, Hurlburt, Henega, Zhang, Rolls-Reutz, Fisher, Landsverk & Stein, 2012); men schat slechts twee procent. Dit komt onder meer omdat ouders van jonge kinderen het probleem niet (willen) zien. Gegeven het feit dat verschillende informanten er een andere mening op na kunnen houden (zie De Los Reyes e.a., 2013) vertekent dit vaak de onderzoeksresultaten naar afwijkende ontwikkeling.

Men kan daarnaast ook de vraag stellen of een stoornis louter een optelsom is van klinische symptomen. Daarom pleiten sommige auteurs om meer oog te hebben voor het lijden (de beperkingen, *impairment*) van een kind. Georgiades, Lewinsohn, Monroe en Seeley (2006) merkten bijvoorbeeld terecht op dat subklinische depressieve symptomen even voorspellend zijn op termijn als klinische symptomen en dat daarom het onderscheid 'wel of niet voldoende symptomen voor een diagnose' minder relevant lijkt. Nieuwere studies houden hier meer rekening mee.

> **Voorbeeld**

Op grond van een klinisch interview dat stoornissen uitvraagt werd bij 1329 ouders vastgesteld dat 32% van hun kinderen (met gemiddelde leeftijd van 3 jaar) een stoornis zou hebben wanneer ze voor het eerst naar school gaan. Maar wanneer de bevindingen gecontroleerd werden voor de resultaten op de Family Life Impairment Scale werd er bij 10% geen significant lijden die het gewone functioneren belette vastgesteld. Men concludeerde dat er voor 'slechts' 22% van de kinderen wel ernstige problemen zijn die hun *school readiness* beperken (uit: Carter, Wagmiller, Gray, McCarthy, Horwitz & Briggs-Gowan, 2010).

Box 1.1 De categoriale of dimensionele benadering?

Een belangrijk punt van discussie binnen de klinische ontwikkelingspsychologie is de vraag hoe we een stoornis precies moeten definiëren. Spreken we in termen van 'deze persoon heeft wel/geen probleem (de categoriale benadering)' of hebben we het eerder over 'deze persoon heeft in meer of mindere mate kenmerken van een bepaald probleem (de dimensionele of kwantitatieve, psychometrische benadering)'? Vatten we, met andere woorden, stoornissen bij kinderen en jongeren op als categorische entiteiten of als continue dimensies van disfunctioneren?

Het is niet moeilijk om van psychopathologie te spreken wanneer we een psychose zien; hallucinaties bijvoorbeeld wijzen op diep verstoorde functies. Anderzijds zijn er gedragingen die we in meer of mindere mate verstoord kunnen noemen. Wat bijvoorbeeld als een kind agressieve kenmerken vertoont? Dan is de vraag of psychopathologie wel of niet aanwezig is niet zo eenvoudig te beantwoorden. Bovendien blijken beide benaderingen te kampen met meetfouten bij het vaststellen van psychopathologie. Deze discussie komt verderop in dit boek nog herhaaldelijk aan de orde.

De categoriale benadering

Michael Rutter, de Engelse psychiater die voor het eerst epidemiologisch onderzoek deed naar de prevalentie van kinderpsychopathologie, maakt op basis van zijn Children's Behaviour Questionnaire (CBQ) een opdeling in kinderen die wel/niet lijden aan psychopathologie, volledig conform de categoriale benadering (Rutter, 1989a). Bekende categoriale benaderingen van stoornissen zijn momenteel de Diagnostical and Statistical Manual of Mental Disorders (DSM, American Psychiatric Association, 2013) en de International Classification of Diseases, tenth edition R (ICD-10, World Health Organization, 2010). De categorieën werden oorspronkelijk afgeleid uit de psychiatrische praktijk en werkten top-down: het was een hulpmiddel om gelijksoortige observaties te classificeren.

De dimensionele benadering

Plaatst men alle kinderen op een continuüm van 'geen problemen' tot 'veel problemen', dan spreken we van een dimensionele benadering. Zo is er een dimensie 'externaliserende problemen' en een dimensie 'internaliserende problemen'. Achenbachs werk (Achenbach & Rescorla, 2001) behoort tot deze benadering. Teneinde kinderen op een continuüm te plaatsen, maakt Achenbach gebruik van een screeningsinstrument voor psychopathologie bij kinderen, de Child Behaviour Check List (CBCL), vertaald in het Nederlands als Gedragsvragenlijst voor Kinderen. In deze lijst worden geen interpretaties of items verwijzend naar persoonlijkheidstrekken aanvaard. De somscore van de lijst bepaalt de mate van psychopathologie bij een kind. Deze aanpak begon met gegevens die verzameld zijn in grote steekproeven. Vervolgens werden er met behulp van statistische technieken syndromen uit afgeleid. Deze syndromen kregen dan een naam, zoals 'aandachtsproblemen' of 'delinquentie'. We kunnen dit omschrijven als een 'bottom-up benadering'.

1.1.2 Prevalentiestudies

Tot op heden doet de klinische ontwikkelingspsychologie beroep op studies die een antwoord geven op vragen als: Wie is nu afwijkend? Wie vertoont psychopathologie? Wie heeft een stoornis? Wie vertoont significant lijden? Dit zijn de zogenoemde prevalentiestudies, waar slechts met een deel van genoemde bedenkingen rekening wordt gehouden. Immers: 'ideale' studies zijn vaak duur en te intensief. Toch hebben we dankzij epidemiologisch onderzoek, uitgevoerd in verschillende landen aan de hand van grote steekproeven, nu meer kennis omtrent de prevalentie van kinderpsychopathologie (zie ook ▶ box 1.2). Een schatting dat 15-20% van de kinderen en jeugdigen een stoornis heeft, is tamelijk breed geaccepteerd. Een meer conservatieve schatting gebaseerd op onderzoek in Benelux-landen ligt tussen 10-15% (Verhulst & Koot, 1991; Hellinckx, De Munter & Grietens, 1993). Positief is dan dat 85% van de kinderen het wél goed doet. We weten ook dat niet alle problematische kinderen advies of behandeling zoeken: Hellinckx vond dat slechts 2% van de ouders hulp zoekt voor hun kind, zelfs als er problemen zijn vastgesteld. Dit cijfer is gelijk aan dat van Horwitz e.a. (2012).

Er zijn opvallende verschillen in prevalentie, afhankelijk van de studiegroep die men onderzoekt (met hogere cijfers in de Verenigde Staten vergeleken met Europa); het instrument (categoriaal 'stoornissen' of dimensioneel 'problemen'); of men adolescenten dan wel jongere leeftijdsgroepen opneemt; ouders, leerkrachten dan wel de jongere zelf bevraagt en het soort probleem dat men onderzoekt. We verkrijgen voor dit laatste punt dan cijfers variërend tussen stoornissen die bij minder dan vijf procent van de jongeren voorkomen, bijvoorbeeld anorexia nervosa, en problemen die tot dertig procent van de jongeren treffen, zoals angststoornissen (Costello, Folley & Angold, 2006). Er zijn ook duidelijke sekseverschillen in de prevalentie van probleemgedrag. Bij kinderen onder de drie jaar zijn deze verschillen verwaarloosbaar, maar de verschillen nemen toe met het ouder worden. Jongens laten in het algemeen meer problemen zien, waaronder meer drankmisbruik en gedragsproblemen (Copeland, Shanahan, Costello & Angold, 2011) en vooral ook meer vroege (ontwikkelings)stoornissen ten gevolge van een problematische neurologische ontwikkeling, terwijl meisjes meer emotionele stoornissen laten zien, met een piek in de adolescentie.

1.1.3 Soorten prevalentiestudies

We beschreven reeds enkele grote epidemiologische studies en hun prevalentiecijfers. De meeste volgen de jongeren over langere tijd, waardoor we meer te weten komen over de stabiliteit van psychische problemen. Interessant zijn de studies die *life time*-prevalentie bekijken, *cumulatieve* prevalentie en *age of onset*. Prevalentiestudies die ook op zoek gaan naar de leeftijd waarop een stoornis voor het eerst wordt gesignaleerd, noemen we *age of onset*-studies. Een grote nationale Amerikaanse studie onderzocht meer dan 9000 participanten die 18 jaar of ouder waren (Kessler, Berglund, Demler, Jin, Merikangas & Walters, 2005). Alle participanten werden geïnterviewd over hun jeugdjaren en symptomen van psychopathologie in deze periode. De age of onset-cijfers voor bijvoorbeeld angst zijn 5 jaar (mediaan: 11 jaar) en voor drankmisbruik 15 jaar (mediaan: 20 jaar), terwijl voor depressie age of onset wordt geschat op

11 jaar (maar mediaan >25 jaar). De auteurs vermelden dat ongeveer 46% ooit een stoornis rapporteerde. Het grote probleem met deze studie is dat men beroep moet doen op het geheugen van mensen, wat niet altijd betrouwbaar lijkt.

De studie in de Verenigde Staten van Costello, Mustillo, Erkanli, Keeler en Angold (2003) is in dit opzicht methodologisch beter. Hier volgde men een groep van 1420 kinderen en jonge adolescenten (9-13 jaar) tot ze 16 jaar werden. Elk jaar werden de kinderen en adolescenten getest met een gestructureerd interview om de meest voorkomende vormen van psychopathologie te bepalen. Opvallend resultaat was dat binnen één meting de prevalentie 13% was, maar dat over alle metingen 37% van de jongeren ten minste één psychologische stoornis vertoonde voor zij de leeftijd van 16 jaar bereikt hadden. Dit noemen we de *life time*-prevalentie. In ditzelfde cohort rapporteert dezelfde onderzoeksgroep nog eens de bevindingen over deze studiegroep toen ze de leeftijd van 21 jaar bereikt hadden (Copeland e.a., 2011). Ze telden daarbij alle stoornissen ooit gedetecteerd in deze groep op en definieerden dit als de *cumulatieve prevalentie*. Hierbij krijg je indrukwekkend hoge scores: voor de jongeren die tussen hun 9 en 21 jaar jaarlijks onderzocht zijn, zou 61% minimaal één keer een diagnose hebben gekregen en nog eens 21% subklinische symptomen van psychopathologie vertonen. De auteurs besluiten dat het ooit eens meemaken van een psychiatrisch probleem universeel blijkt te zijn. Men controleert daarbij niet of de stoornis bleef duren en of de diagnose ook met ernstig lijden gepaard ging en hierdoor een gewoon functioneren verhinderde. We moeten evenwel ook voorzichtig zijn met deze bevindingen omdat de studie in North-Carolina werd uitgevoerd en de populatie daar heterogener is dan in de Beneluxlanden. Interessant zou dan ook zijn de studies uit de Verenigde Staten te vergelijken in een meta-analyse met deze uit andere werelddelen, zoals Europa (zie bijvoorbeeld Reef, Van Meurs, Verhulst & Van der Ende, 2010) en Nieuw Zeeland (zie bijvoorbeeld Caspi, Mofitt, Morgan e.a., 2004).

Box 1.2 De eerste studies naar het vóórkomen van psychopathologie

Rutter (1989a) en collega's bestudeerden in 1964 als eersten het voorkomen van psychopathologie bij kinderen. Ze onderzochten alle kinderen tussen 9 en 11 jaar van het eiland Wight (3500 kinderen) en volgden hen vijf jaar. In de eerste fase gebruikten ze een gedragsvragenlijst voor ouders en leerkrachten die peilt naar probleemgedrag. Als de kinderen boven de kritische score uitkwamen, dan werden ze in de 'problematische groep' ondergebracht voor verder onderzoek. Uiteindelijk kwam 13% van de kinderen in deze groep terecht. Aangezien men dit als een representatieve groep beschouwde kon men veronderstellen dat dit cijfer een goede schatting gaf van het aantal kinderen met psychische problemen in een bepaald land.

Er zijn nadien via follow-uponderzoekgegevens verkregen over de stabiliteit van het probleemgedrag. Rutter maakt daarbij onderscheid tussen *climbers, fallers* en *permanents* en kreeg zo waardevolle informatie over de ontwikkeling van psychopathologie. De bevindingen verschillen per stoornis: vele angstproblemen van jonge kinderen blijken te verdwijnen met de leeftijd; depressie blijkt eerder toe te nemen met de leeftijd.

Later deden Rutter en zijn collega's hetzelfde onderzoek bij kinderen in de binnenstad van Londen (Champion, Goodall & Rutter, 1995). Hier was de prevalentie van psychopathologie in de eerste fase 25%. Er zijn verschillende verklaringen voor dit hoge cijfer mogelijk: verschillen in levensstijl (stressvoller, minder tijd voor kinderen), maar ook verschillen in levensomstandigheden (o.a. meer contact met criminaliteit).

In andere landen zijn ondertussen ook prevalentie- en follow-upstudies uitgevoerd. Onder leiding van Verhulst is er sinds 1983 ook voor Nederland onderzoek gedaan bij een representatieve steekproef van ongeveer 2000 kinderen van tussen de vier en zestien jaar oud (Verhulst & Koot, 1991; Reef e.a., 2010). Daarbij werd een dimensionele vragenlijst bij de ouders afgenomen. De eerste cijfers bevestigden de studies van Rutter: 10-15% van de jongeren had ernstige problemen. Interessant is dat deze onderzoekers de jongeren om de twee jaar volgen tot op heden. Nu deze kinderen reeds volwassen zijn, wordt ook van henzelf een bijkomend klinisch interview afgenomen, voor zover ze nog teruggevonden konden worden. Een eerste follow-up rapporteert over de jongeren 14 jaar na het eerste meetmoment. Psychopathologie was in deze periode niet toegenomen. Bij de jongeren met een klinische score bleef 41% ook veertien jaar later wel hun klinische score houden. Adolescenten vertoonden daarbij meer stabiliteit in psychopathologie dan de jongere kinderen. Hieruit blijkt evenwel ook dat bij 59% van de jongeren de problemen verdwenen waren. Uit deze studie bleek ook dat internaliserende en de externaliserende problemen even stabiel bleven. Verder vond men dat één enkel probleem weinig predictieve waarde had. Andere interessante bevindingen zijn dat sommige problemen 'verspringen'. Zo bleek het cluster 'sociale problemen' tot heel wat andere problemen te leiden in de adolescentie. Helaas werd in het onderzoek niet gecontroleerd of jongeren in de tussentijd hulp hadden gezocht voor hun problemen en of dit van invloed zou zijn geweest op de resultaten. In een tweede reeks bevindingen rapporteerde men over de jongeren bij een nieuw onderzoek in 2007 (24 jaar later), waarbij de jongeren nu tussen de 28 en 40 jaar zijn en waarvan 66% nog kon of wilde meewerken. Uit het interview blijkt dat 26% van de participanten waarvan de ouders in 1983 geen problemen rapporteerden, nu een stoornis hebben, tegenover 33% van de participanten waarvan de ouders wel problemen rapporteerden. De resultaten geven dus opnieuw aan dat kinderen die eerder psychopathologie vertoonden nog steeds een veel grotere kans hadden een stoornis te vertonen, maar ook blijkt dat 'het verspringen' van het soort probleem is toegenomen. Dit blijkt vooral voor externaliserende problemen waarbij een gedragsprobleem op jonge leeftijd zowel tot een depressie kan leiden (odds ratio: 2,3) als een gedragsprobleem kan blijven (odds ratio: 2,1).

1.1.4 Normale ontwikkeling

We kunnen geen afwijkingen in de ontwikkeling bestuderen zonder kennis van wat normale ontwikkeling is. We gaan in deze paragraaf nader in op twee belangrijke thema's: ontwikkelingstaken en modellen van normale ontwikkeling.

Ontwikkelingstaken

Van belang zijn de normale uitdagingen voor een kind op een bepaalde leeftijd, de zogenoemde ontwikkelingstaken (Roisman, Masten, Coatsworth & Tellegen, 2004). In het licht van deze ontwikkelingstaken kunnen immers dagelijkse uitdagingen (bijvoorbeeld voor het eerst naar school gaan) spanningen meebrengen, observeerbaar in veranderingen in gedrag, gevoelens en gedachten die evenwel geen signalen zijn van een afwijkende ontwikkeling, maar onderdeel zijn van het min of meer succesvol doorlopen van een bepaalde ontwikkelingstaak. Zo zijn stemmingswisselingen, impulsiviteit en oppositioneel gedrag tot op zekere hoogte normatief in de ontwikkeling en op zichzelf geen signaal van een psychische stoornis.

◘ Tabel 1.1   Kenmerkende gedragingen gekoppeld aan leeftijdsfasen en ontwikkelingstaken.

Leeftijd	Wat het kind moet leren	Kenmerkende gedragingen
2–6 jaar	– van aanhankelijkheid naar zelfstandig gedrag – via experimenteren omgaan met eigen temperament; eigen gedragsstijl ontwikkelen – frustratietolerantie vergroten – plaats delen met anderen; minder egocentrisch, socialer gedrag – naar school gaan (eerste schooljaar)	– imiteren, ook in spel, nalopen, willen zijn als moeder/vader, daarna juist niet – koppigheid, alles zelf willen doen, driftbuien, grenzen testen, angst bij onvermogen, soms regressie, magische rituelen – ruziën en rivaliseren met broertjes en zusjes, soms terugtrekken en regressie naar afhankelijker gedrag – trots; soms weer hevige separatieangst, nachtmerries, lichamelijke klachten
6–11 jaar	– aanpassing aan leeftijdgenootjes, vorming van sociaal invoelingsvermogen en omgaan met grotere sociale omgeving – school en leerstof (concentratie, discipline) – vorming van eigen normen en waarden	– spelinitiatieven nemen, vriendschappen sluiten, in groepjes functioneren, rivaliseren, sociale angst, zich terugtrekken – leren presteren, interesses opbouwen – soms schoolfobische klachten, soms leerstoornissen – minder af- en aanhankelijk gedrag; zelfstandiger, gewetensvoller
12–15 jaar	– omgaan met veranderingen in het lichaam – verdere afwegingen van normen en waarden; opbouw eigen referentiekader/identiteit – vaardiger omgaan met leeftijdgenoten en anderen	– lichamelijke klachten (pijn, eten en slapen ontregeld), hormonale problemen – debatteren, ruziën, selftalk, dagboeken, schuldgevoelens, rationaliseren, fantaseren, zich afzetten tegen ouders, idolenverheerlijking – probleem oplossen, vriend- en vijandschappen, soms sociale angst, zich terugtrekken, apathie
15–20 jaar	– verder onafhankelijk worden van feedback van ouders/leraren e.a. – kiezen voor eigen strategieën en ideeën; ontwikkelen steviger gevoel van eigenwaarde – verdere verwerving van sociale en beroepsvaardigheden – zich losmaken van ouders en 'nest'; plaatsbepaling – oplossen van loyaliteitsconflicten; verwerking van verlies, afscheid	– experimenteren met extreme gedragsalternatieven, debatteren, grenzen testen – zichzelf over- en onderschatten/afkeuren; depressieve buien, soms angst, rationaliseren, intellectualiseren – stapsgewijs, maar ongelijkmatig soms provocerend verminderen van afhankelijk gedrag – gedrag, samenhangend met gevoelens van angst, agressie, schuld en verdriet, die kenmerkend zijn voor de verwerkingsstadia rond verlies van de ouders als identificatiefiguren en de geborgen plaats in het gezin

Uit: Landsheer, Prins en Nijhoff-Huyse, 1991, pp. 59–60.

In ◘ tabel 1.1 staat een overzicht van ontwikkelingstaken voor kinderen vanaf 2 jaar. Wat het kind moet leren staat in de middelste kolom. Gedurende de leeftijdsperiode van 0 tot 2 jaar dient een kind bijvoorbeeld te 'socialiseren', het moet gewoonten ontwikkelen op het gebied van eten en slapen en zich ontwikkelen in sociale responsiviteit, hechting en sensorimotorische organisatie. Een belangrijke ontwikkelingstaak hier is ook zelfstandig worden, wat het overwinnen van scheidingsangst meebrengt. Vaak voorkomende gedragingen die eigen zijn aan de ontwikkelingsfase en dus niet noodzakelijk als probleemgedrag worden gezien in deze periode staan in de rechterkolom.

1.2 Modellen van normale ontwikkeling

Ontwikkelingsmodellen theoretiseren over het kind en zijn omgeving, en in hoeverre deze op elkaar inwerken tijdens de ontwikkeling. Er zijn drie modellen waarvan alle andere modellen zijn afgeleid: het trekmodel, het contextueel of omgevingsmodel en het interactiemodel. Het transactionele model is een uitbreiding van het interactiemodel en het meest aantrekkelijk voor de klinische ontwikkelingspsychologie.

1.2.1 Trekmodel

Volgens dit model wordt de ontwikkeling bepaald door individuele karakteristieken. Het trekmodel houdt geen rekening met effecten van de omgeving op het kind. In de meest extreme vorm speelt de omgeving geen enkele rol in de ontwikkeling van de trek. Een trek (*trait*) moet men zien als een aangeboren kenmerk, zoals temperament (De Bolle, Beyers, De Clercq & De Fruyt, 2012; zie ook ▶ hoofdstuk 5 in deel 1). Een trek kan echter ook een verworven eigenschap zijn, zoals copingvaardigheden of de neiging om op een bepaalde manier te reageren, bijvoorbeeld met angst of vermijding. Is een trek eenmaal gevestigd, dan blijft deze volgens dit model relatief onbeïnvloedbaar.

❯ **Voorbeeld**
Lange tijd heeft men de gehechtheidstheorie (Bowlby, 1969) gezien als voorbeeld van een trekmodel. Volgens dit model is de gehechtheid van het kind met zijn moeder een trek, die is ontstaan in het eerste levensjaar en die de verdere emotionele en sociale ontwikkeling van het kind volledig bepaalt. Op het moment dat gehechtheid is gevormd, functioneert het, volgens dit model, als een autonome trek. Het interacteert wel met de omgeving, maar wordt daar niet door beïnvloed. Het bepaalt de wijze waarop het kind later relaties aangaat, ook tijdens de adolescentie en bij partnerkeuze.

Momenteel wordt het trekmodel verworpen. Er is te veel evidentie dat de omgeving wel degelijk van invloed is gedurende de hele levensloop van het kind en in voortdurende interactie staat met kindkenmerken die erdoor beïnvloed worden.

Een interessante hedendaagse variant is het littekenmodel. Hierbij wordt verondersteld dat een kind door blootstelling aan een bepaalde aversieve ervaring blijvend getekend is. Onderzoek dat tot op heden is uitgevoerd betreft bijvoorbeeld de rol van opvoeding op iemands cognitieve stijl (Mezulius, Hyde & Abramson, 2006) en vooral de effecten van vroege kindermishandeling op later cannabisgebruik en indirecte effecten op psychopathologie via de persoonlijkheid (Oshri, Rogosch & Cicchetti, 2013) en op de ontwikkeling van psychose (Bentall, Wickham, Shevlin & Varese, 2012).

1.2.2 Omgevingsmodel

Volgens dit model beïnvloeden externe omgevingsfactoren de ontwikkeling van een kind. Voor een kind zijn er minimaal de volgende contexten die hierbij een rol spelen: prenatale omgeving, opvoeding, school en leeftijdgenoten. De sterkste variant van dit model gaat ervan uit dat het de omgeving is, door de ontwikkeling heen, die de belangrijkste invloed heeft op het sociaal-emotioneel functioneren. Als de omgeving verandert, dan verandert ook het individu. Dit zou betekenen dat elke eigenschap van een kind bijgestuurd kan worden, mits de juiste omgeving aangeboden wordt. Deze dynamische opvatting contrasteert sterk met eerdere omgevingsmodellen waarin de omgeving nog werd gezien als een factor die zich alleen in de vroege kindertijd doet gelden. Aangezien omgevingen veranderbaar zijn, is op grond van de omgevingsmodellen ook de klinische invalshoek belangrijk geworden en is men diverse toepassingen gaan ontwikkelen; de gedragstherapie is hiervan een voorbeeld.

> ### Voorbeeld
> De (sociale) leertheorie (Granic & Patterson, 2006) is bij uitstek een illustratie van het omgevingsmodel. Deze theorie stelt dat het gedrag van een kind in frequentie zal toenemen wanneer het tot positieve gevolgen leidt (bijvoorbeeld beloond worden). Daarnaast kan het kind zijn gedrag stoppen of veranderen doordat het de effecten van de omgeving op een ander kind (dat bijvoorbeeld straf krijgt) waarneemt. Gedrag kan ook onder indirecte omgevingsinvloed staan, bijvoorbeeld de herinnering aan een beloning of straf. Gedrag van een kind, aangepast of niet, kan dus veranderen als gevolg van een bepaalde omgevingsgebeurtenis (straf/beloning). Gedragstherapie heeft ondertussen aangetoond dat je met gebruik van straffen en belonen inderdaad gedrag van kinderen kunt bijsturen. Het werk van Patterson is hierbij toonaangevend.

1.2.3   Ecologische modellen

Op grond van inzichten over de belangrijke rol van de omgeving zijn de ecologische modellen ontwikkeld, waarvan de meest bekende van Bronfenbrenner (1977) en Belsky (1980) zijn.

Bronfenbrenner (1977) maakt onderscheid tussen contexten op micro-, meso- en macroniveau (zie ook ◘ figuur 1.1). Onder het microsysteem plaatst hij de relaties tussen het kind en zijn directe omgeving (broers, zussen, ouders, een leerkracht, een sport- of jeugdbeweging). Onder het mesoniveau ziet hij ook de invloed van subsystemen op elkaar, bijvoorbeeld ouders die met de leerkracht overleggen. Ook de werkplek van de ouder is zo'n systeem dat indirect een rol kan spelen. Ouders die bijvoorbeeld beide in een ploegenstelsel werken, kunnen na school niet altijd voor hun kind zorgen, wat implicaties heeft voor de opvoeding. Onder het macrosysteem situeert Bronfenbrenner ten slotte maatschappelijke factoren als het economisch klimaat, maar ook het drugsbeleid van een overheid en de jongerencultuur (zoals muziekfestivals, uitgaanscultuur).

Belsky doet vooral onderzoek naar de vroege rol van de omgeving tijdens de eerste levensjaren op psychopathologie bij het kind (Belsky, Schlomer & Ellis, 2012), maar zijn groep heeft ook oog voor andere uitkomstmaten zoals obesitas (O'Brien, Nader, Houts, Bradley, Friedman, Belsky, Susman e.a., 2007). Belsky pleit er nadrukkelijk voor om bij elk probleem verschillende niveaus te bekijken, waaronder niet alleen kindfactoren, maar ook de proxi-omgeving (ouders, school) en meer distale factoren (de socioculturele omgeving).

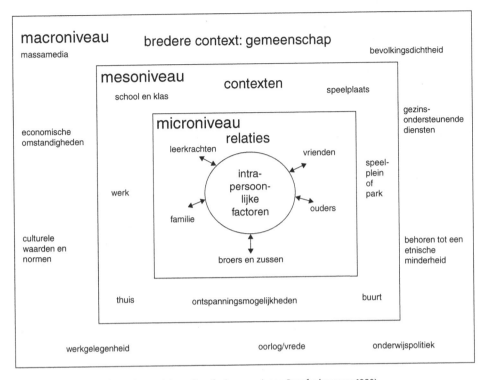

■ **Figuur 1.1**   Het ecologische model van Bronfenbrenner (naar: Bronfenbrenner, 1980).

❯ **Voorbeeld**

Een groot ecologisch onderzoek van Belsky startte in 1991 waarbij hij een representatieve steekproef van meer dan 1300 vrouwen selecteerde tijdens hun zwangerschap (Belsky e.a., 2012). Van zodra hun kind 1 maand oud was werden ze aan huis bezocht en gevolgd (eerst om de zes maanden, later tweejaarlijks) tot de kinderen 15 jaar oud waren. Hij keek in de vroege kindertijd vooral naar de opvoedingsomgeving die hij als 'ondersteunend' of 'negatief' categoriseert, en die hij in een ecologisch model plaatst. Vanuit dit model probeert hij ook de ontwikkeling van obesitas tussen 2 en 12 jaar te verklaren (O'Brien e.a., 2007). Hiervoor maakt hij vier groepen: kinderen die nooit overgewicht vertoonden, kinderen die ooit overgewicht hadden maar nu niet meer en kinderen met overgewicht (die hij verder opsplitst in overgewicht ontwikkeld tijdens de kleutertijd en een groep met overgewicht ontwikkeld tijdens de lagereschoolperiode). De vier groepen verschillen op zowel distale als proxifactoren van elkaar. Qua opvoeding (proxifactor) blijken vooral de kinderen van sensitieve moeders het beter te doen. Maar ook het inkomen van een gezin (distale factor) enerzijds en het aantal uren dat een kind tv mag kijken blijken sterk te verschillen tussen de groepen. Belsky besluit dat eigenlijk elk probleem door verschillende factoren (op verschillende niveaus) wordt bepaald en dat een interventie hier rekening mee dient te houden. Men kan in de klinische ontwikkelingspsychologie nooit één oorzaak van een probleem aanduiden (bijvoorbeeld de opvoeding van moeders).

In 2012 (Belsky e.a., 2012) toont hij verder aan hoe die omgevingsfactoren met elkaar verweven kunnen zijn en hoe opvoeding eigenlijk het topje van een ijsberg is: bij gezinnen met een laag inkomen zullen onverwachte wendingen (bijvoorbeeld werkloosheid, ziekte van een ouder, echtscheiding) elk apart en in interactie met elkaar van invloed zijn op een gezin. Men toonde aan dat dit een cruciale rol kan spelen in de ontwikkeling van depressieve symptomen bij moeders. Het zijn dan vooral deze moeders die verminderde sensitiviteit in de opvoeding vertonen, wat dan weer de problemen bij het kind verklaarde. Het theoretische model werd met inclusie van alle variabelen statistisch getoetst en had een goede fit. Er was een significant verband met negatieve uitkomstmaten bij het kind.

Opvallend is evenwel dat dit omgevingsmodel op een passief mensbeeld is gebaseerd, waarbij het gedrag van kinderen als functie wordt gezien van de omgeving waarin het gedrag optreedt, waarbij het de taak van het kind is om zich aan te passen aan de omgeving. Probleemgedrag is in dit model een functie van de omgeving, wat kan betekenen dat verstoorde omgevingen abnormaal gedrag produceren. Onaangepast gedrag is dan mogelijk een verkeerde term; immers, het gedrag kan adaptief zijn aan een maladaptieve omgeving, bijvoorbeeld emotionele vervlakking in een traumatiserende omgeving. Volgens Belsky zijn we evolutionair voorbestemd om ons aan wisselende omgevingen aan te passen (Belsky e.a., 2012). Consistentie en verandering in het gedrag van kinderen en jeugdigen zijn in dit model het gevolg van exogene factoren en, in contrast met het vorige model, niet van endogene factoren.

Andere problemen verbonden aan dit model zijn vragen als: Hoe moet men een positieve/ negatieve omgeving precies definiëren? Bestaan er kritische perioden betreffende de impact van bepaalde omgevingsinvloeden? En, stel dat een moeder op tijdstip 1 depressief is, maar op tijdstippen 2 en 3 niet, wat voor effect heeft dat dan op haar kind? Met andere woorden: welke effecten hebben omgevingsveranderingen op het kind? De impact van omgevingsveranderingen wordt echter weinig longitudinaal getoetst, hoewel dat goed mogelijk is.

1.2.4   Interactiemodellen

Volgens het interactiemodel bepalen zowel het kind als zijn omgeving de loop van de ontwikkeling. Centraal staat de gedachte dat gedrag wordt gevormd door *its adaptive adaptibility*. De stabiliteit en verandering in het kind moeten steeds worden gezien als een functie van kindkenmerken en omgevingskenmerken die in actieve wisselwerking staan met elkaar.

Er zijn twee modellen die gedrag beschouwen als het resultaat van kindkenmerken en omgevingskenmerken. In het eerste model, het *goodness of fit*-model, interacteren kindkenmerken met omgevingskenmerken en produceren zo nieuw gedrag. Volgens dit model veranderen echter de trekken, noch de omgeving door deze interactie. In het tweede model, het *transactioneel model*, stelt men dat trekken van het kind met de omgeving interacteren en dat beide als gevolg van die interactie veranderen. Binnen het transactionele model is er het afgelopen decennium evidentie gekomen voor drie varianten die we hierna uitgebreid toelichten.

Goodness of fit-model

Dit model is bijzonder nuttig voor de ontwikkelingspsychopathologie, omdat het een verklaring biedt voor de observatie dat bepaalde kinderen zich niet optimaal ontwikkelen. Vanuit dit model worden niet zozeer de kindkenmerken of omgevingskenmerken verantwoordelijk gesteld voor een probleem, maar vooral de interactie en de afstemming van de twee. Deze interactie kan positief zijn (*goodness of fit*) of negatief (*poorness of fit*). Onaangepast gedrag is dan het gevolg van een mismatch tussen kind en omgeving. Probleemgedrag ligt volgens dit model niet aan de aard van de kindkenmerken en evenmin aan de eisen van de omgeving – iets in de afstemming op elkaar klopt niet.

> **Voorbeeld**
> Stel dat een temperamentvol actief kind opgroeit in een gezin waar activiteit en lawaai niet als storend worden ervaren – waar er dus een match is tussen kind en omgeving – dan zal er wellicht geen probleemgedrag ontstaan. Groeit ditzelfde kind op in een gezin waar enkel rust wordt gewaardeerd, dan zullen er zich meer aanpassingsproblemen voordoen, de zogenoemde mismatch. Daarbij zou een cruciaal aspect in de afstemming vooral te maken hebben met de wijze waarop gezinnen met bijzondere kinderen hun conflicten oplossen (Van Steijn, Oerlemans, Van Aken, Buitelaar & Rommelse, 2013).

Dit model krijgt veel bijval vanuit de klinische hoek. Er is namelijk geen 'enige oorzaak' of 'schuldige' bij een zich ontwikkelend probleem, maar het betreft steeds een match die niet goed verliep. Het opent hiermee de deur naar psychodiagnostische richtlijnen waarbij men zowel het kind als het systeem waarin het kind leeft onderzoekt, maar ook de afstemming van beide op elkaar via klinische consultaties in balans probeert te brengen.

> **Voorbeeld**
> Stel dat een kind bepaalde kenmerken heeft in zijn persoonlijkheid die hem snel gevoelig maken, maar dat er een sensitieve omgeving is die het kind hiertegen beschermt. Als er dan plots sprake is van een negatieve schoolomgeving, dan komen de kwetsbaarheden van het kind tot uiting en wordt het kind onaangepast: de fit is er niet meer en de piekeraar ontwikkelt een angststoornis. De ouders kunnen dan samen met dit kind in therapie gaan en leren hoe ze hun kind kunnen helpen zodanig met uitdagingen om te gaan dat zijn angststoornis verdwijnt. Door bijsturing 'normaliseert' het kind dan opnieuw.

Kritiek op dit model betreft onder andere de neiging tot relativisme, namelijk dat psychopathologie niet iets absoluuts is, maar eerder een kwestie is van afstemming. Terwijl er toch omgevingen zijn (bijvoorbeeld gezinnen waar incest gepleegd wordt) die op zichzelf reeds voldoende zijn om psychopathologie te veroorzaken, evenals dat er bepaalde kindkenmerken zijn (bijvoorbeeld prikkelbaar temperament) die op zichzelf tot psychopathologie kunnen leiden. Een tweede bedenking is dat dit model niet echt uitspraken doet over transformaties als gevolg van interacties. Men kan zich voorstellen dat er nieuwe gedragingen ontstaan als gevolg van een match/mismatch, maar wat gebeurt er dan precies met het eerdere gedrag voordat de omgeving ermee interacteerde? Zo kan het actieve kind leren om minder actief gedrag te vertonen, maar de temperamenttrek 'actief zijn' is daarmee niet geheel verdwenen. Nieuw gedrag kan zich ontwikkelen maar komt steeds bovenop eerder verworven gedrag en alle gedrag blijft behoren tot het repertoire van een kind. Een laatste bedenking is dat dit model geen rekening houdt met het feit dat kinderen ook dynamisch op hun omgeving kunnen reageren en dat de omgeving kan bijsturen. Hiervoor hebben we transactionele modellen nodig (zie hieronder).

Transactioneel model

In deze variant van het interactiemodel wordt verondersteld dat zowel kindkenmerken als de omgeving elkaar beïnvloeden maar ook beïnvloed worden, waarbij beide veranderen als gevolg van die interactie. Een transactioneel interactiemodel ontkent dat kind- of omgevingskenmerken onafhankelijk zijn of als 'zuivere' vorm bestaan; gedrag van een ouder beïnvloedt het kind, maar dat oudergedrag was eerder al beïnvloed door het kind, enzovoort. De causale keten verloopt niet simpel via de omgeving of via het kind, wat het omgevings- of het trekmodel veronderstellen. Bij meer interesse in psychopathologische processen in plaats van psychopathologische toestanden, komt het ontwikkelingsperspectief en daarmee de transactionele benadering nog beter van pas.

⊃ **Voorbeeld**

Een jonge moeder raakt hopeloos in de war door haar prikkelbare baby. Ze toont niet de juiste sensitiviteit en responsiviteit. De baby raakt gefrustreerd en wordt steeds prikkelbaarder, waardoor het negatieve interacties verder uitlokt. Het raakt onveilig gehecht. Dit is in feite een circulair proces. De moeder begrijpt haar baby niet en zoekt hulp. De onveilige gehechtheid op eenjarige leeftijd kan hierdoor getransformeerd worden. Het kind interacteert nu met een positieve omgeving en ontwikkelt een veilige hechting. Hierop wordt door de omgeving verder positief gereageerd.

Tegenwoordig wordt het transactionele ontwikkelingsmodel breed gedragen, ook in de klinische ontwikkelingspsychologie, maar het is nog niet allesomvattend. Bij transactionele modellen staat de interactie centraal. Dit betekent niet dat alle variabelen dezelfde positie hebben. Men spreekt over centrale kwetsbaarheidsfactoren (meestal kindkenmerken) die geactiveerd kunnen worden (vaak door omgevingsfactoren of stressfactoren). De interactie kan tot psychopathologie leiden, waarop de omgeving dan weer afwijzend kan reageren en het proces circulair wordt.

Het diathese-stressmodel

In dit verband is momenteel het diathese-stressmodel een aanvaard transactioneel model voor het begrijpen van een depressie, zowel bij volwassenen (Clark, Beck & Alford, 1999) als kinderen (Hankin & Abela, 2008) waarbij men uitgaat van een wederzijdse invloed van de omgeving en het kind op elkaar en dit op een dynamische manier. Merk op dat men steeds een 'diathese' veronderstelt. Dit kan een moeilijk temperament zijn, een 'litteken' als gevolg van vroegkinderlijke ervaringen, een afwijkend denkproces, een biologisch verstoorde balans van neurotransmitters of een genetische aanleg. Stress is hier eveneens een belangrijke component die met de diathese interacteert en tot symptomen leidt. Het model is transactioneel, dit wil zeggen dat symptomen tot nieuwe reacties leiden en vicieuze interacties.

⊃ **Voorbeeld**

Een toepassing van het diathese-stressmodel wordt geïllustreerd in de elfjarige longitudinale studie van Mezulius, Hyde en Abramson (2006) waarin een cohort van 289 gezinnen vanaf de geboorte van hun kind werden gevolgd. Stress is daar omschreven als levensgebeurtenissen die het fysiologisch, emotioneel of cognitief evenwicht van een persoon verstoren. Enerzijds wordt hierbij erkend dat bij hoge niveaus van kwetsbaarheid slechts weinig stress nodig is om een stoornis te activeren. Anderzijds, bij een hoog stressniveau lopen zelfs mensen met minieme kwetsbaarheid toch de kans om een stoornis te ontwikkelen (zie ook ◘ figuur 1.2).

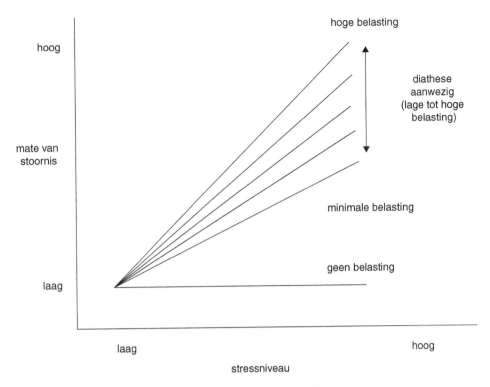

Figuur 1.2   Een kwetsbaarheidmodel (uit: Hankin & Abela, 2006, p. 39).

1.2.5   Onderzoek naar modellen

Momenteel is een aantal specifieke varianten van dit model onderzocht. Een ervan is het *stress generation*-model, waarbij men longitudinaal kon aantonen dat bepaalde kinderen kwetsbaarder zijn voor psychopathologie dan andere, niet alleen omdat ze een kwetsbare diathese hadden maar vooral omdat ze blijkbaar meer stresserende omgevingen opzochten of uitlokten (Hankin & Abela, 2008). Een andere, opvallende variant werd als bij toeval ontdekt in studies die de diathese-stressmodellen onderzochten en waarbij men zag dat kinderen met een kwetsbare diathese het niet alleen 'slechter' deden bij stress, maar het ook net veel beter deden in een positieve omgeving. Dit wordt *differentiële susceptibiliteit* genoemd (zie Bakermans-Kranenburg & Van IJzendoorn, 2011; Hankin, Nederhof, Oppenheimer, Jeness, Young, Abela, Smolen, Ormel & Oldehinkel, 2011) (zie ook ◘ figuur 1.3 en ► H. 18). Als uitkomstmaat wordt dan niet alleen naar symptomen van psychopathologie gekeken maar ook naar positieve uitkomstmaten zoals 'een goede aanpassing', 'sociale competentie', 'rapportage van positieve gevoelens' of, in experimenteel onderzoek, 'de mate dat kinderen geld zouden weggeven'. Recent is door Pluess en Belsky (2013) een mooi overzicht gegeven van al deze modellen en hebben zij er nog een variant aan toegevoegd: *vantage sensitivity*, waarbij men aantoonde dat binnen een diathese-stressmodel sommige kinderen alleen gevoelig blijken te zijn voor een positieve omgeving, maar niet voor een negatieve omgeving. De auteurs concluderen dat we in het onderzoek naar de ontwikkeling van psychopathologie hier meer oog voor moeten hebben door systematisch ook positieve uitkomstmaten mee te nemen.

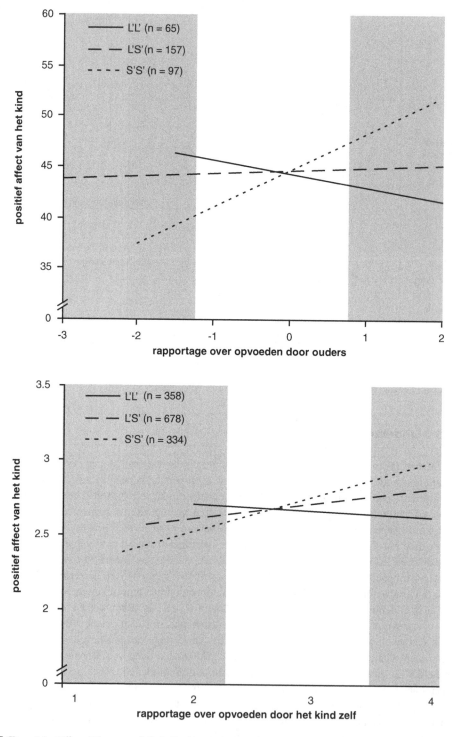

◘ Figuur 1.3 Differentiële susceptibiliteit (Hankin e.a., 2011, p. 4): rol van negatief en positief opvoeden op positief welbevinden bij het kind is afhankelijk van de genetische gevoeligheid van het kind wat het meest tot uiting komt in het S'S' allel.

> **Voorbeeld**
> Kim en Kochanska (2012) toonden in een longitudinale studie aan hoe ook zelfre-
> gulatie het resultaat is van een interactie van kind- en omgevingsfactoren in een
> transactioneel model. Ze observeerden hiervoor het temperament 'negatieve emo-
> tionaliteit' bij 102 jonge kinderen (op leeftijd van 7 maanden), alsook de kwaliteit
> van de ouder-kindrelatie (op 15 maanden) en de zelfregulatie van het kind (op 25
> maanden) onder andere via een 'uitsteltaak'. De kinderen die hoog scoorden voor
> negatieve emotionaliteit vertoonden minder zelfregulatie maar dit was vooral bij
> een niet-responsieve omgeving. Deze kinderen vertoonden net meer zelfregulatie
> in een responsieve omgeving, terwijl voor kinderen met lage negatieve emotiona-
> liteit er geen interactie-effect met de ouder-kindrelatie was op zelfregulatie, wat
> dus pleit voor differentiële susceptibiliteit. De effecten gingen vooral op voor de
> moeder-kindrelatie. Wat ook belangrijk is om hier te vermelden is dat men lange
> tijd dacht dat zelfregulatie gekoppeld is aan trait-kenmerken zoals *effortful control*,
> terwijl deze studie er eerder op zou wijzen dat bepaalde temperamentkenmerken
> meer door opvoeding bepaald zijn dan algemeen wordt aangenomen.

Uit onderzoek blijkt dat problemen verschillende aanvangsleeftijden hebben. Dit is een belangrijk gegeven, want het impliceert dat de modellen over de ontwikkeling van psychopathologie
stoornisspecifiek ontwikkeld moeten worden. Dit wordt daarom uitvoerig in deel 2 van dit
boek voor enkele veel voorkomende stoornissen apart uitgewerkt. Elk hoofdstuk kent daarbij
dezelfde opbouw. Iedere expert probeert vanuit een transactioneel ontwikkelingsmodel een
probleem te analyseren, waarbij men naast risicofactoren, ook beschermende factoren en hun
complexe interacties onderzoekt.

1.3 Ontwikkelingspsychopathologie en klinische ontwikkelingspsy-
chologie: begripsomschrijvingen

Box 1.3 Beknopte geschiedenis ontwikkelingspsychopathologie (OPP)
De term ontwikkelingspsychopathologie (OPP) werd geïntroduceerd door Achenbach in
1975 (Achenbach, 1990). In 1983 schreven Rutter en Garmezy een allereerste stuk over OPP
in het *Handbook of Child Psychology*. In 1989 volgde de publicatie van het eerste tijdschrift
op dit gebied, *Development and Psychopathology*. In 1990 verscheen de eerste editie van
het gezaghebbende *Handbook of Developmental Psychopathology* van Lewis en Miller en in
2000 verscheen hier de bewerkte editie van (Sameroff, Lewis & Miller, 2000) met een update
in 2014 (Lewis & Rudolph, 2014). In 1995 verscheen dan het meest omvangrijke handboek
van Cicchetti en Cohen (drie delen), waarvan in 2006 de tweede editie is verschenen. De
OPP betreft een jonge discipline. Redenen voor de vertraging van de ontwikkeling van OPP
zijn nauwelijks tot geen aandacht voor stoornissen bij kinderen en het ontbreken van ont-
wikkelingsgevoelige, betrouwbare en valide meetinstrumenten. Bovendien is de OPP vaak
gebaseerd op follow-uponderzoek bij grote steekproeven. Deze studies nemen een lange
tijd in beslag.

Bidirectionele Causaliteit

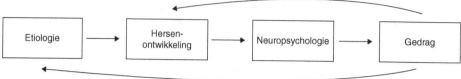

⬛ Figuur 1.4   Het model van Pennington (Pennington, 2002, p. 8).

1.3.1   Naar een definitie van ontwikkelingspsychopathologie

Achenbach (1990) definieert *developmental psychopathology* als volgt: *'a general approach to understanding relations between development and its maladaptive deviations.'*

Allereerst moet duidelijk zijn dat de ontwikkelingsbenadering kinderen met psychische problemen bestudeert tot in de volwassenheid, wat in de definitie met de woorden *development and its maladaptive deviations* staat beschreven. Verder bevat Achenbachs omschrijving van het concept *deviations* zowel onaangepaste gedragingen, als onaangepaste processen of trajecten, zoals we bij gedragsstoornissen terugvinden. Hoewel de definitie van Achenbach hierover niet expliciet is, impliceert *understanding* een inzicht in processen. Dit betekent dat men kennis verzamelt op grond waarvan voorspellingen mogelijk zijn. De OPP is dus niet alleen beschrijvend, maar ook verklarend en zelfs voorspellend. Dit resulteert in de volgende definitie van OPP: 'Ontwikkelingspsychopathologie is het beschrijven, verklaren en voorspellen van afwijkende gedragingen en processen door de tijd heen.'

Ontwikkelingspsychopathologie: beschrijven maar ook verklaren

Het bestuderen van psychopathologie dient verder te gaan dan het zuiver beschrijven van verschijnselen. OPP zal zich ook bezighouden met verklarende processen en mechanismen die verantwoordelijk zijn voor de oorsprong, toename, afname of het in stand houden van probleemgedrag (Hinshaw, 2002). Deze processen en mechanismen moeten gezocht worden op verschillende verklaringsniveaus zoals de gedragsgenetica, biologische systemen, neuropsychologie en gezinspsychologie en deze moeten vervolgens geïntegreerd worden. Deze integratiegedachte impliceert dat geavanceerde statistiek wordt gebruikt. In recente publicaties wordt steeds gepleit voor deze integratiegedachte, bijvoorbeeld uitgewerkt door Pennington (2002), Craddock en Owen (2010) en Masten (2011). Een uitgewerkt schema staat in ▶ box 1.4 en ⬛ figuur 1.4. Allen stellen dat er grote vooruitgang is geboekt op het terrein van de OPP in de afgelopen drie decennia, maar tegelijk constateert men een pijnlijk gemis aan een alomvattende theorie van psychopathologie. Eerst hadden we de psychoanalyse als allesomvattende theorie die een halve eeuw het veld gedomineerd heeft, gevolgd door de behavioristische leertheorie en cognitieve gedragstheorieën. In de psychiatrie is de psychoanalyse inmiddels overvleugeld door de biologische psychiatrie. Deze huidige theorieën zijn niet meer voldoende. Daar waar de biologische psychiatrie te reductionistisch is en zich te veel focust op enkelvoudige mechanismen in het brein – bijvoorbeeld een verandering in bepaalde neurotransmitters – hebben de psychologische theorieën als nadeel dat ze zich vooral richten op de sociale contexten die de ontwikkeling van psychopathologie vormgeven, maar tekortschieten in het verklaren van biologisch bepaalde individuele verschillen.

> **Voorbeeld**
> Hoe OPP niveaus kan integreren is onder meer te vinden in een eenjarig longitudi-
> naal onderzoek van Hankin e.a. (2011), waarbij zowel genfracties werden gemeten (via
> speekselstalen, meer bepaald de 5-HTTLPR) die betrokken zijn in serotoninetrans-
> port, stressoren (aan de hand van ouder- en kindrapportage over life events), en ang-
> stige- en depressieve-kindsymptomen. Met behulp van hiërarchische lineaire model-
> ling werd aangetoond dat een bepaalde aanwezigheid van genetische fracties (de
> S- of de Lg-allel) belangrijk kan zijn en de kwetsbaarheid voor depressie verhoogt,
> maar enkel en alleen wanneer de kinderen aan verhoogde stress waren blootgesteld.

Box 1.4 Het model van Pennington

Pennington (2002) onderscheidt vier, elkaar aanvullende, analyseniveaus bij de bestudering
van psychopathologie bij een kind: genetische risicofactoren, hersenmechanismen, neuropsychologie en het symptoomniveau (zie ◼ figuur 1.4):

- Genetische risicofactoren. Het is duidelijk dat praktisch alle vormen van psychopathologie veroorzaakt worden door een mengeling van zowel genetische als omgevingsfactoren. De invloeden kunnen onafhankelijk van elkaar hun invloed doen gelden, maar ze
  kunnen ook interacteren of met elkaar correleren; empirische methoden om die interacties te ontrafelen zijn evenwel tot op heden zeer beperkt. Een belangrijke (klinische)
  implicatie van dit analyseniveau is dat duidelijke uitspraken over de rol van omgeving
  in de etiologie alleen zinvol zijn als er gecontroleerd is voor genetische invloeden en
  vice versa.
- Hersenmechanismen. Een goed begrip van psychopathologie bij het kind impliceert inzicht in de werking van hersenmechanismen en de neurotransmitters. Vastgesteld dient
  te worden waarom bepaalde ervaringen een vormend effect hebben op de hersenontwikkeling en andere niet. Tijdens zijn ontwikkeling laat het brein een overproductie van
  neuronen, dendrieten en synapsen zien die door ervaringen uitgeselecteerd worden,
  dat wil zeggen bepaalde elementen blijven en andere vallen af (zie ▶ Hoofdstuk 2).
  Een belangrijke (klinische) implicatie van dit analyseniveau is dat vroege ervaringen
  een zeer belangrijke rol spelen in het vormen van de *connectivity* van de zich ontwikkelende hersenen. En, hoewel de invloed van genen gedurende de gehele levensloop kan
  plaatshebben, lijkt ze vooral ingrijpend tijdens de vroege hersenontwikkeling.
- Neuropsychologie. Dit niveau slaat de brug tussen hersenen (tweede niveau) en gedrag
  (vierde niveau). Voor OPP is het belangrijk dat de neuropsychologie een analyseniveau
  aanlevert van gedrag naast de relevante hersenmechanismen, maar er wel consistent
  mee is. Zo kan de neuropsychologie de executieve functies bestuderen zodat er beter
  begrip ontstaat van gedragssymptomen. De neuropsychologische kennis van verschillende psychopathologieën is de laatste jaren aanzienlijk toegenomen.
- Gedrag. Psychopathologie is op dit niveau een cluster van symptomen waarvoor een
  verklaring wordt gezocht. De hier besproken analyseniveaus kunnen deze verklaring
  ondersteunen.

We bespreken dit model van Pennington (2002) aan de hand van enkele trefwoorden.

Reductionistisch?

Een van de premissen van een dergelijk verklaringsmodel is dat alle gedrag – sociaal, emotioneel of cognitief – een neurochemisch en neurologisch substraat heeft (Nigg, 2000). De OPP

moet hiermee ook rekening houden. Met andere woorden, het centrale zenuwstelsel is even belangrijk als de informatieverwerkingsprocessen. Dit is volgens Pennington geen roep om reductionisme of om terug te gaan naar enkelvoudige biologische oorzaken, maar onderstreept wel het feit dat alle gedrag biologische correlaten heeft die van meer of minder belang kunnen zijn in de ontwikkeling en verandering van psychopathologie en die daarom ook bestudeerd moeten worden.

Integratief

De verschillende verklaringen zijn niet direct elkaars concurrenten, ze vertegenwoordigen verschillende analyseniveaus en kunnen complementair zijn. Neurowetenschappers suggereren soms een lineaire causaliteit van biologie naar psyche. Bijvoorbeeld: de genen bepalen de hersenontwikkeling, die op zijn beurt de neuropsychologische ontwikkeling verandert, die weer het gedrag beïnvloedt. Gedragsveranderingen zijn dan louter de symptomen. Dit eenrichtingsverkeer versimpelt de werkelijkheid. Immers, gedrag van een kind verandert zijn ervaring, wat op zijn beurt de hersenontwikkeling verandert en de reactie van de sociale omgeving op het kind, wat op zijn beurt weer zijn ontwikkeling beïnvloedt. Hoewel ervaringen en de omgeving doorgaans niet de genen veranderen, kunnen volgens recente visies binnen de epigenetica (Knafo & Jaffee, 2013) dergelijke factoren beslist wel bepaalde genexpressies beïnvloeden. Zo kunnen vroege stresservaringen de expressie veranderen van het gen dat de glucocorticoïdereceptor produceert. De glucocorticoïden zijn hormonen die belangrijk zijn bij een stressrespons. Anderzijds toont nieuw onderzoek aan dat een afwijkende opvoeding van invloed kan zijn op genexpressies en de hersenontwikkeling kan veranderen (Rutter, 2006). Met andere woorden, de causaliteit verloopt hier in twee richtingen. Pennington meent dat de integratie binnen één model mogelijkheden biedt om biologische en psychologische mechanismen te integreren en daarmee een verklaring te bieden voor de ontwikkeling van psychopathologie. De integratie kan dan verschillende vormen aannemen. Een problematiek die deels veroorzaakt wordt door genetische invloeden vereist een verklaring die op het laagste niveau begint met een veranderde DNA-sequentie, en die verdergaat langs de analyseniveaus tot aan het niveau van het observeerbare gedrag. Een andere problematiek daarentegen, die eerder verklaard kan worden vanuit een disfunctionele opvoeding, zal zich minder beroepen op de lagere analyseniveaus.

Revolutionair

Het model zou tot revolutionaire ontwikkelingen kunnen leiden. Het is niet onmogelijk dat het systeem van symptoombeschrijvingen vervangen wordt door een systeem dat psychopathologie definieert in termen van mechanismen. Zo kan eenzelfde 'disinhibitieprobleem' teruggevonden worden bij ogenschijnlijk heel uiteenlopende problemen (bijvoorbeeld gokken, ADHD en obesitas) (Nigg, 2000), terwijl identieke 'emotieregulatieproblemen' werden vastgesteld zowel bij kinderen met gedragsproblemen als met angst (Fraire & Ollendick, 2013; Gross, 2007).

Het is te verwachten dat nieuwe ontwikkelingen in het onderzoek naar het ontstaan en beloop van mechanismen op termijn een grote invloed zullen hebben op de OPP. Een dergelijke benadering zal in staat zijn comorbiditeit van verschillende problemen beter te begrijpen. Zo was het aanvankelijk al de bedoeling om ook in de DSM-5 een link te leggen naar 'mechanismen' van psychische aandoeningen, maar de neurowetenschappelijke kennis bleek nog te beperkt om klinisch relevant te zijn. Het is niet denkbeeldig dat toekomstige systemen een meer fundamentele basis zullen hebben en zich niet zullen beperken tot gedragsdiagnostiek. Het National Institute of Mental Health speelt hier een toonaangevende rol door middel van het zogenoemde Research Domain-criteriaproject, waarbij ze een classificatiesysteem wil ontwerpen op basis van gedrags- en neurobiologische markers (zie ▶ http://www.nimh.nih.gov/research-priorities/rdoc/nimh-research-domain-criteria-rdoc.shtml).

1.3.2 Ontwikkelingspsychopathologie en voorspelbaarheid

Voorspelbaarheid gebeurt op grond van longitudinaal onderzoek waarbij factoren die voorafgaan in de tijd statistisch predictief zijn voor latere uitkomstmaten. Voorspelbaarheid is geen zekerheid noch is het deterministisch – het moet genuanceerd worden:

- Een voorspelling is niet meer dan een statistisch bepaalde kans voor een geïdentificeerde risicogroep; het zegt dus iets over een probleem, maar nooit iets over één specifiek individu.
- In een transactioneel model wordt verondersteld dat de ontwikkeling van het individu het resultaat is van een continu interactief proces, waarbij mensen zich aanpassen aan wisselende omgevingen en daarmee ook weer die omgevingen beïnvloeden. Een voorspelling van toekomstig gedrag wordt slechts mogelijk wanneer met de complexe interacties rekening wordt gehouden.
- Verder moet er in de voorspelling rekening worden gehouden met toevalsfactoren. Bepaalde omgevingsgebeurtenissen kunnen iemands leven ingrijpend veranderen, waarbij die verandering niet voorspeld noch verklaard kan worden uit het gedrag voorafgaand aan die gebeurtenis. Wat zal er bijvoorbeeld gebeuren met een jonge adolescent die door een ernstig fietsongeluk plots een verminkt gezicht heeft?
- Het mag ook geen *historicisme* betekenen (dat wil zeggen: het heden uit het verleden verklaren). De veronderstelling is immers dat we psychopathologie bij een kind niet steeds kunnen begrijpen door het verleden te reconstrueren. We kunnen ons zelfs de vraag stellen of we wel altijd 'de' oorzaak van een probleem kunnen achterhalen, laat staan kunnen beïnvloeden.

De voorspelbaarheidsgedachte impliceert wel het idee van gradualisme: dat een reeks kleine veranderingen uiteindelijk resulteert in complexe uitkomsten. Dit kan vertaald worden in ontwikkelingstrajecten (zie verder). Dit opent ook mogelijkheden om risicogroepen te identificeren en hiervoor preventieprogramma's op te starten. Maar wat een individu nu op dit moment is, bepaalt geenszins wat hij in de toekomst zal zijn. Freud had er al weinig vertrouwen in: 'Voorspellen is moeilijk, vooral als het over de toekomst gaat.' (Lewis, 2000).

De OPP is een onderzoeksdomein dat de studie van de afwijkende ontwikkeling (beschrijven, verklaren en voorspellen) omvat. De klinische ontwikkelingspsychologie (KLOP) gaat nog een stap verder: ze tracht op grond van OPP te komen tot het voorkómen en behandelen van psychische problemen bij kinderen. Klinische ontwikkelingspsychologie voegt hiermee de diagnostiek, preventie en interventie toe aan de ontwikkelingspsychopathologie. De onderzoekstraditie van de OPP (en dus ook van de KLOP) is ook te onderscheiden van de ontwikkelingspsychologie. Beide maken gebruik van longitudinaal onderzoek; in dit opzicht zijn ze aan elkaar verwant. Het verschil bestaat erin dat de ontwikkelingspsychologie de normale ontwikkeling bestudeert (wat is de norm? hoe verloopt de ontwikkeling?), terwijl de OPP zich toelegt op wat afwijkt van de normale ontwikkeling. De OPP wil dus meer te weten komen over de variaties in de ontwikkeling en over individuele verschillen in het ontwikkelingsproces. Verder worden er ook mechanismen bestudeerd die tot nieuwe inzichten kunnen leiden en tot een beter begrip van de (normale) ontwikkeling. We moeten hierbij rekening houden dat dit tot op zekere hoogte cultuurafhankelijk is (zie ▶ box 1.6).

❯ Voorbeeld

Een mooi onderzoek binnen de OPP is dat van Tremblay (2006). Hij bestudeerde agressiviteit bij kinderen tussen 9 en 48 maanden en volgde al deze kinderen nadien op tot ze 24 jaar waren. Opvallend was dat fysiek agressief gedrag piekt tijdens de peutertijd. Nadien zal bij nagenoeg alle kinderen het niveau van fysieke agressiviteit dalen met het ouder worden. Tremblay maakt daarbij onderscheid tussen verschillende groepen, overeenkomstig zijn observaties in de peutertijd: hij onderscheidt kinderen met licht, middelmatig en hoog fysiek agressief gedrag. Slechts bij één subgroep van hoog fysiek agressief gedrag (3-5%) ziet men het gedrag persisteren en zelfs toenemen. Door alle kinderen te bestuderen gedurende de levensloop komt de OPP tot inzicht dat men zich niet de vraag moet stellen waarom bepaalde kinderen agressief gedrag vertonen, maar eerder waarom bepaalde kinderen het agressieve gedrag niet afleerden. Tremblay pleit dan ook voor heel vroege interventie.

Box 1.5 De rol van een maatschappij voor het begrijpen van psychopathologie
Wij kijken naar de normale ontwikkeling vanuit een Anglo-Amerikaanse visie. Hoe universeel deze visie is, weet men nog niet. Een van de pioniers op dit vlak was Margaret Mead (Harkness & Super, 1990). Zij vond dat typische puberteitsproblemen bij Amerikaanse adolescenten gezien konden worden als culturele artefacten. Deze problemen bleken immers volgens haar observaties niet voor te komen op het eiland Samoa, dat ver verwijderd lag van een westerse samenleving.

1.4 De dynamiek van risico- en beschermende factoren

De OPP wil vooral weten welke factoren de problemen bij kinderen veroorzaken en in stand houden. Ze zal zich uitvoerig baseren op onderzoek waarin men voor verschillende problemen risicofactoren bloot legt, waarbij zowel de impact van *aanleg* als *omgeving* op de afwijkende ontwikkeling wordt erkend. We geven een korte toelichting. Gezien het grote belang van de omgevingscontexten waarin een kind opgroeit, worden in deel 1 van dit boek de meest relevante contexten verder toegelicht met aandacht voor de prenatale context, de rol van gezin en vrienden, en culturele verschillen. Gezien het grote belang van individuele factoren zoals temperament en gedragsgenetica gaat deel 1 van het boek ook dieper in op hun mogelijke impact.

In de geneeskunde is men altijd op zoek geweest naar *de* oorzaken voor een bepaalde ziekte, bijvoorbeeld een bacterie. In de psychologie is het ziektemodel inmiddels verlaten: emotionele en gedragsproblemen zullen nooit aan één factor te wijten zijn. Zeker in de OPP is duidelijk geworden dat in de meeste gevallen aan meerdere (noodzakelijke en voldoende) voorwaarden moet voldaan zijn voordat een psychopathologie zich kan ontwikkelen. Dit komt verder aan bod in de hoofdstukken over stoornisspecifieke transactionele modellen in deel 2.

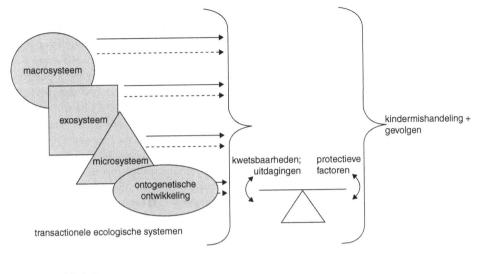

Figuur 1.5   Een transactioneel model (Cichetti, Toth & Maughan, 2000, p. 694).

Box 1.6 De rol van stress

Binnen de OPP wordt verondersteld dat stress een noodzakelijke voorwaarde is om een risicofactor om te zetten in psychopathologie (Compas, Connor-Smith, Saltzman, Thomsen & Wadsworth, 2001). Om de werking van stress te illustreren maakt men hiervoor de metaforische vergelijking met de rol van stress bij een medische aandoening. Niet iedereen wordt namelijk ziek bij een 'besmetting'. Denk bijvoorbeeld aan een hiv-infectie. Het is een noodzakelijke, maar geen voldoende voorwaarde voor de ontwikkeling van aids. Het hangt namelijk af van vele fatoren, waaronder iemands afweersysteem, of men ook werkelijk ziek wordt. Stress breekt het afweersysteem af en deze verstoring verzwakt het individu. Merk op dat stress alles kan omvatten, zowel psychologische belasting als ziekte.

Stress wordt veelvuldig onderzocht. Coping met stress nog meer (Compas e.a., 2001). We kunnen onderscheid maken tussen acute en chronische stressfactoren. Enkele voorbeelden van acute stressfactoren voor kinderen en adolescenten (ook wel life events genaamd) zijn: verandering van school, geboorte van een broertje of zusje, scheiding van de ouders, gearresteerd worden, ongewenst zwanger raken, dood van een ouder (Gest, Reed & Masten, 1999). Enkele voorbeelden van chronische stressfactoren: gepest worden, te veel mensen in huis, ruzie in het gezin, een chronisch zieke ouder, opgroeien in armoede, een strenge en/ of afwijzende ouder, veelvuldige gezinsverandering (Gest, Reed & Masten, 1999). Stressonderzoekers wijzen erop dat men de idiosyncratische stress moet zien te achterhalen die de subjectieve beleving weergeeft of de persoonlijk ervaren toename in stress.

Een voorbeeld is de studie van Bentall (2012) waarbij twee trajecten naar psychosen beschreven staan, afhankelijk van het soort stress dat men in de kindertijd beleefde. Er werden meer dan 7300 individuen gescreend op symptomen van een ontwikkelende psychose. Men maakte onderscheid tussen de psychosesymptomen paranoia en hallucinaties. Er werd bevraagd of er in de jeugdjaren 'traumatisch stresserende ervaringen' waren, zoals misbruik. Fysieke mishandeling werd door ongeveer 200 participanten gerapporteerd; seksueel misbruik in een milde vorm (bijvoorbeeld ongewenst aangeraakt) kwam voor bij ongeveer 700 participanten, terwijl verkrachtingen 143 maal werden gerapporteerd. De hypothesen van het onderzoek werden bevestigd: na seksueel misbruik is er vergrote kans op auditieve hallucinaties (odds ratio: 8,9) terwijl fysieke mishandeling meer met paranoia samenhing (odds ratio 5,9). Nadeel van dit onderzoek is dat de vroegkinderlijke stress retrospectief gemeten is.

Een ander voorbeeld is de studie van Cichetti, Toth en Maughan (2000). Zij beschrijven een model dat rekening houdt met de transacties tussen de verschillende contexten zoals eerder beschreven door de ecologische modellen waarbij de auteurs trachten te begrijpen hoe kinderen al dan niet psychopathologie ontwikkelen nadat ze mishandeld werden. Hun 'ecologisch transactioneel model' benadrukt dat psychopathologie bij een kind het resultaat is van een balans tussen interacterende systemen op micro-, meso- en macroniveau enerzijds en buffers of beschermende factoren anderzijds. ◩ Figuur 1.5 is dan ook een goede samenvatting van de rol van 'traumatisch stresserende ervaringen'.

1.4.1 Risicofactor: een veelzijdig concept

Een *risicofactor* is een factor die een negatieve invloed heeft op de (normale) ontwikkeling van een kind en die de kans op een bepaalde ontwikkelingsuitkomst verhoogt (Kazdin, Kraemer, Kessler, Kupfer & Offord, 1997). Typerend aan een risicofactor is dat deze voorafgaat aan de uitkomst. Een uitspraak over een risicofactor is altijd een kansuitspraak.

> **Voorbeeld**
> Roken zou men kunnen opvatten als een risicofactor voor het ontwikkelen van longkanker. Via de odds ratio's (bijvoorbeeld een odds ratio van 2 betekent tweemaal zoveel kans) kan dan uitgedrukt worden hoeveel meer kans iemand loopt om een stoornis te ontwikkelen. Toch moeten we deze kennis genuanceerd gebruiken. Een risicofactor kan worden ontdekt op grond van onderzoek bij een grote groep mensen; dergelijk onderzoek doet nooit uitspraken over individuen. Er zijn immers ook zware rokers die een lang leven hebben en niet-rokers die voortijdig aan longkanker sterven. We spreken hier van *probabilistic risk*.

Kazdin e.a. (1997) bespreken uitvoerig de conceptualisering van risicofactor. Zo dient een risicofactor onderscheiden te worden van een correlaat. Correlaten zijn factoren die voorkomen op hetzelfde moment als een stoornis, terwijl risicofactoren in tijd eerder optreden en het optreden van een stoornis voorspellen. Zo wordt bijvoorbeeld vaak opgemerkt dat kinderen met gedragsproblemen ook rekenproblemen hebben. Gezien ze tegelijk voorkomen, kunnen we geen uitspraak doen wat nu wat beïnvloedt. We zien rekenproblemen dan ook niet als een risicofactor voor gedragsproblemen, maar als een correlaat.

Een verwant begrip is kwetsbaarheid (*vulnerability*), dat verwijst naar een relatief stabiel kenmerk dat interacteert met stress en hierdoor ook kan bijdragen aan het ontwikkelen van psychopathologie. Kwetsbaarheid is verwant aan risico, maar valt er niet mee samen. In de statistiek zou men spreken van risicofactoren in het geval van hoofdeffecten. Onderzoekt men daarentegen interactie-effecten, dan zoekt men naar factoren die pas tot expressie komen wanneer ze in interactie optreden met andere variabelen, zoals stress. Dergelijke analyses zijn typerend voor het onderzoek naar het diathese-stressmodel, waarbij men veronderstelt dat de diathese verwijst naar een kwetsbaarheid die pas in aanwezigheid van een stressor tot uiting komt. Zo blijkt bijvoorbeeld een laag IQ een kwetsbaarheid voor het ontwikkelen van psychopathologie bij jongeren, maar alleen wanneer ze door hun ouders overvraagd worden. IQ is hier de diathese, overvraagd worden is een stressfactor. We zouden hieruit kunnen concluderen dat eigenlijk de meeste risicofactoren kwetsbaarheidsfactoren zijn en dat het verschil tussen beide wel eens zou kunnen verdwijnen. Een voorbeeld staat beschreven in ▶ box 1.7 over de ongevoeligheid voor straf.

Men moet ook onderscheid maken met *markers*. Er zijn 'gefixeerde markers'; dit zijn risicofactoren die niet veranderd kunnen worden – ras, leeftijd, sekse – en 'variabele markers'; dit zijn risicofactoren die binnen bepaalde grenzen wel veranderd kunnen worden, zoals een negatief gezinsklimaat (Hinshaw, 2002). Of een bepaalde variabele beïnvloedbaar is of niet, hangt samen met de wetenschappelijke stand van zaken. Zo dacht men bijvoorbeeld lange tijd dat genetische factoren 'gefixeerde markers' waren, maar voor bepaalde kinderziekten (bijvoorbeeld spierziekten) en psychiatrische stoornissen (bijvoorbeeld schizofrenie) is nu bekend dat de genetische factoren tot op zeker niveau veranderbaar zijn (Kazdin e.a., 1997).

Daarnaast zijn er nog de causale risicofactoren, waarvan via gecontroleerd of experimenteel onderzoek duidelijk is aangetoond dat ze direct bijdragen aan de uitkomst. Momenteel wordt bijvoorbeeld fysieke mishandeling als een causale risicofactor beschouwd en voorspellend voor latere agressie bij een kind (Kazdin e.a., 1997). Hier moet men wel voorzichtig zijn met de interpretatie: men gaat er in de OPP van uit dat er steeds meerdere risicofactoren zijn die een uitkomst bepalen en niet één enkele.

Er zijn ook risicoperioden. Een geobserveerde risicofactor kan meer of minder impact hebben naarmate deze zich in een bepaalde leeftijdsfase voordoet. Zo is bijvoorbeeld een ernstige vorm van agressie die wordt vastgesteld vóór de leeftijd van tien jaar, een risicofactor voor later afwijkend gedrag, terwijl agressief gedrag dat optreedt gedurende de adolescentie minder voorspellend is (Tremblay, 2006).

Ten slotte zijn er risicomechanismen (Rutter, 2006). Een risicomechanisme hangt uiteraard samen met een risicofactor. 'Echtscheiding' bijvoorbeeld is een risicofactor – niet door het verbreken van de relatie op zichzelf, maar door het risicomechanisme van de eraan voorafgaande en daaropvolgende omstandigheden zoals spanningen en conflicten in het gezin, die een keten van andere problemen met zich meebrengen, bijvoorbeeld financiële problemen, een verhuizing, een gebrekkige opvoeding van de kinderen, depressie bij de moeder, drankmisbruik bij vader enzovoort. Wanneer men een mechanisme vermoedt, dan kan men de impact van een veronderstelde risicofactor beter plaatsen.

Risicofactoren komen doorgaans niet geïsoleerd voor. Een interessante vraag in dit verband is: wat is het effect van een *cumulatie van risicofactoren*? Uit onderzoek blijkt dat kinderen die het hoofd moeten bieden aan één risicofactor, dit in het algemeen aankunnen. De kans op latere psychische problematiek blijft bij deze kinderen even groot als bij kinderen zonder die ene risicofactor. Tegen de verwachting in blijkt bij jongeren die het hoofd moeten bieden aan vier tot zes risicofactoren, de psychische problematiek niet vier- tot zesmaal groter dan bij de groep met één risicofactor, maar twintigmaal zo groot (Durlak, 1999). Durlak stelt dan ook dat het negatieve effect van een risicofactor niet toeneemt volgens een rekenkundige reeks (risico's optellen), maar wellicht volgens een meetkundige reeks (risico's met elkaar vermenigvuldigen).

Risicofactoren in een transactioneel model

Het inventariseren van risicofactoren voor internaliserende en externaliserende problemen levert een lange lijst op met risicofactoren op verschillende niveaus: kind, gezin, school, leeftijdgenoten en buurt. Het komt erop aan deze factoren onder te brengen in een coherent model over ontwikkeling en voortbestaan van probleemgedrag. Het is in elk geval steeds een cumulatief risicomodel waarbij men er niet alleen van uitgaat dat het ontwikkelingsverloop slechter is naarmate het aantal risicofactoren toeneemt, maar ook dat er cumulatieve interacties zijn tussen factoren, wat betekent dat deze elkaar kunnen beïnvloeden waardoor een risicofactor toeneemt in ernst.

Wanneer eenzelfde combinatie risicofactoren tot verschillende uitkomsten leidt, dan definieert men dit als multifinaliteit. Wanneer bijvoorbeeld op een school drie agressieve kinderen zitten, dan kan één van hen later een ernstige gedragsstoornis ontwikkelen, de tweede zich onbegrepen voelen en depressief worden en bij het derde kind de agressie verdwijnen. Ook het omgekeerde is mogelijk, namelijk dat een bepaald probleem (bijvoorbeeld druggebruik in de adolescentie) niet door één set, maar door verschillende risicofactoren wordt verklaard, zoals een depressieve stemming, druk van de groep leeftijdgenoten of impulsief gedrag. Men spreekt dan van equifinaliteit.

Box 1.7 Ongevoeligheid voor straf: aangeboren of aangeleerd?

Punishment insensitivity (PI) staat centraal in een aantal theorieën over de ontwikkeling van psychopathie en betreft een intrapersoonlijk kindkenmerk als risicofactor, namelijk een ongevoeligheid voor signalen van naderende straf (Viding e.a., 2013). Onze maatschappij is gebaseerd op het uitgangspunt dat mensen sociaal gedrag vertonen omdat ze gemotiveerd zijn om straf te vermijden. Op dit punt vallen jongeren met hoge PI uit de boot en zou het hun psychopathologie verklaren en, meer specifiek, *callous-unemotional* gedrag of psychopathie. Specifieke temperamentkarakteristieken (correlaten) van PI zijn lage angst, lage gevoeligheid (arousal) voor aversieve condities, lage conditioneerbaarheid, lage empathie en hoge beloningsgerichtheid. Op grond van tweelingenstudies werd lange tijd een genetische aanleg verondersteld van 50%. Kinderen met hoge PI leren niet om hun gedrag te veranderen teneinde straf te vermijden en storen zich niet aan conflicten hierover met hun ouders. Dit onvermogen zou ten grondslag liggen aan het later niet of gebrekkig ontwikkelen van een geweten en het ontbreken van schuldgevoelens. PI wordt dus beschouwd als een ernstige risicofactor die negatief inwerkt op opvoeding, wat dan de PI weer kan doen toenemen. Immers, een PI-kind in een conflictueuze ouder-kindrelatie doet geen moeite meer om zich sociaal te gedragen tegenover de ouders.

Onderzoek van jongeren met hoge PI levert evenwel niet noodzakelijk een pessimistisch determinisme op en ziet PI niet langer als een causale risicofactor. Viding e.a. (2013) vonden dat de genetische aanleg die via tweelingenstudies was bepaald, niet repliceerbaar was met andere onderzoeksmethoden (bijvoorbeeld nieuwere DNA-analyses). Dadds en Salmon (2003) laten verder zien dat PI niet in een direct verband staat met psychopathologie, maar alleen wanneer de afstemming met de omgeving niet optimaal is. En, belangrijker nog, PI kan volgens Dadds en Salmon (2003) aangeleerd worden, wat wijst op de veranderbaarheid ervan. Verder zijn kinderen met hoge PI wel bijzonder beïnvloedbaar voor beloningen. De auteurs ontwierpen vervolgens een model waarin aangegeven wordt hoe opvoeding, leerprocessen en strafgevoeligheid via interactionele processen elkaar versterken en wederzijds beïnvloeden in de richting van hetzij een meer gezonde of een meer antisociale ontwikkeling.

Risicofactoren op verschillende niveaus

Risicofactoren worden vaak opgesplitst naar het niveau waarop ze geobserveerd worden:

- organisch niveau (bijvoorbeeld ondervoeding, neurologische defecten, genetische aanleg, biochemische verstoring);
- intrapersoonlijk niveau (bijvoorbeeld onveilige hechting, temperament, intelligentie, informatieverwerkingsstijl (zie ▶ box 1.10);

- interpersoonlijk niveau (bijvoorbeeld familieconflicten, stressvolle ervaringen);
- hogere-ordeniveau (bijvoorbeeld armoede).

We geven voor elk van deze niveaus enkele voorbeelden. Wel moet gesteld worden dat de indeling soms arbitrair is: aangezien bepaalde intrapersoonlijke kenmerken ook een biologische basis lijken te hebben enerzijds, en een familiale invloed ondervinden anderzijds, kan men de vraag stellen wat echt intrapersoonlijk is.

Erfelijke belasting als risicofactor

Het eerste niveau betreft vooral het onderzoek naar de impact van genetische factoren en de gevolgen van zwangerschapscomplicaties. Voor wat betreft de rol van erfelijke belasting zijn tweeling- en adoptieonderzoeken opgezet om het relatieve aandeel te bepalen van genetische en omgevingsinvloeden op psychologische kenmerken en psychische stoornissen. Tweelingstudies bieden het methodologische voordeel dat zowel de rol van erfelijkheid (door vergelijking van de resultaten bij monozygote en dizygote tweelingen) als de rol van gedeelde (bij tweelingen en gezinsleden die samen opgroeien) en niet-gedeelde omgevingsfactoren (specifieke levenservaringen die voor elk individu verschillend zijn) bestudeerd kunnen worden. Bij autisme en schizofrenie overheersen de genetische invloeden de omgevingsfactoren, maar bij andere problemen is de genetische bijdrage geringer (zie ook ▶ H. 3).

Erfelijke belasting wordt vaak overschat. Rutter (2006) merkt op grond van onderzoek op dat genetische aanleg een complexe aangelegenheid is. Het is bijvoorbeeld heel moeilijk gebleken om genen te identificeren voor psychische kenmerken, omdat deze multifactorieel bepaald zijn. Genen bepalen in de meeste gevallen niet een specifiek gedrag; hun invloed lijkt een complexe mengeling te zijn van directe en indirecte effecten. Ze beïnvloeden eerder de biochemische routes die een rol spelen in individuele verschillen in kwetsbaarheid voor allerlei normale en afwijkende gedragingen. Genen die bijvoorbeeld betrokken zijn bij antisociaal gedrag, bepalen geenszins criminaliteit, maar wel individuele verschillen in sensatiezoekend gedrag, in gevoeligheid voor de druk van leeftijdgenoten, in lage angst voor straf, impulsiviteit en degelijke. Bovendien gaat het met betrekking tot het ontstaan en de ontwikkeling van psychopathologie in de meeste gevallen steeds om de invloed van meerdere genen; er is dus zelden sprake van één causale factor. Er bestaat geen specifiek gen voor criminaliteit, noch voor bijvoorbeeld obesitas. Ten slotte is de relatie tussen biologische factoren en psychopathologie geen eenrichtingsverkeer. Depressie bijvoorbeeld, resulteert ook in veranderingen in het centrale zenuwstelsel; er is hier sprake van zowel biologische oorzaken als biologische effecten.

Ondanks het feit dat de gedragsgenetica een onderzoeksterrein is dat sterk groeit en veelbelovend is, zijn er steeds meer argumenten om aanlegfactoren te plaatsen in een transactioneel model. Hierbij is de rol van de verschillende contexten waarin een kind opgroeit van groot belang. Hoe meer complexe omgevingsinvloeden en omgevingsinteracties als belangrijke factoren worden erkend, hoe sterker de klinische implicaties zijn van het gedragsgenetisch onderzoek (zie ook Rutter, 2006). We geven enkele voorbeelden:

- Genetische effecten zijn vaak latent en worden pas in bepaalde omstandigheden, afhankelijk van specifieke gen-omgevinginteracties, uitgelokt. Aangezien dit voor de meerderheid van psychische stoornissen bij kinderen geldt, waarbij zowel genetische als omgevingsinvloeden belangrijk zijn, is elke indeling in 'stoornissen die te wijten zijn aan genen' en 'stoornissen die te wijten zijn aan omgeving' misleidend.

▬ Een te sterke nadruk op genetische invloeden houdt het gevaar in dat men het belang van de invloed van niet-genetische invloeden gaat onderschatten. Men overdrijft dan de mate waarin een bepaald gedragskenmerk (bijvoorbeeld intelligentie) is ingebouwd in de persoon. Naast de impact van het milieu waarin verschillende leden van één gezin gezamenlijk opgroeien (de gedeelde omgeving), moet men onder niet-genetische invloeden ook de specifieke omgeving rekenen die een kind niet deelt met anderen (de niet-gedeelde omgeving). Deze notie dwingt ons de omgevingsinvloeden te verfijnen in de richting van hoe ieder kind zijn omgeving ervaart en deze zelfs in één gezin voor elk kind (zelfs tweelingen) kunnen verschillen. We verwijzen hier naar ▶ box 1.8.

Box 1.8 Angst: een kwestie van aanleg?

Een voorbeeld uit de gedragsgenetica is het onderzoek naar de overerving van angst. Hoewel er tot op heden nog geen moleculaire genetische studies gepubliceerd zijn over angststoornissen bij kinderen, blijkt uit studies bij volwassenen wel een bepaalde chromosomale overerving. Deze resultaten dienen echter voorzichtig geïnterpreteerd te worden aangezien weinig studies zijn gerepliceerd. Wat wel voorhanden is zijn tweeling- en adoptiestudies. Uit tweelingonderzoek van Eley en Stevenson (1999) blijkt een erfelijkheid van 55-62% procent voor angstsymptomen, zoals gemeten aan de hand van zelfrapportage-instrumenten bij 490 tweelingen tussen 8 en 11 jaar. Er blijft evenwel circa 40% niet-verklaarde variantie over die men aan omgevingsinvloeden kan toeschrijven. Een adoptiestudie van Eley e.a. (1998) vond in tegenstelling tot tweelingstudies zelfs geen genetisch effect. Met behulp van nieuwe analysetechnieken geven deze auteurs opnieuw aan dat evidentie voor genetische aanleg klein is (Trzaskowski e.a., 2013). Een verklaring voor deze tegenstrijdige resultaten zoeken de auteurs enerzijds in het feit dat niet één maar meerdere factoren nodig zijn om een angstprobleem te verklaren en anderzijds in de sterke nature-nurturecorrelatie die wegvalt in adoptiestudies. Omgevingsfactoren blijken met andere woorden een belangrijke rol te spelen bij het tot uiting komen van symptomen. Dit bleek reeds in een studie over 'positief ouderschap' als belangrijke factor naast de rol van genetische factoren (Hankin e.a., 2011). Toch moet hierbij opgemerkt worden dat het aantal studies nog te beperkt is om verregaande conclusies te trekken en dat men ervan uit moet gaan dat de invloed bidirectioneel is.

Zoals eerder gesteld kunnen we ons op grond van de voorbeelden terecht de vraag stellen of genetische aanleg nu een risicofactor dan wel een kwetsbaarheidsfactor is.

Temperament als risicofactor

Een zeer uitvoerig bestudeerde risicofactor op intrapersoonlijk niveau is temperament. Een definitie geven van temperament is niet eenvoudig (zie ook ▶ H. 5). Wat in eerste instantie opvalt is dat temperament omschreven wordt als een psychisch kenmerk dat 'overgeërfd wordt', zich al op jonge leeftijd manifesteert en vrij stabiel lijkt gedurende de levensloop (De Bolle, Beyers, De Clercq & De Fruyt, 2012). Temperamentfactoren maken het mogelijk verschillen tussen individuen te beschrijven. We beschrijven vier toonaangevende studies. Wat deze onderzoeken vooral interessant maakt is hun longitudinale opzet, waarbij temperamentkenmerken zijn vastgesteld voordat problemen zich manifesteerden. Dit maakt het mogelijk om na te gaan of de temperamentfactor inderdaad een risicofactor is.

Thomas en Chess (1977) volgden de ontwikkeling van 133 kinderen intensief vanaf de geboorte tot in de volwassenheid. Ze omschreven de kinderen aan de hand van verschillende temperamentkarakteristieken, zoals hun activiteitsniveau (hoog/laag), ritmiciteit (regelmatig/

onregelmatig), hun aanpassingsvermogen, hun stemming, hun reactie op nieuwe situaties (toenadering/terugtrekking) en op nieuwe prikkels (hoge/lage prikkeldrempel). De combinaties leidden tot drie typen: een moeilijk temperament, een gemakkelijk temperament en een 'traag' type (Muris & Ollendick, 2005). Bij kinderen met een maladaptieve vorm van deze temperamentkenmerken (het moeilijke type) werden later vaker gedragsproblemen gesignaleerd. Hieruit werd voor het eerst geconcludeerd dat temperament een risicofactor is voor het ontwikkelen van antisociaal gedrag. De Dunedin-studie hanteerde deze temperamentindeling (zie ▶ box 1.9).

Hill en Kagan (2000) benadrukken één specifieke temperamentfactor die vooral bij angstige kinderen van belang zou zijn: gedragsinhibitie. Gedragsinhibitie is de neiging om in onbekende situaties, met onbekende mensen en voorwerpen, met angst, verlegenheid en vermijding te reageren. Verondersteld wordt dat ongeveer 15-20% procent van alle kinderen hoog scoort op deze trek. In de afgelopen jaren bleek uit onderzoek dat dit verschijnsel relatief stabiel is: de meeste kinderen die op ongeveer 2-jarige leeftijd dit gedrag vertoonden, bleken dit op 7-jarige leeftijd nog te doen. Een duidelijk prospectief verband werd gevonden tussen gedragsinhibitie en de aanwezigheid van angststoornissen (Fox, Henderson, Marshall, Nichols & Ghera, 2005; zie ook ▶ H. 13).

Een andere belangrijk onderzoeker in dit verband is Rothbart (1986). Hij zag maladaptieve individuele verschillen als het resultaat van verschillende temperamentkenmerken, namelijk extreme niveaus van reactiviteit in combinatie met lage niveaus van zelfregulatie (Muris & Ollendick, 2005; Bijttebier & Roeyers, 2009). Hierbij wordt onderkend dat kinderen verschillen in de mate waarin ze emotioneel reageren op een gebeurtenis (zowel in kwaliteit als intensiteit als persistentie), wat onder meer bepalend kan zijn voor het ontwikkelen van een depressie (Mezulius e.a., 2006). Anderzijds is er tot op heden veel aandacht voor het temperamentkenmerk *effortful control*, te vertalen als 'doelbewuste controle', wat verwijst naar het vermogen van een kind om emotionaliteit te moduleren en onder bewuste controle te krijgen, bijvoorbeeld door middel van aandachtscontrole en responsinhibitie. *Effortful control* wordt erkend als risicofactor in de ontstaansmechanismen van gedragsproblemen en ADHD (Gusdorf, Karreman, Van Aken, Dekovic & Van Tuijl, 2011) (zie ook ▶ H. 12).

De laatste tijd gaat ook meer aandacht uit naar het model van Gray (zie: Bijttebier, Beck, Claes & Vandereycken, 2009), die twee biologische systemen beschrijft waarvan de mix een belangrijk deel van ons gedrag zou verklaren: het BIS-systeem (een inhibitiesysteem) en het BAS-systeem (een toenaderingssysteem). Zowel hersenonderzoek als onderzoek van neurotransmitters bevestigt dat mensen verschillen in deze systemen en dit zou tot op zekere mate ook maladaptief gedag verklaren, zoals angst- en depressieproblemen (te hoge BIS), ADHD en gedragsproblemen (te hoge BAS) of eetstoornissen zoals boulimie (te hoge BIS in combinatie met hoge BAS). De hier gesuggereerde gemeenschappelijke biologische basis van psychopathologie doet denken aan onder andere het tripartitemodel voor angst en depressie (zie ▶ H. 14).

Box 1.9 De Dunedin-studie

Enkele vooraanstaande onderzoekers bestuderen de levensloop van 900 baby's geboren in 1972-1973 in Dunedin (Nieuw-Zeeland) tot op de dag van vandaag. Een deel van hun onderzoek betreft de rol van temperament in het ontwikkelen van psychopathologie. Newman, Caspi, Moffitt en Silva (1997) rapporteerden in dit verband hun onderzoek waarbij temperament werd vastgesteld aan de hand van een observatiechecklist afgenomen bij de peuters toen ze 3 jaar oud waren. Vervolgens werd hun adaptief functioneren op het vlak van werk en sociale relaties gemeten toen ze de leeftijd van 21 jaar hadden bereikt. De onderzoekers konden op grond van de temperamenteigenschappen drie groepen detecteren die elk een ander ontwikkelingstraject afleggen. Enerzijds zijn er de geïnhibeerde kinderen (10%), die het later goed doen, weliswaar met een beperkter sociaal netwerk; vervolgens zijn er de *undercontrolled* kinderen (10%), die op jonge leeftijd prikkelbaar en impulsief zijn en die later op alle vlakken minder aangepast gedrag vertoonden (de kinderen met een zogenoemd moeilijk temperament). Ten slotte was er de adequate groep (80%), die qua temperament noch hoog noch laag scoorde op inhibitie, zelfcontrole, persistentie enzovoort, aangevuld met twee kleinere groepen van respectievelijk kinderen die gereserveerd waren op jonge leeftijd en kinderen die bijzonder gemakkelijk waren en die het allen later nog steeds goed doen.

De KLOP situeert temperament in een transactioneel model, wat vereist dat men ook de wijze waarop de omgeving met een bepaald kind omgaat in de analyses betrekt.

Omgeving als risicofactor voor psychopathologie

Contextuele factoren staan in dynamisch verband met de andere niveaus. Gezien hun grote impact hebben ze in de ontwikkelingspsychopathologie een belangrijke plaats gekregen.

Omgevingsrisicofactoren kunnen distaal of proximaal zijn. Een distale risicofactor (bijvoorbeeld lage sociaaleconomische status (SES), buurtarmoede of werkloosheid) is belangrijk omdat die de kans op het voorkomen van proximale risicofactoren verhoogt (bijvoorbeeld een negatieve opvoedingsstijl als gevolg van financiële zorgen in het gezin). De distale factor zal zelf nauwelijks of geen direct risico-effect hebben. Het effect van de distale risicofactor wordt meestal gemedieerd door proximale factoren zoals een verstoord gezinsfunctioneren en problematische ouder-kindrelaties (Costello, Compton, Keeler & Angold, 2003), alhoewel Lochman aantoonde dat buurtarmoede ook een rechtstreeks effect kon hebben op het ontwikkelen van gedragsproblemen (CPPRG, 2010).

Ouders zijn degenen die vanouds de hoofdrol krijgen toebedeeld om de kinderen in de gewenste richting te sturen. Hier speelt *parenting* een belangrijke rol. In alle culturen leert elke nieuwe generatie via de opvoeding een aantal voorgeschreven patronen van opvattingen en gedragingen. In feite hebben de belangrijkste psychologische theorieën van uiteenlopende signatuur – zoals het behaviorisme, de psychoanalyse, maar ook de meer recente cognitieve en sociale leertheorie – steeds de krachtige invloed erkend van ouders op de eigenschappen van hun kind en op de richting die de ontwikkeling van hun kind kan nemen. Dit staat in scherp contrast met hardnekkige stereotypen over de deterministische rol van de genetische overerving.

De rol van de ouders is divers. Ouders staan model voor gedrag, ze sturen het gedrag van het kind via opvoedingsstrategieën en ze zorgen voor een al dan niet emotioneel veilig klimaat. Morris e.a. (2007) tonen aan hoe dit bijvoorbeeld de emotieregulatie van een kind bepaalt, wat dan weer in rechtstreeks verband staat met een goede of minder goede aanpassing van het kind.

❯ Voorbeeld

Een duidelijke ondersteuning voor de door de omgeving gemedieerde effecten op de ontwikkeling is aangetoond in een methodologisch sterk tweelingonderzoek, waarbij goed voor genetische effecten werd gecontroleerd. Caspi toonde de negatieve omgevingsinvloed aan van *maternal expressed emotion* (MEE) (Caspi, Mofitt,

Morgan e.a., 2004). MEE verwijst naar opmerkingen van de moeder die kritische, neerbuigende en vijandige gevoelens over het kind weerspiegelen, in reactie op de vraag aan de moeder om iets over haar kind te vertellen (dus niet in reactie op de vraag eens iets over de moeilijkheden en problemen van het kind te vertellen). Kinderen van een negativistische moeder – op 5-jarige leeftijd vastgesteld – bleken twee jaar later meer gedragsproblemen te vertonen.

Ook de studie van omgevingsfactoren is complex. Men moet altijd rekening houden met onverwachte voorvallen zoals een verhuizing, een catastrofe, een ongeval of een ziekte, die de ontwikkeling van een kind dramatisch kunnen veranderen en waaraan de impact van de opvoeding veruit ondergeschikt is. Merk daarbij op dat het de subjectieve reactie van de kinderen zelf is die van belang is. In dit verband deden Gest, Reed en Masten (1999) onderzoek naar de ervaren impact van gezinsrisicofactoren bij kinderen tussen 0 en 15 jaar. Ze berekenden wat de impact was van een verhuizing voor een 4-jarig kind of een echtscheiding voor een 7-jarig kind. Het valt hierbij op dat de meeste gezinsfactoren eigenlijk stressoren zijn die de ontwikkeling van psychopathologie uitlokken bij hiervoor kwetsbare kinderen (Hankin & Abela, 2008). Zo werd onder meer aangetoond door Mezulius e.a. (2006) dat het meemaken van negatieve life events alleen een rol speelde bij kinderen met de temperamentkenmerk 'emotionele reactiviteit'.

❯ Voorbeeld

Cicchetti e.a. (zie Oshri e.a., 2013) volgden over een periode van 5 jaar 400 kinderen die in een zomerkamp verbleven dat speciaal gericht was op kansarmen. De kinderen werden qua temperament ingedeeld in *undercontrolled*, *overcontrolled* en *adequate*. Bij de helft kon een ongunstig gezinsklimaat worden vastgesteld dat de auteurs als *maltreatment* typeren en dat allerhande vormen van verwaarlozing en (seksueel) of fysiek misbruik omvatte. Psychopathologie werd vastgesteld met een interview en een vragenlijst (gebaseerd op de CBCL). Er werd een duidelijk verband gevonden tussen de ongunstige omgevingsinvloeden en latere psychopathologie, waaronder drugs- en alcoholgebruik. Ook was er verband met temperament, waarbij de undercontrolled groep het meeste in de psychopathologiegroep belandde. Interessant zijn de statistische mediatie-analyses die uitwijzen hoe de onderzoeksvariabelen met elkaar in verband staan: ongunstige omgevingsinvloeden hadden een effect op het temperament, wat dan weer de psychopathologie verklaarde. Dit zou erop wijzen dat temperament meer te beïnvloeden is dan men oorspronkelijk dacht en dat vooral de negatieve gevolgen van ongunstige omgevingsinvloeden heel pervasief en ernstig zijn, aangezien ze de persoonlijkheidsontwikkeling van een kind bepalen.

Implicaties voor de klinische ontwikkelingspsychologie

Rutter (1996) geeft een belangrijke overweging mee. Hij benadrukt het verschil tussen weten wat de risicofactoren zijn en weten hoe deze te veranderen. De OPP moet bijgevolg niet alleen tot een beter begrip komen van risicofactoren, maar ook van de mechanismen om ze te veranderen. Onderzoek naar het effect van behandelingen kan hierbij een belangrijke rol spelen: het levert informatie over hoe en in welke mate de invloed van bepaalde risicofactoren om te buigen is (Hinshaw, 2002; Oshri e.a., 2013). Het in kaart brengen van de risicofactoren bij een kind kan de hulpverlener helpen beter te begrijpen hoe de problemen tot ontwikkeling zijn gekomen of in stand worden gehouden. De omgevingsmodellen van Bronfenbrenner en Belsky kunnen helpen om de verschillende invloeden op een kind te inventariseren (zie ook ◘ figuur 1.1). Verder dienen we er rekening mee te houden dat er nooit één risicofactor zal zijn voor een bepaald probleem: noch erfelijke belasting, noch temperament, noch de omgeving zal alles kunnen verklaren. In de OPP pleit men er daarom voor de op de verschillende niveaus waarneembare risico's in dynamische interactie met elkaar te zien in een transactioneel model.

❯ Voorbeeld

We geven hier als voorbeeld de behandeling van oppositioneel opstandig gedrag. Er bestaat een empirisch getoetste behandeling die vooral ingaat op de risicofactor 'omgeving', meer in het bijzonder, het bijsturen van de opvoeding. Men probeert in de behandeling de opvoedingspatronen via een oudertraining om te buigen. De resultaten van deze training zijn goed, maar voor verbetering vatbaar. De training besteedt namelijk geen aandacht aan specifieke kindkenmerken die ook bijdragen aan de ontwikkeling van oppositioneel gedrag. De onderzoeksliteratuur rond individuele verschillen in agressie kan in dit opzicht nuttig zijn. Koppigheid, ongehoorzaamheid, brutaliteit, driftbuien, snel gefrustreerd raken, zijn alle gerelateerd aan gedrag dat als agressief wordt gedefinieerd. We kunnen stellen dat kinderen met deze kenmerken een gebrekkige affectregulatie hebben en dat ze wellicht baat hebben bij aanvullende individuele behandeling. Kinderen die daarentegen vooral gericht zijn op het verkrijgen van positieve dingen ten koste van anderen via proactieve agressie, zullen meer baat hebben bij straf- en beloningsprocedures. Kinderen ten slotte, bij wie vooral sprake is van cognitieve tekorten, zoals een vijandige interpretatiebias, dienen een behandeling te krijgen die hierop is gericht. In dit opzicht kan een transactioneel perspectief aanzienlijk bijdragen aan de ontwikkeling van een effectievere behandeling door het afstemmen van de behandelingrediënten op de specifieke behoeften van het kind en de manier waarop belangrijke volwassenen hierop inwerken. Zo zal een ouder met zwakke zelfregulatievaardigheden de ene dag consequenter omgaan met zijn kind dan de andere dag. Indien ook het kind zwakke emotieregulatievaardigheden vertoont, neemt de kans op escalerende interacties toe, waarbij men juist datgene wat men als ouder wil veranderen (bijvoorbeeld agressieve buien) ziet toenemen in plaats van afnemen. Dit impliceert dat een klinisch ontwikkelingspsycholoog ook oog zal hebben voor de interacties tussen ouder en kind (zie ook ▶ H. 11).

Box 1.10 Het informatieverwerkingsmodel

Een belangrijke invalshoek in de OPP betreft de informatieverwerkingsmodellen. In deze benadering wordt verondersteld dat angst, depressie, maar ook agressie, het gevolg is van een disfunctionele cognitieve verwerking van informatie, bijvoorbeeld als gevolg van vertekende aandachtsprocessen (zogenoemde 'aandachtsbias'), foutieve interpretaties van ambigue situaties (zogenoemde 'interpretatiebias') of vertekende geheugenprocessen (zogenoemde 'geheugenbias'). Dit kan men zien als een intra-individuele risicofactor. Er wordt evenwel ook een belangrijke rol toegekend aan de veronderstelde onderliggende neuronale netwerken in het geheugen, de zogenoemde schema's. Aangenomen wordt dat schema's de functie hebben om in de stroom van dagelijkse prikkels orde te scheppen: ze bepalen wat wordt waargenomen en wat niet, ze geven richting aan de wijze waarop informatie wordt geïnterpreteerd en op welke wijze het gedrag moet worden gestuurd. Zulke schema's zijn moeilijk toegankelijk voor introspectie. Men vermoedt dat ze reeds op jonge leeftijd ontstaan en het gevolg zijn van de persoonlijke ervaringen en kennis die een kind in de loop van de jaren opdoet. Ze kunnen ook latent bestaan en pas worden geactiveerd tijdens perioden van stress (zie ook Bijtebier, Vasey & Braet, 2003).

Attentional bias
Angstige kinderen, maar ook kinderen met gedragsproblemen, zullen – in tegenstelling tot niet-angstige kinderen – hun aandacht sneller richten op specifieke bedreigende elementen uit hun omgeving. Hoewel dit op het eerste gezicht niet functioneel lijkt, zijn er mogelijk voordelen verbonden aan deze strategie: hoe sneller men een bedreigende gebeurtenis opmerkt, hoe sneller men haar kan vermijden. Dit is evenwel alleen een oplossing op de korte termijn, op de lange termijn ziet men dat deze bias tot psychopathologie leidt omdat men niet leert adequaat met bedreiging om te gaan. Men vermoedt dat dit proces automatisch, niet-bewust verloopt. Deze selectieve aandacht vindt plaats in een vroeg stadium van informatieverwerking en bepaalt welke informatie in aanmerking komt voor verdere verwerking. Een interessante ontwikkeling is dat men tegenwoordig onderzoekt of men de aandachtsbias kan wijzigen via een computertraining, wat blijkt te lukken (Sportel, Hullu, De Jong & Nauta, 2013).

Interpretaties en de invloed van gedachten
Kinderen met gedragsstoornissen maar ook angstige kinderen blijken vaker interpretatiefouten te maken: de afloop van een gebeurtenis wordt overmatig negatief ingeschat, de gevoelens die zij zullen hebben worden overschat, of de verantwoordelijkheid voor (negatieve) uitkomsten wordt overmatig bij zichzelf of juist anderen gelegd. Deze interpretatiefouten kunnen het gevolg zijn van het feit dat kinderen cognitief in ontwikkeling zijn. Zo beginnen ze cognitieve vaardigheden als abstraheren, feiten in een context bekijken, zichzelf als object waarnemen, pas op de leeftijd van 11 tot 12 jaar te beheersen. Interpretatie van informatie is een van de meest interessante cognitieve processen. Het valt samen met betekenisverlening en hoe kinderen een situatie beleven. Wanneer een kind bijvoorbeeld de kans groot acht dat hij voor de klas zal blozen, dan is dat op zich nog geen reden om deze situatie te vrezen. Pas wanneer aan blozen allerlei negatieve consequenties worden verbonden (bijvoorbeeld: als ik bloos vinden de anderen mij stom), geeft dat aanleiding tot een angstreactie.

Studie van interpretatieprocessen bij agressieve kinderen heeft ons geleerd dat zij in ambigue situaties vlugger een vijandige reactie van de ander verwachten en hierop agressief reageren. Men maakt hierbij onderscheid tussen interpretatieprocessen die automatisch verlopen en die via het bewustzijn gestuurd worden. Lochman (CPRG, 2010) toonde aan dat agressieve jongeren tot drie keer vaker onmiddellijk overgaan tot actie wanneer ze voor een probleem staan. Wanneer hun evenwel gevraagd wordt twintig seconden te wachten vooraleer te reageren op een probleem (*deliberate processing*), dan blijken ze zelf opeens ook andere interpretaties te kunnen genereren. Agressieve kinderen weten dus wel dat er andere interpretaties bestaan, maar hun automatische verwerkingsprocessen sturen hen in de richting van agressieve acties.

Negatieve geheugenbias
Bij depressieve kinderen is herhaaldelijk vastgesteld dat zij zich significant meer negatieve dan positieve woorden herinneren. Opnieuw wordt verondersteld dat dit geheugenproces schemagestuurd is. Onderzoekers boden klinisch depressieve en niet-depressieve kinderen en adolescenten per computer positieve, negatieve en neutrale adjectieven aan. Vervolgens werden de kinderen en adolescenten onderworpen aan een geheugenproef. De resultaten toonden aan dat de depressieve groep zich significant meer negatieve dan positieve woor-

den herinnerde, terwijl dit bij de controlegroep gelijk verdeeld was. In dit onderzoek werd ook een leeftijdseffect gevonden: de depressiegerelateerde vertekening was sterker naarmate de proefpersonen ouder waren. Ook anderen vonden een negatieve geheugenbias reeds in een groep 5- tot 11-jarigen. Men kan concluderen dat het verschil tussen depressieve jongeren en een controlegroep vooral ligt in de slechtere herinnering van positieve adjectieven bij de depressieve groep. De meeste studies hebben geen objectieve maat om het realiteitsgehalte van informatieverwerkingstaken vast te stellen, waardoor het moeilijk inschatten is of depressieve individuen meer realistische en accurate inschattingen maken, of dat ze minder oog hebben voor positieve aspecten uit de realiteit.

Het informatieverwerkingsmodel is momenteel voorwerp van veel onderzoek. Zo onderzoekt men of de bias als onderliggend mechanisme het ontstaan of continueren van verschillende stoornissen kan verklaren. Dit gebeurde bijvoorbeeld onlangs voor het begrijpen van anorexia nervosa (Manuel & Wade, 2013).

Het bestuderen van een risicopopulatie

Risicokinderen kenmerken zich door de aanwezigheid van risicofactoren; bij hen komen organische en genetische, intrapersoonlijke, interpersoonlijke of hogere-orderisicofactoren in verhoogde mate voor. Daarbij veronderstelt men dus een verhoogde kans op psychopathologie. De KLOP stelt voorop dat wanneer men deze kinderen reeds kan onderzoeken en volgen nog voordat de stoornis zich begint te manifesteren, men belangrijke processen kan bestuderen die kunnen verklaren waarom sommige kinderen een stoornis ontwikkelen en andere niet. Hiermee kan de OPP een belangrijke bijdrage leveren aan de preventie van afwijkend functioneren, eveneens een taak van de KLOP. Twee voorbeelden:

— In een Israëlische studie bij kinderen met een moeder lijdend aan schizofrenie, werden de participanten vergeleken met een controlegroep van kinderen waarbij de moeder geen psychiatrische stoornis had of een andere psychiatrische diagnose en werd een deel van hen prospectief gevolgd. Men vond dat de kinderen van een schizofrene moeder een lager niveau van executief en fijn motorisch functioneren hadden, dat ze aandachtstoornissen hadden en hypersensitief waren bij het antwoorden. Men vermoedt dat deze jongeren hierdoor kwetsbaarder zijn dan de anderen, waardoor geïndiceerde preventie aangewezen lijkt (Hans, Auerbach, Nuechterlein, Asarnow, Asarnow, Styr & Marcus, 2009).

— In een Nederlandse studie (Mesman e.a., 2013) werden kinderen met een moeder lijdend aan een bipolaire stoornis, 12 jaar lang prospectief gevolgd. Binnen deze groep had 72% een life time DSM-diagnose. Dit verontrustend hoge cijfer doet vermoeden dat kinderen van ouders met een psychiatrische problematiek (de KOPP-kinderen genaamd) veel kwetsbaarder zijn dan de anderen, waardoor geïndiceerde preventie aangewezen lijkt. Er werd geen één-op-éénrelatie gevonden voor wat betreft de specificiteit van de stoornis. Op het moment van de 12 jaar follow-up had ongeveer 20% een depressie, 13% een bipolaire stoornis, 8% een angststoornis en vertoonde 7% middelenmisbruik.

Uit beide voorbeelden blijkt dat het zeer moeilijk is om uit te sluiten of de vastgestelde afwijkingen bij de kinderen 'verworven' of 'aangeboren' zijn. Bij het bestuderen van risicogroepen doen zich de volgende problemen voor: (a) het afbakenen van een risicogroep wordt verhinderd omdat concepten niet altijd accuraat gedefinieerd worden (bijvoorbeeld wanneer lijdt een moeder aan depressie: moet ze een depressieve periode tonen, ooit vertoond hebben of beide?); (b) wil men degelijke uitspraken doen, dan moet men ook een controlegroep volgen; (c) personen moeten lang genoeg gevolgd worden; (d) als we geïnteresseerd zijn in de historische aspecten van een stoornis, in de evolutie van de stoornis en in de verschillende manifestaties van de stoornis, dan moeten we een groot aantal kinderen opsporen en volgen. Dit is zeer intensief onderzoek, duur en moeilijk, want deze kinderen verhuizen vaak en zijn na een aantal jaar moeilijk terug te vinden. Bovendien levert een statistisch verschil op groepsniveau nooit uitspraken op omtrent een individueel kind en zijn er risicomechanismen actief waardoor het ontrafelen van risicofactoren lastig wordt.

1.4.2 Beschermende factoren en veerkracht bij kinderen

In elke fase van het leven spelen, naast risicofactoren, ook beschermende factoren een rol. Het onderzoek naar beschermende factoren startte circa veertig jaar geleden bij de vaststelling dat kinderen het toch goed konden doen, ondanks dat ze opgroeiden in dramatische omstandigheden, in armoede of zonder beschikbare ouders. Dit onderzoeksdomein wordt gebundeld in de zogenoemde *resilience studies* of studies naar de veerkracht van kinderen, ook wel 'weerbare kinderen' genoemd (Masten, 2011). Belangrijk in dit soort onderzoek is dat men steeds twee componenten tegelijk moet bekijken: (a) er moet een duidelijk aantoonbare tegenslag zijn: dit kan stress zijn of een meer ernstige vorm zoals het meemaken van een trauma of natuurramp (ook als 'traumatisch stresserende ervaringen' of *adversities* gedefinieerd) en (b) er moet een aantoonbare vorm van adaptatie zijn. Dit werd in eerste instantie vooral als externe aanpassing gezien en gemeten aan criteria zoals slagen op school en het succesvol doorlopen van de ontwikkelingstaken; later kwam daar interne aanpassing bij, waarmee men doelde op mentale en fysieke gezondheid. Over beide componenten zijn nog steeds discussies aan de gang omtrent hoe ze te meten en of alle criteria wel even zwaar moeten wegen.

Korte historie
Norman Garmezy richtte veertig jaar geleden het eerste resilience-onderzoekscentrum op aan de universiteit van Minnesota, waarbij hij drie groepen kinderen onderzocht: kinderen die als immigrant het land binnenkwamen, kinderen die in een oorlogssituatie hadden geleefd en kinderen van daklozen (Masten, 2011). Hij introduceerde een reeks concepten en nieuwe meetinstrumenten. Momenteel is het vooral zijn medeonderzoeker Ann Masten die zijn werk verder voortzet. De resilience-studies zijn nu in hun vierde fase. In het eerste decennium (tot begin jaren tachtig van de vorige eeuw) werd gezocht naar een goede definitie – die reeds drie keer aangepast werd – en werden de factoren beschreven (descriptieve studies) die bij deze veerkrachtige kinderen opvallend meer werden geobserveerd. In de tweede fase werden vooral beschermende processen onderzocht. Omdat men ervan uitging dat het beter is preventief te werk te gaan, werd in de derde fase vooral ingezet op het voorkomen van bepaalde stressbronnen, het vroegtijdig stoppen ervan en/of het bevorderen van beschermende processen zoals 'competentie'. Zo heeft men aangetoond dat een oudertraining, specifiek voor koppels die besloten hadden om te scheiden, gunstige effecten had en tot beter aangepaste kinderen leidde. De vierde onderzoeksfase probeert verschillende niveaus van adaptieve systemen te besturderen waaronder neurobiologische systemen (onder meer stressreactiviteit), maar ook familiesystemen (onder meer de rol van de ouder-kindrelatie) en hun transactionele interacties.

Definitie
Zoals gesteld was de oorspronkelijke definitie van resilience beperkt tot het bereiken van een externe aanpassing. Masten, Best en Garmezy (1991) definiëren resilience (veerkracht) later als het hebben van een goede externe en interne aanpassing aan de omstandigheden. In de

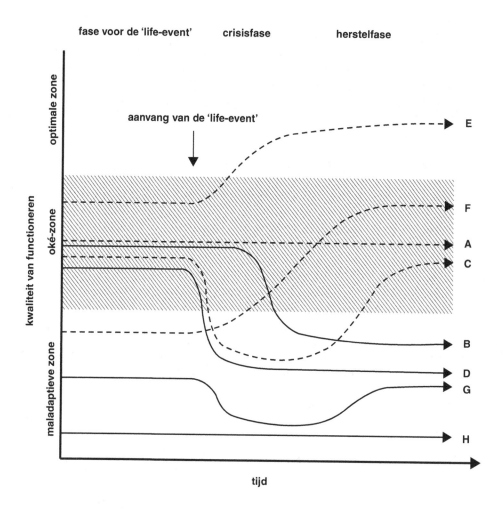

A = sterke veerkracht
B = uitgestelde 'breakdown'
C = stoornis maar herstel
D = 'breakdown' zonder herstel
E,F = positieve ontwikkeling
G = persistent maladaptief ontwikkelingstraject (met een dip na de 'life-event' of stressor)
H = onresponsief maladaptief ontwikkelingstraject

□ **Figuur 1.6**   Voorbeelden van adaptieve en maladaptieve ontwikkelingstrajecten na een ernstige acute levensstressor. De onderbroken lijnen zijn ontwikkelingstrajecten van kinderen met veerkracht; de volle lijnen zijn ontwikkelingstrajecten van kinderen die psychopathologie ontwikkelen.

recente werken wordt een meer abstracte definitie voorgesteld waarbij men veerkracht ziet als de capaciteit van een dynamisch systeem om stand te houden of te herstellen na substantiële uitdagingen die het systeem bedreigen of bedreigd hebben (Masten, 2011). Er zijn daarbij verschillende *pathways* mogelijk (zie ook □ figuur 1.6; Masten, 2011, p. 496). Masten onderscheidt verschillende systemen op verschillende niveaus die niet losstaan van elkaar, zoals stressresponssystemen, zelfregulatie- en emotieregulatiesystemen, informatieverwerkende systemen, hechtingssystemen en motivatiesystemen.

Onderzoek naar beschermende factoren
Beschermende factoren
Wanneer uit onderzoek blijkt dat bepaalde factoren (bijvoorbeeld een goed IQ, goede vrienden) meer worden geobserveerd bij kinderen met veerkracht, definieert men deze als beschermende factoren. Een beschermende factor zal in een risicovolle situatie de negatieve invloed van de risicofactoren op de ontwikkeling geheel of gedeeltelijk teniet doen. Beschermende factoren zijn, evenals de risicofactoren, te plaatsen op vier niveaus: organisch niveau, intrapersoonlijk niveau, interpersoonlijk niveau en een niveau van hogere orde. Veerkracht beperkt zich dus niet tot intra-individuele kenmerken die een gunstige ontwikkeling bevorderen, maar omvat ook interpersoonlijke processen.

Risico- en beschermende factoren kunnen twee extremen zijn op een continuüm (zo is een hoge zelfwaardering een beschermende factor en een lage zelfwaardering een risicofactor), maar dit hoeft niet altijd zo te zijn (zo kan bij een kind met een uitgesproken zangtalent dit talent de start van een succesvolle carrière zijn, maar niet kunnen zingen is geen risicofactor). Het is ook mogelijk dat eenzelfde factor voor het ene kind een risicofactor is en voor het andere een beschermende factor (bijvoorbeeld verhuizen). De beschermende factor is alleen te observeren in aanwezigheid van een risicofactor (zo kan humor een beschermende factor zijn, maar dat kun je alleen vaststellen wanneer iemand die onder stress staat dankzij de humor veerkrachtiger wordt).

Ook beschermende factoren kunnen in een transactioneel model worden opgenomen. Een voorbeeld vinden we bij Cichetti, Toth en Maughan (2000) (zie ◘ figuur 1.5), waarbij zowel contexten, risicofactoren als beschermende factoren zijn opgenomen om tot een beter begrip te komen welk effect kindermishandeling heeft op een kind.

In deze meer recente benadering is ook de differentiële kwetsbaarheidshypothese opgenomen in het model: men gaat ervan uit dat dezelfde kinderen die kwetsbaarder zijn voor stresservaringen ook degenen zullen zijn die beïnvloedbaar zijn voor beschermende processen en betere adaptatie kunnen ontwikkelen mits zij de juiste interventies krijgen (Sapienza & Masten, 2011).

Onderzoeksdesigns
We kunnen drie onderzoekslijnen onderscheiden (gebaseerd op Masten, Best & Garmezy, 1991):
- Type 1: een groep jongeren die zich positief ontwikkeld heeft tegen alle verwachtingen in (bijvoorbeeld kansarme jongeren).
- Type 2: een groep jongeren die zich goed heeft aangepast ondanks een aantal uitzonderlijk stressvolle ervaringen of levensgebeurtenissen (bijvoorbeeld nadat een ouder gestorven is).
- Type 3: een groep jongeren die na een trauma een herstelproces doorloopt (bijvoorbeeld na seksueel misbruik).

Bij deze groepen werden zowel retrospectieve als prospectieve, longitudinale studies uitgevoerd. Dit heeft geleid tot een top tien van beschermende factoren (zie ▶ box 1.11)

Type 1: positief ontwikkelen tegen alle verwachtingen in
Werner (1993) volgde alle kinderen geboren in 1955 op het Hawaïaans eiland Kauai gedurende een periode van dertig jaar. Een derde van de groep werd als risicogroep beschouwd, omdat er meer dan vier risicofactoren aanwezig waren in het eerste levensjaar, die voorspellend waren voor latere maladaptatie (armoede, slecht gezinsfunctioneren, stress, lage opleiding van de ouders). Een derde van die risicogroep kende echter een positieve ontwikkeling ondanks de negatieve verwachtingen. Aanwezige beschermende factoren voor die veerkracht waren:

temperament ('vechters' blijken veerkrachtiger te zijn), persoonlijkheid (zoals openstaan voor nieuwe ervaringen), harmonieus gezin, een goede fysieke gezondheid en een goede relatie met minstens één verzorger (zie ook Werner & Smith, 2001).

Type 2: adequaat aanpassen ondanks stressvolle ervaringen

Dit type onderzoek omvat voornamelijk kinderen die opgroeien in gezinnen met economische moeilijkheden (bijvoorbeeld kinderen van wie de ouders lange tijd werkloos zijn), kinderen met ouders die een psychiatrische stoornis hebben (KOPP-kinderen) of kinderen die voor een langere tijd gescheiden werden van hun biologische ouders (zoals kinderen die langdurig in een instelling verblijven). Uit deze studies bleken de volgende voorspellers een adequate aanpassing te voorspellen: goede relatie met een verzorger of andere volwassene, intelligentie, positief zelfbeeld, kwaliteit van de omgeving waarin men opgroeit (stabiele en warme familiale omgeving) en *self-efficacy* (besef van zelfcontrole). Masten geeft als voorbeeld van dit soort onderzoek de casus van Sara (Masten & Obradovic, 2006; Masten, 2011). Sara werd geboren als kind van een dakloze moeder en vanaf haar geboorte opgevangen door een pleeggezin. Ze had een normale ontwikkeling tijdens het eerste levensjaar. Binnen een jaar overlijdt de pleegvader en Sara komt in een instelling terecht waar ze zienderogen achteruit gaat en stagneert in gewicht en lengte. Aangezien er geen medische verklaring is voor haar fysieke groeiachterstand, vraagt men zich af of ze de plotse overgang uit het pleeggezin heeft verwerkt en of ze naar een dergelijke situatie kan terugkeren. Hierop wordt een adoptieprocedure opgestart en komt ze in een liefdevol gezin terecht. Zes maanden na de adoptie is Sara volledig hersteld en ontwikkelt ze zich goed op alle domeinen van haar ontwikkeling. Masten merkt wel op dat N=1-studies zoals deze heel leerrijk zijn, maar ons onvoldoende toelaten te generaliseren.

Type 3: herstel na traumatische ervaringen

De volgende traumatische ervaringen werden bestudeerd: buskapingen, natuurrampen, kinderen die getuige waren van een dodelijk ongeluk, een moord of een brand, kindermisbruik. Uit de resultaten bleek dat de kwaliteit van zorg aangereikt door de ouder essentieel bleek te zijn voor 'genezing'. Intelligentie was ook een belangrijke indicator. Verder bleek dat proximale factoren (zoals opvoedingsomgeving) belangrijker zijn dan distale factoren. Yule en Dalgleish deden vooral onderzoek hiernaar bij Europese jongeren, bijvoorbeeld bij jongeren die traumatische ervaringen opdeden in oorlogsgebied. De mate van sociale ondersteuning van competente volwassenen na de ramp, maar ook een positief sociaal netwerk vóór de ramp, bleken beschermend te zijn en de kans op het ontwikkelen van een posttraumatische stressstoornis te verkleinen (Dalgleish, Joseph & Yule, 2000).

Box 1.11 Top-tienfactoren die de veerkracht van een individu versterken (gebaseerd op: Sapienza & Masten, 2011)

1. adequaat ouderschap;
2. positieve contacten met sociaal competente volwassenen (hechting);
3. financiële zekerheid en een hogere SES;
4. intelligentie en cognitieve probleemoplossende vaardigheden;
5. talenten, aantrekkelijk zijn of prestaties hebben die door anderen gewaardeerd worden en gemotiveerd zijn om prestaties te bereiken;
6. goede zelfregulatievaardigheden en/of emotionele probleemoplossingsstrategieën;
7. positieve schoolervaring, goede vrienden, goed schoolklimaat;
8. zelfwaardering, besef van controle (*self-efficacy*) en *mastery*;

9. religieus vertrouwen en/of erin geloven dat het leven zinvol is;
10. een ondersteunende partner in een romantische relatie.

1.4.3 Kritische beschouwingen

Bij Masten en Obradovic (2006) worden tien kritische thema's besproken. Zo kan men de vraag stellen wie het beste kan beoordelen of een kind aangepast is en welke criteria universeel aanvaard zijn. Ook moet men nog uitzoeken of dezelfde definitie ook geldt voor niet-westerse culturen en of het mogelijk is dat men op sommige domeinen wel aangepast is en op andere niet. Masten waarschuwt er ook voor dat dit soort onderzoek niet betekent dat een kind zelf verantwoordelijk gesteld kan worden als het psychopathologie ontwikkelt ondanks dat het misschien een reeks beschermende factoren bezit. We moeten ons ten slotte ook de vraag stellen of een beschermende factor wel bestaat en of we niet eerder moeten spreken van beschermende *mechanismen*. Bij een beschermend mechanisme gaat het niet om louter één factor die in één bepaalde situatie en bij dat bepaalde individu een beschermende rol speelt, maar is er eerder sprake van een proces dat een beschermende invloed uitoefent en de impact van risicofactoren verkleint of tenietdoet. Zo kan voor een kind een adoptie positieve mogelijkheden openen na een ongunstige start, maar dit impliceert een proces dat niet onmiddellijk gerealiseerd wordt. Ook het gebruik van humor kan negatieve kettingreacties, zoals ruzies thuis, ombuigen of helpen met het verwerken van negatieve gebeurtenissen, maar ook dit is eerder een proces dan een geïsoleerde factor.

Volgens Rutter (1996) is veerkracht meer dan het vermijden van risico's of het zoeken naar positieve ervaringen. Het kan zich ook juist door contact met negatieve ervaringen ontwikkelen. Immuniteit voor een infectie bijvoorbeeld verkrijgt men door een gecontroleerde, gedoseerde blootstelling aan het relevante pathogeen en niet door het te vermijden. Men verkrijgt weerstand voor een infectie door de ervaring van succesvolle coping bij confrontatie met lagere doseringen of gemodificeerde versies van het pathogeen. Misschien geldt hetzelfde principe ook voor psychosociale stress en ongeluk of tegenslag.

1.4.4 Implicaties voor de klinische ontwikkelingspsychologie

De studie van veerkracht is van groot belang voor de KLOP, omdat het een ander licht werpt op psychopathologie door vooral de positieve aspecten bij een kind te bestuderen. Zo zoekt men in de klinische context, bijvoorbeeld tijdens een intake of anamnese, ook naar die factoren die ervoor zorgen dat een kind of jongere toch goed kan omgaan met kwetsbaarheden of situaties die stresserend zijn. Deze kan men dan tijdens een behandeling benutten. Met het oog op preventie kan men zich bovendien de vraag stellen hoe men kinderen weerbaar, veerkrachtig kan maken voor de toekomst. Preventie-initiatieven zouden risicogezinnen gestructureerde interventies kunnen aanbieden ter bevordering van beschermende factoren in de gezinssituatie.

Sommige beschermende factoren, zoals weergegeven in ▶ box 1.11, lijken weinig beïnvloedbaar, terwijl andere dit wel zijn. Dit is vooral van belang voor de klinische praktijk. Vooreerst verwijzen twee factoren naar de belangrijke rol van het gezin. Adequaat ouderschap en steun vanuit het sociale netwerk staan bovenaan en zijn beïnvloedbaar. Dit wordt uitvoerig toegelicht in het artikel *Family Resilience* (Walsh, 2003). Hierin worden drie domeinen onderscheiden: de communicatiepatronen in een gezin (inclusief conflictoplossing), de waardesystemen (hoe kijken we als gezin naar tegenslag?) en de organisatie (kunnen we als gezin hulpbronnen en sociale netwerken aanspreken bij tegenslag?).

Hoe werkt het beschermend mechanisme? Effectief ouderschap is belangrijk met betrekking tot het sturen van copinggedrag. Coping kan omschreven worden als het op een adequate manier omgaan met moeilijke situaties of stressoren. Ouders creëren kansen voor hun kinderen om ervaring op te doen en geven feedback over hun copingpogingen. Dit zal tot meer zelfregulatie en emotieregulatie leiden. Recente studies suggereren zelfs dat het de cognitieve controleprocessen en de executieve functies kan beïnvloeden (zie Masten & Obradovic, 2006; Masten, 2011). Volgens Masten, Best en Garmezy (1991) zijn ouders zelf belangrijke modellen voor een adequate coping, maar een andere belangrijke figuur of opvoeder kan deze rol overnemen. In een latere fase van de adolescentie kan een partner deze rol overnemen.

Wat betreft de factor 'religieus vertrouwen' zijn er verschillende verklaringen mogelijk rond het beschermende mechanisme en waarom deze factor de veerkracht van een persoon kan versterken: religie biedt mogelijkheid tot vergiffenis; versterkt hoop in de toekomst; de religieuze gemeenschap biedt ondersteuning; religie zet aan tot zelfcontrole enzovoort. Men kan voor de klinische praktijk hieruit afleiden wat men bij niet-religieuzen als equivalentie zou kunnen aanbieden. Cognitieve therapie, reflecteren over de toekomst, over de wereld, over de zin van het leven, stilstaan bij 'vergiffenis schenken' en/of op zoek gaan bij een warme vriendenkring zijn maar enkele van de vele mogelijkheden.

Vier van de beschermende factoren die in ▶ box 1.11 worden genoemd zijn intrapersoonlijk van aard en alle kinderen hebben in meer of mindere mate één van deze vier factoren; sommige kinderen zijn evenwel én intelligent én aantrekkelijk én sociaal én goede probleemoplossers. Elk van deze factoren kan in tegenspoed helpen bij het veerkrachtig worden of blijven. Een voorbeeld hiervan staat in ▶ box 1.12 beschreven.

Onderzoek wijst op de cruciaal beschermende rol van *self-efficacy*, het besef van zelfregulatie of competentie, het zelfvertrouwen van een kind (Bandura, 1977). Ook deze factor is beïnvloedbaar. De bevordering van positieve competentiegevoelens bij een jongere zou zelfs een van de sleutelingrediënten zijn van een effectief interventieproces naar grotere veerkracht. Men kan dan beter omgaan met tegenslagen. Via welk mechanisme verloopt dit proces? Kinderen ontwikkelen competentiegevoelens via feedback van anderen (Jacquez, Cole & Searle, 2004) of via het ervaren van succes of tegenslag in (kleine) taken. Zo leren ze geloven in hun eigen mogelijkheden.

Box 1.12 Zelfregulatie verwerven

Susan Harter (1982), ontwikkelingspsycholoog, beschreef op grond van onderzoek hoe het zelfcontroleproces bij kinderen kan worden aangeleerd. Zelfcontrole kan omschreven worden als een cognitief proces dat uit verschillende, op elkaar volgende stappen bestaat: (1) zelfobservatie; (2) doel bepalen; (3) zelfevaluatie; (4) zelfbeloning. De eerste stap, het leren zichzelf te observeren, bijvoorbeeld via dagboekopdrachten, is intussen een heel bekende methode geworden. Harter stelt echter dat vooral de laatste stappen cruciaal zijn bij het verwerven van zelfcontrole. Volgens haar hebben kinderen met probleemgedrag in het verleden te weinig goede feedback op hun gedrag gekregen, waardoor ze niet overgingen tot het internaliseren van de feedback. Ze hebben niet geleerd hun gedrag goed af te stemmen op de eisen van de omgeving; ze hebben dus niet van hun fouten geleerd. Wil men kinderen nieuw gedrag of nieuwe denkgewoonten aanleren, dan moet vooral aan de feedback aandacht worden geschonken. Kinderen moeten dan steeds opbouwend commentaar krijgen, waarbij duidelijk wordt verteld waarom iets goed of minder goed was. Verder argumenteert Harter dat het verwerven van zelfcontrole bij kinderen precies andersom verloopt als bij volwassenen. Pas als kinderen voldoende beloond zijn voor gewenst gedrag zullen ze zich gaan afvragen: hoe moet ik me in de toekomst gedragen om opnieuw complimenten te krijgen? Het aanleren van zelfcontrole loopt dus van zelfevaluatie terug naar zelfobservatie.

1.5 Ontwikkelingstrajecten: stabiliteit en verandering in afwijkend functioneren

1.5.1 Onderzoeksmethoden in de OPP

Op grond van cross-sectioneel onderzoek kan geen uitspraak worden gedaan over causale verbanden. Het verband tussen twee variabelen is correlationeel. De OPP vertrouwt liever op de resultaten van longitudinale studies. Op grond van longitudinaal onderzoek kan men wel uitspraken doen over de temporele relatie tussen factoren en daarmee op het spoor van causale mechanismen komen. De dynamische relaties tussen risicofactoren wordt dan met statistische procedures berekend, en de OPP zal deze verbanden dan verder interpreteren. Maar…, dat is niet eenvoudig. Twee voorbeelden:

- Kinderen die deelnemen aan clubs die gericht zijn op een of andere vorm van prestatie (sport, muziek enzovoort) vertonen hogere zelfcontrole. Is hier nu sprake van vooral een omgevingsinvloed? Deze clubs zijn vaak zelfselecterend: wie niet prestatiegericht genoeg is, begint er niet aan of valt gewoon uit. Dus zijn het dan niet eerder jongeren met een bepaald temperament die een bepaalde uitdagende omgeving opzoeken?
- Uit onderzoek bij jongeren met gedragsproblemen bleek een correlatie met leerstoornissen. We kunnen hieruit evenwel niets oorzakelijks afleiden. Het kan zijn dat jongeren met leerstoornissen niet aanvaard worden in de school en hierdoor gedragsproblemen ontwikkelen. Het kan ook zijn dat jongeren met gedragsproblemen zodanig storend zijn in de klas, dat ze vaak uit de klas worden gezet en hierdoor belangrijke leerstof missen. Dit kan dan op een leerstoornis lijken. Er kan ook nog een andere, tot nu toe onbekende, verklarende factor voor de werkelijke oorzaak zijn voor beide geobserveerde problemen, bijvoorbeeld impulsief gedrag.

Bij een longitudinaal-epidemiologische aanpak wordt een hele populatie onderzocht en gedurende een langere periode gevolgd. Hiermee kan voor elke stoornis de stabiliteit van het probleemgedrag worden nagegaan. Men kan daarbij uitspraken doen over kinderen die bij aanvang een stoornis hadden en uitspraken doen over het feit of het probleem met de leeftijd toeneemt, afneemt of stabiel blijft. Men kan ook uitspraken doen over het ontstaan van een stoornis bij kinderen die bij het eerste meetmoment nog stoornisvrij waren en zo ook over de processen van equifinaliteit en multifinaliteit. Men kan echter geen uitspraken doen over mechanismen; daarvoor is experimenteel of interventieonderzoek nodig. De vele mogelijkheden staan in ▶ box 1.13 beschreven.

> **Box 1.13 Thema's van longitudinaal onderzoek in de OPP**
> De OPP heeft verschillende onderzoeksmethoden. Op grond van longitudinaal-epidemiologische onderzoek kan men:
> - de ontwikkeling van een stoornis bestuderen die als abnormaal wordt beschouwd op elk ontwikkelingsniveau (bijvoorbeeld autisme). Deze stoornissen zijn al vanaf de geboorte aanwezig.
> - problematisch gedrag bestuderen dat in lichtere vorm ook voorkomt tijdens de normale ontwikkeling (bijvoorbeeld separatieangst).
> - bestuderen hoe stress en trauma's interacteren met het normale ontwikkelingsproces tot aan de volwassenheid (bijvoorbeeld kinderen die in instituten verblijven, kinderen die afgestaan werden voor adoptie, kinderen met een trauma).

- die stoornissen in de tijd bestuderen die nog geen aangetoond verband met de ontwikkeling hebben (bijvoorbeeld fobieën).
- meer leren over de normale ontwikkeling vanuit de ontwikkeling van problemen (bijvoorbeeld bij agressie: wat leert het onderzoek bij mensen met een antisociale gedragsstoornis ons over de normale ontwikkeling?).
- meer leren over ontwikkelingsmechanismen (bijvoorbeeld: wat is de impact van conflicten tijdens de kindertijd en de adolescentie op het leven als volwassene?).
- meer leren over de prevalentie en verschijningsvorm van een stoornis gedurende de verschillende ontwikkelingsfasen in de context van de ontwikkeling van het kind (bijvoorbeeld hyperactiviteit).

Een nadeel van het verrichten van dergelijk onderzoek is dat vaak vele jaren nodig zijn om tot enkele inzichten te komen. De lange duur maakt dit onderzoek bovendien kostbaar. De betrouwbaarheid van het onderzoek komt in het gedrang als gevolg van representativiteitsproblemen; veel proefpersonen moeten gevolgd worden om drop-out door verhuizing, overlijden of stoppen met deelname aan het onderzoek op te vangen. Verder is de keuze van de meetinstrumenten beperkt om bij grote groepen kinderen de talrijke aspecten van het functioneren te testen op abnormaliteiten in de emotionele, sociale, fysieke, cognitieve en morele ontwikkeling. Er zijn momenteel dan ook maar weinig van dergelijke studies gepubliceerd. Door deze nadelen wordt in de praktijk vaak gekozen voor het bestuderen van steekproeven uit een bepaalde bevolkingsgroep. Daarbij worden zorgvuldige selectiecriteria gehanteerd, zodat de steekproef representatief is voor de groep kinderen en jongeren die men wil onderzoeken.

Omdat men op korte termijn ook soms uitspraken wil doen over het risico dat bepaalde kinderen lopen, heeft men zich vroeger vaak gebaseerd op follow-backstudies. Volwassenen met problemen werden ondervraagd over de antecedenten van hun problemen. Deze retrospectieve studies reconstrueren het verleden. De achterliggende gedachte is dat het ons helpt om voorspellers van latere stoornissen op te sporen. Men dacht dat we dan al konden starten met kinderen preventief te behandelen en de ontwikkeling van ernstiger problemen mogelijk te voorkomen. Follow-backstudies richten zich daarbij op een breder terrein dan retrospectieve studies: men kan ook anderen interviewen over de omgeving van het individu, over specifieke gegevens (bijvoorbeeld schoolresultaten) of men kan andere groepen interviewen (bijvoorbeeld hun vrienden). Zoals uit ▶ box 1.14 blijkt kleven er evenwel methodologische problemen aan follow-backstudies en kan het tot verkeerde interpretaties en gevolgtrekkingen leiden. De informatie die met deze studies bevraagd wordt, gaat soms ver terug in de tijd en is daarom vaak onbetrouwbaar. Zeker wanneer men zich de eigen kindertijd probeert te herinneren, kan men wel vaag aangeven dat er 'iets' was, maar blijkt het vaak veel moeilijker zich specifieke zaken te herinneren (Massia e.a., 2003). De specificiteit blijkt vaak hoger dan de sensitiviteit. Zo waren volwassenen vrij zeker wanneer iets niet voorgekomen was (bijvoorbeeld een separatieangst); er was met andere woorden minder bias in het rapporteren van stoornissen in de kindertijd die *niet* voorkwamen. Anderzijds was er een onderrapportering van werkelijk voorgekomen problemen.

Box 1.14 Follow-backonderzoek

Wenar (1994) rapporteert een follow-backstudie van mensen met een drankprobleem, waarvan 75% rapporteerde vroeger tijdens hun schooljaren spijbelaar te zijn geweest. Dit werd vergeleken met een controlegroep van mensen zonder een drankprobleem waarbij na ondervraging bleek dat slechts 26% ook vroeger spijbelde. Men zou hieruit kunnen afleiden dat bij mensen met een drankprobleem het spijbelprobleem driemaal zo hoog was en dat spijbelaars dus een risicogroep zijn om later drankproblemen te ontwikkelen. Maar een prospectieve follow-upstudie van spijbelaars onthulde later dat slechts 11% van hen een drankprobleem kreeg, vergeleken met 8% van de controles, een niet-spijbelende populatie. Het verband tussen spijbelen en alcoholisme is te zwak om voorspellingen te doen. Gegevens uit follow-backonderzoek moeten dus met veel voorzichtigheid geïnterpreteerd worden en getoetst worden aan prospectief onderzoek.

Tegenwoordig geeft men daarom de voorkeur aan *prospectieve studies*. Hierbij volgt men een (bij voorkeur representatieve) groep jongeren gedurende een bepaalde tijd en probeert men uitspraken te doen over voorspellers van uitkomstmaten op grond van statistiek waarbij de predictoren eerder in de tijd gemeten zijn.

> **Voorbeeld**
> In de Dunedin-studie (Kim-Cohen e.a., 2003) werden met een klinisch interview bij de inmiddels volwassen geworden participanten van de cohortstudie mentale stoornissen gediagnosticeerd. Vervolgens is men voor deze cases eerder verzamelde onderzoeksgegevens terug gaan zoeken. Er werd vastgesteld dat voor 50% van deze volwassenen reeds op 15-jarige leeftijd een mentale stoornis was vastgesteld waarbij vooral angst en schizofrenie in de volwassenheid werden voorafgegaan door tal van diagnoses op 15-jarige leeftijd. Verder blijken vooral gedragsproblemen bij 15-jarigen predictief te zijn voor een diagnose negen jaar later. De onderzoekers pleiten op grond van hun bevindingen voor preventieprogramma's voor 15-jarigen die gediagnosticeerd zijn met een psychische stoornis.

1.5.2 Ontwikkelingstrajecten

Naast een veelheid aan informatie over risicofactoren, beschermende factoren, hun dynamische interacties en de ontwikkeling van stoornisspecifieke transactionele modellen, is er nog een interessante trend te zien. Wanneer op grond van statistische analyses voorspellingen gemaakt kunnen worden over de uitkomst(en) van een risicofactor, dan tekent men in feite een ontwikkelingstraject van de kinderen die deze risicofactor vertonen, ook wel *pathways* genoemd. Ontwikkelingstrajecten zijn niet altijd rechtlijnig; ze worden gekenmerkt door multifinaliteit en equifinaliteit. Per individu zal immers de continue wisselwerking tussen risico- en beschermende factoren verschillen. De notie 'systematiek' impliceert dus niet dat jongeren die de eerste stap zetten, ook alle daaropvolgende stappen zullen nemen. Wanneer een statistische kans 50% is, kan men dit zien als indrukwekkend hoog, maar het betekent ook dat er voor 50% andere opties zijn. Een gevaar van het beschrijven van ontwikkelingstrajecten is dat men ze als normatief gaat beschouwen en dat men er ook van uitgaat dat deze trajecten de ontwikkeling van het individu bepalen. Het is echter niet de bedoeling een deterministische visie te formuleren. Daarom is het nodig meer aandacht te schenken aan beschermende factoren en aan de mogelijkheden om een ontwikkelingspad te verlaten of om te buigen. Verder zijn ontwikkelingstrajecten steeds te situeren in transactionele modellen, waarbij een traject gezien wordt als het resultaat van interactieprocessen tussen biologische variabelen (genen, geboortegewicht, pre- en postnatale complicaties, temperament) en opvoedersvariabelen (niet contingent opvoeden, cognitieve beperkingen), versterkt door bepaalde omgevingsvariabelen (scheiding, werkloosheid, ziekte, armoede) waarbij ook een dynamiek tussen de jongere en zijn omgeving verondersteld wordt. Zo blijkt dat stress tot depressie kan leiden, maar ook dat depressieve jongeren meer stresservaringen lijken uit te lokken (Hankin & Abela, 2008).

Trajecten voor de ontwikkeling van delinquentie

Op grond van zeer uitgebreid onderzoek onder leiding van Patterson (Granic & Patterson, 2006), Loeber (1990) en Moffitt (1993), kon men vroege markers identificeren die leiden tot verschillende categorieën van antisociale jongeren, elk met hun eigen typische ontwikkeling. De prognose voor het ene type is veel negatiever dan voor het andere. Volgens Patterson en Loeber kunnen we verschillende typen onderscheiden: vroege starters (*early onset*, vóór 11 jaar) en late starters (*adolescent onset*, na 11 jaar). Moffitt (1993) benoemt de eerste als *life-course persistent* (LCP) en de tweede als *adolescent limited* (AL). Dit wordt geïllustreerd in ▶ box 1.15

Box 1.15 Twee verschillende trajecten voor de ontwikkeling van delinquent gedrag
De Conduct Problems Prevention Research Group (CPPRG, 2010) en Tremblay (2006) vatten de ontwikkeling van gedragsproblemen en gedragsstoornissen als volgt samen:

Type 1: vroege starters
De vroege starters zijn kinderen met een stevig temperament die reeds in hun kleutertijd verbaal of fysiek agressief zijn in het milieu waarin ze opgroeien. Op de korte termijn kunnen ze hiermee succes hebben en kan het hun iets opleveren. Wanneer zulke kinderen ouders hebben die hen weinig in de gaten houden, weinig discipline hebben en weinig supervisie geven, dan krijgen deze kinderen weinig consequente straf en gaan ze steeds meer hun agressie gebruiken. Men weet dat deze ouders vaak onder stress staan en wel ingrijpen, maar pas als het al te laat is, waardoor negatieve interacties ontstaan die escaleren en er nog maar weinig ruimte is voor positieve betrokkenheid. Aangezien deze kinderen evenwel redelijk eigenzinnig zijn, snel impulsief reageren en gewend zijn met agressie succes te behalen, is de kans groot dat deze kinderen op hun beurt opnieuw (dwingend) gedrag gaan vertonen: ze leren op een aversieve manier de dingen naar hun hand te zetten. De ouders hebben dan twee opties: of ze laten hun kind 'winnen' of ze grijpen in, maar dan moeten ze een accumulatie van fysiek en verbaal protest doorstaan. Op termijn zien we dat deze kinderen zich niet leren aanpassen en reeds bij de intrede op de basisschool in de problemen komen met hun impulsiviteit, agressiviteit en protestgedrag. Ze hebben geen sociaalvolgend gedrag en vertonen te weinig *survival skills*. Ook in hun vriendengroep tonen ze veel agressie en te weinig sociale vaardigheden, wat leidt tot verwerping. Ze worden hyperalert voor vijandige opmerkingen en gaat meteen in de aanval, waardoor ze zich ook emotioneel niet leren beheersen. Op latere leeftijd zoeken zij aansluiting bij 'soortgenoten' en komen in een groep terecht waar hun probleemgedrag juist aangemoedigd en versterkt wordt. Dit stimuleert sommigen tot steeds meer agressie, wat resulteert in versterking van asociaal gedrag en verzwakking van sociaal competent gedrag. Kortom, de problemen worden veelzijdig en doen zich zowel thuis, met vrienden als op school voor. Bij deze jongeren bestaat er tevens een grotere kans op vroegtijdige schooluitval. Aanraking met de politie gebeurt vóór hun 14e jaar. Deze groep kent een slechte prognose en begeleiding is hier noodzakelijk.

Type 2: late starters

Een tweede groep delinquente jongeren kenmerkt zich door een woelige adolescentie-periode. Opvallend bij deze jongeren is echter dat ze in hun kindertijd niet opvielen. Deze jongeren hebben voldoende sociale vaardigheden ontwikkeld. Er is ook minder sprake van gebrekkige opvoedingsvaardigheden bij hun ouders. Hier speelt vooral de groep leeftijdge-noten een belangrijke rol bij het ontwikkelen van antisociaal gedrag. Verder is het storende gedrag van een andere aard. Ze liegen, spijbelen en vertonen misbruik van middelen Deze jongeren schaden niet noodzakelijk de rechten van anderen, maar vertonen eerder heime-lijk storend gedrag. Op school ziet men wel een weigering om schoolwerk te maken, maar er zijn geen leerproblemen te bemerken. Bij een groot percentage verdwijnen de proble-men na de adolescentie. Het is dus een minder ernstige vorm van gedragsstoornis die een betere prognose heeft. Aguila, Sroufe, Egeland en Carlson (2000) waarschuwen ervoor om *adolescence-limited* niet te zien als een positief en normatief gegeven. Deze groep adoles-centen rapporteert immers in hoge mate internaliserende klachten en stress en dient ook gevolgd te worden.

Traject voor de ontwikkeling van depressie

Bij dit traject wordt een *poorness of fit* geobserveerd (Harrington, Rutter & Fombonne, 1996). Dit betekent dat er bij depressie geen goede afstemming aanwezig is tussen ouders en kind; een kind met een bepaald temperament komt in een omgeving terecht die hier niet goed mee kan omgaan. Indien er geen optimale afstemming van kindkenmerken, levensgebeurtenissen en omgevingsreacties is, kan dit ervoor zorgen dat het kind een laag gevoel van eigenwaarde ontwikkelt. Het voelt zich ongewenst, incompetent en er ontstaat een vertekende informatie-verwerking en een negatieve denkstijl (Mesulius e.a., 2006). Dit leidt tot een zelfonderhoudend proces waarin er sprake is van een steeds negatiever zelfbeeld. Dit traject leidt tot belangrijke implicaties omdat men zou kunnen ingrijpen op verschillende momenten in het traject. Wan-neer kinderen bijvoorbeeld een vertekende informatieverwerking vertonen, kan de vicieuze cirkel worden doorbroken met cognitieve therapie.

1.5.3 Implicaties voor de klinische ontwikkelingspsychologie

Naarmate er meer kennis beschikbaar komt over trajecten die leiden tot probleemgedrag, kan die kennis ook beter benut worden in behandel- en preventieprogramma's die zich richten op meerdere, bewerkbare factoren. Uitgangspunt hierbij is dat ontwikkelingsmodellen preventie-onderzoek sturen omdat ze aangeven waarom, wanneer en hoe geïntervenieerd moet worden. Een aantal mogelijke implicaties wordt in ▶ box 1.16 beschreven.

> **Box 1.16 Hoe leiden ontwikkelingstrajecten tot adviezen in de klinische ontwikke-lingspsychologie?**
>
> **Drie voorbeelden:**
> 1. Vandaag de dag probeert men hardnekkig om de werkloosheid aan te pakken, maar vanuit OPP-oogpunt zou men zich eigenlijk op het begin van dat ontwikkelingstraject moeten richten, namelijk het bevorderen van schoolse competentie bij zwakkere leer-lingen. Dit zou op termijn kunnen leiden tot een hoger rendement. Uit onderzoek blijkt

namelijk dat er een traject bestaat waarbij kinderen met een lagere-schoolcompetentie vroegtijdig de school verlaten, waardoor ze een lagere beroepskwalificatie bezitten, wat op haar beurt leidt tot een verhoogde werkloosheid bij deze groep jongeren (Rutter, 1989b). Hoe zou men nu kunnen ingrijpen in dit schrijnende ontwikkelingstraject? Belangrijk is dat er zo snel mogelijk in de keten wordt ingegrepen en alternatieve vormen van onderwijs worden ontwikkeld voor jongeren die geen opleiding voltooien en/of een diploma verwerven.

2. Jongeren die in een instituut opgevoed zijn worden op 18-jarige leeftijd vroeg in hun leven volledig zelfstandig. Daardoor huwen zij vaak vroeg met een jonge partner. Sommigen hebben voor hun 20e een kind. We spreken dan van tienerzwangerschappen. Men heeft vastgesteld dat de kans op onenigheid en crisis in het huwelijk groter is bij deze groep. Ondanks hun vaste voornemen de eigen kinderen een betere jeugd te schenken dan zijzelf ooit gekregen hebben, worden hun kinderen meer dan bij anderen uit huis geplaatst omdat deze jongeren geen adequate opvoeding geven. Op die manier ontstaat er een vicieuze cirkel die van generatie op generatie wordt voortgezet (Rutter, 1989b). Hoe zou men nu kunnen ingrijpen in dit schrijnende ontwikkelingstraject? Belangrijk is dat er zo snel mogelijk in de keten wordt ingegrepen. Men zou bijvoorbeeld 'jonge' zwangere meisjes kunnen coachen en copingvaardigheden aanleren.

3. 'Ongevoeligheid voor straf' (PI) is beschreven in ▶ box 1.7 als een temperamentfactor. Omgevingscondities en leergeschiedenis kunnen echter een significante invloed hebben op de toename en afname van strafgevoeligheid. Bekijkt men nauwkeurig de leerprocessen die PI kunnen aanleren – in hoofdzaak gebaseerd op onderzoek met dieren – dan valt daaruit het volgende op te maken:

    – Indien er gestraft wordt is de straf niet contingent op het gestelde gedrag waardoor het gedrag niet afgeleerd wordt.

    – Het ongewenste gedrag wordt vaak nog versterkt, omdat vermijdingsgedrag wordt gestraft, wat ongewenste neveneffecten heeft. Kinderen vertonen vermijdingsgedrag wanneer ze iets vervelends willen ontlopen. Zwijgen in de klas kan gezien worden als functioneel vermijdingsgedrag. Liegen is een voorbeeld van vermijdingsgedrag dat sociaal niet aanvaard wordt. Stel dat ouders te maken hebben met een kind dat liegt en het hiervoor straffen, dan heeft dit als onbedoeld effect dat dit ongewenste gedrag alleen maar versterkt wordt door de straf. Hoe zou men nu kunnen ingrijpen in dit schrijnende ontwikkelingstraject? Belangrijk is dat er zo snel mogelijk in de keten wordt ingegrepen Men kan dit ombuigen door de ouders specifiek te coachen in het leren omgaan met kinderen die hoog scoren op PI en dit reeds vanaf de kleutertijd te doen.

1.6   Preventie van afwijkende ontwikkeling

In deze paragraaf geven we twee interessante toepassingsdomeinen van de klinische ontwikkelingspsychologie.

1.6.1   Preventie van gedragsproblemen

Een van de meest omvattende preventieprogramma's is het Fast (Families And Schools Together) Track Project (Conduct Problems Prevention Research Group, CPPRG, 1999, 2010). De onderzoeksgroep vertrekt vanuit de eerder beschreven modellen over de ontwikkeling van gedragsproblemen en gedragsstoornissen. CPPRG stelt dat op grond van het werk van Moffit (1993) en Loeber (1990), antisociaal gedrag bij adolescenten betrouwbaar voorspeld kan worden vanuit het storende gedrag op jonge leeftijd en de daaraan gerelateerde risicofactoren. Deze voorspelling zou relatief weinig vals-negatieve voorspellingen bevatten als men op de leeftijd van 6 jaar screent en deze leeftijd werd dan ook als startleeftijd gekozen voor een omvangrijk preventieprogramma. Op basis van een dubbele screening (leerkrachten en ouders) werden de risicokinderen geselecteerd in de laatste klas van de kleuterschool. Het programma omspant het einde van de kleuterschool, het begin van de basisschool tot de overgang naar het middelbaar/secundair onderwijs en liep gedurende 10 jaar. Er waren zowel jongens (69%) als meisjes (31%) opgenomen en, eigen aan Amerikaanse programma's, was er een diversiteit aan etnische groepen (met 47% Europese Amerikanen). Momenteel zijn er follow-upstudies beschikbaar tot de jongeren 20 jaar zijn.

Het Fast Track Project ontstond als kritiek op eerdere preventieprojecten die een ontwikkelingsfocus misten. Gedragsproblemen kunnen het best gezien worden als chronisch; dit betekent dat kinderen die deze problemen vertonen langdurig gevolgd moeten worden, vanuit een ecologisch perspectief waarbij een toegespitste interventie mogelijk is op momenten van verhoogde stress (bijvoorbeeld de start van de basisschool of de overgang naar het middelbare/secundaire onderwijs).

Er is een universeel deel binnen het Fast Track Project, PATHS (Providing Alternative Thinking Strategies) genaamd, dat vooral het schoolklimaat wilde beïnvloeden. Dit werd positief geëvalueerd (CPPRG, 2010). Interessant is wat de geïndiceerde preventie, gericht op de risicokinderen, inhield. Het Fast Track Project voor de risicokinderen was intensief en voorzag bij de start van deze kinderen op de basisschool (rond hun 7e jaar) een training voor de ouders met 22 wekelijkse sessies tijdens het eerste jaar, 14 wekelijkse sessies tijdens het tweede jaar, en vanaf dan maandelijkse bijeenkomsten gedurende vijf jaar. Deze bijeenkomsten waren in groepsverband op een schoollocatie en voor de kinderen was er telkens een apart aanbod: een socialevaardigheidstraining en een training gericht op het bevorderen van leesvaardigheden. Na elke aparte bijeenkomst werden ouders en kinderen nog een half uur samengebracht en konden ze hun pas geleerde vaardigheden op elkaar oefenen. Ouders werden gezien als stafleden die samenwerken met de Fast Track-medewerkers. Het ouderprogramma benadrukt de ontwikkeling van een positieve gezin-schoolrelatie en het aanleren van ouderlijke opvoedingsvaardigheden (regels stellen, monitoring, consequent zijn, positief zijn, leren negeren of time-out gebruiken indien nodig). Daarnaast waren er individuele huisbezoeken 'op maat', waarbij een professionele hulpverlener aan huis kwam, afhankelijk van de behoeften, om ouders te helpen bij het omgaan met moeilijkheden in het gezin. De socialevaardigheidstraining voor het kind bevatte componenten gebaseerd op bestaande programma's: enerzijds een deel dat gericht is op het versterken van vriendschaps- en spelvaardigheden en anderzijds een deel dat gericht is op zelfcontrolevaardigheden, woedehanteringsstrategieën en interpersoonlijke probleemoplossingsvaardigheden. De kinderen werden gevolgd tijdens hun adolescentiejaren, maar dan lag de aandacht meer op leren 'nee' zeggen, problemen oplossen, omgaan met geld, alcohol en drugs, toekomstige doelen formuleren, identiteitsontwikkeling, goede en intieme vriendschappen opbouwen. Bij de ouders was er dan meer aandacht voor conflicthantering en positieve betrokkenheid tonen. Omdat men bang was voor *deviancy training* (zie ook ▶ H. 11), werden de jongeren in de laatste drie jaar van de studie niet meer in groep gezien, maar individueel.

Het programma wordt regelmatig geëvalueerd. Risicokinderen in de interventie werden vergeleken met controlekinderen met vergelijkbare problemen in vergelijkbare scholen (randomized controlled trial). Wat de studie imposant maakt is dat er 55 scholen betrokken waren. Uit de vele evaluaties komt het volgende naar voren (CPRG, 1999, 2010): er zijn robuuste effecten in de interventiegroep tot 5 jaar na de start van het programma, met effecten die observeerbaar waren voor derden, op het vlak van goede vrienden en gedragsproblemen thuis en op school, waarbij de risicokinderen minder agressie vertoonden en één op drie 'probleemvrij' was. De ouders vertoonden betere opvoedingsvaardigheden. Er moet wel erkend worden dat er bij het begin van het programma uiteraard een aantal vals-positieven gescreend waren die spontaan verbeterden, maar de groepsresultaten waren significant beter dan bij risicokinderen uit een controlegroep.

De resultaten werden evenwel minder positief wanneer we de volgende vijf jaar van de studie bekijken. Zo werden er ondanks de intensieve interventie slechts voor 2 van de 17 uitkomstmaten goede effecten gevonden in deze studieperiode. De onderzoekers vermoedden dat de jongeren in de adolescentie toch vaker met 'verkeerde' vrienden optrokken en dat het effect van wat ze leerden in de basisschool hierdoor teniet werd gedaan. Alleen bij de 'hoge-risicogroep' (de top 3%) zag men 50-75% reductie van externaliserende stoornissen. Ook bleek er in de interventiegroep in vergelijking met controles minder arrestaties en delicten (29% minder) voor te komen. Het programma is niet goedkoop: men schat dat het per kind ongeveer 60.000 dollar gekost heeft, maar, zo besluiten de auteurs, het loont toch de moeite want één crimineel zou de staat 1,3 miljoen dollar kosten. Dergelijke grootschalige projecten zijn er in ons land niet te vinden, maar de programma's inspireerden wel andere projecten en een variant van deze ouder- en kindinterventie wordt in ▶ H. 11 beschreven.

1.6.2   Preventie van angst en depressie

Een grote doorbraak op het vlak van preventie van internaliserende problemen kwam er met een groot Australisch project: het Early Intervention and Prevention Anxiety Project (Barrett, Lowr-Webster & Turner, 2000; Barrett, Farell, Ollendick & Dadds, 2006). De auteurs baseren zich op de resultaten uit onderzoek dat kinderen met angstige en depressieve kenmerken informatieverwerkingsfouten maken en affectregulatieproblemen vertonen. Ze stellen zich tot doel deze problemen bij te sturen en dit zowel via een universele interventie als een geïndiceerde preventie. De auteurs ontwierpen aantrekkelijke werkboeken waarvan een Nederlandstalige versie bestaat met de naam *VRIENDEN*. Het programma omvat ongeveer 12 wekelijkse bijeenkomsten van een uur. Het bestaat uit dezelfde componenten die in de meeste cognitiefgedragsmatige programma's voor kinderen van belang blijken te zijn (Scholing & Braet, 2002), waaronder psycho-educatie. Zo is er educatie over welke gevoelens jongeren kunnen hebben en de relatie gedachten-gevoelens. Gevoelens van spanning leert men hanteren via ontspanningsoefeningen. Daarbij leren jongeren dat spanning een signaal is voor een probleem. Belangrijke stappen die jongeren dan moeten leren onderscheiden zijn:

- het probleem en wat je in die situatie precies voelt en denkt goed omschrijven;
- verschillende alternatieve oplossingen of plannen bedenken met accent op het formuleren van helpende, positieve gedachten;
- overwegen welke oplossing je wilt kiezen;
- de gekozen oplossing uitproberen;
- het resultaat evalueren (jezelf daarbij belonen voor wat goed ging) en zo nodig kiezen voor een andere oplossing.

Om de jongeren te helpen deze stappen te oefenen zijn er huiswerkopdrachten en wordt een acroniem aangeleerd ter ondersteuning. In dit programma wordt het woord VRIENDEN gebruikt, waarbij elke letter aan een specifieke, aangeleerde strategie doet herinneren. Er zijn ook vier ouderavonden voorzien.

Er zijn ondertussen een aantal grootschalige gerandomiseerde evaluaties van dit programma uitgevoerd. De resultaten zijn veelbelovend, zowel op korte als op middellange termijn (Rapee e.a., 2005). Wat deze studies ook indrukwekkend maakt is dat er vele scholen en duizenden kinderen bij betrokken zijn uit verschillende Australische regio's. Er zijn programma's voor kinderen (vanaf 7 jaar) en voor adolescenten (tot 16 jaar). Er zijn er die plaatsvinden tijdens de klasuren, gericht op alle kinderen, als deel van hun curriculum, en er zijn geïndiceerde preventieprogramma's. Een van de laatste evaluaties werd gerapporteerd door Barrett e.a. (2006) en omvat een 3-jaar follow-up van 669 jongeren tussen 10-15 jaar die allen verhoogde angstscores hadden (ongeveer de helft waren meisjes). De follow-up kon, ondanks methodologische problemen, aantonen dat ook op de lange termijn het programma effecten had die niet in de controlegroep te zien zijn en dit zowel op symptoomniveau (minder angstsymptomen) als op syndroomniveau (minder angststoornissen). Het programma leek wel beter aan te slaan bij meisjes en bij de jongere leeftijdsgroepen (tot 13 jaar).

Ook voor de internaliserende problemen zijn dergelijke grootschalige projecten niet in Nederland en Vlaanderen te vinden, maar de programma's inspireerden wel en een variant van dit programma wordt verder in ▸ H. 13 toegelicht. Ook deze programma's zijn niet goedkoop. Een Nederlandse kosteneffectiviteitsstudie van een preventieprogramma gericht op angstige jongeren, evalueerde onlangs de kostprijs (Simon, Dirksen, Bögels & Bodden, 2012). Men had hier meer dan 400 jongeren gescreend en de 15% hoge scoorders gerandomiseerd over drie condities: een programma louter gericht op kinderen (8 groepssessies op de school) werd vergeleken met een programma louter gericht op de ouders van deze kinderen (3 groepssessies op de school en 5 telefonische contacten) en met een derde van de groep gebeurde niets. Daarbij werd de kostprijs van de programma's vergeleken met de gezondheidskosten die men in de drie groepen via dagboeken rapporteerde. Het kindprogramma was iets duurder vergeleken met het ouderprogramma, maar de algemene conclusie was dat het zeker de moeite loont risicokinderen een programma te laten volgen want ook de controlekinderen bleken veel te kosten. Zo moesten hun ouders vaker met hen thuis blijven, naar de dokter gaan enzovoort, terwijl hun angsten nog steeds onbehandeld gebleven waren.

1.6.3 Beschouwing bij preventie- en interventieprogramma's

Vragen die men zich bij het opzetten van preventieprojecten moet stellen zijn:
- Wanneer ingrijpen?
- Hoe ingrijpen?
- Waarop ingrijpen?

Wanneer?

Goede programma's baseren zich op inzichten over ontwikkelingstrajecten. Voor wat betreft internaliserende problemen, maar nog meer voor gedragsproblemen is het onderscheid tussen kinderen die vroeg of laat in hun ontwikkeling probleemgedrag gaan vertonen erg belangrijk. Bij vroege starters moet zo snel mogelijk ingegrepen worden om die gedragingen vroeg te beïnvloeden en het traject alsnog om te buigen, zodat erger voorkomen wordt. De manier van ingrijpen in dit traject toont het verschil aan tussen de klinische psychologie en de klinische ontwikkelingspsychologie. In de klinische psychologie wordt vaak aan het eind van het traject ingegrepen, bijvoorbeeld jongeren die geplaatst zijn in verband met delinquent gedrag krijgen re-integratietechnieken aangeleerd, terwijl KLOP pleit voor preventie.

Hoe?

Specifiek vanuit KLOP betekent dit ecologisch werken: niet alleen met het kind maar ook met de ouders. Als zo'n kind naar school gaat moet ook de school betrokken worden.

Waarop?

Zijn er risicofactoren (bijvoorbeeld SES) die aangepakt worden of zijn de factoren zo moeilijk te veranderen dat men beter de proximale factoren die wel veranderbaar zijn aanpakt? De transactionele modellen en de ontwikkelingstrajecten die momenteel ontwikkeld zijn, bieden de klinische ontwikkelingspsychologie interessante aanknopingspunten. Wanneer een veelheid aan risicofactoren in het spel is, dan is het antwoord niet eenvoudig. Complexe interacties tussen kindgebonden, biologische en omgevingsfactoren zullen steeds in het spel zijn. Het gevaar bestaat dat we ook niet altijd weten wat zo'n interventie teweegbrengt en het zou ook kunnen dat preventieprogramma's meer kwaad dan goed doen. Men zou kunnen stellen dat het ombuigen van een abnormale ontwikkeling alleen dan mogelijk is als men voorspellingen kan maken hoe die afwijkende ontwikkeling verloopt, met andere woorden: als men een ontwikkelingstheorie heeft (Prins, 2003). De harde test voordat men met een preventieprogramma begint, is een vooronderzoek houden waaruit blijkt dat veranderingen in een risico- of beschermende factor een aantoonbare positieve impact hebben op de incidentie van een stoornis in de daaropvolgende periode.

Anderzijds kan juist een goed opgezet preventie- of interventieprogramma aantonen hoe de veronderstelde risicofactoren te reduceren zijn. Hierdoor kan dergelijk onderzoek bijdragen aan de verdere uitwerking van een omvattende en praktisch bruikbare ontwikkelingstheorie voor de klinische ontwikkelingspsychologie.

Literatuur

Achenbach, T.M. (1990). Conceptualization of Developmental Psychopathology. In M. Lewis & S.M. Miller (eds.), *Handbook of Developmental Psychopathology*. New York: Plenum Press.

Achenbach, T. M., & Rescorla, L. A. (2001). *Manual for the ASEBA School-Age Forms & Profiles*. Burlington, VT: University of Vermont, Research Center for Children, Youth, & Families.

Aguilar, B., Sroufe, L.A., Egeland, B., & Carlson, E. (2000). Distinguishing the early-onset/persistent and adolescence-onset antisocial behavior types: From birth to 16 years. *Development and Psychopathology, 12,* 109–132.

American Psychiatric Association (2003). *Diagnostic and Statistical Manual of Mental Disorders, 5th edition*. Washington, DC: APA.

Bakermans-Kranenburg, M.J., & IJzendoorn, M.H. van (2011). Differential susceptibility to rearing environment depending on dopamine-related genes: new evidence and a meta-analysis. *Development and Psychopathology, 23,* 39–52.

Bandura, A. (1977). Self-efficacy: Toward a unifying theory of behavioral change. *Psychological Review, 84,* 191–215.

Barrett, P.M., Farell, L.J., Ollendick, T.H., & Dadds, M. (2006). Long-term outcomes of an Australian universal prevention trial of anxiety and depression symptoms in children and youth: evaluation of the Friends program. *Journal of Clinical Child and Adolescent Psycholog, 35,* 403-411. 20.

Barrett, P.M, Lowry-Webster, H., & Turner, C. (2000). *The Friends Anxiety Prevention Program for Youth*. Australia: Academic Press.

Belsky, J. (1980). Child maltreatment: an ecological integration. *American Psychologist, 35*, 320–335.

Belsky, J., Schlomer, G.L., & Ellis, B.J. (2012). Beyond cumulative risk: distinguishing harshness and unpredictability as determinants of parenting and early life history strategy. *Developmental Psychology, 48*, 662–673.

Bental, R.B., Wickman, S., Shevlin, M., & Varese, F. (2012). Do specific early-life adversities lead to specific symptoms of psychosis? A study from 2007 the Adult Psychiatric Morbidity Survey. *Schizophrenia Bulletin, 38*, 734–740.

Bowlby, J. (1969). *Attachment and loss, Vol. 1*. New York: Basic Books.

Bronfenbrenner, U. (1977). Toward an experimental ecology of human development. *American Psychologist, 32*, 513–520.

Bijttebier, P., Braet, C., & Vasey, M. (2003). Information processing in childhood psychopathology. *Journal of Clinical Child and Adolescent Psychology, 32*, 2–9.

Bijttebier, P. & Roeyers, H. (2009). Temperament and vulnerability to psychopathology: introduction to the special section. *Journal of Abnormal Child Psychology, 37*, 305–308.

Bijttebier, P., Beck, I., Claes, L., & Vandereycken, W. (2009). Gray's reinforcement sensitivity theory as a framework for research on personality-psychopathology associations. *Clinical Psychology Review, 29*, 421–430.

Carter, A.S., Wagmiller, R.J., Gray, S.A.O., McCarthy, K.J., Horwitz, S.M., Briggs-Gowan, M.J. (2010). Prevalence of DSM-IV disorder in a representative healthy birth cohort at school entry: sociodemographic risks and social adaptation. *Journal of the American Academy of Child and Adolescent Psychiatry, 49*, 686–698.

Caspi, A., Moffitt, T.E., Morgan, J. e.a. (2004). Maternal expressed emotion predicts children's externalizing behaviour problems: Using MZ-twin differences to identify environmental effects on behaviour development. *Developmental Psychology, 40*, 149–161.

Champion, L.A., Goodall, G., & Rutter, M. (1995). Behaviour problems in childhood and stressors in early adult life. I. A 20 year follow-up of London school children. *Psychological Medicine, 25*, 231–246.

Cicchetti, D., & Cohen, D. (2006). *Developmental Psychopathology. Vol. 1,2 & 3*. New York: Wiley & Sons.

Cicchetti, D., Toth, S.L., & Maughan, A. (2000). An ecological-transactional model of child maltreatment. In A. Sameroff, M. Lewis & S. Miller (eds.), *Handbook of Developmental Psychopathology, 2nd edition* (pp. 689–722). New York: Kluwer Academic.

Clark, D.A., Beck, A.T. & Alford, B.A. (1999). *Scientific foundations of cognitive theory and therapy of depression*. New York: Wiley.

Compas, B.E, Connor-Smith, J.K., Saltzman, H., Thomsen, A.H., Wadsworth, M.E. (2001). Coping with stress during childhood and adolescence: problems, progress, and potential in theory and research. *Psychological Bulletin, 127*, 87–127.

Conduct Problems Prevention Research Group (1999). Initial Impact of the Fast Track Prevention Trial for conduct Problems: I. The High-Risk Sample. *Journal of Consulting and Clinical Psychology, 67*(5), 631–647.

Conduct Problems Prevention Research Group (2010).The Fast Track Project: preventing severe conduct disorder problems in school-age youth. In R.C. Murrihy e.a. (red.), *Clinical handbook of assessing and treating conduct problems in youth, 16*, 407-433. New-York: Springer.

Copeland, W., Shanahan, L., Costello, E.J., & Angold, A. (2011). Cumulative prevalence of psychiatric disorders by young adulthood: a prospective cohort analysis from the Great Smoky Mountains Study. *Journal of the American Academy of Child and Adolescent Psychiatry, 50*, 252–261.

Costello, E.J., Folley, D.L. & Angold, A. (2006). 10-Years research update review: The epidemiology of child and adolescent Psychiatric disorders: II. Developmental epidemiology. *Journal of the American Academy of Child and Adolescent Psychiatry, 45*, 8–25.

Costello, E.J., Mustillo, S., Erkanli, A., Keeler, G., & Angold, A (2003). Prevalence and development of psychiatric disorders in childhood and adolescence. *Archives of General Psychiatry, 60*, 837–844.

Craddock, N., & Owen, M.J. (2010). The Kraepelinian dichotomy- going, going, but still not gone. *The British Journal of Psychiatry, 196*, 92–95.

Dadds, M. & Salmon, K. (2003). Punishment insensitivity and parenting: Temperament and learning as interacting risks for antisocial behaviour. *Clinical Child and Family Psychology Review, 6*(2), 69–86.

Dalgleish, T., Joseph, S., & Yule, W. (2000). The Herald of Free Enterprise disaster – Lessons from the first 6 years. *Behavior Modification, 24*, 671–697.

Durlak, J.A. (1999). Veel voorkomende risico- en beschermende factoren in succesvolle preventieprogramma's. *Literatuurselectie Kinderen en Adolescenten, 6*.

Eley, T.C., Deater-Deckard, K., Fombonne, E. Fulker, D.W., & Plomin, R. (1998). An adoption study of depressive symptoms in middle childhood. *Journal of Child Psychology and Psychiatry, 39*, 337–345.

Eley, T.C., & Stevenson, J. (1999). Exploring the covariation between anxiety and depressive symptoms: a genetic analysis of the effects of age and gender. *Journal of Child Psychology and Psychiatry, 40*, 1273–1282.

Fox, N.A., Henderson, H.A., Marshall, P.J., Nichols, K.E. & Ghera, M.M. (2005). Behavioral inhibition: Linking biology and behavior within a developmental framework. *Annual Review of Psychology, 56*, 235–262.

Fraire, M., & Ollendick, T. (2013). Anxiety and oppositional defiant disorder: A transdiagnostic conceptualization. *Clinical Psychology Review, 33*, 229–240.

Frick, P. & Sheffield Morris, A. (2004). Temperament and Developmental Pathways to Conduct Problems. *Journal of Clinical Child and Adolescent Psychology, 33*, 54–69.

Georgiades, K., Lewinsohn, P.M., Monroe, S.M., & Seeley, J.R. (2006). Major Depressive Disorder in Adolescence: the role of subtreshhold symptoms. *Journal of the American Academy of Child and Adolescent Psychiatry, 45*, 936–944.

Gest, S.D., Reed, M.J., & Masten, A.S. (1999). Measuring developmental changes in exposure to adversity: a life chart and rating scale approach. *Development and Psychopathology, 11*, 171–192.

Granic, I. & Patterson, G.R. (2006). Toward a comprehensive model of antisocial development: a dynamic systems approach. *Psychological Review, 113*, 101–131.

Gross, J. (ed.). (2007). *Handbook of Emotion Regulation.* New York: The Guilford Press.

Gusdorf, L.M., Karreman, A., Aken, M.A. van, Deković, M., & van Tuijl, C. (2011). The structure of effortful control in preschoolers and its relation to externalizing problems. *British Journal of Developmental Psychology, 29*, 612–634.

Harkness, S., & Super, C.H. (1990). Culture and Psychopathology. In M. Lewis & S.M. Miller (eds.) *Handbook of Developmental Psychopathology.* New-York: Plenum Press.

Hankin, B.L. & Abela, J. (2006). *Development of psychopathology: a vulnerability-stress perspective.* Londen: Sage.

Hankin, B.L., Nederhof, E., Oppenheimer, C.W., Jenness, J., Young, J.F., Abela, J. Smolen, A., Ormel, J. & Oldenhinkel, T. (2011). Differential susceptibility in youth: evidence that 5-HTTLPR x positive parenting is associated with positive affect 'for better and for worse'. *Translation Psychiatry, e44*, 1–7.

Harrington, R., Rutter, M., & Fombonne, E. (1996). Developmental pathways in depression: multiple meanings, antecedents and endpoints. *Development and Psychopathology, 8*, 601–616.

Harter, S. (1982). A developmental perspective on some parameters of self-regulation in children. In K. Karoly & F.H. Kanfer (eds.), *Self-management and behaviour change* (pp. 165–204). New-York: Pergamon Press.

Hans, S.L., Auerbach, J., Nuechterlein, K.H., Asarnow, R.F., Asarnow, J., Styr, B. & Marcus, J. (2009). Neurodevelopmental factors associated with schizotypical symptoms among adolescents at risk for schizophrenia. *Development and Psychopathology, 21*, 1195–1210.

Hellinckx, W., De Munter, A., & Grietens, H. (1993). *Gedrags- en emotionele problemen bij kinderen, deel 1 en 2.* Leuven-Apeldoorn: Garant.

Hill, S.Y. & Kagan, J. (2000). Behavioral inhibition and developmental risk: Response to commentary. *Journal of the American Academy of Child and Adolescent Psychiatry, 39*, 271–272.

Hinshaw, S.P. (2002). Intervention research, theoretical mechanisms, and causal processes related to externalizing behaviour patterns. *Development and Psychopathology, 14*, 789–818.

Horwitz, S.M., Hurlburt, M.S., Henega, A., Zhang, J., Rolls-Reutz, J., Fisher, E., Landsverk, J., & Stein, R.E.K. (2012). Mental health problems in young children investigated by US child welfare agencies. *Journal of the American Academy of Child and Adolescent Psychiatry, 51*, 572–581.

Kessler, R.C., Berglund, P., Demler, O., Jin, R., Merikangas, K.R., & Walters, E.E. (2005). Lifetime prevalence and age-of-onset distributions of DSM-IV disorders in the National Comorbidity Survey Replication. *Archives of General Psychiatry, 62*, 593–602.

Jacquez, F., Cole, DA., & Searle, B. (2004). Self-perceived competence as a mediator between maternal feedback and depressive symptoms in adolescents. *Journal of Abnormal Child Psychology, 32*, 355–367.

Kazdin, A.E., Kraemer, H.C., Kessler, R.C., Kupfer, D.J., & Offord, D.R. (1997). Contributions of risk-factor research to developmental psychopathology. *Clinical Psychology Review, 17*, 375–406.

Kim-Cohen, J., Caspi, A., Moffitt, T.E., Harrington, H., Milne, B.J., & Poulton, R. (2003). Prior Juvenile Diagnoses in Adults with Mental Disorders. *Archives of General Psychiatry, 60*, 709–717.

Kim, S. & Kochanska, G. (2012). Child temperament moderates effects of parent-child mutuality on self-regulation: a relationship-based path for emotionally negative infants. *Child Development, 83*, 1–15.

Knafo, A., & Jaffee, S.R. (2013). Gene-environment correlation in developmental psychopathology. *Development and Psychopathology, 25*, 1–6.

Landsheer, J.A., Prins, P.J.M., & Nijhoff-Huyse, M.W.D. (1991). Het gedragstherapeutisch proces bij kinderen en jeugdigen. In H. Orlemans, P. Eelen & W. Haaijman (red.), *Handboek Gedragstherapie, C.13.2*, (pp. 1–104). Utrecht: Bohn Stafleu van Loghum.

Lewis, M. (2000). Toward a development of psychopathology: Models, Definitions, and Prediction. In A. Sameroff, M. Lewis & S. Miller (eds.), *Handbook of Developmental Psychopathology, 2nd edition* (pp. 3–23). New York: Kluwer Academic.

Lewis, M., & Miller, S.M. (1990). *Handbook of Developmental Psychopathology*. New York: Plenum Press.

Lewis, M., & Rudolph, K. (2014). *Handbook of Developmental Psychopathology*. New York: Springer.

Loeber, R. (1990). Development and risk factors of juvenile antisocial behavior and delinquency. *Clinical Psychological Review, 10*, 1–41.

Masia, C.L., Storch, E.A., Dent, H.C., Adams, P., Verdeli, H., Davies, M., & Weissman, M.M. (2003). Recall of childhood psychopathology more than 10 years later. *Journal of the American Academy of Child and Adolescent Psychiatry, 42*, 6–12.

Manuel, A., & Wade, T.D. (2013). Emotion regulation in broadly defined anorexia nervosa: association with negative affective memory bias. *Behaviour Research and Therapy, 51*, 417–424.

Masten, A.S. (2011). Resilience in children threatened by extreme adversity: frameworks for research practice, and translational synergy. *Development and Psychopathology, 23*, 493–506.

Masten, A.S., Best, K.M. & Garmezy, N. (1991). Resilience and development: contributions from the study of children who overcome adversity. *Development and Psychopathology, 4*, 425–444.

Masten, A.M., & Obradovic, J. (2006). Competence and resilience in development. *Annals of the New-York Academy of Science, 1094*, 13–27.

Mesman, E., Nolen, W.A., Reichart, C.G., Wals, M., & Hillegers, M.H.J. (2013). The Dutch bipolar offspring study: a 12-year follow-up. *American Journal of Psychiatry, 170*, 542–549.

Mezulius, A.H., Hyde, J.S., & Abramson, L.Y. (2006). The developmental origins of cognitive vulnerability to depression: temperament, parenting and negative life events in childhood as contributors to negative cognitive style. *Developmental psychology, 42*, 1012–1025.

Moffitt, T.E. (1993). Adolescence-limited and life-course-persistent antisocial behavior: A developmental taxonomy. *Psychological Review, 100*, 674–701.

Morris, A. S., Silk, J. S., Steinberg, L., Myers, S. S., & Robinson, L. R. (2007). The role of the family context in the development of emotion regulation. *Social Development, 16*, 361–388.

Muris, P., & Ollendick, T. H. (2005). The role of temperament in the etiology of child psychopathology. *Clinical Child and Family Psychology Review, 8*, 271–289.

Newman, D.L., Caspi, A., Moffitt, T.E., & Silva, P.A. (1997). Antecedents of adult interpersonal functioning: effects of individual differences in age 3 temperament. *Developmental Psychology, 33*, 206–217.

Nigg, J.T. (2000). On inhibition/disinhibition in developmental psychopathology: views from cognitive and personality psychology and a working inhibition taxonomy. *Psychological Bulletin, 126*, 220–246.

O'Brien, M., Nader, P.R., Houts, R.M., Bradley, R., Friedman, S.L., Belsky, J., Susman, E. et al NICHD (2007). The ecology of childhood overweight: a 12-year longitudinal analysis. *International Journal of Obesity, 31*, 1469–1478.

Oshri, A., Rogosch, F.A., & Cicchetti, D. (2013). Child maltreatment and mediating influences of childhood personality types on the development of adolescent psychopathology. *Journal of Clinical Child & Adolescent Psychology, 42*, 287–301.

Pennington, B.F. (2002). *The development of psychopathology. Nature and nurture*. New York: Guilford Press.

Pluess, M. & Belsky, J. (2013). Vantage sensitivity: individual differences in response to positive experiences. *Psychological Bulletin, 139*, 901–916.

Prins, P.J.M. (2003). *Effectiever behandelen tussen 'nature' en 'nurture'. Openbare Les*. Amsterdam: Vossius Pers.

Rapee, R. e.a. (2005). Prevention and early intervention of anxiety disorders in inhibited preschool children. *Journal of Consulting and Clinical Psychology, 73*, 3, 488–497.

Reef, J., van Meurs, I., Verhulst, F., & van der Ende, J. (2010). Children's Problems predict adults' DSM-IV disorders across 24 years. *Journal of the American Academy of Child and Adolescent Psychiatry, 49*, 1117–1124.

Roisman, G.I., Masten, A.S., Coatsworth, J.D., & Tellegen, A. (2004). Salient and emerging developmental tasks in the transition to adulthood. *Child Development, 75*, 123–133.

Rothbart, M.K. (1986). Longitudinal observation of infant temperament. *Developmental Psychology, 22*, 356–365.

Rutter, M. (1989a). Isle of Wight revisited: Twenty-five years of child psychiatric epidemiology. *Journal of the American Academy of Child and Adolescent Psychiatry, 28*, 633–653.

Rutter, M. (1989b). Pathways from childhood to adult life. *Journal of Child Psychology and Psychiatry, 30*, 23–51.

Rutter, M. (1996). Psychosocial adversity: risk, resilience and recovery. In L. Verhofstadt-Denève, I. Kienhorst & C. Braet (eds.), *Conflict and Development in Adolescence*. Leiden: DSWO-Press.

Rutter, M. (2006). *Genes and Behavior. Nature-Nurture interplay explained*. Oxford: Blackwell Publishing.

Rutter, M., & Garmezy, N. (1983). Developmental Psychopathology. In P.H. Mussen (eds.), *Handbook of Child Psychology, Volume IV, Socialization, Personality and Social Development* (pp. 775–911). New York: John Wiley and Sons.

Sameroff, A., Lewis, M. & Miller, S. (2000), *Handbook of Developmental Psychopathology, 2nd edition*. New York: Kluwer Academic.

Sapienza, J.K. & Masten, A.S. (2011). Understanding and promoting resilience in children and youth. *Current Opinion in Psychiatry, 11*, 267–273.

Scholing, A., & Braet, C. (2002). *Behandeling van angststoornissen bij kinderen. Praktijkreeks Gedragstherapie*. Houten: Bohn Stafleu Van Loghum.

Simon, E., Dirksen, C., Bögels, S., & Bodden, D. (2012). Cost-effectiveness of child-focused and parent-focused interventions in a child anxiety prevention program. *Journal of Anxiety Disorders, 26*, 287–296.

Sportel, B.E., de Hullu, E., de Jong, P., Nauta, M. (2013). Cognitive bias modification versus CBT in reducing adolescent social anxiety: a randomized controlled trial. *PLoS One, 8*, e64355.

Steijn, D.J. van, Oerlemans, A.M., Van aken, M.A.G., Buitelaar, J.K., & Rommelse, N.N.J. (2013). Match or mismatch? Influence of parental and offspring ASD and ADHD symptoms on the parent-child relationship. *Journal of Autism Developmental Disorder, 43*, 1935–1945.

Tremblay, R.E. (2006). Prevention of youth violence: why not start at the beginning? *Journal of Abnormal Psychology, 34*, 481–487.

Thomas, A., & Chess, S. (1977). *Temperament and Development*. New York: Brunner/Mazel.

Trzaskowski, M., Eley, T.C. e.a. (2013). First genome-wide association study on anxiety-related behaviours in childhood. *PLoS One, 8*, e58676.

Verhulst, F.C., & Koot, H.M. (1991). Longitudinal research in child and adolescent psychiatry. *Journal of the American Academy of Child and Adolescent Psychiatry, 30*, 361–368.

Viding, E., Price, T.S., Jaffee, S.R., Plomin, R. e.a. (2013). Genetics of callous-unemotional behavior in children. *PloS One, 8*, e65789, 1–9.

Walsh, F. (2003). Family resilience: a framework for clinical practice. *Family Process, 42*, 1–18.

Wenar, CH. (1994). *Developmental Psychopathology*, 3th Edition, McGraw Hill.

Werner, E.E. (1993). Risk, resilience and recovery. Perspectives from the Kauai Longitudinal Study. *Development and Psychopathology, 5*, 503–515.

Werner, E.E., & Smith, R.S. (2001). *Journeys from childhood to midlife: Risk, resilience and recovery*. Ithaca: Cornell University Press.

WHO (2010). *International Statistical Classification of Diseases and Related Health Problems, 10th Revision*.

Klinische ontwikkelingsneuro-psychologie

Hanna Swaab

Hersenen-omgevinginteractie

De klinische toepassing van neuropsychologie bij kinderen en jeugdigen probeert verbanden te ontdekken tussen gedrag (in de breedste zin van het woord) en het disfunctioneren van de hersenen in ontwikkeling. Prenataal vindt de snelste groei van de hersenen plaats en in die periode kunnen allerlei verstoringen optreden, veroorzaakt door aanlegfactoren (bijvoorbeeld genetische syndromen) of omgevingsinvloeden (zoals alcohol en drugsgebruik door de moeder). Verstoringen van de postnatale ontwikkeling zijn minder zichtbaar in de morfologie van de hersenen, maar hebben hun effect op groei en differentiatie en daardoor ook invloed op de functionaliteit. De neuropsychologische diagnostiek-behandelcyclus is gebaseerd op diverse modellen van hersen-gedragrelaties en beschrijft tien stappen. In dit hoofdstuk worden daarnaast de risico- en beschermende factoren beschreven, waarbij steeds de interactie tussen omgeving en aanleg wordt belicht. De preventie richt zich op het vermijden van risico's en het stimuleren van optimale opvoedingsomstandigheden. Door de snelle ontwikkelingen in technieken om de werking van de hersenen in beeld te brengen, wordt het mogelijk om in de toekomst meer inzicht te verwerven in de interactie tussen omgevingsfactoren en aanlegfactoren en de invloed daarvan op de ontwikkeling van gedrag.

2.1 Inleiding

De neuropsychologie bestudeert de relaties tussen hersenen en gedrag. Bij de klinische toepassing van de neuropsychologie bij kinderen en jeugdigen gaat het om het leggen van verbanden tussen problemen in het gedrag in de breedste zin van het woord en het disfunctioneren van de hersenen in ontwikkeling. In dit hoofdstuk zal het met name gaan om de klinische ontwikkelingsneuropsychologie voor de leeftijd van 0 tot 18 jaar, die betrekking heeft op het diagnosticeren en behandelen van de gevolgen van hersendisfuncties op de functionaliteit van een zich snel ontwikkelend zenuwstelsel.

2.2 Groei en ontwikkeling van de hersenen en mogelijke verstoring

Tussen 0 tot 18 jaar maken de hersenen een intensieve groei door. Die groei is het sterkst in de periode voorafgaand aan de geboorte en in de eerste jaren van het leven. Maar ook daarna, in de basisschoolperiode (4-12 jaar) en op de middelbare-schoolleeftijd (12-18 jaar) zijn de hersenen volop in ontwikkeling. Door die lange periode van ontwikkeling is er ook een hoge kwetsbaarheid voor verstoringen tijdens deze periode. De ontwikkeling van de hersenen verloopt in een aantal genetisch voorgeprogrammeerde stappen, die elkaar op een grotendeels voorspelbare manier opvolgen.

2.2.1 Prenatale hersenontwikkeling

De snelste groei van de hersenen vindt prenataal plaats. De ontwikkeling van de hersenen in de prenatale periode wordt vooral gekenmerkt door de aanleg van de specifieke hersenstructuren, waarbij het beloop van neurogenese en migratie van essentieel belang zijn.

De groei van het zenuwstelsel is het gevolg van de productie van cellen, de neurogenese. Het zenuwstelsel bestaat uit twee typen cellen: neuronen en gliacellen. Neuronen zorgen voor de prikkeloverdracht, die uiteindelijk plaatsvindt binnen een complex netwerk van verbindingen met andere neuronen. Neuronen zijn opgebouwd uit een cellichaam, axonen en dendrieten (zie ❏ figuur 2.1). Axonen geleiden een prikkel van het cellichaam naar een punt waar prikkeloverdracht kan plaatsvinden. Dendrieten ontvangen die prikkels en geleiden die naar het cellichaam. De synaps is het punt waar de neuronen informatie aan elkaar overdragen middels neurotransmitterstoffen. De gliacellen dienen ter ondersteuning van het functioneren van de neuronen. Zij vormen de myeline, de witte stof die de axonen bedekt en een efficiënte prikkeloverdracht mogelijk maakt.

In de prenatale periode vindt de migratie plaats: cellen bewegen zich in de richting van de uiteindelijke locatie in het zenuwstelsel, dit gebeurt vooral tussen de 8e en 16e week van de zwangerschap. Op hun uiteindelijke positie in het zenuwstelsel maken de cellen verbindingen zodat ze functioneel kunnen worden. Als gevolg van de migratie ontstaat de typische gelaagde structuur van de cortex. Het typische patroon van verdikkingen en groeven wordt in de vijfde maand van de zwangerschap zichtbaar. Het brein heeft zijn globale vorm na 100 dagen zwangerschap.

Verstoring van prenatale hersenontwikkeling

Tijdens de prenatale fase van sterke groei kunnen er om allerlei redenen verstoringen optreden. Zowel aanlegfactoren (bijvoorbeeld genetische syndromen) als omgevingsinvloeden (zoals al-

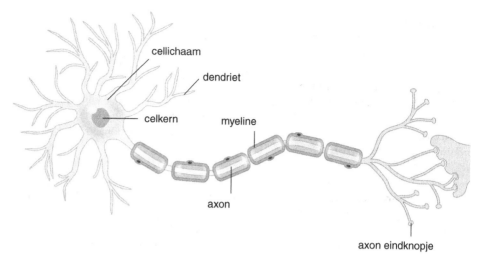

■ **Figuur 2.1** Een neuron.

cohol en drugsgebruik door de moeder) kunnen leiden tot afwijkende groei of suboptimale ontwikkeling. Verstoringen tijdens de periode van neurogenese en migratie komen met name tot uiting in anatomische afwijkingen. Verstoring van de migratie kan ertoe leiden dat cellen niet hun bedoelde positie bereiken en dientengevolge niet de juiste verbindingen kunnen maken. Dit kan resulteren in atypische gelaagdheid en verkeerde synaptische verbindingen. Inadequate prikkeloverdracht is hiervan het gevolg, hetgeen zich zal uiten in cognitieve disfuncties. Deze cognitieve disfuncties kunnen leiden tot ontwikkelingsstoornissen.

Prenataal is de gezondheid en de algehele conditie van de moeder een belangrijke factor in relatie tot de ontwikkeling van het zenuwstelsel van het kind. Maar ook andere factoren uit de omgeving kunnen bepalend zijn voor het beloop van de ontwikkeling (zie ook ▶ H. 4). Ziekten die moeder heeft of krijgt tijdens de zwangerschap kunnen gevolgen hebben voor de hersenontwikkeling van het ongeboren kind. Zo kan een infectieziekte een ontwikkelingsachterstand bij het kind tot gevolg hebben (Adams-Chapman & Stoll, 2006). Sommige infectieziekten waarvan bekend is dat zij mentale retardatie bij het ongeboren kind tot gevolg kunnen hebben (zoals rode hond), komen tegenwoordig weinig meer voor in westerse landen ten gevolge van de inentingsprogramma's. Van andere infectieziekten, zoals hiv, wordt steeds meer duidelijk wat de invloed op de ontwikkeling van de hersenen van het kind is en welke rol behandeling daarbij speelt (zie bijvoorbeeld Willen, 2006; Puthanakit, Ananworanich, Vonthanak, Kosalaraksa, Hansudewechakul, Van der Lugt e.a., 2013).

Via de moeder kunnen toxische stoffen (bijvoorbeeld drugs, alcohol, nicotine, medicijnen) het ongeboren kind bereiken en schadelijke invloed hebben op de ontwikkeling van de hersenen, met gevolgen voor het functioneren van het kind op lange termijn. Zo kan zelfs matig roken tijdens de zwangerschap en matig alcohol- of cannabisgebruik door de moeder leiden tot symptomen die passen bij Attention Deficit Hyperactivity Disorder (ADHD), zoals impulsiviteit en hyperactiviteit (Huizink & Mulder, 2006; Huizink, 2013). Ook is er een grotere kans op een lage intelligentie en op problemen in geheugenfuncties en leren. Bij 606 10-jarigen van wie de moeders marihuana en alcohol gebruikten tijdens de zwangerschap werden lagere schoolprestaties gevonden, met name bij het lezen en spellen. Bovendien was er een relatie tussen marihuanablootstelling tijdens de zwangerschap en de kans op het vóórkomen van angst en depressie bij deze kinderen (Goldsmidt, Richardson, Cornelius & Day, 2004). Alcohol- en marihuanagebruik tijdens de zwangerschap lijken vooral effect te hebben op de ontwikkeling van de aandachtsfuncties (Williams & Ross, 2007), terwijl het uiteindelijke effect van alcohol op het ongeboren kind bovendien sterk afhangt van de mate van alcoholgebruik en de leeftijd van de moeder. Meer drinken heeft een nadeliger effect en dit effect is erger naarmate moeder ouder is. Uiteraard zijn psychosociale factoren medebepalend voor de uitkomsten op langere termijn.

De psychische gesteldheid van moeder is eveneens van invloed op de ontwikkeling van de hersenen van het kind tijdens de zwangerschap. Een hoge mate van stress bij moeder kan bijvoorbeeld de ontwikkeling van de functionaliteit van de hersenen van het kind beïnvloeden en er is een samenhang tussen stress tijdens de zwangerschap en emotionele en gedragsproblemen die het kind later in het leven kan ontwikkelen. Het is waarschijnlijk dat de verhoging van cortisolniveaus (het 'stresshormoon') bij de moeder ten gevolge van stress en angst, de aanleg voor de stresshantering bij het ongeboren kind negatief beïnvloedt (Van den Bergh, Mulder, Mennes & Glover, 2005). De stresshantering is met name afhankelijk van het functioneren van de HPA-as (hypothalamus-hypofyse-bijnier-as) en van de functionaliteit van het limbisch systeem en de prefrontale cortex, hetgeen bij kinderen van angstige moeders verstoord kan zijn. Bij een studie naar de HPA-as bij 74 tienjarige kinderen bleek dat hun cortisolniveau gerelateerd was aan angst tijdens de zwangerschap bij de moeder (O'Connor, Ben-Schlomo, Heron, Golding, Adams & Glover, 2005). Deze bevindingen suggereren dat de kwetsbaarheid voor het ontwikkelen van psychopathologie, als gevolg van een verstoorde HPA-as bij het kind, mede samenhangt met het prenatale angstniveau van moeder. Bolten, Nast, Skrundz, Stadler, Hellhammer en Meinlschmidt (2013) wijzen erop dat de kwaliteit van de emotieregulatie bij jonge kinderen gerelateerd is aan de blootstelling aan stresshormonen tijdens de zwangerschap, maar dat deze relatie, geheel in lijn met de *differential susceptibility*-hypothese (Belsky & Pluess, 2013), wordt gemodereerd door andere factoren, zoals reactiviteit of temperament van het pasgeboren kind. Sterk reactieve pasgeborenen hebben veel moeite met zelfregulatie als het stressniveau van moeder hoog was tijdens de zwangerschap, terwijl zij juist een goede zelfregulatie ontwikkelen bij een laag stressniveau van moeder. Guardino en Schetter (2014) laten in een review zien dat de invloed van stress bij moeder op het kind ook samenhangt met hoe moeder met stress omgaat (stresscoping). Kinderen van moeders met vermijding bleken vaak ontwikkelingsproblemen te laten zien.

2.2.2 Postnatale hersenontwikkeling

De structuur van de hersenen is bij de geboorte in grote lijnen af en het gewicht van de hersenen neemt toe van gemiddeld 400 gram bij de geboorte tot gemiddeld 1500 gram in de volwassenheid. Toename in gewicht is het gevolg van differentiatie, verdere groei en rijping van reeds bestaande structuren. Postnataal is er een sterke toename van de connectiviteit. Dit proces bestaat uit de groei van verbindingen in de hersenen, de toename van het aantal synapsen (synaptogenese), myelinisatie en verandering van de biochemische activiteit. Groei en ontwikkeling van de hersenen gaan door tot in de volwassenheid.

Differentiatie
De cellen ontwikkelen zich verder wanneer ze hun definitieve positie in het zenuwstelsel bereikt hebben. Al vindt de meeste differentiatie postnataal plaats, deze begint al prenataal. Door de uitgroei van de axonen en dendrieten kan de prikkeloverdracht gemakkelijker verlopen. Deze uitgroei begint tussen de 25^e en 30^e week van de zwangerschap en heeft een groeispurt

tussen de 5ᵉ en 21ᵉ levensweek (Anderson, Northam, Hendy & Wrennall, 2001). In het tweede trimester van de zwangerschap is er een sterke mate van synaptogenese, het vormen van verbindingen tussen de neuronen. Dit gaat door tot in de adolescentie. Er ontstaan geleidelijk functionele circuits. Door toename van de myeline neemt de functionaliteit van de neuronen toe en verloopt de prikkeloverdracht steeds vloeiender en efficiënter. De grootste toename van de myeline vindt plaats in de eerste drie levensjaren, met een tweede groeispurt in de prepuberteit. De myelinisatie gaat door tot in de vroege volwassenheid. Specifieke celdood is het proces dat volgt op een periode van overproductie van hersencellen. Cellen die niet optimaal tot uitgroei en connectie komen sterven af. Dit draagt bij aan de efficiëntie van de prikkeloverdracht. De ontwikkeling van de hersenen verloopt volgens een tamelijk voorspelbaar patroon dat in hoge mate genetisch is vastgelegd (Anderson, Northam, Hendy & Wrennall, 2001). Perioden van sterke groei worden wel aangeduid als 'de kritische perioden' waarin omgevingsinvloeden van groot belang zijn voor de ontwikkeling. Er is dan zowel een verhoogde kwetsbaarheid voor negatieve invloeden vanuit de omgeving die tot beschadiging kunnen leiden als een verhoogde kans om te profiteren van invloeden van buitenaf om tot optimale functionaliteit te komen (Rice & Barone, 2000).

Neuroanatomisch rijpen de hersenstam en het cerebellum het eerst. Daarna rijpen de gebieden die daaromheen liggen, zoals het limbisch systeem. Als laatste rijpen de corticale gebieden. De corticale rijping gaat het snelst in de posterieure (achterste) hersengebieden, gevolgd door de anterieure (voorste) gebieden. De frontale gebieden rijpen als laatste uit, met een groeispurt in de puberteit. Synaptogenese, myelinisatie en groei van dendrieten zijn in belangrijke mate genetisch bepaald, maar het beloop van de ontwikkeling is onder meer afhankelijk van neuronale activiteit en dus van omgevingsinvloeden.

Verstoring van de postnatale hersenontwikkeling

Verstoringen van de postnatale ontwikkeling zullen minder zichtbaar worden in de morfologie van de hersenen, maar zullen effect hebben op aspecten van groei en differentiatie en langs deze weg hun invloed op de functionaliteit hebben. In de perinatale periode zijn er de risico's van geboortecomplicaties op de ontwikkeling van de hersenen. Zuurstofgebrek is daarvan de meest bekende, die kan leiden tot ernstige beschadiging. In een follow-upstudie van Lindstrom, Lagerroos, Gillberg en Fernell (2006) werden bijvoorbeeld bij adolescenten in de leeftijd tussen 15 en 19 jaar met matig zuurstoftekort rond de geboorte, hoge percentages cognitieve problemen gevonden – zoals executieve functieproblemen – met gevolgen voor het dagelijks leven.

Postnataal kunnen voedingsproblemen (denk aan voedselallergie of ondervoeding), infectieziekten (bijvoorbeeld meningitis), intoxicatie, straling of hersentraumata een risico vormen voor de hersenontwikkeling. In een review van follow-upstudies bij kinderen na een bacteriële meningitisinfectie op jonge leeftijd bleek dat een groot deel van deze kinderen later problemen heeft bij het leren en in het dagelijks functioneren (Chandran, Herbert, Misurski & Santosham, 2011).

Bij de stapsgewijze ontwikkeling van het zenuwstelsel heeft elk stadium invloed op het volgende stadium van de ontwikkeling. Beschadigingen die vroeg in de ontwikkeling plaatsvinden hebben dan ook een globaal en diffuus effect. Vroege verstoringen van de ontwikkeling kunnen tot een breed spectrum van stoornissen leiden, zoals epilepsie, motorische problemen, aandachts- en geheugenproblemen en mentale retardatie. De invloed van een vroege beschadiging wordt overigens vaak pas duidelijk op latere leeftijd, wanneer bepaalde ontwikkelingsstappen niet of onvoldoende gemaakt kunnen worden omdat de hersenen hier niet voldoende voor zijn uitgerust. Dit fenomeen staat bekend onder de term: *growing into deficit*.

2.2.3 Functionele ontwikkeling van de hersenen

De functionele ontwikkeling van de hersenen en de ontwikkeling van mogelijkheden in cognitieve functies en gedragsuitingen die hier het gevolg van zijn, is uiteraard afhankelijk van de neuroanatomische rijping en verloopt dan ook parallel daaraan min of meer voorspelbaar.

In de dieper gelegen structuren van de hersenen die als eerste uitrijpen (de hersenstam en het cerebellum), worden basale en essentiële functies geregeld, zoals de lichaamstemperatuurregeling, de ademhaling, de grove motorische coördinatie en het slaap-waakritme. De rijping van de gebieden die daaromheen liggen, zoals het limbisch systeem, is belangrijk voor emotionele en geheugenprocessen. Ten slotte rijpen de corticale gebieden die de bewuste cognitieve processen besturen, zoals de taalfuncties, het probleemoplossend vermogen en het sociale functioneren.

De hiërarchische stapsgewijze cognitieve ontwikkeling werd voor het eerst beschreven door Piaget (1963). Hij beschreef zijn ontwikkelingstheorie echter zonder expliciet te verwijzen naar de ontwikkeling van het zenuwstelsel. In de neuropsychologie wordt het uitgangspunt gehanteerd dat ontwikkeling van de cognitieve functies wordt ondersteund door de ontwikkeling van informatieverwerking die door processen van differentiatie (als synaptogenese en voortgaande myelinisatie) mogelijk worden gemaakt. Vanuit een neuropsychologisch perspectief is het relevant zich bezig te houden met de ontwikkeling van de perceptuele functies, de motoriek, de taalfuncties, de aandacht, de executieve functies, de emotieregulatie, de sociale cognitie en het geheugen, waardoor bijvoorbeeld de 'objectconstantie', zoals door Piaget gedefinieerd, mogelijk wordt.

Informatieverwerking

Het verwerken van informatie verloopt globaal in een aantal stappen, waarbij aandacht en geheugen een grote rol spelen. Informatie moet opgemerkt en waargenomen worden en vervolgens in het geheugen opgeslagen worden. Na betekenisverlening aan de binnenkomende informatie moet er vervolgens een reactie volgen. Het regelen van de focus van de aandacht en het organiseren van efficiënte strategieën voor de optimale verwerking en opslag van de informatie die binnenkomt is de taak van het executieve systeem. De snelheid waarmee informatie wordt verwerkt kan worden beschouwd als een maat voor de efficiëntie van het gehele systeem. Bij hoge snelheid wordt er meer informatie verwerkt in kortere tijd en kunnen dus vaardigheden en kennis sneller worden opgebouwd. De snelheid van informatieverwerking stijgt snel tijdens de kinderjaren en is met name gerelateerd aan de toename van myeline (Scantlebury, Cunningham, Dockstader, Laughlin, Gaetz, Rockel, Dickson e.a., 2014). Bij jonge kinderen is bijvoorbeeld duidelijk te herkennen dat het tot stand komen van vloeiend en met tempo uitspreken van zinnen zich nog moet ontwikkelen als functie van de rijping van het zenuwstelsel. Bij verschillende groepen kinderen wordt een trage informatieverwerking gevonden in relatie met problemen in het gedrag. Weiler, Bernstein, Bellinger en Waber (2002) vonden bijvoorbeeld bij kinderen met ADHD een tragere verwerking van visuele informatie dan bij zich volgens de norm ontwikkelende controles. In een onderzoek van Weiler, Harris, Marcus, Belinger, Kosslyn en Waber (2000) werd een relatie gevonden tussen tempo van informatieverwerking en succes bij het leren op school. Dat het tempo van informatieverwerking kan worden beïnvloed door ongunstige omgevingsfactoren wordt geïllustreerd door de bevindingen van een onderzoek naar de effecten van prenatale blootstelling aan hoge doseringen alcohol: bij een groep van ruim 300 kinderen bleek een trage verwerking van informatie op de schoolleeftijd (Burdon, Jacobson & Jacobson, 2005).

Aandacht

Het vermogen tot het richten en vasthouden van de aandacht bij het verwerken van informatie is afhankelijk van het functioneren van een complex neuraal systeem. Jonge kinderen hebben een beperkte aandachtscapaciteit. Sommige aspecten van aandacht, zoals de alertheid, zijn al op jonge leeftijd waar te nemen, als het kind nog maar enkele maanden oud is. Het aandachtssysteem dat de actieve organisatie van informatieverwerking regelt komt veel later tot ontwikkeling. Aandachtregulatie is uiteraard een belangrijke voorwaarde voor andere aspecten van het functioneren zoals de sociale ontwikkeling en het vermogen te leren van ervaring.

Bij het meten van de aandacht wordt de intensiteit van de aandacht vaak beschreven aan de hand van de aspecten alertheid, volgehouden aandacht en vigilantie (Van Zomeren & Eling, 2004). Alertheid verwijst naar het vermogen van het zenuwstelsel om te reageren op veranderingen in de omgeving. Volgehouden aandacht verwijst naar het vermogen om langere tijd achter elkaar controle te hebben over het uitvoeren van cognitieve taken. Vigilantie betreft de volgehouden aandacht onder saaie omstandigheden waarbij waakzaamheid gevraagd wordt. Daarnaast worden selectieve aspecten van de aandacht beschreven door het in kaart brengen van gerichte en verdeelde aandacht. Selectieve informatieverwerking is nodig omdat een individu een beperkte verwerkingscapaciteit heeft en dus moet selecteren uit het informatieaanbod. Met 'gerichte aandacht' wordt het vermogen bedoeld om op een informatiebron gericht te zijn uit vrije wil en zonder afgeleid te worden. Men doet een beroep op de 'verdeelde aandacht' als tegelijkertijd informatie uit meerdere bronnen moet worden verwerkt.

De groei in snelheid en controle bij het richten en verdelen van de aandacht is groot tijdens de kinderleeftijd. Selectieve aandacht is mogelijk voor kinderen bij aanvang van de basisschool, terwijl volgehouden aandacht zich pas later in de basisschoolleeftijd, zo rond het 11e levensjaar, sterk ontwikkelt. Stoornissen in de regulatie van aandacht kunnen gevolgen hebben voor vrijwel alle domeinen in het functioneren. In de klinische zorg wordt daarom veel aandacht besteed aan het meten van aandachtsprocessen. Aandachtsregulatieproblemen worden gevonden bij veel vormen van psychopathologie, zowel bij aangeboren hersendisfuncties als bij verworven hersenletsel. Problemen in de volgehouden aandacht worden bijvoorbeeld gevonden bij kinderen met externaliserende problemen, zoals bij ADHD en oppositioneel gedrag, maar ook bij kinderen met internaliserende problemen, zoals angst en depressie, en bij kinderen met pervasieve ontwikkelingsstoornissen (een diagnose binnen het autistisch spectrum) (Swaab-Barneveld, De Sonneville, Cohen-Kettenis, Gielen, Buitelaar & Van Engeland, 2000).

Executieve functies

Het executieve systeem betreft de vaardigheden die het een persoon mogelijk maken om onafhankelijk, doelgericht gedrag te laten zien. Het gaat om planmatig denken, waarvoor het nodig is om verschillende perspectieven in te kunnen nemen. Door de ontwikkeling van executieve functies, zoals redeneren, mentale flexibiliteit, planning en organisatie, wordt probleemoplossend denken mogelijk. Onder het executief functioneren vallen ook functies als doelen stellen, initiatie, zelfinhibitie, zelfmonitoring, het vermogen om af te wijken van een vast schema en de mogelijkheid tot strategisch handelen (Ylvisaker, 1998). Rond het zevende levensjaar begint een kind stapsgewijs probleemoplossend vermogen te ontwikkelen, waarbij redeneervermogen en mentale transformaties de meerdere perspectieven mogelijk maken (Anderson, 2001).

De vaardigheid tot executief functioneren groeit tijdens de kinderleeftijd en gaat samen met een groeispurt in met name de frontaalgebieden. Ook de ontwikkeling van taalfuncties is van belang bij de toenemende controle over de bovengenoemde processen, net als de snelheid van informatieverwerking, het geheugen en de aandachtsregulatie. In de groei van de frontaalgebieden zijn er verschillende perioden te onderscheiden van stapsgewijze intensieve ontwikkeling. Al rond de leeftijd van 12 maanden kan doelgericht gedrag worden geobserveerd bij kinderen. Rond de leeftijd van 6 jaar ontwikkelt het vermogen bij een kind om zich af te kunnen sluiten voor afleiding. De leeftijd waarop de meeste kinderen succesvol hun impulsen kunnen onderdrukken ligt rond de 10 jaar, terwijl adequaat planmatig gedrag pas rond de leeftijd van 12 jaar verwacht kan worden.

Beschadiging van de frontaalgebieden tijdens de vroege ontwikkeling kan algehele retardatie tot gevolg hebben. Met recent ontwikkelde technieken zoals *diffusion tensor imaging* (DTI) is het mogelijk geworden om via *magnetic resonance imaging* (MRI) de witte stof in de hersenen in beeld te brengen. In een studie van Warner e.a. (2006) wordt bijvoorbeeld aangetoond dat de ontwikkeling van de witte stof in de frontaalgebieden bij kinderen minder goed is wanneer er tijdens de zwangerschap alcohol en drugs werden gebruikt door de moeder. Deze kinderen presteren dan ook minder goed op taken die om executieve functies vragen dan de meeste van hun leeftijdgenoten.

Geheugen

De modellen die geheugen beschrijven gaan veelal uit van de stadia waarin informatie wordt verwerkt. Er wordt onder meer onderscheid gemaakt tussen opslag (encoderen), bewaren (retentie) en actief terugzoeken (*recall*), of passief herkennen (recognitie) van informatie in het geheugen. Encoderen heeft dan betrekking op het proces waarbij met de zintuigen waargenomen informatie vrij letterlijk wordt opgeslagen in het informatieverwerkingssysteem. Bij het bewaren, terugzoeken en herkennen van informatie is de executieve controle essentieel. In het algemeen wordt er onderscheid gemaakt tussen 'bewust toegankelijke feitenkennis' (aangeduid met declaratief, expliciet of direct geheugen) en 'niet bewust toegankelijke informatie en vaardigheden' (aangeduid met procedureel, impliciet of indirect geheugen) (Berg & Deelman, 2004). Binnen het declaratief geheugen wordt onderscheid gemaakt tussen het semantische geheugen: algemene kennis van de wereld, los van tijd en plaats, en het episodisch geheugen: persoonlijke, specifieke, aan tijd en plaats gebonden informatie.

Door rijping van de hersenen gaat de snelheid van informatieverwerking omhoog en daarmee gaat het geheugen steeds beter functioneren als het kind opgroeit. Behalve de frontale gebieden spelen de basale ganglia en de hersenstam een rol bij de opslag van informatie. De temporale gebieden en met name de hippocampus zijn van belang in de encodering en het bewaren van informatie en meer van belang voor het declaratieve aspect van geheugen. Dit deel van de hersenen rijpt later, waardoor ook deze functies relatief later tot ontwikkeling komen. De ontwikkeling van objectpermanentie is een aanwijzing dat geheugenfuncties al binnen het eerste levensjaar functioneel worden. Pasgeboren kinderen verliezen al snel de interesse in herhaalde presentatie van informatie en hebben een voorkeur voor nieuwe prikkels. Deze gevoeligheid voor *novelty* laat zien hoe vroeg het geheugen al functioneel is. Recognitie ontwikkelt zich snel in de eerste jaren en is al op een heel hoog niveau ontwikkeld rond het vierde levensjaar. In de recall (actief oproepen) van informatie lijkt met de toename van de leeftijd steeds meer strategie toegepast te worden. Men veronderstelt dat bij oudere kinderen, naast snelle informatieverwerking en toegenomen controle over de aandachtsprocessen, er meer zicht ontstaat op hoe de eigen cognities werken (metacognitie), waardoor meer efficiëntie mogelijk wordt door bewust strategiegebruik.

Bij kinderen met een hersendisfunctie bestaat er een groot risico op geheugenproblemen, uiteraard afhankelijk van de aard, de omvang en lokalisatie van de beschadiging. Geheugenproblemen blijken frequent voor te komen na traumatisch hersenletsel, zoals blijkt uit de langetermijnfollow-up van een cohort van kinderen na een hersentrauma (Van Heugten, Hendriksen, Rasquin, Dijcks, Jaeken & Vles, 2006). Geheugenproblemen worden bijvoorbeeld ook vaak gevonden nadat kinderen ernstig zuurstofgebrek hebben gehad tijdens de geboorte (bijvoorbeeld De Haan, Wyatt, Roth, Vargha-Khadem, Gadian & Mishkin, 2006). Bij kinderen met een groeivertraging tijdens de zwangerschap worden op de langere termijn allerlei cognitieve problemen gevonden, waaronder geheugenproblemen die bijvoorbeeld resulteren in leerproblemen (bijvoorbeeld Geva, Eshel, Leitner, Fatall-Valevski & Harel, 2006). In een meta-analyse van Martinussen, Hayden, Hogg-Johnsen en Tannock (2006) blijkt dat bij ADHD geheugenproblemen veelvuldig voorkomen. Ook bij autisme zijn er aanwijzingen voor het voorkomen van geheugenproblemen (bijvoorbeeld Barendse, Hendriks, Jansen, Backes, Hofman, Thoonen e.a., 2013).

Sociale cognitie en emotie

De mentale processen die nodig zijn om sociaal relevante informatie waar te nemen, te interpreteren en daar adequaat op te reageren, worden aangeduid met sociale cognitie. Meer specifiek gaat het dan om vaardigheden als het herkennen van gezichten, begrijpen van emotionele gezichtsuitdrukkingen, interpreteren van lichaamshoudingen, betekenis verlenen aan intonatie en het vermogen zich in te leven in de ander. Ook de vaardigheid het eigen gedrag te reguleren in reactie op sociaal betekenisvolle signalen van de ander is belangrijk om zich doelgericht af te kunnen stemmen op de sociale omgeving. Sociale afstemming is daarom niet alleen afhankelijk van sociaalcognitieve vaardigheden, maar ook van cognitieve controle, zoals aandacht, werkgeheugen, inhibitie en planmatig handelen (executieve functies). Sociaal functioneren wordt bovendien mede bepaald door het vermogen om affectieve signalen van anderen te signaleren en daaraan betekenis te verlenen. De invloed van de eigen emotie op gedrag van zichzelf en van anderen is eveneens bepalend voor het verloop van sociale interacties. Het sociale-informatieverwerkingsmodel van Crick en Dodge (1994) schetst de mentale stappen die ten grondslag liggen aan sociaal adequaat gedrag. In het *socio-cognitive integration of abilities model* van Beauchamps en Anderson (2010) wordt sociale ontwikkeling beschreven als afhankelijk van de rijping van de hersenen en van de invloed daarop vanuit de omgeving.

Pasgeborenen hebben al een voorkeur voor sociaal betekenisvolle stimuli, zoals gezichten boven patronen – teken van een biologische aanleg om zich op sociaal relevante signalen te richten. Jonge kinderen ontwikkelen in het eerste levensjaar al de vaardigheid om op basis van gezichtsuitdrukkingen sociale betekenis aan een situatie te verlenen. Om intenties van een ander te begrijpen is het belangrijk dat kinderen de kijkrichting van een ander kunnen koppelen aan de betekenis van de emotionele toestand van de ander. Het vermogen om zich te kunnen verplaatsen in gedachten, gevoelens en bedoelingen van anderen en daarmee het gedrag van een ander te kunnen voorspellen is zichtbaar rond de leeftijd van 4 jaar, dit is belangrijk in de ontwikkeling van het mentaliseren dat meestal goed kan worden aangesproken rond het 6e levensjaar. Complexe vormen van sociale-informatieverwerking ontwikkelen zich tot ver in de puberteit, mede afhankelijk van de verdergaande ontwikkeling van de executieve functies.

Bij het sociaal functioneren zijn veel gebieden uit de hersenen betrokken. Zo zijn de amygdala, het striatum, de ventromediale prefrontale cortex, de insula en de superieure temporale cortex van belang bij het wegen van de emotionele waarde van een stimulus en het reageren daarop. Hersengebieden in de frontale cortex zijn betrokken bij het begrijpen van intenties van anderen en het afstemmen van het gedrag op contextfactoren. Bij de stoornissen die vallen binnen het autistisch spectrum is sociaal disfunctioneren het kernsymptoom dat kan worden herleid naar problemen in de sociale cognitie (bijvoorbeeld Pelphrey, Yang & McPartland, 2014).

2.3 Hersenen-omgevinginteractie

Het proces van groei en ontwikkeling van het zenuwstelsel leidt tot de specialisatie van bepaalde hersengebieden voor bepaalde cognitieve functies en derhalve voor aspecten van gedrag. Deze aangeboren specialisatie komt echter niet tot stand zonder interactie met de omgeving. Kindkenmerken en omgeving beïnvloeden elkaar, zoals beschreven in het transactionele model (zie ► H. 1). Er is een duidelijke invloed van omgevingsfactoren op de hersenontwikkeling en de mogelijkheden van het kind beïnvloeden op hun beurt de omgeving.

Naast biologische omgevingsfactoren zijn, zoals eerder besproken, het gezinssysteem en de sociale omgeving daaromheen ook belangrijke omgevingsfactoren die van invloed zijn op de hersenontwikkeling. Het kind reageert op prikkels uit de omgeving, op een manier die wordt bepaald door zijn ontwikkelingsniveau en zijn mogelijkheden en onmogelijkheden. Vervolgens wordt door de acties en reacties van het kind de reactie van de omgeving op haar beurt weer beïnvloed. Er is dus een dynamische interactie tussen kind en omgeving. Dit geeft tegelijkertijd aan dat verstoringen in het beloop van de ontwikkeling van de hersenen afwijkingen in het gedrag van het kind kunnen opleveren, die hun invloed hebben op de omgeving. De biologische aanleg van het kind kan dus leiden tot verstoring in het functioneren van de omgeving (zie ◘ figuur 2.2).

❯ **Voorbeeld**
Een kind dat ten gevolge van hersenbeschadiging zintuiglijke beperkingen heeft, zal in de ontwikkeling de gevolgen ondervinden van het niet optimaal kunnen verwerken van prikkels via het aangedane sensorische kanaal. Dit heeft invloed op de ontwikkeling van de hersenen. Daarnaast is er ook een effect op de omgeving. Door de zichtbare kenmerken van het kind zal de omgeving anders reageren dan wanneer deze kenmerken er niet zijn, hetgeen een verstoring van de normale interactie betekent die zal resulteren in andere ervaringen voor het kind en dus een ander prikkelaanbod voor de hersenen. Plessow-Wolfson en Epstein (2005) wijzen er bijvoorbeeld op dat het voorlezen door de ouders een belangrijke factor is in de cognitieve en emotionele ontwikkeling van kinderen, het speelt onder meer een rol bij het opbouwen van taalbegrip. Ouders van dove of slechthorende kinderen lezen nauwelijks voor (ook niet middels het gebruik van gebarentaal), waardoor deze kinderen deze groeikansen moeten missen. De invloed van hersendisfuncties heeft dus een direct effect op de ontwikkeling van cognitieve functies, maar ook een indirect effect door het oproepen van afwijkend gedrag in de omgeving.

2.4 Risicofactoren en beschermende factoren

Tijdens de ontwikkeling van de hersenen zijn aanlegfactoren zoals genetische opmaak van invloed op het beloop van de ontwikkeling. Daarnaast zijn omgevingsinvloeden van grote invloed op de ontwikkeling van het zenuwstelsel tot in de volwassenheid. Risicofactoren voor de ontwikkeling zijn bijvoorbeeld genetische afwijkingen, maar ook infectieziekten, voedingsproblemen, zuurstoftekort, intoxicaties, hersentraumata, zintuiglijke afwijkingen en stress. Zij kunnen een negatieve invloed hebben op de ontwikkeling van de hersenen. Daarentegen zal de ontwikkeling geoptimaliseerd worden wanneer er sprake is van goede voeding, een goede gezondheid bij moeder en kind, afwezigheid van toxische stoffen of hersentraumata, voldoende mogelijkheid tot exploratie, voldoende stimulatie en een psychisch en fysiek veilige omgeving.

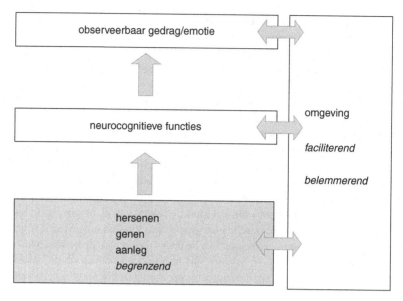

◘ Figuur 2.2   Interactie tussen omgeving en aanleg.

2.4.1   Mogelijkheden tot herstel bij neuropsychologische disfuncties

Lange tijd ging men ervan uit dat het herstelvermogen van de hersenen het grootst is op jonge leeftijd, als de groei en ontwikkeling nog in volle gang zijn (Kennard, 1940). De plasticiteit tijdens de groei, het vermogen van de hersenen om zich flexibel aan te passen, zou ervoor zorgen dat een hoge mate van herstel mogelijk is. De jonge hersenen zijn echter juist door de snelle groei ook extra kwetsbaar. Vroege beschadigingen hebben daarom vaak een breed en ingrijpend effect omdat elk volgend stadium in de ontwikkeling erdoor wordt beïnvloed. Een vroege beschadiging kan daarom ook juist veel grotere beperkingen opleveren dan een hersenbeschadiging op oudere leeftijd. Een aantal factoren is hierbij van belang:

- De aard en de omvang van de beschadiging en de disfunctie zijn bepalend voor de herstelmogelijkheden. In het algemeen geldt dat hoe groter en omvangrijker de beschadiging, hoe ernstiger het effect op gedrag en hoe langzamer en onvollediger het herstel.
- De leeftijd en het moment in de ontwikkeling van het verwerven van de hersendisfunctie zijn bepalend voor de uitkomst. Aangetoond is bijvoorbeeld dat traumatisch hersenletsel bij heel jonge kinderen vaak een ernstiger effect heeft dan bij kinderen die al op school zitten. Anderson en Moore (1995) vonden een veel ernstiger effect op de intellectuele ontwikkeling na hersentrauma op de voorschoolse leeftijd dan bij kinderen in de basisschoolleeftijd. Bij jonge kinderen worden veel functies nog niet geautomatiseerd uitgevoerd. De hersenen zijn nog niet optimaal gespecialiseerd, hetgeen herstel kan hinderen. Daarnaast speelt het fenomeen van *growing into deficit* een rol. Pas op latere leeftijd kan de impact van de hersenbeschadiging volledig duidelijk worden, namelijk als bepaalde functies niet optimaal tot ontwikkeling blijken te komen.

Box 2.1 Herstel na beschadiging

Herstel van functie kan:

- tot stand komen doordat hersencellen in de omgeving van de beschadigde cellen extra verbindingen aanmaken of extra gevoeligheid ontwikkelen voor bepaalde prikkels.
- tot stand komen door anatomische reorganisatie. Een intact deel van de hersenen neemt dan de functie over van het deel dat beschadigd is geraakt. Bij kinderen en volwassenen is er verschil tussen de mogelijkheden tot deze 'functionele reorganisatie', afhankelijk van de mate waarin een functie reeds gespecialiseerd is. Sommige theorieën zeggen dat, doordat het kinderbrein minder gedifferentieerd functioneert, functies makkelijker worden overgenomen door andere delen van de hersenen. Dit is echter als algemeen principe niet zonder meer houdbaar, aangezien onderzoek ook laat zien dat herstel soms minder voorspoedig verloopt als een functie minder geautomatiseerd is.
- het gevolg zijn van reorganisatie van uitvoering van die functie: functionele adaptatie, reorganisatie of compensatie. Bij functionele reorganisatie moet een functie die vaak al geautomatiseerd was, weer op een andere manier aangeleerd worden – een proces dat kan worden bespoedigd door training.

Gezien de dynamische interactie tussen hersenen en omgeving wordt herstel en langetermijnuitkomst in belangrijke mate bepaald door de sociale omgeving, de beschikbare hulpbronnen en het psychosociale klimaat waarin het kind opgroeit. De mogelijkheden van ouders en leerkrachten om met de specifieke eisen om te gaan is bepalend voor het beloop van de ontwikkeling. In een onderzoek van Anderson en Taylor (1999) blijkt bijvoorbeeld bij een prospectieve, langetermijnfollow-up van kinderen na bacteriële meningitis dat kortetermijnuitkomsten vooral worden bepaald door factoren die bij de hersenziekte horen, maar dat herstel op langere termijn in belangrijke mate mede wordt bepaald door gezinsomstandigheden. Hersenbeschadigingen hebben over het algemeen meer negatieve invloed op kinderen die in ongunstige sociale omstandigheden opgroeien. Het is belangrijk om te bedenken dat een gezin dat moet functioneren met een kind met een hersendisfunctie een groter risico loopt om in sociale isolatie te raken, met alle gevolgen van dien.

2.5 Implicaties voor diagnostiek en behandeling

Vanuit een neuropsychologisch perspectief kan een verstoring van de groei en ontwikkeling van het zenuwstelsel niet alleen leiden tot een vertraging in ontwikkeling, maar tevens tot een verandering in het ontwikkelingsbeloop van cognitieve functies, die dan vervolgens tot uiting komen in afwijkend gedrag. Het individuele beloop van de ontwikkeling, een resultaat van de combinatie van biologische en omgevingsfactoren, leidt tot een specifiek patroon van individuele eigenschappen, met eventueel specifieke disfuncties ten gevolge van verstoringen op bepaalde momenten in de ontwikkeling.

Bij het uitvoeren van neuropsychologische diagnostiek bij kinderen en jeugdigen heeft de ontwikkelingsneuropsycholoog een gedegen kennis nodig van het normale beloop van de ontwikkeling van de hersenen en de manier waarop deze in cognitieve functies en in gedrag tot uiting komt. Daarnaast is kennis van belang over de mate waarin de ontwikkeling van een specifieke functie moet afwijken van de norm om betekenisvol te zijn. Betekenisvolle afwijkingen kunnen wijzen op mogelijk hersendisfunctioneren. Kennis van hersenaandoeningen en

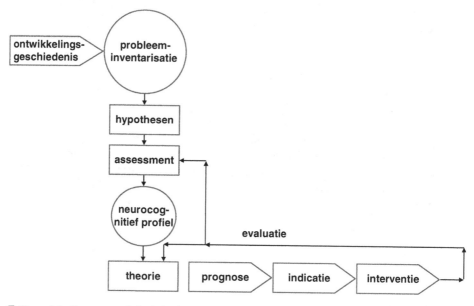

■ **Figuur 2.3**   De neuropsychologische diagnostiek-behandelcyclus.

de invloed daarvan op het functioneren is belangrijk om hypothesen te kunnen vormen ten aanzien van het ontstaan van hersendisfuncties.

Op basis van het gedrag van een jeugdige en de analyse van de gedragsproblemen, stelt de diagnosticus hypothesen op over mogelijke hersendisfuncties. Hierbij wordt gebruikgemaakt van modellen van hersen-gedragrelaties. De neuropsychologische diagnostiek-behandelcyclus bestaat uit tien stappen (zie ■ figuur 2.3) (Swaab, Bouma, Hendriksen & Konig, 2011), zie ▶ box 2.2 voor een illustratie.

1. Probleeminventarisatie; in deze fase is het doel de vraagstelling van verwijzers, ouders of opvoeders en eventueel van het kind of de adolescent helder te krijgen en de ernst van de problemen te kunnen beoordelen. Bij de inventarisatie van klachten is men gericht op de aanleiding voor het ontstaan van de vraag, de specifieke problemen die worden ervaren, het beloop van de problemen, de invloed van de problemen op het leren op school (indien van toepassing), op de emotionele ontwikkeling en de interactie met de sociale omgeving. Daarnaast vraagt men naar de reden waarom juist op dit specifieke moment in de ontwikkeling de kinderneuropsycholoog wordt geraadpleegd.

2. Ontwikkelingsgeschiedenis; doel is om op basis van het ontwikkelingsbeloop mede te kunnen beoordelen wat de aard van de neurocognitieve problemen is en in hoeverre de ontwikkeling van het kind op een specifiek terrein in een bepaalde fase anders is verlopen dan bij een zich gebruikelijk ontwikkelend kind. Dit is belangrijk om te kunnen beoordelen wat het aandeel van de hersenaandoening kan zijn in het ontstaan van de problematiek. Geïnventariseerd wordt welke risicofactoren een mogelijke bedreiging hebben gevormd voor de ontwikkeling. Vragen naar het beloop van zwangerschap en geboorte zijn daarom van belang, evenals inventariseren van de familiaire belasting. Daarnaast wordt gevraagd naar de fysieke ontwikkeling en de gezondheid. Langs verschillende ontwikkelingslijnen wordt het ontwikkelingsbeloop over de leeftijd uitgevraagd zoals taal, motoriek, perceptie, aandacht, geheugen, leren, probleemoplossend denken, planmatig handelen, emotionele en sociale ontwikkeling, didactische ontwikkeling.

3. Neuropsychologische hypothesen; gegevens uit het dossier (datgene wat al bekend is op het moment van verwijzing), de klachtenanalyse en de ontwikkelingsgeschiedenis worden geïntegreerd en leiden tot hypothesen over aan de gedragsproblemen ten grondslag liggende neuropsychologische disfuncties. De kinderneuropsycholoog heeft daarbij, naast kennis over de hersen-gedragrelaties, kennis nodig over relevante ziekten en aandoeningen en het beloop daarvan. De afweging wordt gemaakt of hypothesen over geassocieerde hersendisfuncties aanleiding geven voor verwijzing naar een somatisch specialist, zoals een neuroloog, een klinisch geneticus of een endocrinoloog. Dit is uiteraard afhankelijk van de veronderstelde aard van de aandoening en de medische zorg die het kind tot dan toe heeft gekregen.

4. Assessment; in deze fase worden de hypothesen getoetst over de mogelijke verstoringen in de hersen-gedragrelaties. Observatie, interview, vragenlijsten en prestatietests kunnen een rol spelen bij het in kaart brengen van de domeinen die relevant zijn in relatie tot de onderzoekshypothesen. In de regel worden niet alleen verstoorde functies in beeld gebracht, maar ook sterke kanten in het functioneren die van belang kunnen zijn bij het onderzoeken van de hypothesen en bij het kiezen van de aanpak van de problemen.

5. Sterkte-zwakteprofiel; het vaststellen van een profiel van neurocognitieve functies maakt het mogelijk om in de complexiteit van het samenspel van de verschillende functiedomeinen aanknopingspunten te vinden voor het verklaren van de problematiek in het dagelijks leven, gebaseerd op de kennis van relaties tussen hersenen en gedrag. De sterke en zwakke kanten in het profiel worden geïnterpreteerd in relatie tot de kennis over de ziekte of aandoening en de kans op herstel. De testprestaties in relatie tot de observatiegegevens, de omgevingsinvloeden en de kennis van de aandoening en de ontwikkeling bepalen uiteindelijk de interpretatie van de bevindingen die de basis vormt voor de verklarende theorie.

6. Verklarende theorie; bij de verklarende theorie gaat het om het toepassen van het hersen-gedragmodel op de bevindingen. Een samenhangende theorie beschrijft hoe de verschillende factoren bijdragen aan de problematiek.

7. Prognose; op basis van de verklarende theorie wordt de impact van de aandoening op de korte en langere termijn voorspeld. De mogelijkheden en onmogelijkheden worden afgezet tegen de eisen vanuit de omgeving. Daarbij wordt de veranderlijkheid door herstel of behandeling meegewogen.

8. Plan van aanpak/indicatie voor behandeling; hierbij wordt het doel van de interventie beschreven in concrete en meetbare gedragstermen, waarbij wordt aangegeven op welke niveaus de interventie zal plaatsvinden: hersenfunctie, gedrag of omgeving. Bij de keuze van de interventie wordt rekening gehouden met haalbaarheid en beschikbaarheid van expertise en draagkracht van de opvoeders (ouders en school). Er wordt aangegeven welke disciplines ingezet moeten worden bij de aanpak.

9. Behandeling; interventiemethoden worden zo veel mogelijk gekozen op basis van principes van bewezen effect (evidence-based). Behandeling kan gericht zijn op psycho-educatie, op het trainen van zwakke kanten in de aanleg of juist op het inzetten van sterke kanten om de ontwikkeling te optimaliseren. Veelal is er sprake van een behandeling die gericht is op het aanpassen van de omgevingseisen en verwachtingen en het omgaan met de emotionele impact van de aandoening.

10. Evaluatie; in deze fase wordt kritisch geëvalueerd of de beoogde behandeldoelen zijn gehaald. Hierbij wordt de analyse van de samenhang van de problematiek ter discussie gesteld (de verklarende theorie) en kan er aanleiding zijn tot herhaalde assessment en bijstelling van de verklarende theorie.

Box 2.2 Korte illustratie van de diagnostiek-behandelcyclus aan de hand van een casus

1. Rik is zes jaar, zit in groep 3/klas 1 van het reguliere basisonderwijs en wordt aangemeld omdat hij op school veel moeite heeft zich op taken te richten. Hij is motorisch en verbaal druk, staat vaak op van zijn stoel en is in toenemende mate agressief naar andere kinderen. Rik heeft weinig sociale aansluiting. Het lezen komt niet goed op gang, het schrijven is onvoldoende en Rik toont weinig inzicht bij het rekenen. Ouders zijn bezorgd, ze geven aan thuis steeds meer moeite met Rik te hebben, vooral omdat hij de sfeer negatief beïnvloedt met zijn drukke en agressieve gedrag. Ouders en leerkracht geven aan dat Rik onvoldoende gevoelig is voor aansturing.

2. Rik is a terme geboren en had een gemiddeld geboortegewicht. Hij was als baby in goede conditie, at en sliep goed, maar had al direct een heftig temperament, huilde veel en was moeilijk te troosten. De taalontwikkeling verliep vlot, hij kan zich goed uitdrukken. De motorische ontwikkeling verliep redelijk op tijd, maar Rik was onhandig en had moeite met motorische coördinatie, los fietsen was een probleem en het leren zwemmen ging met heel veel moeite. Ouders beschrijven Rik als onhandig en niet goed in sport. Hoewel hij wel af en toe met andere kinderen speelt, lijkt Rik moeite te hebben met een ander rekening te houden, hij wil graag zijn zin hebben en kan gefrustreerd en boos reageren als de dingen niet gaan zoals hij wil. Ouders hebben het gevoel dat ze Rik niet altijd goed kunnen bereiken om hem te sturen in zijn gedrag. Vader herkent zichzelf voor een deel in het gedrag en temperament van Rik, moeder herkent de moeite met leren van Rik bij zichzelf.

3. Op basis van de ontwikkelingsanamnese en klachteninventarisatie wordt afgeleid dat het niet waarschijnlijk is dat het gaat om een acute hersenaandoening, maar dat het gaat om ontwikkelingsproblematiek (die mogelijk kan wijzen op een vroege beschadiging). Een aantal hypothesen ligt aan de basis van verder onderzoek: (1) Rik heeft mogelijk een algehele ontwikkelingsachterstand, waardoor hij de leerstof niet goed kan volgen en moeite heeft met de sociale aansluiting; (2) Rik heeft mogelijk moeite met de aandachtsregulatie en de impulscontrole, waardoor hij moeilijk taakgericht kan werken, zich moeilijk aan de regels kan houden en zijn emoties niet goed kan beheersen; (3) Rik heeft mogelijk moeite met het begrijpen van sociale informatie, waardoor hij zich niet goed in een ander kan verplaatsen; (4) Rik heeft wellicht problemen in de motorische ontwikkeling.

4. De ontwikkelingsneuropsycholoog meet bij Rik tijdens de assessment zijn intelligentie (hypothese 1), oog-handcoördinatie (hypothese 4), aandachtsregulatie (hypothese 2), inhibitie (hypothese 2) en vermogen tot sociale-informatieverwerking (hypothese 3).

5. De hypothese dat Rik mogelijk een algehele ontwikkelingsachterstand zou hebben wordt verworpen op basis van de bevinding van een gemiddelde intelligentie. Er blijken goede verbale mogelijkheden te zijn, maar een relatief zwak vermogen tot visuele informatieverwerking. Er is een zwakke oog-handcoördinatie en moeite met het besturen van de fijne motoriek. De hypothesen betreffende een verstoorde inhibitie en regulatie van de aandacht worden duidelijk bevestigd door het onderzoek. Rik blijkt voldoende zicht te hebben op sociale betekenissen, maar moeite om sociaal complexe situaties te overzien. Zo snapt hij sociale oorzaak-gevolgrelaties en kent hij de sociale regels, maar kan hij in een veelheid van visuele informatie de essentiële informatie niet onderscheiden.

6. De sterkte-zwakteanalyse geeft aan dat Rik moeite heeft om zijn gedrag te reguleren. Hij kan niet voldoen aan de eisen die op school gesteld worden, zowel aan zijn gedrag als aan zijn leervermogen. Zo lukt het hem bijvoorbeeld niet om op zijn stoel te blijven zitten tijdens het maken van een taak of om te luisteren naar andere kinderen als die iets in de kring mogen vertellen. Hij is onvoldoende in staat zijn sociale handelen te organiseren. Rik weet niet hoe hij een ander kind moet vragen om te spelen en hij kan onvoldoende rekening houden met wat andere kinderen willen. Er ontstaan gedrags-problemen op school en thuis (agressie) omdat hij onvoldoende in staat is zijn impul-sen te beheersen en zijn frustratie om te zetten in adequaat probleemoplossend ge-drag. Voor de omgeving is het moeilijk om te begrijpen wat moeilijk is voor Rik omdat hij verbaal sterk is, daardoor wordt hij makkelijk overvraagd door ouders en leerkracht met betrekking tot zijn overzicht, planmatig handelen en betekenisverlening op basis van visuele informatie. Zijn gedrag wordt gelabeld als agressie, terwijl het waarschijn-lijk vooral een uiting van frustratie is en duidt op een gebrek aan overzicht in sociale situaties.

7. Het is waarschijnlijk dat de aandachtsproblemen en de inhibitieproblemen zullen blijven bestaan en op termijn nog meer tot uitdrukking gaan komen in bijvoorbeeld problemen in het organiseren van het eigen gedrag en daarmee in toename van de ge-dragsproblemen. De zelfregulatieproblemen zijn wellicht te beïnvloeden met training. Rik zal bijvoorbeeld kunnen leren om via zelfinstructie zijn gedrag onder controle te krijgen en zijn impulsen uit te stellen. De aandacht en inhibitie kunnen wellicht verbe-teren met medicatie. De visuele-informatieverwerkingsproblemen zullen waarschijnlijk niet verdwijnen, maar Rik kan mogelijk leren beter om te gaan met zijn onzekerheid en frustratie in sociale situaties, waardoor de agressie kan verminderen. Met de visuele-in-formatieverwerkingsproblemen is er een groot risico op rekenproblemen en problemen met begrijpend lezen, naast moeite met het sociale overzicht.

8. Er wordt geadviseerd om het effect van medicatie te evalueren op de aandachts- en inhibitieproblemen. Er wordt gedragstherapie geïndiceerd om de zelfregulatie te be-invloeden. In de schoolsituatie dient er gebruikgemaakt te worden van leermethoden die niet sterk afhankelijk zijn van de visuele-informatieverwerking, waar mogelijk dient visuele ondersteuning geboden te worden bij het leren. De sociale ontwikkeling dient ondersteund te worden door Rik te helpen anticiperen op sociale situaties, hier is een belangrijke rol weggelegd voor ouders. Ouders krijgen het advies om met behulp van psycho-educatie meer inzicht in de problemen van Rik te ontwikkelen zodat ze er mak-kelijker op in kunnen spelen.

9. In de situatie van Rik kunnen school en ouders de gewenste interventies realiseren met behulp van een gedragstherapeut en een kinderpsychiater.

10. Na twee maanden behandeling blijkt Rik te profiteren van de medicatie en maakt hij goed gebruik van de gedragstherapie. Mede dankzij zijn hoge motivatie en goede ver-bale vaardigheden lukt het hem om meer controle over zijn gedrag te krijgen en kan hij zichzelf gedragsalternatieven aanleren voor de situaties waarin hij in eerste instantie vooral agressie liet zien. Ouders ondersteunen hem daarbij en hebben meer zicht op de moeilijkheden waar Rik tegenaan loopt als gevolg van zijn aanleg. Door individuele aandacht en aanpassing van de leermethode komt het lezen en rekenen op gang en gaat Rik meer plezier beleven aan het presteren op school.

2.5.1   Preventie en interventie

Aangezien de invloed van de omgeving op de ontwikkeling van de hersenen bij het zich ontwikkelende kind zeer groot is, is het van belang het risico op hersendisfuncties te verkleinen
door de omstandigheden te optimaliseren. Het gaat dan zowel om het vermijden van risico's
zoals kans op ziekten, invloed van giftige stoffen (drugs, alcohol) en straling, als om het optimaliseren van omstandigheden waaronder kinderen zich ontwikkelen, bijvoorbeeld door het
aanbieden van voldoende voeding, rust en stimulatie.

Wanneer hersendisfunctioneren wordt gesignaleerd is het over het algemeen wenselijk
diagnostiek en interventie zo snel mogelijk in te zetten. De invloed van behandeling kan op
verschillende momenten in de ontwikkeling meer of minder groot zijn. In een periode van
snelle groei en ontwikkeling heeft een interventie mogelijk een ander effect dan daarbuiten.
Bij tijdig onderkennen van een taalontwikkelingsachterstand bijvoorbeeld, kan starten met
trainen van de taalvaardigheden de impact van de achterstand verkleinen. Een volgende fase
in de ontwikkeling is veelal afhankelijk van de kwaliteit van de ontwikkeling die daaraan vooraf ging, waardoor een tijdige interventie de impact van de disfunctie op lange termijn kan
verminderen. Training van functie, zoals het trainen van geheugen en aandacht met behulp
van computerprogramma's gedurende een half uur per dag, kan van invloed zijn op de her-
stelmechanismen van de hersenen, hoewel de resultaten van trainingen wisselend resultaat
laten zien. Hooft, Andersson, Bergman, Sejersen, Von Wendt en Bartfai (2005) vonden in een
gerandomiseerde studie met 38 kinderen met hersenletsel een sneller herstel van aandacht en
geheugenfuncties na specifieke training dan wanneer deze training niet gegeven was. Meta-
analyse van geheugentrainingsstudies laat een gevarieerde uitkomst zien, waarbij aanleiding
is te veronderstellen dat dergelijke trainingen vooral kortetermijneffecten tot gevolg hebben
(Melby-Lervac & Hume, 2013). Titz en Karbach (2014) concluderen op basis van hun review
dat cognitieve trainingen zoals werkgeheugentrainingen effect kunnen hebben op didactisch
presteren. Meer onderzoek naar specifieke condities van effectiviteit is daarom nodig.

Box 2.3 Effect van training van cognitieve functies

In een meta-analyse van effectstudies naar interventies die gericht zijn op het trainen van
werkgeheugen, executieve functies en aandacht bij kinderen met ADHD, komen Rapport,
Orben, Cofman en Friedman (2013) tot de conclusie dat:

- directe training van aandacht en executieve functies tot nu toe een beperkt effect laat
  zien;
- kortetermijngeheugen verbetert na de training;
- het effect van training op presteren op school, in het gedag of in het cognitief functioneren nog onvoldoende is aangetoond.

2.6   Conclusie en toekomstperspectief

Doordat de technieken om de werking van de hersenen in beeld te brengen zich snel ontwikkelen (bijvoorbeeld geavanceerde MRI-technieken als DTI), wordt het mogelijk om steeds meer
inzicht te verwerven in de interactie tussen omgevingsfactoren en aanlegfactoren en de invloed
daarvan op de ontwikkeling van gedrag. Voor de klinische toepassing van neuropsychologie
zal het belang vooral zijn dat de kennis groeit met betrekking tot de specificiteit van bepaalde

hersendisfuncties in relatie tot problemen in het dagelijks functioneren. De kennis over de aan gedragdisfuncties ten grondslag liggende hersendisfuncties is van belang bij het kiezen van de focus voor behandeling. Niet alleen de vraag of training van cognitieve functies invloed heeft op gedrag is relevant, maar ook de vraag of een effectieve gedragstraining herkenbaar is in cognitieve veranderingen en de daaraan onderliggende hersenfuncties. De vraag of bijvoorbeeld een socialevaardigheidstraining die effect op het gedrag heeft, ook zichtbaar effect heeft op het functioneren van de hersenen is relevant voor de klinische praktijk. Het zal in de toekomst steeds beter mogelijk zijn om de invloed van behandeling op het functioneren van de hersenen te onderzoeken.

Literatuur

Adams-Chapman, I., & Stoll, B. J. (2006). Neonatal infection and long-term neurodevelopmental outcome in the preterm infant. *Current opinion in infectious deseases, 19*, 290–297.

Anderson, V., & Moore, C. (1995). Age at injury as predictor of outcome following pediatric head injury. *Child Neuropsychology, 1*, 187–202.

Anderson, V., Northam, E., Hendy, J., & Wrennall, J. (2001). *Developmental neuropsychology: A clinical approach.* Hove and New York: Psychology Press.

Anderson, V., & Taylor, H. G. (1999). Meningitis. In K.O.Yeates, M.D., & H. G. Taylor (eds.), *Pediatric Neuropsychology: Research, theory and practice* (pp. 117–148). New York: Guilford Press.

Barendse EM, Hendriks MP, Jansen JF, Backes WH, Hofman PA, Thoonen G, Kessels RP, Aldenkamp AP. (2013). Working memory deficits in high-functioning adolescents with autism spectrum disorders: neuropsychological and neuroimaging correlates. *Journal of Neurodevelopmental Disorders, 5*(1), 14.

Beauchamp MH, Anderson V. (2010). SOCIAL: an integrative framework for the development of social skills. *Psychological Bulletin, 136*(1), 39–64.

Belsky, J., & Pluess, M. (2013). Beyond risk, resilience, and dysregulation: Phenotypic plasticity and human development. *Development and Psychopathology, 25*,1243–61.

Berg, I., & Deelman, B. (2004). Geheugen. In B. Deelman, P. Eling, E. de Haan, & E. van Zomeren (eds.), *Klinische neuropsychologie (6ᵉ editie)* (pp. 176–193). Amsterdam: Boom.

Bolten, M., Nast, I., Skrundz, M., Stadler, C., Hellhammer, D.H. & Meinschmidt, G. (2013). Prenatal programming of emotion regulation: neonatal reactivity as a differential susceptibility factor moderating the outcome of prenatal cortisol levels. *Journal of Psychosomatic Research*, epub, aug.

Burdon, M. J., Jacobson, S. W., & Jacobson, J. L. (2005). Relation of prenatal alcohol exposure to cognitive processing speed and efficiency in childhood. *Alcoholism, clinical and experimental research, 29*, 1473–1483.

Chandran A, Herbert H, Misurski D, Santosham M. (2011). Long-term sequelae of childhood bacterial meningitis: an underappreciated problem. *Journal of Pediatric Infectious Diseases, 30*(1), 3–6.

Crick, N.R. & Dodge, K.A. (1994). A review and reformulation of social information-processing mechanisms in children's social adjustmen. *Psychological Bulletin, 115*(1), 74.

De Haan, M., Wyatt, J. S., Roth, S., Vargha-Khadem, F., Gadian, D., & Mishkin, M. (2006). Brain and cognitive-behavioural development after asphyxia at term birth. *Developmental Science, 9*, 350–358.

Geva, R., Eshel, R., Leitner, Y., Fattal-Valevski, A., & Harel, S. (2006). Memory functions of children born with asymmetric intrauterine growth restriction. *Brain research, 1117*, 186–194.

Goldsmidt, L., Richardson, G. A., Cornelius, M. D., & Day, N. L. (2004). Prenatal marijuana and alcohol exposure and academic achievement at age 10. *Neurotoxic Teratology, 26*, 521–532.

Guardino CM, Schetter CD. (2014) Coping during pregnancy: a systematic review and recommendations. *Health Psychology Review, 8*(1), 70–94.

Hooft, I. V., Andersson, K., Bergman, B., Sejersen, T., Von Wendt, L., & Bartfai, A. (2005). Beneficial effect from a cognitive training programme on children with acquired brain injuries demonstrated in a controlled study. *Brain Injury, 19*, 511–518.

Huizink, A. C., & Mulder, E. J. (2006). Maternal smoking, drinking or cannabis use during pregnancy and neurobehavioral and cognitive functioning in human offspring. *Neuroscience Biobehavioral Reviews, 30*, 24–41.

Huizink AC. (2013) Prenatal cannabis exposure and infant outcomes: Overview of studies. *Prog Neuropsychopharmacol Biol Psychiatry*. [Epub ahead of print]

Kennard, M.A. (1940). Relation of age to motor impairment in man and in subhuman primates. *Archives of Neurology and Psychiatry, 44*, 377–397.

Lindstrom, K., Lagerroos, P., Gillberg, C., & Fernell, E. (2006). Teenage outcome after being born at term with moderate neonatal encephalopathy. *Pediatric Neurology, 35*, 268–274.

Martinussen, R., Hayden, J., Hogg-Johnson, S., & Tannock, R. (2005). A meta-analysis of working memory impairments in children with attention-deficit/hyperactivity disorder. *Journal of the american academy of child and adolescent psychiatry, 44*, 377–384.

Melby-Lervac, M. & Hume, C. (2013). Is working memory training effective? A meta-anlytic review. *Developmental Psychology, 49*(2), 270–291.

O'connor, T. G., Ben-Schlomo, Y., Heron, J., Golding, J., Adams, D., & Glover, V. (2005). Prenatal anxiety predicts individual differences in cortisol in pre-adolescent children. *Biological Psychiatry, 58*, 211–217.

Pelphrey KA, Yang DY, McPartland JC. (2014). Building a Social Neuroscience of Autism Spectrum Disorder. *Current Topics Behavioral Neuroscience*. [Epub ahead of print]

Piaget, J. (1963). *The origin of intelligence in children*. New York: W. W. Norton.

Plessow-Wolfson, S., & Epstein, F. (2005). The experience of story reading: deaf children and hearing mother's interaction at story time. *American Annals of the Deaf, 150*, 369–378.

Puthanakit, T., Ananworanich, J., Vonthanak, S., Kosalaraksa, P., Hansudewechakul, R., van der Lugt, J. & Ruxrungtham, K.; (2013) PREDICT Study Group. Cognitive function and neurodevelopmental outcomes in HIV-infected Children older than 1 year of age randomized to early versus deferred antiretroviral therapy: the PREDICT neurodevelopmental study. *Journal of Pediatric Infectious Diseases, 32*(5), 501–8.

Rapport MD, Orban SA, Kofler MJ, Friedman LM. (2014) Do programs designed to train working memory, other executive functions, and attention benefit children with ADHD? A meta-analytic review of cognitive, academic, and behavioral outcomes. *Clinical Psychology Review, 33*(8), 1237–52.

Rice, D., Barone, S. (2000). Critical periods of vulnerability for the developing nervous system: evidence from humans and animal models. *Environmental health perspectives, 108*, 511–533.

Scantlebury N, Cunningham T, Dockstader C, Laughlin S, Gaetz W, Rockel C, Dickson J, Mabbott D. (2014). Relations between white matter maturation and reaction time in childhood. *Journal of the International Neuropsychological Society, 20*(1), 99–112.

Swaab-Barneveld, H., de Sonneville, L., Cohen-Kettenis, P., Gielen, A., Buitelaar, J., & van Engeland, H. (2000). Visual sustained attention in a child psychiatric population. *Journal of the American Academy of Child and Adolescent Psychiatry, 39*, 651–659.

Swaab, H., Bouma, A., Hendriksen, J., & Konig. C. (2011). *Klinische Kinderneuropsychologie*. Boom: Amsterdam.

Titz, C., & Karbach, J. (2014). Working memory and executive functions: effects of training on academic achievement. *Psychological Research*. [Epub, Jan.]

Van den Bergh, B. R., Mulder, E. J., Mennes, M., & Glover, V. (2005). Antenatal maternal anxiety and stress and the neurobehavioural development of the fetus and child: links and possible mechanisms. A review. *Neuroscience and Biobehavioral Reviews, 29*, 237–258.

Van Heugten, C. M., Hendriksen, J., Rasquin, S., Dijcks, B., Jaeken, D., & Vles, J. H. (2006). Long-term neuropsychological performance in a cohort of children and adolescents after severe paediatric traumatic brain injury. *Brain Injury, 20*, 895–903.

Van Zomeren, E., & Eling, P. (2004). Aandacht en executieve functies. In B. Deelman, P. Eling, E. de Haan, & E. van Zomeren (eds.), *Klinische neuropsychologie* (6e editie) (pp. 214–238). Amsterdam: Boom.

Warner, T. D., Behnke, M., Eyler, F. D., Padgett, K., Leonard, C., How, W., Carvan, C. W., Schmalfuss, I. M., & Blackband, S. J. (2006). Diffusion tensor imaging of frontal white matter and executive functioning in cocaine-exposed children. *Pediatrics, 118*, 2014–2024.

Weiler, M.D., Bernstein, J. H., Bellinger, D., & Waber, D. P. (2002). Information processing deficits in children with attention-deficit/hyperactivity disorder, inattentive type, and children with reading disability. *Journal of Learning Disabilities, 35*, 448–461.

Weiler, M.D., Harris, N. S., Marcus, D. J., Bellinger, D., Kosslyn, S. M., & Waber (2000). Speed of information processing in children referred for learning problems: performance on a visual filtering test. *Journal of Learning Disabilities, 33*, 538–550.

Willen, E. J. (2006). Neurocognitive outcomes in pediatric HIV. *Mental retardation and developmental disabilities research reviews, 12*, 223–228.

Williams, J. H., & Ross, L. (2007). Consequences of prenatal toxin exposure for mental health in children and adolescents : A systematic review. *European Child and Adolescent Psychiatry, 16*, 243–253.

Ylvisaker, M. (1998). *Traumatic brain injury rehabilitation: Children and adolescents*. Boston: Butterworth Heineman.

Genetica en de ontwikkeling van kinderen

Meike Bartels en Dorret Boomsma

Genetische invloeden en omgevingsinvloeden

Cognitieve vaardigheden, emotionele en gedragsproblemen laten al bij jonge kinderen grote individuele verschillen – of variatie – zien, en deze verschillen vertonen tijdens de kindertijd een sterke mate van continuïteit. De oorzaken van variatie in emotionele en gedragsproblemen liggen zowel aan genetische verschillen als aan niet-genetische verschillen tussen kinderen en ook bij de continuïteit van emotionele en gedragsproblemen spelen beide factoren een rol. Deze genetische en omgevingsinvloeden kunnen echter een verschillend effect hebben op emotionele en gedragsproblemen over de leeftijd. Vaak zorgt genetische aanleg voor stabiliteit, terwijl invloed uit de omgeving juist zorgt voor verandering. Dit hoofdstuk bespreekt de verschillende onderzoeks-designs om inzicht te krijgen in de mate van erfelijkheid en de kracht van invloeden uit de omgeving. Tevens worden de verschillende mechanismen voor samenspel van genen en omgeving, zoals gen-omgevingcorrelatie en gen-omgevinginteractie beschreven. De onderzoeksmethoden worden geïllustreerd aan de hand van resultaten van het grootschalige longitudinale onderzoek naar de ontwikkeling van gedrag en gedrags- en emotionele problemen van het Nederlands Tweelingen Register. Het hoofdstuk wordt afgesloten met implicaties van resultaten van gedragsgenetisch onderzoek voor de klinische praktijk, gevolgd door een korte blik op de toekomst.

3.1 Inleiding

Al heel lang houden onderzoekers in onder meer de biologie, geneeskunde, psychiatrie en sociale wetenschappen zich bezig met de vraag of de variatie in humaan gedrag en andere eigenschappen een genetische variatie tussen mensen reflecteert. Tegenwoordig wordt op basis van empirisch onderzoek de bijdrage van genen aan de variatie in gedrag in brede kring erkend en begint de belangstelling zich te verplaatsen naar het belang van culturele overerving, epigenetica, complexe interacties tussen de genetische aanleg en omgevingsinvloeden en correlaties tussen genetische factoren en omgeving.

Iedereen (met uitzondering van eeneiige tweelingen) erft een unieke combinatie van genen van zijn ouders. Deze genen bevatten informatie voor onder andere groei en de ontwikkeling van het zenuwstelsel en zo ontstaat een individu met unieke uiterlijke kenmerken, eigenschappen en vaardigheden. Gedrag wordt van moment tot moment bepaald door die eigenschappen en vaardigheden, in combinatie met invloeden uit de omgeving, ervaringen en de specifieke situatie waarin iemand zich bevindt. Genen en omgevingsinvloeden spelen een rol, die direct of meer indirect kan zijn en waarvan de balans zal verschillen per (gedrags)kenmerk en dus per kenmerk moet worden onderzocht.

Cognitieve vaardigheden, emotionele en gedragsproblemen laten al bij jonge kinderen grote individuele verschillen of variatie zien en deze verschillen vertonen tijdens de kindertijd een sterke mate van continuïteit. Ongeveer de helft van de kinderen die op jonge leeftijd emotionele en gedragsproblemen hebben, vertonen 5 jaar later ook nog problemen (Costello e.a., 2003; Kan e.a., 2013; Hofstra, Van der Ende & Verhulst, 2000; Rietveld, Hudziak, Bartels, Van Beijsterveldt & Boomsma, 2004). De oorzaken van variatie in emotionele en gedragsproblemen liggen zowel in genetische verschillen als in niet-genetische verschillen tussen kinderen en ook bij de continuïteit van emotionele en gedragsproblemen spelen beide factoren een rol. Deze genetische en omgevingsinvloeden kunnen echter een verschillend effect hebben op emotionele en gedragsproblemen over de leeftijd. Vaak zorgt genetische aanleg voor stabiliteit, terwijl invloed uit de omgeving juist zorgt voor verandering.

Onderzoeksdesigns die het mogelijk maken om het belang van genetische en omgevingsinvloeden te ontrafelen, zijn onder meer het adoptiedesign, waarin kinderen worden vergeleken met hun biologische en hun niet-biologische verwanten, en het klassieke tweelingdesign, dat kijkt naar de overeenkomsten tussen één- en twee-eiige tweelingen. Wanneer bij gedragsgenetisch onderzoek gebruik wordt gemaakt van longitudinale gegevens kan naast inzicht in de oorzaken van individuele verschillen ook inzicht worden verkregen in oorzaken van continuïteit, in causale mechanismen en de *age of onset* van bijvoorbeeld psychiatrische aandoeningen. Voor schizofrenie blijkt bijvoorbeeld dat, alhoewel het begin van psychoses meestal plaatsvindt tijdens de late adolescentie, er al op eerdere leeftijden indicatoren van genetische kwetsbaarheid zijn, zoals sociale problemen en cognitieve achterstanden. Het zou kunnen zijn dat er al op jonge leeftijd sprake is van een (genetische) gevoeligheid, die pas op latere leeftijd zichtbaar is, al dan niet geïnduceerd door invloed vanuit de omgeving (zoals bij schizofrenie het gebruik van cannabis) (Van Os, Rutten & Poulton, 2008; Rutter, 2006; Caspi, Moffitt, Cannon, McClay, Murray, Harrington e.a., 2005). Gedragsgenetisch onderzoek biedt de mogelijkheid om de erfelijkheid te schatten in bijvoorbeeld tweelingonderzoek, genen te identificeren in bijvoorbeeld genoomwijde associatiestudies, of om inzicht te krijgen in het samenspel tussen genen en omgeving (zoals gen-omgevinginteractie, gen-omgevingcorrelatie en epigenetica) (Van Dongen, Slagboom, Draisma, Martin & Boomsma, 2012).

3.2   Oorzaken van individuele verschillen in de ontwikkeling: erfelijkheid en omgeving

Verschillen in erfelijke aanleg worden veroorzaakt doordat sommige genen voorkomen in meerdere varianten (polymorfismen of allelen genoemd) en mensen dragers zijn van verschillende varianten. Iedereen erft (opnieuw met uitzondering van eeneiige tweelingen) een unieke combinatie van polymorfe genen van zijn ouders. Een gen is de eenheid van erfelijkheid. De bouwstof van een gen is DNA (= deoxyribonucleic acid; zie ▶ box 3.1). Het DNA bevat de informatie die nodig is voor de synthese van eiwitten die een groot aantal functies vervullen. Structurele genen coderen voor de aanmaak van bijvoorbeeld hormonen, neurotransmitters en enzymen. Naast informatie over de synthese van eiwitten bevat het DNA ook informatie waarmee wordt bepaald dat een eiwit wordt aangemaakt in de juiste lichaamscel, op het juiste moment en in de juiste hoeveelheid. Een tekort of een teveel aan een bepaald eiwit kan ernstige gevolgen hebben. Alleen genen met meerdere allelen (polymorfe genen) kunnen bijdragen aan genetische variatie. Genetische variatie heeft tot gevolg dat het ene individu meer of minder aanmaakt van een bepaald eiwit, of dat de structuur van het eiwit anders is.

Box 3.1 DNA

DNA slaat informatie op dankzij zijn specifieke moleculaire structuur, een structuur die in 1953 werd opgehelderd door Watson en Crick (1953). Zij ontdekten dat een DNA-molecuul bestaat uit twee strengen in de vorm van een dubbele helix. Elke streng is opgebouwd uit fosfaten en groepen van deoxyribose-suikers aan de buitenkant. De twee strengen worden aan de binnenkant bij elkaar gehouden door basenparen. Er zijn vier basen: adenine (A), thymine (T), guanine (G) en cytosine (C). Een opeenvolging van drie van deze basen (codon) bevat de code voor een bepaald aminozuur. De volgorde AGT staat bijvoorbeeld voor het aminozuur serine, en TTC voor het aminozuur lysine. Aminozuren zijn de bouwstenen van eiwitten. De basen A, T, G en C zijn de letters van het DNA, de aminozuren de woorden en de eiwitten de zinnen. De meeste genen bevatten informatie voor de aanmaak van een eiwit. Het gen zelf maakt echter geen eiwitten aan. Pas wanneer de informatie van een gen wordt afgelezen en vertaald, wordt er daadwerkelijk een eiwit gemaakt. Het aflezen van een gen gebeurt tijdens een proces dat transcriptie heet. Hierbij wordt de basenvolgorde van een gen gekopieerd naar een ribonucleïdezuur (RNA). Vervolgens wordt de basenvolgorde van het RNA vertaald naar een volgorde van aminozuren die samen een eiwit vormen. Dit proces noemt men translatie (Strachan & Read, 2009). Deze expressie van RNA kan met *arrays of sequencing* gemeten worden in bloed of ander weefsel.

Het moment waarop het proces van transcriptie van een gen in gang wordt gezet, wordt ook geregeld door genen, evenals de frequentie waarmee een gen wordt afgelezen. De functie van een gen is dus de regulatie van andere genen en de aanmaak van eiwitten. Eiwitten hebben vervolgens invloed op de structuur en het functioneren van een cel – een cellulair proces. Het functioneren van de cellen komt tot uiting op het niveau van een organisme. En het functioneren van meerdere organismen komt ten slotte tot uiting op populatieniveau.

Wanneer alle organismen binnen een populatie precies dezelfde basenvolgorden in het DNA zouden hebben, zou er geen genetische variatie zijn. Dit is bij natuurlijke populaties niet het geval. De oorzaak van de variatie in bijna alle eigenschappen ligt in de variatie tussen mensen op DNA-niveau (erfelijke aanleg) en in de omgeving. Bij een inteeltpopulatie, bijvoorbeeld voor experimenteel onderzoek gefokte dieren, waarbij geen sprake is van variatie op DNA-niveau, wordt alle variatie in de populatie verklaard door verschillen in omgevingsfactoren voor de individuen binnen die populatie (Freund e.a., 2013).

Voor bijna alle complexe aandoeningen en ziekten, en voor bijna alle humane eigenschappen, geldt dat ze beïnvloed worden door meerdere genen. Als de invloed van meerdere genen sommeert, is er sprake van additief genetische invloeden. Als er interacties tussen verschillen genen zijn, kan er sprake van dominantie (interacties tussen allelen binnen hetzelfde gen) of epistase (interacties tussen allelen van verschillende genen). Deze verschillende vormen van genetische invloeden resulteren in predicties voor de overeenkomst tussen familieleden.

Veranderingen in DNA-sequentie ontstaat door mutatie. Een mutatie kan bijvoorbeeld resulteren in de verandering van één base (een *punt-mutation*) maar ook in de verdwijning (*deletion*) of toevoeging (*insertion*) van één of meerdere basen. Niet alle mutaties zullen een merkbare invloed hebben. Dit komt omdat het aantal mogelijke drieletterwoorden dat resulteert uit de vier letters A, C, G en T (64) het aantal aminozuren overschrijdt (20). Verschillende codons kunnen daarom voor hetzelfde aminozuur coderen. Wanneer een mutatie optreedt tijdens de deling van lichaamscellen zal dit alleen voor het individu gevolgen hebben, maar als een mutatie optreedt tijdens de aanmaak van geslachtscellen (gameten), heeft deze mogelijk invloed op de nakomelingen. Een voorbeeld hiervan is de bevinding dat kinderen van oudere vaders een verhoogd risico hebben op aandoeningen zoals autisme en schizofrenie. De oorzaak van dit verhoogde risico wordt toegewezen aan de toename van 'de novo'-mutaties (een mutatie in het DNA van de geslachtscellen) met toename van de leeftijd van de vader (Goriely, McGrath, Hultman, Wilkie & Malaspina, 2013). Het lot van een mutatie wordt bepaald door selectieprocessen en door toeval (*genetic drift*). Om meer inzicht te krijgen in variatie in de DNA-sequentie (bijvoorbeeld de frequentie van bepaalde de novo-mutaties) binnen de Nederlandse populatie is het project Het Genoom van Nederland (GoNL) gelanceerd. GoNL is een sequencingproject in een groep van 250 gezinnen bestaande uit twee ouders en een kind uit alle Nederlandse provincies (Boomsma, Wijmenga, Slagboom, Swertz, Karssen e.a., 2013). Dit wil zeggen dat van 750 Nederlandse mensen hun volledige DNA-sequentie in kaart is gebracht. Hierdoor wordt het mogelijk om overeenkomsten en verschillen binnen de Nederlandse populatie in kaart te brengen. Die informatie kan vervolgens als referentie dienen voor het opsporen van genetische varianten die een rol spelen bij aandoeningen en ziekten.

Het doorgeven van DNA van generatie op generatie verloopt volgens een geordend proces. Onze genen liggen gerangschikt op 23 paren chromosomen. Van ieder chromosoom zijn er altijd twee exemplaren aanwezig (met uitzondering van het X- en Y-chromosoom bij mannen), het ene exemplaar komt van de moeder en het andere van de vader. Tijdens de aanmaak van gameten bij de ouders wordt van ieder paar 1 chromosoom doorgegeven, zodat na de versmelting van gameten het aantal chromosomen in de volgende generatie constant is. Fouten in dit proces (bijvoorbeeld een exemplaar te veel van chromosoom 21, wat leidt tot trisomie 21 ofwel het syndroom van Down) leiden meestal tot aandoeningen die gepaard gaan met ernstige mentale retardatie. Tijdens de aanmaak van gameten komen alle 46 chromosomen in 23 paren naast elkaar te liggen. Vervolgens gaan de twee chromosomen van hetzelfde paar uit elkaar zodat elke gameet 23 chromosomen bevat. Bij splitsing van chromosomen kunnen er soms stukken van het ene chromosoom op het andere chromosoom van het paar terechtkomen. Er is dus sprake van een vorm van herordening van het erfelijk materiaal van de grootouders.

Er zijn bijna geen menselijke eigenschappen waarvan de variatie helemaal kan worden toegeschreven aan genetische oorzaken. Niet-genetische of omgevingsfactoren spelen bijna altijd een rol. Binnen de psychiatrie en psychologie wordt vaak een onderscheid gemaakt tussen invloeden uit de omgeving die gedeeld worden door kinderen die opgroeien in eenzelfde gezin en invloeden uit de omgeving die uniek zijn voor een individu. Gedeelde omgevingsinvloeden doen kinderen binnen een gezin meer op elkaar lijken, dan op kinderen die in een ander gezin opgroeien. Hierbij kan gedacht worden aan de opvoedingsstijl van de ouders, de eet- en slaap-gewoonten binnen een gezin, de sociaaleconomische klasse, de buurt, en een scala van andere invloeden die moeilijk exact te identificeren blijken te zijn. Unieke omgevingsinvloeden wor-den gedefinieerd als invloeden die kinderen (en volwassenen) van elkaar doen verschillen, ook al groeien ze op in hetzelfde gezin. Ook hier kan gedacht worden aan een scala van factoren, die soms met toeval samenhangen en soms meer systematisch zijn. Het ene kind binnen een gezin kan net iets meer liefde van de ouders ervaren, het kan meer dan een ander kind bepaalde reacties van de ouders uitlokken, het kan de oudste zijn en te maken hebben met jongere broers en zusjes of kan juist de jongste zijn. De interactie van kinderen met vriendjes of vriendinnetjes kan heel verschillend zijn voor kinderen uit eenzelfde gezin en ook de wijze waarop andere volwassenen dan de ouders het kind behandelen kan een ervaring zijn die niet wordt gedeeld met broers en zussen.

Hoewel in het verleden gedacht werd dat het mysterie van individuele verschillen in gedrag aan de kant van de genetica lag, is het inmiddels duidelijk dat invloeden vanuit de omgeving minstens zo moeilijk in kaart te brengen zijn. Een interessant voorbeeld om de complexiteit van omgevingsinvloeden aan te geven, zijn de effecten van de opvoedingstijl van de ouders (de ouder-kindrelatie). Kan dit als omgevingsinvloed beschouwd worden? Uit onderzoek blijkt bijvoorbeeld dat verschillen in angstig gedrag bij kinderen deels verklaard kan worden door opvoeding. Er lijkt met name evidentie te zijn voor een relatie tussen *over-control* van de ou-ders en angst bij kinderen (Rapee, 1997; Wood, McLeod, Sigman, Hwang & Chu, 2003). Welke factoren spelen echter een rol in het *over-control*-gedrag van ouders? Hangt dit gedrag van de ouders samen met hun persoonlijkheid? Kan het dan zo zijn een deel van de individuele ver-schillen in opvoedingstijl bepaald wordt door erfelijke factoren bij de ouders? Geven ouders deze genen door aan hun kinderen en zijn dit wellicht dezelfde genen die een rol spelen bij (angstig) gedrag in kinderen? Kortom, de genetische predispositie van de ouders zal een rol spelen bij hun manier van opvoeden. Daarnaast zal een ouder niet ieder kind op dezelfde wijze opvoeden. Het gedrag van het kind (gedeeltelijk bepaald door het genotype van het kind, wat hij voor 50% deelt met zijn ouder) kan ervoor zorgen dat het kind een bepaalde reactie uitlokt bij de ouder (Klarh & Burt, 2013). Deze complexe mechanismen worden samengevat als gen-omgevingcorrelatie en gen-omgevinginteractie.

3.2.1 Gen-omgevingcorrelatie

Van een correlatie tussen erfelijke aanleg en omgevingsinvloeden spreekt men wanneer de omgeving waarin iemand zich bevindt een functie is van zijn genotype. Er worden drie ver-schillende vormen van gen-omgevingcorrelaties onderscheiden (Plomin, DeFries & Loehlin, 1977; Scarr & McCartney, 1983). Passieve gen-omgevingcorrelatie treedt op als ouders zowel hun genen als hun omgeving doorgeven aan hun kinderen (Reiss, Neiderhiser, Hetherington & Plomin, 2000). Bijvoorbeeld: ouders geven het gen voor atletische aanleg door en nemen, als ze zelf sportief zijn, hun kinderen mee naar de sportclub. Actieve gen-omgevingcorrelatie treedt op wanneer een individu een omgeving creëert of opzoekt die aansluit bij zijn genotype. Een kind met een erfelijke aanleg voor verlegenheid zal minder snel geneigd zijn een situatie op te zoeken waarin veel contact met andere kinderen is vereist. Reactieve of evocatieve gen-omgevingcorrelatie treedt op wanneer het genetisch beïnvloede gedrag van een kind bepaalde reacties uit zijn omgeving oproept. In het geval van de ouder-kindrelatie zou deze vorm van correlatie optreden wanneer negatief gedrag van het kind een negatieve reactie van de ouder oproept. Deze negatieve reactie van de ouders zou vervolgens meer negatief gedrag bij het kind kunnen bewerkstelligen, waardoor een vicieuze cirkel ontstaat (O'Connor, Deater-Deckard, Fulker, Rutter & Plomin, 1998).

3.2.2 Gen-omgevinginteractie

Hoewel erfelijke aanleg en omgevingsvariatie twee aparte bronnen van populatievariatie zijn, kan er ook sprake zijn van wisselwerking tussen beide bronnen. Van een *interactie* tussen erfelijke aanleg en omgevingsinvloeden is sprake wanneer alleen individuen met een bepaald genotype gevoelig zijn voor de invloeden uit de omgeving. Interactie tussen erfelijke aanleg en omgevingsfactoren wordt bijvoorbeeld gezien als een onderliggend mechanisme voor het ontstaan van depressie, de zogenoemde stress-diathesehypothese. Kinderen die eenzelfde ernstige levensgebeurtenis of stressvolle gebeurtenis meemaken kunnen sterk verschillende reacties vertonen, bijvoorbeeld wat betreft het aantal depressieve klachten. Pas wanneer een kind een erfelijke aanleg heeft voor depressie wordt het meemaken van negatieve gebeurtenissen een risicofactor voor het ontstaan van depressiviteit (Wankerl, Wüst & Otte, 2010). Een tweede model is het bio-ecologische model. Hierin wordt gesteld dat in een risico-omgeving, bijvoorbeeld met meer emotionele problemen, juist een lagere erfelijkheid van dit gedrag gevonden wordt. Recent is er ook meer aandacht gekomen voor effecten van positieve omgevingsinvloeden. In het *differential susceptibility framework* wordt gesteld dat sommige kinderen niet alleen gevoeliger zijn voor negatieve invloeden vanuit de omgeving, maar ook voor positieve omgevingsinvloeden (Belsky & Pluess, 2009).

3.2.3 Effecten van specifieke genen en pleiotropie

Wanneer is gevonden dat erfelijke aanleg een rol speelt in de populatievariatie in een eigenschap, dan kan worden gezocht naar specifieke genen die hiervoor verantwoordelijk zijn. Eén gen kan meer dan één eigenschap beïnvloeden. Wanneer één gen meerdere kenmerken beïnvloedt, spreekt men van pleiotropie. Recent is gekeken naar de genetische relatie tussen vijf psychiatrische aandoeningen (schizofrenie, bipolaire stoornis, depressie, autisme en ADHD). Uit dit grootschalige onderzoek bleek dat een overlap in genetische varianten hoog was voor schizofrenie en bipolaire stoornis. Dit wil zeggen dat de genetische varianten die een rol spelen bij het risico op schizofrenie ook een bijdrage leveren aan de gevoeligheid voor een bipolaire stoornis (Cross-disorder group of the Psychiatric Genomics Consortium, 2013). Bij complexe eigenschappen beïnvloeden meerdere genen deze eigenschap. Bij de meeste complexe eigenschappen heeft elk gen apart een klein effect. In dit geval is er sprake van een polygene eigenschap. Schizofrenie en bipolaire stoornis zijn voorbeelden van een polygene aandoeningen, waarbij bovendien een aantal genen de vatbaarheid voor beide aandoeningen verhoogt. Een grootschalige zoektocht naar genetische varianten die een rol spelen bij het risico op schizofrenie heeft een groot aantal (nieuwe) genetische varianten opgeleverd (Ripke e.a., 2013). De genetische pleiotropie die werd gevonden voor schizofrenie en bipolaire stoornissen werd niet gezien bij aandoeningen die al vroeg op de kinderleeftijd tot uitdrukking komen, zoals ADHD en autisme.

3.2.4 Familieonderzoek

Het schatten van de relatieve invloed van genetische en omgevingsfactoren op variatie gebeurt via verschillende onderzoeksdesigns. Voor het onderzoek naar de invloed van genen en omgevingsinvloeden op gedrag is het niet noodzakelijk om DNA te verzamelen of specifieke omgevingsfactoren te meten. Om vast te stellen hoe groot de genetische en omgevingsinvloeden op een eigenschap of aandoening zijn, kan onderzoek worden gedaan bij genetisch verwante personen. Het clusteren van individuele verschillen binnen families is een eerste aanwijzing dat een eigenschap familiaal bepaald is. In onderzoek naar autisme wordt bijvoorbeeld gevonden dat familieleden van kinderen met autisme, meer sociale problemen, taalproblemen en problemen in de communicatie hebben. Tevens hebben zij een voorkeur voor routinematig gedrag en problemen met veranderingen (Bolton, Macdonald, Pickles, Rios, Goode, Crowson, Bailey & Rutter, 1994; Bailey, Palferman, Heavey & Le Couteur, 1998). Dit zegt echter nog niet of de overeenkomsten tussen familieleden voor autisme of gedrag in het algemeen worden beïnvloed door overeenkomsten in genetische factoren. Mensen uit hetzelfde gezin delen immers zowel de gezinsomgeving als een deel van hun genetisch materiaal. Om deze twee effecten apart te bestuderen zijn verschillende onderzoeksdesigns ontwikkeld waarin ten minste twee groepen mensen van verschillende genetische verwantschap met elkaar worden vergeleken. Zo is met tweelingonderzoek naar de oorzaken van autisme aangetoond dat genen een grote rol spelen (Rutter, 2000).

Adoptieonderzoek

Een methode om wel het onderscheid te kunnen maken tussen genetische invloeden en gedeelde omgevingsinvloeden is adoptieonderzoek. Daarin worden eigenschappen van adoptiekinderen vergeleken met dezelfde eigenschappen bij hun biologische ouders of hun biologische broertjes en zusjes die niet in hetzelfde adoptiegezin zijn opgegroeid. De mate waarin het kind lijkt op de biologische verwanten is een directe schatting van het belang van genetische factoren. Tevens kan een directe schatting voor de invloed van gedeelde omgeving gegeven worden door het vergelijken van de adoptiekinderen met hun adoptieouders of met hun adoptiebroertjes en -zusjes. In het ideale adoptiemodel worden adoptiekinderen zowel vergeleken met biologische ouders en broers en zusjes als met hun adoptieouders en -broers en -zusjes. Om een nog completer beeld van de genetische en omgevingsinvloeden te verkrijgen en ter controle voor de directe schattingen voor genetische en gedeelde omgevingsinvloeden verdient het de voorkeur om in adoptiestudies ook families op te nemen waarbij de biologische kinderen bij hun biologische ouders wonen.

Het adoptiemodel kent een aantal nadelen. Ten eerste is het niet altijd mogelijk informatie van zowel de biologische ouders als de adoptieouders te verzamelen. Daarnaast kunnen de geografische afstand en de geografische verschillen (zoals culturele verschillen) tussen biologische ouders en adoptieouders een bias in de gegevens verzameling veroorzaken. Culturele verschillen (denk hierbij aan taal- of scholingsverschillen) kunnen er bijvoorbeeld voor zorgen dat het niet mogelijk is om dezelfde test af te nemen bij adoptiekinderen en hun biologische ouders. Ten slotte zijn er vragen over representativiteit van zowel de adoptie- als de biologische ouders (bijvoorbeeld als gevolg van selectieve plaatsing, waarbij kinderen bijvoorbeeld vaker in gezinnen worden geplaatst waar al opvoedingservaring is).

Box 3.2 Adoptiestudies

Een beroemde adoptiestudie die het denken over schizofrenie drastisch heeft veranderd, stamt uit 1966. De hoofdonderzoeker (Heston) interviewde 47 volwassenen die als kind geadopteerd waren omdat hun moeder schizofreen was. Hij vergeleek het voorkomen van schizofrenie in deze groep adoptiekinderen met het percentage schizofrenie in een groep van geadopteerde volwassenen waarvan de moeder niet schizofreen was. Van de 47 personen uit de eerste groep bleken er 8 opgenomen te zijn of te zijn geweest voor schizofrenie tegenover 0 personen uit de controlegroep. Op dit moment wordt op verschillende plekken ter wereld grootschalig adoptieonderzoek uitgevoerd (bijvoorbeeld The Early Growth and Development study, The Colorado Adoption Project en The Minnesota Adoption Study) dat laat zien dat zowel depressieve gevoelens van de biologische moeder, als depressieve gevoelens van de adoptiemoeder een risicofactor zijn voor de ontwikkeling van externaliserende en antisociale gedragsproblemen bij kinderen (Kerr, Leve, Harold, Natsuaki, Neiderhiser, Shaw & Reiss 2013). Zowel genen als gedeelde omgeving zijn dus van belang bij de ontwikkeling van deze gedragsproblemen.

Tweelingonderzoek

Tweelingen worden geboren in alle lagen van de bevolking. Vanaf het eind van de jaren van de vorige eeuw is het aantal tweelingen continu gestegen en in het begin van de 21e eeuw bereikte dit een historisch hoogtepunt van meer dan 18 tweelinggeboorten per 1000 bevallingen. Recente cijfers van het CBS laten in de afgelopen jaren echter weer een daling zien. In de periode 2005-2011 nam het aantal tweelinggeboorten af van 18,6 naar 15,9 per 1000 bevallingen. Het aantal twee-eiige tweelingen daalt al sinds het jaar 2000, terwijl het aantal eeneiige tweelinggeboorten nagenoeg constant blijft. De dalende trend in het aantal twee-eiige tweelinggeboorten in Nederland komt waarschijnlijk door de geleidelijke wijziging van het IVF-beleid, waarbij meestal nog maar één embryo wordt geplaatst. Aangezien meerlinggeboorten gepaard gaan met een relatief groot aantal risicofactoren bij de zwangerschap en bevalling, wordt deze daling in het algemeen gezien als een positieve ontwikkeling (Glasner, Van Beijsterveldt, Willemsen & Boomsma, 2013).

Bij het klassieke tweelingonderzoek worden de overeenkomst tussen leden van eeneiige, monozygote (MZ) tweelingen vergeleken met de overeenkomst tussen leden van twee-eiige, dizygote (DZ) tweelingen. MZ-tweelingen ontstaan als een bevruchte eicel zich in tweeën splitst. MZ-tweelingen zijn genetisch identiek en dus ook altijd van hetzelfde geslacht. DZ-tweelingen ontstaan na een dubbele ovulatie bij de moeder en zijn genetisch gezien niet meer verwant dan gewone broertjes of zusjes, dat wil zeggen dat ze gemiddeld 50% van hun genetisch materiaal gemeenschappelijk hebben. Een grotere overeenkomst tussen leden van MZ- dan DZ-tweelingen – vaak uitgedrukt in een correlatiecijfer – voor een bepaalde eigenschap is een eerste indicatie dat individuele verschillen in deze eigenschap mede worden bepaald door erfelijke aanleg (*heritability*). Bij additiviteit van genetische invloeden spreekt men van A. Als allelen interacteren spreekt men van genetische dominantie, D (zie ook ► box 3.1). Naast deze genetisch invloeden kunnen, zoals gezegd, ook invloeden uit de omgeving een rol spelen. De invloeden uit de omgeving kunnen worden onderscheiden in omgevingsinvloeden die gedeeld worden door kinderen uit een zelfde gezin (*common environment*, C) en omgevingsinvloeden die uniek zijn voor het individu (*unique environment*, E). De mate waarin MZ-tweelingen en DZ-tweelingen op elkaar lijken geeft informatie over het relatieve belang van A, D, C en E.

⬛ **Tabel 3.1**   Conclusies op grond van tweelingcorrelaties.

	Correlaties	Invloed	Conclusie
1.	$r_{MZ}=r_{DZ}=0$	E	Als tweelingen niet op elkaar lijken, speelt noch erfelijkheid noch gedeelde omgeving een rol.
2.	$r_{MZ}=r_{DZ}>0$	E C	Als MZ-en DZ-tweelingen evenveel op elkaar lijken, speelt gedeelde omgeving een rol.
3.	$r_{MZ}=2*r_{DZ}$	E A	Als de gelijkenis tussen MZ-tweelingen ongeveer twee keer zo groot is als tussen DZ-tweelingen, dan speelt genetica een rol.
4.	$r_{MZ}<2*r_{DZ}$	E A C	Als de MZ-gelijkenis minder dan twee keer zo groot is, duidt dat op genetische factoren én gedeelde omgevingsinvloeden.
5.	$r_{MZ}>>r_{DZ}$	E A D	Als de MZ-correlatie veel groter is dan de DZ-correlatie, dan is dit een indicatie dat de effecten van genen niet simpelweg optellen (A) maar dat ze interacteren (D).

*: vermenigvuldigen; rMZ en rDZ zijn de correlaties van eeneiige en twee-eiige tweelingen

MZ-tweelingen die in hetzelfde gezin opgroeien zijn genetisch identiek en delen dezelfde gezinsomgeving. De overeenkomst van MZ-tweelingen is dus een functie van A + D + C; de invloed van erfelijke aanleg plus de invloed van de gezinsomgeving. De mate waarin MZ-tweelingen niet op elkaar lijken wordt verklaard door invloeden die zij niet delen; de unieke omgevingsinvloeden (E). Voor DZ-tweelingen die samen opgroeien geldt ook dat zij de gezinsomgeving delen. Zij hebben echter maar ten dele dezelfde genen geërfd. De overeenkomst in DZ-tweelingen is dus een functie van ½ A + ¼ D + C. Op grond van het patroon van MZ- en DZ-correlaties zijn algemene conclusies mogelijk, zoals samengevat in ⬛ tabel 3.1 (Boomsma & Verhulst, 1995).

Extensies van het klassieke tweelingmodel

Bij deze tabel is nog een kanttekening nodig: in onderzoek met MZ- en DZ-tweelingen moet de onderzoeker (op grond van het patroon van correlaties) beslissen of een ADE-model of ACE-model het beste past bij de data, omdat in een design met twee groepen niet zowel de invloed van D als van C geschat kan worden. Daarom worden steeds vaker variaties op het klassieke tweelingdesign gebruikt om inzicht te krijgen in meer complexe modellen van genetische en culturele overerving (Boomsma, Busjahn & Peltonen, 2002). Daarnaast worden univariate methoden gegeneraliseerd naar multivariate benaderingen, waarbij meerdere variabelen tegelijkertijd worden geanalyseerd. Deze benadering kan worden gebruikt om bijvoorbeeld oorzaken van comorbiditeit te onderzoeken of de etiologie van stabiliteit van gedrag over de tijd (zie ook ▶ paragraaf 3.3 van dit hoofdstuk). Zo blijkt bijvoorbeeld dat de associatie tussen agressie en normafwijkend gedrag voornamelijk verklaard wordt door pleiotrope genetische invloeden. Dat wil zeggen dat genen die een rol spelen bij agressief gedrag ook een rol spelen bij normafwijkend gedrag (Bartels, Hudziak, Van den Oord, Van Beijsterveldt, Rietveld & Boomsma, 2003).

Een voorbeeld van een extensie van het klassieke tweelingendesign is het tweeling-sibling-design. Hierbij wordt, naast informatie over tweelingen, ook informatie verzameld over oudere of jongere broertjes/zusjes (*siblings*) van de tweeling; dat kan zorgen voor meer inzicht in de effecten van gedeelde omgevingsfactoren. Deze broertjes/zusjes groeien immers op in hetzelfde gezin. Ook kan inzicht verkregen worden in leeftijdsspecifieke effecten, omdat broertjes/zusjes per definitie ouder of jonger dan de tweelingen zijn. Een voorbeeld hiervan is een onderzoek naar de oorzaak van verschillen in spijbelen. Een groot tweeling-siblingonderzoek van het Nederlands Tweelingen Register laat zien dat 25% van de verschillen in spijbelgedrag verklaard wordt door genetische verschillen. Er werd echter ook een tweelingspecifieke invloed gevonden die ongeveer 25% van de variatie verklaart. De onderzoekers suggereren dat dit effect waarschijnlijk voortkomt uit het feit dat tweelingen vaker bij elkaar in de klas zitten (dan niet-tweelingbroers en -zussen) en dus vaker samen kunnen spijbelen (Van der Aa, Rebollo-Mesa, Willemsen, Boomsma & Bartels, 2009).

Ook biedt deze extensie van het klassieke tweelingmodel de mogelijkheid om te onderzoeken of er verschillen tussen eenlingen en tweelingen zijn. Dit is relevant voor de vraag hoe representatief tweelingonderzoek is. Tweelingen worden bijvoorbeeld vaker te vroeg geboren en hebben een lager geboortegewicht. Deze achterstand blijkt echter op 5-jarige leeftijd te zijn ingehaald (Estourgie-van Burk, Bartels, Van Beijsterveldt, Delemarre-van de Waal & Boomsma, 2006) en geen langdurige nadelige effecten te hebben op bijvoorbeeld IQ (Posthuma, De Geus, Bleichrodt & Boomsma, 2000; Boomsma, Van Beijsterveldt, Rietveld, Bartels & Van Baal, 2001).

Een tweede extensie van het klassieke tweelingmodel is het kinderen-van-tweelingende-sign. Hierbij worden gegevens verzameld van ouders die zelf tweeling zijn en hun kinderen. Als een eeneiig tweelingpaar beiden kinderen krijgen, zijn hun kinderen genetisch gezien half-broers en -zusjes, terwijl ze sociaal gezien neefjes en nichtjes zijn. De genetische verwantschap in combinatie met het opgroeien in verschillende gezinssituaties biedt een attractief design om de correlatie tussen genen en omgeving te onderzoeken (Jacob, Waterman, Heath, True, Bucholz, Haber, Scherrer & Fu, 2003). Dit design wordt onder andere gebruikt om te onderzoeken of externaliserend probleemgedrag in kinderen van ouders met een alcoholprobleem het gevolg is van genetische transmissie van genen die een rol spelen bij externaliserend gedrag of een gevolg van opgroeien in een zogenoemde 'hoog risico'-omgeving. Voor ADHD blijkt dat, naast de negatieve omgevingsinvloeden, het waarschijnlijk pleitrope genen zijn die zorgen voor het alcoholprobleem van de moeder en de gedragsproblemen bij haar kinderen (Knopik, Heath, Jacob, Slutske, Bucholz, Madden, Waldron & Martin, 2006).

Een derde extensie is het *parent-offspring-design* waarbij gegevens van ouders van twee-lingen mee worden genomen in het onderzoek. Een dergelijk design biedt de mogelijkheid om genetische overerving te scheiden van culturele transmissie, om zowel D als C te schatten en om onderzoek te doen naar *assortative mating*. Assortative mating wil zeggen dat partners elkaar 'uitzoeken' op grond van bepaalde eigenschappen, zoals IQ of lichaamslengte (non-random partnerkeuze). Als die eigenschappen erfelijk zijn, is de genetische verwantschap tussen kinderen en ouders (en ook tussen broers en zusjes) groter dan bij random partnerkeuze. Bij gebruik van een parent-offspring-model wordt een beter beeld verkregen van de invloeden van genen en omgeving die ouders kunnen meegeven aan hun kinderen. Zo liet bijvoorbeeld de analyse van rookgedrag van ouders en van hun tweelingkinderen (Boomsma, Koopmans, Van Doornen & Orlebeke, 1994) zien dat rokende ouders vaker dan niet-rokende ouders kinderen hebben die ook roken. Deze observatie werd echter helemaal verklaard door de genetische ver-wantschap tussen ouders en kinderen en niet door mechanismen van culturele transmissie of imitatiegedrag. Voor alcoholgebruik (Koopmans & Boomsma, 1995) werd eenzelfde resultaat gevonden voor oudere kinderen (> 17 jaar). Bij jongere kinderen speelde de gezinsomgeving wel een belangrijke rol bij de verklaring van verschillen in drinkgedrag.

Het MZ-discordante design

Een unieke en waardevolle groep wordt gevormd door de eeneiige tweelingen die verschillende mate symptomen van psychopathologie laten zien (discordant zijn), zoals tweelingparen waarvan het ene kind ADHD heeft en het andere kind niet. Deze methode vormt een alternatief voor de traditionele case-controlstudies. Omdat beide leden van een eeneiig tweelingpaar genetisch identiek zijn, worden de resultaten niet overschaduwd door genetische verschillen tussen een 'case' en 'controle', en ook niet door effecten van leeftijd of sekse. Deze methode kan toegepast worden als men geïnteresseerd is in monogenetische (Mendeliaanse) aandoeningen, zoals het fragiele-X-syndroom (Zwijnenburg, Meijers-Heijboer & Boomsma, 2010), maar ook om meer inzicht te krijgen in de oorzaken van individuele verschillen in complexe aandoeningen zoals ADHD. Dit onderzoek laat bijvoorbeeld zien dat kinderen met ADHD een lager geboortegewicht hadden en een tragere motorische ontwikkeling vertoonden dan hun eeneiige tweelingbroer/zus die geen ADHD had (Lehn, Derks, Hudziak, Heutink, Van Beijsterveldt & Boomsma, 2007).

3.3   Ontwikkeling en prognose: tweelingonderzoek naar stabiliteit van emotionele en gedragsproblemen bij kinderen

3.3.1   Eerder onderzoek naar oorzaken van stabiliteit van emotionele en gedragsproblemen

Amerikaans onderzoek (Van den Oord & Rowe, 1997) met broers/zussen, halfbroers/-zussen en neven en nichten heeft laten zien dat stabiliteit en continuïteit in gedragsproblemen veroorzaakt wordt door genetische factoren én omgevingsinvloeden die kinderen binnen een gezin meer op elkaar doen lijken. Een longitudinaal onderzoek met leerkrachtbeoordelingen van gedrag van kinderen op de leeftijden 7, 8, 9, 10, 11 en 12 laat zien dat stabiliteit in externaliserend gedrag veroorzaakt wordt door een stabiele onderliggende genetische factor. Veranderingen in gedrag hingen juist samen met omgevingsfactoren. Eenzelfde beeld werd gevonden voor internaliserende gedragsproblemen (Haberstick, Schmitz, Young & Hewitt, 2005). Hoewel deze onderzoeken bij verschillende populaties, uit verschillende landen en op verschillende leeftijden hebben plaatsgevonden, komen genetische invloeden op stabiliteit van emotionele en gedragsproblemen bij ieder onderzoek naar voren. Het tijdsinterval tussen de opeenvolgende metingen is in alle onderzoeken echter vrij klein (ongeveer 1 à 2 jaar) waardoor de vraag blijft bestaan of dit beeld consistent is over de gehele kindertijd. Om meer inzicht te krijgen over een langere periode, van 3 tot 12 jaar, vindt op de afdeling Biologische Psychologie van de Vrije Universiteit te Amsterdam een grootschalig onderzoek naar de ontwikkeling van gedrag en gedragsproblemen plaats.

3.3.2   Het longitudinale onderzoek van het Nederlands Tweelingen Register

Met de hulp van ouders van tweelingen die ingeschreven staan bij het Nederlands Tweelingen Register (zie ▶ box 3.3) is van een grote groep tweelingen de ontwikkeling in kaart gebracht. Op de leeftijden 3, 7, 10 en 12 jaar hebben de ouders de Child Behavior Checklist (CBCL; Achenbach, 1991, 1992) ingevuld. Informatie over emotionele en gedragsproblemen is beschikbaar van meer dan 20.000 kinderen op leeftijd 3 en 7, van 6000 kinderen op leeftijd 10 en van

3000 kinderen op leeftijd 12. Deze informatie schept de mogelijkheid om de ontwikkeling van gedragsproblemen in kaart te brengen.

Box 3.3 Het Nederlands Tweelingen Register

Het Nederlands Tweelingen Register (NTR) werd in 1987 aan de Vrije Universiteit te Amsterdam opgericht ten behoeve van wetenschappelijk onderzoek. Het doel van het NTR is het onderzoeken van de bijdrage van erfelijke aanleg aan persoonlijkheid, groei, ontwikkeling, ziekte en risicofactoren voor ziekte. Het is niet zo dat tweelingen anders zijn dan eenlingen, maar met hulp van tweelingen kan worden nagegaan in welke mate verschillen tussen personen toegeschreven moeten worden aan erfelijke factoren en aan omgevingsfactoren. In het register staat een groot aantal gezinnen met jonge twee- en meerlingen ingeschreven. Via babyfelicitatiediensten, de Vereniging van Meerlingen en andere instellingen worden oudere meerlingen uitgenodigd om zich op te geven bij het NTR. Bij registratie wordt gevraagd of ze het goed vinden op een later tijdstip benaderd te worden met een verzoek mee te werken aan onderzoek. De jonge tweelingen worden gevolgd vanaf hun geboorte in hun ontwikkeling. Oudere meerlingen werken me aan ander onderzoek van het NTR, dat zich richt op de gezondheid en leefgewoonten van jongeren en volwassenen. Voor meer informatie zie: ▶ www.tweelingenregister.org.

Er is gekeken naar de stabiliteit van individuele verschillen over de leeftijd door correlaties te berekenen tussen herhaalde metingen bij dezelfde groep kinderen. Voor internaliserende gedragsproblemen zijn deze correlaties: $r_{(3-7)}=,37$; $r_{(3-10)}=,33$; $r_{(3-12)}=,30$. De correlaties voor externaliserende gedragsproblemen zijn: $r_{(3-7)}=,55$; $r_{(3-10)}=,49$; $r_{(3-12)}=,48$, waarbij de getallen tussen haakjes de leeftijdsintervallen weergeven. In deze reeks van correlaties is duidelijk dat de stabiliteit afneemt naarmate het tijdsinterval groter wordt. De stabiliteit in de emotionele en gedragsproblemen wordt voornamelijk verklaard door genetische invloeden. Stabiliteit in internaliserende problemen bij jongens wordt voor 65% door genetische (A), 26% door gedeelde omgevingsinvloeden (C) en 9% door unieke omgevingsinvloeden (E) verklaard. Bij meisjes wordt 47% van de stabiliteit in internaliserende problemen verklaard door genetische factoren, en respectievelijk 43% en 10% door C en E. Echter, hoewel stabiliteit in internaliserend gedrag voor een groot deel door genetische factoren bepaald wordt, spelen genen niet op iedere leeftijd en voor beide seksen een even belangrijke rol. De erfelijkheid van internaliserende problemen neemt af over de leeftijd, terwijl de invloed van gedeelde omgevingsfactoren toeneemt. De invloeden van unieke omgevingsinvloeden is ongeveer gelijk op iedere leeftijd.

Ook voor externaliserende gedragsproblemen zijn genetische invloeden de belangrijkste verklarende factor voor stabiliteit bij jongens (73%), terwijl 19% wordt verklaard door gedeelde omgevingsinvloeden en slechts 5% van de stabiliteit wordt verklaard door omgevingsfactoren uniek voor ieder individu. Voor stabiliteit in externaliserende gedragsproblemen bij meisjes spelen zowel genetische factoren als gedeelde omgevingsinvloeden een rol van betekenis. Deze factoren verklaren respectievelijk 62% en 31% van de stabiliteit over de leeftijd. De resterende 7% wordt verklaard door unieke omgeving. De erfelijkheid van externaliserend gedrag blijft voor jongens vrij stabiel over de tijd. Voor meisjes wordt een sterkere schommeling in erfelijkheid gevonden.

De data-verzameling van het NTR is een continu proces, waarbij op verschillende leeftijden gebruikgemaakt wordt van een verzameling vragenlijsten die op verschillende leeftijden gebruikt kunnen worden om gedrags- en emotionele problemen in kaart te brengen. In een recent project van het NTR (Kan, Dolan, Nivard, Middeldorp, Van Beijsterveldt, Willemsen

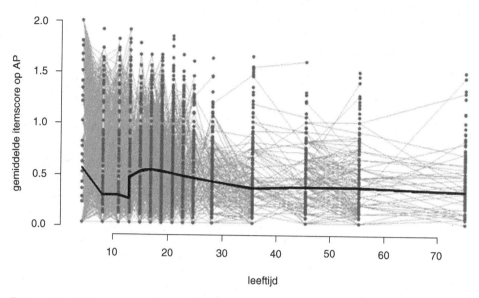

niveau van aandachtsproblemen

□ **Figuur 3.1**   Het niveau van aandachtsproblemen over de leeftijd van 3 tot 90 jaar.

& Boomsma, 2013) is bijvoorbeeld gebruikgemaakt van de Aandachtsproblemen (AP) Schaal van ASEBA (▶ www.ASEBA.org). Deze schaal kan op verschillende leeftijden worden gebruikt met leeftijdsspecifieke vragen, die meer gericht zijn op overactief gedrag op jonge leeftijd en meer op aandachtsproblemen op latere leeftijd. De onderzoeksgroep bestond uit meer dan 44.000 tweelingen tussen de 3 en 90 jaar. Meer dan 25.000 deelnemers hadden over de afgelopen jaren meerdere keren meegedaan aan vragenlijstonderzoek. In dit grote onderzoek werd een afname van attentieproblemen over de leeftijd gerapporteerd (zie □ figuur 3.1). De grijze stippen en lijnen zijn de scores van individuen. Het gemiddelde van alle participanten wordt weergegeven met de zwarte lijn.

De erfelijkheid van AP neemt af naarmate men ouder wordt, van ongeveer 75% in de vroege kindertijd tot 40% tijdens de adolescentie en 45% tijdens de volwassenheid. Dit is terug te zien in □ figuur 3.2 aan de zwarte lijn. De grijze lijn om de zwarte lijn is het 95% betrouwbaarheidsinterval. Belangrijk bij deze bevinding is, dat de afname in erfelijkheid vooral komt door een toename in omgevingsvariatie. De gestandaardiseerde invloed vanuit de omgeving is in □ figuur 3.2 weergeven met de stippellijn (de grijze stippellijntjes geven het 95% betrouwbaarheidsinterval weer). Op volwassen leeftijd neemt de invloed genetische factoren dus af. Deze verandering komt waarschijnlijk ten dele door verandering in studiedesign. Tijdens de kindertijd worden aandachtsproblemen beoordeeld door een van de ouders (beide tweelingen van een paar worden dus door dezelfde persoon beoordeeld), terwijl tijdens de adolescentie en tijdens de volwassenheid gebruik wordt gemaakt van zelfbeoordelingen. Hierdoor is er sprake van een toename in beoordelaarspecifieke variantie en dus een afname van de relatieve bijdrage van genetische variantie, wat resulteert in een lagere schatting van de erfelijkheid.

Het ontwikkelingspatroon van genetische invloeden op problemen tijdens de kindertijd wordt het best beschreven met een *transmissiemodel*: er is transmissie van genetische invloeden die op een bepaalde leeftijd tot expressie komen naar de volgende leeftijd. Naast dit transmissieproces komen er op iedere leeftijd nieuwe genen tot expressie. Het onderliggende patroon

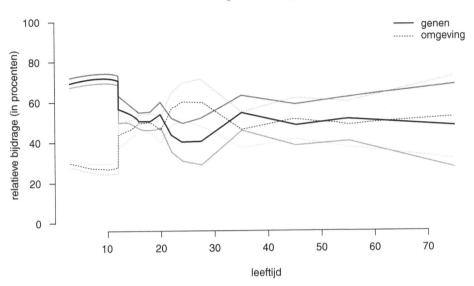

Figuur 3.2   De erfelijkheid van aandachtsproblemen van 3 tot 90 jaar.

van gedeelde omgevingsinvloeden is een *common factor model*: er is één onderliggende gedeelde omgevingsfactor die zorgt voor stabiliteit van internaliserende en externaliserende gedragsproblemen. Unieke omgevingsfactoren zijn leeftijdspecifiek. Uit dit onderzoek komt dus naar voren dat genetische factoren en factoren uit de omgeving hun invloed op verschillende wijze uitoefenen en dus ook een verschillend effect hebben op de stabiliteit en verandering van gedragsproblemen. Het transmissiemodel voor genetische invloeden geeft aan dat genen bijdragen aan stabiliteit (door de transmissie van de ene leeftijd naar de volgende), maar ook aan verandering (door het tot expressie komen van nieuwe genen). Gedeelde omgevingsfactoren daarentegen zijn vooral belangrijk voor stabiliteit van gedragsproblemen, wat weerspiegeld wordt in het common factor model. De unieke omgevingsfactoren vertonen slechts leeftijdsspecifieke invloeden, dus dragen alleen bij aan verandering over de tijd.

3.4   Implicaties voor de klinische praktijk

Bevindingen uit genetisch onderzoek geven inzicht in de mechanismen die ten grondslag liggen aan individuele verschillen in emotionele en gedragsproblemen. Soortgelijke bevindingen zijn ook gedaan voor cognitieve ontwikkeling of lichamelijke groei. De bevinding uit gedragsgenetisch onderzoek en uit het onderzoek naar kinderpsychiatrische aandoeningen kunnen belangrijke inzichten verschaffen aan patiënten, degenen die betrokken zijn bij patiënten, en behandelaars in de klinische praktijk.

Een van de belangrijkste bevindingen voor patiënten en hun ouders is het inzicht dat het genoom een grote rol speelt bij het ontstaan van emotionele en gedragsproblemen en (kinder)psychiatrische aandoeningen. Een kind met autisme of ADHD is niet de 'schuld' van de ouders (of van de 'ijskastmoeder') en meerdere kinderen met gedragsproblemen in één gezin betekent niet extra bewijs dat de ouders het fout hebben gedaan in de opvoeding.

De genetische invloeden oefenen veelal hun werking uit volgens het transmissiemodel: er zijn genetische factoren die een grote invloed hebben op stabiliteit van emotionele, cognitieve en gedragsproblemen, maar tot aan de vroege volwassenheid komen er ook nieuwe genen tot expressie. Deze expressie van nieuwe genen kunnen belangrijke veranderingen in gedrag tot gevolg hebben, zoals het geval is bij meisjes bij het ontstaan van depressieve klachten tijdens de pubertijd. Multivariate gedragsgenetische analyses maken het mogelijk om kinderen met ogenschijnlijk verschillende problemen in te delen in groepen op grond van eenzelfde genetische etiologie. Een groot tweelingonderzoek uit Zweden naar autisme en andere neuropsychiatrische aandoeningen bij kinderen, zoals ADHD en tics, liet zien dat eenzelfde genetische etiologie meerdere aandoeningen beïnvloedde, wat betekent dat de behandelaar bij broers en zusjes van patiënten niet alleen bedacht moet zijn op een verhoogde kans op de primaire klacht (bijvoorbeeld autisme) maar ook op ADHD of tics (Lichtenstein, Carlström, Råstam, Gillberg & Anckarsäter, 2010).

Een relatief hoge erfelijkheid van gedragsproblemen suggereert ook dat het raadzaam kan zijn om ouders en andere gezinsleden bij behandeling en interventies te betrekken, om meerdere redenen. Ouders met kinderen met gedragsproblemen zoals ADHD hebben mogelijk vroeger en/of nu ook te kampen gehad met attentieproblemen. Deze aanleg zou een rol kunnen spelen in de opvoedingsstijl en de interacties met hun kinderen. Bovendien is de kans aanwezig dat de ouders zelf nog steeds symptomen van psychopathologie (angst, ADHD, depressie) vertonen en kan hulp aan hen een oplossing zijn voor problemen bij kinderen. Een dergelijke *family based*-aanpak van problemen wordt op steeds grotere schaal ingevoerd binnen de jeugdhulpverlening op verschillende plaatsen in bijvoorbeeld de Verenigde Staten.

3.4.1 De beoordeling van gedragsproblemen door de ouders

Een betrouwbare methode voor het verzamelen van informatie over het gedrag van kinderen is het gebruik van gestandaardiseerde vragenlijsten, waarmee ouders het gedrag van hun kind kunnen beoordelen. Bij het NTR-onderzoek is de overeenstemming (correlatie) tussen moeders en vaders over het probleemgedrag ongeveer ,60 op elke leeftijd van hun kinderen (3, 7, 10 en 12 jaar). Deze overeenstemming is echter niet perfect (zie ook de discussie hierover bij Achenbach, McConaughy & Howell, 1987). Uit onderzoek van het NTR blijkt dat verschillen tussen beoordelingen door moeders en vaders niet alleen het resultaat zijn van onbetrouwbaarheid of van *rater bias*, zoals het overschatten of onderschatten van bepaald gedrag; het hanteren van verschillende normatieve standaarden; en/of het gebruik van een bepaalde stijl van antwoorden, maar dat iedere ouder, vanuit een eigen perspectief, informatie over het gedrag van zijn/haar kind verschaft (Bartels, Boomsma, Rietveld, Van Beijsterveldt, Hudziak & Van den Oord, 2004). Deze specifieke beoordeling van moeders en vaders blijkt geen continuïteit over de tijd te vertonen. Hieruit kan geconcludeerd worden dat wanneer men wil kijken naar probleemgedrag op een specifieke leeftijd, het zinnig is om meerdere beoordelaars te vragen, aangezien iedere beoordelaar extra informatie over het gedrag van het kind oplevert.

Een belangrijke bevinding is dat ongeveer 20% van de stabiliteit die geobserveerd wordt voor gedragsproblemen het gevolg is van *rater bias*, dat wil zeggen dat een deel van de stabiliteit wordt veroorzaakt door karakteristieken van de beoordelaar in plaats van stabiliteit in gedrag van het kind. Deze bevinding geldt niet alleen voor onderzoek van het NTR maar voor alle onderzoek dat plaatsvindt op grond van gegevens van externe beoordelaars. Men moet zich dus realiseren dat, wanneer men over de tijd steeds gebruikmaakt van dezelfde beoordelaar (bijvoorbeeld de moeder), de werkelijke stabiliteit van emotionele en gedragsproblemen in kinderen lager ligt dan de stabiliteit die uit onderzoek naar voren komt. Indien op ieder meetmoment gebruikt wordt gemaakt van verschillende beoordelaars (bijvoorbeeld de moeder op leeftijd 3, de leerkracht op leeftijd 7 en de vader op leeftijd 10) zal de geobserveerde stabiliteit juist lager zijn de werkelijke stabiliteit in het gedrag van het kind. Deze bevinding benadrukt het belang van het gebruik van meerdere beoordelaars in het onderzoek naar de oorzaken van individuele verschillen in de ontwikkeling van gedragsproblemen.

3.4.2 Klinische groepen versus de algemene populatie

Uit eerder onderzoek naar emotionele en gedragsproblemen blijkt dat de resultaten die gevonden worden met behulp van tweelingen gegeneraliseerd kunnen worden naar de niet-tweeling(eenling)-populatie van Nederland (Van den Oord, Koot, Boomsma, Verhulst & Orlebeke, 1995). De vraag rijst echter of de gevonden resultaten over de oorzaken van stabiliteit van gedragsproblemen ook gelden voor de klinische populatie. Op grond van tot nu toe gevonden resultaten kan gesteld worden dat de resultaten ook relevant zijn voor klinische groepen. In de eerste plaats bestaan er significante correlaties tussen de Child Behaviour Checklist-syndromen (CBCL) en DSM-IV-diagnoses (Costello, Edelbrock, & Costello, 1985; Edelbrock & Costello, 1988; Ferdinand, Stijnen, Verhulst, & Van der Reijden, 1999; Derks e.a., 2006). Dit suggereert dat resultaten van onderzoek naar gedragsproblemen gebaseerd op de CBCL relevant zijn. Ten tweede is aangetoond dat groepen uit de algemene populatie en groepen uit de klinische populatie verschillen in de mate van gedragsproblemen die ze vertonen, maar niet in het soort gedragsproblemen die ze vertonen (Eaves e.a., 1993; Hudziak e.a., 1998; Neuman e.a., 1999). Tevens is aangetoond dat gedragsproblemen eerder een extreme vorm van normale gedragingen zijn dan een geheel nieuw spectrum aan gedragingen (Van den Oord, Pickles, & Waldman, 2002). Kinderen met gedragsproblemen vertonen dus in principe geen ander gedrag dan normale kinderen, maar zij vertonen alleen veel meer van dit gedrag.

3.5 Conclusie en toekomstperspectief

3.5.1 Beperking en interpretatie van gedragsgenetisch onderzoek

Alhoewel gedragsgenetisch onderzoek een grote bijdrage heeft geleverd aan de kennis over individuele verschillen in bijvoorbeeld gedrag van kinderen, zijn er beperkingen die in ogenschouw genomen moeten worden bij het interpreteren van de resultaten van tweelingonderzoek. De mate van erfelijkheid en omgevingsinvloeden die op grond van tweelingonderzoek worden gevonden, zijn schattingen. De resultaten gelden voor de onderzoeksgroep en hoeven niet per definitie te gelden in andere populaties (zie bijvoorbeeld Rutter, 2006). Echter, op grond van gedragsgenetisch onderzoek staat vast dat genetische invloeden van belang zijn bij de ontwikkeling van gedrag van kinderen, alhoewel er minder duidelijkheid bestaat over de hoeveelheid verklaarde variatie (Rutter, 2006). In het verleden lag de nadruk van gedragsgenetisch onderzoek vooral op het schatten van de erfelijkheid van probleemgedrag. Echter, in de afgelopen jaren is de aandacht voor de invloed vanuit de omgeving gegroeid en is er meer aandacht gekomen voor onderzoek naar beschermende factoren en welbevinden (Bartels, Cacioppo, Van Beijsterveldt & Boomsma, 2013).

3.5.2   Toekomstige ontwikkelingen

Nu voor emotionele en gedragproblemen tijdens de kindertijd in kaart is gebracht wat de oorzaken van individuele verschillen en stabiliteit en verandering zijn, kan de volgende stap gezet worden. Omdat genen een relatief belangrijke rol spelen, zal in de nabije toekomst meer onderzoek verricht worden naar de identificatie van specifieke genen en de rol die ze spelen in samenspel met omgevingsfactoren. Deze zoektocht vind plaats in zeer grote samenwerkingsverbanden waarin gegevens van meerdere onderzoeksgroepen samen worden genomen (bij volwassenen bijvoorbeeld het Social Science Genetic Assocation Consortium (▶ www.SSGAC.org) en het Psychiatric Genomics Consortium (▶ https://pgc.unc.edu/). Voor onderzoek bij kinderen zijn er onder meer The EArly Genetics and Lifecourse Epidemiology (EAGLE; ▶ http://research.lunenfeld.ca/eagle/) en het Early Growth Genetics (EGG; ▶ http://egg-consortium.org/) Consortium. Met de gegevens van al deze groepen wordt met meta-analysebenaderingen over het gehele genoom gezocht naar genetische varianten die samenhangen met een aandoening (Genoom Wijde Associatie (GWA) Analyse). GWA is een statistische techniek om het genetische risico vast te stellen door te testen of een variant van een gen gecorreleerd is met een bepaalde uitkomst. Een grote groep markers (Single Nucleotide Polymorfismen, SNPs) verspreid over het hele genoom wordt in één keer onderzocht voor associatie met het fenotype.

Naast deze zoektocht naar genen zullen de onderzoeken naar de ontwikkeling van gedragsproblemen zich specifieker gaan richten op omgevingsfactoren die een rol spelen. Hierbij wordt bijvoorbeeld gekeken naar eeneiige tweelingen, waarvan de één wel gedragsproblemen vertoont en de andere niet, de zogenoemde MZ-discordante tweelingen. Door alle verzamelde gegevens uit de kindertijd van deze jongeren te vergelijken kan in kaart gebracht worden welke unieke omgevingsfactoren een rol spelen, omdat deze personen genetisch immers identiek zijn.

Tevens zal meer nadruk komen op het onderzoek naar het samenspel van genen en omgeving. Er worden nieuwe methoden ontwikkeld om de eerder beschreven mechanismen van gen-omgevinginteractie en -correlatie te bestuderen waarbij ook gebruikgemaakt kan worden van genoomwijde genetische informatie. Ook is er op dit moment veel aandacht voor epigenetisch onderzoek. Binnen de epigenetica bestudeert men de veranderingen in genexpressie, onder andere door invloed van de omgeving, waarbij onder meer wordt gekeken naar DNA-methylatie. Hierbij blijft de DNA-sequentie onveranderd, maar speelt de omgeving een rol door veranderingen in DNA-methylatie teweeg te brengen, wat resulteert in het wel of niet aflezen (of in meerdere of mindere mate aflezen) van de genetische informatie uit de DNA-sequentie. Binnen het epigenetisch onderzoek is ook een belangrijke rol weggelegd voor eeneiige tweelingen. In een onderzoek naar autismespectrumstoornis (ASS) is bijvoorbeeld gekeken naar genoomwijde DNA-methylatie in discordante eeneiige tweelingparen. Hierbij werden over het genoom diverse verschillen gevonden. Het grootste verschil in DNA-methylatie werd gevonden op chromosoom 1. De promotor van het NFYC-gen op dit deel van het genoom was meer gemethyleerd in de tweeling met autismegerelateerde symptomen in vergelijking met zijn of haar onaangedane tweelingbroer/-zus, wat wil zeggen dat dit deel van het genoom minder goed kan worden afgelezen in de tweeling met de aandoening (Wong, Meaburn, Ronald, Price, Jeffries, Schalkwyk, Plomin & Mill, 2013).

Met de huidige snelheid in de ontwikkeling van methodologie en kennis over genetica en het samenspel met de omgeving zullen steeds meer aanknopingspunten worden gevonden voor het ontwikkelen van innovatieve preventie- en interventiemethoden voor gedrags- en emotionele problemen.

Literatuur

Achenbach, T. M., McConaughy, S. H. & Howell, C. T. (1987). Child/adolescent behavioral and emotional problems: Implications of cross-informant correlations for situational specificity. *Psychological Bulletin, 101*,
213–232.

Achenbach, T.M. (1991). *Manual for the Child Behavior Checklist/4-18 and 1991 Profile*. Burlington, VT: University of
Vermont, Department of Psychiatry.

Achenbach, T.M. (1992). *Manual for the Child Behavior Checklist/2-3 and 1992 Profile*. Burlington, VT: University of
Vermont, Department of Psychiatry.

Bailey, A., Palferman, S., Heavey, L. & Le Couteur, A. (1998). Autism: the phenotype in relatives. *Journal of Autism
and Developmental Disorders 28*, 369–392.

Bartels, M., Cacioppo, J.J., van Beijsterveldt, C.E.M. & Boomsma, D.I. (2013). Exploring the Association Between
Well-Being and Psychopathology in Adolescents. *Behavior Genetics, 43(3)*, 177–190.

Bartels, M., Boomsma, D.I., Rietveld, M.J.H., van Beijsterveldt, C.E.M., Hudziak, J.J. & van den Oord, E.J.C.G. (2004).
Disentangling Genetic, Environmental, and Rater Effects on Internalizing and Externalizing Problem Behavior in 10-year-old Twins. *Twin Research, 7(2)*, 162–175.

Bartels, M., Hudziak, J.J., Van den Oord, E.J.C.G., Van Beijsterveldt, C.E.M., Rietveld, M.J.H. & Boomsma, D.I. (2003).
Co-occurrence of Aggressive Behavior and Rule-Breaking Behavior at Age 12: Multi-Rater Analyses. *Behavior
Genetics, 33(5)*, 607–621.

Belsky, J. & Pluess, M. (2009). Beyond diathesis stress: differential susceptibility to environmental influences.
Psychological Bulletin, 135(6), 885–908.

Bolton, P., Macdonald, H., Pickles, A., Rios, P., Goode, S., Crowson, M., Bailey, A. & Rutter, M. (1994). A Case -
Control Family History Study of Autism. *Journal of Child Psychology and Psychiatry and Allied Disciplines, 35*,
877–900.

Boomsma D., Busjahn A. & Peltonen L. (2002). Classical twin studies and beyond. *Nature Reviews Genetics. 3(11)*,
872–882.

Boomsma D.I., van Beijsterveldt C.E.M., Rietveld M.J., Bartels M. & van Baal G.C (2001). Genetics mediate relation
of birth weight to childhood IQ. *BMJ, 323(7326)*, 1426–1427.

Boomsma D.I., Koopmans J.R., Van Doornen L.J. & Orlebeke J.F. (1994). Genetic and social influences on starting
to smoke: a study of Dutch adolescent twins and their parents. *Addiction, 89(2)*, 19–26.

Boomsma, D.I. & Verhulst, F.C. (1995). Genetisch onderzoek naar psychopathologie bij jonge tweelingen. In:
Hoogduin, C.A.L., Schnabel, P., Vandereyken, W., van der Velden, K., Verhuls, F.C. (Eds). *Jaarboek voor psychiatrie and psychotherapie*, vol. 5, pp. 91–102. Bohn Stafleu Van Loghum, Houten/Diegem.

Boomsma, D. I., Wijmenga, C., Slagboom, P.E., Swertz, M.A., Karssen, L.C., Abdellaoui, A., Ye, K., Guryev, V.,
Vermaat, M., van Dijk, F., Francioli, L.C., Hottenga, J.J., Laros, J.F.J., Li, Q., Li, Y., Cao, H., Chen, R., Du, Y.,
Li, N., Cao, S., van Setten, J., Menelaou, A., Pulit, S.L., Hehir-Kwa, J.Y., Beekman, M., Elbers, C.C., Byelas, H.,
de Craen, A.J.M., Deelen, P., Dijkstra, M., den Dunnen, J.T., de Knijff, P., Houwing-Duistermaat, J., Koval, V.,
Estrada, K., Hofman, A., Kanterakis, A., van Enckevort, D., Mai, H., Kattenberg, M., van Leeuwen, E.M., Nee-
rincx, P.B.T., Oostra, B., Rivadeneira, F., Suchiman, E.H.D., Uitterlinden, A.G., Willemsen, G., Wolffenbuttel,
B.H., Wang,, J., de Bakker, P.I.W., van Ommen, G.J. & van Duijn, C.M. (2013). The Genome of the Netherlands:
design, and project goals. *European Journal of Human Genetics, 22(2)*, 221–227.

Caspi A., Moffitt T.E., Cannon M., McClay J., Murray R., Harrington H., Taylor A., Arseneault L., Williams B.,
Braithwaite A., Poulton R. & Craig I.W. (2005). Moderation of the effect of adolescent-onset cannabis use
on adult psychosis by a functional polymorphism in the catechol-O-methyltransferase gene: longitudinal
evidence of a gene X environment interaction. *Biological Psychiatry 15, 57(10)*, 1117–1127.

Costello E.J., Mustillo S., Erkanli A., Keeler G. & Angold A (2003). Prevalence and development of psychiatric
disorders in childhood and adolescence. *Archives of General Psychiatry, 60*, 837–844.

Cross-Disorder Group of the Psychiatric Genomics Consortium, S. Hong Lee, S. Ripke, B.M. Neale, S.V. Faraone,
S.M. Purcell, D.I. Boomsma, E.J.C de Geus, J.J. Hottenga, C.M. Middeldorp, G.W. Montgomery, M.C. Neale,
B.W.J.H Penninx, D. Posthuma, G. Willemsen, N. Craddock, P.F. Sullivan, J.W. Smoller, K.S. Kendler, N.R. Wray
and others (2013). Genetic relationship between five psychiatric disorders estimated from genome-wide
SNPs. *Nature Genetics, 45(9)*, 984–994.

Derks E.M., Hudziak J.J., Dolan C.V., Ferdinand R.F. & Boomsma D.I. (2006) The relations between DISC-IV *DSM*
diagnoses of ADHD and multi-informant CBCL-AP syndrome scores. *Comprehensive Psychiatry, 47*, 116–122.

Eaves, L. J., Silberg, J. L., Hewitt, J. K., Rutter, M., Meyer, J. M., Neale, M. C., & Pickles, A. (1993). Analyzing twin
resemblance in multisymptom data: Genetic application of a latent class model for symptoms of conduct
disorder in juvenile boys. *Behavioral Genetics, 23*, 5–19.

Estourgie-Van Burk, G.F., Bartels, M., van Beijsterveldt, C.E.M., Delemarre-van de Waal, H.A. & Boomsma, D.I. (2006). Body size in five-year-old twins: heritability and comparison to singleton standards. *Twin Research and Human Genetics*, 9(5), 646–655.

Freund J., Brandmaier A.M., Lewejohann L., Kirste I., Kritzler M., Krüger A., Sachser N., Lindenberger U. & Kempermann G. (2013). Emergence of Individuality in Genetically Identical Mice. *Science* 340(6133), 756–759.

Glasner, T.J., van Beijsterveldt, C.E.M., Willemsen, G. & Boomsma, D.I. (2013). Meerling geboorten in Nederland. *Nederlands Tijdschrift voor Geneeskunde*, 157(A5962), 1–5.

Goriely A., McGrath J.J., Hultman C.M., Wilkie A.O. & Malaspina D. (2013). "Selfish spermatogonial selection": a novel mechanism for the association between advanced paternal age and neurodevelopmental disorders. *The American Journal of Psychiatry*, 170(6), 599–608.

Haberstick B.C., Schmitz S., Young S.E. & Hewitt J.K. (2005). Contributions of genes and environments to stability and change in externalizing and internalizing problems during elementary and middle school. *Behavioral Genetics.*, 35(4), 381–396.

Hofstra, M.B., Van der Ende, J., & Verhulst, F.C. (2000). Continuity and Change of Psychopathology From Childhood into Adulthood: A 14-Year Follow-Up Study.*Journal of the American Academy of Child and Adolescent Psychiatry*, 39, 850–858.

Jacob, T., Waterman, B., Heath, A. C., True, W., Bucholz, K. K., Haber, R., Scherrer, J. & Fu, Q. (2003). Genetic and environmental effects on offspring alcoholism: new insights using an off-spring-of-twins design. *Archives of General Psychiatry* 60, 1265–1272.

Kan, K-J., Dolan, C.V., Nivard, M.G., Middeldorp, C.M., van Beijsterveldt, C.E.M., Willemsen, G., & Boomsma, D.I. (2013). Genetic and Environmental Stability in Attention Problems Across the Lifespan: Evidence From the Netherlands Twin Register.*Journal of the American Academy of Child & Adolescent Psychiatry*, 52(1),12–25.

Kerr, D., Leve, L. D., Harold, G. T., Natsuaki, M., Neiderhiser, J., Shaw, D. S., & Reiss, D. (2013). Influences of biological and adoptive mothers' depression and antisocial behavior on adoptees' early behavior trajectories. *Journal of Abnormal Child Psychology*, 41, 723–734.

Klahr A.M. & Burt S.A. (2013). Elucidating the Etiology of Individual Differences in Parenting: A Meta-Analysis of Behavioral Genetic Research. *Psychological Bulletin*, 140, 544–586.

Koopmans J.R. & Boomsma D.I. (1996). Familial resemblances in alcohol use: genetic or cultural transmission? *Journal of Stud Alcohol.* 57(1), 19–28.

Knopik V.S., Heath A.C., Jacob T., Slutske W.S., Bucholz K.K., Madden P.A., Waldron M. & Martin N.G. (2006). Maternal alcohol use disorder and offspring ADHD: disentangling genetic and environmental effects using a children-of-twins design. *Psychological Medicine* 31, 1–11.

Lehn M.S., Derks E.M., Hudziak J.J., Heutink P., van Beijsterveldt C.E.M. & Boomsma D.I. (2007). Attention problems and Attention-Deficit/Hyperactivity Disorder in discordant and concordant monozygotic twins: Evidence of environmental mediators. *Journal of the American Academy of Child and Adolescent Psychiatry*, 46(1), 83–91.

Lichtenstein P., Carlström E., Råstam M., Gillberg C. & Anckarsäter H. (2010). The genetics of autism spectrum disorders and related neuropsychiatric disorders in childhood. *The American Journal of Psychiatry.* 167(11), 1357–1363.

O'Connor T.G., Deater-Deckard K., Fulker D., Rutter M. & Plomin R. (1998). Genotype-environment correlations in late childhood and early adolescence: antisocial behavioral problems and coercive parenting. *Developmental Psychology*, 34, 970–981

Plomin R., DeFries J.C. & Loehlin J.C. (1977). Genotype-environment interaction and correlation in the analysis of human behavior. *Psychological Bulletin*, 84, 309–322.

Posthuma D., De Geus E.J., Bleichrodt N., Boomsma D.I. (2000). Twin-singleton differences in intelligence? *Twin Research*, 3(2), 83–87.

Rapee, R. M. (1997). Potential role of childrearing practices in the development of anxiety and depression. *Clinical Psychology Review*, 17(1), 47–67.

Reiss D., Neiderhiser J.M., Hetherington E. & Plomin R. (2000) *The relationship code: Deciphering genetic and social influences on adolescent development*. Harvard University Press, Cambridge, MA.

Rietveld M.J.H., Hudziak J.J., Bartels M., van Beijsterveldt C.E.M. & Boomsma D.I. (2004) Heritability of attention problems in children: longitudinal results from a study of twins, age 3 to 12. *Journal of Child Psychology and Psychiatry*, 45(3), 577–588.

Ripke S., O'Dushlaine C., Chambert K., Moran J.L. & Kähler A.K. (2013). Genome-wide association analysis identifies 13 new risk loci for schizophrenia *Nature Genetics* 45(10), 1150–1159.

Rutter, M. (2000). Genetic studies of autism: From the 1970 s into the millennium. *Journal of Abnormal Child Psychology*, 28, 3–14.

Rutter, M. (2006). *Genes and behavior: nature–nurture interplay explained*. Blackwell Publishing, Malden.

Scarr S. & McCartney K. (1983). How people make their own environments: a theory of genotype greater than environment effects. *Child Development* 54, 424–435.

Strachan, T. & Read, A.P. (1999). *Human Molecular Genetics*. BIOS Scientific Publishers Limited. UK.

Van der Aa, N., Rebollo-Mesa, I., N.I., Willemsen, G., Boomsma, D.I. & Bartels, M. (2009). Frequency of truancy at high school: evidence for genetic and twin specific shared environmental influences. *Journal of Adolescent Health*, 45(6), 579–586.

Van Dongen J., Slagboom P.E., Draisma H.H.M., Martin N.G. & Boomsma D.I. (2012). The continuing value of twin studies in the omics era. *Nature Reviews Genetics*, 13(9), 640–653.

Van den Oord, E.J.C.G.., Koot, H.M., Boomsma, D.I., Verhulst, F.C. & Orlebeke, J.F. (1995). A twin-singleton comparison of problem behaviour in 2-3-year-olds. *Journal of Child Psychology and Psychiatry*, 36(3), 449–458.

Van den Oord E.J.C.G. & Rowe D.C. (1997). Continuity and change in children's social maladjustment: a developmental behavior genetic study. *Developmental Psychology*, 33, 319–332.

Van den Oord E.J.C.G., Pickles, A. & Waldman, I.D. (2003). Normal variation and abnormality: an empirical study of the liability distributions underlying depression and delinquency. *Journal of Child Psychology and Psychiatry*, 44(2), 190–192.

Van Os J., Rutten B.P. & Poulton R. (2008). Gene-environment interactions in schizophrenia: review of epidemiological findings and future directions. *Schizophrenia Bulletin*, 34(6), 1066–1082.

Wankerl M., Wüst S. & Otte C. (2010). Current developments and controversies: does the serotonin transporter gene-linked polymorphic region (5-HTTLPR) modulate the association between stress and depression? *Current Opinion Psychiatry*, 23(6), 582–587.

Watson J.D., Crick F.H. (1953). Molecular structure of nucleic acids. A structure for deoxyribose nucleic acid. *Nature*, 171, 737–738.

Wong C.C., Meaburn E.L., Ronald A., Price T.S., Jeffries A.R., Schalkwyk L.C., Plomin R. & Mill J. (2013). Methylomic analysis of monozygotic twins discordant for autism spectrum disorder and related behavioural traits. *Molecular Psychiatry*. 23, 1–9.

Wood, J., McLeod, B. D., Sigman, M., Hwang, W. -C., & Chu, B. C. (2003). Parenting and childhood anxiety: Theory, empirical findings, and future directions. *Journal of Child Psychology and Psychiatry*, 44, 134–151.

Zwijnenburg P.J., Meijers-Heijboer H. & Boomsma D.I. (2010) Identical but not the same: the value of discordant monozygotic twins in genetic research. *American Journal of Medical Genetics Part B: Neuropsychiatric Genetics*, 153(6), 1134–1149.

Aanbevolen literatuur: Voor meer informatie over Gedragsgenetica:

Plomin, R., DeFries, J.C., Knopik, V.S., and Neiderhiser, J.M. (2013). *Behavioral Genetics (6e druk)*. Worth Publishers and W.H. Freeman and Company, New York; ISBN-13: 978-1-4292-4215-8.

Carey, G. (2003). *Human Genetics for the Social Sciences*. SAGE Publications. ISBN: 0-7619-2345-4 Zie ook: ▶ http://psych.colorado.edu/~carey/hgss/.

Boomsma, D.I. (2008). *Tweelingonderzoek. Wat meerlingen vertellen over de mens*. VU Uitgeverij. ISBN: 978-90-8659-080-3

Voor meer informatie over moleculaire genetica:

Strachan and Read (2011). *Human Molecular Genetics*. 4th edition. Garland Sciences ISBN: 978-0-815-34149-9

Prenataal verworven kwetsbaarheid

Bea Van den Bergh

Genoom en epigenoom

Door toenemend inzicht en integratie van onderzoeksresultaten wijzen de ontwikkelingsneurowetenschappen steeds duidelijker op de kwetsbaarheid van een organisme in de prenatale levensperiode. Zij bieden ook cruciale informatie om problemen in de regulatie van cognities, emoties en gedrag in een zeer vroeg stadium, dit wil zeggen in de zwangerschap of nog vroeger, preventief aan te pakken. In dit hoofdstuk beschrijven we wat prenataal verworven kwetsbaarheid inhoudt. Na een korte weergave van de fasen in de typische prenatale ontwikkeling, die bepaald worden door het genoom, beschrijven we het belang van het epigenoom, dat kan worden opgevat als een tweede set van instructies die de originele werking van genen kan overschrijven. We gaan in op risicofactoren (zoals drugs, polluenten…) en schetsen hoe ze de prenatale (hersen)ontwikkeling negatief beïnvloeden. De mogelijk ontwikkeling en prognose van individuen die prenataal een kwetsbaarheid opliepen wordt geschetst voor nakomelingen van vrouwen die drugverslaafd zijn en voor nakomeling van vrouwen die hoogangstig zijn tijdens de zwangerschap. Ten slotte worden diverse pathogenetische mechanismen samengebracht in een model van ontwikkeling dat veerkracht of kwetsbaarheid als voorlopig eindpunt van het ontwikkelingspad ziet.

4.1 Inleiding

De ontwikkeling van een menselijk individu vangt aan bij de conceptie. Uit één cel – de zygoot of bevruchte eicel – zal een complex organisme groeien. De ontogenese (de ontwikkelingsgeschiedenis van een levend wezen van eicel tot volwassen toestand) gebeurt onder invloed van genetische en niet-genetische factoren. 'Niet-genetische factoren' is een ruime term en verwijst naar alle niet-genetische invloeden, zoals de invloeden die zich in het lichaam afspelen en op moleculair en cellulair niveau een rol spelen (zie verder ▶ par. 4.2) als ook alle mogelijke externe omgevingsinvloeden (bijvoorbeeld de hartslag van de moeder die de foetus in de baarmoeder hoort, interactie die een baby met zijn of haar vader heeft, tv-kijken, therapie volgen).

Op het vlak van de ontwikkeling betekent de geboorte geen keerpunt. Bij de geboorte is een aantal ontwikkelingsprocessen nog niet voltooid; dit is bijvoorbeeld overduidelijk het geval voor de hersenen, het gebit en de secundaire geslachtskenmerken. Deze zullen zich verder ontwikkelen. Net als in de periode vóór de geboorte gebeurt dit na de geboorte onder invloed van genetische en niet-genetische factoren. De geboorte wordt daarom eerder beschouwd als een bijzondere gebeurtenis die gepaard gaat met belangrijke fysiologische aanpassingen aan het extra-uteriene leven, bij uitstek de ademhaling (Ten Donkelaar & Lohman, 2001). Aangezien er een continuïteit is tussen de pre- en postnatale ontwikkeling, kan het geen verwondering wekken dat verstoringen in de hersenontwikkeling die prenataal optraden, gevolgen kunnen hebben voor postnataal functioneren en mede aan de basis kunnen liggen van psychopathologie. De overgang van pre- naar postnataal leven kan op zich wel een risico inhouden en op die manier eveneens tot psychopathologie aanleiding geven: bij de geboorte kan bijvoorbeeld hersenbeschadiging optreden ten gevolge van hypoxie (zuurstoftekort).

In dit hoofdstuk komen vooral bevindingen van de ontwikkelingsneurowetenschappen aan bod, een interdisciplinaire wetenschap die methoden en concepten uit onder meer de ontwikkelingsneurologie, -biologie en -psychologie integreert. Het is niet de bedoeling een volledig overzicht te geven van de prenatale ontwikkeling en alle factoren die daarop een invloed uitoefenen, noch van alle mogelijke prenatale antecedenten van psychopathologie in het postnatale leven (zie Ten Donkelaar & Lohman, 2001; Wolpert e.a., 2005 voor informatie over de prenatale ontwikkeling).

In ▶ par. 4.2 worden belangrijke fasen en processen in de prenatale ontwikkeling kort beschreven, komt vervolgens het belang van epigenetisch onderzoek aan bod en wordt het concept van prenataal verworven kwetsbaarheid geconcretiseerd. In ▶ par. 4.3 komen risicofactoren aan bod. In ▶ par. 4.4 worden ontwikkeling en prognose aan de hand van een aantal voorbeelden toegelicht en in ▶ par. 4.5 ten slotte komen werkingsmechanismen en de aanzet tot een algemeen model aan bod.

4.2 Kennis van (normale) ontwikkelingsprocessen en inzicht in kwetsbaarheid

De verschillen tussen individuen van één soort komen tot stand door interactie van genetische en niet-genetische factoren (Szyf, Weaver & Meaney, 2007). Deze paragraaf schetst een aantal belangrijke elementen van dit complexe proces. In een eerste deel wordt het algemene plan van de prenatale ontwikkeling kort beschreven. Dat zal zich voor ieder individu op dezelfde wijze voltrekken omdat het bepaald is door het genoom van de soort 'mens'. Het humane genoom geeft, evenals het genoom van elke andere soort, de volgorde van de ontwikkelingsprocessen aan en schetst de contouren van hoe een typische nakomeling van die soort er uit zal zien.

Vervolgens wordt in deze paragraaf inzicht geboden in de belangrijke rol van het 'epigenoom'. Vooruitlopend op wat aan bod zal komen melden we alvast dat het epigenoom, dat gevormd wordt door het geheel van 'epigenetische markeringen', in feite kan worden opgevat als een tweede set van instructies die de originele werking van een gen kunnen overschrijven (zie: ▶ http://www.biologielessen.nl/dna/het-epigenoom waar complexe biologische processen helder worden uitgelegd). In de twee laatste delen wordt verduidelijkt hoe epigenetische mechanismen ten grondslag kunnen liggen aan prenataal verworven kwetsbaarheid.

4.2.1   Embryonale en foetale fase en hersenontwikkeling: korte toelichting

Bij de mens zal zich tijdens de embryonale fase (1 tot 8 weken na de bevruchting uit één cel - de bevruchte eicel) het embryo ontwikkelen; de organogenese (of differentiatie van de organen) vindt dan plaats. Aan het einde van deze periode is het embryo ongeveer 3 cm lang en heeft het voorkomen van een mens. Uit één cel ontwikkelen zich in deze periode ongeveer 1 biljoen (10^9) cellen die zich organiseren in meer dan 4000 onderscheiden anatomische structuren. Het embryo beschikt reeds over meer dan 90% van de structuren van een volwassene. De *foetale fase* – die loopt van 9 tot 38 weken na conceptie – wordt gekenmerkt door verdere morfogenese (vormwording), groei en maturatie. In die periode neemt het gewicht van de foetus ongeveer 400-maal toe (van gemiddeld 8 g tot gemiddeld 3400 gram); een voldragen foetus heeft bij de geboorte een gemiddelde lengte van 50 cm (Ten Donkelaar & Lohman, 2001; O'Rahily & Müller, 2001).

Wat de ontwikkeling van de hersenen betreft wordt in de derde week na de conceptie de allereerste stap gezet met de aanleg van de 'neurale plaat'. Rond de 24^e week na de conceptie heeft zich een basisplan van de hersenen ontwikkeld door een reeks van opeenvolgende en precies getimede processen. Deze processen omvatten de proliferatie (ontstaan, groei), de migratie (het zich verplaatsen naar een definitieve plaats) en de differentiatie (specialisatie tot bepaald type neuron) van cellen (Ben-Ari, 2008; Fox, Levitt & Nelson, 2010). Reeds vanaf de 18^e week na de conceptie begint in vele corticale zones een periode van versnelde synaptogenese waarbij overvloedige verbindingen tussen uitlopers van zenuwcellen aangemaakt worden. Dit proces, aangeduid als *blooming*, wordt gevolgd door *pruning*, een proces waarbij onder invloed van ervaringen en omgevingsfactoren gesnoeid wordt in de verbindingen (Bourgeois, 1997), zodat uiteindelijk efficiënte hersencircuits zullen overblijven. Dit hersenontwikkelingsproces loopt door in de tweede helft van de zwangerschap en voor heel wat hersengebieden tot minstens de leeftijd van 6 jaar. Sommige delen van de hersenen zijn pas na de adolescentie volledig tot ontwikkeling gekomen (Andersen, 2003).

De verschillen tussen individuen van één soort komen tot stand door interactie van genetische én epigenetische factoren met omgevingsfactoren (Szyf, Weaver & Meaney, 2007).

4.2.2   De rol van het genoom en het epigenoom tijdens de prenatale ontwikkeling

Voor een volledige uitleg van de biologische processen die beschreven worden in deze paragraaf verwijzen we naar: ▶ http://www.biologielessen.nl/dna/het-epigenoom.

Een complete set van genen van een organisme noemt men het genoom; alle genen samen bepalen het functioneren van de cellen van een organisme. Genen zijn onderdeel van chromosomen en bestaan uit stukken DNA; bij de mens bevinden deze zich in de kern van elke cel. Chromatine wordt gevormd door DNA en een aantal specifieke eiwitten. Het chromatine zorgt er onder meer voor dat DNA compact verpakt wordt en in de celkern past. Chromatine speelt ook een lang niet-onderkende functie bij het reguleren van de expressie van genen.

Hoewel alle cellen in ons lichaam in hun celkern hetzelfde DNA hebben, is het duidelijk dat niet alle cellen van hetzelfde type zijn en niet eenzelfde functie hebben. Dit hangt samen met het feit dat cellen het vermogen hebben om slechts bepaalde genen tot expressie te brengen en van andere genen de expressie te onderdrukken (of: het zwijgen op te leggen, *silencing*). Elk celtype heeft een typisch genexpressiepatroon; slechts die genen die coderen voor de eiwitten die in verband staan met de functie van de cel zullen tot expressie worden gebracht. Deze expressiepatronen komen niet willekeurig tot stand – wat bij genmutaties veelal wel het geval is – maar mede onder invloed van bepaalde cues (signalen, factoren) uit de omgeving, die transcriptiefactoren zullen activeren.

Tijdens de processen van proliferatie en differentiatie van cellen worden onder invloed van signalerende moleculen chemische aanwijzingen in het chromatine in de celkern aangebracht, waardoor een voor elk celtype typisch patroon van genen die wel en genen die net niet tot expressie moeten worden gebracht ontstaat.

De vaststelling dat zodra een cel zich heeft gedifferentieerd tot een bepaald type cel, deze cel nadien bij verdere celdelingen enkel nog dochtercellen van hetzelfde type voortbrengt – ook al zijn de oorspronkelijke signalen niet meer aanwezig – verklaart men door de aanwezigheid van typische epigenetische markeringen in het chromatine: deze zouden ervoor zorgen dat bij opeenvolgende mitotische delingen van het gen, expressiepatronen stabiel worden overgeërfd door de dochtercellen.

Het epigenoom wordt gevormd door het geheel van deze epigenetische markeringen. Samengevat kan gesteld worden dat 'dat DNA de blauwdruk is voor een mens, maar dat het epigenoom bepaalt hoe de blauwdruk tot uiting wordt gebracht in een individu' (► http://www.biologielessen.nl/dna/het-epigenoom).

Erfelijkheidsonderzoek heeft zich lange tijd uitsluitend gericht op DNA-sequenties en mutaties die daarin kunnen optreden, met andere woorden op genetische overerving. Nu duidelijk is dat wijzigingen in de wijze waarop DNA in het chromatine verpakt is kunnen leiden tot wijzigingen in het tot expressie komen van het gen zonder dat er eveneens wijzigingen in de DNA-sequenties optreden, worden ook volop mechanismen van zogenoemde niet-genetische overerving bestudeerd (zie ook ► H. 3).

Box 4.1 Vraagstellingen in epigenetisch onderzoek

In epigenetisch onderzoek dat zich toespitst op de eerste levensperiode wordt nagegaan:
- hoe de celtypische epigenetische markeringen in het chromatine tot stand worden gebracht tijdens de periode van celdifferentiatie;
- hoe alteraties en verstoringen in epigenetische markeringen tot stand komen en wat de gevolgen van de resulterende wijziging in programmering van het genexpressiepatroon in de cel zijn voor de verdere ontwikkeling en uiteindelijk voor de somatische en mentale gezondheid van het individu; maken zij de nakomelingen 'neurobiologisch kwetsbaar'; heeft hij/zij ten gevolge daarvan een verhoogd risico op ziekten later in het leven of is er enkel een verhoogd risico wanneer het individu in een bepaalde context opgroeit?
- hoe omkeerbaar epigenetische markeringen zijn en welke specifieke mechanismen hierna de periode van celdifferentiatie een rol spelen;
- wat de eventuele implicaties voor preventieve en therapeutische interventies zijn (Barth & Imhof, 2010; Kundu & Peterson, 2009; Meaney, 2010; Rutter & Miller, 2009; Szyf, Weaver & Meaney, 2007; Wang, Schones & Zhao, 2009).

4.2.3 Prenataal verworven kwetsbaarheid: het belang van epigenetisch onderzoek

De rol van epigenetische markeringen is voor bepaalde kankers duidelijk aangetoond (bijvoorbeeld Esteller, 2008); voor neurologische en neurodegeneratieve aandoeningen (bijvoorbeeld epilepsie, ziekte van Huntington, ziekte van Alzheimer) en psychopathologie (bijvoorbeeld schizofrenie) is onderzoek volop aan de gang (Ben-Ari, 2008). We gaan ervan uit dat epigenetisch onderzoek ook licht kan werpen op individuele variatie in sociaal-emotionele en cognitieve ontwikkeling bij baby's en jonge kinderen én op het ontstaan van cognitieve, gedrags- en emotionele problemen later in het leven. Dit onderzoek naar onderliggende mechanismen van beïnvloedbaarheid door omgevingsfactoren kan inzicht bieden in prenataal verworven kwetsbaarheid (Van den Bergh, 2011a, b).

Preklinisch onderzoek heeft aangetoond dat gedurende de periode van hersenontwikkeling, verstoring van het epigenoom door omgevingsfactoren (bijvoorbeeld ondervoeding, stress) onder meer de werking van het stresssysteem en van het geheugen beïnvloedt. Bij de mens zou aangetoond zijn dat bij pasgeborenen DNA-methylering van het NR3C1-gen (in lymfocyten) beïnvloed wordt door blootstelling aan depressie van de moeder in het derde trimester van de zwangerschap en samenhangt met een grotere cortisolafscheiding tijdens het uitvoeren van een cognitieve taak (namelijk een habituatietaak met visuele stimuli) (Oberlander e.a., 2008). Hompes e.a. (2013) toonden aan dat emoties tijdens de zwangerschap, en in het bijzonder zwangerschapsgerelateerde angsten, de methylering van het NR3C1-gen, gemeten in navelstrengbloed, beïnvloeden. Dit NR3C1 (nuclear receptor subfamily 3, Group C, member 1) is een gen dat codeert voor de glucocorticoïdreceptor. Glucocorticoïden, zoals cortisol, zijn hormonen die een belangrijke rol spelen in het stresssysteem. Ze worden afgescheiden door de bijnierschors en zullen zich binden aan een glucocorticoïdreceptor, die zich in het cytoplasma en de kern van de cel bevindt. Op deze wijze zullen glucocorticoïden een belangrijke mediërende rol spelen in diverse cellulaire processen die betrekking hebben op zowel cardiovasculaire activiteit en immuniteit als bij neuronale processen en gedrag (zie voor meer uitleg: Meany, 2010).

Het blijkt dat epigenetische markeringen, hoewel stabiel, ook omkeerbaar zijn. Men ging er ten onrechte lang van uit dat epigenetische markeringen die tijdens de celdifferentiatie zijn aangebracht, niet langer aan verandering onderhevig zijn later in het leven. Nu blijkt dat later in het leven wijzigingen aan DNA-methylering en histonenmodificatie aangebracht kunnen worden (Szyf e.a., 2007). McGowan e.a. (2009) stelde in postmortem onderzoek op hersenweefsel vast dat bij suïcideslachtoffers die als kind misbruikt werden de methylering van een NC3C1-promotorgen was toegenomen ten opzichte van suïcideslachtoffers die niet werden misbruikt.

Daarnaast blijkt ook dat bepaalde epigenetische mechanismen (zoals acetylering en fosforylering van histonen) de expressie van genen moduleren als antwoord op externe signalen (Barth & Imhof, 2010).

De volgende voorbeelden kunnen verduidelijken hoe kwetsbaarheid reeds in de prenatale levensperiode kan verworven worden.

❯ Voorbeelden

Op cellulair niveau zijn voor de normale prenatale ontwikkeling van organen, naast intact genetisch materiaal, ook de juiste signalerende moleculen vanuit de directe cellulaire omgeving nodig. Deze dubbele afhankelijkheid maakt een organisme bijzonder kwetsbaar in die fase waarin organen worden aangelegd en zich in snel tempo ontwikkelen.

Een uitgesproken genetisch defect en/of schadelijk inwerkende factoren (teratogene factoren; zie verderop in dit hoofdstuk) die het genexpressiepatroon in bepaalde cellen grondig verstoren, kunnen een spontane abortus tot gevolg hebben. Bepaalde polymorfismen en omgevingsfactoren die een verstoring in de genexpressiepatronen van één of meerdere celtypen tot gevolg hebben, kunnen leiden tot wijzigingen in de structuur, fysiologie en metabolisme van cellen, organen en biologische systemen. Men twijfelt er niet langer aan dat deze processen een rol spelen in het ontstaan van psychopathologische aandoeningen als ADHD, autisme, schizofrenie en bij specifieke leerstoornissen als dyslexie.

- In onderzoek bij schizofrene patiënten werd na de dood van de patiënten weefselonderzoek op hun hersenen uitgevoerd. Men stelde vast dat de verhouding van bepaalde typen van neuronen in de zes lagen van de hersenschors anders was dan bij personen zonder deze aandoening (Benes e.a., 2001). Deze wijzigingen kunnen per definitie alleen prenataal zijn opgetreden aangezien rond de 24e week na de conceptie de processen van proliferatie, migratie en differentiatie van neuronen in de hersenschors nagenoeg beëindigd zijn.

- In twee studies over dyslexie (Miller, 2005) waarin ook DNA-onderzoek werd uitgevoerd, werd een link gelegd tussen een bepaalde variant van het DCDC2-gen en dyslexie. In ander onderzoek, uitgevoerd op hersenen van overleden personen, stelde men vast dat dit gen wordt aangetroffen in hersenzones waarvan men weet dat ze gebruikt worden tijdens leesprocessen. In dierexperimenteel onderzoek werd daarnaast ook vastgesteld dat dit gen een rol speelt bij de migratie van neuronen naar hun definitieve positie in de cerebrale cortex (hersenschors). Onderzoekers die deze link vaststelden, vermoeden dat mensen die over deze variant van het DCDC2-gen beschikken minder efficiënt gebruikmaken van de hersencircuits die normaal gebruikt worden voor het lezen of compensatoire hersencircuits gebruiken wanneer ze lezen. Dit dus omwille van migratiestoornissen die zich bij de neuronale ontwikkeling, die per definitie plaatsvindt in de prenatale levensperiode, voordeden (Miller, 2005).

Er is nog heel wat onderzoek op moleculair en cellulair niveau nodig om na te gaan op welke wijze specifieke genetische defecten en verstoring van de voor de embryonale en foetale ontwikkeling onontbeerlijke ontwikkelingssignalen, leiden tot wijzigingen in hersencellen, tot geassocieerde wijzigingen in fysiologie en metabolisme, en ten slotte tot de symptomen die op gedragsniveau worden vastgesteld. Dit onderzoek is internationaal in volle ontwikkeling.

4.2.4 Inzicht in kwetsbaarheid neemt toe met toenemende kennis over ontwikkelingsprocessen

Lang voor er inzicht kwam in ontwikkelingsprocessen op moleculair en cellulair niveau, was er al heel wat kennis verworven over factoren die de embryonale en foetale ontwikkeling beïnvloeden. Zo beschikte men al in 1832 (zie Auroux, 1997) over systematische studies naar aangeboren misvormingen (zie ook ▶ par. 4.3). Naarmate het inzicht in de ontwikkelingsprocessen die zich op verschillende niveaus afspelen toenam, werd de lijst van 'schadelijk inwerkende factoren' voortdurend aangevuld. Wat bijvoorbeeld de prenatale hersenontwikkeling betreft is ondertussen duidelijk dat ten minste inzicht nodig is in de wederzijdse interacties op het niveau van (Gottlieb, 1997):

- moleculaire en cellulaire mechanismen in neuronen en gliacellen;
- netwerken van neuronen en gliacellen;
- biologische systemen (bijvoorbeeld endocriensysteem, immuunsysteem);
- gedrag;
- externe omgeving.

We beschreven reeds dat de prenatale ontwikkeling niet louter door genetische factoren tot stand komt, maar dat omgevingssignalen ook een belangrijke rol spelen. Op zijn minst wijzen deze processen erop dat informatie uit de omgeving 'benut' wordt: een organisme in ontwikkeling gebruikt deze informatie om zich te ontwikkelen.

> ### Voorbeeld

De geluidsprikkels die in de baarmoeder aanwezig zijn – hartslag, stem van de moeder – maken geluidsgewaarwordingen mogelijk en dragen daardoor essentieel bij aan de normale ontwikkeling van het auditieve systeem (of het gehoor) van de foetus.

Het gaat echter om meer dan alleen benutten: de informatie is tevens richtinggevend en stuurt de ontwikkeling in een bepaalde richting. De mate waarin bepaalde signalen in de omgeving van cellen aanwezig zijn en de wijze waarop cellen daarop reageren, bepalen bijvoorbeeld telkens voor een stuk op welke wijze een orgaan – en zo uiteindelijk het hele organisme – zich zal ontwikkelen (Grossman e.a., 2003). Naarmate een orgaan in ontwikkeling door opeenvolgende ontwikkelingsprocessen een bepaald 'ontwikkelingspad' inslaat, neemt het aantal 'vrijheidsgraden' in de ontwikkeling af. Dit wil zeggen dat niet meer alle aanvankelijke mogelijkheden openliggen; er zal een weg gevolgd worden die in het verlengde ligt van het al ingeslagen pad. Er blijven vanaf dat punt uiteraard nog heel wat mogelijkheden open; een individu kan nog uiteenlopende paden volgen.

> ### Voorbeeld

Er zijn personen met dyslexie die een bepaalde variant van het DCDC2-gen hebben en bij wie ten gevolge daarvan vroeg in de ontwikkeling een neuronale migratiestoornis zou zijn opgetreden. Via genetisch onderzoek kan de aanwezigheid van de bepaalde variant van het DCDC2-gen vastgesteld worden, wat het mogelijk maakt om personen die kwetsbaar zijn om later dyslexie te ontwikkelen te identificeren, lang voor de symptomen van dyslexie vastgesteld kunnen worden. Het op jonge leeftijd aanbieden van een gerichte interventie die erin zou slagen een zo efficiënt mogelijk hersencircuit voor lezen te ontwikkelen – met eventuele activering van de zone waarin prenataal een stoornis optrad – zal er hoogstwaarschijnlijk toe leiden dat de ingeslagen ontwikkeling langs een beter pad wordt vervolgd dan een gerichte interventie op latere leeftijd, of geen interventie.

De ontwikkeling van het zenuwstelsel moet dus gezien worden als een plastisch proces waarbij onder invloed van genetische informatie en allerhande interne en externe omgevingsfactoren, de aanvankelijk ongedifferentieerde stamcellen migreren en uitgroeien tot zenuwcellen die uitlopers vormen en contacten maken met andere cellen. Op deze wijze komt de complexe structuur van het volwassen zenuwstelsel tot stand. In tegenstelling tot wat men vroeger dacht weten we nu dat er ook in het volwassen zenuwstelsel plastische processen plaatsvinden, bijvoorbeeld bij het leren van nieuwe informatie of vaardigheden, of bij herstel na hersenbloedingen of andere vormen van hersenbeschadiging (D'Hooge, 2006).

Hoewel het voor een zich ontwikkelend organisme nodig is informatie uit de omgeving te kunnen opnemen en hoewel aanpassing aan de omgeving het voordeel biedt dat de overlevingskansen verhogen, houdt de plasticiteit die aan deze processen ten grondslag ligt ook bepaalde risico's in. Dit heeft te maken met het feit dat organismen in ontwikkeling zich niet alleen aanpassen aan omgevingsinvloeden die hun ontwikkeling optimaliseren – denk aan de genoemde geluidsprikkels die in de baarmoeder aanwezig zijn – maar ook aan schadelijk inwerkende omgevingsfactoren of aan omgevingen waarin bepaalde tekorten aanwezig zijn (bij voedingstekorten past het metabolisme van de foetus zich aan en ontstaat intra-uteriene groeivertraging). Deze organismen zullen ook deze informatie incorporeren in de zich ontwikkelende structuur-functierelaties. Plasticiteit kan dus zowel 'kansen bieden' als 'kwetsbaarheid verhogen' (Andersen, 2003).

De International Society for Developmental Origins of Health and Disease (DOHaD; ▶ www.dohadsoc.org), een internationale interdisciplinaire organisatie, integreert alle onderzoek dat hierover wordt uitgevoerd (zie ▶ box 4.2) en omvat ook epigenetisch onderzoek. Recent heeft Van den Bergh (2011a) de DOHaD-hypothese uitgebreid tot de DOBHaD- (Developmental Origins of **Behavior**, Health and Disease). Toevoeging van de gedragscomponent benadrukt dat psychologen een belangrijk en toenemende rol op zich nemen in dit onderzoeksveld.

Box 4.2 Foetale programmering

De foetale programmeringshypothese (Welberg & Seckl, 2001) en de DOHaD-hypothese (Gluckman & Hanson, 2004; Visser, 2006) stellen dat omgevingsfactoren die inwerken tijdens kritische of sensitieve perioden van de ontwikkeling, een organiserend of programmerend effect kunnen hebben op een aantal biologische systemen (bijvoorbeeld het cardiovasculair, neuro-endocrien, immunologisch en diverse neurotransmittersystemen) en kunnen leiden tot het ontstaan van zowel somatische ziekten als psychopathologie.

Gebaseerd op resultaten van humaan epidemiologisch onderzoek formuleerde Barker (1998) de 'foetale oorsprong van ziekten op volwassen leeftijd-hypothese', ook Barker-hypothese genoemd. De vaststelling die aanleiding gaf tot deze hypothese was dat baby's die bij de geboorte een verlaagd geboortegewicht hebben (dat zich evenwel binnen het normale bereik kan situeren) een verhoogde kans hebben op cardiovasculaire en metabole aandoeningen (hoge bloeddruk, coronaire ziekten, diabetes, zwaarlijvigheid) later in het leven (Barker, 1998). Deze bevinding werd in onafhankelijke studies door verschillende groepen gerepliceerd (zie Gluckman & Hanson, 2004). In feite werden reeds tijdens de Hongerwinter 1944-1945 in Nederland de negatieve gevolgen van een laag geboortegewicht vastgesteld. Er wordt nog steeds een geboortecohort van 2412 mensen gevolgd die toen geboren werden. Vooral hongersnood in het eerste trimester van de zwangerschap blijkt geassocieerd te zijn met ziekten als obesitas, coronaire hartpathologie, borstkanker, stresssensitiviteit, glucose-intolerantie (Roseboom & Van de Krol, 2010).

Tot op zekere hoogte zijn bevindingen met betrekking tot de Barker-hypothese gelijklopend aan die van dierexperimenteel prenataal stressonderzoek; ze bieden evidentie voor de foetale programmeringshypothese en de DOHaD-hypothese (zie Huizink e.a., 2004; Welberg & Seckl, 2001). Uitgebreid dierexperimenteel onderzoek van de laatste vijftig jaar toonde aan dat toediening van stress of injectie van stresshormonen aan een drachtig dier, leidt tot wijzigingen in de regulatie van gedrag (bijvoorbeeld aanpassingsmoeilijkheden in nieuwe situaties), emoties (verhoogde angst) en cognitieve functies (bijvoorbeeld aandachts- en geheugenstoornissen) later in het leven. Deze wijzigingen gingen gepaard met wijzigingen in de secretie van stresshormonen en neurotransmitters, welke op hun beurt samenhingen met wijzigingen in moleculaire en cellulaire processen in de hypothalamus-hypofyse-adrenocorticale (HPA)-as, en in structuren die met de HPA-as in verband staan, zoals amygdala, hippocampus en prefrontale cortex (zie Huizink e.a., 2004; Welberg & Seckl, 2001; Son e.a., 2007). Daar waar deze laatste vaststellingen (die voornamelijk bij knaagdieren werden gedaan, maar ook bij niet-humane primaten en bij nog andere diersoorten) rechtstreekse evidentie brengen voor de foetale programmerings- en de DOHaD-hypothese, zal onderzoek uitgevoerd bij mensen slechts indirecte evidentie kunnen brengen. Dit onderzoek is daarom echter niet minder belangrijk. Zo is onderzoek naar de gevolgen van negatieve emoties (hoge mate van angst, stress of depressie) bij de zwangere vrouw voor het gedrag en functioneren van het kind na de geboorte, in volle ontwikkeling. Van den Bergh, Mulder, Mennes en Glover (2005b) gaven in een overzichtsartikel een kritische bespreking van de methode en resultaten van deze studies en komen tot de conclusie dat stoornis in de (zelf)regulatie de algemene noemer lijkt te zijn waaronder de kenmerken geplaatst kunnen worden waarop kinderen van moeders die veel negatieve emoties meemaakten tijdens de zwangerschap zich onderscheiden van kinderen van moeders die tijdens de zwangerschap weinig negatieve emoties meemaakten. Deze conclusie wordt bevestigd in Henrichs en Van den Bergh (2014), Van den Bergh (2011a, b) en Räikkönen, Seckl, Pesonen, Simons en Van den Bergh (2011), die een update van onderzoek in dit veld bieden. We verwijzen naar deze bijdragen voor studies uitgevoerd in Vlaanderen en Nederland.

Onderzoek naar mechanismen van foetale programmering en DOBHaD is in volle gang en betreft ook eerder vermeld epigenetisch onderzoek naar wijzigingen in differentiatie van cellen en weefsels en wijzigingen in homeostatische controlemechanismen (zie Gluckman & Hanson, 2004; O'Donnell, O'Connor & Glover, 2009; Van den Bergh, 2007). Europees DOBHaD-onderzoek probeert ook inzicht te bieden in het verband tussen blootstelling aan stress in de prenatale levensperiode en vroegtijdige veroudering van de hersenen (zie: ▶ http://www.brain-age.eu/).

4.3 Risicofactoren: teratogene en gedragsteratogene factoren

Traditioneel staat de teratologie bekend als 'de kennis van aangeboren misvormingen'. Deze term werd afgeleid van het Griekse woord teratos dat 'monster' betekent. In klinisch en dierexperimenteel onderzoek gaat deze discipline na welke prenatale factoren tot misvormingen leiden. Deze factoren noemt men teratogene factoren of kortweg teratogenen. Aanvankelijk was de teratologie alleen gericht op de studie van morfologische abnormaliteiten: waarneembare afwijkingen van vorm of structuur (van bijvoorbeeld schedel, hersenen en ruggenmerg, ledematen, gezicht, gehemelte), die bij de geboorte aanwezig zijn. In een latere fase bestudeerden teratologen ook fysiologische en biochemische tekorten of abnormaliteiten bij de zuigeling en baby. Deze tekorten zijn niet uitwendig zichtbaar, maar hebben wel waarneembare gevolgen voor het functioneren van het individu. Gericht onderzoek met specifieke tests kan deze tekorten eventueel wel aan het licht brengen. Dit is het domein van de 'functionele teratologie' (Coyle e.a., 1976). Hierin gaat men na welke prenatale factoren leiden tot veranderingen in het gedrag van de nakomeling en probeert men de functionele gevolgen van schade opgelopen in de prenatale levensperiode te meten (Jacobson & Jacobson, 2000, p. 63). Deze functionele, gedragsmatige gevolgen – waaraan een verstoring van prenatale hersenontwikkelingsprocessen ten grondslag ligt – hebben niet alleen betrekking op het waarneembare gedrag, maar ook op het cognitief en emotioneel functioneren van de nakomeling. Het is gedrag dat niet steeds uiterlijk waarneembaar is.

In ▶ box 4.3 staat een schematisch overzicht van teratogene factoren. Een bepaalde teratogene factor zal niet steeds dezelfde effecten te hebben; er is een aantal algemene principes, aan de hand waarvan nagegaan kan worden wat het effect van een bepaalde teratogene factor op een organisme zal zijn. Deze principes, die na de box aan bod komen, leggen op zich geen specifieke pathogenetische mechanismen bloot.

Box 4.3 Schematisch overzicht van (gedrags)teratogene factoren

Heel wat factoren kunnen de ontwikkeling van embryo en foetus negatief beïnvloeden. We baseren de indeling van dit overzicht op een richtlijn van de Commissie van de Europese Gemeenschap (richtlijn 92/85/EEG van de Raad; over de richtsnoeren voor de evaluatie van chemische, fysische en biologische agentia alsmede van de industriële procedés die geacht worden een risico te vormen voor de veiligheid of de gezondheid op het werk van de werkneemsters tijdens de zwangerschap, na de bevalling en tijdens de borstvoeding).

1. *Chemische agentia.* Chemische agentia kunnen het menselijk lichaam binnendringen langs vele wegen: inademing, ingestie, penetratie via de huid en absorptie via de huid. Naar de aard en de omvang van de teratologische effecten van heel wat chemische agentia is onderzoek nog volop aan de gang. Er worden vaak voorkomende agentia opgesomd (de lijst is echter ver van volledig):
   - drugs: *psychoanaleptica* (opwekkende drugs; stimulerend, meer energie): koffie, tabak, antidepressiva (o.a. selective serotonin reuptake inhibitors (SSRIs), ecstasy (xtc), amfetaminen (o.a. speed), efedrine, cocaïne, crack; *psycholeptica* (verdovende drugs; kalmerend, minder energie): alcohol, slaap- en kalmeringspillen, lijm, opiaten (opium, codeïne, morfine, heroïne/methadon), barbituraten, ethylalcohol, benzodiazepine, anxiolytica, pijnstillers; *psychodysleptica* of hallucinogenen (bewijstzijnsveranderende drugs; andere energie, veranderde kijk op de realiteit): cannabis (marihuana of hasj), lysergeenzuurdi-ethylamide (lsd), mescaline, psilocybine;
   - persistente organische verbindingen (kunnen de hormoonhuishouding verstoren): onkruid- en insectenverdelgers (o.a. DDT, aldrin, chlordane, dieldrin, endrin, heptachlor); polychloorbifenyl (pcb's) (onder meer gebruikt om elektrische leidingen te isoleren of als koelvloeistof); digoxineachtige stoffen (o.a. uitgestoten door verbrandingsovens); polybroomdifenylethers (PBDE's; gebromeerde vlamvertragers); ftalaten (weekmakers waarmee lotions dikker en plastic soepel worden gemaakt); perfluorverbindingen (worden verwerkt in coatings); bisfenol A (synthetische stof, komt voor in de binnenkant van hardplastic flessen en de binnenbekleding van blikjes);
   - zware metalen: o.a. lood, kwik en kwikderivaten als methylkwik, cadmium, selenium;
   - heel wat geneesmiddelen: o.a. aspirine, thalidomide, di-ethylstilbestrol (des), anti-epileptica;
   - hormonen: glucocorticoïden (cortisol), geslachtshormonen (o.a. anticonceptiva).

2. *Biologische agentia.* Infectie door virus, bacterie of parasiet:
   – intra-uteriene infecties: treponema pallidum (verwekker van syfilis), toxoplasma gondii, rubella, cytomegalovirus;
   – intra-uteriene besmetting of besmetting tijdens bevalling en borstvoeding: hepatitis B, hepatitis C, hiv (aidsvirus), herpes simplex 2, tuberculose, syfilis, waterpokken en tyfus.
3. *Fysische agentia.* Sommige fysische agentia kunnen foetaal letsel veroorzaken en/of de aanhechting van de placenta verbreken:
   – schokken; trilling (vooral laagfrequente): extreme koude of hitte; lawaai;
   – ioniserende straling: door moeder ingeademde of ingeslikte radioactieve stoffen;
   – niet-ioniserende elektromagnetische straling: kortegolftherapie, het lassen van kunststoffen en het uitharden van lijmen.
4. *Arbeidsomstandigheden.*
   – zware lasten dragen; staand werk, zittend werk;
   – geestelijke en lichamelijke vermoeidheid; ongunstige werktijden; stress op het werk.
5. *Hypoxie* (zuurstoftekort optredend tijdens zwangerschap of bevalling).
6. *Conditie van de ouders.*
   – genetische aandoeningen bij ouders;
   – onaangepaste voeding: algemeen tekort of tekort aan bepaalde essentiële voedingsstoffen (bijvoorbeeld proteïnen, ijzer, zink, vitaminen) bij moeder;
   – ziekte: diabetes, toxemie (zwangerschapstoxicose), hyperemisch gravidarum;
   – Rh-incompatibiliteit bij moeder;
   – leeftijd van de moeder;
   – angst, depressie, stress bij moeder.

Algemeen wordt gesteld dat de aard en omvang van de dismorfogenetische afwijking van een (gedrags)teratogeen waaraan embryo en foetus worden blootgesteld, bepaald wordt door:

1. *De ontwikkelingsfase van het orgaan* op het tijdstip van inwerking. De gevoeligheid voor ernstige structurele afwijkingen is bij de mens het grootst tussen drie en twaalf weken na de conceptie, omdat in die periode de organen worden aangelegd en een groeispurt doormaken; gedurende die periode alsook gedurende de hele verdere duur van de zwangerschap is er eveneens een verhoogde gevoeligheid voor kleinere structurele en functionele afwijkingen
1. *Dosis.* Duur en de mate van blootstelling en de nauwkeurigheid waarmee men deze kan meten, en of het een onderbroken of een chronische blootstelling betreft.
2. *Erfelijke factoren.* Soort- en individuele verschillen bij moeder en nakomeling in gevoeligheid voor een specifieke teratogene factor.
3. *Synergisme en antagonisme.* Het gelijktijdig inwerken van meerdere factoren (alcohol- en nicotinegebruik, gebrekkige voeding, meerdere drugs) kan het effect van een factor versterken (synergisme) of tegengaan (antagonisme).
4. *Pathologische toestand* van moeder en nakomeling. De aanwezigheid van pathologie (bijvoorbeeld diabetes bij de moeder) kan bepaalde effecten versterken of het trekken van eenduidige conclusies over het teratogene effect bemoeilijken.

Twee bijkomende variabelen bepalen de conclusies die men op een bepaald tijdstip trekt over de aard en uitgebreidheid van de gedragsteratogeniteit van een bepaalde factor:

1. *Het tijdstip of tijdstippen* in het postnatale leven waarop men de gedragsteratogene effecten vaststelt. Effecten komen tot uiting op het moment dat de betreffende structuur-functierelaties worden aangewend, of bij reorganisatie ervan in kindertijd en puberteit, of bij het wegvallen ervan op hoge leeftijd. Hoewel sommige gevolgen dus al bij de geboorte vast te stellen zijn, komen andere aspecten geleidelijk aan het licht naarmate een bepaald niveau van functionele maturiteit bereikt wordt. De prefrontale cortex ontwikkelt zich bijvoorbeeld relatief laat: stoornissen in executief functioneren – waarbij de prefrontale cortex een belangrijke rol speelt – kunnen daarom pas vanaf vier- tot vijfjarige leeftijd worden vastgesteld.

2. *De precisie of gevoeligheid* van gehanteerde instrumenten om gedragsteratogene effecten te meten. Met algemene ontwikkelingsschalen en IQ-tests kan men specifieke cognitieve tekorten (in aandacht, inhibitie, expliciet of impliciet geheugen, leermoeilijkheden) onvoldoende vaststellen. Wanneer tijdens kritische perioden van hersenontwikkeling aberraties zijn opgetreden, kan in principe van alle aspecten van gedrag (sociaal gedrag, motoriek, cognitief en emotioneel functioneren) de efficiëntie verlaagd zijn, of kan er sprake zijn van min of meer ernstige stoornissen. Door in gedragsteratologisch onderzoek een batterij van aan de leeftijd aangepaste testen voor cognitief, emotioneel en sociaal en motorisch functioneren af te nemen, kan men specifieke tekorten vaststellen.

Dit algemene overzicht (Andersen, 2003; Auroux, 1997; Fried, 2002; Jacobson & Jacobson, 2000; Rice & Barone, 2000; Huizink & Mulder, 2006; Sampsom e.a., 2000; Rice & Barone, 2000) maakt duidelijk dat een bepaalde (gedrags)teratogene factor meerdere effecten kan teweegbrengen en dat deze niet voor elke soort en zelfs niet voor elk mens hetzelfde zijn. Het vaststellen van potentiële (gedrags)teratogene effecten vergt dus uitgebreid onderzoek.

Bij het kiezen van een geschikte methode voor het vaststellen van (gedrags)teratogene effecten stuit men op bepaalde moeilijkheden. We verduidelijken dit aan de hand van verontreinigende stoffen, in het leefmilieu aanwezig, die gedragsteratogeen zijn (zie ▶ par. 4.3, ▶ box 4.3). Het is duidelijk dat het nagaan van de gevolgen van deze verontreinigende stoffen voor de ontwikkeling van het kind om interdisciplinair onderzoek vraagt. Verontreinigende stoffen in het milieu zijn het gevolg van lucht-, water- en bodemverontreiniging. Het gaat om zware metalen (o.a. lood, kwik en cadmium), pesticiden (o.a. organische fosfaten), dioxine, pcb's, solventen en nicotine. Verontreinigende stoffen kunnen worden ingeademd of via drinkwater en voeding worden opgenomen, namelijk door besmette groenten, fruit, pluimvee, vee of vis (met bijvoorbeeld hoge concentratie aan methylkwik) te eten (Duncan, 2006; Ribas-Fito, Sala, Kogevinas & Sunyer, 2001; Rice & Barone, 2000). Prenatale blootstelling aan verontreinigende stoffen gebeurt via placentaire transmissie en mogelijk via moedermelk. Deze stoffen hebben een negatief effect op de neuropsychologische en motorische ontwikkeling en leiden tot onder andere aandachtsproblemen, leermoeilijkheden, gedragsproblemen en evenwichts- en coördinatiestoornissen (Rice & Barone, 2000).

Voor een groot deel van de chemische agentia is er, door de verschillende routes waarlangs deze in het lichaam opgenomen kunnen worden, geen adequate externe meetmethode. Men kan bijvoorbeeld nagaan hoe vervuild de lucht en het drinkwater is in de regio waar iemand woont, maar via het voedsel dat hij opneemt kan er een grotere blootstelling zijn. De meeste consumenten kopen hun voedsel in de supermarkt of plaatselijke winkel. Het is duidelijk dat de herkomst van dit voedsel zeer uiteenlopend is. Vaststelling van de aanwezigheid van verontreinigende stoffen gebeurt daarom aan de hand van biomerkers van blootstelling en effect.

Biomerkers zijn metingen die gebeuren bij de mens zelf, bijvoorbeeld in urine of bloedstalen (Duncan, 2006). Sinds 2001 voert het Steunpunt Milieu en Gezondheid in opdracht van de Vlaamse Overheid biomonitoringonderzoek uit dat gebaseerd is op het meten van biomerkers bij meerdere leeftijdsgroepen (zie ▶ www.milieu-en-gezondheid.be).

4.4   Ontwikkeling en prognose: enkele voorbeelden

In deze paragraaf schetsen we eerst de mogelijke gevolgen van drugverslaving tijdens de zwangerschap voor de nakomeling en beschrijven daarna een prospectieve studie naar de gevolgen voor de nakomeling van angst bij de moeder tijdens de zwangerschap.

4.4.1   Drugverslaving tijdens de zwangerschap: complexe problematiek met uiteenlopende gevolgen

Er bestaan verschillende manieren om drugs in te delen. De indeling die in ▶ box 4.3 wordt weergeven gaat uit van de invloed die deze drugs op ons lichaam, onze gedachten en gevoelens kunnen hebben, en onderscheidt de groepen: psychoanaleptica (opwekkende drugs), psycholeptica (verdovende drugs) en psychodysleptica of hallucinogenen (bewijstzijnsveranderende drugs). In veel Europese landen is de laatste vijftien jaar het problematisch druggebruik toegenomen. Net als in de Verenigde Staten is cannabis in Europa de meest gebruikte illegale drug; 10,8% van de personen tussen 15 en 64 jaar heeft ooit cannabis gebruikt (zie Smets, 2005). Onderzoek laat zien dat in het basisonderwijs vrijwel geen jongere ervaring heeft met cannabis (0,3%), terwijl op de leeftijd van 17-18 jaar meer dan 50% van de jongens en ongeveer 35% van de meisjes ooit cannabis hebben gebruikt (Verdurmen, Monshouwer, Van Dorsselaer, Lokman, Vermeulen & Vollebergh, 2012).

Druggebruik tijdens de zwangerschap kan leiden tot rechtstreekse toxische of teratogene effecten op de foetus of tot ontwenningsverschijnselen bij de pasgeborene. Voor sommige drugs zijn echter nog heel weinig gegevens beschikbaar over hun effect tijdens de zwangerschap. De verslaving aan meerdere drugs gelijktijdig bemoeilijkt het vaststellen van effecten. De effecten van drugs die bij de geboorte en op langere termijn duidelijk zijn vastgesteld, komen hieronder aan bod.

4.4.2   Neonataal abstinentiesyndroom en het foetaal alcoholsyndroom

Het geheel van symptomen dat zich bij de geboorte voordoet bij een baby die gewend is geraakt aan de drugs die zijn drugverslaafde moeder tijdens de zwangerschap innam, wordt aangeduid als *neonataal abstinentiesyndroom* (NAS; Smets, 2005). Deze term werd vroeger voorbehouden voor ontwenningsverschijnselen bij pasgeborenen van vrouwen die aan opiaten verslaafd waren. Nu omvat NAS echter ook ontwenningsverschijnselen bij andere drugs zoals cannabis, antidepressiva, alcohol en nicotine. Het NAS bestaat uit een combinatie van volgende symptomen:

- Neurovegetatieve symptomen: schril huilen, rusteloosheid met slaapduur minder dan een tot drie uur na voeding, tremor (bevingen), verhoogde spiertonus, schokkende trekkingen, veralgemeend stuipen.
- Metabole, vasomotorische en respiratoire symptomen: zweten, koorts, frequent geeuwen, verstopte neus, niezen, neusvleugeladenen (sperren van de neusvleugels bij de inademing), snelle ademhaling (meer dan zestig/minuut).

— Gastro-intestinale symptomen: overdreven zuigen, slecht zuigen, regurgitatie (terugvloei-en van voeding), projectielbraken, ongebonden ontlasting, waterige ontlasting.

De Finnegan-score wordt vaak gebruikt om de frequentie van voorkomen van deze symptomen te scoren en geeft de ernst van het NAS weer (Smets, 2005). De ernst staat in verband met het soort drug en de dosis waaraan de foetus werd blootgesteld. De beslissing tot medicamenteuze therapie moet genomen worden op basis van de ernst van het NAS. Wanneer bijvoorbeeld ook ademhalingsmoeilijkheden en een zwakke zuigreflex aanwezig zijn – wat onder andere bij heroïne- en methadonontwenning het geval is – is medicamenteuze behandeling zeker aangewezen. Deze therapie werkt als een vervangmiddel voor drugs en zal in afbouwende dosering gegeven worden tot de baby is afgekickt en de symptomen zijn verdwenen.

Alcoholverslaving tijdens de zwangerschap kan leiden tot het *foetale alcoholsyndroom* (FAS), Jacobson & Jacobson, 2000). Dit syndroom wordt gekenmerkt door:

— groeiachterstand;
— typische afwijkende gelaatstrekken (o.a. aan ogen: oogspleetvernauwing, ver uit elkaar staande ogen; neus: weinig of geen groeve tussen neus en bovenlip; mond: weinig gevormde bovenlip);
— stoornissen van het centraal zenuwstelsel die samengaan met mentale retardatie, neurologische afwijkingen en gedragsstoornissen.

Alcoholconsumptie tijdens de zwangerschap leidt echter tot een breed spectrum van afwijkingen. Sinds 1978 beschouwt men FAS, met de typische afwijkingen in gezicht, groei en hersenfunctie, als het meest extreme uiteinde van een spectrum. Minder ernstige gevolgen of partiële expressies werden aanvankelijk aangeduid als *fetal alcohol effects* (FAE) en sinds 1996 als *alcohol related neurodevelopmental disorder* (ARND; Jacobson & Jacobson, 2000; Sampson, Streissguth, Bookstein & Barr, 2000). FAS gaat gepaard met zeer ingrijpende gevolgen voor het individu, ARND gaat gepaard met de subtielere problemen, maar komt vaker voor. Deze variabiliteit van fenotypen is het gevolg van interindividuele verschillen in dosis, tijdstip en duur van prenatale alcoholinwerking en van verschillen in genotype die onder meer de gevoeligheid voor alcohol bepalen.

NAS en FAS kunnen de moeder-kindbinding ernstig verstoren (zie ook verder). Onnodig scheiden van moeder en kind dient vermeden te worden. Hoewel de meeste drugs in de moedermelk zijn terug te vinden, vormen niet alle drugs een probleem voor de zogende baby, zodat in sommige gevallen de moeder borstvoeding kan blijven geven als ze na de bevalling nog steeds drugs gebruikt. Het geven van borstvoeding kan immers de band tussen moeder en kind versterken (Smets, 2005).

Doordat in follow-uponderzoek vaak alleen gebruikgemaakt werd van intelligentietesten, werd een laag IQ lang als het belangrijkste gevolg op langere termijn van prenatale inwerking van alcohol beschouwd. Meer specifieke tests wezen uit dat de ontwikkeling van sociaal gedrag, receptief en expressief taalgebruik en abstract redeneren vertraagd verlopen en dat de kinderen specifieke leermoeilijkheden (o.a. met getallenleer) en stoornissen in het executief functioneren vertonen (Jacobson & Jacobson, 2000; Sampson e.a., 2000).

Zelfs bij matig gebruik van nicotine en marihuana tijdens de zwangerschap loopt de nakomeling een verhoogd risico: niet alleen een lager IQ werd vastgesteld, maar ook leermoeilijkheden en geheugenstoornissen, ADHD en externaliserend gedrag. Verder zouden de leermoeilijkheden en geheugenstoornissen die optreden ten gevolge van nicotinegebruik tijdens de zwangerschap, vooral samenhangen met auditieve stoornissen; bij marihuanagebruik zouden ze eerder samenhangen met stoornissen in de visueel-integratieve functies (Fried, 2002; Huizink & Mulder, 2006).

Cocaïne vernauwt de bloedvaten en kan leiden tot verminderde zuurstoftoevoer naar embryo en foetus. Dit kan structurele afwijkingen in heel wat organen teweegbrengen en leiden tot visuele, motorische, geheugen- en taalstoornissen. Prenatale inwerking van cocaïne zou de drempelwaarde in monoamineneurotransmittersystemen kunnen wijzigen en op deze wijze leiden tot aandachtstoornissen en arousalregulatiestoornissen in de kindertijd; in de adolescentie werd bij deze kinderen een verhoogde tolerantie voor drugs vastgesteld (Mayes, 2002; Stanwood & Levitt, 2004).

In divers prospectief, longitudinaal onderzoek werd dus vastgesteld dat druggebruik tijdens de zwangerschap leidt tot problemen in uiterlijk waarneembaar gedrag, cognitief en emotioneel functioneren in kindertijd en adolescentie. Een verstoring van bepaalde prenatale hersenontwikkelingsprocessen ligt vaak ten grondslag aan vastgestelde problemen, maar de uiteindelijke gedragsproblemen ontstaan door de interactie van een veelheid aan factoren. Door de opgelopen hersenbeschadiging zal de baby waarvan de moeder stevig dronk of drugs innam tijdens de zwangerschap, minder goed in staat zijn om de omgeving op een rustige manier te verkennen, alert te reageren, zichzelf te troosten. De kans bestaat dat de baby door verhoogde prikkelbaarheid en frequent huilen, weinig positieve reacties ontlokt bij zijn of haar verzorgers, moedeloosheid induceert. Wanneer de moeder alcohol en drugs blijft gebruiken na de geboorte van de baby zal ze, wanneer ze onder invloed is, minder sensitief en responsief reageren (en zo haar kind emotioneel verwaarlozen) of minder in staat zijn voeding en verzorging van de baby op zich te nemen (en zo de baby ook op lichamelijk vlak tekort doen).

4.4.3   Gevolgen van angst bij de moeder tijdens de zwangerschap voor de nakomeling

In ▶ box 4.4 staat een prospectieve studie waarin wordt nagegaan wat de gevolgen zijn van angst bij de moeder tijdens de zwangerschap voor de nakomeling. Het belang van de principes genoemd in ▶ par. 4.3 – tijdstip van inwerking tijdens de zwangerschap (principe 1), dosis (principe 2), tijdstip van vaststellen (principe 6) en specificiteit van de meetinstrumenten (principe 7) in de postnatale periode – komen hierin aan bod. Voor drie tijdstippen in de zwangerschap worden de gevolgen van hoge angst versus langdurige angst bij de zwangere vrouw nagegaan voor gedragstoestanden van foetus en pasgeborene, het temperament van de baby, psychopathologie in de kindertijd en cognitieve ontwikkeling, gemeten aan de hand van neuropsychologische taken, in de adolescentie.

Box 4.4 Gevolgen voor de nakomeling van prenatale blootstelling aan angst van de moeder tijdens de zwangerschap – een prospectieve studie

In 1986-1987 werd aan de KU te Leuven een prospectief longitudinaal onderzoek gestart bij 86 zwangere vrouwen en hun partners (18 tot 30 jaar oud) en hun eerstgeboren kind. Er werd tegemoetgekomen aan drie onderzoekseisen:

1. De emotionele toestand van de (zwangere) vrouw werd op een adequate wijze bestudeerd.
2. Het foetaal gedrag werd rechtstreeks en voor een voldoende lange periode geobserveerd.
3. Er vond een systematisch follow-uponderzoek van zowel moeder, kind als de moeder-kindinteractie plaats.

In de eerste golf van het onderzoek werd aan de hand van een groot aantal gestandaardiseerde vragenlijsten (waaronder de State-Trait Anxiety Inventory (STAI), een vragenlijst voor het meten van specifieke zwangerschapsangsten en vragenlijsten voor het meten van persoonlijkheid, stress, coping en sociale steun) de emotionele toestand van de vrouwen bestudeerd tussen 12-22 weken, 23-31 weken en 32-40 weken van de zwangerschap, in de 1e en 10e week en op 7 maanden na de geboorte. De gedragstoestanden en bewegingspatronen van de foetus – twee maten van foetaal gedrag – werden op een postmenstruele leeftijd van 36 à 37 weken gedurende twee uren ononderbroken geobserveerd en geregistreerd met behulp van twee ultrasoundunits, twee videorecorders en een cardiograaf. In de 1e en 10e week na de geboorte en na 7 maanden na de geboorte werden de baby's geobserveerd aan de hand van gestandaardiseerde observatie- en ontwikkelingsschalen en via vragenlijsten ingevuld door de moeder. Daarnaast werden er ook gestandaardiseerde observaties uitgevoerd waarmee de moeder-kindinteractie tijdens de voeding bestudeerd werd.

Uni- en multivariate analyse van de gegevens leidde tot de conclusie dat angst bij de moeder in de zwangerschap een effect heeft op foetaal en postnataal gedrag. Kinderen van hoogangstige zwangere vrouwen gedroegen zich als foetus en als neonatus duidelijk actiever dan kinderen van laagangstige zwangere vrouwen. In de eerste zeven levensmaanden bleken ook de volgende gedragskenmerken bij deze kinderen meer voor te komen: huilen, prikkelbaarheid, onregelmatigheid van biologische functies, last hebben van krampjes en een moeilijk (waargenomen) temperament. Er werden geen verschillen tussen beide groepen kinderen geobserveerd voor wat betreft de neurologische conditie bij de geboorte, voor het voedingsgedrag en de voedingsscore in de eerste weken en voor de motorische en mentale ontwikkeling zeven maanden na de geboorte.

De tweede fase van deze follow-upstudie werd uitgevoerd in 1996-1997. De kinderen waren toen 8 en 9 jaar oud. Uit de resultaten bleek dat de kinderen van hoogangstige zwangere moeders ADHD-symptomen en agressief gedrag en stemmingsstoornissen (angst) vertoonden. Ze gedroegen zich nog steeds actiever en impulsiever, hadden aandachtstoornissen en problemen met inhibitie van storend gedrag. Of, om het in statistische termen uit te drukken: 22% van de variantie in ADHD-symptomen, en respectievelijk 15 en 9% van vastgestelde verschillen in externaliserende problemen en zelfgerapporteerde angst in deze groep kinderen, werd verklaard door angst van de moeder in de zwangerschap. Deze verbanden werden vastgesteld op basis van beoordelingen van het kind door zowel de moeder, de leerkracht, een onafhankelijke onderzoeker als het kind zelf. Er werd onder meer gebruikgemaakt van de Child Behaviour Checklist (CBCL) (Van den Bergh & Marcoen, 2004).

Het is belangrijk te vermelden dat in deze studie de resultaten verkregen werden na statistische controle voor variabelen die eveneens de vastgestelde gedragsproblemen van de kinderen zouden kunnen beïnvloeden, zoals: roken tijdens de zwangerschap, laag geboortegewicht, opleidingsniveau van de ouders en angst van de moeder in de postnatale periode waarin de gedragsproblemen bij het kind werden vastgesteld.

In de derde fase van dit onderzoek werden in een eerste fase bij 64 van deze kinderen, op 14- en 15-jarige leeftijd, drie gecomputeriseerde cognitieve taken afgenomen: een stoptaak (waarbij inhibitie van een dominantie respons wordt gemeten), een verdeelde aandachtstaak en een volgehouden aandachtstaak. De resultaten toonden aan dat adolescenten van moeders die tussen 12 en 22 weken in de zwangerschap hoogangstig waren, over een voldoende sterke exogene response-inhibitie maar over een te zwakke endogene response-inhibitie beschikken. Zij ondervinden namelijk geen moeilijkheden in de stoptaak, waar een extern inhibitiesignaal – in dit geval een toontje – aangaf dat een respons onderdrukt moet worden. Ze vielen echter uit op de verdeelde en de volgehouden aandachtstaken, waarbij geen extern inhibitiesignaal gegeven werd en zij volledig op zichzelf waren aangewezen om externe en interne stimuli die hun aandacht afleidden te onderdrukken (Van den Bergh e.a., 2005a, 2006).

Later, op 17-jarige leeftijd, werd bij 49 adolescenten een uitgebreidere batterij van cognitieve taken afgenomen; tijdens een deel van deze taken werden ook EEG-metingen verricht (Mennes e.a., 2006, 2009). Adolescenten van moeders die hooggangstig waren in de periode 12 tot 22 weken in de zwangerschap, presteerden significant lager in taken waarbij endogene cognitieve controle (zoals het zonder externe hulpmiddelen integreren en controleren van verschillende parameters die bij *dual-tasks* en *response-shifting tasks* een rol spelen), terwijl exogene cognitieve controle, werkgeheugen en visuele oriëntatie en aandacht intact bleken te zijn. Op basis van een literatuuroverzicht en *event related potential* (ERP)-metingen wordt vermoed dat deze specifieke uitval te maken kan hebben met het optreden van subtiele wijzigingen of verstoringen in hersengebieden die zich ontwikkelden in de periode 12 tot 22 weken van de zwangerschap en die functioneel in verband staan met die gebieden van de prefrontale cortex die bij endogene cognitieve controle een rol spelen (Mennes e.a., 2006, 2009).

4.5   Werkingsmechanismen en aanzet tot een algemeen model

Pathogenetische mechanismen die verklaren hoe prenataal inwerkende factoren leiden tot psychopathologie, situeren zich op verschillende niveaus. In wat volgt wordt, om een aantal aspecten van deze onderliggende mechanismen te beschrijven, aangesloten bij wat in elk van de voorgaande paragrafen aan bod kwam. Deze aspecten kunnen alle ondergebracht worden in ◘ figuur 4.1, dat een algemeen model van ontwikkeling schetst, met veerkracht of kwetsbaarheid als voorlopig eindpunt van het ontwikkelingspad.

◘ Figuur 4.1 toont aan dat omgevingskenmerken (zoals het meemaken van stress in de periode vóór en na de geboorte en in het bijzonder tijdens sensitieve ontwikkelingsperioden) in interactie met het (epi)genoom (genen en hun specifieke allelen en het patroon van al dan niet tot expressie komen van bepaalde genen) het ontwikkelingstraject beïnvloeden dat iemand vroeg in het leven zal volgen. Of er wel of niet adequate steun geboden wordt aan de moeder tijdens de zwangerschap of aan de nakomeling zelf in de periode na de geboorte, is een van de belangrijke omgevingskenmerken die mede de aard van het ontwikkelingstraject zullen bepalen. De puberteit betekent opnieuw een belangrijke uitdaging voor de wijze waarop de interactie tussen genoom en omgeving eerder tot veerkracht dan wel tot kwetsbaarheid zal bijdragen.

Epigenetische regulatiemechanismen (waarvan histonenmodificatie en DNA-methylering de meest bestudeerde zijn) zorgen ervoor dat de patronen van tot expressie gekomen en niet tot expressie gekomen genen van elk celtype wordt doorgegeven wanneer de cellen zich vermenigvuldigen (bij mitotische celdelingen). Inzicht in deze moleculaire processen laat zien dat omgevingsfactoren hun invloed kunnen doen gelden via het verstoren van deze epigenetische regulatie waardoor uiteindelijk de genexpressiepatronen gewijzigd worden. Omgevingsinformatie wordt op deze wijze als het ware geïncorporeerd; dit leidt tot permanente wijziging in structuur en functie (Meaney, 2010).

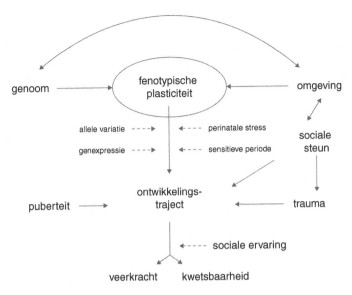

Figuur 4.1   Een model van het ontwikkelingsverloop, met veerkracht of kwetsbaarheid als voorlopig eindpunt van het ontwikkelingspad (Levine, 2005, p. 941).

❯ Voorbeeld

Bij een volwassene zorgt de homeostase (instandhouding van de inwendige
biologische toestand) ervoor dat we kunnen leven en overleven, ondanks het
feit dat we blootstaan aan voortdurend wisselende omstandigheden. Het stresssysteem, dat heel complex in elkaar zit, draagt hiertoe in belangrijke mate bij.
Enerzijds zal bij reële of vermeende bedreiging het lichaam reageren met een
stressrespons. Onder invloed van stresshormonen (noradrenaline en cortisol),
treden een versnelde ademhaling, verhoging van de hartslag, bloeddruk en
ademhaling op, is er een toename van bloedtoevoer naar de hersenen en naar
bedreigde lichaamsdelen, en wordt er brandstof gemobiliseerd in de vorm van
glucose (Van Houdenhove, 2005). Anderzijds zal, wanneer de dreiging niet langer aanwezig is (wanneer het gevaar geweken is of de belasting is afgenomen),
de stressrespons tijdig weer in de *off*-positie gezet worden. Zo zal onder meer
cortisol, via negatieve feedback, zijn eigen productie afremmen. Dit wil zeggen
dat zodra de cortisolwaarde in het bloed een bepaalde drempelwaarde heeft
bereikt, de productie ervan verminderd wordt; dit is enigszins vergelijkbaar met
een thermostaat die bij te hoge temperatuur de stookketel tot kalmte maant.
De vitale organen worden weer tot relatieve rust gebracht en de focus ligt weer
meer op de opbouwprogramma's die op langere termijn werken, zoals voeding,
slaap en seks (Van Houdenhove, 2005).

Voortgaand op resultaten van dierexperimenteel onderzoek stelt men hypothetisch dat ook
de menselijke foetus, als deze aanhoudende stress ondervindt (die bijvoorbeeld optreedt ten
gevolge van ondervoeding), of als een te veel van het stresshormoon cortisol van moederlijke
oorsprong hem of haar bereikt, het instellen van de drempelwaarden van zijn of haar stresssysteem zal beïnvloeden. Wanneer de drempelwaarde te hoog wordt ingesteld zal telkens wanneer
zich later in het leven een bedreiging voordoet, de productie van het hormoon cortisol steeds
relatief langer blijven doorgaan dan bij een normaal ingestelde drempelwaarde. Dergelijke

sterke activering van het stresssysteem kan op langere termijn de gezondheid schaden en is geassocieerd met onder meer cardiovasculaire pathologie en depressie, en bij kinderen met gedragsstoornissen (O'Connor e.a., 2005).

De mechanismen die leiden tot de vastgestelde gevolgen van hoge moederlijke angst in de zwangerschap zijn bij de mens niet rechtstreeks te onderzoeken. Dierexperimenteel onderzoek leverde wel rechtstreekse evidentie op voor de 'foetale programmeringshypothese' en toonde aan dat stresshormoon van moeder en foetus spelen daarbij een belangrijke rol spelen. Ook bij de mens bestaat voor de rol van moederlijke en foetale stresshormonen ondertussen enige evidentie:

— Verhoging van het cortisolbloedspiegelpeil van de moeder, ten gevolge van stress, kan leiden tot een toename in cortisol bij de foetus. Gitau, Cameron, Fisk en Glover (1998) vonden dat de cortisolconcentraties in het plasma bij moeder en foetus lineair gecorreleerd zijn.

— Bij angst en stress is er een verhoogde afscheiding van de catecholamines noradrenaline en adrenaline; dit kan tot gevolg hebben dat er een verminderde bloedtoevoer is naar de uteriene bloedvaten. In onderzoek werd inderdaad vastgesteld dat bij hoogangstige zwangere vrouwen de bloedtoevoer naar de baarmoeder lager is dan bij laagangstige vrouwen (Teixeira e.a., 1999). Het resulterende zuurstofgebrek kan ook een directe bron van stress zijn voor de foetus.

— Bij stress en angst kunnen de hormonen in een belangrijke as van het moederlijk stresssysteem (hypothalamus-hypofyse-adrenocorticale as of *HPA-as*) de placenta stimuleren om corticotroop releasing hormoon (CRH) te produceren. Placentaire CRH kan op zijn beurt in de foetale circulatie terechtkomen en de hypothalamus-hypofyse-adrenocorticale as van de foetus stimuleren, wat tot een verhoogde afscheiding van foetale cortisol kan leiden (Wadhwa, 2005).

4.6   Implicaties voor diagnostiek en interventie

Uit onderzoek blijkt dat in het kader van primaire preventie van latere gedragsproblematiek bij de nakomelingen, meer aandacht gegeven moet worden aan het verbeteren van de fysieke en mentale gezondheid van adolescente en volwassen vrouwen tijdens én vóór de zwangerschap. Het positief trachten te beïnvloeden van het gezondheidsgedrag is één spoor, maar het spreekt voor zichzelf dat deze preventie een zorg dient te zijn die het niveau van het individu, het ouderpaar en het gezin overstijgt en gedragen dient te worden door de gezondheids- en medische sector, het welzijns-, volksgezondheids- en milieubeleid en de gehele maatschappij. Indien men daarin slaagt zal dit bijdragen aan de optimalisering van de prenatale omgeving en zal alvast één risicofactor minder zwaar wegen voor de gedragsproblemen (en de gezondheidsproblemen) van de volgende generatie.

Naast medische zorg wordt reeds veel psychosociale zorg verstrekt tijdens de zwangerschap. Er zijn ook wettelijke bepalingen, zoals in België de Wet op de moederschapsbescherming, die de moeder toelaten om vroeg in de zwangerschap te stoppen met werken als de arbeidsomstandigheden – bijvoorbeeld contact met toxische stoffen, zwaar hef- en tilwerk – een risico betekenen voor embryo en foetus. Hoewel zwangere vrouwen in diverse ziekenhuizen al cursussen kunnen volgen om zich voor te bereiden op zwangerschap, bevalling en moederschap, zou nog meer aandacht kunnen gaan naar psycho-educatie, stressmanagement en het aanleren van relaxatieoefeningen, in een groep of individueel.

Het is daarnaast nuttig om op basis van een algemene screening de zwangere vrouwen die een hoog en specifiek risico lopen – bijvoorbeeld op een angststoornis of depressie – zo vroeg mogelijk in de zwangerschap te detecteren zodat een aangepaste begeleiding aangeboden kan worden. Bij het voorschrijven van medicatie dient uiteraard steeds rekening te worden gehouden met het mogelijk teratogeen effect.

4.7 Conclusie en toekomstperspectief

Uit dit hoofdstuk moge gebleken zijn dat toename van inzicht in de wijze waarop een organisme in de prenatale levensperiode wordt beïnvloed door schadelijk inwerkende factoren en in de wijze waarop dit leidt tot wijzigingen of afwijkingen in het latere functioneren, in wisselwerking staat met toename van inzicht in fundamentele (hersen)ontwikkelingsprocessen en hersenen-gedragverbanden. Kennis van hersenontwikkelingsprocessen is noodzakelijk om tot een juist begrip van het ontstaan van psychopathologie (en leerstoornissen) te komen en te kunnen inschatten op welke wijze functieverlies door opgetreden schade eventueel kan gecompenseerd worden. Anderzijds kan ook gesteld worden dat de aard van de functionele stoornis en het tijdstip in de postnatale ontwikkeling waarop deze tot uiting komt, een aanwijzing kan geven over onderliggende structuren waarop en de tijdsperiode waarin een negatieve omgevingsfactor vermoedelijk inwerkte (Van den Bergh & Marcoen, 2004). Het vergroten van inzicht in de beschreven processen zal gebaseerd zijn op

- gebruik van niet-invasieve beeldvormingstechnieken om de nakomeling vóór de geboorte (bijvoorbeeld Garel, 2004) en in de eerste levensjaren te bestuderen (Van den Bergh e.a., 2013; Kushnerenko, Van den Bergh & Winkler, 2013);
- gebruik van niet-invasieve maten voor het meten van het autonome zenuwstelsel (bijvoorbeeld hartritmevariabiliteit van de zwangere vrouw en de nakomeling; Braeken e.a., 2013);
- onderzoek naar de rol van epigenetische mechanismen (bijvoorbeeld Hompes e.a., 2013);
- onderzoek met transgene muizen (bijvoorbeeld Jockush & Schmitt-John, 2004) van de verdere ontwikkeling van mathematische simulatiemodellen (bijvoorbeeld Clarke, 2003) en geavanceerde gegevensverwerkingsmethoden (bijvoorbeeld om expressie van genen vast te stellen; Portella e.a., 2013).

Deze kennis zal op haar beurt de integratie van alle disciplines in de ontwikkelingsneurowetenschappen versterken. Door toenemend inzicht en integratie wijzen de ontwikkelingsneurowetenschappen steeds duidelijker op de kwetsbaarheid van een organisme in de prenatale levensperiode. Zij bieden ook cruciale informatie om problemen in de regulatie van cognities, emoties en gedrag in een zeer vroeg stadium – dit wil zeggen in de zwangerschap of nog vroeger – preventief aan te pakken. Het feit dat dergelijk vroegtijdig preventief onderzoek (o.a. het onderzoek van Olds en collega's in de Verenigde Staten, 2002, 2007) al heeft aangetoond dat interventies gericht op het verminderen van angst en stress bij de zwangere vrouw leiden tot afname van psychopathologie bij hun nakomelingen, betekent ongetwijfeld een stimulans.

Literatuur

Andersen, S.L. (2003). Trajectories of brain development; point of vulnerability or window of opportunity? *Neuroscience and Biobehavioral Reviews, 27,* 3–18.

Auroux, M. (1997). Behavioral teratogenesis: An extension to the teratogenesis of functions. *Biology of the Neonate, 71,* 137–147.

Barker, D. J. P, (1998). In utero programming of chronic disease. *Clinical Science, 95,* 115–128.

Barth, T.K. & Imhof, A. (2010). Fast signals and slow marks: the dynamics of histone modifications. *Trends in Biochemical Sciences, 35*(11), 618–626.

Ben-Ari Y (2008). Neuro-archaeology: Pre-symptomatic architecture and signature of neurological Disorders. *Trends in Neuroscience, 31*(12), 626–636.

Benes, F. M., Vincent, S. L., & Todtenkopf, M. (2001). The density of pyramidal and nonpyramidal neurons in anterior cingulate cortex of schizophrenic and bipolar subjects. *Biological Psychiatry*, 50, 395–406.

Braeken MAKA, Kemp AH, Outhred T, Otte RA, Monsieur GJYJ, et al. (2013). Pregnant Mothers with Resolved Anxiety Disorders and Their Offspring Have Reduced Heart Rate Variability: Implications for the Health of Children. *PLoSONE 8(12)*: e83186. doi:10.1371/journal.pone.0083186

Bourgeois, J. P. (1997). Synaptogenesis, heterochrony and epigenesis in the mammalian cortex. *Acta Paediatrica, Suppl. 422*, 27–33.

Clarke, P.G.H. (2003). Models of neuronal death in vertebrate development: from trophic interactions to network roles. In A. van Ooyen (Ed). *Modeling neural development* (pp. 167–182). Cambridge, Massachusetts: The MIT Press.

Coyle, I., Wayner. M. J., & Singer, A. G. (1976). Behavioral teratogenesis: A critical evaluation. *Pharmacology, Biochemistry and Behavior, 4*, 191–200.

D'Hooge, R. (2006). *De zenuwcel. Zakboek neurofysiologie*. Leuven: Acco.

Davies, R.W., & Morris, B.J. (2004). *Molecular biology of the neuron* (2nd ed.). Oxford: University Press.

Donkelaar, H.J. ten, & Lohman, A.H.M. (red.) (2001). *Klinische anatomie en embryologie, deel I en II*. Maarssen: Elsevier Gezondheidszorg.

Duncan, D.E. (2006). Het gif in ons lichaam. *National Geographic, oktober 2006*, 120–147.

Esteller, M. (2008). Epigenetics of cancer. *The New England Journal of Medicine, 358*(11), 1148–1159.

Fox S.E., Levitt P. & Nelson, C.A. (2010). How the timing and quality of early experiences influence the development of brain architecture. *Child Development, 81*, 28–40.

Fried, P.A. (2002) Conceptual issues in behavioral teratology and their application in determing long-term sequelae of prenatal marihuana exposure. *Journal of Child Psychology and Psychiatry, 43*, 81–102.

Garel, C. (2004). *MRI of the fetal brain. Normal development and cerebral pathologies*. Berlin: Springer Verlag.

Gitau. R., Cameron, A., Fisk, N. M., & Glover, V. (1998). Fetal exposure to maternal cortisol. *Lancet, 352*, 707–709.

Gluckman, P.D., & Hanson, M.A. (2004). Living with the past: evolution, development and patterns of disease. *Science, 305*, 1733–1736.

Gottlieb, G. (1997). *Synthesizing nature-nurture. Prenatal roots of instinctive behavior*. Mahwah, NJ: Erlbaum.

Grossman, A., Churchill, J.D., McKinney, B.C., Kodish, I.M., Otte, S.L. & Greenough, W.T. (2003). Experience effects on brain development: possible contributions to psychopathology. *Journal of Child Psychology and Psychiatry, 44*, 33–63.

Henrichs, J. & Van den Bergh, B.R.H. (2014, in press). Perinatal developmental origins of self-regulation. In G.H.E. Gendolla, M. Tops, & S. Koole (eds.), *Biobehavioral Foundations of Self-regulation*. New York: Springer Verlag

Houdenhove, B. van (2005). *In wankel evenwicht. Over stress, levensstijl en welvaartsziekten*. Tielt: Lannoo.

Huizink, A. C., Mulder, E. J. H., & Buitelaar, J. K. (2004). Prenatal risk for psychopathology: Specific effects or induction of general susceptibility? *Psychological Bulletin, 130*, 115–142.

Huizink, A.C., & Mulder, E.J.H. (2006). Maternal smoking, drinking or cannabis use during pregnancy and neurobehavioral and cognitive functioning in human offspring. *Neuroscience and Biobehavioral Reviews, 30*, 24–41.

Jacobson, S. W., & Jacobson, J. L. (2000). Teratogenic insult and neurobehavioural function in infancy and childhood. In C.A. Nelson (ed.), *The effects of early adversity on neurobehavioral development. The Minnesota symposia on child psychology, 31* (pp. 61–112). Mahwah, NJ: Erlbaum.

Jockush, H. & Schmitt-John, T. (2004). Using mouse genetics to study neuronal development and function. In R.W Davies, B.J. Morris, (eds.). *Molecular biology of the neuron* (2nd ed., pp. 15–28). Oxford: University Press.

Kushnerenko, E.V., Van den Bergh, B.R.H., Winkler, I (2013). *Separating acoustic deviance from novelty during the first year of life: A review of event related potential evidence*. Frontiers in Psychology/Developmental Psychology, 4:595.

Kundu, S, & Peterson, C.L. (2009). Role of chromatin states in transcriptional memory. *Biochimica et Biophyscica Acta*, 445–455.

Mayes, L. C. (2002). A behavioral teratogenic model of the impact of prenatal cocaine exposure on arousal regulatory systems. *Neurotoxicology and Teratology, 24*, 385–395.

McGowan, P.L., Sasaki, A., D'Alessio A.C., Dymov, S., Labonté, B., Szyf, M., Turecki, G. & Meany M.J. (2009). Epigenetic regulation of the glucocorticoid receptor in human brain associates with childhood abuse. *Nature Neuroscience, 12*(3), 342–348.

Meaney, M.J. (2010). Epigenetics and the biological definition of gene x environment interactions. *Child Development, 81*, 41–79.

Mennes, M., Stiers, P., Lagae, L., & Van den Bergh, B. (2006). Long-term cognitive sequelae of antenatal maternal anxiety: involvement of the orbitofrontal cortex. *Neuroscience and Biobehavioral Reviews, 30*, 1078–1086.

Mennes, M, Van den Bergh B.R.H., Lagae, L., & Stiers, P. (2009). Developmental brain abnormalities in 17 year old boys are related to antenatal maternal anxiety. *Clinical Neurophysiology, 120*(6), 1116–1122.

Miller, G. (2005). Genes that guide brain development linked to dyslexia. *Science, 310*, 759.

O'Connor, T.G., Ben-Shlomo, Y., Heron, J., Golding, H., Adams, D., & Glover, V. (2005). Prenatal anxiety predicts individual differences in cortisol in pre-adolescent children. *Biological Psychiatry, 58*, 211–17.

O'Rahily, R & Müller, F (2001). *Human embryology and teratology.* New York: Wiley-Liss.

Oberlander, T. F., Weinberg, J., Papsdorf, M., Grunau, R., Misri, S. & Devlin, A. M., (2008). Prenatal exposure to maternal depression, neonatal methylation of human glucocorticoid receptor gene (NR3C1) and infant cortisol stress responses. *Epigenetics, 3*, 97–106.

O'Donnell, K, O'Connor, T G, & Glover, V (2009), Prenatal stress and neurodevelopment of the child: focus on the HPA axis and role of the placenta. *Developmental Neuroscience, 31*(4). 285–92.

Olds, D.L. (2002). Prenatal and infancy home visiting by nurses: from randomized trials to community replication. *Prevention Science, 3*, 1153–1172.

Olds, D.L., Kitzman, H., Hanks, C., Cole, R., Anson, E., Sidora-Arcoleo, K., Luckey, D.W., Henderson, C.R., Holmberg, J., Tutt, R.A., Stevenson, A.J., & Bondy, J. (2007). Effects of nurse home visiting on maternal and child functioning: Age-9 follow-up of a randomized trial. *Pediatrics, 120*, e832–845.

Ooyen, A. Van (2003). *Modeling neural development.* Cambridge, Massachusetts: The MIT Press.

Patra, K., Wilson-Costello, D., Gerry Taylor, H., Mercuri-Minch, N., & Hack, M. (2006). Grades-II intraventricular hemorrhage in extremely low birth weigth infants: effects on neurodevelopment. *Journal of Pediatrics, 149*, 169–173.

Portella, G., Bastini, F., Orozzo, M. (2013). Understanding the connection between epigenetic DNA methylation and nucleosome positioning from computer simulations. *PLOS*, e-pub. November.

Raikkonen, K., Seckl, J.R., Pesonen, A.-K., Simons, A.M.T., & Van den Bergh, B.R.H. (2011). Stress, glucocorticoids and liquorice in human pregnancy: Programmers of the offspring brain. *Stress, 14*(6), 590–603.

Ribas-Fito, N., Sala, M., Kogevinas, M., Sunyer, J (2001). Polychlorinated biphenyls (PCBs) and neurological development in children: a systematic review. *Journal of Epidemiology and Community Health, 55*, 537–546.

Rice, D. & Barone, S. (2000). Critical periods of vulnerability for the developing nervous system: evidence from humans and animal models. *Environmental Health Perspectives, 108*, 511–533.

Roseboom, T & Krol, van de (2010). *Baby's van de Hongerwinter.* Amsterdam, Uitgeverij Augustus ISBN 9789045704197.

Roseboom, T., de Rooij, S., & Painter, R. (2006). The Dutch famine and its long-term consequences for adult health. *Early Human Development, 82*, 485–491.

Rutten, B.P.F. & Mill, J. (2009). Epigenetic mediation of environmental influences in major psychotic disorders. *Schizophrenia Bulletin, 35*, 1045–1056.

Sampson, P.D., Streissguth, A.P., Bookstein, F.L., & Barr, H.M. (2000). On categorizations in analyses of alcohol teratogenesis. *Environmental Health Perspectives, 108*, 421–428.

Smets, K. (2005). Zwangerschap en drugs. Beleid bij de pasgeborene. *Tijdschrift voor Geneeskunde, 61*, 1219–1225.

Son, G.H., Chung, S., Geum, D., Kang, S.S., Choi, W.S., Kim, K & Choi, S. (2007). Hyperactivity and alteration of the midbrain dopaminergic system in maternally stressed male mice offspring. *Biochemical and Biophysical Research Communications 352*, 823–829.

Stanwood, G.D., & Levitt, P. (2004). Drug exposure early in life: functional repercussions of changing neuropharmacology during sensitive periods of brain development. *Current Opinion in Pharmacology, 4*(1), 65–71.

Szyf, M., Weaver, I., & Meany, M. (2007). Maternal care, the epigenome and phenotypic differences in behavior. *Reproductive Toxicology, 24*, 9–19.

Teixeira, J. M. A., Fiske, N. M., & Glover, V. (1999). Association between maternal anxiety in pregnancy and increased uterine artery resistance index: Cohort based study. *British Medical Journal, 318*, 153–157.

Van den Bergh, B.R.H. (2007). De prenatale oorsprong van 'welvaartsziekten' en gedragsproblemen. In B. van Houdenhove (red.) *Stress, het lijf, en het brein. Ziekten op de grens tussen psyche en soma* (pp. 95-122). Leuven: Lannoo Campus.

Van den Bergh, B.R.H. (2011a). Developmental programming of early brain and behaviour development and mental health: A conceptual framework. *Developmental Medicine and Child Neurology, 53*(4), 19–23.

Van den Bergh, B.R.H. (2011b). Prenatal programming of cognitive functioning, stress responsiveness and depression in humans: From birth to age 20. In A. Plageman (ed.), *Perinatal programming. The state of the art* (pp. 199–205). Berlin: De Gruyter.

Van den Bergh, B.R.H., & Marcoen, A. (2004). High maternal anxiety during pregnancy is related to ADHD symptoms, externalizing problems and self reported anxiety in 8/9-year-olds. *Child Development, 75,* 1085–1097.

Van den Bergh, B.R.H., Mennes, M., Oosterlaan, J., Stevens, V., Stiers, P., Marcoen A., & Lagae, L. (2005a). High antenatal maternal anxiety is related to impulsivity during performance on cognitive tasks in 14- and 15-year-olds. *Neuroscience and Biobehavioral Reviews 29,* 259–69.

Van den Bergh, B.R.H., Mennes, M., Stevens, V., Meere, J. van der, Börger, N., Stiers, P., Marcoen, A., & Lagae, L. (2006). ADHD deficit as measured in adolescent boys with a continuous performance task is related to antenatal maternal anxiety. *Pediatric Research, 59,* 78–82.

Van den Bergh, B.R.H., Mulder E.J.H., Mennes, M., & Glover, V. (2005b). Antenatal maternal anxiety and stress and the neurobehavioral development of fetus and child: links and possible mechanisms. A review. *Neuroscience and Biobehavioral Reviews, 29,* 237–58.

Van den Bergh, B.R.H., Otte, R., Braeken, M., van den Heuvel, M., Winkler, I. (2013, May). Does Prenatal Exposure to Maternal Anxiety Influence Information Processing in Two-Month-Old Infants? An Auditory ERP Study. *Biological Psychiatry, 73*(9), 132S–133S.

Visser, G.H.A. (2006). Developmental Origins of Health and Disease (DOHaD). Editorial. *Early Human Development, 82,* iii–iv.

Wadhwa, P.D. (2005). Psychoneuroendocrine processes in human pregnancy influence fetal development and health. *Psychoneuroendocrinology, 30,* 724–743.

Wang, Z., Schones, D.E. & Zhao, K (2009). Characterization of human epigenomes. *Current opinion in Genetics & Development, 19*(2), 127–134.

Welberg, L. A., & Seckl, J. R. (2001). Prenatal stress, glucocorticoids and the programming of the brain. *Journal of Neuroendocrinology, 13,* 113–128.

Wolpert, L., Beddington, R., Jessell, T., Lawrence, P., Meyerowitz, E., & Smith, J. (2005). *Principles of Development* (2nd Ed). Oxford: University Press.

Temperament, persoonlijkheidstrekken en de ontwikkeling van emotionele en gedragsproblemen

Filip De Fruyt, Barbara De Clercq en Marleen De Bolle

Modellen over temperament en persoonlijkheid

Dit hoofdstuk biedt een overzicht van de stand van zaken omtrent het onderzoek naar temperament en persoonlijkheidstrekken en de ontwikkeling van emotionele- en gedragsproblemen bij kinderen en adolescenten. De belangrijkste temperament- en persoonlijkheidsmodellen worden besproken, waarbij geconcludeerd wordt dat beide constructen sterke overeenkomsten vertonen en te integreren vallen binnen het Vijf-Factorenmodel (VFM) van de persoonlijkheid. Dit model is bruikbaar voor de beschrijving van persoonlijk-heidsverschillen van de kindertijd tot de volwassenheid. Daarnaast worden ook maladaptieve trekmodellen besproken en wordt een vier-stapsproces geïntroduceerd hoe deze modellen kunnen gebruikt worden bij de diagnostiek van de persoonlijkheid. De conceptuele en empirisch relaties tussen het VFM en mentale stoornissen worden besproken. Tot slot wordt ingegaan op de implicaties van stabiliteit en verandering van persoonlijkheids-trekken voor interventie en het therapeutisch proces.

5.1 Inleiding

Kinderen verschillen in gedrag, in hoe ze denken over zichzelf en hun omgeving, en in het ervaren en uiten van emoties. De onderliggende latente en stabiele componenten van deze verschillen worden in de psychologie aangeduid als temperament- en persoonlijkheidseigenschappen. Het doel van dit hoofdstuk is om de lezer een model met persoonlijkheidstrekken en dimensies aan te reiken dat nuttig is om emotionele en gedragsproblemen bij kinderen en adolescenten te begrijpen, te diagnosticeren en te behandelen.

In dit hoofdstuk wordt een kort overzicht gegeven van de belangrijkste temperamentmodellen en het Vijf-Factorenmodel van de persoonlijkheid. We vertrekken vanuit de aanname dat persoonlijkheidstrekken niet alleen sterk geassocieerd zijn met emotionele- en gedragsproblemen, maar ook een kwetsbaarheid kunnen inhouden voor het ontwikkelen van deze problemen later in de levensloop.

5.2 Het verschil tussen temperament en persoonlijkheid

5.2.1 Temperament

Individuele verschillen bij kinderen werden in het verleden vooral gedefinieerd in termen van temperament. Temperament werd klassiek onderscheiden van persoonlijkheid omdat temperament verwijst naar eigenschappen die reeds vroeg in de ontwikkeling observeerbaar zijn en een sterke genetische of neurobiologische basis hebben, terwijl men ervan uitging dat persoonlijkheid een minder sterke genetische basis heeft en pas later in de ontwikkeling tot uiting komt.

De New York Longitudinal Study (NYLS) betekende een doorbraak voor de introductie van het concept 'individuele verschillen' in de ontwikkelingspsychologie en pediatrie (Thomas & Chess, 1977; Chess & Thomas, 1996). Thomas en Chess (1977) zagen persoonlijkheidsontwikkeling als het resultaat van de interactie tussen temperamentfactoren en de omgeving, en vestigden de aandacht op individuele verschillen bij het kind. Ze schoven, op basis van negen gedragscategorieën (zie ◼ tabel 5.1), drie configuraties van persoonlijkheidseigenschappen naar voren die ze frequent observeerden bij jonge kinderen: het 'Gemakkelijke kind', het 'Moeilijke kind' en het 'Traag-op-gang-komende kind' (zie ▶ box 5.1). Deze configuraties van trekken bleken nuttig voor uiteenlopend onderzoek naar de pervasieve invloed van temperament voor het verklaren van gedrags- en emotionele problemen tijdens de kindertijd, maar ook op aspecten van de latere persoonlijkheidsontwikkeling en psychische gezondheid (Caspi, 2000).

Box 5.1 De drie configuraties van persoonlijkheidseigenschappen bij jonge kinderen volgens Thomas en Chess (1977)

Persoonlijkheidstype	Typerende eigenschappen
Gemakkelijk kind	Verkeert doorgaans in een positieve stemming; heeft regelmatige biologische functies en lage tot matige responsintensiteit; goede adaptatie; raakt niet van streek in nieuwe situaties.
Traag-op-gang-komend kind	Heeft vaak een negatieve stemming; laag activiteitsniveau; een lage responsintensiteit; is geneigd om zich terug te trekken in nieuwe situaties.
Moeilijk kind	Verkeert doorgaans in een negatieve gemoedsstemming; onregelmatige biologische functies; hevige reacties; geringe adaptatie; is geneigd om zich terug te trekken in nieuwe situaties.

▣ **Tabel 5.1** Overzicht van de voornaamste temperamentmodellen en hun centrale kenmerken.	
Temperamentmodel	**Centrale elementen van temperament**
Thomas en Chess (1977)	9 gedragscategorieën: *activity-level, rhythmicity, approach-withdrawal, adaptability, threshold of responsiveness, intensity of reaction, quality of mood, distractibility en attention span/persistence*
Buss en Plomin (1975)	4 dimensies: *Emotionaliteit, Activiteit, Sociabiliteit en Impulsiviteit*
Rothbart en Derryberry (1981)	*reactiviteit en zelfregulatie*
Goldsmith en Campos (1982)	variabiliteit in ervaren en uitdrukken van de 6 basisemoties: *blijdschap, droefheid, interesse, angst, verrassing en afkeer*

Nadien zijn er nog verschillende invloedrijke temperamentmodellen gevolgd, zoals het EASI-model van Buss en Plomin (1975) en het model van Rothbart en Derryberry (1981). Met hun model poogden Buss en Plomin om het louter observeerbare gedragsniveau van temperament, zoals vooropgesteld door Thomas en Chess (1977), te overbruggen en te verbinden met het psychobiologische niveau. Rothbart en Derryberry stellen 'reactiviteit' en 'zelfregulatie' als centrale concepten in hun temperamentmodel (Derryberry & Rothbart, 1984; Rothbart & Derryberry, 1981). Volgens Goldsmith en Campos (1982) hebben temperamentverschillen dan weer te maken met variabiliteit in het ervaren en uitdrukken van primaire emoties, zoals woede, droefheid, angst, blijdschap, afkeer, verrassing en interesse, en de hiermee gepaard gaande arousal. Ze beklemtonen de basisemoties en sluiten aandacht en interpretatieprocessen uit (zie ▣ tabel 5.1).

Mervielde en Asendorpf (2000) concluderen dat de temperamenttheorieën onderling verschillen in de klemtoon die ze leggen op de rol van emotionele processen, stilistische componenten en aandachtsprocessen als de kern van temperament. De stilistische componenten van temperament verwijzen naar de intensiteit en de snelheid waarmee gereageerd wordt, maar ook naar de duur van de reactie (bijvoorbeeld een lange tijd van zijn stuk zijn of opgewonden zijn). Bovendien verschillen temperamenttheorieën in termen van hun aandacht voor de biologische onderbouw van de vooropgestelde dimensies.

5.2.2 Persoonlijkheid

Persoonlijkheidspsychologen hebben de afgelopen jaren overtuigend aangetoond dat vijf dimensies, de zogenoemde Big Five of het Vijf-Factorenmodel (VFM), de onderliggende structuur van de variëteit aan persoonlijkheidstrekken representeren. Deze bevindingen resulteerden uit studies van persoonsbeschrijvingen op omvangrijke sets van adjectieven en de items vervat in persoonlijkheidsvragenlijsten. De vijf dimensies worden doorgaans benoemd als Extraversie (E), Altruïsme (A), Consciëntieusheid (C), Neuroticisme (N) ook wel Emotionele Stabiliteit genoemd, en ten slotte Openheid voor ervaringen (O) of Intellect. Een beschrijving van de vijf dimensies vindt men in ▣ tabel 5.2. Deze vijf dimensies zijn gedefinieerd als tweepolig (zo heeft de Extraversie-dimensie een introverte en een extraverte pool) en conceptueel onafhankelijk van elkaar. Dit laatste impliceert dat informatie over iemands score op Extraversie geen informatie verschaft over zijn positie op een van de andere dimensies, bijvoorbeeld Consciëntieusheid.

◘ **Tabel 5.2** Het Vijf-Factorenmodel	
Dimensie	**Tweepolige beschrijving**
Extraversie	Refereert naar sociaal, assertief, dominant, energiek en optimistisch zijn, versus een voorkeur hebben voor solitaire activiteiten, anderen volgen en introvert zijn.
Altruïsme	Geeft de kwaliteit van de sociale interactie weer, variërend van warm, vriendelijk, empathisch en altruïstisch tot koud, egocentrisch en antagonistisch.
Consciëntieusheid	Beschrijft de positie van een persoon op werkgerelateerde trekken, variërend van ordelijk, ambitieus en betrouwbaar tot wanordelijk, nonchalant en onbetrouwbaar. Bovendien refereert deze trek naar de mate waarin een persoon zelfdiscipline heeft en zichzelf als (in)competent beschouwt.
Emotionele stabiliteit versus Neuroticisme	Beschrijft individuele verschillen in (sociale) angst, ergernis, kwetsbaarheid en negatieve emotionaliteit.
Openheid voor ervaringen	Refereert naar creatief zijn en problemen en situaties met een open geest benaderen, tegenover minder fantasierijk zijn, meer nuchter zijn, en een voorkeur hebben voor bekende paden en oplossingen.

Persoonlijkheidstrekken zijn te beschouwen als mengvormen van deze vijf basisdimensies, net zoals het kleurenspectrum terug te voeren is tot de combinatie van drie basiskleuren. Hostiliteit of vijandigheid bijvoorbeeld, heeft primair iets neurotisch, maar in het interpersoonlijke verkeer wordt deze eigenschap ook negatief gewaardeerd en gepercipieerd, wat deze trek een onvriendelijk kantje meegeeft. Deze trek vormt dus een mengvorm van primair Neuroticisme (hoog) en secundair Altruïsme (laag).

5.2.3 Persoonlijkheidsbeschrijving bij kinderen

Persoonlijkheidspsychologen die onderzoek doen naar ontwikkelingsantecedenten van het VFM toonden aan dat de vijf dimensies ook valide en betrouwbaar zijn voor het beschrijven van persoonlijkheidsverschillen bij kinderen en adolescenten (Digman & Inouye, 1986).

Verschillende benaderingen werden gebruikt om de persoonlijkheid van kinderen en adolescenten te beschrijven in termen van de VFM-dimensies. Algemeen kunnen drie onderzoeksstrategieën onderscheiden worden: de top-down benadering, de bottom-up benadering (zie ▶ box 5.2 voor meer uitleg) en de benadering die vijffactorenscores berekent op basis van schalen die oorspronkelijk een ander model dan het VFM operationaliseren, maar wel persoonlijkheidsverschillen bij kinderen en adolescenten meten.

Box 5.2 Twee tegenovergestelde strategieën om de persoonlijkheid bij kinderen en adolescenten te beschrijven: de bottom-up en de top-down benadering

Bottom-up	Startpunt: nieuwe hiërarchische ordening waarbij alle verschillen tussen kinderen en adolescenten in kaart worden gebracht. Proces: de onderliggende dimensies van de verkregen taxonomie worden onderzocht. Er wordt getoetst of het VFM teruggevonden kan worden. Resultaat: een vragenlijst/instrument die de vijf persoonlijkheidsdimensies meet bij kinderen en/of adolescenten.

Top-down	Startpunt: vragenlijsten die initieel ontwikkeld werden voor het meten van VFM-dimensies bij volwassenen. Proces: deze lijsten neemt men bij kinderen en/of adolescenten af of herformuleert items ervan, zodat ze meer leeftijdsadequaat zijn. Resultaat: een vragenlijst/instrument die de vijf persoonlijkheidsdimensies meet bij kinderen en/of adolescenten.

Een goed voorbeeld van een top-down benadering is de studie van De Fruyt, Mervielde, Hoekstra en Rolland (2000). Zij gebruikten de NEO-PI-R (Costa & McCrae, 1992), een vragenlijst primair ontwikkeld voor volwassenen, voor het beschrijven van de persoonlijkheid bij adolescenten. Ook studies die focussen op leeftijdsadequate herformuleringen van items uit lijsten voor volwassenen – zodat ze ook toepasbaar zijn voor het beschrijven van gedrag in jongere leeftijdsgroepen – vallen onder de top-down benadering (bijvoorbeeld de juniorversies van Eysenck's EPQ lijst: EPQ-J; voor het Nederlandse taalgebied de NPV-J). Zo werd de NEO-PI-3 (McCrae, Costa & Martin, 2005; De Fruyt e.a., 2009) geïntroduceerd, waarbij 37 items taalkundig of naar inhoud licht werden aangepast zodat ook jong adolescenten (12 tot 18 jaar) de NEO-lijsten konden invullen.

Men kan echter argumenteren dat deze aanpassingen waarschijnlijk onvoldoende zijn voor een gedetailleerde en omvattende beschrijving van vroege persoonlijkheidsverschillen, aangezien de indicatoren voor persoonlijkheid volgens deze top-down strategie primair niet leeftijdsspecifiek ontwikkeld werden en juist daarom wellicht niet de meest geschikte zijn (De Clercq, De Fruyt & Van Leeuwen, 2004). Het verdient daarom aanbeveling om een onderzoeksstrategie te hanteren die meer sensitief is voor subtiele persoonlijkheidsverschillen op jongere leeftijd en hun ontwikkeling over de tijd heen.

De bottom-up benadering start vanuit nieuw taxonomisch onderzoek waarbij alle verschillen tussen kinderen en adolescenten in kaart worden gebracht, en onderzoek wordt gedaan naar de onderliggende dimensies ervan. De *lexicale benadering* of het lexicaal paradigma is een voorbeeld van bottom-up onderzoek en biedt een interessant uitgangspunt voor de ontwikkeling van een persoonsbeschrijvende taxonomie voor kinderen en adolescenten. De lexicale benadering steunt op de overtuiging dat opvallende en sociaal relevante eigenschappen die belangrijk zijn om individuele verschillen tussen personen te benoemen of te beschrijven, in de taal gerepresenteerd worden. Bijgevolg stellen aanhangers van de lexicale hypothese dat onderzoek van de natuurlijke taal, zoals opgenomen in woordenboeken, het beste uitgangspunt biedt voor de constructie van een taxonomie van individuele verschillen. Steunend op dit lexicaal paradigma verzamelden Mervielde en De Fruyt (1999) vrije persoonlijkheidsbeschrijvingen van Vlaamse ouders over kinderen tussen 6 en 13 jaar en classificeerden deze beschrijvingen in een taxonomie, waaruit later de Hiërarchische Persoonlijkheidsvragenlijst voor Kinderen (HiPIC; Mervielde en De Fruyt, 1999, 2009) werd geconstrueerd. De HiPIC kan beschouwd worden als een lexicaal gebaseerde vragenlijst die de actieve persoonsbeschrijvende woordenschat van ouders weergeeft, in tegenstelling tot de NEO-PI-R waarvan de facetten niet empirisch zijn geconstrueerd, maar geselecteerd werden na een zorgvuldige literatuurstudie.

De 144 HiPIC-items worden hiërarchisch gevat in vijf brede domeinen, benoemd als Extraversie, Welwillendheid, Consciëntieusheid, Emotionele stabiliteit of Neuroticisme en Vindingrijkheid (zie ▶ box 5.3). Sommige domeinlabels verschillen van het lexicaal persoonlijkheidsonderzoek bij volwassenen. De HiPIC-dimensies Extraversie, Consciëntieusheid en Neuroticisme leunen heel sterk aan bij hun Big Five-tegenhangers die gevonden werden bij volwassenen en dragen bijgevolg hetzelfde label. De HiPIC-Welwillendheidsfactor verwijst naar een bredere set van trekken dan Altruïsme bij volwassenen, en lijkt sterk op de concepten 'gemakkelijk versus moeilijk kind' beschreven in de temperamentliteratuur (Thomas & Chess,

1977). Welwillendheid verwijst naar verschillen in de hanteerbaarheid van het kind vanuit het perspectief van de ouder. Het HiPIC-domein Vindingrijkheid omvat zowel facetten die verwijzen naar Intellect als naar Openheid voor ervaringen.

Box 5.3 De HiPIC bestaat uit 144 concrete gedragsbeschrijvende items die hiërarchisch gestructureerd zijn onder 18 specifieke facetten en 5 hogere-ordefactoren

Hogere-ordefactoren	Facetten	Voorbeelditems
Neuroticisme	Angst	Raakt vlug in paniek. Is bang om te falen.
	Zelfvertrouwen	Heeft vertrouwen in eigen kunnen. Voelt zich goed in zijn/haar vel.
Extraversie	Energie	Bruist van leven. Is voortdurend in beweging.
	Expressiviteit	Toont gevoelens. Praat de hele dag door.
	Optimisme	Gaat lachend door het leven. Geniet van het leven.
	Verlegenheid	Sluit zich op in zichzelf. Maakt moeilijk contact.
Vindingrijkheid	Creativiteit	Kan alledaagse dingen op een nieuwe manier gebruiken. Heeft plezier in het creëren van iets.
	Intellect	Heeft maar een halve uitleg nodig. Kan eigen gedachten goed verwoorden.
	Nieuwsgierigheid	Wil overal het fijne van weten. Heeft een brede belangstelling.
Welwillendheid	Egocentrisme	Houdt vooral rekening met zichzelf. Stelt alles in het werk om eigen zin te krijgen.
	Dominantie	Speelt de baas. Laat zich gelden.
	Irriteerbaarheid	Maakt vlug ruzie. Wind zich makkelijk over iets op.
	Gehoorzaamheid	Respecteert beleefdheidsregels. Aanvaardt gezag.
	Altruïsme	Deelt met leeftijdgenootjes. Houdt rekening met anderen.
Consciëntieusheid	Concentratievermogen	Kan lange tijd met hetzelfde bezig zijn. Werkt met volgehouden aandacht.
	Doorzettingsvermogen	Bijt door als het moeilijk wordt. Houdt vol tot het doel bereikt is.
	Ordelijkheid	Heeft zin voor orde. Draagt zorg voor eigen materiaal.
	Prestatiemotivatie	Wil tot de besten behoren. Zet zich voor honderd procent in.

5.2.4   Naar één construct?

McCrae en zijn collega's (2000) bekritiseerden het kunstmatige onderscheid tussen temperament en persoonlijkheidsconstructen, omdat er sterke empirische en conceptuele verbanden
zijn tussen beide domeinen. Ze stellen hierbij dat de definiërende karakteristieken voor temperament ook gelden voor persoonlijkheidstrekken, inclusief de vroege observeerbaarheid,
de genetische basis en de pervasieve impact op een brede waaier aan gedragingen. Gedragsgenetisch onderzoek ondersteunt consistent de substantiële genetische basis van de trekken
geclassificeerd binnen het VFM (Jang, McCrae, Angleitner, Riemann & Livesley, 1998), met
erfelijkheidsschattingen variërend tussen 40 tot 60, afhankelijk van de trek en de gebruikte
vragenlijst of observatiemaat.

Mervielde en Asendorpf (2000) toonden aan dat de temperamentdimensies onderscheiden
in de modellen van Thomas en Chess, Buss en Plomin, Rothbart en Derryberry, en Goldsmith
makkelijk te koppelen zijn aan het VFM. Temperamentdimensies zoals 'activiteit', 'doorzetting',
'impulsiviteit', 'energie', 'sociabiliteit' en 'emotionaliteit' vinden hun directe equivalenten binnen
het VFM. Dit suggereert dat temperamentmodellen op zijn minst voorlopers bevatten van de
vijf dimensies die voldoende en noodzakelijk worden geacht om persoonlijkheidsverschillen
te beschrijven. In het licht hiervan stelden Caspi, Roberts en Shiner (2005) recent voorop dat
temperament- en persoonlijkheidsmodellen meer gelijkenissen dan verschillen vertonen.

De Pauw, Mervielde en Van Leeuwen (2009) onderzochten empirisch de verbanden tussen
de dimensies van de HiPIC (Mervielde, e.a., 2009) en drie temperamentmodellen, en concludeerden dat voor de verklaring van psychopathologie de temperamentmodellen specifieke variantie verklaarden, bovenop het VFM. Hieruit concluderen dat temperament en persoonlijkheid toch beter als aparte constructen worden gezien is waarschijnlijk voorbarig, omdat in deze
studie persoonlijkheid is geoperationaliseerd aan de hand van slechts één persoonlijkheidsvragenlijst (met name de HiPIC) die alleen de gedragsbeschrijvingen van de ouders weergeeft. De
Fruyt en De Clercq (2014) stellen dat items van temperament- en persoonlijkheidsvragenlijsten
niet van elkaar te onderscheiden zijn en pleiten daarom voor één integratief kader waarbinnen
de verschillende constructen en modellen gepositioneerd kunnen worden. Het VFM biedt voor
deze integratieve doeleinden de beste perspectieven. In het vervolg van dit hoofdstuk zullen de
termen temperament en persoonlijkheid dan ook inwisselbaar gebruikt worden.

5.3   Persoonlijkheidstrekken en psychopathologie

Het paradigma van individuele verschillen en persoonlijkheid heeft de afgelopen jaren de
taxonomische onderzoek en het denken omtrent psychopathologie bij kinderen en jongeren op
ingrijpende wijze beïnvloed. Het is vooreerst duidelijk geworden dat persoonlijkheidstrekken
en psychopathologie nauw met elkaar verband houden via een aantal directe en/of indirecte
verklaringsmechanismen. Daarnaast heeft dit paradigma ook sterk bijgedragen aan het kritisch nadenken over mechanismen van stabiliteit en normatieve en gerichte verandering van
persoonlijkheid en psychopathologie, en de variabiliteit van ontwikkelingstrajecten van individuen. Er zijn, met andere woorden, naast normatieve trends, grote individuele verschillen in
de manier waarop kinderen en adolescenten ontwikkelingstrajecten doorlopen. Op descrip-
tief-taxonomisch vlak ten slotte, kan men vaststellen dat strikt categorische conceptualisaties
van psychopathologie losgelaten worden en er meer gedacht wordt in termen van klinische
spectra van stoornissen (DSM-5; American Psychiatric Association, 2013), zoals een obsessief-

compulsief of een autismespectrum. Dit dimensionele denken over klinische spectra sluit goed aan bij de conceptualisatie van persoonlijkheidstrekken als dimensies (zie ► H. 9).

5.3.1 Conceptuele relaties tussen persoonlijkheid en psychopathologie

De relatie tussen persoonlijkheidstrekken en psychopathologie kan men conceptueel op verschillende manieren voorstellen (De Fruyt & De Clercq, 2014; Tackett, 2006).

De *kwetsbaarheidshypothese* stelt dat bepaalde persoonlijkheidstrekken of hoge scores op deze trekken een kwetsbaarheid weerspiegelen om bepaalde symptomen te ontwikkelen onder invloed van specifieke stressoren. Een kind met hoge scores op Neuroticisme heeft bijvoorbeeld een grotere kans om een stemmingsstoornis te ontwikkelen na een ingrijpende levensgebeurtenis. Het is echter ook mogelijk dat de richting van het causaal verband omgekeerd is, waarbij er een invloed uitgaat van mentale stoornissen of problemen op de persoonlijkheid.

De *complicatiehypothese* poneert dit effect en stelt dat langdurige psychopathologische syndromen tijdelijke veranderingen in de persoonlijkheid veroorzaken. Zo kan een depressie leiden tot tijdelijk verhoogde scores op de trek Neuroticisme.

Wanneer er sprake is van permanente persoonlijkheidsverandering ten gevolge van een mentale stoornis, dan spreekt men over een littekeneffect (*littekenhypothese*). In dit geval zou bijvoorbeeld de verhoogde score op Neuroticisme (ten gevolge van het doormaken van één of meer depressieve episodes) blijven bestaan, zelfs nadat de depressieve symptomen verdwenen zijn.

In de *pathoplastiehypothese* gaat men ervan uit dat bepaalde persoonlijkheidstrekken een specifieke inkleuring kunnen geven aan emotionele en gedragsproblemen, zonder dat persoonlijkheid rechtstreeks oorzaak is van de mentale stoornis. Deze inkleuring kan zich manifesteren in de verschijningsvorm van de stoornis, het verloop, de therapierespons, en de geassocieerde functionele beperkingen. Een kind met een hoge score op Neuroticisme zou bijvoorbeeld een ernstigere en meer langdurige vorm van depressie kunnen ervaren, in vergelijking met een kind dat geen verhoogde scores heeft voor Neuroticisme.

De *spectrumhypothese* stelt geen unidirectionele relatie tussen persoonlijkheid en psychopathologie voorop, maar suggereert dat normale persoonlijkheid, subklinische trekken en psychopathologische syndromen deel uitmaken van eenzelfde continuüm en dat een onderliggende genetisch-biologische factor hiervoor verantwoordelijk is.

De *continuïteitshypothese* ten slotte is een variant van de spectrumhypothese, maar maakt geen assumpties omtrent een gemeenschappelijke onderliggende oorzaak.

Hoewel deze hypothesen elk een andere kijk hebben op de relatie tussen persoonlijkheid en psychopathologie, sluiten ze elkaar niet uit. De Bolle, Beyers, De Clercq en De Fruyt (2012) onderzochten de associaties tussen persoonlijkheid, zoals gemeten met de HiPIC, en internaliserende en externaliserende problemen, zoals gemeten met de Child Behaviour Checklist (CBCL; Achenbach, 1991), in een steekproef kinderen uit de algemene populatie (N=571) en een ambulante klinische groep (N=146) over een 2-jaar tijdsinterval op drie meetmomenten. De resultaten gaven sterke ondersteuning voor de continuïteitshypothese, maar voor sommige relaties tussen specifieke trekken en internaliserende of externaliserende problemen was er ook evidentie voor de complicatie- of de pathoplasthiehypothese. Overtuigend bewijs voor de spectrumhypothese werd recent geleverd door Tackett en collega's (2013). In een studie bij 1569 tweelingparen van 9 tot 17 jaar uit Tennessee vonden zij dat de variantie tussen negatieve emotionaliteit en een brede psychopathologiefactor op fenotypisch en genotypisch vlak substantieel overlapte. De resultaten van Lewis, Haworth en Plomin (2013) sluiten hierbij aan: de genetische factoren die ten grondslag liggen aan de persoonlijkheid overlappen met de genetische factoren verantwoordelijk voor gedragsproblemen bij adolescenten. Deze bevindingen bij kinderen en adolescenten zijn vergelijkbaar met onderzoek bij volwassenen (Lahay, Van Hulle, Singh, Waldman & Rathouz, 2011) en suggereren gemeenschappelijke genetische (pleiotropie) effecten op verschillende mentale stoornissen.

5.3.2 Persoonlijkheid en specifieke mentale stoornissen

In het verleden werd de relatie tussen persoonlijkheid en psychopathologie uitgebreid onderzocht binnen het temperamentonderzoek, terwijl er aanvankelijk relatief weinig onderzoek werd verricht naar psychopathologie steunend op het Vijf-Factorenmodel (VFM). John en collega's (1994) onderzochten als eersten de validiteit van het VFM om internaliserende en externaliserende stoornissen bij kinderen te kunnen onderscheiden. Zij vonden dat internaliserende problematiek positief geassocieerd is met Neuroticisme en negatief met Consciëntieusheid. Externaliserend probleemgedrag bleek negatief gecorreleerd te zijn met Consciëntieusheid en Welwillendheid, en vertoonde daarnaast een positief verband met Extraversie. In meer recente studies worden deze resultaten grotendeels ondersteund en blijkt dat kinderen met externaliserende gedragsproblematiek inderdaad minder welwillend, minder consciëntieus en emotioneel instabieler zijn dan kinderen zonder gedragsproblemen (Prinzie e.a., 2004). Naast deze bevindingen rapporteren sommige onderzoekers ook een negatieve samenhang tussen externaliserend gedrag en Vindingrijkheid (Mervielde, De Clercq, De Fruyt & Van Leeuwen, 2005).

Verder blijkt een brede waaier aan internaliserende stoornissen zoals stemmingsstoornissen, angststoornissen en somatoforme stoornissen substantieel gerelateerd te zijn aan Neuroticisme en kan deze persoonlijkheidsfactor aldus opgevat worden als een ruwe risicofactor voor internaliserende pathologie. Extraversie leent zich het best om te differentiëren tussen internaliserende problemen onderling, aangezien een lage score op Extraversie vooral indicatief is voor stemmingsstoornissen, maar niet voor angststoornissen (Clark & Watson, 1991). Steeds meer onderzoekers gaan zich binnen het internaliserend-externaliserend spectrum toespitsen op specifieke diagnoses, zoals de pervasieve gedragsstoornis en ADHD voor het externaliserend domein (Rettew, Copeland, Stanger & Hudziak, 2004), en enuresis, angst en depressie voor het internaliserend domein (Van Hoecke, De Fruyt, De Clercq, Hoebeke & Vande Walle, 2006), om deze vervolgens betekenisvol te relateren aan het VFM. De Pauw, Mervielde, Van Leeuwen en De Clercq (2011) en Aelterman, De Clercq, De Bolle en De Fruyt (2011) onderzochten respectievelijk de relaties tussen het VFM en autisme en obsessieve compulsieve symptomen.

Hoewel de relatie tussen persoonlijkheid en mentale stoornissen overtuigend aangetoond is, werd er pas recent een begin gemaakt met het beschrijven van de specifieke aard en structuur van de geobserveerde relaties (De Bolle e.a., 2012). Onderzoek naar deze relaties werd in het verleden vooral vanuit een categoriaal perspectief gestuurd, met de DSM-taxonomie als het instrument bij uitstek om mentale stoornissen te groeperen. Echter, deze taxonomie vertoonde een aantal fundamentele tekortkomingen, zoals comorbiditeit en heterogeniteit tussen en binnen de stoornissen, die de validiteit van de categorische benadering ondermijnen en tot inconsistente resultaten omtrent de unieke relatie tussen de verscheidene mentale stoornissen en persoonlijkheid hebben geleid. Om tegemoet te komen aan de beperkingen van het categoriale denkkader poogden steeds meer onderzoekers de mentale stoornissen in een dimensioneel model onder te brengen, met de bedoeling de empirische complexiteit van psychopathologie zo volledig mogelijk te vatten. Men kan hierbij vooropstellen dat een dergelijk model zowel brede gemeenschappelijke psychopathologiefactoren (om de comorbiditeit te representeren), alsook meer stoornisspecifieke determinanten (om de heterogeniteit te kunnen expliciteren) in kaart dient te brengen.

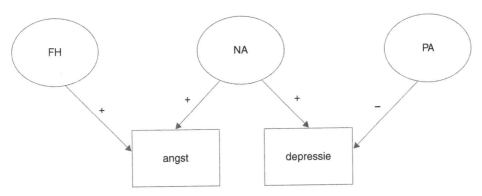

Figuur 5.1 Schematische weergave van het tripartitemodel van Watson en Clark (1991). Negatief affect (NA) is een stabiele en erfelijke trekdimensie die de gevoeligheid weerspiegelt voor negatieve stimuli. NA omvat een brede waaier van negatieve emoties, die geassocieerd zijn met depressie (schuldgevoel, droevigheid, somberheid en boosheid) of angst (bezorgdheid, gespannenheid en zenuwachtigheid). Positieve affectiviteit (PA) wordt ook opgevat als een stabiele, erfelijke trekdimensie en weerspiegelt energie, affiliatie en de neiging om positieve emoties te ervaren (blijdschap, opgewektheid en vriendelijkheid). Fysiologische hyperarousal (FH) staat voor verhoogde autonomische arousal, hetgeen gekenmerkt wordt door symptomen als beven, versnelde hartslag, transpireren, versnelde ademhaling en duizeligheid.

Een voorbeeld van een dergelijk model is het tripartite model van Clark en Watson (1991). Dit model stelt dat de structurele relatie tussen angst en depressie kan begrepen worden vanuit drie grote factoren: Negatief Affect (NA), Positief Affect (PA) en Fysiologische Hyperarousal (FH). Volgens het model is FH typerend voor angststoornissen en is de afwezigheid van PA specifiek voor depressie. NA is een niet-specifieke factor die zowel met angst als met depressie sterk samenhangt (zie ■ figuur 5.1). Twee van de drie factoren hebben een duidelijke link met het VFM. Zo kan men NA gelijkstellen met Neuroticisme en PA met Extraversie. Vanuit moleculair biologische hoek brachten Van Veen en collega's (2012) ondersteuning voor de componenten van het tripartite model. De validiteit van het tripartite model is intussen robuust aangetoond voor volwassen populaties, maar voor kinderen zijn de bevindingen minder eenduidig (Crook, Beaver & Bell, 1998; Lonigan, Phillips & Hooe, 2003). Bovendien zijn de externaliserende mentale stoornissen niet opgenomen in het tripartite model en is het model ook niet in staat om te differentiëren tussen de verschillende angststoornissen.

5.3.3　Maladaptieve trekken en persoonlijkheidsdisfunctioneren

Persoonlijkheidstrekken spelen niet alleen mee in het ontstaan of het verloop van emotionele en gedragsproblemen, maar kunnen binnen bepaalde contexten ook pathologisch of maladaptief zijn, vooral wanneer ze last berokkenen aan het individu (bijvoorbeeld in zijn sociaal, familiaal of professioneel leven) of diens omgeving.

DSM-5 (APA, 2013) voorziet in een systeem van persoonlijkheidsdimensies en 25 meer specifieke persoonlijkheidstrekken, het zogenoemde DSM-5-trekmodel, dat voor verdere evaluatie en onderzoek opgenomen is in sectie 3 (APA, 2013). Krueger, Derringer, Markon, Watson en Skodol (2012) ontwikkelden een vragenlijst om dit DSM-5-model te operationaliseren, met name de Personality Inventory for DSM-5 (PID-5). Diagnostiek van persoonlijkheidsstoornissen bij volwassenen kan volgens dit systeem op twee manieren. In eerste instantie kan men kijken of patiënten verhoogde scores hebben op een a priori gedefinieerde set van trekken die beschouwd worden als prototypisch voor zes specifieke persoonlijkheidsstoornissen, met name de schizotypische, antisociale, borderline, narcistische, afhankelijke en obsessieve compulsieve persoonlijkheidsstoornis. Een tweede mogelijkheid is een trekgespecificeerde stoornis te diagnosticeren, waarbij gekeken wordt of de patiënt hogere scores heeft op één of meer van de hogere-ordedimensies van het DSM-5-trekmodel, of hoger scoort op specifieke facetten binnen elk van de hogere-ordedimensies. In beide gevallen moeten verhoogde scores samengaan met matige tot extreme hinder in het functioneren van de persoonlijkheid, in twee of meer van vier gebieden, op het vlak van identiteit, zelfsturing, empathie en/of intimiteit vooraleer een persoonlijkheidsstoornis kan worden gediagnosticeerd (APA, 2013, p. 762).

De afgelopen jaren werd vanuit diverse onderzoeksdomeinen echter gesuggereerd dat persoonlijkheidspathologie bij volwassenen antecedenten heeft in vroege ontwikkelingsperioden. Zo vond men in longitudinaal onderzoek dat psychopathologie in de kindertijd (zoals emotionele en gedragsstoornissen) vaak stabiel blijft tot in de volwassenheid (Bongers, Koot, Van der Ende & Verhulst, 2003; Briggs-Gowan e.a., 2003) en dat vroege psychopathologie latere persoonlijkheidsstoornissen voorspelt (Cohen, Crawford, Johnson & Kasen, 2005; Lewinsohn, Rohde, Seeley & Klein, 1997). Daarnaast werd ook aangetoond dat de positie op specifieke persoonlijkheidstrekken in de kindertijd significant bijdraagt tot langetermijnprocessen van normaal en abnormaal functioneren in de volwassenheid (Caspi e.a., 2003; Shiner, Masten & Roberts, 2003). Het belang van een ontwikkelingsperspectief op persoonlijkheidspathologie werd dan ook erkend (Widiger & Clark, 2000; De Clercq & De Fruyt, 2012).

De Clercq, De Fruyt, Van Leeuwen en Mervielde (2006) onderzochten de structuur van een omvangrijke set van symptomen van persoonlijkheidspathologie die men op jonge leeftijd kan observeren. Zij ontwikkelden de Dimensional Personality Symptom Itempool (DIPSI; De Clercq e.a., 2006), waarbij zowel de hoger beschreven bottom-up als de top-down onderzoeksbenadering gebruikt werd. Deze taxonomie bestaat uit 27 betrouwbare, unidimensionele lagere-ordefacetten die hiërarchisch geordend zijn onder de volgende vier hogere-ordedimensies: Onwelwillendheid, Emotionele instabiliteit, Introversie en Compulsiviteit (zie ▶ box 5.4). Deze vier hogere-ordedimensies zijn conceptueel verwant aan vier maladaptieve dimensies (zoals eerder beschreven) bij volwassenen (Livesley, 1990; O'Connor, 2005), en toonden sterke empirische correlaties met vier van de vijf dimensies van het VFM.

Ook het DSM-5-trekmodel werd reeds gebruikt bij jongeren. De Clercq, De Fruyt, De Bolle, Van Hiel, Krueger en Markon (in press) toonden alvast aan dat de psychometrische eigenschappen van de PID-5 grotendeels behouden blijven wanneer deze wordt gebruikt bij adolescenten. De Clercq, Decuyper en De Caluwé (in press) onderzochten verder de validiteit van de configuratie van trekken die werd voorgesteld om de borderline persoonlijkheidsstoornis te karakteriseren (DSM-5, 2013; p. 766-767) bij adolescenten. Er is echter nog een volle onderzoeksagenda om dit model en de voorgestelde trekconfiguraties op hun klinische bruikbaarheid te evalueren voor gebruik bij volwassenen (Samuel, Hopwood, Krueger, Thomas & Ruggero, 2013) en te onderzoeken of deze overdraagbaar en bruikbaar zijn bij jongeren.

Box 5.4 Toelichting van de hogere-orde dimensionele structuur van de Dimensional Personality Symptom Itempool (DIPSI; De Clercq, e.a., 2006)

DIPSI-dimensies	Toelichting
Onwelwillendheid	Omvat trekken die de negatieve pool van Welwillendheid voorstellen (zoals Dominantie/Egocentrisme en Agressiviteit/Irriteerbaarheid), extreem hoge varianten van Extraversie (zoals Hyperexpressiviteit en Hyperactiviteit) en extreem lage varianten van Consciëntieusheid (zoals Afleidbaarheid en Wanorde).

Emotionele Insta-biliteit	Omvat Angstige en Depressieve trekken, alsook een Afhankelijkheidscomponent (Onveilige hechting, Afhankelijkheid, Onderdanigheid).
Introversie	Omvat extreem lage trekken van Extraversie (zoals Verlegenheid, Teruggetrokken en Paranoïde trekken).
Compulsiviteit	Omvat extreem hoge varianten van Consciëntieusheid (zoals Extreme prestatiemotivatie, Perfectionisme en Extreme orde).

5.3.4 Maladaptieve trekken en mentale stoornissen

De validiteit van de vier DIPSI-dimensies werd verder onderzocht in relatie tot psychopathologie bij kinderen, met aandacht voor de modererende rol van ouderlijk opvoedingsgedrag (De Clercq, Van Leeuwen, De Fruyt, Van Hiel & Mervielde, 2008). De resultaten toonden aan dat maladaptieve trekken van het kind en negatief controlerend opvoedingsgedrag predictief zijn voor psychopathologie bij het kind. Bovendien bleek dat het negatief effect van inadequaat opvoedingsgedrag vooral nadelig is voor kinderen met een kwetsbare persoonlijkheid – weerspiegeld in hoge scores op Onwelwillendheid of Emotionele instabiliteit –, terwijl veerkrachtige kinderen immuun lijken te zijn voor het opgroeien in een sterk negatief controlerende opvoedingsomgeving. Vanuit het ouderlijk perspectief bekeken, blijken kinderen met een maladaptief persoonlijkheidsprofiel consistent hoger te scoren op maten voor psychopathologie, ook wanneer ouders weinig negatief controlerend gedrag of veel positief opvoedingsgedrag stellen.

5.4 Implicaties voor diagnostiek

Uit het overzicht blijkt dat persoonlijkheid en emotionele en gedragsproblemen nauw verweven zijn met elkaar. Het verdient dan ook aanbeveling om in de diagnostiek van gedrags- en emotionele problemen bij kinderen persoonlijkheidsonderzoek te integreren. Ongeacht de aard van de relatie tussen persoonlijkheid en psychopathologie stellen we een *vierstapsproces* voor dat gedrags- en emotionele problemen bij kinderen en adolescenten, bijvoorbeeld gemeten aan de hand van de Child Behavior Check List (CBCL; Verhulst, Van der Ende & Koot, 1996) of in termen van specifieke mentale stoornissen, kadert binnen hun persoonlijkheidsontwikkeling. Dit proces is sterk geïnspireerd op het vierstaps-diagnostisch proces voor persoonlijkheidsstoornissen bij volwassenen voorgesteld door McCrae, Löckenhoff en Costa (2005), maar wordt hier in gewijzigde vorm toegepast voor het beschrijven van de associatie tussen persoonlijkheid, psychopathologie en persoonlijkheidspathologie in jongere leeftijdsgroepen (zie ook De Fruyt & De Clercq, 2014).

De eerste stap uit dit proces houdt een algemene beschrijving in van de normale variatie aan persoonlijkheidstrekken, zoals omschreven in bijvoorbeeld de Hiërarchische Persoonlijkheidsvragenlijst voor Kinderen (HiPIC; Mervielde & De Fruyt, 1999, 2009). Deze stap laat toe om kinderen te positioneren ten opzichte van andere kinderen op een brede set van persoonlijkheidstrekken die de normale variatie aan persoonlijkheidsverschillen weergeven. De tweede stap omvat de assessment op een set maladaptieve persoonlijkheidstrekken voor kinderen/adolescenten die in stap 1 significant afwijkende scores van het gemiddelde vertonen. De meerwaarde van deze stap situeert zich op het vlak van een gedifferentieerde beschrijving van de persoonlijkheid, zodat er een duidelijker beeld wordt verkregen van kinderen met een kwetsbaar persoonlijkheidsprofiel die vermoedelijk een verhoogd risico hebben op disfunctioneren op lange termijn.

Op die manier kan men verder het onderscheid maken tussen psychopathologie met een stabiele persoonlijkheidscomponent versus psychopathologie die niet of minder gereflecteerd wordt in het persoonlijkheidsprofiel van het kind. Zo hebben de verhoogde CBCL-scores op Angstproblemen van een kind dat niet extreem scoort op het Neuroticisme-domein van de HiPIC vermoedelijk een meer tijdelijk karakter en kennen ze wellicht een meer gunstige prognose dan de problematiek van het kind bij wie de angst tevens sterk weerspiegeld wordt in de meer stabiele algemene of specifieke maladaptieve persoonlijkheidskarakteristieken van het kind.

Posities op persoonlijkheidstrekken zijn, zoals reeds eerder gesteld, niet per definitie maladaptief, maar extremere scores (hoog of laag op algemene trekken, of verhoogd op maladaptieve trekken) kunnen in specifieke contexten wel disfunctioneel zijn. In stap 3 van het diagnostisch proces wordt gekeken of de trekscores van het kind op de algemene trekken en/of de maladaptieve trekken het kind/de adolescent of diens omgeving last berokkenen in het functioneren binnen de gezinscontext, de interpersoonlijke relaties (peers en vriendengroep) of op school. In het integratief model van De Fruyt en De Clercq (2014) worden deze drie gebieden vooropgesteld als sociale arena's waarin de persoonlijkheidstrekken van de jongere emotioneel en gedragsmatig tot expressie worden gebracht. De evaluatie in stap 3 voor deze drie domeinen kan erg zinvol zijn om behandeldoelen te kiezen.

In een 4^e stap ten slotte kan de diagnosticus indien hij dit wenst, op grond van de voorgaande stappen in het assessmentproces, nog steeds overgaan tot een diagnose in de klassieke DSM-5-termen, waarbij geput kan worden uit de tien persoonlijkheidsstoornissen die in DSM-5 zijn beschreven. Het is duidelijk dat deze laatste stap optioneel is en ons terug bij de klassieke categoriale persoonlijkheidsdiagnostiek brengt, met de stigmatiserende risico's van dien.

5.5   Stabiliteit versus verandering: implicaties voor interventie

Behandeling is doorgaans primair gericht op symptoombehandeling, in casu een verandering van de gedrags- en emotionele problemen, eerder dan op verandering van de persoonlijkheid. De beoogde gedrags- en emotionele veranderingen moeten echter bekeken worden in het licht van de meer stabiele aspecten van persoonlijkheid/temperament en de relatie met de omgeving, zodat realistische en haalbare doelstellingen kunnen worden geformuleerd. De Vijf-Factorentheorie van McCrae en Costa (in McCrae, Löckenhoff & Costa, 2005) is nuttig om na te denken over continuïteit en het vooropgestelde effect van behandeling: verandering wordt vooral verwacht op het niveau van de karakteristieke adaptaties, eerder dan op het niveau van de basistendensen, die meer stabiel worden geacht. In ☐ figuur 5.2 wordt de Vijf-Factorentheorie toegelicht.

In de Vijf-Factorentheorie worden persoonlijkheidstrekken opgevat als basistendensen. Deze basistendensen worden enkel en alleen bepaald en beïnvloed door biologische factoren zoals genen, ziekte en farmacologische interventies. 'Karakteristieke (mal)adaptaties' is een verzamelnaam voor allerlei psychologische kenmerken die ontwikkeld worden wanneer de persoon in interactie treedt met zijn omgeving. Deze karakteristieke (mal)adaptaties zijn dus uitingen van de aangeboren trekken, de sociale omgeving en de interactie tussen beide. Karakteristieke adaptaties omvatten gewoonten, attitudes, vaardigheden, rollen, relaties en zelfconcept. Hoewel deze verworven eigenschappen bedoeld zijn om het individu te helpen aanpassen aan de eisen en mogelijkheden van zijn omgeving, zijn sommige niet adaptief. Karakteris-

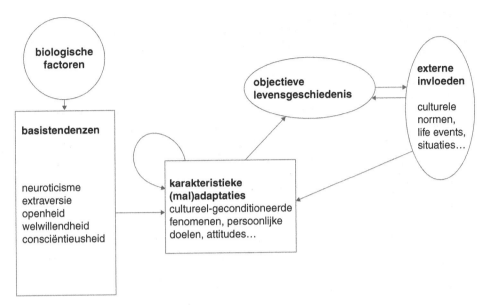

□ Figuur 5.2   Een schematische representatie van de Vijf-Factorentheorie van McCrae en Costa (in McCrae, Löckenhoff & Costa, 2005; McCrae & Costa, 1996).

tieke maladaptatie (zoals irrationele overtuigingen, ineffectieve copingstijlen, gebrekkige sociale vaardigheden en schadelijke levensgewoonten) leiden tot persoonlijkheidsgerelateerde problemen en, indien voldoende ernstig, tot persoonlijkheidsstoornissen. Basistendensen zijn universeel (want worden bepaald door de gemeenschappelijke menselijke biologie), terwijl karakteristieke (mal)adaptaties cultuurspecifiek zijn. Bijgevolg zijn basistendensen zeer moeilijk wijzigbaar en zijn de verworven karakteristieke (mal)adaptaties in principe makkelijker te veranderen.

Kennis van de mechanismen die bijdragen tot continuïteit of deze in stand houden is dus onontbeerlijk. Een eerste voor de hand liggende bron van stabiliteit en continuïteit zijn de *genetische* factoren. Niet alleen de trekken zelf, maar ook hun ontwikkeling heeft een substantiële erfelijke basis. McGue, Bacon en Lykken (1993) vergeleken de persoonlijkheidsontwikkeling van eeneiige en twee-eiige tweelingen over een periode van tien jaar en stelden vast dat tachtig procent van de consistentie toe te schrijven is aan genetische factoren. Het is bijgevolg evident dat genetische factoren potentiële verandering begrenzen.

Een tweede – doorgaans veronachtzaamde – groep factoren die bijdragen tot continuïteit heeft te maken met het leven in consistente omgevingen. Gedragsontwikkeling wordt immers mede gestuurd door de omgeving die in sommige gevallen samenhangt met persoonlijkheids- en gedragsverschillen. Extraverte jongeren met een commerciële aanleg selecteren bedrijfsgeoriënteerde studierichtingen, en komen later terecht in profit-georiënteerde functies. Jongeren met hoge spanningsbehoefte en agressie worden aangetrokken tot de activiteiten van criminele jongerenbendes die in een uitlaatklep voorzien voor hun persoonlijkheidstrekken. Op die manier wordt congruentie tussen het gedrag van de persoon en zijn omgeving in de hand gewerkt, met als resultante continuïteit bij het individu. Verandering bij de persoon zou onder meer kunnen resulteren uit veranderingen in de omgeving, door bijvoorbeeld jongeren weg te houden uit jongerenbendes op straat of te voorzien van niet-criminele omgevingen die toch een appel doen op hun hogere spannings- en actiebehoefte.

Een derde groep van factoren wordt door Roberts en DelVecchio (2000) omschreven als de psychologische make-up van het individuele kind, waarbij sommige trekken op zichzelf iets vertellen over aanpassing aan (wijzigende) omgevingen. De consequentie hiervan is dat stabiliteit op zichzelf afhangt van het persoonlijkheidsprofiel van het individu zelf. Veerkrachtige kinderen passen zich bijvoorbeeld gemakkelijker aan en zijn in die zin meer adaptief aan een nieuwe situatie of omgeving omdat ze beschikken over een grotere variëteit aan copinggedrag. Dus objectief gezien gedragen en reageren ze op verschillende manieren, al naargelang de eisen van de situatie of omgeving, terwijl hun positie op onderliggende latente trekken niet substantieel verandert. Het persoonlijkheidsprofiel van veerkrachtige kinderen kenmerkt zich door hogere scores op Emotionele stabiliteit, Welwillendheid, en in mindere mate Extraversie en Consciëntieusheid.

Een vierde groep van factoren zijn verschillende vormen van persoon-omgevingrelaties die bijdragen tot continuïteit of verandering. 'Reactieve' relaties verwijzen naar het interpreteren van elementen uit de omgeving consistent met de eigen persoonlijkheid. De term 'evocatieve' persoon-omgevingrelatie wordt gebruikt om het uitlokken van omgevingsreacties te beschrijven die bijdragen tot het in stand houden van trekken en gedrag. Iemand met relatief hoge scores op het facet Irriteerbaarheid zal niet alleen de handeling uit zijn omgeving vaker als vijandig interpreteren, maar op termijn zal deze persoon – door zich op die wijze te gedragen – inderdaad vijandige reacties uitlokken, die op hun beurt de positie op de trek 'Irriteerbaarheid en Ergernis' bestendigen. Proactieve persoon-omgevingrelaties verwijzen naar het actief selecteren van rollen en omgevingen die passen bij de eigen persoonlijkheid. Kinderen selecteren bijvoorbeeld vriendjes waar ze goed mee opschieten en vermijden contact met groepjes en omgevingen waar ze zich niet thuis voelen. Bij wijzigingen in het vriendengroepje (bijvoorbeeld een meer dominant kind voegt zich bij het groepje) zoeken kinderen soms een andere kring op. Een laatste relatie die wordt onderscheiden is de 'manipulatieve' persoon-omgevingrelatie, waarbij men de omgeving probeert te veranderen zodat men een betere fit tussen de persoonlijkheid en omgeving verkrijgt. Het samenstellen van een studiepakket, bestaande uit een verplichte kern en een aantal keuzevakken, is een voorbeeld van een manipulatie van de studieomgeving in overeenstemming met interesses, vaardigheden en persoonlijkheid van de leerling. Men hoeft dus niet noodzakelijk van omgeving te veranderen, maar men kan ook aspecten *binnen* de omgeving veranderen. Een eerste stap in de behandeling zou erin kunnen bestaan om het kind en zijn ouders te wijzen op dit soort samenhangen.

Daarnaast zal men ook rekening moeten houden met een aantal normatieve trends in de persoonlijkheidsontwikkeling, waarbij men doorgaans een daling in neuroticisme en stijgingen in altruïsme en consciëntieusheid observeert van de adolescentie tot in de late volwassenheid (McCrae e.a., 2005).

5.6   Interventiemogelijkheden

De Fruyt en De Clercq (2014) beschrijven in hun integratief model voor persoonlijkheidspathologie een aantal mechanismen waarop interventie zich kan richten, rekening houdend met de hoger beschreven basistendensen in de persoonlijkheid en aspecten uit de familiale, peer- en schoolomgeving. Gegeven het feit dat de stabiliteit van de persoonlijkheid toeneemt met de leeftijd, lijkt het aangewezen om interventies vroeg op te starten. Een toepassing hiervan is terug te vinden in ▸ box 5.5.

Box 5.5 Een voorbeeld van het nut van persoonlijkheidsonderzoek bij het stellen van haalbare en realistische therapiedoelstellingen

Lies is 7 jaar. Ze heeft weinig zelfvertrouwen, is verlegen en kan zich niet goed uitdrukken. Op de speelplaats staat ze vaak alleen en houdt ze zich op de achtergrond omdat ze haar klasgenootjes niet durft vragen om samen te spelen. Ze wordt ook bijna nooit uitgenodigd op een verjaardagsfeestje. In de klas is ze heel stil en durft ze nooit haar hand opsteken, omdat ze bang is dat haar antwoord niet helemaal juist zou zijn.

Onrealistische therapiedoelstelling: Lies met behulp van de behandeling veranderen in een expressief en optimistisch meisje dat bruist van energie en veel vertrouwen heeft in zichzelf.

Realistische therapiedoelstellingen dienen zich toe te spitsen op het veranderen van gedrag, emoties en symptomen, eerder dan op het veranderen van persoonlijkheidstrekken. Zo kan men Lies leren om op de speelplaats op een leuke manier contact te leggen met leeftijdgenootjes (gedrag). Wanneer dit lukt, en ze krijgt positieve reacties van haar leeftijdgenootjes, gaat Lies zich ongetwijfeld in deze situaties al een stuk minder bang en onbeholpen voelen (emotie). De therapeut kan ook de sterke kanten van Lies extra in het daglicht plaatsen. Lies is namelijk een hulpvaardig en vriendelijk meisje, eigenschappen die peers heel wenselijk vinden. Deze kenmerken kunnen als buffer aangewend worden tegen een hoge Verlegenheid en een lage score op Energie. Lies is bovendien heel creatief, een eigenschap die ze kan aanwenden om haar gebrek aan expressiviteit te compenseren.

Interventies kunnen zich in eerste instantie richten op de omgevingscomponent, met name de familie, peergroup of schoolomgeving, die een directe impact kunnen hebben op de karakteristieke adaptaties die het kind ontwikkelt. Ouderondersteuning van moeders met een borderline problematiek kan een positieve impact hebben op de ontwikkeling van het kind (Stepp, Whalen, Pilkonis, Hipwell & Levine, 2012). Behalve directe invloeden van de omgeving op karakteristieke adaptaties, modereren omgevingscomponenten ook de relatie tussen basistendensen van de persoonlijkheid en karakteristieke adaptaties. Het *trait activation*-paradigma (Tett & Burnett, 2003) stelt voorop dat elementen uit de omgevingen latente persoonlijkheidstendensen aanwakkeren of uitlokken, en zo aanleiding geven tot karakteristieke manifestaties of adaptaties. Kinderen die bijvoorbeeld hoog scoren op de DIPSI-dimensie Onwelwillendheid kunnen bijvoorbeeld als reactie op negatieve ouderlijke controle (meer) externaliserend gedrag gaan stellen. Het ouderlijk gedrag fungeert in dit voorbeeld als een trigger voor het stellen van ongewenst gedrag. Een derde arena voor interventie valt te situeren op het niveau van de beloningsstructuur van de karakteristieke manifestaties. Manifestaties van persoonlijkheidstendensen worden positief of negatief bekrachtigd door de omgeving en resulteren zodoende in karakteristieke (mal)adaptaties. Inspelen op deze bekrachtigingsstructuur biedt ruimte om de karakteristieke manifestaties in stand te houden of te veranderen. Therapeutische interventie steunend op klassieke leerprincipes biedt hier verschillende mogelijkheden. Het is ten slotte nuttig om erop te wijzen dat het integratief model van De Fruyt en De Clercq (2014) een wederkerig effect van karakteristieke adaptaties op persoonlijkheidstendensen niet uitsluit.

5.7   Conclusie en toekomstperspectief

Het beschreven overzicht toont aan dat het dagelijks gedrags en emotionele functioneren van kinderen en adolescenten een belangrijke persoonlijkheidscomponent in zich draagt, die de verdere ontwikkeling van het kind mede stuurt. Er is duidelijke basiskennis voorhanden hoe persoonlijkheid en psychopathologie zich conceptueel tot elkaar verhouden, en de notie van disfunctionele persoonlijkheidstrekken op jongere leeftijd is geïntroduceerd in de literatuur en geplaatst op de onderzoeksagenda. Aanvullend is er recent werk gedaan om al deze kennis te integreren in een integratief model en is men gaan nadenken over de implicaties hiervan voor interventie.

De twee grote uitdagingen voor de toekomst voor dit onderzoeks- en toepassingsterrein zullen eruit bestaan om vooreerst niet te verzanden in oeverloze discussies omtrent de aard van het model dat moet gebruikt worden om persoonlijkheidsverschillen bij kinderen/adolescenten te beschrijven. Ons pleidooi om het kunstmatige onderscheid tussen temperament en persoonlijkheid op te geven moet ook in deze context worden begrepen. Dit gevaar is niet denkbeeldig, zeker niet als we kijken naar de hevige discussies die zijn ontstaan omtrent het vervangen van de categoriale persoonlijkheidsdiagnoses door een dimensioneel alternatief (zie ► H. 9). De tweede en ongetwijfeld grootste uitdaging zal eruit bestaan de diagnosticus in de praktijk te leren denken en werken met het meer abstracte trekconstruct en dit te integreren als een wezenlijk element van elk diagnostisch proces bij kinderen en jongeren.

Literatuur

Achenbach, T. M. (1991). *Manual for the Child Behavior Checklist/4-18 and 1991 Profile.* Burlington, VT: University of Vermont Department of Psychiatry.

Aelterman, N., De Clercq, B., De Bolle, M., & De Fruyt, F. (2011). General and maladaptive personality dimensions in pediatric obsessive-compulsive disorder. *Child Psychiatry and Human Development, 42,* 24–41.

American Psychiatric Association (2013). *Diagnostic and Statistical Manual of Mental Disorders* (5th ed.). Arlington, VA: Author.

Bongers, I. L., Koot, H. M., van der Ende, J., & Verhulst, F. C. (2003). The normative development of child and adolescent problem behavior. *Journal of Abnormal Psychology, 112,* 179–192.

Briggs-Gowan, M. J., Owens, P. L., Schwab-Stone, M. E., Leventhal, J. M., Leaf, P. J., & Horwitz, S. M. (2003). Persistence of psychiatric disorders in pediatric settings. *Journal of the American Academy of Child and Adolescent Psychiatry, 42,* 1360–1369.

Buss, A. & Plomin, R. (1975). *A temperament theory of personality development.* New York: Wiley.

Caspi, A., Harrington, H., Milne, B. M., Amell, J. W., Theodore, R. F., & Moffitt, T. E. (2003). Children's behavioral styles at age 3 are linked to their adult personality traits at age 26. *Journal of Personality, 71,* 495–513.

Caspi, A., Roberts, B. W., & Shiner, R. L. (2005). Personality development: stability and change. *Annual Review of Psychology, 56,* 453–484.

Chess, S., & Thomas, A. (1996). *Temperament: theory and practice.* New York: Brunner/Mazel.

Clark, L. A. (2005). Temperament for a unifying basis for personality and psychopathology. *Journal of Abnormal Psychology, 114,* 505–521.

Clark, L. A., & Watson, D. (1991). Tripartite Model of Anxiety and Depression - Psychometric Evidence and Taxonomic Implications. *Journal of Abnormal Psychology, 100,* 316–336.

Cohen, P., Crawford, T. N., Johnson, J. G., & Kasen, S. (2005). The Children in the Community study of developmental course of personality disorders. *Journal of Personality Disorders, 19,* 466–486.

Costa, P. T., Jr., & McCrae, R. R. (1992). *Revised NEO Personality Inventory and Five-Factor Inventory Professional Manual.* Odessa, F1: Psychological Assessment Resources.

Crook, K., Beaver, B. R., & Bell, M. (1998). Anxiety and depression in children: A preliminary examination of the utility of the PANAS-C. *Journal of Psychopathology and Behavioral Assessment, 20,* 333–350.

De Bolle, M., Beyers, W., De Clercq, B., & De Fruyt, F. (2012). General personality and psychopathology in referred and non-referred children and adolescents: An investigation of continuity, pathoplasty, and complication models. *Journal of Abnormal Psychology, 121,* 4, 958–970.

De Clercq B., Decuyper M., De Caluwé E. (2014). Developmental manifestations of borderline personality patho-logy from an age-specific dimensional personality disorder trait framework. In J. L. Tackett, & C. Sharp (eds.) *Handbook of borderline disorder in children and adolescents*. New York, NY: Springer.

De Clercq, B. & De Fruyt, F. (2012). A Five-Factor Model framework for understanding childhood personality disorder antecedents. *Journal of Personality, 80*, 6, 1533–1563.

De Clercq, B., De Fruyt, F., & Van Leeuwen K. (2004). A "little-five" lexically based perspective on personality disorder symptoms in adolescence. *Journal of Personality Disorders, 18*, 479–499.

De Clercq, B., De Fruyt, F., Van Leeuwen, K., & Mervielde, I. (2006). Maladaptive personality traits in childhood: A first step toward an integrative developmental perspective for DSM-5. *Journal of Abnormal Psychology, 115*, 639–657.

De Clercq, B., Van Leeuwen, K., De Fruyt, F., Van Hiel, A., & Mervielde, I. (2008). Maladaptive personality traits and psychopathology in childhood and adolescence: The moderating effect of parenting. *Journal of Personality, 76*, 357–383.

De Fruyt, F., & De Clercq, B. (in press). Childhood antecedents of personality disorders: Towards an integrative developmental model. *Annual Review of Clinical Psychology*.

De Fruyt, F., De Bolle, M., McCrae, R. R., Terracciano, A., Costa, P. T., Jr. and 39 collaborators from the Adolescent Personality Profiles of Cultures Project (APPOC) (2009). The universal structure of personality in adoles-cence: NEO-PI-R and NEO-PI-3 findings from 24 cultures. *Assessment, 16*, 3, 301–311.

De Fruyt, F., Mervielde, I., Hoekstra, H. A., & Rolland, J.-P. (2000). Assessing adolescents' personality with the NEO PI-R. *Assessment, 7*, 329–345.

De Pauw, S. S. W., Mervielde, I., Van Leeuwen, K. G. (2009). How are traits related to problem behavior in pre-schoolers? Similarities and contrasts between temperament and personality. *Journal of Abnormal Child Psychology, 37*(3), 309–325. doi: 10.1007/s10802-008-9290-0

De Pauw, S. S. W., Mervielde, I., Van Leeuwen, K. G., & De Clercq, B. J. (2011). How temperament and personality contribute to the maladjustment of children with autism. *Journal of Autism and Developmental Disorders, 41*, 2, 196–212.

Derryberry, D., & Rothbart, M. K. (1984). Emotion, attention and temperament. In C. E. Izard, J. Kagan, & R. B. Zajonc (eds.). *Emotions, cognition and behaviour* (pp. 132–166). Cambridge: Cambridge University Press.

Digman, J., & Inouye, J. (1986). Further specification of the five robust factors of personality. *Journal of Persona-lity and Social Psychology, 50*, 116–123.

Goldsmith, H. H., & Campos, J. J. (1982). Toward a theory of infant temperament. In R. N. Emde & R. J. Harmon (eds.), *The Development of Attachment and Affiliative Systems* (pp. 161–193). New York: Plenum.

Jang, J. L., McCrae, R. R., Angleitner, A., Riemann, R., & Livesley, W. J. (1998). Heritability of facet-level traits in a cross-cultural twin sample: support for a hierarchical model of personality. *Journal of Personality and Social Psychology, 74*, 1556–1565.

John, O. P., Caspi, A., Robins, R. W., Moffit, T. E., & Stouthamer-Loeber, M. (1994). The "little five": Exploring the nomological network of the Five-Factor Model of personality in adolescent boys. *Child Development, 65*, 160–178.

Krueger R. F., Derringer J., Markon K. E., Watson D., Skodol A. E. (2012). Initial construction of a maladaptive personality trait model and inventory for DSM-5. *Psychological Medicine, 42*(9), 1879–1890.

Lahey, B. B., Van Hulle, C. A., Singh, A. L., Waldman, I. D., Rathouz, P. J. (2011). Higher-order genetic and envi-ronmental structure of prevalent forms of child and adolescent psychopathology. *Archives of General Psychiatry, 68*(2), 181–189.

Lewinsohn, P. M., Rohde, P., Seeley, J. R., & Klein, D. N. (1997). Axes II psychopathology as a function of axis I dis-orders in childhood and adolescence. *Journal of the American Academy of Child and Adolescent Psychiatry, 36*, 1752–1759.

Lewis, G. J., Haworth, C. M. A., & Plomin, R. (2013). Identical genetic influences underpin behaviour problems in adolescence and basic traits of personality. *Journal of Child Psychology and Psychiatry*. Doi: 10.1111/jcpp.12156.

Livesley, W. J., (1990). *Dimensional Assessment of Personality Pathology-Basic Questionnaire*. Unpublished manu-script, University of British Columbia, Vancouver, British Columbia, Canada.

Lonigan, C. J., Phillips, B. M., & Hooe, E. S. (2003). Relations of positive and negative affectivity to anxiety and depression in children: Evidence from a latent variable longitudinal study. *Journal of Consulting and Clinical Psychology, 71*, 465–481.

McCrae, R, R,. Löckenhoff, C. E., & Costa, P. T., Jr. (2005). A step toward DSM-V: Cataloguing personality-related problems in living. *European Journal of Personality, 19*, 269–286.

McCrae, R. R., & Costa, P. T., Jr. (1996). Toward a new generation of personality theories: theoretical contexts for the five-factor model. In J.S. Wiggins (ed.) *The Five-Factor Model of Personality: Theoretical Perspectives* (pp. 51–87). New York/London: Guilford Press.

McCrae, R. R., Costa, P. T., Jr., & Martin, T. A. (2005). The NEO-PI-3: A more readable revised NEO Personality Inventory. *Journal of Personality Assessment, 84*, 3, 261–270.

McGue, M., Bacon, S., & Lykken, D. T. (1993). Personality stability and change in early adulthood: A behavioural genetic analysis. *Developmental Psychology, 29*, 96–109.

Mervielde, I, & De Fruyt, F. (2009). *Hiërarchische Persoonlijkheidsvragenlijst voor Kinderen* [Hierarchical Personality Inventory for Children]. Amsterdam: Hogrefe Publishers.

Mervielde, I., & Asendorpf, J. (2000). Variable and person-centred approaches. In S. E. Hampson, *Advances in Personality Psychology*, pp. 37-76. Sussex: Psychology Press.

Mervielde, I., & de Fruyt, F. (1999). Construction of the Hierarchical Personality Inventory for Children (HiPIC). In I. Mervielde, I. Deary, F. De Fruyt, & F. Ostendorf (eds.), *Personality Psychology in Europe* (pp. 107-127). Tilburg: Tilburg University Press.

Mervielde, I., De Clercq, B., De Fruyt, F., & Van Leeuwen, K. (2005). Temperament, personality and developmental psychopathology as childhood antecedents of personality disorders. *Journal of Personality Disorders, 19*, 171–201.

O'Connor, B. P. (2005). A search for consensus on the dimensional structure of personality disorders. *Journal of Clinical Psychology, 61*, 323–345.

Prinzie, P., Onghena, P., Hellinckx, W., Grietens, H., Ghesquiere, P., & Colpin, H. (2004). Parent and child personality characteristics as predictors of negative discipline and externalizing problem behaviour in children. *European Journal of Personality, 18*, 73–102.

Rettew, D. C., Copeland, W., Stanger, C., & Hudziak, J. J. (2004). Associations between temperament and DSM-IV externalizing disorders in children and adolescents. *Journal of Developmental and Behavioral Pediatrics, 26*, 383–391.

Roberts, B. W., & DelVecchio, W. F. (2000). The rank-order consistency of personality traits from childhood to old age: A quantitative review of longitudinal studies. *Psychological Bulletin, 126*, 3–25.

Rothbart, M. K., & Derryberry, D. (1981) 'Development of individual differences in temperament', in M. E. Lamb, A. L. Brown (eds) *Advances in Developmental Psychology*, vol. 1, pp. 37–86. Hillsdale, NJ: Erlbaum.

Shiner, R. L., Masten, A. S., & Roberts, J. M. (2003). Childhood personality foreshadows adult personality and life outcomes two decades later. *Journal of Personality, 71*, 1145–1170.

Stepp S. D., Whalen D. J., Pilkonis P. A., Hipwell A. E., Levine M. D. (2012). Children of mothers with borderline personality disorder: identifying parenting behaviors as potential targets of intervention. *Personality Disorders: Theory, Research and Treatment. 3*, 76–91.

Tackett, J. L. (2006). Evaluating models of the personality – psychopathology relationship in children and adolescents. *Clinical Psychology Review, 26*, 584–599.

Tackett, J. L., Lahey, B. B., Van Hulle, C., Waldman, I., Krueger, R. F., Rathouz, P. J. (2013). Common genetic influences on negative emotionality and a general psychopathology factor in childhood and adolescence. *Journal of Abnormal Psychology, 122*(4), 1142–1153.

Tett, R. P., Burnett, D. D. (2003). A personality trait-based interactionist model of job performance. *Journal of Applied Psychology, 88*(3): 500–517. doi: 10.1037/0021-9010.88.3.500.

Thomas, A. & Chess, S. (1977). *Temperament and Development.* New York: Brunner/Mazel.

Van Hoecke, E., De Fruyt, F., De Clercq, B., Hoebeke, P., & Vande Walle, J. (2006). Internalizing and externalizing problem behavior in children with nocturnal and diurnal enuresis: A five-factor model perspective. *Journal of Pediatric Psychology, 31*, 460–468.

Van Veen, T., Goeman, J. J., Monajemi, R., Wardenaar, K. J., …, Zitman, F. G. (2012). Different gene sets contribute to different symptom dimensions of depression and anxiety. *American Journal of Medical Genetics Part B-Neuropsychiatric Genetics, 5*, 519–528.

Verhulst, F. C., van der Ende, J., & Koot, H. J. (1996). *Handleiding voor de CBCL/4-18.* Rotterdam: Sophia Kinderziekenhuis / Academisch ziekenhuis Rotterdam / Erasmus Universiteit Rotterdam.

Widiger, T. A., & Clark, L. A. (2000). Toward DSM-V and the classification of psychopathology. *Psychological Bulletin, 126*, 946–963.

Aanbevolen literatuur

De Clercq, B., De Fruyt, F., Van Leeuwen, K., & Mervielde, I. (2006). Maladaptive personality traits in childhood: A first step toward an integrative developmental perspective for DSM-V. *Journal of Abnormal Psychology, 115*, 639–657.

De Clercq, B., De Fruyt, F., & Widiger, T. A. (2009). Integrating the developmental perspective in dimensional representations of personality disorders. *Clinical Psychology Review, 29*, 154–162.

Gezin en afwijkende ontwikkeling

Maja Deković en Peter Prinzie

Gezinsfactoren en hun interacties

Zowel in de klinische praktijk als in wetenschappelijk onderzoek wordt het gezin vaak gezien als het meest belangrijke aspect van de sociale omgeving. Vertrekkend vanuit het ecologisch transactioneel model worden vier typen gezinsfactoren onderscheiden: proximale (opvoedingsgedrag en alledaagse interacties tussen de ouders en het kind), distale (persoonlijkheidskenmerken en psychopathologie van de ouder), contextuele (de relatie tussen beide ouders en het functioneren van het gezin als geheel) en globale factoren (structurele kenmerken van het gezin, zoals sociaaleconomische status of etniciteit). In dit hoofdstuk wordt beschreven hoe complexe interacties tussen deze uiteenlopende gezinsfactoren kunnen leiden tot het ontstaan en voortbestaan van psychopathologie bij kinderen en adolescenten. Er wordt ook aandacht besteed aan de bijdrage van het kind zelf, aan de verschillen tussen kinderen in de gevoeligheid voor omgevingsfactoren en aan de wederzijde beïnvloeding tussen de ouders en kinderen. Het hoofdstuk eindigt met de bespreking van de rol van deze gezinsfactoren in de diagnostiek en hulpverlening.

6.1   Inleiding

In de ontwikkeling van psychopathologie bij kinderen spelen verschillende factoren een rol, variërend van genetische kwetsbaarheid tot kenmerken van de sociale omgeving waarin het kind opgroeit (zie ◘ Figuur 6.1). De relatieve bijdrage van deze verschillende factoren kan variëren van stoornis tot stoornis. Sommige stoornissen lijken meer genetisch/biologisch bepaald te zijn, terwijl bij andere stoornissen de factoren uit de sociale omgeving een belangrijkere rol lijken te spelen. Zowel in de klinische praktijk als in wetenschappelijk onderzoek wordt het gezin vaak gezien als het meest belangrijke aspect van de sociale omgeving.

◘ Figuur 6.1 geeft aan hoe verscheidene risicofactoren geclassificeerd kunnen worden volgens 'hun afstand' tot het individu. Centraal staan de factoren in het kind (zoals geslacht, temperament, biologische factoren). Vervolgens worden factoren weergegeven die te situeren zijn in de relatie tussen het kind en belangrijke andere personen (ouders, leeftijdgenoten). Nog verderaf gelegen zijn factoren van de context waarin deze interacties zich afspelen (buurt waarin een kind opgroeit, stress op het werk kan de interactie tussen ouder en kind beïnvloeden). Factoren in de maatschappij zijn het verst verwijderd van het individu. Het effect van deze factoren op het individu is vaak indirect en verloopt via tussenliggende factoren.

6.2   Gezin en afwijkende ontwikkeling

De betekenis van het gezin voor het ontstaan en voortbestaan van verschillenden typen stoornissen bij het kind, wordt vanuit zeer verschillende theorieën – onder andere psychoanalyse, sociale leertheorie, gezinssysteemtheorie en gehechtheidstheorie – benadrukt (Maccoby, 2007). Deze theorieën leggen verschillende accenten en benadrukken verschillenden aspecten van het gezinsfunctioneren die van belang zijn voor de ontwikkeling van psychopathologie. Zo staan bijvoorbeeld in de sociale leertheorie microaspecten van interacties (hoe ouders en kinderen elkaars gedrag bekrachtigen) centraal, terwijl in andere theorieën meer globale concepten (hechting) benadrukt worden. In dit hoofdstuk gaan we uit van een meerdimensionele benadering van het gezin.

Vertrekkend vanuit het ecologisch model van Bronfenbrenner (1986) en gebaseerd op het transactioneel model van Belsky (Belsky & Jaffee, 2006) kunnen op basis van hun 'afstand' tot het kind vier typen gezinsfactoren onderscheiden worden (Deković, Janssens & As, 2003). De eerste groep factoren zijn proximale factoren. Deze factoren zijn gesitueerd in de directe, alledaagse interacties tussen de ouders en het kind. De tweede groep omvat distale factoren. Dat zijn kenmerken van de ouder zelf, zoals persoonlijkheidskenmerken en psychopathologie van de ouder. De derde groep omvat contextuele factoren die betrekking hebben op overige relaties in het gezin, zoals de relatie tussen beide ouders. De laatste groep ten slotte zijn globale factoren: structurele kenmerken van het gezin, zoals sociaaleconomische status of etniciteit. Redenerend vanuit een sociaal-interactionistisch perspectief wordt ervan uitgegaan dat de proximale factoren de belangrijkste zijn en dat globale, distale en contextuele factoren hun invloed uitoefenen door middel van proximale factoren. Ouderlijke depressie heeft bijvoorbeeld invloed op de ontwikkeling van het kind, omdat die depressie doorwerkt op de wijze waarop een ouder het kind opvoedt en ermee omgaat.

We beschrijven het verband tussen deze gezinsfactoren en verschillende typen psychopathologie bij het kind. Daarbij richten we ons op de twee globale, meest voorkomende types pathologie: externaliserend probleemgedrag en internaliserend probleemgedrag ('brede-bandsyndromen'). We maken niet overal een onderscheid in 'smalle-bandsyndromen' (agressie,

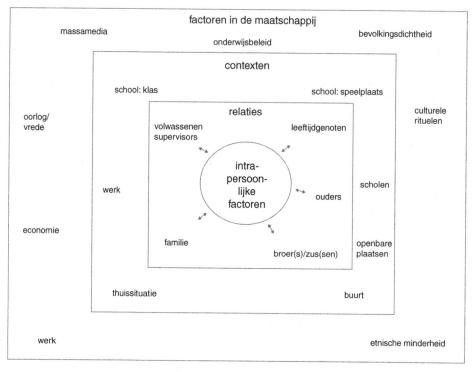

Figuur 6.1   Classificatie risicofactoren.

delinquentie, depressie, angst, teruggetrokkenheid). De reden voor deze keuze is tweeledig. Ten eerste is comorbiditeit in zowel externaliserend als internaliserend probleemgedrag een algemeen verschijnsel. Zo varieert comorbiditeit tussen angst en depressie van 50-75%. Ook bij externaliserend probleemgedrag zien we een hoge comorbiditeit: ongeveer 33-50% van kinderen met een diagnose 'antisociale gedragsstoornis' (*conduct disorder*, CD) of 'oppositioneel-opstandige gedragsstoornis' (*oppositional defiant disorder*, ODD), voldoet ook aan de criteria voor 'aandachtstekortstoornis met hyperactiviteit' (*attention deficit hyperactivity disorder*, ADHD). Het overgrote gedeelte van onderzoeken controleert niet voor deze comorbiditeit. Ten tweede, zoals straks duidelijk zal worden, zijn veel risicofactoren in het gezin zogenoemde aspecifieke factoren. Dat wil zeggen dat een en dezelfde factor (bijvoorbeeld harde disciplinering) verschillende effecten kan hebben: sommige kinderen reageren met opstandig, ongehoorzaam gedrag (externaliserend probleemgedrag), terwijl bij andere kinderen sprake kan zijn van lage zelfwaardering en depressieve gevoelens (internaliserend probleemgedrag).

Bij het beschrijven van de rol van het gezin in de ontwikkeling van psychopathologie, beperken we ons tot het gezinsfunctioneren dat binnen de normale range valt. Extreme vormen van disfunctioneren, zoals kindermishandeling en verwaarlozing, worden elders in dit boek behandeld (zie ▶ H. 18). In dit hoofdstuk wordt ook niet specifiek ingegaan op de rol van het gezin bij autismespectrumstoornissen, omdat bij deze stoornissen in het kind gelegen, constitutionele factoren (zoals stoornissen in de informatieverwerking) op de voorgrond staan. Maar ook hier zijn gezinsfactoren als inconsistente opvoeding, irreële verwachtingen van ouders, gezinsklimaat van belang voor het hanteren van de problemen bij het kind (zie ▶ H. 16).

6.3 Risico- en beschermende factoren in het gezin

In de afgelopen dertig jaar hebben talloze studies naar de relatie tussen gezinsfactoren enerzijds en normale en afwijkende ontwikkeling van het kind anderzijds, laten zien dat het gezin een bron van zowel beschermende als van risicofactoren kan zijn (Belsky & Jaffee, 2006). Onder risicofactoren worden factoren verstaan die de kans op psychopathologie bij het kind verhogen (bijvoorbeeld depressie bij een van de ouders). In het algemeen worden beschermende factoren gedefinieerd als factoren die een optimale ontwikkeling stimuleren. Strikter gedefinieerd worden beschermende factoren gezien als factoren die bescherming bieden tegen aanwezige risico's (bijvoorbeeld een hoge mate van structuur kan een beschermende factor zijn bij een kind met een moeilijk temperament).

6.3.1 Proximale gezinsfactoren

Proximale factoren hebben betrekking op de alledaagse interactie tussen ouder en kind. We maken hier een onderscheid tussen opvoedingsgedrag en de kwaliteit van de ouder-kindrelatie. Opvoedingsgedrag wordt gedefinieerd als specifiek, doelgericht gedrag waardoor ouders hun opvoedingstaken vervullen. Deze gedragingen doen zich echter voor in de context van een duurzame relatie met het kind. De kwaliteit van die relatie wordt bepaald door een geheel van attituden van waaruit ouders hun kind benaderen en heeft ook betrekking op de emotionele houding van de ouder ten aanzien van het kind, de acceptatie of verwerping van het kind en de ouderlijke gehechtheid aan het kind. Het concept van de kwaliteit van de ouder-kindrelatie is dus breder dan het concept opvoedingsgedrag, omdat het meer aspecten van de ouder-kindrelatie impliceert dan alleen gedrag.

6.3.2 Dimensies van opvoedingsgedrag

Om de verscheidenheid aan gedragingen die ouders vertonen in interactie met het kind te ordenen, wordt het opvoedingsgedrag vaak getypeerd met behulp van twee centrale dimensies: ondersteuning en controle (McCabe, 2013). Deze twee dimensies sluiten aan bij twee belangrijke functies die de ouders vervullen. De eerste functie is het bevredigen van de affectieve behoeften van het kind en het creëren van een verzorgende, beschermende omgeving waarin het kind kan leren en zich als individu kan ontwikkelen. De tweede functie betreft de overdracht van kennis, waarden en normen, structuur bieden en ervoor zorgen dat het kind zich leert aanpassen aan de regels en omgangsnormen die gelden in de samenleving waarin het kind opgroeit.

De eerste dimensie, *ondersteuning*, verwijst naar gedrag dat liefde en zorg voor het kind uitdrukt en dat op het fysiek en emotioneel welzijn van het kind is gericht, waardoor het kind zich begrepen en geaccepteerd voelt. Voorbeelden zijn: bemoedigen, accepteren, helpen, samenwerken, affectie tonen, en sensitief en adequaat reageren op de signalen van het kind.

Over de betekenis van de tweede dimensie, *ouderlijke controle* (gedrag van het kind sturen), bestaan tegenstrijdige opvattingen (Prinzie, Stams, Deković, Reijntjes & Belsky, 2009). Die hangen samen met de manier waarop controle wordt gedefinieerd. Soms worden de negatieve aspecten van controle benadrukt: strikte regels stellen die het kind geen bewegingsvrijheid toelaten, macht toepassen in bijvoorbeeld de vorm van straf en verbieden. Dit soort controle wordt met de termen machtsuitoefening, restrictiviteit en autoritaire controle aangeduid. Controle kan echter ook op een andere wijze worden uitgeoefend, bijvoorbeeld door het kind reden en uitleg te geven waarom iets moet of niet mag, door informatie en aanwijzingen te geven en door een beroep te doen op de verantwoordelijkheid en zelfstandigheid van het kind. Deze vormen van controle worden gewoonlijk autoritatieve controle genoemd. Sommige auteurs (Barber, 2002) maken verder onderscheid tussen psychologische controle en gedragscontrole. Het verschil tussen deze twee typen controle ligt in het object van de controle. Met psychologische controle proberen ouders het kind als persoon te veranderen. Met gedragscontrole proberen ouders vooral het gedrag van het kind te reguleren en zodanig te beïnvloeden dat het kind leert omgaan met structuur en regels in het alledaagse leven.

Opvoeding kan ook beschreven worden in termen van opvoedingsstijlen in plaats van dimensies (Baumrind, 1991). Een opvoedingsstijl is dan een combinatie van de twee genoemde dimensies. Ouders kunnen op basis van de stijl die ze hanteren ingedeeld worden in *autoritatieve*, autoritaire, permissieve en onverschillige ouders (zie ▶ box 6.1).

Box 6.1 Opvoedingsstijlen

Autoritatieve ouders zijn warm en ondersteunend naar hun kinderen, maar tegelijkertijd stellen ze ook grenzen en controleren ze het gedrag van het kind. Daarbij erkennen ze individualiteit van het kind en proberen ze het kind te sturen op een rationele en democratische manier. Ze stimuleren zelfstandigheid en het gezamenlijk nemen van beslissingen.

Autoritaire ouders daarentegen overleggen weinig, stellen veel regels en beperkingen zonder uitleg te geven en verwachten directe gehoorzaamheid. Ze zijn ook minder warm en minder sensitief voor de behoeften van hun kind.

Permissieve ouders zijn wel warm, accepterend en betrokken bij het kind, maar ze stellen nauwelijks eisen aan het gedrag van het kind. Ze straffen niet, zijn tolerant en laten het aan het kind over om zijn gedrag en activiteiten te reguleren.

Ten slotte, ouders die de *onverschillige* opvoedingsstijl hanteren zijn weinig betrokken en geïnteresseerd in het kind. Zij zijn niet ondersteunend en ook niet controlerend: ze laten het kind eigenlijk aan zijn lot over.

Zowel crosssectioneel als longitudinaal onderzoek laat een vrij consistent beeld zien, ongeacht welke benadering (dimensies of stijlen) gekozen wordt: kinderen ontwikkelen het meest positief als het opvoedingsgedrag van ouders gekenmerkt wordt door een hoge mate van warmte en ondersteuning, door democratische en autoritatieve controle. Te weinig ouderlijke ondersteuning en warmte hangt samen met een negatief zelfbeeld, onzekerheid en depressieve gevoelens, maar ook met het gebrek aan empathie en te weinig rekening houden met anderen en met negatieve verwachtingen ten aanzien van anderen in sociale contacten. Te weinig duidelijke regels en te weinig consistente controle en supervisie door ouders zijn gerelateerd aan zwakke zelfcontrole, gebrek aan sociale vaardigheden en externaliserend probleemgedrag op latere leeftijd. Anderzijds blijken een te autoritaire, restrictieve controle door ouders en het frequent gebruik van straffen ook samen te hangen met zowel externaliserend als internaliserend probleemgedrag (Belsky & Jaffee, 2006).

6.3.3   Opvoedingsgedrag en externaliserende problemen

In de toonaangevende en empirisch sterk gevalideerde coërciviteitstheorie beschrijft Patterson (Reid, Patterson & Snyder, 2002) vanuit sociaal-leertheoretisch perspectief hoe gebrek aan opvoedingsvaardigheden bij ouders, vooral op het gebied van het uitoefenen van controle, kan leiden tot ongehoorzaam, opstandig, en op latere leeftijd ook antisociaal en delinquent gedrag.

In het tweede en derde levensjaar moeten kinderen leren om hun gedrag steeds meer zelf te reguleren en de opdrachten, verboden en regels van hun ouders uit te voeren. Uit onderzoek is gebleken dat de kans dat gehoorzaamheidstraining succesvol verloopt groter is als de ouder:

- duidelijke regels heeft over wat wel en wat niet is toegestaan;
- deze regels aan het kind duidelijk maakt op een directe manier en in concrete termen;
- consistent is in het bekrachtigen van gewenst gedrag en het straffen van ongewenst gedrag van het kind.

Patterson verklaart het ontstaan van externaliserend probleemgedrag door de zogenoemde *cyclus van coërcieve interacties*: dit zijn zich herhalende negatieve en vijandige interacties waarin ongewenst gedrag van het kind door de ouder onbedoeld bekrachtigd wordt. Bijvoorbeeld: de ouder stelt een bepaalde eis aan het kind, het kind weigert met aversief protestgedrag, de ouder geeft de eis op en trekt zich terug, het aversief gedrag van het kind houdt op. Omdat ongehoorzaamheid het kind zo voordeel oplevert (bijvoorbeeld het ontsnappen aan opdrachten van ouders), bestaat er een grotere kans dat het kind in de toekomst opnieuw niet zal gehoorzamen. Van negatieve bekrachtiging is sprake wanneer het kind erin slaagt te ontsnappen aan negatieve gevolgen (straf) of aan eisen die als negatief ervaren worden (opdracht, verbod). Bovendien leert een kind om succes te halen met protestgedrag waardoor de kans vergroot dat dit gedrag toeneemt.

Coërcieve interacties komen in elk gezin voor, slechts het frequent herhalen van deze sequenties in duizenden interacties leidt tot stabiele patronen van wederzijdse dwang tussen ouder en kind. Het kind probeert de ouder te dwingen zijn eisen te laten varen, de ouder probeert het kind te dwingen tot opvolging van eisen en tot discipline. Wanneer het kind ouder wordt, verliezen de ouders in een volgende fase steeds meer controle over het kind dat zijn aversieve gedrag ook in andere sociale contexten (school, leeftijdgenoten) hanteert (Reid e.a., 2002).

Recent is deze theorie verrijkt met de inzichten uit de Dynamische Systeem-theorie (Granic & Patterson, 2006). Volgens deze theorie ontstaat externaliserend probleemgedrag wanneer coërcieve interacties een zogenoemde *attractor state* worden (dat wil zeggen, stabiele patronen die het ouder-kindsysteem in deze richting 'trekken' en daardoor ook het systeem belemmeren om een ander potentieel gezonder interactiepatroon te ontwikkelen). Eenvoudiger gezegd, het gaat niet zozeer om de vraag of in problematische gezinnen meer negatieve interacties bestaan dan in niet-problematische gezinnen (want het antwoord hierop is vanzelfsprekend ja), maar om de vraag of in deze problematische gezinnen negatieve interacties vaker voorkomen dan andere typen interacties en of het gezin in staat is om uit deze 'negatieve staat' te komen. Onderzoek laat zien dat gezinnen die baat hebben bij een interventie (oudertraining of cognitieve gedragstherapie) na de interventie minder rigiditeit laten zien. Dit betekent dat ze na de interventie beter in staat zijn om snel uit het negatieve interactiepatroon te komen (Granic, O'Hara, Pepler & Lewis, 2007).

6.3.4 Opvoedingsgedrag en internaliserende problemen

Inadequate opvoeding is niet alleen een risico voor de ontwikkeling van externaliserend probleemgedrag, maar kan ook leiden tot meer internaliserende problemen als angst en depressie (Restifo & Bögels, 2009). Longitudinaal onderzoek toont aan dat een te strikte, afwijzende opvoeding, waarin veel kritiek op het kind wordt geuit en waarin te hoge eisen aan het kind worden gesteld, gerelateerd is aan een lage zelfwaardering die het kind kwetsbaar maakt voor depressie. Harde discipline kan ertoe leiden dat kinderen in zichzelf keren en zich terugtrekken om negatieve interacties te vermijden. Als de ouder het kind manipuleert en probeert het kind als persoon te veranderen, wordt het proces van autonomieontwikkeling verstoord en kan het kind onzeker en bang worden om zichzelf te zijn en om liefde van de ouder te verliezen (Barber, 2002). Inconsistentie in het gedrag van ouders kan het kind ook onzeker maken. Doordat het gedrag van de ouder voor het kind niet voorspelbaar is, kan bij het kind 'aangeleerde hulpeloosheid' ontstaan: het gevoel geen grip op de omgeving te hebben en geen controle over wat er gebeurt. Ook dit maakt het kind kwetsbaar voor depressie. Een overbeschermende opvoeding, waarin het kind niet voldoende mogelijkheden krijgt om zich als autonoom individu te ontwikkelen, leidt tot een grote afhankelijkheid van het kind en ondermijnt het gevoel van *self-efficacy* (iemands inschatting van zijn eigen capaciteiten om bepaalde taken en handelingen met succes te kunnen uitvoeren). Deze negatieve effecten worden nog versterkt wanneer de opvoeding ook gekenmerkt wordt door gebrek aan steun en affectie (Aunola & Nurmi, 2005).

Soortgelijke mechanismen spelen een belangrijke rol bij het ontstaan en voortbestaan van angststoornissen. Recent onderzoek benadrukt vooral het verband tussen overbescherming en angststoornissen bij kinderen (Rapee, 2012). Longitudinaal onderzoek laat een wederzijdse relatie zien: overbescherming gaat samen met een toename in angstig gedrag, maar angstig gedrag leidt ook tot een toename in overbeschermend gedrag. Experimenteel onderzoek suggereert echter dat vooral overbeschermend gedrag leidt tot angstig gedrag (De Wilde & Rapee, 2008). Wanneer de ouders het kind overbeschermen, zou dit de controle die het kind denkt te hebben over zichzelf en over de omgeving verminderen, wat op zijn beurt de angst weer in stand houdt. Vanuit conditioneringstheorieën wordt ook het belang van modelling onderstreept. Ouders die vaak overbeschermend gedrag laten zien, scoren vaak ook zelf hoog op angst. De manier waarop deze ouders hun angst verwoorden of laten zien, kan leiden tot een toename van angstig gedrag bij hun kinderen (Rapee, 2012). Verder blijkt uit verschillende studies dat angstige kinderen in vergelijking met controlekinderen meer kritiek krijgen van hun ouders, minder affectie ervaren en strenger worden gecontroleerd (Restifo & Bögels, 2009). Naast opvoedingsfactoren spelen ook temperamentverschillen een rol bij het ontstaan van deze stoornissen (Klein, Dyson, Kujawa & Kotov, 2012; Prinzie, Van Harten, Deković, Van den Akker & Shiner, in press). Kinderen die angststoornissen ontwikkelen worden bijvoorbeeld vaak gekenmerkt door gedragsinhibitie (zie ► H. 13). Deze aangeboren neiging kan echter verder versterkt worden als de ouders reageren met te veel bescherming en/of afwijzing.

6.3.5 Opvoedingsgedrag en emotieregulatie

Problemen met emotieregulatie zijn een onderliggend mechanisme van zowel internaliserende (vermijding, excessieve aandacht voor dreiging en rumineren) als externaliserende problemen (agressieve impulsen niet kunnen beheersen of onderdrukken) (Aldao, Nolen-Hoeksema, Schweizer & 2010). Ook voor de ontwikkeling van emotieregulatie speelt de opvoeding een belangrijke rol. Meerdere onderzoeken hebben aangetoond dat responsiviteit en ouderlijke steun de ontwikkeling van emotieregulatie bevorderen terwijl psychologische controle en harde discipline samengaan met problemen in emotieregulatie (Morris, Silk, Steinberg, Myers & Robinson, 2007). Verder leren kinderen ook hun emoties reguleren via het observeren van hun ouders (modelling).

6.3.6 De ouder-kindrelatie

Een belangrijk concept in theorieën over opvoeding en afwijkende ontwikkeling is gehechtheid. Terwijl in de voorafgaande paragraaf steeds wordt gesproken over opvoedingsgedrag (gedrag dat de ouder vertoont), ligt bij het concept gehechtheid de nadruk op de kwaliteit van de relatie tussen ouder en kind. Volgens Bowlby (1982), de grondlegger van de gehechtheidstheorie, vormen kinderen tijdens de vroege kinderjaren een intern werkmodel van gehechtheid, gebaseerd op ervaringen met gehechtheidsfiguren. Indien er sprake is van een veilige gehechtheid, ontwikkelt het kind een beeld van zichzelf als iemand die de moeite waard is en die liefde en zorg verdient. Tevens ontwikkelt het kind een beeld van de sociale wereld als veilig, betrouwbaar en consistent. Dit interne model is een relatief stabiele representatie van de manier waarop relaties werken en bepaalt in grote mate hoe het kind andere mensen tegemoet zal treden: met vertrouwen en positieve verwachtingen, of met angst, onzekerheid en vijandigheid (zie ook ▶ H. 18).

Een sterke band met de ouder beschermt jongeren tegen negatieve omgevingsinvloeden (bijvoorbeeld leeftijdgenoten die afwijkend gedrag vertonen). Verschillende studies hebben laten zien dat jongeren die een hechte relatie hebben met hun ouders, minder probleemgedrag rapporteren en zich beter voelen. Als ze toch probleemgedrag vertonen, zoals delinquentie en agressiviteit, komt dit gedrag minder frequent voor en is het minder ernstig dan bij jongeren die een minder hechte relatie hebben met hun ouders. Uit onderzoek blijkt dat veilige gehechtheid een beschermende factor is tegen de ontwikkeling van probleemgedrag. Onveilig gehechte kinderen hebben meer kans om op latere leeftijd zowel externaliserende als internaliserende problemen te ontwikkelen. In een overzichtsartikel geven Restifo en Bögels (2009) aan dat een verstoorde ouder-kindrelatie kan leiden tot een onveilige hechting. Dit is een risicofactor voor depressie op latere leeftijd, vooral binnen een stressvolle of chaotische context. Een gebrek aan ervaren veiligheid en onzekerheid over de beschikbaarheid van de ouders in tijden van hoge stress, blijkt samen te hangen met buitensporig zoeken naar geruststelling door jongeren, wat resulteert in afwijzing door anderen. Deze negatieve interpersoonlijke ervaringen resulteren op hun beurt in een verhoogd risico op ernstiger depressie.

6.3.7 Distale gezinsfactoren

Onder distale gezinsfactoren worden de kenmerken van de opvoeder verstaan. Sommige van deze kenmerken zijn verankerd in de persoonlijkheid van de ouder en hebben niet rechtstreeks te maken met de opvoedingstaken die eigen zijn aan het ouderschap, al kunnen ze de opvoeding sterk beïnvloeden. Zo is een aanleg tot depressie bij volwassenen reeds aanwezig vóór ouderlijke taken worden opgenomen. Persoonlijkheidskenmerken als emotionele stabiliteit en zorgvuldigheid kunnen het opvoedingshandelen wel beïnvloeden. Een meta-analyse van Prinzie en collega's (2009) laat kleine maar significante verbanden zien tussen de Big Five persoonlijkheidsfactoren (extraversie, vriendelijkheid, emotionele stabiliteit, zorgvuldigheid en openheid) en warmte en gedragscontrole. Deze opvoederkenmerken kunnen zowel via directe processen (overerving of modelling), als via indirecte processen (via de invloed op het opvoedingsgedrag of op de ouder-kindrelaties) gerelateerd worden aan probleemgedrag bij het kind.

6.3.8 Psychopathologie van de ouders

In het onderzoek naar probleemgedrag bij kinderen, heeft psychopathologie van de ouders (vooral moeders) veel aandacht gekregen. Bevindingen van onderzoek naar de ontwikkeling van kinderen met een moeder met een psychische stoornis (depressie, schizofrenie), laten zien dat deze kinderen aanzienlijk meer kans hebben op verschillende negatieve uitkomsten (lagere niveaus van sociale competentie, problemen in de cognitieve ontwikkeling, problemen op school en in de relatie met leeftijdgenoten, psychische problemen). De resultaten van Dawson e.a. (2003) laten zien dat kinderen die opgroeien met depressieve moeders meer probleemgedrag (zowel externaliserend als internaliserend) vertonen dan kinderen van gezonde moeders. Ook bij het meten van hersenactiviteit werd een verschil aangetoond: kinderen met depressieve moeders hadden een verlaagde mate van activiteit in de frontaalkwab. Depressieve moeders waren niet minder warm naar hun kinderen toe, maar ze waren minder betrokken en trokken zich vaker terug uit de interactie. Ze rapporteerden ook meer stress en lagere huwelijkssatisfactie. De resultaten lieten verder zien dat de relatie tussen depressie van moeder en probleemgedrag van het kind gemedieerd wordt door contextuele stress en hersenactiviteiten, en dat er inderdaad meerdere mechanismen een rol spelen in de overdracht van pathologie van ouder naar kind.

Psychopathologie bij de ouder is even sterk gerelateerd aan externaliserende als aan internaliserende problemen. In het algemeen blijkt dat er geen duidelijk verband bestaat tussen het optreden van bepaalde problemen bij de kinderen en een specifieke diagnose van de ouder (aspecifieke invloed). Met andere woorden, het gaat niet zozeer om de diagnose zelf, maar om de mate waarin psychopathologie van de ouders belemmerend werkt voor het vervullen van de ouderlijke rol. Ouders met psychische stoornissen zijn sneller geïrriteerd, minder responsief, vertonen meer controlerend en vijandig, agressief gedrag naar het kind, bieden relatief weinig structuur, trekken zich terug uit de interactie met het kind en vertonen vaak inconsistent en onvoorspelbaar gedrag (McCabe, 2013). Gezinnen waarin een van de ouders een psychische stoornis heeft, worden gekenmerkt door veel conflicten, stress en een verhoogde kans op een echtscheiding. Al deze factoren samen dragen bij aan de ontwikkeling van probleemgedrag bij het kind.

In het onderzoek naar de angststoornissen bij kinderen is vooral nadruk gelegd op de mate waarin de ouder zelf angstig is. Angststoornissen lijken inderdaad 'in de familie te zitten': bij het overgrote deel van kinderen (66-80%) die naar de GGZ wordt verwezen vanwege een angststoornis, lijdt ten minste een van de ouders aan een angststoornis (Boer & Bögels, 2002). Ouders die zelf angstig zijn doen het angstige gedrag voor, dat door het kind geïmiteerd wordt. Zij helpen ook hun kind stimuli die angst oproepen te vermijden, waardoor het kind minder positieve ervaringen kan opdoen. Uit een meta-analyse (Connell & Goodman, 2002) blijkt dat dit niet alleen voor moeders geldt – vergelijkbare effecten zijn ook gevonden in het onderzoek naar de impact van de psychopathologie van vaders. Het blijkt wel dat psychopathologie van moeders belangrijker is voor jonge kinderen terwijl psychopathologie van de vaders belangrijker is voor oudere kinderen en adolescenten.

6.3.9 Individuele verschillen tussen opvoeders

Kenmerken van de opvoeder die een rol spelen in het ontstaan en voortbestaan van probleemgedrag van kinderen zijn niet beperkt tot psychopathologie. Het vertrouwen dat de ouder heeft in zijn eigen competentie op het gebied van opvoeding, blijkt ook belangrijk te zijn voor zowel het opvoedingshandelen als voor de ontwikkeling van het kind. Een hoger gevoel van competentie is gerelateerd aan meer positieve opvoeding, minder straf en inconsistentie en meer betrokkenheid bij de opvoeding, zowel crosssectioneel als longitudinaal (Slagt, Deković, De Haan, Van den Akker & Prinzie, 2012). Ouders die zich minder competent voelen, zijn voortdurend bezig met de vraag of zij wel juist handelen. Daardoor gaat aandacht en tijd voor de behoeften van het kind verloren. Toch willen zij hun greep op de opvoeding versterken door een grote mate van controle. Het overmatig proberen controle uit te oefenen en het gebrek aan aandacht voor het kind kunnen probleemgedrag bij het kind in de hand werken. Dat het gevoel van competentie een belangrijke rol speelt in opvoeding en ontwikkeling van het kind blijkt ook uit het interventieonderzoek. Het verhogen van het gevoel van competentie bij jonge moeders die Home-Start, een preventief opvoedingsondersteunings-programma, hebben gevolgd, leidt tot meer ondersteuning van hun kind en tot minder gebruik van inadequate disciplinering en hard straffen (Deković, Asscher, Hermanns, Reitz & Prinzie, 2010). Uit het onderzoek naar de effectiviteit van Multisysteemtherapie bij de ouders van adolescenten die delinquent gedrag vertonen, blijkt dat het verhogen van het gevoel van competentie resulteert in een meer positieve disciplinering (toezicht houden, consistentie), een hogere kwaliteit van de ouder-adolescentrelatie, en minder problemen bij de adolescent (Deković, Asscher, Manders, Prins & Van der Laan, 2012) (zie ook ▶ box 6.2).

Box 6.2 Interventieonderzoek

In een interventieonderzoek krijgt de experimentele (interventie-) groep de te onderzoeken interventie aangeboden, terwijl de controlegroep geen interventie of de 'gebruikelijke behandeling' (GB) krijgt. De effectiviteit van de interventie wordt vastgesteld door de uitkomsten van de interventie- en de controlegroep te vergelijken na de behandeling. De experimentele opzet maakt het mogelijk om causaliteit op een meer overtuigende manier te onderzoeken dan via een correlationiële studie.

Een voorbeeld van zo'n interventieonderzoek is een recent randomized controlled trial (RCT) naar de effectiviteit van Multisysteemtherapie (MST), een intensieve ambulante behandeling van adolescenten die ernstig antisociaal gedrag vertonen en hun gezinnen. MST heeft als doel het ouderschap te versterken en daardoor het probleemgedrag van adolescenten te verminderen (Asscher e.a., 2013). De resultaten laten zien dat MST, vijf maanden na de start van behandeling, leidt tot een verhoogd gevoel van competentie bij de ouders, een meer positieve controle, een betere kwaliteit van de ouder-kindrelatie en minder antisociaal gedrag bij de adolescenten. In ◘ Figuur 6.2 is de verandering in ouderlijk gevoel van competentie te zien in de MST- en de GB-groep tijdens de vijf maanden durende interventie.

De attributies van ouders over het gedrag van het kind ten slotte spelen ook een belangrijke rol in probleemgedrag van kinderen. Met attributies worden de verklaringen bedoeld die ouders hebben voor het (probleem)gedrag van hun kind. Onderzoek heeft uitgewezen dat ouders van kinderen met externaliserend gedrag (ADHD, ODD) vaker dan ouders van niet-problematische kinderen het ongewenste gedrag van hun kind toeschrijven aan opzet ('Het kind doet dit om mij te pesten') en stabiele negatieve eigenschappen van het kind ('Hij is koppig'). Daarentegen hebben ouders van niet-problematische kinderen vaker de neiging om situationele, tijdelijke verklaringen te geven voor ongewenst gedrag ('Hij is nu moe') (Johnston & Ohan, 2005). Deze attributies werken als een interpretatieve filter waardoor ouders betekenis geven aan het gedrag van hun kind. Dit beïnvloedt uiteraard hun affectieve en gedragsmatige reactie op dat gedrag.

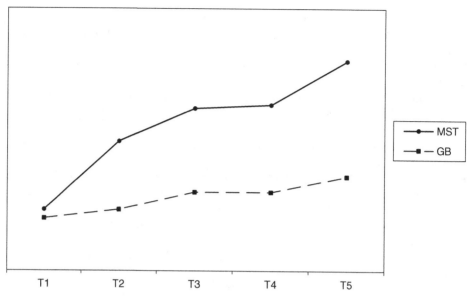

□ Figuur 6.2 Verandering in het gevoel van competentie bij ouders in de MST- en de GB-groep.

6.3.10 Contextuele factoren

De invloed van genoemde distale kenmerken op probleemgedrag van jongeren verloopt via proximaal opvoedingsgedrag. Hetzelfde geldt voor mogelijke relaties tussen contextuele gezinsfactoren en probleemgedrag van jongeren. In de literatuur wordt onder contextuele gezinsfactoren de kwaliteit van overige relaties in het gezin (zoals partnerrelatie) en het functioneren van het gezin als geheel verstaan.

Gedragsproblemen van kinderen worden in de literatuur ook gerelateerd aan de kwaliteit van de partnerrelatie of de huwelijkssatisfactie van de ouders (Restifo & Bögels, 2009). Uit onderzoek blijkt dat negatieve, vijandige interacties tussen ouders samenhangen met externaliserend en internaliserend gedrag van hun kinderen. Door Erel en Burman (1995) is een meta-analyse uitgevoerd naar relaties tussen de kwaliteit van de partnerrelatie en gedragsproblemen van kinderen. Zij concluderen dat positieve relaties tussen ouders en kinderen minder waarschijnlijk zijn naarmate de relatie tussen de ouders slechter is. Hoe moeten deze samenhangen verklaard worden? In de eerste plaats is een verklaring mogelijk vanuit de sociale leertheorie. Kinderen nemen de negatieve, agressieve interactiestijl van hun ouders over in hun contacten met anderen. In de tweede plaats kan de verklaring gezocht worden in de inadequate opvoedingsstijl die gehanteerd wordt door ouders die met elkaar overhoop liggen. Als gevolg van de problemen die zij in hun relatie met de partner ervaren, hebben zij minder aandacht voor hun kinderen en oefenen ze minder controle uit. Uit het voorgaande is duidelijk geworden dat het niet-adequaat invullen van de ondersteunende en controlerende opvoedingstaken bij het kind problemgedrag kan doen ontstaan. Ook voor internaliserend probleemgedrag blijken een hoog niveau van onenigheid tussen ouders en affectieloze controle belangrijke voorspellers van probleemgedrag te zijn (Normura, Warner & Weissman, 2002).

De processen ten slotte die zich afspelen in het gezin als geheel, blijken ook van belang te zijn voor het probleemgedrag van het kind: een (in)adequate hiërarchische structuur in het gezin, (gebrek aan) betrokkenheid tussen de gezinsleden onderling, en (dis)functionele communicatieprocessen (Lange, 2006; Restifo & Bögels, 2009). In weinig betrokken gezinnen ('los-zandgezinnen') is er een grote emotionele afstand tussen de gezinsleden en een gebrek aan wederzijdse ondersteuning. Dit gebrek aan onderlinge betrokkenheid kan ertoe leiden dat ouders nauwelijks controle uitoefenen op hun kind en hem weinig aandacht geven, hetgeen probleemgedrag bij het kind in de hand kan werken. De tegenpool van deze los-zandgezinnen zijn de zogenoemde kluwengezinnen: gezinnen waarin de leden zich te veel betrokken voelen met het gezin en waarin autonomie en individualiteit van gezinsleden in slechts beperkte mate worden toegestaan.

Een ander belangrijk kenmerk van het gezin als systeem is de mate waarin het gezin zich kan aanpassen aan veranderende omstandigheden. In gezinnen met een te laag aanpassingsvermogen (rigide gezinnen) wordt vastgehouden aan de bestaande regels en patronen, ook al zijn ze niet meer adequaat. Het behoeft geen betoog dat dit kan leiden tot ernstige conflicten en opstandig gedrag van het kind. De tegenpool van rigide gezinnen zijn gezinnen met juist te weinig structuur (chaotische gezinnen), waarin de regels voortdurend veranderen, er te veel aanpassingsvermogen is. Ook dit is geen ideale omgeving voor een opgroeiend kind, omdat zulke gezinnen te weinig veiligheid bieden. Deze disfunctionerende gezinsprocessen zijn in verband gebracht met zowel externaliserende als internaliserende problemen bij kinderen (Boer & Bögels, 2002).

6.3.11 Globale factoren

Hieronder vallen de meest globale, vaak structurele en stabiele kenmerken van het gezin. De best bestudeerde globale gezinsfactor is het sociale milieu waarin het gezin zich bevindt. Het sociale milieu wordt in onderzoek gedefinieerd als de sociaaleconomische status (SES), een combinatie van indicatoren van gezinsinkomen, opleiding en beroepsniveau van de ouders. In een recent overzichtsartikel laten Bradley en Corwyn (2002) zien dat kinderen uit gezinnen met een lage SES meer gezondheidsproblemen hebben, minder goede schoolprestaties behalen, minder sociaal competent gedrag en meer probleemgedrag vertonen dan kinderen uit gezinnen met een hogere SES. Deze resultaten wordt vaak verklaard door de effecten die deze globale factor heeft op proximale processen in het gezin. Het gebrek aan materiële en persoonlijke steunbronnen en de overbelasting en stress die gepaard gaan met het leven in een laag milieu (slechte huisvesting, geldzorgen en schulden, weinig vooruitzichten) maken het moeilijker voor de ouder om zich op het kind te richten. Hoff, Laursen en Tardif (2002) vonden dat ouders uit lagere milieus minder cognitieve stimulatie bieden, restrictiever controleren, minder ondersteunend zijn en minder gericht zijn op de autonomieontwikkeling van hun kind. Deze factoren verhogen de kans dat hun kind ontspoort.

Een andere globale factor is de gezinssamenstelling. Er is veel onderzoek gedaan naar de effecten van opgroeien in een zogenoemd kerngezin (twee biologische ouders met één of meer kinderen) versus opgroeien in alternatieve gezinsvormen, zoals eenoudergezinnen, stief- en samengestelde gezinnen. Ook hier geldt dat alleenstaand ouderschap of een echtscheiding gezien kan worden als risicofactor voor zowel de optimale ontwikkeling van het kind als voor de kwaliteit van de proximale processen in het gezin. Naast de emotionele problemen die met een echtscheiding gepaard gaan, blijken deze ouders ook vaker met andere problemen als werkloosheid, een minder goed georganiseerd sociaal netwerk en financiële problemen geconfronteerd te worden (Weinraub, Horvath & Gringlas, 2002).

In de laatste jaren zien we een toegenomen belangstelling voor de culturele factoren en etnische achtergrond van het gezin. Dit is mede geïnspireerd door de bevindingen dat allochtone kinderen in Nederland, vooral jongeren met een niet-westerse culturele achtergrond, een groter risico lopen om probleemgedrag en psychische problemen te ontwikkelen. Dit geldt voor leer- en concentratiestoornissen, agressief en delinquent gedrag, identiteitsproblemen, lichamelijke klachten, slaapstoornissen en andere vormen van internaliserend probleemgedrag (Stevens e.a., 2007). Dit groter risico wordt vaak toegeschreven aan tekorten in het gezinsfunctioneren. Door een tekort aan kennis over de dominante cultuur zouden allochtone ouders hun kinderen minder goed kunnen steunen en minder goed kunnen voorbereiden op een volwaardig bestaan in de Nederlandse maatschappij. Verschillen die kinderen ervaren in de normen en waarden thuis en de normen en waarden buitenshuis, zouden kunnen zorgen voor meer conflicten in het gezin met als gevolg een toename in probleemgedrag bij adolescenten. De leefomstandig- heden van veel allochtone gezinnen (een lage SES) zouden spanningen in het gezin kunnen veroorzaken die de kwaliteit van de relatie tussen ouder en kind verminderen en zouden ouders beletten om effectief toezicht te houden op hun kinderen en betrokken te zijn bij hun activi- teiten. Door deze (veronderstelde) gezinstekorten zouden kinderen uit minderheidsgroepen kwetsbaarder zijn voor psychische problemen.

Onderzoek naar de ontwikkeling en de opvoeding van kinderen afkomstig uit diverse etnische groepen in Nederland heeft laten zien dat bij allochtone gezinnen vaker een combi- natie van risicofactoren voorkomt: gebrek aan kennis over het functioneren van Nederlandse instellingen (o.a. schoolsysteem), discrepantie in opvattingen over opvoeding, traditionele denkbeelden en opvoedingsgedrag, verstoorde gezagsverhoudingen en een slechtere sociaal- economische positie (Deković, Pels & Model, 2006). Maar deze onderzoeken laten ook zien dat het stereotiepe en stigmatiserende beeld van allochtone gezinnen als allemaal identiek (arm, laag opgeleide ouders die niet in staat zijn om hun kinderen te steunen en die hun kinderen op een autoritaire manier opvoeden) bijstelling verdient. Er bestaan zowel in als tussen verschil- lende allochtone groepen grote verschillen in de mate waarin deze risicofactoren aanwezig zijn, afhankelijk van de generatie waartoe het gezin behoort (eerste of tweede generatie), land van herkomst, maar ook plaats van herkomst (stad of platteland) en opleidingsniveau van ouders. Daarnaast zijn er ook aanwijzingen in de literatuur dat dezelfde risicofactoren andere effecten hebben in verschillenden groepen, zogenoemde 'proces X context-interacties': autoritaire op- voeding, die in middenklassengezinnen negatief geassocieerd werd met de ontwikkeling van het kind, blijkt juist een positief effect te hebben in zwarte gezinnen die in een getto opgroeiden (Swanson, Spencer, Harpalani, Depree, Noll, Ginzburg & Seaton, 2003). Zie ook ▶ H. 8.

6.4   Mechanismen en aanzet tot een transactioneel model

Samenvattend kunnen we stellen dat in de literatuur een groot aantal gezinsfactoren geïdenti- ficeerd is die van belang lijken te zijn voor het ontstaan en voortbestaan van psychopathologie bij kinderen. Deze factoren bevinden zich op verschillende niveaus:

- individuele opvoeder (distale factoren);
- dyadische relatie (proximale factoren);
- gezin als systeem van relaties (contextuele factoren);
- bredere sociale context (globale factoren).

Hoewel in dit hoofdstuk deze factoren in afzonderlijke paragrafen beschreven zijn, is het van belang om te beseffen dat ze in werkelijkheid vaak samenhangen. Bijvoorbeeld een lage SES (globale factor) is gerelateerd aan meer stress bij ouders (distale factor), wat weer een negatief effect kan hebben op de kwaliteit van huwelijksrelatie (contextuele factor) en de kwaliteit van

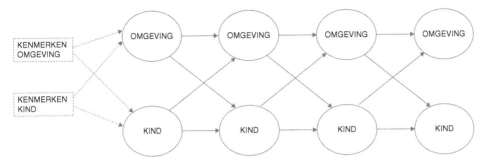

■ **Figuur 6.3** Schematische weergave van een transactioneel model, de wederzijdse beïnvloeding tussen de omgeving en het gedrag van het kind in de loop van de tijd.

de opvoeding (proximale factor). Deze factoren zijn ook niet statisch, maar kunnen veranderen in de loop van de ontwikkeling. Voordat we de implicaties van deze bevindingen voor preventie en interventie bespreken, willen we vier punten nog eens benadrukken.

Ten eerste is de invloed van ouders op hun kinderen niet zo eenduidig als vroeger vaak werd gedacht. In het begin van dit hoofdstuk hebben we er reeds op gewezen dat de ontwikkeling van probleemgedrag bij kinderen gezien kan worden als het resultaat van een complexe, dynamische interactie tussen de kenmerken van het kind en de kenmerken van de sociale omgeving. Gedragsgenetica heeft aangetoond dat individuele verschillen in gedrag voor een belangrijk deel erfelijk zijn (zie ► H. 3). Deze (aangeboren) kenmerken van het kind sturen mede de opvoeding en bepalen tevens de grenzen van de opvoeding. De kenmerken van het kind hangen echter ook vaak samen met omgevingskenmerken: een kind met een genetisch risico voor depressie heeft een grotere kans op een depressieve ouder die minder adequate opvoeding laat zien, wat weer een omgevingsrisico voor depressie bij het kind vormt (gen-omgevingsamenhang). Ook komt in sommige (opvoedings)omgevingen een genetische aanleg wel tot uiting en bij andere niet (gen-omgevinginteractie). De aard en het verloop van depressie bij het kind kan anders zijn wanneer er alleen sprake is van een genetisch of een omgevingsrisico, dan wanneer er sprake is van een gecombineerd risico (Collins, Maccoby, Steinberger, Hetherington & Bornstein, 2000).

Ten tweede, hoewel in dit hoofdstuk het gedrag van de ouders en de rol van opvoeding bij de ontwikkeling van psychopathologie centraal staan, is het van belang om te benadrukken dat het kind niet gezien kan worden als een passieve ontvanger van 'input' van buitenaf. Kinderen zijn geen onbeschreven blad, maar spelen een actieve rol in hun eigen ontwikkeling. Met andere woorden, opvoeding is geen eenrichtingsverkeer waarin de ouder het kind beïnvloedt, maar kan het best worden opgevat als een dynamisch systeem van wederzijdse beïnvloeding, waardoor zowel ouder als kind veranderen in de loop van de interactie. Een studie van Reitz en collega's (2006) laat zien dat een hoge mate van externaliserend probleemgedrag ertoe leidt dat ouders hun kind meer autonomie toestaan. Met andere woorden: ouders hebben steeds minder invloed op het doen en laten van hun kind. Dit zou weer kunnen leiden tot nog meer externaliserend probleemgedrag bij de adolescent, waarop de ouders kunnen reageren door zich nog meer terug te trekken. Dit noemt men een transactionele beïnvloeding (Sameroff & MacKenzie, 2003) (zie ook ■ Figuur 6.3).

Ten derde, de effecten van opvoeding zijn mede afhankelijk van de kenmerken van het kind. Zo kunnen kinderen verschillen in de manier waarop ze reageren op het sussen van ouders, in hun vermogen om hun emotionele respons onder controle te houden, en in hun

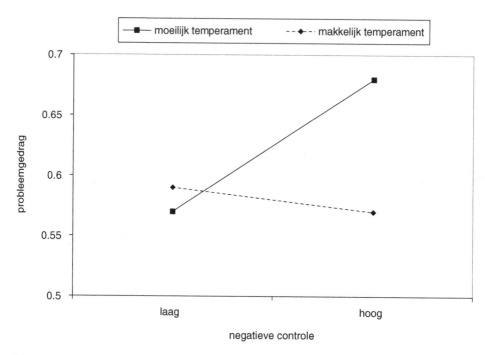

▣ Figuur 6.4 Relatie tussen negatieve controle, temperament en probleemgedrag (Aken e.a., 2007).

vermogen om gevoelens van vreugde of stress bij de ouders teweeg te brengen (Prinzie, Ong-hena, Hellinckx, Grietens, Ghesquière & Colpin, 2003). Bovendien wordt in de *differential susceptibility*-theorie (Belsky, 1997) benadrukt dat sommige kinderen als gevolg van hun temperament meer beïnvloedbaar zijn door de opvoedingspogingen van hun ouders dan andere kinderen. Er is toenemende empirische evidentie voor het belang van de interactie tussen opvoeding en kindkenmerken voor de ontwikkeling van zowel competentie als voor de ontwikkeling van psychopathologie (voor een overzicht zie: Kiff, Lengua & Zalewski, 2009). Zowel crosssectioneel als longitudinaal onderzoek toont aan dat de relatie tussen negatief opvoedingshandelen en probleemgedrag gemodereerd wordt door kindkenmerken (De Haan e.a., 2010; Prinzie e.a., 2003). In een studie (Aken e.a., 2007) onder 115 gezinnen met een kind in de kleuterleeftijd bleek bijvoorbeeld dat de sterkte van de relatie tussen negatieve controle (vijandig, intrusief gedrag) van de moeder en externaliserend probleemgedrag van het kind (agressie, ongehoorzaamheid) afhangt van het temperament van het kind (zie ▣ Figuur 6.4). Kinderen met een makkelijk temperament vertonen weinig probleemgedrag ongeacht de mate waarin de moeder negatieve controle gebruikt. Voor kinderen met een moeilijk temperament is controle van de moeder echter wel van belang: indien de moeder veel negatieve controle gebruikt, hebben deze kinderen ook veel problemen. Indien de moeder weinig negatieve controle gebruikt, is het niveau van probleemgedrag laag. Deze interactie maakt duidelijk dat het includeren van zowel kindkenmerken als van omgevingskenmerken noodzakelijk is om inzicht te krijgen in de etiologie van probleemgedrag.

Ten vierde is het gezin uiteraard niet de enige sociale omgeving voor het kind. Een veelgebruikt model om de verschillende contexten waarin het kind opgroeit te beschrijven, is het ecologisch model van Bronfenbrenner (1986). Volgens dit model, dat opgebouwd is uit verschillende concentrische cirkels, staat het kind als persoon middenin. In de cirkel direct eromheen bevinden zich de directe relaties van het kind, zoals het gezin en leeftijdgenoten (microsysteem). In daaropvolgende cirkels wordt de uitgebreidere sociale omgeving voorgesteld: buurt, werk van de ouders, bredere familie enzovoort. De laatste cirkel staat voor de samenleving waarin eerdergenoemde systemen zich bevinden. Al deze systemen zijn verbonden en beïnvloeden elkaar. Naarmate het kind ouder wordt, verbreedt zijn sociale omgeving en komt het in aanraking met andere socialisatiefiguren (leeftijdgenoten, leerkrachten). Hoewel volgens sommige auteurs (Harris, 1995) deze nieuwe socialisatiefiguren veel belangrijker zijn dan het gezin, is uit onderzoek gebleken dat het gezin niet per definitie minder belangrijk wordt naarmate het kind ouder wordt. Zoals een ecologisch model veronderstelt, beïnvloeden de ervaringen uit het gezin de interactie van het kind met anderen. Dat gebeurt op twee manieren. De eerste is een indirecte manier: op basis van interacties met gezinsleden heeft het kind bepaalde vaardigheden ontwikkeld die hij meeneemt in interacties met anderen. Het kind dat thuis geleerd heeft dat agressief gedrag getolereerd wordt en voordelen kan opleveren, zal waarschijnlijk ook leeftijdgenoten op een agressieve manier benaderen. De tweede manier is direct: ouders beïnvloeden de aard van de interactie van hun kind met anderen door hun keuze van school, de buurt waarin ze wonen, door het omgaan met bepaalde vrienden te stimuleren of juist te ontmoedigen.

Kortom, psychopathologie kan het best vanuit een transactioneel perspectief benaderd worden (zie ◘ Figuur 6.3). In dit hoofdstuk wordt beschreven hoe complexe interacties tussen uiteenlopende factoren kunnen leiden tot het ontstaan en voortbestaan van psychopathologie. De rol van het gezin in een afwijkende ontwikkeling dient daarom genuanceerd bekeken te worden, rekening houdend met de bijdrage van het kind zelf en andere factoren buiten het gezin. Ook dient men voorzichtig te zijn bij het trekken van conclusies over de richting van het verband. Het bestaan van een samenhang tussen gezinsfactoren en probleemgedrag betekent nog niet dat er sprake is van een oorzakelijk verband: wat gebeurt in het gezin is niet altijd de oorzaak voor de ontwikkeling van psychopathologie bij het kind. Niettemin, al is het gezin niet de enige, en soms zelfs niet de belangrijkste factor voor de ontwikkeling van psychopathologie, de manier waarop in het gezin wordt omgegaan met problemen van het kind kan van groot belang zijn voor het verloop en voortbestaan van deze problemen.

6.5 Implicaties voor diagnostiek en behandeling

6.5.1 Assessment en diagnostiek

Het besef dat psychopathologie bij kinderen onlosmakelijk verbonden is met de sociale omgeving waarin het kind opgroeit, heeft geleid tot meer aandacht voor de rol van de ouders in de hulpverlening. In de fase van het diagnostisch onderzoek fungeren ouders in eerste instantie als bron van informatie over het gedrag van het kind. Daarnaast kunnen ze ook inzicht verschaffen over aspecten van het gezinsfunctioneren die relevant zijn voor de diagnose en de indicatiestelling (Pameijer, 2001). Deze aspecten van gezinsfunctioneren omvatten al de eerdergenoemde factoren: de kwaliteit van de ouder-kindinteractie en -relatie, ideeën van de ouders over opvoeding en hun eigen rol als ouder, eventueel problemen van de ouders zelf (psychopathologie, middelengebruik), het functioneren van ouders als team (steun die ze van elkaar krijgen in het opvoedingsproces), relaties tussen eventuele broers en zussen, en het functioneren van het gezin als geheel. Deze informatie, te verkrijgen via een klinisch interview, gezinsvragenlijsten en zeker ook via directe observatie van de ouder-kindinteractie (zie aanbevolen literatuur), kan belangrijke inzichten verschaffen voor de verklaring en oplossing van problemen (Carr, 2006) (zie ▶ box 6.3). Op dit moment is het nog vaak zo dat in diagnostisch onderzoek het functioneren van het gezin in zeer vage termen beschreven wordt (bijvoorbeeld: er is sprake van pedagogische onmacht bij ouders) zonder dat duidelijk wordt aangegeven waar precies de problemen zich voordoen, welke aspecten van de opvoeding ouders goed aankunnen en bij welke aspecten sprake is van een gevoel van falen. Meer specifieke diagnostiek, gericht op zowel problematische als op sterke kanten van het gezin, kan meer concrete handvatten bieden voor hulpverlening.

Box 6.3 Opvoedings- en gezinsvragenlijsten

Voorbeelden van opvoedschalen

(zie ▶ ook websites COTAN en NJi)

- De Nijmeegse Opvoedingsvragenlijst (NOV) meet responsiviteit, affectie-expressie, negeren, autonomie, conformistische opvoeding, straf, inductie en materieel belonen.
- De Schaal voor Ouderlijk Gedrag (SOG) meet autonomie, straffen, positief ouderlijk gedrag, hard straffen, monitoring, regels, negeren, materieel belonen en inconsequent straffen.
- De Psychological Control Scale (PCS) meet psychologische controle.
- De Vragenlijst Ouderlijk Gedrag (VOG) meet verwachtingen, discipline en nurturing (steun/warmte).
- De Parenting Scale (PS) meet overreactiviteit, laksheid en breedsprakigheid.
- Child Rearing Practices Report (CRPR) meet ondersteuning, controle, autoritaire opvoedingspatronen en autoritatieve opvoedingspatronen.
- De EMBU meet afwijzing, emotionele warmte, overbescherming en ouderlijke voorkeuren van broers/zussen.

Voorbeelden van gezinsvragenlijsten

- Nijmeegse Vragenlijst voor de Opvoedingssituatie (NVOS) meet gezinsbelasting (subjectieve gezinsbelasting, beoordeling van de opvoedingssituatie, attributies met betrekking tot opvoedingssituatie en hulpverwachting).
- Nijmeegse Ouderlijke Stress Index (NOSI) meet ouderlijke stress. Het ouderdomein omvat depressie, hechting, rolrestrictie, competentiegevoel, sociale isolatie, huwelijksrelatie en gezondheidsbeleving. Het kinddomein omvat aanpassing, acceptatie, veeleisendheid, stemming, afleidbaarheid, positieve bekrachtiging.

6.5.2 Hulpverlening

Op het gebied van hulpverlening zijn veel interventieprogramma's ontwikkeld die als doel hebben de opvoedingsprocessen in het gezin te beïnvloeden en daarmee indirect ook de ontwikkeling van het kind bij te sturen. Voorbeelden zijn Parent management training, oudercursussen, Home-Start, Triple-P, Fast track en Incredible years. Verschillende meta-analyses (Kaminski, Valle, Filene & Boyle, 2008; Lundahl, Risser & Lovejoy, 2006) laten zien dat de oudertrainingen positieve effecten hebben op zowel opvoeding als op de ontwikkeling van het kind. In de meeste van deze programma's staat het aanleren en/of versterken van opvoedingsvaardigheden door de ouders centraal. Echter, vaak wordt ook gewerkt aan een algemene empowerment van gezinnen: er wordt instrumentele hulp verleend, sociale netwerken rondom het gezin worden versterkt, en er wordt steun gegeven bij contacten met instellingen zoals school. Hoewel de informatie over de effecten van deze programma's in Nederland schaars is, blijkt uit internationaal onderzoek dat deze interventies een positief effect hebben zowel op het functioneren van ouders als op de ontwikkeling van het kind (Lundahl e.a., 2006). Dat het betrekken van ouders tot meer succesvolle hulpverlening leidt, blijkt ook uit evaluatieonderzoeken waarin interventies die alleen op het kind gericht zijn vergeleken worden met de interventies waarin met zowel het kind als de ouders wordt gewerkt. Dit soort onderzoek laat in het algemeen zien dat grotere vooruitgang wordt geboekt bij gecombineerde interventies. Dat geldt voor zowel jongere kinderen als voor adolescenten en voor verschillende stoornissen, al moet opgemerkt worden dat de resultaten voor externaliserend probleemgedrag (agressie, delinquentie, ODD, ADHD, CD) op dit punt veel eenduidiger zijn (Weisz & Kazdin, 2010). Interventies met delinquente adolescenten waarbij ook ouders betrokken worden, zoals de functionele gezinstherapie of de multisysteemtherapie, hebben duidelijk betere effecten in termen van vermindering van antisociaal gedrag, dan de gebruikelijke, alleen op de adolescent gerichte hulpverlening (bijvoorbeeld intensieve begeleiding, socialevaardigheidstraining) (Asscher e.a., 2013). Bij internaliserend probleemgedrag zijn de resultaten minder eenduidig. Hoewel sommige onderzoeken laten zien dat angstige kinderen die cognitieve gedragstherapie krijgen én van wie de ouders in de behandeling worden betrokken, meer baat hebben dan kinderen die alleen cognitieve gedragstherapie krijgen (Barrett, Dadds & Rapee, 1996), zijn er ook onderzoeken die laten zien dat het betrekken van de ouders bij de behandeling van angstige kinderen geen toegevoegde waarde heeft (Bodden e.a., 2008).

Dat het zinvol is om ouders bij de behandeling van hun kind te betrekken, geldt ook wanneer de psychopathologie bij het kind primair biologisch bepaald is (bijvoorbeeld in het geval van autismespectrumstoornis) De hulpverlening dient zich ook in deze gevallen niet alleen op het kind te richten, maar ook op de ouders. Dit kan psycho-educatie inhouden of ouderbegeleiding, met als doel een beter begrip van de mogelijkheden en beperkingen van het kind en een betere afstemming van het gedrag van ouders op de behoeften van het kind met ASS. Uit onderzoek is gebleken dat zo'n integratieve aanpak van ouder en kind de kans verhoogt op succesvolle hulpverlening (Stormshak & Dishion, 2002).

6.6   Conclusie en toekomstperspectief

Ondanks deze positieve resultaten, blijft het probleem bij veel interventies (met en zonder ouders) dat de theoretische en conceptuele basis onvoldoende is uitgewerkt (Restifo & Bögels, 2009). Het belang van een goede theorie die het ontstaan en voortbestaan van probleemgedrag verklaart en waarin gezinsfactoren een duidelijke en uitgewerkte plaats krijgen, werd vaak beklemtoond. De interventies die beter afgestemd zijn op specifieke kenmerken van de stoornis en specifieke risico- en protectieve factoren voor het ontstaan van de stoornis, zouden meer impact hebben. Daarom is het van groot belang om in toekomstig onderzoek meer aandacht te besteden aan meerdere factoren tegelijkertijd om, ten eerste de relatieve bijdrage van al deze factoren te kunnen identificeren en ten tweede te kunnen vaststellen hoe deze factoren, afzonderlijk en in combinatie met elkaar, werken en wat de achterliggende processen zijn die tot problemen leiden en waar de interventies op afgestemd moeten worden. Daarnaast dient de interactie tussen kind en omgeving een prominente rol te krijgen in het onderzoek.

Zowel het kind als de ouder-kindrelatie ontwikkelen in de loop van de tijd. Deze simpele constatering heeft belangrijke implicaties voor zowel het onderzoek als voor de ontwikkeling van effectieve preventie- en interventieprogramma's. Een eerste implicatie heeft te maken met de timing van de interventies. Indien problemen bij het kind en in de ouder-kindrelatie voortduren, is de kans groot dat zowel 'positieve symptomen' (probleemgedrag) als 'negatieve symptomen' (gebrek aan vaardigheden) zich consolideren, steeds erger worden en uitbreiden naar andere contexten (school). Ten tweede dient bij het ontwikkelen van effectieve interventies met ouders ook rekening gehouden te worden met het feit dat ontwikkelingsbehoeften van het kind, en daarmee samenhangende opvoedingstaken van de ouders, in de loop van de tijd veranderen: de opvoeding van adolescenten vraagt andere vaardigheden van ouders dan de opvoeding van jongere kinderen. Hiervoor is longitudinaal onderzoek nodig naar het verloop van het ontwikkelings- en gezinsproces, en ook onderzoek naar de effectiviteit van interventies. Indien deze interventies gebaseerd zijn op een duidelijk uitgewerkt theoretisch model, dat een reeks van gebeurtenissen specificeert die tot verandering moet leiden, dan levert zo'n onderzoek niet alleen informatie op over de effectiviteit, maar ook over de validiteit van de theoretische modellen (Deković e.a., 2013). Daarnaast is het van belang om meer onderzoek te doen naar de kindkenmerken en/of gezinskenmerken die de effectiviteit van deze interventies kunnen beïnvloeden (moderatoren) (Maric, Prins & Ollendick, in press).

Ten slotte, in de laatste dertig jaar is Nederland veranderd van een etnisch homogene naar een multiculturele samenleving. Allochtone kinderen zijn een belangrijk onderdeel uit de populatie, zeker in de vier grote steden. Ze hebben aanzienlijk meer kans om problemen te ontwikkelen dan autochtone kinderen. Echter, kennis over allochtone kinderen en gezinnen in Nederland is nog steeds erg beperkt (zie ▶ H. 8). Meer onderzoek is nodig om vast te stellen of de modellen voor verklaring van het ontstaan en voortbestaan van pathologie, die in het algemeen ontwikkeld en getoetst zijn in westerse populaties, ook van toepassing zijn voor allochtone gezinnen en kinderen. In de opleiding van hulpverleners wordt eveneens nog onvoldoende aandacht geschonken aan de culturele diversiteit waarmee ze te maken hebben in hun werk. Meer aandacht hiervoor is van groot belang, omdat blijkt dat cultuursensitieve hulpverlening de gezinnen die hulp nodig hebben beter bereikt en meer succes boekt.

Literatuur

Aken, C. van. Junger, M., Verhoeven, M., Aken, M. A. G. van, & Deković, M. (2007). The interactive effects of temperament and maternal parenting on toddlers' externalizing behaviors. *Infant and Child Development, 16*, 553–572.

Aldao, A., Nolen-Hoeksema, S., & Schweizer, S. (2010). Emotion-regulation strategies across psychopathology: A meta-analytic review. *Clinical Psychology Review, 30*, 217–237.

Asscher, J. J., Deković, M., Manders, W. A., Laan, P van der, Prins, P. J. M., & the Dutch MST Cost- Effectiveness Study Group. (2013). A randomized controlled trial of the effectiveness of Multisystemic Therapy in the Netherlands: Post-treatment changes and moderator effects. *Journal of Experimental Criminology, 9*, 169–187.

Aunola, K., & Nurmi, J.E. (2005). The role of parenting styles in children's problem behavior. *Child Development, 76*, 114–159.

Barber, B.K. (2002). *Intrusive parenting. How psychological control affects children and adolescents.* Washington, DC: American Psychological Association.

Barrett, P.M., Dadds, M.R., & Rapee, R.M. (1996). Family treatment of childhood anxiety: a controlled trial. *Journal of Consulting and Clinical Psychology, 64*, 333–342.

Baumrind, D. (1991). Parenting styles and adolescent development. In J. Brooks-Gun, R. Lerner & A.C. Peterson (eds.), *The encyclopedia of adolescence* (pp. 746–758). New York: Garland.

Belsky, J. (1997). Variation in susceptibility to environmental influences: an evolutionary argument. *Psychological Inquiry, 8*, 182–186.

Belsky, J., & Jaffee, S. (2006). The multiple determinants of parenting. In D. Cicchetti & D. Cohen (eds.), *Developmental Psychopathology: Risk, disorder and adaptation* (pp. 38–85). NY: Wiley.

Bodden, D.H.M., Bögels, S.M., Nauta, M.H., de Haan, E., Ringrose, J., Appelboom, C., Brinkman, A.G., & Appelboom-Geerts, K.C.M.M.J. (2008). Child versus family cognitive-behavioral therapy in clinically anxious youth: An efficacy and partial effectiveness study. *Journal of the American Academy of Child and Adolescent Psychiatry, 47*, 1384–1394.

Boer, F., & Bögels, S.M. (2002). Angststoornissen bij kinderen: genetische en gezinsinvloeden. *Kind en Adolescent, 23*, 266–284.

Bowlby, J. (1982). *Attachment and loss. Vol. 1: Attachment.* New York: Basic Books.

Bradley, R.H., & Corwyn, R.F. (2002). Socioeconomic status and child development. *Annual Review of Psychology, 53*, 371–399.

Bronfenbrenner, U. (1986). Ecology of the family as a context for human development: research perspectives. *Developmental Psychology, 22*, 723–742.

Carr, A. (2006). *Handbook child and adolescent clinical psychology: a contextual approach.* London: Routledge.

Collins, W.A., Maccoby, E.E., Steinberger, L., Hetherington, E.M., & Bornstein, M.H. (2000). Contemporary research on parenting: the case for nature and nuture. *American Psychologist, 55*, 218–232.

Colpin, H., & Grietens, H. (2000). *De gezinsopvoeding: Concepten en instrumenten.* Leuven: Katholieke Universiteit Leuven.

Connell, A.M., & Goodman, S.H. (2002). The association between psychopathology in fathers versus mothers and children's internalizing and externalizing behavior problems: a meta-analysis. *Psychological Bulletin, 128*, 746–773.

Dawson, G., Ashman, S.B., Panagiotides, H., Hessl, D., Self, J., Yamada, E., & Embry, L. (2003). Preschool outcomes of children of depressed mothers: Role of maternal behavior, contextual risk, and children's brain activity. *Child Development, 74*, 1158–1175.

De Haan, A. D., Prinzie, P., & Deković, M. (2010). How and why children change in aggression and delinquency from childhood to adolescence: Moderation of overreactive parenting by child personality. *Journal of Child Psychology and Psychiatry, 51*, 725–733.

Deković, M., Asscher, J.J., Hermanns, J., Reitz, E., Prinzie, P., & van den Akker, A.L. (2010). Tracing changes in families who participated in Home-Start parenting program: Parental competence as mechanism of change. *Prevention Science, 11*, 263–274.

Deković, M., Asscher, J. J., Manders, W. A., Prins, P. J. M., & Laan, P van der (2012). Within-intervention change: Mediators of intervention effects during Multisystemic Therapy. *Journal of Consulting and Clinical Psychology, 80*, 574–587.

Deković, M., Janssens, J.M.A.M., & As, N.M.C. van (2003). Family predictors of antisocial behavior in adolescence. *Family Process, 42*, 223–235.

Deković, M., Pels, T., & Model, S. (2006). *Child rearing in six ethnic families. The multi-cultural Dutch experience.* Lewiston, NY: The Edwin Mellen Press.

Deković, M., Stolz, S., Schuiringa, H., Manders, W., & Asscher, J. J. (2012). Testing theories through evaluation research: Conceptual and methodological issues embedded in evaluations of parenting programmes. *European Journal of Developmental Psychology, 9*, 61–74.

De Wilde, A., & Rapee, R.M. (2008). Do controlling maternal behaviours increase state anxiety in children's responses to a social threat? A pilot study. *Journal of Behavior Therapy and Experimental Psychiatry, 39*, 526–537.

Erel, O., & Burman, B. (1995). Interrelatedness of marital relations and parent-child relations: a meta-analytic review. *Psychological Bulletin, 118*, 108–132.

Granic, I., & Patterson, G. R. (2006). Toward a comprehensive model of antisocial development: A systems dynamic systems approach. *Psychological Review, 113*, 101–131.

Granic, I., O'Hara, A., Pepler, D., & Lewis, M.D. (2007). A dynamic systems analysis of parent–child changes associated with successful "real-world" interventions for aggressive children. *Journal of Abnormal Child Psychology, 35*, 845–857.

Harris, J.R. (1995). Where is the child's environment? A group socialization theory of development. *Psychological Review, 102*, 458–489.

Hoff, E., Laursen, B., & Tardif, T. (2002). Socioeconomic status and parenting. In M.H. Bornstein (ed.), *Handbook of parenting. Vol. 2: Biology and ecology of parenting* (2nd. ed., pp. 231-252). Mahwah, NJ: Erlbaum.

Johnston, C., & Ohan, J.L. (2005). The importance of parental attributions in families with Attention-Deficit/Hyperactivity and Disruptive Behavior Disorders. *Clinical Child and Family Psychology Review, 8*, 167–182.

Kaminski, J.W., Valle, L.A., Filene, J.H., & Boyle, C.L. (2008). A Meta-analytic review of components associated with Parent Training program effectiveness. *Journal of Abnormal Child Psychology, 36*, 567–589.

Kiff, C. J., Lengua, L. J., & Zalewski, M. (2011). Nature and nurture: Parenting in the context of child temperament individual differences. *Clinical Child and Family Psychology Review, 14*, 251–301.

Klein, D. N., Dyson, M. W., Kujawa, A. J., & Kotov, R. (2012), Temperament and internalizing disorders. In M. Zent-
    ner & R. L. Shiner (eds.), *Handbook of temperament*. (pp. 541–561). New York: Guilford.
Lange, A. (2006). *Gedragsverandering in gezinnen*. Groningen: Wolters-Noordhoff.
Locke, L. M., & Prinz, R. J. (2002). Measurement of parental discipline and nurturance. *Clinical Psychology Review,
    22*, 895–929.
Lundahl, B., Risser, H.J., & Lovejoy, M.C. (2006) A meta-analysis of parent training: Moderators and follow-up
    effects. *Clinical Psychology Review, 26*, 86–104.
Maccoby, E. E. (2007). Historical overview of socialization research and theory. In J. E. Grusec & P. D. Hastings
    (eds.), *Handbook of socialization: Theory and research* (pp. 13–41). New York, NJ: Guilford.
McCabe, J. E. (2013). Maternal personality and psychopathology as determinants of parenting behavior: A
    quantitative integration of two parenting literatures. *Psychological Bulletin*. Advance online publication.
    doi:10.1037/a0034835
Maric, M., Prins, P. J. M., & Ollendick, T. H. (in press) (eds.), *Moderators and mediators of youth treatment outcome*.
    New York: Oxford University Press.
Morris, A. S., Silk, J. S., Steinberg, L., Myers, S. S., & Robinson, L. R. (2007). The role of the family context in the
    development of children's emotion regulation. *Social Development, 16*, 361–388.
Nomura, Y., Wickramaratne, P.J., Warner, V., & Weissman, M. (2002) Family discord, parental depression and
    psychopathology in offspring: ten-year follow-up. *Journal of the American Academy of Child & Adolescent
    Psychiatry, 41*, 402–409.
Pameijer, N.K. (2001). Gezinsdiagnostische instrumenten in de praktijk. *Kind en Adolescent, 22*, 36–44.
Prinzie, P., Onghena, P., Hellinckx, W., Grietens, H., Ghesquiere, P., & Colpin, H. (2003). The additive and interactive
    efects of parenting and children's personality on externalizing behaviour. *European Journal of Personality,
    17*, 95–117.
Prinzie, P., Stams, G. J. J. M., Deković, M., Reijntjes, A. H. A., & Belsky, J. (2009). The relations between parents' Big
    Five personality factors and parenting: A meta-analytic review. *Journal of Personality and Social Psychology,
    97*, 351–362.
Prinzie, P., Van Harten, L., Deković, M., van den Akker, A. L., & Shiner, R. L. (in press). Developmental trajectories
    of anxious and depressive problems during the transition from childhood to adolescence: Personality x
    parenting interactions. *Development and Psychopathology*.
Rapee, R. M. (2012). Family factors in the development and management of anxiety disorders. *Clinical Child and
    Family Psychology Review, 15*, 69–80.
Reid, J.B., Patterson, G.R., & Snyder, J.J. (2002). *Antisocial behavior in children and adolescents: a developmental
    analysis and model for intervention*. Washington, DC: American Psychological Association.
Reitz, E., Deković, M., & Meijer, A. M. (2006). Relations between parenting and externalizing and internalizing
    problem behavior in early adolescence: Child behavior as moderator and predictor. *Journal of Adolescence,
    29*, 419–436.
Restifo, K., & Bögels, S. M. (2009). Family processes in the development of youth depression: Translating the
    evidence to treatment. *Clinical Psychology Review, 29*, 294–316.
Sameroff, A.J., & MacKenzie, M.J. (2003). Research strategies for capturing transactional models of development:
    the limits of the possible. *Development and Psychopathology, 15*, 613–640.
Slagt, M. I., Deković, M., De Haan, A. D., Akker, A. L. van den, & Prinzie, P. (2012). Longitudinal associations
    between mothers' and fathers' sense of competence and children's externalizing problems: The Mediating
    role of parenting. *Developmental Psychology, 48*, 1554–1562.
Stevens, G. W. J. M., Vollebergh, W. A. M., Pels, T. V. M., Crijnen, A. A.M. (2007). Problem behavior and accultura-
    tion in Moroccan immigrant adolescents in the Netherlands. Effects of gender and parent-child conflict.
    Journal of Cross-Cultural Psychology, 38, 310–317.
Stormshak, E.A., & Dishion, T.J. (2002). An ecological approach to child and family clinical and counseling psy-
    chology. *Clinical Child and Family Psychology Review, 5*, 197–215.
Swanson, D.P., Spencer, B., Harpalani, V., Depree, D., Noll, E., Ginzburg, S., & Seaton, G. (2003). Psychological de-
    velopment in racially and ethnically diverse youth: conceptual and methodological challenges in the 21st
    century. *Development and Psychopathology, 15*, 743–771.
Weinraub, M., Horvath, D.L., & Gringlas, M.B. (2002). Single Parenthood. In M.H. Bornstein (ed.), *Handbook of
    parenting. Vol. 3: Being and becoming a parent* (2nd ed.) (pp. 109–140). Mahwah, NJ: Lawrence Erlbaum As-
    sociates.
Weisz, J. R. & Kazdin, A. E. (2010). *Evidence-based psychotherapies for children and adolescents*. New York: Guilford
    Press.

Aanbevolen literatuur:

Belsky, J., & Jaffee, S. (2006). The multiple determinants of parenting. In D. Cicchetti & D. Cohen (eds.), *Developmental Psychopathology: Risk, disorder and adaptation* (pp. 38–85). NY: Wiley.

Grusec, J. E., & Hastings, P. D. (2007) (eds.), *Handbook of socialization: Theory and research*. New York, NJ: Guilford.

Hoagwood, K.E., Cavaleri, M. A., Olin, S. S., Burns, B. J., Slaton, E., Gruttardo, D., & Huges, R. (2010). Family support in children mental health: A review and synthesis. *Clinical Child and Family Psychology Review, 13,* 1–45.

Relevante websites

Expertise centrum Opvoedingsondersteuning: ► http://www.expoo.be/kennisdocumenten/de-gezinsopvoeding-concepten-en-instrumenten#bestanden

Nederlands Jeugdinstituut: ► http://www.nji.nl/

De Commissie Testaangelegenheden Nederland (COTAN) van het NIP (Nederlands Instituut voor Psychologen):
► http://www.cotandocumentatie.nl/

Relaties met leeftijdgenoten

Jan Bijstra en Jeannette Doornenbal

Relatievorming

Dit hoofdstuk gaat over normale en problematische relatievorming tussen kinderen en jongeren. Eerst wordt besproken welke vaardigheden voorwaardelijk zijn voor het aangaan van normale relaties en wat de oorzaken zijn van het ontstaan van problematische relaties. Vervolgens wordt onderzoek besproken waaruit blijkt dat kinderen en jongeren met een problematische relatievorming met leeftijdgenoten een grotere kans hebben op gedrags- en leerproblemen in de verdere ontwikkeling. In hoeverre dit gebeurt, wordt beïnvloed door allerlei risico- en beschermende factoren: persoonskenmerken en omgevingsfactoren zoals het gezin, de school en vrienden. In het hoofdstuk worden voorbeelden besproken van onderzoek waaruit blijkt dat de manier waarop deze factoren de ontwikkeling beïnvloeden, een complex, transactioneel proces is. Vervolgens komt aan de orde op welke wijze problematische relatievorming kan worden voorkomen en behandeld. Er is een scala aan interventieprogramma's beschikbaar en veel van deze programma's kunnen worden ingezet op school. Het hoofdstuk sluit af met de suggestie om via onderzoek naar onderliggende processen en mechanismen meer grip te krijgen op hoe en waarom sociale ontwikkelingsprocessen in het dagelijks leven lopen zoals ze lopen.

7.1 Inleiding

Hoe kinderen zich ontwikkelen, wordt in belangrijke mate beïnvloed door sociale relaties met leeftijdgenoten. Dat begint al in de eerste dagen van het leven. Op de kraamafdeling is al sprake van een basale interactievorm: zij maken elkaar aan het huilen. In de tweede helft van het eerste levensjaar lachen en reiken baby's naar elkaar. Als peuter attenderen ze elkaar op een speelgoedje en helpen en troosten ze elkaar. Langzamerhand krijgen ze meer voorkeur voor de ene dan voor de andere leeftijdgenoot. Meisjes spelen liever met meisjes en jongens liever met jongens en hoe vertrouwder kinderen met elkaar zijn, hoe eerder ze met elkaar optrekken. Kinderen met dezelfde etnische achtergrond hebben eveneens een duidelijke voorkeur voor elkaar.

In latere jaren bouwen kinderen hun vermogen om relaties met leeftijdgenoten aan te gaan verder uit. Ze leren door conflicten met leeftijdgenoten het verschil kennen tussen goed en kwaad, ze leren van en met elkaar wat emoties zijn, hoe ze te herkennen zijn, hoe ze worden geuit en wat ze doen met anderen. Ze leren sociale vaardigheden om contact te leggen, ruzies bij te leggen en vriendschappen te onderhouden. Gedurende de basisschoolleeftijd ontstaat het vermogen om hechtere vriendschappen aan te gaan met minder kinderen. Ook ontwikkelen kinderen de vaardigheden die nodig zijn om actief deel te nemen aan groepsactiviteiten en om in dit soort situaties de leiderschapsrol op zich te nemen. In de adolescentie neemt de invloed van leeftijdgenoten steeds meer toe en wordt de band met de ouders losser. Veel pubers en adolescenten gaan deel uitmaken van een groep leeftijdgenoten, de peergroup. Ook gaan zij zich meer richten op relatievorming met de andere sekse en experimenteren met romantische relatievorming en seksualiteit.

Overigens betekent dit niet dat de invloed van ouders niet een belangrijke factor blijft. Aan het eind van de vorige eeuw deed Harris (1995) met haar *group socialization theory* veel stof opwaaien door te stellen dat leeftijdgenoten in plaats van ouders dé bepalende factor zijn voor het verdere verloop van de ontwikkeling. Sindsdien is dit standpunt echter weer genuanceerd. Zo beargumenteren Masten, Juvonen en Spatzier (2009) in een uitgebreid onderzoek onder adolescenten dat de invloed van ouders op de sociale en cognitieve ontwikkeling niet afneemt en er nog steeds toe doet.

Relaties met leeftijdgenoten zijn dus van cruciaal belang voor de ontwikkeling. Dit hoofdstuk gaat over normale en problematische relatievorming met leeftijdgenoten, een veelomvattend en complex thema. Uitgangspunt van dit hoofdstuk is niet zozeer psychiatrische problematiek als wel concreet problematisch gedrag op het gebied van relatievorming. Weliswaar is dit gedrag dikwijls kenmerkend voor kinderen met een psychiatrische diagnose, maar er is niet een één-op-éénrelatie tussen een diagnose en een bepaald type probleemgedrag: agressief gedrag naar leeftijdgenoten bijvoorbeeld, is kenmerkend voor kinderen met een gedragsstoornis (CD), maar komt ook voor bij kinderen met ADHD of een autismespectrumstoornis. Bovendien komt problematische relatievorming ook voor bij kinderen zonder een psychiatrische diagnose.

7.2 Normale en problematische relatievorming

7.2.1 Voorwaarden voor normale relatievorming

Er is sprake van normale relatievorming wanneer kinderen de vaardigheid hebben om plezierige relaties en vriendschappen met elkaar aan te gaan. De voorwaarden die ten grondslag liggen aan deze vaardigheid, worden vanuit verschillende theoretische invalshoeken besproken.

De verschillen in invalshoeken worden vooral bepaald door de mate waarin de focus ligt op een van de elementen van de bekende driehoek gedrag-denken-gevoel.

Hoglund, Lalonde en Leadbeater (2008) benadrukken het belang van de ontwikkeling van een adequaat sociaalcognitief competentieniveau. Volgens deze auteurs is een kind sociaal-cognitief competent wanneer het in staat is om te begrijpen dat verschillende mensen ieder hun eigen kijk hebben op dezelfde situatie en wanneer het die verschillende perspectieven in overeenstemming kan brengen met zijn eigen perspectief. Dit wordt sociaal perspectief nemen genoemd: 'Ik weet dat jij weet dat ik weet...' (Elfers, Martin & Sokol, 2008). Sociaalcognitief competent zijn impliceert dus dat een kind begrip heeft van het effect dat zijn gedrag kan hebben op de omgeving. Ook in de theorie van de sociaalcognitieve informatieverwerking (Crick & Dodge, 1994) ligt de nadruk op het element denken. Om de aard van sociale situaties te kunnen inschatten, is het volgens deze theorie noodzakelijk dat de stappen in het informatieverwerkingsproces op een adequate manier worden gezet. Kinderen die dat niet kunnen en sociale situaties verkeerd inschatten, lopen kans op problemen in de relatievorming. Zo blijkt dat jongens met agressief gedrag in vergelijking met niet-agressieve jongens meer agressieve oplossingen voor een sociaal interactieprobleem bedenken, minder schuld- en schaamtegevoelens bij andere kinderen veronderstellen en minder adaptieve oplossingen bedenken om boosheid te reguleren (Orobio de Castro, Merk, Koops, Veerman & Bosch, 2005). In termen van het informatieverwerkingsmodel gaat het hier dus om het interpreteren van sociale informatie, het genereren van oplossingen en het evalueren van de reactiemogelijkheden (zie ook ▶ H. 11).

Een belangrijke invalshoek die in de driehoek gedrag-denken-gevoel gericht is op het laatste element, betreft de vaardigheid van kinderen om emoties te begrijpen en adequaat te reguleren in sociale situaties. Het begrijpen van eigen en andermans emoties is een complexe vaardigheid en betreft elementen als herkenning van emotionele expressie, kennis over oorzaken en begrip van samengestelde emoties. Emotieregulatie is een doelgeoriënteerd proces gericht op de intensiteit, duur en uiting van een emotie (Kullik & Petermann, 2013). Het gaat om vaardigheden als het beheersen van emoties op een functionele manier door bijvoorbeeld afleiding te zoeken, cognitief te herstructureren of conflicten te bespreken met vrienden. Kinderen met een hoge mate van functionele emotieregulatie worden sneller geaccepteerd door leeftijdgenoten en kennen minder internaliserende problemen (Kim & Cicchetti, 2010). Uit een onderzoek van Trentacosta en Shaw (2009) bleek dat kinderen met een op jonge leeftijd (3 à 4 jaar) vastgestelde problematische emotieregulatie, in de kinderjaren sneller werden afgewezen door leeftijdgenoten en ten gevolge daarvan in de adolescentie een verhoogde kans hadden op het vertonen van antisociaal gedrag.

Dunsmore, Noguchi, Garner, Casey en Bhullar (2008) introduceren het begrip affectieve sociale competentie. Hieronder verstaan zij de vaardigheid om emotionele signalen adequaat te kunnen verzenden en te ontvangen en effectief om te kunnen gaan met de eigen emotionele ervaringen. Kinderen die deze vaardigheid beheersen, blijken populairder te zijn bij leeftijdgenoten en hebben een grotere kans op een goede vriendschapsrelatie.

Theorievorming op het element gedrag betreft vooral het domein van de sociale vaardigheden. Dit zijn concrete gedragingen die iemand zich eigen moet maken om op succesvolle wijze te kunnen functioneren in sociale situaties. Het gaat dan om vaardigheden als een gesprek beginnen, hulp vragen en omgaan met kritiek. Gresham en collega's hebben veel onderzoek gedaan op dit gebied (met de aantekening dat hun insteek het ontbreken van vaardigheden betreft in plaats van het beschikken over vaardigheden). Gresham, Elliott en Kettler (2010) onderscheiden zogenoemde *acquisition deficits* en *performance deficits*. Met acquisition deficit wordt bedoeld dat een kind niet weet hoe het een bepaalde vaardigheid moet uitvoeren of niet goed kan inschatten welke sociale vaardigheid passend is in een bepaalde situatie. Performance deficit betekent dat een kind sociale vaardigheden niet (adequaat) uitvoert ondanks dat het wel weet hoe het zou moeten. Terwijl een acquisition deficit een kwestie is van *can't do*, is een performance deficit vooral een *won't do*-probleem.

Kortom, kinderen die sociaalcognitief en emotioneel competent zijn en dat weten om te zetten in concreet adequaat gedrag, hebben de grootste kans op bevredigende sociale relaties met leeftijdgenoten. Deze kinderen zijn bijvoorbeeld in staat om strategisch te handelen: in potentiële conflictsituaties zoeken zij naar een compromis of passen zich aan aan de wensen van de ander.

7.2.2 Problematische relatievorming

Problematische relatievorming tussen leeftijdgenoten ontstaat wanneer bij betrokkenen sprake is van een tekort in de vaardigheden zoals hiervoor besproken. Een kind kan bepaalde vaardigheden missen om aansluiting te realiseren waardoor het zich gaat terugtrekken. Een kind kan andere kinderen echter ook ten gevolge van het ontbreken van bepaalde vaardigheden onheus bejegenen en/of pestgedrag laten zien. Vervolgens kunnen zich allerlei patronen ontwikkelen. Een kind dat voortdurend ruzie maakt, kan op een gegeven moment worden buitengesloten met het gevolg dat het zich gaat terugtrekken. Datzelfde kind kan er echter ook nog een schepje bovenop doen waardoor de kans op afwijzende reacties van zijn leeftijdgenoten alleen maar verder toeneemt. Een kind dat geen aansluiting vindt en gepest wordt door zijn klasgenoten, kan zich nog verder terugtrekken en daardoor volledig genegeerd worden, maar het kan ook reageren met agressief gedrag. Een kind dat in de klas bekend staat als pester – de *schoolbully* – loopt zelf ook grote kans gepest te worden door zijn klasgenoten en kan daar mogelijk weer op reageren met nog meer pestgedrag. Het zijn met name deze kinderen (in de Engelstalige literatuur *bully/victims* genoemd) die in het bijzonder vatbaar zijn voor het ontwikkelen van gedrags- en psychologische problemen (Lereya, Samara & Wolke, 2013). Externaliserend en internaliserend gedrag kunnen ook samengaan bij een kind: teruggetrokken op het ene moment en pestgedrag op het andere. Deze voorbeelden laten zien dat er zich een negatieve spiraal van problematisch gedrag kan ontwikkelen. Daarbij gaan kinderen op basis van negatieve ervaringen hun gedrag al op voorhand aanpassen. Als ze weten dat bepaalde leeftijdgenoten dikwijls met agressief gedrag reageren, gaan zij zelf op voorhand in de aanval. Het inadequate sociale gedrag lokt negatieve reacties uit, die op hun beurt het negatieve gedrag weer versterken; dit lokt vervolgens weer meer en heviger negatieve reacties uit.

Boivin (2005) stelt vast dat tussen de 5-10% van de basisschoolkinderen te maken krijgt met problematische relatievorming. Shetgiri, Lin en Flores (2013) rapporteren verschillende cijfers uit onderzoeken die specifiek gaan over de mate waarin adolescenten te maken hebben gehad met pestsituaties (zowel pesters als slachtoffers). Deze cijfers variëren afhankelijk van het type pestgedrag en liggen tussen de 15 en 54%.

7.3 Problematische relatievorming en gevolgen voor de verdere ontwikkeling

Kinderen met een problematische relatievorming met leeftijdgenoten lopen een grotere kans op problemen in de verdere ontwikkeling. Hierna volgt een bespreking van onderzoek op dit terrein.

7.3.1   Internaliserende en externaliserende gedragsproblemen

Verschillende onderzoeken wijzen uit dat er een duidelijk verband is tussen problematische relatievorming in de kindertijd en internaliserende problematiek op latere leeftijd. Onderzoek betreft vooral slachtofferschap ten gevolge van pesten. Zo blijkt uit de meta-analyse (18 onderzoeken, 14.000 proefpersonen) van Reijntjes, Kamphuis, Prinzie en Telch (2010) dat slachtofferschap op jonge leeftijd de kans vergroot dat op latere leeftijd (sociale) angst, eenzaamheid en vooral depressiviteit optreedt. Er hoeft echter niet altijd sprake te zijn van pestgedrag. Zo volgden Modin, Östberg en Almquist (2011) dertig jaar lang een in 1953 geboren cohort mannen en vrouwen. Het bleek dat vrouwen die in hun kindertijd een lage status in de klas hadden (dat wil zeggen: op een populariteitsvraag zelden werden genoemd) een grotere kans hebben op een klinische opname ten gevolge van depressiviteit en eenzaamheid.

Een ander prominent onderzoeksthema in relatie tot problematische relatievorming zijn agressie, pesten en de gevolgen daarvan. Agressie wordt onderscheiden in fysiek, verbaal en relationeel agressief gedrag. Fysieke en verbale agressie hoeven niet per definitie pestgedrag te zijn, maar relationele agressie is dat doorgaans wel. Van relationele agressie wordt gesproken wanneer de ander schade wordt berokkend door middel van manipulatie in de sociale relatie. Dan gaat het om roddelen, geruchten verspreiden, buitengesloten worden en doodzwijgen. Kuppens, Laurent, Heyvaert en Onghena (2012) beoordelen relationele agressie als mogelijk schadelijker dan fysieke en verbale agressie. Een recente vorm van relationele agressie is het fenomeen cyberpesten: pesten via sociale media en communicatiemiddelen (zie ▶ box 7.1).

Box 7.1 Cyberpesten

Internet, mobiele telefoons, chatten, apps, tweets... voor kinderen en jongeren van deze tijd zijn het doodnormale zaken. Zo bleek in 2005 al 97% van de 12-16-jarigen een mobiel te hebben. Inmiddels heeft de overgrote meerderheid de overstap van mobiel naar smartphone gemaakt: rond de 90% van de jongeren heeft er een. De technologische ontwikkelingen van de laatste decennia hebben echter ook een nieuw fenomeen met zich meegebracht: cyberpesten. Rivers en Noret (2010) definiëren cyberpesten als pesten met behulp van sociale media en communicatiemiddelen zoals mobiel, internet en e-mail. Onderzoeken naar het vóórkomen van cyberpesten geven percentages aan die variëren van 5% tot 30% en hoger. Dit is afhankelijk van welke vorm van cyberpesten is onderzocht en ook van wat onderzoekers definiëren als cyberpesten. Sommige onderzoekers rekenen bijvoorbeeld het plaatsen van foto's op internet of het verspreiden van foto's via de mobiel tot cyberpesten en andere onderzoekers niet. Rivers en Noret (2010) stellen vast dat meisjes aanzienlijk vaker dan jongens het slachtoffer zijn van cyberpesten. Net als bij de meer zichtbare vormen van pesten, krijgen slachtoffers doorgaans te maken met negatieve langetermijngevolgen zoals angst, depressie en zelfmoordgedachten (Menesini & Spiel, 2012). Ook is onderzoek gedaan naar de factoren die maken waarom kinderen kunnen overgaan tot cyberpesten. Niet verrassend is dat cyberpesten gemakkelijker wordt naarmate kinderen het acceptabel vinden om anoniem te pesten, er geen morele bezwaren tegen hebben en er plezier aan beleven. Van belang is daarnaast dat cyberpesten voor kinderen ook een manier kan zijn om tegen 'sterkere tegenstanders' anoniem iets terug te doen (Barlett & Gentile, 2012). Omdat het complicerende van cyberpesten is dat het vaak onopgemerkt kan plaatsvinden, is het ten behoeve van preventie en aanpak van belang dat signalen in een vroegtijdig stadium worden opgepikt. Daarom is het een belangrijke onderzoeksbevinding dat jongens die het slachtoffer zijn van cyberpesten, doorgaans ook op andere, meer zichtbare manieren worden gepest.

> Voor meisjes die te maken hebben met cyberpesten, geldt als waarschuwingssignaal dat zij meestal niet populair zijn in de groep.

Uit de meta-analyse van Reijntjes en collega's (2011) komt naar voren dat er een verband is tussen problematische relatievorming in de kindertijd en externaliserende problematiek op latere leeftijd. Zij zetten veertien studies (bijna 8000 kinderen) op een rijtje en vonden bij kinderen die gepest werden, op latere leeftijd een verhoogde kans op onder andere agressief, antisociaal en delinquent gedrag.

7.3.2 Problemen in de leerontwikkeling

Kinderen die niet worden geaccepteerd door leeftijdgenoten hebben een grote kans op problemen in de leerontwikkeling. Zo blijkt onder andere uit de meta-analyse van Nakamoto en Schwartz (2010) over 33 studies (bijna 30.000 proefpersonen) dat slachtofferschap in de school gerelateerd is aan slechte schoolprestaties. Deze relatie wordt echter wel beïnvloed door mediërende factoren. Zo tonen Iyer, Kochenderfer-Ladd, Eisenberg en Thompson (2010) aan dat slachtofferschap leidt tot geringe betrokkenheid bij school en dat heeft op haar beurt weer gevolgen voor de schoolprestaties. Deze auteurs maken ook duidelijk dat persoonsfactoren deze relatie beïnvloeden. Dit komt doordat geringe betrokkenheid bij school ook wordt beïnvloed door de mate waarin kinderen in staat zijn emoties en aandacht te reguleren. Uit het onderzoek van Buhs, Ladd en Herald (2006) blijkt hoe complex de relatie tussen slachtofferschap en schoolprestaties is. Uit hun onderzoek kwam namelijk naar voren dat het precieze verband afhangt van het *soort* gedrag waarmee niet-geaccepteerde kinderen in latere jaren te maken krijgen. Wanneer zij worden buitengesloten, leidt dat tot slechte prestaties door verminderde participatie in de klas; wanneer zij te maken krijgen met fysieke of verbale agressie, leidt dat tot slechte prestaties ten gevolge van schoolweigering.

7.4 Risico- en beschermende factoren

In ▶ par. 7.2 is besproken welke vaardigheden voorwaardelijk zijn voor een goede relatievorming met leeftijdgenoten. Ontwikkeling van relatievorming verloopt echter niet altijd voorspoedig: er zijn verschillende risicofactoren die de relatievorming met leeftijdgenoten negatief beïnvloeden. Beschermende factoren daarentegen beïnvloeden relatievorming juist in positieve zin. In onderzoek naar relatievorming met leeftijdgenoten is een aantal risico- en beschermende factoren bestudeerd. Hieronder volgt een overzicht waarbij we onderscheid maken in drie niveaus: micro-, meso- en macroniveau. Ter afbakening van wat in ▶ par. 7.2 is besproken: daar ging het om de ontwikkeling van vaardigheden op het gebied van denken, emoties en gedrag die een voorwaarde vormen voor het te bereiken resultaat, te weten adequaat sociaal functioneren. Hierna gaat het om zaken die dat proces negatief of positief kunnen beïnvloeden.

7.4.1 Microniveau

Risico- en beschermende factoren op microniveau betreffen (biologisch bepaalde) eigenschappen van het kind zelf. Bowes, Maughan, Ball, Shakoor, Ouellet-Morin, Caspi, Moffitt en Arseneault (2013) vonden bijvoorbeeld dat kinderen met een laag IQ een grotere kans hebben om slachtoffer te worden van pesters. Vannatta, Gartstein, Zeller en Noll (2009) onderzochten de invloed van fysieke aantrekkelijkheid, goede academische prestaties en atletisch vermogen. Uit een grootschalig onderzoek onder 3138 jongens en meisje kwam naar voren dat een aantrekkelijk uiterlijk de belangrijkste voorspeller is voor nominatie door leeftijdgenoten. Ook kinderen met goede schoolprestaties hebben een hoge status in de groep leeftijdgenoten en dat zet een positief mechanisme in werking: goede presteerders zoeken elkaar op waardoor hun schoolprestaties nog meer toenemen. Het omgekeerde is ook aan de orde: kinderen die minder presteren, worden vaker afgewezen door leeftijdgenoten en lopen kans op slechtere prestaties, minder betrokkenheid bij school en mogelijk uitval. Atletisch vermogen bleek tot slot zowel een risico- als een beschermende factor te kunnen zijn. Enerzijds zijn jongeren met atletisch vermogen populair onder leeftijdgenoten, maar anderzijds zijn deze jongeren ook vaak sociaal dominant en dat is op zijn beurt gekoppeld aan agressief en weinig prosociaal gedrag.

Er is ook veel onderzoek gedaan naar de relatie tussen pesten en etnische afkomst. Tolsma, Van Deurzen, Stark en Veenstra (2013) bijvoorbeeld deden een uitgebreid onderzoek onder 739 leerlingen uit 36 groepen 8 van de basisschool. Een van hun bevindingen luidt dat pesten binnen etnische groepen net zo vaak voorkomt als pesten tussen etnische groepen. Verder vonden de auteurs dat Turkse en Marokkaanse kinderen significant vaker pesten dan kinderen met een Nederlandse achtergrond. Dit is echter de mening van de slachtoffers en niet van de Turkse en Marokkaanse kinderen zelf. De auteurs waarschuwen dan ook om voorzichtig te zijn met conclusies over de prevalentie van pesten omdat die blijkbaar afhangt van wie ernaar wordt gevraagd: (veronderstelde) pesters of slachtoffers. De belangrijkste conclusie van dit onderzoek luidt dat niet zozeer etnische afkomst een risicofactor is als wel de etnische diversiteit in de groep: in groepen die gekenmerkt worden door een grote etnische diversiteit, neemt de kans op pesten toe.

In de literatuur wordt ten slotte ook taalvaardigheid genoemd als een risico- dan wel beschermende factor. Zo geven Menting, Van Lier en Pol (2012) aan dat goede taalvaardigheid ertoe bijdraagt dat jonge kinderen worden geaccepteerd door leeftijdgenoten. Is er echter een probleem op dit gebied (bijvoorbeeld stotteren), dan is er een grotere kans op problemen in de relatievorming.

7.4.2 Mesoniveau

Op mesoniveau bespreken we drie beïnvloedende sociale milieus: gezin, leeftijdgenoten en school.

De eerste beïnvloedende factor op mesoniveau is het gezin. Gezinsrelaties die gekenmerkt worden door warmte en een autoritatieve opvoedingsstijl van ouders, en waar kinderen emotionele betrokkenheid, affectie en ondersteuning ervaren (zie H. 6), vormen een goede voorspeller voor een voorspoedige relatievorming met leeftijdgenoten (zie bijvoorbeeld Ehrlich, Dykas & Cassidy, 2012). Omgekeerd blijkt dat kinderen die veelvuldig te maken hebben met ruzie tussen hun ouders, vaker problemen rapporteren in hun eigen vriendschapsrelaties (Schwarz, Stutz & Ledermann, 2012).

Hall-Lande, Eisenberg, Christenson en Neumark-Stainzer (2007) vonden dat een hechte gezinsrelatie vooral voor meisjes een beschermende factor vormt tegen sociale afwijzing door leeftijdgenoten. In het verlengde van deze constatering is het niet verbazingwekkend dat uit onderzoek blijkt dat onveilig gehechte kinderen geconfronteerd worden met sociale problematiek op latere leeftijd. Uit de reviewstudie van Epkins en Heckler (2011) blijkt de opvoedingsstijl van ouders van grote invloed op relatievorming met leeftijdgenoten. Een straffende en discipli-nerende opvoedingsstijl in combinatie met weinig warmte leidt tot agressief gedrag en is een goede voorspeller voor delinquentie; dit geldt zowel voor jongens als voor meisjes. Gebrek aan ouderlijke warmte belemmert ook de ontwikkeling van emotioneel begrip en empathie bij kin-deren en eerder is al getoond dat emotiebegrip en emotieregulering leiden tot storend gedrag en daarmee tot afwijzing door leeftijdgenoten.

De negatieve invloed van gezinsfactoren op het proces van relatievorming met leeftijdgeno-ten komt het meest duidelijk tot uiting wanneer er sprake is van mishandeling door ouders. Uit allerlei onderzoek blijkt dat kinderen die mishandeld zijn door hun ouders, problemen ervaren in contact maken met leeftijdgenoten. Olweus (1978) toonde al aan dat agressief gedrag van ouders in de opvoedingssituatie dikwijls als voorbeeldgedrag dient voor agressief gedrag van kinderen naar leeftijdgenoten. Zo kwam uit onderzoek uitgevoerd door NICHD (2006) naar voren dat onveilig gehechte kinderen in vergelijking met veilig gehechte kinderen op de basis-schoolleeftijd door hun moeders als minder sociaal competent werden beoordeeld. Bovendien lieten onveilig gehechte kinderen volgens de leraren meer externaliserend én internaliserend gedrag zien dan veilig gehechte kinderen.

De tweede beïnvloedende factor op mesoniveau is de groep leeftijdgenoten. De laatste tien jaar is er veel onderzoek gedaan naar een fenomeen dat in de Angelsaksische literatuur *deviancy training* (deviantietraining) wordt genoemd (Deater-Deckard, 2001); kinderen komen in bepaalde deviante peergroups terecht en nemen dat gedrag over. Deviantietraining komt vooral voor in de adolescentie. Dit is begrijpelijk, omdat adolescenten gevoelig zijn voor beïn-vloeding door leeftijdgenoten en snel geneigd zijn zich aan hun normen en waarden te confor-meren. Dishion, Véronneau en Myers (2010) tonen bijvoorbeeld aan dat betrokkenheid bij een jeugdbende in de vroege adolescentie (13-14 jaar) leidt tot deviantietraining, met als gevolg een grotere kans op ernstig crimineel gedrag in de late adolescentie (16-17 jaar). Deviantietraining speelt ook een belangrijke rol in het continueren en versterken van alcohol- en drugsgebruik. Er kan echter ook sprake zijn van deviantietraining bij internaliserend probleemgedrag. Zo vonden Brendgen, Lamarche, Wanner en Vitaro (2010) dat adolescenten een grotere kans op depressiviteit hebben wanneer ze depressieve vrienden hebben dan wanneer ze geen vrienden hebben. Deze auteurs concluderen dat depressiviteit blijkbaar overdraagbaar is via negatief 'voorbeeldgedrag' als passiviteit en gebrek aan interesses. Adolescenten die geen vrienden heb-ben, worden hier niet aan blootgesteld. Bij de jongeren in dit onderzoek is wellicht sprake van *co-rumination*, een verschijnsel dat letterlijk betekent: het herkauwen van problemen, zorgen, angsten en verdriet in een groep van hechte vriendinnen. Stone, Gibb, Hankin en Abela (2011) laten zien dat co-rumination vooral voorkomt onder meisjes en de kans op depressiviteit ver-groot.

De derde beïnvloedende factor op mesoniveau is de school. Dan gaat het uiteraard ook om de eerder reeds besproken invloed van leeftijdgenoten, maar wat hier vooral bedoeld wordt, is de relatie met de leraar en de invloed van de schoolsetting in algemene zin. Troop-Gordon (2011) deed onderzoek naar het verband tussen de relatie met de leraar en geweld onder leef-tijdgenoten. Deze auteur vond dat een hechte relatie met de leraar een beschermende factor is; daarentegen is afhankelijkheid van de leraar in combinatie met het hebben van weinig vrien-den vooral voor jongens een risicofactor. Zij lopen het risico te worden gepest en mishandeld door hun leeftijdgenoten. Er is inmiddels veel onderzoek gedaan naar de relatie tussen geweld onder jongeren en de kwaliteit van de (interetnische) interacties op school en in de klas. Le en Samantha (2011) vonden dat er minder interpersoonlijk geweld tussen jongeren wordt ge-rapporteerd in situaties waarin de school en leraren positieve interacties tussen kinderen en wederzijdse betrokkenheid stimuleren. Ook uit ander onderzoek blijkt dat in situaties waarin leraren aandacht hebben voor diversiteit in de klas en interetnisch contact stimuleren, fysiek geweld afneemt en onderlinge steun toeneemt.

7.4.3 Macroniveau

Tot slot laat onderzoek een verband zien tussen sociale relaties in de buurt en relatievorming tussen leeftijdgenoten. Salzinger, Feldman, Rosario en Ng-Mak (2011) bestudeerden de relatie tussen veiligheid in de buurt en de kwaliteit van de relaties tussen leeftijdgenoten. Zij onderzochten of het blootstaan aan publiek geweld verband houdt met internaliserende en/of externaliserende problemen. Zij vonden dat jongeren die in hoge mate blootstaan aan publiek geweld, vaker externaliserende problemen hebben, zeker als dit gecombineerd is met het hebben van delinquente vrienden. Zij benadrukken het belang van veilige buurt en terugdringen van geweld in de buurt.

7.5   Problematische relatievorming bij leeftijdgenoten als een transactioneel proces

In moderne ontwikkelingspsychologische theorieën is men het erover eens dat de wijze waarop de ontwikkeling verloopt, een complex transactioneel proces is: ontwikkeling wordt beïnvloed door een constellatie van op elkaar inwerkende, door aanleg en omgeving bepaalde factoren. Kunnen en Van Geert (2012) stellen dat ontwikkeling non-lineair verloopt (er loopt zelden een eenduidige en directe lijn van oorzaak naar gevolg), multicausaal wordt bepaald (meestal bepalen meerdere factoren een bepaalde ontwikkelingsstap) en fluctueert (het proces verloopt met ups en downs waarbij zowel sprongen vooruit als achteruit worden gemaakt). Deze complexiteit geldt uiteraard ook voor ontwikkelingsprocessen die problematisch verlopen. Verschillende auteurs (bijvoorbeeld Cicchetti & Toth, 2009; Epkins & Heckler, 2011) pleiten dan ook voor een cumulatief interpersoonlijk risicomodel: in welke richting een mens zich ontwikkelt, wordt beïnvloed door de mate waarin er sprake is van een samenspel en een optelsom van risico- of beschermende factoren.

Dit heeft gevolgen voor de wijze waarop onderzoek moet worden uitgevoerd: een complexe realiteit vraagt ook complex onderzoek. Recent wordt bijvoorbeeld steeds meer gebruikgemaakt van zogenoemde *cascademodellen*. Cascademodellen zijn constructen waarin op theoretisch niveau een samenhang wordt verondersteld tussen minimaal drie factoren. Een cascademodel wordt op zijn 'waarheidsgehalte' getest door alle factoren over een langere periode op minimaal drie momenten te meten (Masten, Burt & Coatsworth, 2006). Hoewel we het samenspel tussen verschillende factoren in de voorgaande paragrafen al duidelijk hebben proberen te maken, volgen hieronder ter verduidelijking nog enkele onderzoeken naar relatievorming bij kinderen waarin het samenspel tussen meerdere factoren wordt bestudeerd.

Box 7.2 Cascademodel

Kreager (2004) identificeerde in een onderzoek onder 15-17-jarigen twee groepen jongeren: de *invisible isolate* en de *peer-troubled isolate.*

De invisible isolate is geregeld betrokken bij vechtpartijen op school, meestal omdat hij gepest wordt. Hij staat alleen in school en presteert slecht. De invisible isolate ervaart echter voldoende warmte en ondersteuning van zijn ouders, waardoor hij geen aansluiting zoekt bij deviante groepen en niet overgaat tot delinquent gedrag op latere leeftijd.

De peer-troubled isolate is eveneens vaak betrokken bij vechtpartijen, staat alleen op school en presteert slecht. Deze jongeren komen echter meestal uit problematische thuissituaties: een laag sociaaleconomisch milieu en weinig ondersteuning van ouders. Gevolg is dat zij compensatie zoeken bij deviante groepen leeftijdgenoten en dat zet hen op het spoor van een delinquente carrière. In deze twee ontwikkelingstrajecten spelen de elementen thuissituatie, sociale status op school, externaliserend gedrag op school, betrokkenheid bij deviante groepen en delinquent gedrag op latere leeftijd een elkaar beïnvloedende rol.

Lansford, Malone, Dodge, Pettit en Bates (2010) volgden een groot aantal jonge kinderen van kinderopvang naar onderbouw van de basisschool. Agressie, afwijzing door leeftijdgenoten en een gebrekkige sociale-informatieverwerking zoals vastgesteld tijdens de eerste metingen, bleken alle voorspellers voor afwijzing door leeftijdgenoten op latere leeftijd. De drie constructen hingen bovendien samen in de zin dat ze zowel voorspeller als uitkomst waren: afwijzing door leeftijdgenoten beïnvloedde de sociale-informatieverwerking en leidde tot toename van agressief gedrag; dit laatste leidde weer tot een grotere afwijzing door leeftijdgenoten. Van belang is ook de bevinding dat de manier waarop sociale informatie wordt verwerkt, niet een stabiel kindkenmerk is, maar afhangt van opgedane ervaringen en de vaardigheid van kinderen om zich aan te passen aan die ervaringen. Dit heeft gevolgen voor interventie zoals we in in ▶ par. 7.6 laten zien.

Perren, Ettekal en Ladd (2013) deden in hun onderzoek een poging nog wat meer grip te krijgen op de wijze waarop de relatie tussen slachtofferschap ten gevolge van pesten en problematiek op latere leeftijd wordt beïnvloed door de manier van sociale-informatieverwerking. Hun conclusie luidt dat kinderen die worden gepest, op latere leeftijd een grotere kans maken op externaliserend probleemgedrag wanneer zij vooral een externe attributiestijl hanteren; daarentegen zullen gepeste kinderen op latere leeftijd eerder internaliserend probleemgedrag vertonen wanneer zij vooral een interne attributiestijl hanteren.

Agoston en Rudolph (2013) ten slotte volgden drie jaar lang twee groepen kinderen (7-8-jarigen en 11-12-jarigen) om te achterhalen hoe depressie en relatievorming tussen leeftijdgenoten zijn gerelateerd. Zij vonden twee ontwikkelingstrajecten. Het ene traject betrof kinderen die last hadden van depressieve gevoelens. Deze kinderen vertoonden sociaal hulpeloos gedrag (bijvoorbeeld geen initiatief nemen in sociale situaties) met het gevolg dat zij consequent werden afgewezen door leeftijdgenoten. Dit leidde weer tot een verheviging van hun depressieve gevoelens. Het tweede traject betrof kinderen die last hadden van depressieve gevoelens hetgeen resulteerde in agressief gedrag naar leeftijdgenoten. Ook voor deze kinderen was afwijzing door leeftijdgenoten het gevolg en daarmee vervolgens verheviging van hun depressieve gevoelens.

In ◘ figuur 7.1 is een en ander schematisch weergegeven. De kwaliteit van de relatievorming tussen leeftijdgenoten hangt af van de mate waarin een kind beschikt over de volgende vaardigheden: sociaalcognitief competent, een adequate sociaalcognitieve informatieverwerking, een adequate emotieregulatie, affectief sociaal competent en beschikkend over adequate sociale vaardigheden. Verschillende risico- en beschermende factoren op micro-, meso- en macroniveau kunnen dit positief of negatief beïnvloeden. Wanneer de kwaliteit van de relatievorming hierdoor niet optimaal is, kan dit negatieve korte- en langetermijngevolgen hebben voor de ontwikkeling. Dit kan op haar beurt de kwaliteit van de relatievorming weer negatief beïnvloeden.

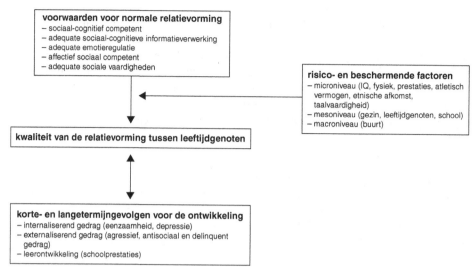

◻ **Figuur 7.1**   De invloed van risico- en beschermende factoren op de kwaliteit van de relatievorming en de gevolgen voor de ontwikkeling.

7.6   Implicaties voor assessment, preventie en behandeling

7.6.1   Assessment

Aangezien het belang van positieve relaties met leeftijdgenoten voor een gezonde ontwikkeling duidelijk erkend wordt, is er in de psychodiagnostische literatuur veel aandacht voor de assessment van problemen in de relatievorming met leeftijdgenoten. Assessment hiervan is niet eenvoudig, omdat problematische relatievorming met leeftijdgenoten een niet-lineair, multicausaal en fluctuerend proces is. Volgens LeBlanc, Sautter en Dore (2006) vraagt dit inzicht om een veelzijdige benadering van assessment. Ten eerste moeten verschillende aspecten worden geanalyseerd, zoals kindkarakteristieken, kenmerken van de ouder-kindrelatie, de onderwijzer-kindrelatie en relaties met leeftijdgenoten. Er moet zicht worden verkregen op de sociale status van het kind in de groep, op de mate waarin hij door leeftijdgenoten wordt geaccepteerd, de grootte van het netwerk van leeftijdgenoten en het specifieke sociale gedrag van het kind dat gerelateerd is aan relaties met leeftijdgenoten.

Voorts achten LeBlanc e.a. het van belang om informatie te verzamelen bij verschillende actoren: het kind zelf, leeftijdgenoten, de ouders en de leraar. Hoewel de informatie van het kind zelf waardevol is, kan deze ook onbetrouwbaar zijn. Zo is het gevaar van sociaalwenselijke antwoorden zeker niet denkbeeldig, omdat kinderen bijvoorbeeld niet willen vertellen dat ze pesten en/of gepest worden. Ook varieert de betrouwbaarheid van de gegevens die door zelfrapportage worden verzameld. Bij jongere kinderen is deze minder waardevol, omdat zij minder goed in staat zijn te reflecteren op hun eigen gedrag en dat van anderen. Sibley, Pelham, Molina, Waschbusch, Gnagy, Babinski en Biswas (2010) vinden het raadzaam om bij jongeren met ADHD geen gebruik te maken van zelfrapportage omdat zij delinquent gedrag minder adequaat rapporteren. Beter is om ouders hiernaar te vragen. Miers, Blöte en Westenberg (2011) vonden dat leeftijdgenoten soms beter zien wat er aan de hand is dan de jongere zelf. Daarom is het van belang om leeftijdgenoten te bevragen. Hun informatie geeft inzicht in de status van het kind in de peergroep en de mate van acceptatie door leeftijdgenoten. De informatie van ouders is waardevol, omdat zij inzicht hebben in de langetermijnprocessen van ontwikkeling, de kwaliteit van de hechting en het gedrag van het kind in meerdere leefgebieden. Leraren ten slotte kunnen informatie geven over het gedrag van het kind in relatie tot leeftijdgenoten, zowel in de klas als daarbuiten. Miller, Loeber en Hipwell (2009) wijzen erop dat verschillende informatiebronnen verschillende data opleveren die een meer genuanceerd beeld geven. Leraren bijvoorbeeld rapporteren ander gedrag bij kinderen en jongeren dan kinderen zelf of hun ouders. Dat komt omdat actoren vanuit verschillende invalshoeken kijken, maar ook omdat kinderen in verschillende contexten ander gedrag kunnen laten zien. Tot slot wijzen LeBlanc e.a. (2006) erop dat het verstandig is om meerdere methoden naast elkaar te gebruiken. Meestal wordt gebruikgemaakt van sociometrische procedures, gedragsvragenlijsten die worden afgenomen bij het kind zelf, leeftijdgenoten, ouders en leraar, en observaties.

Bij de analyse van de diagnostische informatie zal de diagnosticus de leeftijd van het kind als cruciale factor in ogenschouw moeten nemen en weten wat 'gewoon' is op een bepaalde leeftijd. Zo is het bij jonge kinderen niet ongebruikelijk dat er regelmatig milde vormen van agressie voorkomen. Voorts is het verstandig als de diagnosticus het probleemgedrag vooral begrijpt vanuit de context waarbinnen het zich voordoet en niet vanuit het individuele tekort. Immers, het manipuleren van de context is dikwijls eenvoudiger dan het wegwerken van een individueel tekort. Het opstandig gedrag van een pubermeisje met ADHD bijvoorbeeld is niet per definitie het gevolg van ADHD, maar hangt misschien samen met een langdurige en ernstige ruzie tussen haar en haar vriendinnen. Effectiever dan haar gedrag te verklaren uit haar tekort, is om met behulp van mediation te kijken hoe deze ruzie kan worden opgelost.

7.6.2 Preventie en behandeling

Voorkomen is beter dan behandelen; dat geldt zeker ook voor problemen in de relaties met leeftijdgenoten, want problemen in de relaties met leeftijdgenoten hebben grote en kleine gevolgen zowel op de korte als de lange termijn.

We kunnen onderscheid maken in primaire en secundaire preventie. *Primaire preventie* is gericht op gezonde relatievorming in de dagelijkse leefwereld van kinderen en heeft tot doel om de sociale relaties tussen leeftijdgenoten te versterken in het gezin, op de groep in de kinderopvang, op school en in de buurt (zie bijvoorbeeld ▶ box 7.4 Vreedzame School). Warme gezinsrelaties en een autoritatieve opvoedingsstijl hebben een preventieve werking. Er zijn tal van opvoedondersteuningsprogramma's gericht op ouders. Het NJi heeft een overzicht gemaakt van effectieve interventies op dit gebied: ▶ http://www.nji.nl/Opvoedingsondersteuning-Praktijk-Erkende-interventies. Een gezonde ouder-kindrelatie waarin ouders optimaal ondersteuning bieden bij het verlangen naar autonomie van hun kinderen en dit weten te combineren met een zekere mate van controle (autoritatieve opvoedingsstijl), blijken belangrijke voorspellers voor een normale ontwikkeling. Dit geldt ook voor kinderen die door hun eigen beperkingen problemen hebben in de omgang met leeftijdgenoten. Kinderen met lieve ouders die het gezag niet verliezen, lopen minder kans op omgang met verkeerde vrienden, op externaliserend en risicovol gedrag en op internaliserende problematiek zoals depressie en angst. Hall-Lande e.a. (2007) stellen dat ouders hun kinderen al van jongs af aan kunnen ondersteunen bij het aangaan van betekenisvolle relaties met leeftijdgenoten door zelf het goede voorbeeld te geven: ouders zijn rolmodel door te laten zien hoe ze zelf relaties aangaan met leeftijdgenoten.

Ook voor het onderwijs zijn er meerdere interventieprogramma's ontwikkeld om vreedzaam samenleven van kinderen te bevorderen en/of pesten tegen te gaan. In Nederland zijn bijvoorbeeld Leefstijl, Taakspel, Schoolwide Positive Behavior Support, de Vreedzame School en het Programma Alternatieve Denkstrategieën (PAD) veel gebruikte programma's. Daarnaast zijn er programma's die specifiek gericht zijn op het voorkomen van pestgedrag zoals het anti-pestprogramma KiVa en het PRIMA Pakket. Op basis van een meta-analyse van Sklad, Diekstra, De Ritter, Ben en Gravesteijn (2012) mogen we concluderen dat in scholen uitgezette programma's in algemene zin effectief zijn in het verbeteren van sociale vaardigheden, zelfbeeld, leerprestaties, geestelijke gezondheid en prosociaal gedrag, en effectief zijn in het terugdringen van antisociaal gedrag en drugsgebruik (zie ook ▶ box 7.3). Wel constateren de auteurs dat er grote verschillen zijn in effectiviteit. Voor de Nederlandse situatie is het Nederlands Jeugdinstituut kritischer: het NJi beoordeelt in 2013 slechts Taakspel als bewezen effectief (Witvliet, Pol, Van Lier, Cuijpers & Koot, 2009). Taakspel is een groepsgerichte preventieve interventie om jonge kinderen in de kinderopvang en de onderbouw te leren zich beter aan klassenregels te houden. Naleving van klassenregels moet leiden tot positiever sociaal gedrag en een beter klimaat in de klas. Taakspel leidde volgens de onderzoekers tot een significante toename van acceptatie door leeftijdgenoten, meer wederzijdse vrienden en meer nabijheid naar anderen.

Box 7.3 Socialevaardigheidstrainingen en hun effectiviteit

Socialevaardigheidstrainingen zijn al decennialang enorm populair. Bijna iedere zorginstelling biedt wel een dergelijke training aan en op scholen worden regelmatig socialevaardigheidscursussen gegeven. De socialevaardigheidstraining is zonder twijfel de belangrijkste behandelingsmethode op het gebied van sociale problematiek bij kinderen. Naar de effectiviteit van socialevaardigheidstrainingen is in de afgelopen jaren veel onderzoek gedaan. Cook, Gresham, Kern, Barreras, Thornton en Crews (2008) voerden een zogenoemde mega-analyse uit (een meta-analyse over een vijftal meta-analyses uit de periode 1985-2003) over 77 onderzoeken; het aantal deelnemende kinderen en jongeren kwam daarmee op ruim 5000. De conclusie van de onderzoekers luidt: 'The findings clearly indicate that social skills training is an effective intervention.' (Cook e.a., p. 140). Desondanks is er reden om kritisch te zijn over de daadwerkelijke effectiviteit van socialevaardigheidstrainingen. Opvallend genoeg geven Cook e.a. dat in hun artikel zelf ook aan, zij het 'verstopt' in één kleine alinea in de discussie. De auteurs merken daar op dat de effectiviteit van socialevaardigheidstrainingen twee problemen kent: de generalisatie van het geleerde in de trainingen naar situaties buiten de training is beperkt en op de lange termijn beklijven bereikte effecten maar moeizaam. Sinds deze beperkingen al in 1995 door Prins werden gesignaleerd, is er dus nog weinig in positieve zin veranderd. De vraag is of de oorzaak moet worden gezocht in de *inhoud* van de training. We mogen er toch van uitgaan dat de beschikbare programma's met zorg zijn ontwikkeld en in theorie effect zouden moeten sorteren. Sociaal vaardig zijn is echter een complexe vaardigheid die kinderen zich niet zomaar even in een aantal lessen eigen kunnen maken (Bijstra & Nienhuis, 2003). In een training wordt hen een aantal 'gedragstrucjes' aangeleerd maar het daadwerkelijk sociaal vaardig worden vraagt tijd, oefening en onderhoud. Dat laatste blijkt vaak lastig realiseerbaar. Illustratief in dit verband is dat Durlak en DuPre (2008) constateren dat scholen die een sociaal-emotioneel interventieprogramma hebben ingevoerd, vooral moeite hebben met het implementeren en het actief onder de aandacht houden van het programma. En dat terwijl de school bij uitstek geschikt is om kinderen dagelijks te wijzen op hun sociale gedrag en met hen in een natuurlijke omgeving sociale vaardigheden te oefenen.

Box 7.4 De Vreedzame School

De Vreedzame School is een voorbeeld van een schoolbreed programma dat leraren en basisschoolleerlingen leert om vreedzaam met elkaar om te gaan. De Vreedzame School streeft ernaar om van de basisschool een democratische gemeenschap te maken waarin kinderen hun sociale competenties kunnen verbeteren en actief leren om bij te dragen aan de gemeenschap. Het programma richt zich op vier pijlers: aanvaarden van en bijdragen aan een democratische samenleving, medeverantwoordelijkheid dragen voor de leefgemeenschap, op een zorgzame en positieve manier met elkaar omgaan (omgaan met verschillen) en op een constructieve manier conflicten oplossen. Dit gebeurt onder andere door kinderen taken en verantwoordelijkheden te geven: in lessen over thema's als democratie, positieve omgang, omgaan met conflicten en lastige gevoelens, en door middel van het invoeren van peer mediation. Peer mediation is een methode waarmee leerlingen leren zelf hun conflicten op te lossen. Twee speciaal hiervoor opgeleide leerlingen begeleiden het gesprek van de conflictpartijen en helpen die tot een gezamenlijke oplossing te komen.

Naast de leerlingen krijgen ook de leraren trainingen en coaching gericht op visieontwikkeling in het thema, kennismaking met het materiaal, zelfreflectie, toepassen van de principes van De Vreedzame School in het dagelijks handelen. Pauw (2013) onderzocht de resultaten van De Vreedzame School. Uit zijn promotieonderzoek onder 500 basisscholen waar De Vreedzame School is ingevoerd, blijkt dat er sprake is van een significant verschil in schoolklimaat en gedrag van leerlingen vóór en na de invoering van De Vreedzame School. Zowel leraren als directies van de deelnemende basisscholen gaven dit aan. Uit de gevoerde interviews komt naar voren dat met name de doelen positief sociaal gedrag en conflictoplossing zijn gerealiseerd. Ook is er een sterke afname van het aantal conflicten op school. Leerlingen gedragen zich rustiger en verantwoordelijker, houden zich beter aan de afspraken, gaan respectvoller met elkaar om, verwoorden zaken beter en laten zich beter aanspreken door de leraren. Er is enige empirische ondersteuning gevonden voor een aantal werkzame factoren in het programma: actieve leerlingparticipatie, de nadruk op positieve omgang en moreel klimaat, expliciteren van waarden, de focus op verbetering van leraarvaardigheden, de aanwezigheid van instructie in de klas door middel van een lessenserie, de actieve rol van de schoolleiding en de combinatie van een top-down strategie en draagvlak en participatie van leraren.

De laatste jaren wordt ook steeds meer gekozen voor een gecombineerde benadering: een sociaalcompetentieprogramma op school in combinatie met (intensieve) gezinsbegeleiding om ouders adequater opvoedingsgedrag te leren. Uit een aantal grootschalige projecten in onder andere Amerika, Canada en Groot-Brittannië (zie voor een bespreking van deze programma's Brezinka, 2002) blijkt dat een dergelijke integrale benadering veelbelovend is. Desondanks is ook deze benadering niet zonder problemen. Een van de valkuilen is volgens Brezinka de deelname van ouders: bij een aantal projecten bleek de bereidheid van ouders om mee te werken minimaal.

Secundaire preventie is gericht op het voorkomen van erger bij kinderen die problematische relaties hebben met leeftijdgenoten dan wel dreigen die te ontwikkelen. De uitdaging is daarbij hoe cascades en problematische paden al op jonge leeftijd kunnen worden omgebogen. Daarvoor is het ten eerste noodzakelijk om een goede analyse te maken van de transactionele relaties tussen verschillende risico- en beschermende factoren. Op basis daarvan moet er een gerichte strategie worden gekozen: met welk instrument interveniëren op welk aspect op wel moment in welke situatie? Een aantal voorbeelden kan dit illustreren. In ▶ par. 7.5 is gesproken over het onderzoek naar cascades van Lansford e.a. (2010). In hun onderzoek bleek sociale-informatieverwerking meer variabel in de tijd dan agressie en afwijzing door leeftijdgenoten. Daarom pleiten zij ervoor om sociale-informatieverwerking tot entreepunt te maken van de interventie: kinderen helpen om alternatieve denkstrategieën te ontwikkelen die leiden tot gedragsmodificatie. Een ander voorbeeld gaat over middelengebruik en de verschillende sociale doelen die jongeren daarmee willen realiseren. Als jongens roken omdat ze erbij willen horen dan zal met dat sociale doel rekening gehouden moeten worden bij de keuze voor de interventie. Die zal een alternatieve gezonde oplossing moeten bieden voor dat specifieke sociale doel. Er is dus niet een *one fits all*-behandeling (ibidem 2011, p. 220). Rudolph, Troop-Gordon en Llewelly (2013) pleiten daarom voor doelgerichte interventies waarin rekening wordt gehouden met de heterogeniteit tussen kinderen met tekorten in de zelfregulatie. De auteurs doen in dit verband enkele suggesties. Zo kan jongens die graag status hebben in een groep, worden aangeleerd om dat te bereiken met prosociale vaardigheden en vriendelijkheid in plaats van met agressief en stoer gedrag. Meisjes die sociale situaties vermijden die hen onzeker maken, zouden er baat bij kunnen hebben om te leren sociaal sensitief te zijn zonder daarbij voortdurend te evalueren hoe ze overkomen.

Daarnaast blijkt een probleemoplossende interventie vanuit een positieve invalshoek het meest effectief (Hall, Rushing & Kershid, 2011). Zij vonden dat adolescenten die te maken hebben met negatieve druk door leeftijdgenoten, het meest gebaat zijn bij een methode die hen helpt bij het vinden van positieve oplossingen en hen tegelijkertijd helpt met kritisch denken en probleemoplossende vaardigheden. Bij het kiezen van de juiste interventie is het dus goed het behoefte-sensitiviteitsprincipe hanteren: afgestemd op de behoefte en vanuit kracht en positiviteit.

7.7   Conclusie en toekomstperspectief

De laatste jaren wordt een steeds duidelijker beeld verkregen hoe ontwikkelingsprocessen rond problematische relatievorming tussen leeftijdgenoten in de tijd kunnen verlopen. Ook wordt steeds duidelijker dat een ingewikkeld samenspel van factoren hierbij een rol speelt. Onderzoek is echter nog vooral gericht op het leggen van verbanden tussen (meestal globale) beschermende of risicofactoren en relatievorming; daarmee wordt nog niet duidelijk op welke wijze deze factoren gestuurd worden door alledaagse ervaringen waarmee mensen worden geconfronteerd. Dit vraagt om een wijze van onderzoek doen waarin wordt bestudeerd hoe ontwikkelingsprocessen *real time* verlopen. Dit is van belang omdat daarmee grip kan worden gekregen op hoe en waarom sociale ontwikkelingsprocessen in het dagelijks leven lopen zoals ze lopen. Met behulp van onderzoek op basis van de dynamische systeembenadering (bijvoorbeeld Kunnen & Van Geert, 2012) kan deze stap worden gemaakt. In dynamische systeemmodellen wordt de werkelijkheid geabstraheerd tot een formele set factoren. Deze factoren zijn gedurende de ontwikkeling voortdurend aan verandering onderhevig onder invloed van allerlei mechanismen. De dynamische systeembenadering krijgt op allerlei onderzoeksgebieden steeds meer invloed, maar onderzoek op het gebied van sociaal functioneren van kinderen is nog niet wijdverbreid. Wel laten Steenbeek en Van Geert (2008) zien op welke wijze bij kinderen het interactieproces tijdens een spel wordt beïnvloed door factoren als populariteit, sociale competentie, belangen, emotionele expressie en (non-)verbale handelingen (zie ook ▶ box 7.5).

> **Box 7.5 Dynamische systeembenadering**
>
> Een duidelijk voorbeeld van een dynamisch systeemonderzoek over de in dit hoofdstuk besproken thematiek, is dat van Granic en Patterson (2006). Deze auteurs hebben een poging gedaan de ontwikkeling van antisociaal gedrag bij jongeren te verklaren. Het onderzoek betreft onder andere het proces van *deviant talk*, het praten over normoverschrijdend gedrag. Granic en Patterson beschouwen deviant talk als de motor achter het fenomeen deviantietraining dat reeds is besproken. Deviant talk wordt in termen van de dynamische systeembenadering een attractor genoemd voor antisociale jongeren: het is een dynamisch interactiepatroon waar antisociale jongeren steeds meer 'naartoe getrokken' worden in de zin dat de hoeveelheid deviant talk in de loop van de tijd toeneemt. Die toename heeft ook een kwalitatieve kant: jongeren willen elkaar steeds meer aftroeven ('Gisteren zei ik dat en dat tegen de leraar...'; 'Nou, dat is nog niets vergeleken met wat ik vorige week deed.'). Kenmerkend voor antisociale jongeren is verder dat deze attractor niet of nauwelijks onderbroken wordt door andere attractoren (bijvoorbeeld praten over meisjes of over school): op het moment dat antisociale jongeren niet meer aan deviant talk doen, stopt het interactieproces zelfs helemaal. Bij prosociale jongeren werkt dit anders. Ook zij doen wel aan deviant talk, maar het is geen (sterke) attractor: prosociale jongeren veranderen van onderwerp en blijven niet hangen in deviant talk. Granic en Patterson kwamen in hun onderzoek tot de conclusie dat de mate waarin deviant talk als een attractor fungeert, veel meer voorspellende waarde heeft voor het ontstaan van antisociaal gedrag en drugsmisbruik dan de gemiddelde duur ervan. Dus, wanneer jongeren in de loop van de tijd meer en meer geobsedeerd raken door deviant talk, is dat een goede voorspeller voor het ontstaan van problematisch gedrag op latere leeftijd. Met hun bevindingen zijn Granic en Patterson erin geslaagd de relatie tussen een algemene risicofactor als deviantietraining en problematisch gedrag op latere leeftijd, te verklaren vanuit een onderliggend dagelijks proces, namelijk het gegeven dat praten over normoverschrijdend gedrag voor antisociale jongeren kwantitatief én kwalitatief een zichzelf versterkend fenomeen is.

Voor de toekomst ligt er de uitdaging om een sterke sociale omgeving te creëren die problematische relatievorming tussen leeftijdgenoten kan voorkomen. Daar waar wel problematische relatievorming ontstaat, dienen we het dynamische karakter ervan te onderkennen en te onderzoeken, zowel met oog op kennisvermeerdering over sociale relaties tussen jongeren als met het oog op adequate assessment en behandeling.

Literatuur

Agoston, A.M. & Rudolph, K.D. (2013). Pathways from depressive symptoms to low social status. *Journal of Abnormal Child Psychology, 41*, 295–308.

Barlett, C.P. & Gentile, D.A. (2012. Attacking others online: the formation of cyberbullying in late adolescence. *Psychology of Popular Media Culture, 1*, 123–135.

Boivin, M. (2005). The origin of peer relationship difficulties in early childhood and their impact on children's psychosocial adjustment and development. In R.E. Tremblay, R.G. Barr en R.D.V. Peters (red.). *Encyclopedia on early childhood development* (blz. 1-7). Montreal: Center of Excellence for Early Childhood Development.

Bowes, L., Maughan, B., Ball, H., Shakoor, S., Ouellet-Morin, I., Caspi, A., Moffitt, T. & Arseneault, L. (2013). Chronic bullying victimization across school transitions: the role of genetic and environmental influences. *Development and Psychopathology 25*, 333–346.

Brendgen, M., Lamarche, V., Wanner, B. & Vitaro, F. (2010). Links between friendship relations and early adolescents: trajectories of depressed mood. *Developmental Psychology, 46*, 491–501.

Brezinka, V. (2002). Effectonderzoek naar preventieprogramma's voor kinderen met gedragsproblemen. *Kind & Adolescent, 23*, 4–23.

Buhs, E.S., Ladd, G.W., & Herald, S.L. (2006). Peer exclusion and victimization: processes that mediate the relation between peer-group rejection and children's classroom engagement and achievement? *Journal of Educational Psychology, 98*, 1–13.

Bijstra, J.O., & Nienhuis, J. (2004). Sociale-vaardigheidstrainingen: meten we of meten we niet? *De Psycholoog, 38*, 174–178.

Cicchetti, D., & Toth, S. L. (2009). The past achievements and future promises of developmental psychopathology: The coming of age of a discipline. *Journal of Child Psychology and Psychiatry, 50*, 16–25.

Cook, C.R., Gresham, F.M., Kern, L., Barreras, R.B., Thornton, S. & Crews, S.D. (2008). Social skills training for secondary students with emotional and/or behavioral disorders. A review and analysis of the meta-analytic literature. *Journal of Emotional and Behavioral Disorders, 16*, 131–144.

Crick, N.R., & Dodge, K.A. (1994). A review and reformulation of social-information processing mechanism's in children's social adjustment. *Psychological Bulletin, 115*, 74–101.

Deater-Deckard, K. (2001). Annotation: recent research examining the role of peer relationships in the development of psychopathology. *Journal of Child Psychology and Psychiatry, 42*, 565–579.

Dishion, T.J., Véronneau, M-H. & Myers, M.W. (2010). Cascading peer dynamics underlying the progression from problem behavior to violence in early to late adolescence. *Development and Psychopathology, 22*, 603–619.

Durlak, J.A. & DuPre, E.P. (2008). Implementation matters: a review of research on the influence of implementation on program outcomes and the factors affecting implementation. *American Journal of Community Psychology 41*, 327–350.

Dunsmore, J.C., Noguchi, R.J.P., Garner, P.W., Casey, E.C., & Bhullar, N. (2008). Gender-specific linkages of affective social competence with peer relations in preschool children. *Early Education and Development, 19*, 211–237.

Ehrlich, K.B., Dykas, M.J. & Cassidy, J. (2012). Tipping points in adolescent adjustment: predicting social functioning from adolescents' conflict with parents and friends. *Journal of Family Psychology, 26*, 776–783.

Elfers, T., Martin, & Sokol, B. (2008). Perspective taking: a review of research and theory extending Selman's developmental model of perspective taking. In: A.M. Columbus (red.). *Advances in psychology research* (vol 54, blz. 229-262). New York: Nova Science Publishers.

Epkins, C.C. & Heckler, D.R. (2011). Integrating etiological models of social anxiety and depression in youth. Evidence for a cumulative interpersonal risk model. *Clinical Child Family Psychological Review, 14*, 329–376.

Granic, I., & Patterson, G.R. (2006). Toward a comprehensive model of antisocial development: a dynamic systems approach. *Psychological Review, 113*, 101–131.

Gresham, F.M., Elliott, S.N., & Kettler, R.J. (2010). Base rates of social skills acquisition / performance deficits, strengths and problem behaviors: an analysis of the social skills improvement system rating scales. *Psychological Assessment, 4*, 809–815.

Hall-Lande, J.A., Eisenberg, M. E., Christenson, S. L. & Neumark-Stainzer, D. (2007). Social isolation, psychological health and protective factors in adolescence. *Adolescence, 42*, 265–286.

Hall, K.R., Rushing, J.L. & Kurshid, A. (2011). Using the solving problems together psychoeducational group counseling model as an intervention for negative peer pressure. *The Journal for Specialists in Group Work, 36*, 97–110.

Harris, J.R. (1995). Where is the child's environment? A group socialization theory of development. *Psychological Review, 102*, 458–489.

Holland, W.L.G., Lalonde, C.E., & Leadbeater, B.J. (2008). Social-cognitive competence, peer rejection and neglect, and behavioral and emotional problems in middle childhood. *Social Development, 3*, 528–553.

Iyer, R.V., Kochenderfer-Ladd, B., Eisenberg, N. & Thompson, M. (2010). Peer victimization and effortful control. Relations to school engagement and academic achievement. *Merrill-Palmer Quarterly, 56*, 361–387.

Kim, J. & Cicchetti, D. (2010). Longitudinal pathways linking child maltreatment, emotion regulation, peer relations and psychopathology. *The Journal of Child Psychology and Psychiatry, 51*, 706–716.

Kreager, D.A. (2004). Strangers in the halls: isolation and delinquency in school networks. *Social Forces, 83*, 351–390.

Kullik, A. & Petermann, F. (2013). Attachment to parents and peers as a risk factor for adolescent depressive disorders: the mediating role of emotion regulation. *Child Pychiatry & Human Development, 44*, 537–548.

Kunnen, E. S. & Geert, P. van (2012). General characteristics of a dynamic systems approach. In: E.S. Kunnen (red.). *A dynamic systems approach to adolescent development* (blz. 15-34). Londen: Routledge.

Kuppens, S., Laurent, L., Heyvaert. M. & Onghena, P. (2012). Associations between parental psychological control and relational aggression in children and adolescents: a multilevel and sequential meta-analysis. *Developmental Psychology, 49*, 1679–1712.

Lansford, J.E., Malone, P.S., Dodge, K.A., Pettit, G.S. & Bates, J.E. (2010). Developmental cascades of peer rejection, social information processing biases, and aggression during middle childhood. *Development and Psychopathology, 22,* 593–602.

Le, T. & Samantha, J. (2011). The relationship between school multiculturalism and interpersonal violence: an exploratory study. *Journal of School Health, 81,* 688–695.

LeBlanc, L., Sauter, R., & Dore, D. (2006). Peer relationship problems. In M. Hersen (red.), *Clinician's handbook of child behavioral assessment* (blz.. 379-399). San Diego: Elsevier Academic Press.

Lereya, S.T., Samara, M. & Wolke, D. (2013). Parenting behavior and the risk of becoming a victim and a bully/victim: a meta-analysis study. *Child Abuse and Neglect, 37,* 1091–1108.

Marshall, M.P., Brooke, S.G.M., & Pelham, W.E. (2003). Childhood ADHD and adolescence substance use: an examination of deviant peer-group affiliation as a risk factor. *Psychology of Addictive Behaviors, 17,* 293–302.

Masten, C.L., Juvonen, J., & Spatzier, A. (2009). Relative importance of parents and peers : differences in academic and social behaviors at three grade levels spanning late childhood and early adolescence. *The Journal of Early Adolescence, 6,* 773–799.

Masten, A. S., Burt, K.B. & Coatsworth, J.D. (2006). Competence and psychopathology in development. In: D. Cicchetti & D. J. Cohen (red.). *Developmental psychopathology* (vol. 3, blz. 696–738). Hoboken New Jersey: Wiley & Sons.

Menesini, E. & Spiel, C. (2012). Introduction cyberbullying: development, consequences, risk and protective factors. *European Journal of Developmental Psychology, 9,* 163–167.

Menting, B., Lier, P.A.C. van, & Koot, H.M. (2011). Language skills, peer rejection, and the development of externalizing behavior from kindergarten to fourth grade. *Journal of Child Psychology and Psychiatry 52,* 72–79.

Miers, A.C., Blöte, A.W. & Westenberg, P.M. (2011). Negative social cognitions in socially anxious youth. Distorted reality or a kernel of truth? *Journal Child Family Studies 20,* 214–223.

Miller, S., Loeber, R. & Hipwell, A. (2009). Peer deviance, parenting and disruptive behavior among young girls. *Journal Abnormal Child Psychology, 37,* 139–152.

Modin, B., Östberg, V. & Almquist, Y. (2011). Childhood peer status and adult susceptibility to anxiety and depression. A 30-year hospital follow-up. *Journal of Abnormal Child Psychology, 39,* 187–199.

Nakamoto, J., & Schwartz, D. (2010). Is peer victimization associated with academic achievement? A meta-analytic review. *Social Development, 19,* 221–242.

NICHD Early Child Care Research Network (2006). Infant-mother attachment classification: risk and protection in relation to changing maternal caregiving quality. *Developmental Psychology, 42,* 38–58.

Olweus (1978). *Aggression in the schools: bullies and whipping boys.* Washington: Hemisphere.

Orobio de Castro, B., Merk, W., Koops, W., Veerman, J.W., & Bosch, J.D. (2005). Emotions in social information processing and their relations with reactive and proactive aggression in referred aggressive boys. *Journal of Clinical Child and Adolescent Psychology, 34,* 105–116.

Pauw, L. (2013). *Onderwijs en burgerschap: Wat vermag de basisschool? Onderzoek naar de vreedzame school.* Amsterdam: SWP (dissertatie).

Perren, S., Ettekal, I. & Ladd, G. (2013). The impact of peer victimization on later maladjustment: mediating and moderating effects of hostile and self-blaming attributions. *Journal of Child Psychology and Psychiatry, 54,* 46–55.

Prins, P. (1995). Sociale vaardigheidstraining bij kinderen in de basisschoolleeftijd: programma's, effectiviteit en indicatiestelling. In A. Collot d'Escury-Koenigs, T. Engelen-Snaterse & E. Mackaay-Cramer (red.). *Sociale vaardigheidstrainingen voor kinderen. Indicaties, effecten, knelpunten* (pp. 65–82). Lisse: Swets & Zeitlinger.

Reijntjes, A., Kamphuis, J.H., Prinzie, P. & Telch, M.J. (2010). Peer victimization and internalizing problems in children: a meta-analysis of longitudinal studies. *Child Abuse & Neglect 34,* 244–252.

Reijntjes, A., Kamphuis, J.H., Prinzie, P., Boelen, P.A., Schoot, M. van der, & Telch, M.J. (2011). Prospective linkages between peer victimization and externalizing problems in children: a meta-Analysis. *Aggressive Behavior, 37,* 215–222.

Rivers, I. & Noret, N. (2010). 'I h8 u': findings from a five-year study of text and email bullying. *British Educational Research Journal, 36,* 643–671.

Rudolph, K.D., Troop-Gordon, W. & Llewelly, N. (2013). Interactive contributions of self-regulation deficits and social motivation to psychopathology: Unraveling divergent pathways to aggressive behavior and depressive symptoms. *Development and Psychopathology, 25,* 407–418.

Salzinger, S., Feldman, R., Rosario, M., & Ng-Mak, D. (2011). Role of parent and peer relations and individual characteristics in middle school children's behavioral outcomes in the face of community violence. *Journal of Research on Adolescence, 21,* 395–407.

Schwarz, B., Stutz, M. & Ledermann, T. (2012). Perceived interparental conflict and early adolescents' friendships: the role of attachment security and emotion regulation. *Journal of Youth and Adolescence, 41*, 1240–1252.

Shetgiri. R., Lin, H. & Flores, G. (2013). Trends in risk and protective factors for child bullying perpetration in the United States. *Child Psychiatry and Human Development, 44*, 89–104.

Sibley, M.H., Pelham, W.E., Molina, B.S., Waschbusch, D.A., Gnagy, E.M., Babinski, D. E. & Biswas, A. (2010). Inconsistent self-report of delinquency by adolescents and young adults with ADHD. *Journal of Abnormal Child Psychology, 38*, 645–656.

Sklad, M., Diekstra, R., Ritter, M. de, Ben, J. & Gravesteijn, C. (2012). Effectiveness of school-based universal social-emotionel and behavioral programs: do they enhance students' development in the area of skill, behavior and adjustment? *Psychology in the Schools, 49*, 892–909.

Steenbeek. H. & Geert, P. van (2008). The empirical validation of a dynamic systems model of interaction; do children of different sociometric statuses differ in their dyadic play interactions? *Developmental Science, 11*, 253–281.

Stone, B., Gibb, E., Hankin, B.L. & Abela, J.R.Z. (2011). Co-rumination predicts the onset of depressive disorders during adolescence. *Journal of Abnormal Psychology, 120*, 752–757.

Tolsma. J., Deurzen, I. van, Stark, T. & Veenstra, R. (2013). Who is bullying whom in ethnically diverse primary schools? Exploring links between bullying, ethnicity, and ethnic diversity in Dutch primary schools. *Social Networks 35*, 51–61.

Trentacosta, C.J. & Shaw, D.S. (2009). Emotional self-regulation, peer rejection, and antisocial behavior: developmental associations from early childhood to early adolescence. *Journal of Applied Developmental Psychology, 30*, 356–365.

Troop-Gordon, W. (2011). Teacher-child relationship and children's peer victimization and aggressive behavior in late childhood. *Social Development, 20*, 536–561.

Witvliet, M., Pol, A., Van Lier, C., Cuijpers, P & Koot, H. (2009). Testing links between childhood positive peer relations and externalizing outcomes through a randomized controlled intervention study. *Journal of Consulting and Clinical psychology, 77*, 905–915.

Aanbevolen literatuur

Kunnen, E.S. (ed.) (2012). A dynamic systems approach to adolescent development. London: Routledge.

Shetgiri. R., Lin, H. & Flores, G. (2013). Trends in risk and protective factors for child bullying perpetration in the United States. Child Psychiatry and Human Development, 44, 89–104.

Deater-Deckard, K. (2001). Annotation: recent research examining the role of peer relationships in the development of psychopathology. Journal of Child Psychology and Psychiatry, 42, 565–579.

Relevante website
▶ http://www.nji.nl/Opvoedingsondersteuning-Praktijk-Erkende-interventies.

Cultuur, acculturatie en afwijkende ontwikkeling

Paul Vedder

Immigranten en de geestelijke gezondheidszorg

Is het raadzaam om in de geestelijke gezondheidszorg speciale aandacht te schenken aan immigranten en hoe kan dat dan het beste? Hoe wordt bepaald of een problematische ontwikkeling samenhangt met immigratie? Wat zijn verklaringen? En wat zijn mogelijkheden van preventie of behandeling? Dit zijn vragen die centraal staan in dit hoofdstuk.

Psychische en gedragsproblemen van migranten kunnen zowel samenhangen met problemen die al bestonden voorafgaand aan de migratie, als met problemen die zijn veroorzaakt of versterkt door de immigratie en de levensomstandigheden in de nieuwe samenleving. Dit hoofdstuk is vooral gericht op de problemen die ontstaan door immigratie en de veranderde levensomstandigheden daarna. Voor de meeste migranten heeft de migratie geen negatieve gevolgen voor hun welbevinden en sociale gedrag. Voor een kleine groep is sprake van ernstige gevolgen. Vooral het verlies van binding met de eigen groep en de ervaring gediscrimineerd te worden blijken samen te hangen met problemen. Hiermee wordt gesuggereerd dat preventiemaatregelen, naast een uitdaging gericht op individuele migranten, in ieder geval ook een maatschappelijke uitdaging inhouden.

8.1   Inleiding

Doel van dit hoofdstuk is na te gaan of er reden is om in het kader van de geestelijke gezond-heidszorg speciale aandacht te schenken aan immigranten en hoe dat dan het beste gedaan kan worden. Daarbij horen verschillende relevante vragen. Hoe wordt bepaald of een afwijkende persoonlijke ontwikkeling samenhangt met immigratie? Wat zijn verklaringen voor een derge-lijke ontwikkeling en wat zijn de mogelijkheden van preventie of behandeling?

In de titel van dit hoofdstuk wordt gerept over cultuur en acculturatie, maar niet over im-migratie en immigranten. Dit hangt samen met de eerst gestelde vraag: hoe wordt bepaald of een afwijkende persoonlijke ontwikkeling samenhangt met immigratie? Immigranten zijn personen die zich voor langere tijd komen vestigen in een ander land. De meeste van hen zijn opgegroeid in en met een cultuur die in meerdere of mindere mate verschilt van die van het nieuwe land waar ze zich gaan vestigen. Met de term cultuur verwijzen we naar een levens-stijl en leefomgeving die kenmerkend is voor een groep personen. Daarbij gaat het om tussen personen over te dragen waarden en waardepatronen (bijvoorbeeld godsdienst, juridische sys-temen), om gedachten en via symbolen of woorden weergegeven betekenissystemen, maar ook om de inrichting van een samenleving (gezinsstructuur, de arbeidsmarkt) en technologische ontwikkelingen (voedselproductie, gezondheidsindustrie) (Müller, 2006).

Cultuur wordt van mens tot mens doorgegeven, het meest nadrukkelijk in opvoeding en onderwijs. Dat maakt dat cultuur de ontwikkeling van mensen bepaalt, inclusief de afwijkende ontwikkeling, en mede daardoor is er sprake van verschillen tussen personen met een verschil-lende culturele achtergrond; bijvoorbeeld tussen verschillende groepen migranten en de groep waarmee ze gaan samenleven, de autochtonen. Deze verschillen noemen we hier oorspron-kelijke verschillen, verschillen die bestaan zonder dat culturele groepen direct contact heb-ben met elkaar. Oorspronkelijke verschillen worden onderzocht in internationaal vergelijkend onderzoek naar groeps- of cultuurgebonden verschillen in de mate waarin bepaalde patronen van afwijkende ontwikkeling (prevalentieverschillen) voorkomen. Van deze oorspronkelijke groepsverschillen moeten we kennis hebben om de kern te achterhalen van waar het in dit hoofdstuk om gaat, namelijk een afwijkende ontwikkeling die samenhangt met de ervaring van het verlies van contact met een eerdere gemeenschap en van het nieuwe contact met een of meer andere culturele gemeenschappen. Dit wordt acculturatie genoemd (zie ▶ box 8.1).

Niet alle uitingen van afwijkende ontwikkeling bij immigranten hangen samen met accul-turatieprocessen; sommige gaan terug op cultuurgebonden of genetische verschillen die voor-afgaand aan emigratie aanwijsbaar zijn. In de context van migratie is in enige mate geschreven over de genetische basis van schizofrenie die wellicht verantwoordelijk zou kunnen zijn voor prevalentieverschillen tussen etnische groepen (zie ▶ par. 8.2). Over genetische verschillen wordt in ▶ box 8.2 meer geschreven.

Overigens ontstaat allengs meer kennis die begrijpelijk maakt hoe biologische en culturele processen samenwerken en kunnen bijdragen aan de ontwikkeling, al of niet problematisch, van personen. Onderzoek verduidelijkt bijvoorbeeld welke neurologische activiteit noodzake-lijk is voor een bepaalde ontwikkeling en hoe hersengebieden op basis van culturele invloeden meer of minder gevoelig kunnen worden voor toekomstige culturele invloeden. In de paragraaf over acculturatie, meertaligheid en neurologische ontvankelijkheid schenken we aan dit ver-schijnsel meer aandacht.

8.1.1   Cultuurgebonden verschillen en acculturatie als bron van problemen

Vedder (1995) liet zien dat de waardering voor agressief gedrag (veel vechten en de baas spelen) bij Antilliaanse jongens die op Curaçao woonden overwegend positief was. Bij hun Nederlandse leeftijdgenoten in Nederland was de waardering juist negatief, terwijl Curaçaose leeftijdgenoten die immigrant waren in Nederland een tussenpositie innamen. Deze onderzoeksbevindingen wijzen erop dat de aanvankelijk positieve houding tegenover agressief gedrag bij Curaçaose jongens die naar Nederland komen, verandert in de richting van een negatieve houding die meer typisch is voor Nederlandse leeftijdgenoten. De aanvankelijke positieve houding is een oorspronkelijk verschil dat Vedder, met een verwijzing naar opvoedingspraktijken en leefomstandigheden en als gevolg van de veranderlijkheid, benoemt als een cultuurverschil.

> **Box 8.1 Acculturatie**
>
> De meest aangehaalde definitie van acculturatie is geformuleerd in 1936 door Redfield, Linton en Herskovits. Zij omschreven acculturatie als die verschijnselen die optreden door direct contact tussen groepen individuen die afkomstig zijn uit verschillende culturen en die aanleiding zijn tot verandering in de oorspronkelijke culturele patronen van een of meerdere groepen. Een invloedrijke uitwerking van deze definitie is van de Canadese cultuurvergelijkende psycholoog Berry. In Berry's model (o.a. Berry, 1980) gaat het om twee vragen waarmee wordt nagegaan hoe de interculturele leefsituatie van immigranten eruitziet. De eerste heeft betrekking op cultuurbehoud: wordt het belangrijk geacht om de eigen cultuur vast te houden? De tweede vraag gaat over de relaties met de cultuur van de nieuwe samenleving: wordt het belangrijk geacht om banden aan te gaan en te onderhouden met de nieuwe samenleving? Indien voor het gemak verondersteld wordt dat beide vragen enkel met 'ja' en 'nee' beantwoord kunnen worden, geven deze informatie over vier mogelijke acculturatiestijlen. Deze worden aangeduid als integratie, assimilatie, separatie en marginalisatie. Twee positieve antwoorden wijzen op integratie, terwijl twee negatieve antwoorden duiden op marginalisatie. Een positief antwoord op de eerste vraag en een negatief antwoord op de tweede leidt tot separatie, en een combinatie van nee op behoud en ja op aanpassing duidt op assimilatie. Berry onderstreept met zijn model dat migranten niet hun eigen cultuur hoeven op te geven om zich in hun nieuwe leefsituatie te kunnen richten op de nieuwe culturele omgeving. Berry en andere onderzoekers (zie o.a. Berry, Phinney, Sam & Vedder, 2006) hebben herhaaldelijk betoogd dat een keuze voor integratie samengaat met minder stress en meer welbevinden bij migranten dan de andere acculturatiestijlen. Berry's model benadrukt vooral het perspectief van de immigranten.
>
> Het Interactieve Acculturatie Model (IMA) heeft meer oog voor de houding van de meerderheidsgroep ten opzichte van migrantengroepen (Bourhis e.a., 1997). Als verschillende groepen verschillende acculturatiepreferenties hebben (bijvoorbeeld een migrantengroep wil integreren, maar de meerderheidsgroep is voorstander van een strikte scheiding tussen groepen), getuigt dit van een conflictueuze relatie en spanningen. Het model voorspelt dat vooral etnische minderheidsgroepen en migrantengroepen hiervan nadelen ondervinden in hun ontwikkelingskansen en welbevinden.
>
> Piontkowski, Rohmann en Florack (2002) presenteerden een vergelijkbaar model (het Concordantie Model van Acculturatie; CMA). Waar Bourhis en collega's vooral oog hebben voor de objectieve omstandigheden en machtsrelaties die de mogelijkheden van migranten sturen of beperken om hun leven in te richten, gaan Piontkowski en collega's vooral in op de mate waarin de wensen van de ene groep aansluiten bij de verwachtingen die

diezelfde groep heeft van wat de andere groep van hen wil. Hier gaat het om de mogelijke afstand tussen de eigen wensen en de eigen perceptie van wat de anderen zouden willen. Die afstand en de daaraan gekoppelde spanningen zijn uiting van en aanleiding tot vooroordelen, communicatieproblemen, discriminatie en bedreiging van het welbevinden.

Naar het eerste model is weinig systematisch onderzoek gedaan. Naar het tweede model is zelfs in Nederland onderzoek gedaan. Ljujic, Vedder, Dekker & Van Geel (2013) laten zien dat bij Nederlandse jongeren 'Romafobie' hand in hand gaat met gevoelens dat de Nederlandse cultuur wordt bedreigd en de werkgelegenheid onder druk staat door de aanwezigheid van Roma en Sinti in Nederland. Deze gevoelens zijn het sterkst bij jongeren die van oordeel zijn dat Nederland voor de Nederlanders is en ze zijn afwezig bij jongeren die de multiculturele samenleving omarmen. De meeste jongeren die meededen aan het onderzoek hadden geen persoonlijke ervaring met Roma of Sinti, maar duidelijk wel allerlei beelden en verwachtingen.

Acculturatie wordt veelvuldig verantwoordelijk gehouden voor emotionele en sociale problemen van migranten. In acculturatie spelen behoud en verlies van cultuur een belangrijke rol. Om de betekenis van cultuurbehoud te doorgronden is het verhelderend om het te bezien vanuit de zorg om cultuurverlies. Een voorbeeld: Antilliaanse kinderen die gedurende de schoolleeftijd naar Nederland komen, ontwikkelen kort na hun eerste ervaring met Nederlandse scholen hoge niveaus van faalangst. Opeens is veel van wat ze op school op de Antillen hebben geleerd niet meer functioneel. Opeens zitten ze in een context waarin ze zich individueel moeten onderscheiden en verantwoorden. Immigratie betekent voor deze kinderen niet slechts het opgeven van sociale contacten op de Antillen, maar ook een proces van herwaardering van kennis, vaardigheden en waarden, dat gepaard gaat met processen van cultuurverlies op individueel niveau. In de relatie tussen individu en groep kan cultuurverlies een verlies van sociale contacten of destabilisering van contacten inhouden. Destabilisering van contacten kan optreden doordat bijvoorbeeld niet iedereen in de gemeenschap nog dezelfde taal spreekt, of doordat de binding niet meer wordt versterkt via religieuze bijeenkomsten. Cultuurverlies is voor veel migranten een pijnlijk proces.

8.1.2 Jonge vluchtelingen

Een ander voorbeeld vinden we in onderzoek naar jonge vluchtelingen die zonder hun ouders een betere, veiligere toekomst zijn gaan zoeken in Nederland of België. Bean, Eurelings-Bontekoe en Spinhoven (2007) werkten met een toevalssteekproef van 582 11- tot 17-jarige asielzoekers die zonder ouders naar Nederland waren gekomen uit vooral Afrikaanse landen en Azië. Zij zelf, hun begeleiders en hun leerkrachten beoordeelden hun ervaringen en welbevinden twee keer met een tussenperiode van een jaar. Ze gebruikten onder meer de Child Behavior Checklist (CBCL) en de Teacher Report Form (TRF). Bij 50% van de jongeren bleek sprake van ernstige en aanhoudende psychische problemen. Deze problemen bleken samen te hangen met het aantal door jongeren gerapporteerde traumatische ervaringen. Daarbij gaat het om oorlog, maar ook om verlies van sociale en emotionele banden zoals het verliezen van ouders en andere familieleden. Pinto-Wiese en Burhorst (2007) vergeleken twee groepen kinderen en jongeren die waren verwezen naar een psychiatrische kliniek. De ene groep betrof 70 kinderen en jongeren die samen met hun ouders asiel hadden aangevraagd in Nederland en de andere 59 jonge asielzoekers zonder hun ouders. Ook in deze studie ging het vooral om

Afrikaanse en Aziatische asielzoekers. De tweede groep was gemiddeld ouder dan de eerste en liefst 79% van deze jongeren had hun ouders verloren. Velen waren getuige geweest van moord en verminking van hun familieleden. Het gaat hier om klinische groepen en het hoeft derhalve niet te verbazen dat er in beide groepen sprake was van hoge prevalentie van posttraumatische stressstoornis en angststoornissen. Bij de groep zonder ouders was vaker sprake van depressiviteit en psychoses. De auteurs menen dat de verschillen in psychopathologie tussen de twee groepen verklaard kunnen worden door de beperkte mogelijkheden tot zelfregulatie en coping door jongeren. Vooral bij jongeren zonder ouders of andere familieleden wordt dit niet gecompenseerd door zorgzame en meer ervaren ouderen.

Beide studies lijken op het eerste gezicht te verduidelijken dat traumatische ervaringen ten grondslag liggen aan de psychische problemen van de vluchtelingen en dat acculturatie hooguit een bijrol speelt. In het geval van vluchtelingen zijn die trauma's en de acculturatie echter ten nauwste verbonden. Zij vluchtten doorgaans weg uit oorlogsgebieden waar cultureel en etnisch verschillende groepen op elkaar botsten en elkaar het licht in de ogen niet gunden. Er is sprake van een gewelddadig acculturatieconflict dat uitmondde in vluchten en daarmee in een heftige ervaring van cultuurverlies. De gevolgen daarvan blijven zich manifesteren in het nieuwe land van vestiging.

8.2   Prevalentie van probleemgedrag

Net als elders in Europa is in Nederland weinig bevolkingsonderzoek gedaan om de prevalentie van afwijkende ontwikkeling vast te stellen. In België lijkt de situatie iets gunstiger. Hier wordt sinds 1997 periodiek een nationale gezondheidsenquête verricht (Levecque, Lodewyckx & Van den Eeden, 2006). De relatief geringe aandacht in onderzoek voor het welzijn van migranten hangt samen met een aantal typische kenmerken of omstandigheden:
- De verschillende migrantengroepen zijn relatief klein en dit uit zich in een (te) klein aantal deelnemers aan het onderzoek (voorbeeld: In 1996 heeft in Nederland de dataverzameling plaatsgevonden voor Netherlands Mental Health Survey and Incidence Study (Nemesis), een bevolkingsonderzoek onder 18- tot 65-jarigen. Er deden 6149 autochtone Nederlanders mee, 92 Surinaamse Nederlanders, 36 Antilliaanse Nederlanders, 45 Turkse Nederlanders en 26 Marokkaanse Nederlanders (De Graaf e.a., 2005)).
- Er is een hoge weigering of er is sprake van het ontwijken van deelname (niet thuis zijn op de beoogde tijd).
- De onderzoeksinstrumenten zijn niet goed aangepast aan gebruik in verschillende etnische groepen (er wordt geen rekening gehouden met ongeletterdheid en de vragenlijsten zijn niet vertaald en gevalideerd voor verschillende etnische groepen).
- Binnen en tussen zorginstellingen bestaat geen overeenstemming over het registreren van de etnische achtergrond van de cliënten.

De consequentie is dat er geen representatieve gegevens zijn over het voorkomen van depressies, angststoornissen, antisociale persoonlijkheidsstoornissen (verslaving, criminaliteit), aandachtsproblemen (ADHD) en autismespectrumstoornissen onder immigranten. Hiernaar is onvoldoende onderzoek gedaan (De Graaf, Ten Have, Van Dorsselaer, Schoemaker & Vollebergh, 2004) en daarin lijkt op korte termijn ook geen verbetering te komen. Terwijl de situatie rond gezondheid en immigratie in Nederland en België uitdagender wordt vanwege de met de economische crisis samenhangende toename van sociale verschillen in gezondheid en zorg, zien we als gevolg van diezelfde crisis dat het specialistische kenniscentrum voor interculturele geestelijke gezondheidszorg, Mikado, in 2013 is gesloten.

8.2.1 Onderzoek naar afwijkende ontwikkeling bij volwassenen

Schrier en collega's (2010) deden onderzoek naar depressiviteit in een toevalssteekproef van volwassen (> 18) Amsterdammers, waaraan 321 autochtone Nederlanders, 213 Turkse Nederlanders, 191 Marokkaanse Nederlanders en 87 Surinaamse Nederlanders deelnamen. De gemiddelde leeftijd lag in alle groepen rond 50 jaar. De onderzoekers stelden vast dat Turkse Nederlanders en Marokkaanse Nederlanders meer depressieve klachten in de voorafgaande maand rapporteerden dan de autochtone Nederlanders.

Termorshuizen en collega's (2012) gingen voor 12.580 personen die in psychiatrische registers voorkwamen en waren gediagnosticeerd met een niet-affectieve psychotische stoornis (vooral schizofrenie) na of de prevalentie van deze aandoening verschilde per etnische groep. Aan het onderzoek deden 8703 autochtone Nederlanders, 326 Turkse Nederlanders, 522 Marokkaanse Nederlanders en 949 Caribische Nederlanders mee. Bijna 50% van de autochtone Nederlanders bleek gediagnosticeerd voor schizofrenie, 60% van de Turkse Nederlanders, 65% van de Marokkaanse Nederlanders en 68% van de Caribische Nederlanders. Binnen de migrantengroepen was er nauwelijks sprake van prevalentieverschillen tussen migranten geboren in het land van herkomst (eerste generatie) en migranten geboren in Nederland (tweede generatie). Dit lijkt erop te duiden dat er sprake is van basale genetische en/of sociale processen die verschillen tussen etnische groepen en die een rol spelen bij de ontwikkeling en manifestatie van stoornissen. Deze basale processen lijken op de korte termijn, namelijk binnen de eerste of tweede generatie, niet of nauwelijks samen te hangen met acculturatiegebonden ervaringen. Zou die samenhang er wel zijn, dan zouden er allicht verschillen tussen de eerste en tweede generatie zijn gevonden. Hierna gaan we nog in op onderzoeksbevindingen die erop wijzen dat er bij schizofrenie juist wel sprake is van een invloed van acculturatie.

De onderzoekers gingen ook na waaraan de deelnemers waren gestorven. Daarbij vonden ze wel een aannemelijke relatie met acculturatie-ervaringen. Ze waren vooral geïnteresseerd in zelfmoord. Er bleek in de psychiatrische groep sprake van een meer dan twintig keer hogere kans dan in de niet-psychiatrische groep. Migranten met psychiatrische klachten geboren in het land van herkomst, bleken een lagere kans op zelfmoord te hebben dan autochtone Nederlanders. De tweede generatie migranten verschilde nauwelijks van de autochtone Nederlanders. Het verlaagde risico op zelfmoord in de eerste generatie blijkt te niet te worden gedaan als immigranten opgroeien in Nederland. Aanpassing aan de Nederlandse situatie lijkt in hun situatie niet goed.

De verhoogde prevalentie van schizofrenie en andere psychotische aandoeningen was al eerder onderzocht door Selten en collega's (1997, 2001). Zij deden onderzoek op basis van registratiegegevens van volwassenen bij instellingen voor geestelijke gezondheidszorg. Dit betreft een selecte groep personen die de weg naar een instelling heeft gevonden. De onderzoekers plaatsten zelf bij hun onderzoek de kanttekening dat de validiteit van de studie negatief werd beïnvloed door het geringe aantal geregistreerde personen per etnische groep. In totaal deden 80 niet-westerse immigranten mee. In een vervolgstudie stelden Veling, Hoek, Selten en Susser (2011) vast dat vooral bij personen die tussen hun geboorte en hun vierde levensjaar naar Nederland zijn gemigreerd een verhoogde kans op het ontwikkeling van psychotische klachten bestaat. Mogelijke verklaringen die de onderzoekers noemen zijn traumatische ervaringen die wellicht samenhangen met het onvolledig zijn van het gemigreerde gezin of met hoge niveaus van stress die samenhangen met negatieve ervaringen van familieleden in de nieuwe samenleving. Deze redenen kunnen acculturatiegerelateerd zijn. Ook zou de verhoogde kans kunnen samenhangen met virale infecties of een gebrek aan vitamine D, twee gezondheidsproblemen die vaker voorkomen bij migranten dan bij autochtone Nederlanders, maar waarvan de relatie met acculturatie en psychopathologie niet duidelijk is.

In de meeste landen van herkomst van de in Nederland of België woonachtige immigranten is geen zorgvuldig en representatief onderzoek uitgevoerd om na te gaan welke kans leden van de bevolking hebben om een afwijkende psychische ontwikkeling door te maken. Dit gebrek aan gegevens over de kans op een problematische ontwikkeling bij leden van een culturele groep die niet emigreren, maakt het des te moeilijker om te bepalen of het optreden van een afwijkende ontwikkeling bij immigranten wordt verklaard door hun acculturatie. Los van de vraag of probleemgedrag meer of minder voorkomt bij autochtonen of allochtonen is het voor het signaleren, de preventie en het remediëren van probleemgedrag van belang om te weten of er bij het ontstaan, de ernst en de duur van de problemen sprake is van culturele specificiteit of van invloed van acculturatieprocessen. De studie naar schizofrenie onder migranten vormt hier een uitdagende uitzondering; voor deze vorm van psychopathologie is wel onderzoek gedaan in herkomstlanden.

Zo deden Selten en collega's (2005) onderzoek naar de prevalentie van schizofrenie in Suriname en stelden vast dat de kans op schizofrenie bij volwassen Surinamers in Suriname beduidend lager was dan bij Surinaamse immigranten in Nederland. Ze betoogden dat de verhoogde kans in Nederland waarschijnlijk samenhangt met de leefomstandigheden in Nederland. De auteurs specificeren dit nog door te wijzen op de competitieve, stressvolle aard van het stadsleven.

Hiervoor werd al opgemerkt dat er in België een periodiek gezondheidsonderzoek wordt uitgevoerd. Tot dusver is dat gebeurd in 1997, 2001, 2004, 2008 en recent in 2013. Om het onderscheid naar bevolkingsgroep te kunnen maken werd gekeken naar het geboorteland en de nationaliteit van de zogenoemde referentiepersoon; de persoon die uit het bevolkingsregister werd getrokken. Binnen de wooneenheid van de referentiepersoon konden nog maximaal drie familieleden van 15 jaar en ouder meedoen aan het onderzoek. Zij werden tot dezelfde bevolkingsgroep gerekend als de referentiepersoon. Het gecombineerde gebruik van geboorteland en nationaliteit maakt het onmogelijk een onderscheid te maken naar generatie (eerste- of tweedegeneratie-immigrant). Elke tweedegeneratiemigrant die de Belgische nationaliteit heeft, doet niet langer als migrant mee aan het onderzoek, maar als Belg. Verder is ervoor gekozen om vijf brede groepen te onderscheiden:

1. Belgen;
2. de GIS-groep (Grieken, Italianen en Spanjaarden);
3. overigen Europeanen zonder GIS;
4. Turken en Marokkanen;
5. anderen.

Het werken met deze brede groepen betekent onder meer dat er geen informatie beschikbaar is voor de Turkse en Marokkaanse groep afzonderlijk. Levecque en collega's (2006) hebben data van de metingen in 1997, 2001 en 2004 of van 2001 en 2004 bij elkaar gevoegd, om zo de omvang van afzonderlijke groepen voldoende groot te maken. Ze richten zich op de groep vanaf vijftien jaar. Aan de metingen in 1997, 2001 en 2004 deden in totaal in Vlaanderen 10.008 Belgen mee, 70 GIS, 116 EU, niet-GIS, 300 Turken en Marokkanen en 198 anderen. Er was sprake van zelfrapportagevragenlijsten die deels schriftelijk konden worden ingevuld, deels via een interview. Voor het meten van de mentale gezondheid werd gebruikgemaakt van een door het Wetenschappelijk Instituut Volksgezondheid (2002) samengestelde lijst en van de Symptom Checklist (Derogatis, 1977). De onderzoekers stelden vast dat in de groep Turken en Marokkanen sprake was van een verhoogde kans op depressieve klachten en angststoornissen. De onderzoekers controleerden niet voor achtergrondverschillen tussen groepen. Dat deden Levecque, Lodewyckx en Vranken (2007) wel. Zij stelden vast dat er sprake is van een verhoogde kans op depressieve klachten in de groep Turken en Marokkanen. In aanvulling hierop rapporteerden Levecque, Lodewyckx en Bracke (2009) dat de risico's op depressieve klachten hoger zijn in de eerste dan tweede generatie Turken en Marokkanen.

8.2.2 Onderzoek naar afwijkende ontwikkeling bij jongeren

Er zijn verschillende studies uitgevoerd naar de geestelijke gezondheid van kinderen en jongeren, waarbij ook speciale aandacht is geschonken aan kinderen en jongeren uit migrantengroepen. De aantallen deelnemende kinderen zijn echter soms zo laag dat de waarde van de uitkomsten voor die kleine groepen twijfelachtig zijn. In 2001 bijvoorbeeld, zijn de eerste data verzameld van de Tracking adolescent's individual lives survey (Trails). Dit is een longitudinale studie naar de ontwikkeling van jongeren in Nederland (Vollebergh e.a., 2005). Aan de studie namen 1928 Nederlandse, 12 Turkse, 15 Marokkaanse, 46 Surinaamse, 37 Antilliaanse en 38 Indonesische kinderen deel.

Reijneveld, Harland, Brugman, Verhulst en Verloove-Vanhoorick (2005) voerden een studie uit op basis van oordelen van schoolartsen en schoolverpleegkundigen over de prevalentie van psychosociale problemen bij 4098 kinderen tussen 5-16 jaar. In aanvulling op het oordeel van deze professionals vulde een van de ouders van de kinderen een vragenlijst in (de CBCL-ouderversie). Er deden 3570 autochtone Nederlandse kinderen mee, 101 Caribisch-Nederlandse kinderen en 91 Turks-Nederlandse of Marokkaans-Nederlandse kinderen. De onderzoekers stelden vast dat de artsen en verpleegkundigen hogere scores voor psychosociale problemen rapporteerden voor Turks- en Marokkaans-Nederlandse kinderen dan voor de autochtoon-Nederlandse en de Caribisch-Nederlandse groep. Turkse en Marokkaanse ouders rapporteerden meer internaliserende problemen voor hun kinderen dan ouders van Nederlandse kinderen. Surinaamse en Antilliaanse ouders rapporteerden een hogere algemene probleemscore voor hun kinderen dan ouders uit andere groepen. Ouders en de professionals zijn het eens over de betere psychosociale ontwikkeling van autochtone kinderen, maar over de allochtone kinderen verschillen ze van mening.

Er zijn ook enkele onderzoeken uitgevoerd waaraan grotere aantallen Turks- en Marokkaans-Nederlandse jongeren deelnamen om een beter groepsspecifiek beeld van deze jongeren te krijgen. In 1993 en 1994 werd in Rotterdam en Den Haag een onderzoek uitgevoerd naar emotionele en gedragsproblemen onder een voor die steden representatieve groep van 833 Turks-Nederlandse jeugdigen van 4-18 jaar. In 2001 en 2002 werd, wederom in Rotterdam en Den Haag, een vergelijkbaar onderzoek uitgevoerd, maar dan onder 819 Marokkaans-Nederlandse jeugdigen. De onderzoekers hebben de gegevens van deze twee groepen vergeleken en daaraan ook nog een grote Nederlandse vergelijkingsgroep (2227 jeugdigen) toegevoegd, afkomstig van een eerdere representatieve studie in 89 gemeenten (Stevens e.a., 2005). Ook in deze studie werden gegevens verzameld bij de jeugdigen zelf (11 jaar en ouder), bij de ouders en leerkrachten. Turks-Nederlandse en autochtoon-Nederlandse jongeren rapporteerden zelf meer externaliserende problemen dan de Marokkaans-Nederlandse jongeren. De leerkrachten echter waren van oordeel dat Marokkaans-Nederlandse jongeren meer externaliserende problemen hadden dan autochtoon-Nederlandse en Turks-Nederlandse jongeren. De Marokkaanse ouders rapporteerden even weinig externaliserende problemen voor hun kinderen als de Turkse en Nederlandse ouders. Turkse ouders en Turks-Nederlandse jongeren zelf (alleen de 11-18-jarigen) rapporteerden meer internaliserende problemen dan ouders en de jongeren uit de andere twee groepen. Leerkrachten zagen wat betreft internaliserende problemen geen verschil tussen de groepen.

Relatief veel onderzoek is gedaan naar jeugdige immigranten en criminaliteit. Dit is hier relevant want criminaliteit wordt veelvuldig vastgesteld op basis van manifestaties van psychopathologie, namelijk externaliserende problemen (vgl. Veen, Stevens, Doreleijers, Van der Ende & Vollebergh, 2010). Het meest bekend is de oververtegenwoordiging van Antilliaans- en Marokkaans-Nederlandse jongeren in de justitiële criminaliteitsregisters (Kromhout & Van San, 2003; Veen, Stevens, Doreleijers & Vollebergh, 2011). Uit die registers is op te maken dat Antilliaans-Nederlandse jongeren verhoudingsgewijs meer betrokken zijn bij ernstige geweldsmisdrijven en Marokkaans-Nederlandse jongeren meer bij vermogensdelicten. Veen e.a. (2010) lieten ook zien dat jongeren in de gevangenis in belangrijke opzichten gekenmerkt worden door groepsgebonden verschillen. Ze voerden een studie uit waarin ze autochtoon-Nederlandse en Marokkaans-Nederlandse jongeren in de gevangenis qua psychopathologie onderling vergeleken en vergeleken met jongeren die niet in de gevangenis zaten. Zij stelden vast dat jongeren in de gevangenis meer psychopathologie vertoonden dan vrije jongeren. Het verschil tussen jongeren in de gevangenis en vrije jongeren was echter duidelijk groter bij autochtoon-Nederlandse jongeren dan bij Marokkaans-Nederlandse jongeren. Marokkaans-Nederlandse jongeren in de gevangenis hadden minder psychopathologische problemen dan autochtoon-Nederlandse jongeren. Dit verschil werd noch verklaard door de sociaaleconomische achtergrond van de jongeren noch door verschillen in sociaal wenselijk antwoorden. Met andere woorden, de migrantenjongeren hoeven in vergelijking tot hun autochtone kompanen minder stoornissen te manifesteren om in de gevangenis te belanden. De onderzoekers menen dat de procedures die uitmonden in een gevangenisstraf op de een of andere manier worden gekenmerkt door groepsspecifieke verschillen in oordeelsvorming en veroordeling door politie en juristen. Het is ook denkbaar dat naast de stoornissen en het verstorende gedrag er andere gedragingen of gevolgen een rol spelen en meewegen in de oordeelsvorming van politie en juristen.

8.3   Risico- en beschermende factoren

Als de kans bekend is die leden van een bepaalde etnische of culturele groep lopen op een afwijkende ontwikkeling, dan is het voor preventie en behandeling van belang om na te gaan bij welke persoonskenmerken en onder welke omgevingsomstandigheden de kans toeneemt dat de afwijkende ontwikkeling ook werkelijk optreedt (risicofactoren) of, bij aanwezigheid van risicofactoren, juist niet toeneemt doordat de invloed van risicofactoren wordt verminderd of zelfs geneutraliseerd door beschermende factoren. Uitspraken over een verhoogde of verminderde kans op problemen zijn altijd gebonden aan onderzoek binnen bepaalde groepen personen en zijn niet zonder meer van toepassing op individuen. Het aanwezig zijn van risicofactoren leidt niet als vanzelf bij elke persoon tot problemen. Bovendien is op basis van de aanwezigheid van bepaalde risicofactoren veelal niet te voorspellen tot welk specifiek probleem dit kan leiden.

In de literatuur zijn vele beschermende en risicofactoren genoemd. Mulder, Brand, Bullens en Van Marle (2011) noemen onder meer eerder crimineel gedrag of gedragsproblemen, gebrekkige pedagogische competentie van ouders, fysieke en emotionele mishandeling, slechte vrienden, beperkte cognitieve vermogens, een gebrek aan positieve copingstrategieën, een laag zelfbeeld, drop-out en slechte schoolprestaties. Een sterke band met ouders of andere volwassenen, een goede veerkracht en goede cognitieve vermogens worden genoemd als mogelijke protectieve factoren (Kromhout & Van San, 2003). Van elk van deze factoren is in overwegend correlationele onderzoeken vastgesteld dat ze samenhangen met het optreden van problemen bij immigranten. Doorgaans hebben personen met verschillende factoren te maken. Naar het relatieve belang van combinaties van deze factoren bij de ontwikkeling van afwijkend gedrag is echter nog nauwelijks systematisch onderzoek gedaan. Evenmin is duidelijk of en hoe de aanwezigheid van deze factoren samenhangt met acculturatie.

In de volgende paragraaf wordt verder ingegaan op conflicten tussen ouders en jongeren, omdat daar wellicht een link met acculturatie kan worden gevonden. In ▸ box 8.2 wordt daarnaast ingegaan op een heel bijzondere, cultuurgebonden en moreel beladen risicofactor: neef-nichthuwelijken.

8.3.1 Ouder-kindconflicten

Onenigheden tussen ouders en kinderen is eigen aan het opgroeien van jongeren in alle culturen. Toch gaan acculturatieonderzoekers er doorgaans van uit dat in immigrantengezinnen sprake is van extra problemen op dit gebied. Immigrantenouders zouden er minder goed dan autochtone ouders in slagen om hun waarden omtrent het gezin en de verantwoordelijkheden van hun kinderen op hen over te dragen. Een mogelijke reden is dat immigrantenjongeren zich sneller aanpassen aan de nieuwe leefomgeving dan hun ouders. Jongeren gaan naar school en komen daar in contact met de gewoonten en waarden van de autochtone gemeenschap. Door de druk van de school en van hun leeftijdgenoten gaan ze in hun eigen gewoonten en waarden steeds meer lijken op de autochtone gemeenschap. Ouders hebben veel minder mogelijkheden om in contact te komen met de gewoonten en waarden van de nieuwe samenleving en zijn doorgaans ook minder vaardig in de taal van die samenleving. Door dit verschil in acculturatiesnelheid tussen ouders en hun kinderen zou er meer onenigheid zijn in migrantengezinnen over de verantwoordelijkheden en verplichtingen van de kinderen in het gezin. Die onenigheid zou aanleiding zijn tot spanningen, die op hun beurt een negatieve invloed zouden hebben op het welbevinden en het sociale gedrag van de jongeren (Phinney & Vedder, 2006).

Vedder en Oortwijn (2007) deden onderzoek bij 151 Turkse, 90 Hindoestaans-Surinaamse en 95 autochtone gezinnen in Nederland. In de Turkse en Surinaamse gezinnen waren de scores voor verantwoordelijkheden en verplichtingen in het gezin – met als voorbeelditems: Kinderen dienen hun ouders te gehoorzamen; Ouders moeten hun kinderen leren zich netjes te gedragen; Kinderen moeten voor hun ouders zorgen als ze hulpbehoevend worden – van zowel de ouders als de jongeren hoger dan die van Nederlandse ouders en jongeren. Dit duidt op een culturele invloed. In alle drie de groepen waren de ouders van oordeel dat jongeren meer verantwoordelijkheden en verplichtingen hadden in het gezin dan de jongeren zelf. De grootte van deze discrepantie verschilde niet tussen de drie groepen. De veronderstelling dat het verschil in acculturatiesnelheid tussen ouders en kinderen zou samenhangen met intergenerationele discrepantiescores werd niet bevestigd. Kortom, dit onderzoek vond weinig aanwijzingen voor de invloed van acculturatie op de relatie tussen onenigheid tussen ouders en hun kinderen en het psychische functioneren van de kinderen.

Veen en collega's (2011) onderzochten verschillen in moeder-zoonrelaties tussen Marokkaans-Nederlandse en autochtoon Nederlandse jongeren zonder problemen en jongeren die in de gevangenis zaten. Ze onderscheidden drie typen moeder-zoonrelaties: verwaarlozend, weinig conflicten en veel conflicten. Verwaarlozende relaties werden gekenmerkt door moeders die weinig in de gaten hielden wat jongeren deden, weinig affectie toonden, relatief weinig conflicten met hun zonen hadden over huiselijke en andere zaken en gemiddelde scores voor disciplinering. De laag-conflictgroep kenmerkte zich door bovengemiddelde scores voor monitoring, weinig conflicten en gemiddelde niveaus van blijken van affectie en disciplinering, terwijl de hoog-conflictgroep zich kenmerkte door veel conflicten, gemiddelde scores voor blijken van affectie, relatief lage scores voor monitoring en bovengemiddelde scores voor disciplinering.

Meer dan de helft van de moeder-zoonrelaties in beide etnische groepen werd gekenmerkt door weinig conflicten. De Nederlands-Marokkaanse groep onderscheidde zich het meest van de autochtoon-Nederlandse door de frequentie van verwaarlozende relaties. In de Nederlands-Marokkaanse groep kwam dit type vrijwel even vaak voor bij jongens in de gevangenis als bij jongens in de normale populatie. In de Nederlandse groep kwam het verwaarlozende type duidelijk vaker voor bij jongens in de gevangenis dan bij de onproblematische jongens. Een vergelijkbaar verschil werd vastgesteld voor relaties met veel conflicten. Dit type ging in Nederlandse families duidelijker dan in Nederlands-Marokkaanse families samen met het opgesloten zitten van de zoon. Kortom, de kwaliteit van de moeder-zoonrelatie zegt wel iets over de kans van autochtoon-Nederlandse jongens om in de gevangenis te zitten, maar nauwelijks over die kans van Nederlands-Marokkaanse jongens.

Ook hier zien we dat migrantengezinnen niet eenvoudig worden gekenmerkt door meer conflicten dan autochtoon-Nederlandse gezinnen. Interessant in dit verband is ook dat in westerse landen in autochtone gezinnen doorgaans wordt gevonden dat een strenge discipline samengaat met probleemgedrag en zelfs een toename daarvan (Lansford e.a., 2011). Stevens, Vollebergh, Pels en Crijnen (2007) vonden in een onderzoek waaraan 713 Marokkaanse migrantenouders in Nederland meededen dat deze relatie tussen disciplinering en probleemgedrag minder sterk was. Een mogelijke verklaring vonden zij in de bevinding dat in de betreffende Marokkaans-Nederlandse gezinnen disciplinering samenging met blijken van affectie. Deze ouders lijken te leven naar het gezegde 'Wie zijn kinderen lief heeft, spare de roede niet.' En bij hen lijkt dat andere spreekwoord minder op te gaan: 'Je slaat de duivel er niet uit, maar er wel in.'

Box 8.2 Neef-nichthuwelijk

Het neef-nichthuwelijk is een voorbeeld van een risicofactor met een biologische basis. In neef-nichthuwelijken komt nadrukkelijk de verbondenheid van biologische en culturele processen tot uiting. In Nederland komen neef-nichthuwelijken vooral voor bij Turken en Marokkanen, maar ook onder de autochtone Nederlandse bevolking komt het voor, zij het in lage percentages. Neef-nichthuwelijken, of meer algemeen huwelijken tussen verwanten, zijn omringd met een waas van 'slecht en ongezond'. Dit maakt het des te belangrijker om een juist beeld te schetsen.

Veel Marokkaanse en Turkse jongeren zoeken een partner binnen de eigen etnische groep en zelfs vaak in het land van herkomst. Dergelijke huwelijken zijn juist vanuit de herkomstlanden gewild, omdat deze de mogelijkheid bieden tot legale immigratie. Bij het regelen van die huwelijken wordt daarom waar mogelijk druk uitgeoefend vanuit het herkomstland. Personen die die druk het best kunnen uitoefenen, behoren tot de eigen familie of wonen in de gemeenschap waarvandaan ook het gezin naar Nederland is geëmigreerd (Eldering, 2011). Hoeveel neef-nichthuwelijken plaatsvinden in diverse etnische groepen is onbekend, aangezien dit in Nederland niet geregistreerd wordt.

Traditioneel komen neef-nichthuwelijken veel voor in de Arabische wereld. Khlat (1996) rapporteerde dat er in 1992 in Marokko 22% neef-nichthuwelijken en 7% huwelijken tussen andere verwanten waren. Dergelijke percentages blijven bestaan ondanks dat het bewustzijn groeit dat een dergelijke verbintenis een verhoogd gezondheidsrisico inhoudt voor de kinderen. Een verklaring wordt wellicht gegeven door sociale en economische voordelen. Neef-nichthuwelijken worden gezien als een mogelijkheid om het familiebezit veilig te stellen. Verder wordt ervan uitgegaan dat familieleden elkaar al kennen en dat dit helpt om eventuele conflicten omtrent en binnen het huwelijk te voorkomen of te reguleren. In relatie tot migreren komt daar nog bij de mogelijkheid van de migrant en de achterblijvende familie om het economische toekomstperspectief drastisch te verbeteren (Eldering, 2011).

Zoals gezegd leveren neef-nichthuwelijken een verhoogd gezondheidsrisico op voor de kinderen die uit deze huwelijken voortkomen. Daarbij gaat het onder meer om een verhoogd risico op mentale en fysieke handicaps (Teebi & Farag, 1996). Overigens is dat risico niet zo heel groot. Het risico van een erfelijk bepaalde aandoening vanaf de geboorte is in de Nederlandse populatie ongeveer 3% (bij samenlevingsverbanden waarin zwangerschappen optreden). Bij neef-nichthuwelijken is dit verhoogd met ongeveer 1% (▶ www.erfelijkheid. nl/documentatie/interviews/giordano.php, interview met klinisch geneticus Piero Giordano, Leids UMC). Deze verhoging komt voor rekening van recessieve aandoeningen. Dit zijn aandoeningen veroorzaakt doordat de ouders van het kind hetzelfde gendefect van hun eigen gezamenlijke ouders hebben geërfd. Bennett en collega's (2002) verduidelijken dat er bij de bepaling van het risico ook rekening dient te worden gehouden met de omstandigheid dat neef-nichthuwelijken doorgaans voorkomen in een gemeenschap die al gedurende een lange periode gekenmerkt is door het krijgen van kinderen in relaties van verwanten, waardoor zich in een groep schadelijke genmutaties hebben kunnen concentreren. Dit verhoogt het risico boven het genoemde percentage. Kortom, het gaat om een dynamisch proces dat wat betreft de werking en gevolgen aanhoudend vraagt om risico-onderzoek. In algemene zin kan worden opgemerkt dat die verhoogde concentratie genmutaties leidt tot een verhoogde kans op doodgeboortes, afwijkingen bij de geboorte en afwijkende lichamelijke en geestelijke ontwikkeling in het latere leven.

8.4 Verklarende mechanismen

Van veel verschijnselen die uiting zijn van een afwijkende ontwikkeling is de oorzaak niet precies bekend. In algemene zin is wel een aantal mechanismen of omstandigheden te beschrijven die als oorzaak zijn aan te duiden. In ▶ box 8.2 is al gewezen op erfelijkheid of een aangeboren predispositie als grond voor het ontstaan van psychische problemen. In deze paragraaf wordt nog ingegaan op stress samenhangend met emigratie en op meertaligheid en de neurologische ontvankelijkheid voor het leren van een (nieuwe) taal. De bespreking van mechanismen wordt samengevat in ▪ figuur 8.1.

8.4.1 Acculturatiestress

In Nederlandse studies naar de prevalentie van internaliserend en externaliserend probleemgedrag en van psychopathologie in migrantengroepen wordt uitgegaan van de stresshypothese (vgl. Stevens e.a., 2005). De emigratie zelf is stressvol doordat vertrouwde sociale relaties

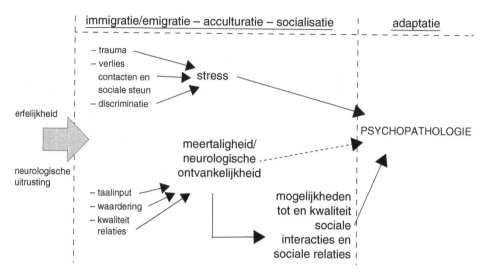

Figuur 8.1   Mechanismen en omstandigheden die afwijkende ontwikkeling kunnen verklaren.

worden achtergelaten en een onzekere toekomst opdoemt. De immigrant moet in een nieuwe, niet-vertrouwde omgeving nieuwe taken uitvoeren, kan niet terugvallen op cultuur- en omgevingsgebonden routines en moet communiceren in een taal die onvoldoende wordt beheerst. De stress zal nog toenemen als er in de nieuwe situatie discriminatie wordt ervaren in plaats van steun en begrip. De resulterende stress kan zodanig groot worden dat de mentale weerbaarheid van personen afneemt en er in toenemende mate sprake is van problematisch psychisch en sociaal functioneren (Bean e.a., 2007; Schrier e.a., 2010; Veling e.a., 2011). Voor de Nederlandse situatie lieten Vedder en Van Geel (2012) zien dat ervaren discriminatie bij migrantenjongeren samengaat met slechtere sociale aanpassing en minder welbevinden, minder contact met autochtone Nederlanders en een minder sterke geneigdheid om te integreren. Dit maakt hen kwetsbaarder, doet hen minder optimaal functioneren (bijvoorbeeld meer ziek, meer werkloos), wat vervolgens weer voeding geeft aan discriminatie en het gevoel daarvan slachtoffer te zijn. Discriminatie maakt de banden met de meerderheid zwakker en de banden met de eigen groepen hechter.

8.4.2   Acculturatie – meertaligheid en neurologische ontvankelijkheid

In ▶ box 8.1 is het proces van immigratie en het niet langer functioneel zijn van bepaalde gewoonten, eerder geleerde kennis en vaardigheden beschreven. Voor veel migranten is de migratie gekoppeld aan een verlangen naar een goed leven in de nieuwe samenleving en de daaraan gekoppelde taak om in een relatief korte tijd nieuwe, tot dan onbekende kennis en vaardigheden te leren. Migrantenkinderen worden bijvoorbeeld geacht een onderwijsprogramma in het Nederlands te kunnen volgen. Dit betekent dat ze eerst de Nederlandse taal moeten leren. Deze uitdaging maakt dat veel migrantenkinderen tweetalig opgroeien. Dit betekent dat hun leertaak omvangrijker is dan die van eentalige leeftijdgenoten. Bovendien heeft die tweetaligheid specifieke neurologische consequenties, die op hun beurt belangrijke voorwaarden scheppen voor het vervolg van het leren en de ontwikkeling. In een overzichtsartikel van Nairán Ramírez-Esparza en Adrián García-Sierra (2014) getiteld *The Bilingual Brain:*

Language, Culture and Identity rapporteren ze resultaten van onderzoeken met EEG waarmee elektrofysiologische reacties (zenuwactivaties) op taalinput worden gemeten en onderzoeken met verschillende neuro-imagingtechnieken (bijvoorbeeld fMRI) waarmee activatie van hersenstructuren zichtbaar worden gemaakt die een rol spelen in de waarneming, het begrijpen en produceren van taal. Die studies lieten zien dat eentalige kinderen na verloop van tijd niet meer in staat waren om lettergrepen te onderscheiden die weliswaar qua klankpatroon leken op hun eigen taal, maar feitelijk bij een andere taal behoorden (bijvoorbeeld 'la' en 'ra' bij Japanse kinderen). Tweetalige kinderen bleken langer gevoelig te blijven voor dergelijke verschillen. De auteurs spreken over neurale betrokkenheid die bij eentalige kinderen eerder gesloten raakt dan bij tweetalige kinderen. Bij die kinderen is sprake van een open neurale betrokkenheid of gevoeligheid die niet beperkt is tot één taal. Er is bij tweetalige kinderen zelfs sprake van een variatie in betrokkenheid. Zo kan er bij kinderen die tweetalig opgroeien met het Engels en het Spaans sprake zijn van een grotere betrokkenheid bij het Spaans dan bij het Engels. Waardoor deze voorkeuren worden bepaald is nog grotendeels onduidelijk, maar het is aannemelijk dat dit samenhangt met de waardering voor bepaalde ervaringen, bijvoorbeeld moeder die altijd lekker knus verhaaltjes voorleest in het Spaans, waarbij kind en moeder gezellig onder een deken genieten. Vader leest ook wel voor, doet dat in het Engels, maar hij zit dan altijd op een stoel en stelt dan vragen aan het kind die liever de eigen fantasie loslaat op het verhaal dan dat het vragen van vader gaat beantwoorden. Een gevolg is dat die kinderen als peuter en kleuter meer Spaans gebruiken en leren dan Engels. Voor eentalige kinderen wordt het allengs moeilijker om andere talen te leren. Dit is het geval omdat ze die andere talen niet of nauwelijks gebruiken of zelfs horen, maar ook omdat hun neurale gevoeligheid voor die andere talen geringer is geworden. Dit blijkt ook uit neuro-imagingstudies waarin een volwassene in twee talen korte verhaaltjes vertelde aan een- en tweetalige peuters. Bij tweetalige kinderen raakten specifieke hersenstructuren geactiveerd door alle verhaaltjes, onafhankelijk van de taal, terwijl eentalige kinderen vergelijkbare activiteit slechts vertoonden bij verhaaltjes verteld in de ene taal die ze hadden geleerd.

Ramírez-Esparza en García-Sierra (2014) verduidelijken ook wat de implicaties zijn voor een- en meertalige kinderen. Ze stellen vast dat de taalontwikkeling afhankelijk is van de neurale betrokkenheid, maar ook van de kwaliteit van de taalinput en de mogelijkheden om taal te gebruiken. Bij gevarieerde, rijke taalinput en voldoende mogelijkheden om één of meerdere talen te gebruiken gaan kinderen uiteraard verschillen in het aantal talen dat ze kunnen gebruiken, maar ze verschillen niet of nauwelijks in het aantal verschillende concepten dat de kinderen ontwikkelen; althans als je de concepten die meertalige kinderen in de verschillende talen beheersen optelt. Dit betekent dat tweetalige kinderen voor functioneel gebruik op een ééntalige school, zoals op de meeste scholen in Nederland, weliswaar een gelijk aantal concepten, maar een geringere voorraad woorden ter beschikking hebben dan ééntalige kinderen die zijn opgegroeid met de taal die op school wordt gebruikt (Scheele, Leseman & Mayo, 2010; Van Ours & Veenman, 2003). Die meertalige kinderen zijn in de schoolsituatie een tijd lang niet in staat hun kennis van concepten te gebruiken in interactie met leerkrachten en medeleerlingen. Ze mengen zich dan minder in discussies en voorkómen beurten te krijgen. Deze periode wordt de stille periode genoemd. In de loop van de basisschool lopen meertalige kinderen hun achterstand in woordkennis in doordat ze allengs meer betrokken raken op de dominante schooltaal. Ze mengen zich allengs meer in discussies. Dit gebeurt echter niet als de kwaliteit van de taalinput niet verrijkend is of als de neurale taalbetrokkenheid van kinderen is gesloten. Het eerste is kenmerkend voor veel kinderen die opgroeien met laag opgeleide ouders en het tweede voor kinderen die de eerste vier of nog meer jaren opgroeien met één taal die niet gelijk is aan de taal die op school wordt gebruikt. Voor de Nederlandse niet-westerse migrantenkinderen levert dit het beeld op van een problematische ontwikkelingssituatie. Ze groeien als jonge kinderen zelden tweetalig op en de kwaliteit van de taalinput laat te wensen over als gevolg van de relatief lage opleiding van hun ouders. Het effect is dat kinderen minder leren en zich minder gunstig ontwikkelen, waardoor hun maatschappelijke kansen afnemen.

8.5   Assessment, diagnostiek en de validiteit van oordeelsvorming

In het voorgaande is verduidelijkt dat het vaststellen van de prevalentie van stoornissen en probleemgedrag beoordelingen vergen en dat deze beoordelingsprocessen en de criteria die daarbij worden gebruikt tussen personen variëren. Zo bleek dat Marokkaanse ouders van oordeel waren dat hun kinderen niet vaker werden gekenmerkt door gedragsproblemen dan kinderen uit andere etnische groepen, terwijl de leerkrachten van deze Marokkaanse kinderen juist meer gedragsproblemen rapporteerden (Vollebergh e.a., 2005). Dit verschil in beoordeling kan samenhangen met verschillen in waarneming tussen ouders en leerkrachten en met verschillen in interpretatie van het gedrag, of een combinatie van beide. Het verschil in waarnemen kan bepaald worden door de verschillende situaties waarin ouders en leerkrachten het gedrag van de kinderen waarnemen. Ouders zien hun kinderen vooral thuis en leerkrachten op school. Het verschil in waarneming kan ook samenhangen met de verschillende expertise van ouders en leerkrachten. Immers, leerkrachten zijn in meer of mindere mate getraind om kinderen systematisch te observeren, ouders doorgaans niet. Het verschil in waarneming kan bovendien samenhangen met de verschillende instrumenten die worden gebruikt of met verschillen in kennis van hoe de instrumenten betrouwbaar moeten worden afgenomen. Bij instrumenten kan worden gedacht aan vragenlijsten, een semigestructureerd interview of aan een observatieprotocol. Dat verschillende personen verschillend rapporteren over een en dezelfde persoon is op zichzelf geen probleem. Ze laten wellicht verschillende kanten van de persoon zien en hun waarnemingen kunnen betrekking hebben op uiteenlopend gedrag van de persoon in verschillende contexten. In deze gevallen kunnen de verschillende bijdragen van verschillende personen een meer omvattend, rijker beeld opleveren op basis waarvan een betere diagnose kan worden gesteld dan op basis van informatie van minder informanten.

Het interpretatieprobleem hangt samen met verschillen tussen personen in waarden, normen en ervaringen met bepaalde gedragingen. Wat voor de ene persoon afwijkend gedrag is, is dat voor een ander niet noodzakelijkerwijs en wat de één als stuurbaar gedrag ziet, is voor de ander dusdanig onhanteerbaar dat de politie of andere hulpverleners erbij worden geroepen. ▶ Box 8.3 geeft een voorbeeld.

Box 8.3 Agressiviteit bij Antilliaanse jongeren

Kromhout en Vedder (1996) verduidelijkten dat de interpretatie van bazig en agressief gedrag verschilt tussen Curaçaose en Nederlandse jongeren en Nederlandse leerkrachten. Curaçaose jongens hanteren een beeld van goed sociaal gedrag waarin ook stoer doen en de baas spelen een gerespecteerde plaats hebben. Deze waardering wordt versterkt door hun opvoeding en leefomgeving waarin machismogedrag positief wordt gewaardeerd. Bij machismogedrag gaat het om een combinatie van kameraadschap, luidruchtigheid, een nadruk op fysieke verschijning en fysiek vertoon om uiting te geven aan een notie van mannelijkheid. Voor ouders en andere Curaçaose kinderen wordt dergelijk gedrag in mindere mate als storend ervaren en beoordeeld, vergeleken met Nederlandse leerkrachten en Nederlandse leeftijdgenoten. Die verschillende interpretaties van hetzelfde gedrag hebben tevens verschillende implicaties. Agressieve kinderen worden in westerse landen veelal door andere kinderen veroordeeld en gemeden. Agressieve kinderen kunnen daardoor in een sociaal isolement geraken. In een groep Curaçaose kinderen is dit niet of in mindere mate het geval. De betekenis van deze verschillen voor de verdere ontwikkeling van de jongens is onvoldoende onderzocht, maar het is aannemelijk dat het van invloed is op de voorkeur van de jongens voor sociale contacten binnen de eigen groep. Als dit het gevolg is, dan groeien ze op met gemiddeld meer agressief gedrag en verloopt hun acculturatie vertraagd. Hierdoor lopen ze een verhoogde kans op psychische en gedragsproblemen.

Interpretatieproblemen kunnen aanleiding zijn tot problemen in de hulpverlening. Goede hulpverleners maken bij het gebruik van tests, vragenlijsten en andere hulpmiddelen die worden gebruikt voor verschillende culturele groepen, maar er niet voor zijn ontwikkeld, aannemend dat de cliënt baat heeft bij het gebruik en er in ieder geval niet door wordt benadeeld. Juist in dit soort situaties, en die komen jammer genoeg veel voor (Paalman, Terwee, Jansma & Jansen, 2013), dienen hulpverleners ervan doordrongen te zijn dat zij er zijn ten dienste van de cliënten. Kortmann (2010) stelt voor dat hulpverleners, gegeven de beperkte bruikbaarheid van beschikbare vragenlijsten en gestandaardiseerde interviews voor cliënten die onvoldoende bekend zijn met de 'meerderheidscultuur', nog meer dan bij Nederlandse of Vlaamse cliënten op zoek moeten naar informatie van personen uit het sociale netwerk van de cliënten. Hoe beschrijven en interpreteren zij het gedrag? Wat vinden zij gewoon en afwijkend gedrag en welke mogelijkheden tot hulp zien zij? Ook kan in het sociale netwerk van cliënten aandacht worden geschonken aan de kennis van de meerderheidscultuur om in te schatten of beschikbare gestandaardiseerde diagnostische instrumenten toch een rol kunnen spelen bij het analyseren van de problemen en hulpverleningsmogelijkheden van en voor cliënten. Overigens betekent dit dat de hulpverlener de uitdaging moet aangaan om meer kennis en competenties te ontwikkelen die nodig zijn voor het begrijpen van de betekenis van diverse culturen voor de leefwerelden van diens klanten. Bovendien betekent dit dat er niet simpel kan worden gesteld dat instrumenten, zoals de hiervoor veel aangehaalde CBCL, wel of niet gebruikt kunnen worden. Wel kan worden gesteld dat gebruik los van het kennen van de culturele achtergrond van de klanten onverstandig is, de kwaliteit van de diagnose bedreigt en de behandeling vervolgens bemoeilijkt. In Nederland is een interessante reeks artikelen verschenen over de vraag of de hogere prevalentie van schizofrenie onder niet-westerse migranten aan de kwaliteit van de gebruikte instrumenten en de daarbij aansluitende oordeelsvorming ligt of niet. Selten en collega's (Selten & Hoek, 2008; Veling, Selten, Mackenbach & Hoek, 2007) vertegenwoordigen het standpunt dat er geen aanleiding is om te twijfelen aan de kwaliteit van bestaande instrumenten en procedures, terwijl Zandi en collega's (2010) juist menen dat meer cultuurgevoelige procedures dienen te worden gebruikt en dat er dan geen hogere prevalentie wordt vastgesteld.

8.6 Conclusie en toekomstperspectief

Doel van dit hoofdstuk was om een beeld te schetsen van acculturatie en afwijkende ontwikkeling en om na te gaan of er reden is om in het kader van de geestelijke gezondheidszorg speciale aandacht te schenken aan immigranten en hoe dat dan het beste kan. Onderzoek maakt aannemelijk dat er bij verschillende etnische groepen in Nederland sprake is van een verschillende kans op specifieke vormen van afwijkende psychische ontwikkeling. Belangrijk daarbij is vast te stellen dat er niet eenvoudig sprake is van minder problemen bij autochtone Nederlanders en meer problemen bij migranten. Verschillen tussen etnische groepen zijn gerelateerd aan specifieke problemen. Bij Marokkanen en Surinamers is sprake van een hogere prevalentie van schizofrenie dan in andere groepen en bij Marokkaanse en Antilliaanse jongeren, vooral jongens, is sprake van hogere niveaus van gedragsproblemen dan bij hun leeftijdgenoten uit andere groepen. Verder blijkt dat er sprake is van groepsspecifieke risicofactoren, zoals neef-nichthuwelijken. Al deze verschillen tussen groepen vormen een reden om inderdaad in het kader van de geestelijke gezondheidszorg speciale aandacht te schenken aan immigranten. Dit betekent tevens dat er speciale, want andere, aandacht dient te worden geschonken aan de autochtone groep. Op dit moment houdt deze vraag naar groepsspecifieke aandacht vooral een uitdaging in om na te gaan wat dit kan betekenen voor diagnostiek, preventie en interventie – een uitdaging, omdat er nog weinig aangepaste middelen beschikbaar zijn, laat staan op effectiviteit onderzocht zijn. Wel worden belangrijke aanzetten gegeven om te komen tot vroegtijdige signalering, preventieve interventies in risicogroepen en beter georganiseerde duurzame aandacht voor risicogroepen en reeds behandelde personen (vgl. Doorten & Rouw, 2006). Het blijft onverkort van belang om vroegtijdig te signaleren. Dat gebeurt bij voorkeur systematisch en populatiebreed zonder moeilijk bereikbare of anderstalige gezinnen uit te sluiten. Verder blijft het van groot belang om gezinnen zo veel mogelijk te betrekken bij het signaleren en niet blind te varen op het oordeel van professionals die verhoudingsgewijs weinig contact hebben met het kind en hun opvoedingsomstandigheden onvoldoende kennen. Ten slotte dient het belang te worden benadrukt van het werken met beproefde interventies, om de kans op succes zo groot mogelijk te laten zijn. Uit een overzicht en evaluatie van beschikbare interventies uitgegeven door het Nederlands Jeugdinstituut (NJi; Ince & Van den Berg, 2009) wordt duidelijk dat dit niet eenvoudig is. Weliswaar neemt het aantal beproefde, goed verantwoorde en effectieve programma's toe, maar bij de ontwikkeling en het bepalen van de waarde van interventies wordt te weinig aandacht besteed aan de waarde voor representanten van culturele minderheden. In ditzelfde rapport stellen de auteurs ook vast dat de professionals in de jeugdhulpverlening, opvoedingsondersteuning en de geestelijke gezondheidszorg onvoldoende zijn toegerust om voldoende cultuur sensitief te kunnen werken. Verder merken ze op dat er te weinig diagnostische instrumenten beschikbaar zijn die geschikt zijn en valide zijn gebleken in cultuur diverse cliëntengroepen. Er wordt door wetenschappers, opleiders en clinici in het beroepsveld gestaag gewerkt aan verbetering van deze situatie. Voor toekomstige werkers is het zaak de ontwikkelingen goed te volgen, bijvoorbeeld via de site van het Nederlands Jeugdinstituut (zie hierna).

In dit hoofdstuk ging het om de samenhang tussen immigratie en afwijkende ontwikkeling. Aangegeven is dat psychische en gedragsproblemen van migranten zowel kunnen samenhangen met problemen die al bestonden voorafgaand aan de migratie, als met problemen die zijn veroorzaakt of versterkt door de immigratie en de levensomstandigheden in de nieuwe samenleving. Dit hoofdstuk heeft zich vooral gericht op de problemen die ontstaan door immigratie en de veranderde levensomstandigheden daarna. Voor de meeste migranten heeft de migratie geen negatieve gevolgen voor hun welbevinden en sociale gedrag. Voor een kleine groep is sprake van ernstige gevolgen. Vooral het verlies van binding met de eigen groep en de ervaring gediscrimineerd te worden, blijken samen te hangen met problemen. Dit is opmerkelijk omdat hiermee wordt gesuggereerd dat preventiemaatregelen, naast een uitdaging gericht op individuele migranten, in ieder geval ook een maatschappelijke uitdaging inhouden. Dit is temeer het geval nu er sprake is van voortschrijdende etnische segregatie van vroegkinderlijke opvangvoorzieningen, scholen en buurten, waardoor de mogelijkheden afnemen voor positieve interacties tussen allochtonen en autochtonen (Gijsberts & Dagevos, 2005).

Ten slotte, ook de eerder beschreven bevinding dat oordelen over het psychische welbevinden en het sociale gedrag van immigrantenjongeren sterk verschillen, afhankelijk van wie het oordeel geeft, is aanleiding voor bezinning op aangepaste manieren van signaleren, vóórkomen en remediëren van problemen. Als een leerkracht bij een Marokkaans-Nederlandse kleuter in verhoogde mate agressief en verstorend gedrag waarneemt, is dat dan voldoende als basis voor het signaleren van een mogelijk afwijkende ontwikkeling en het in gang zetten van maatregelen om het storende gedrag tegen te gaan, terwijl bekend is dat ouders en leeftijdgenoten dat gedrag heel anders waarderen? Het is aannemelijk dat het voor de ontwikkeling van kinderen en jongeren beter is als niet slechts professionals, maar ook leeftijdgenoten en opvoeders het met elkaar eens zijn over het al of niet aanwezig zijn van storend gedrag en de noodzaak daaraan iets te doen. Voor de effectiviteit van eventuele remediërende en beschermende activiteiten lijkt het zelfs van groot belang dat ouders en vrienden hun bijdrage daaraan leveren. Kortom, onenigheid tussen betrokkenen over de validiteit van de oordeelsvorming rond het gedrag en de ontwikkeling van kinderen en jongeren dient inzet te zijn van overleg om tot meer eensluidende oordelen te komen en tot een afstemming van verantwoordelijkheden voor de zorg, opvoeding en hulpverlening aan deze kinderen en jongeren.

Literatuur

Bean, T., Eurelings-Bontekoe, L. & Spinhoven, Ph. (2007). Course and predictors of mental health of unaccompanied refugee minors in the Netherlands: One year follow-up. *Social Science & Medicine, 64*, 1204–1215.

Bennett, R., Motulsky, A., Bittles, A., Hudgins, L., Uhrich, S., Doyle, D., Silvey, K., Scott, C.R., Cheng, E., McGillivray, B., Steiner, R., & Olson, D. (2002). Genetic counseling and screening of consanguineous couples and their offspring: recommendations of the national society of genetic counselors. *Journal of Genetic Counseling, 11*, 97–119.

Berry, J.W. (1980). Acculturation as varieties of adaptation. In A. Padilla (ed.), *Acculturation: theory, models and some new findings* (pp. 9–25). Boulder: Westview.

Berry, J., Phinney, J., Sam, D., & Vedder, P. (2006). *Immigrant youth in cultural transition; acculturation, identity and adaptation across national contexts.* Mahwah, NJ: Lawrence Erlbaum Ass.

Bourhis, R. Y., Moise, L. C., Perreault, S., & Senecal, S. (1997). Toward an Interactive Acculturation Model: A social psychological approach. *International Journal of Psychology, 32*, 369–386.

Derogatis, L.R. (1977). SCL: *Administration, Scoring and Procedures. Manual II.* Baltimore: Johns Hopkins University School of Medicine, Clinical Psychometrics Research Unit.

Eldering, L. (2011). *Cultuur en opvoeding.* Rotterdam: Lemniscaat.

Gijsberts, M., & Dagevos, J. (2005). *Uit elkaars buurt. De invloed van etnische concentratie op integratie en beeldvorming.* Den Haag: SCP.

Graaf, R. de, Have, M. ten, Dorsselaer, S. van, Schoemaker, C., & Vollebergh, W. (2004). *Etniciteit in onderzoek naar psychische stoornissen.* Utrecht: Trimbos.

Graaf, R. de, Have, M. ten, Dorsselaer, S. van, Schoemaker, C., Beekman, A., & Vollebergh, W. (2005) Verschillen tussen etnische groepen in psychiatrische morbiditeit. *Maandblad Geestelijke Volksgezondheid, 60*(7/8), 703–717.

Herskovits, M., Linton, R., & Redfield, R. (1936). Memorandum on the Study of Acculturation. *American Anthropologist, 38*(1), 149–152.

Ince, D. & Van den Berg, G. (2009). *Overzichtsstudie interventies voor migrantenjeugd: ontwikkelingsstimulering, preventie en vroeghulp.* Utrecht: Nederlands Jeugdinstituut.

Khlat, M. (1996). Endogamy in the Arab world. In A.S. Teebi & T.I. Farag (eds.), *Genetic disorders among Arab populations* (pp. 63–80). New York and Oxford: Oxford University Press.

Kromhout, M., & San, M. van (2003). *Schimmige werelden : nieuwe etnische groepen en jeugdcriminaliteit.* Den Haag: Boom.

Kromhout, M., & Vedder, P. (1996). Cultural inversion in children from the Antilles and Aruba in the Netherlands. *Anthropology and Education Quarterly, 27*, 568–586.

Kortmann, F. (2010). *Transculturele psychiatrie; Van praktijk naar theorie.* Assen: Van Gorcum.

Lansford, J., Criss, M., Laird, R., Shaw, D., Pettit, G., Bates, J., & Dodge, K. (2011). Reciprocal relations between parents' physical discipline and children's externalizing behavior during middle childhood and adolescence. *Development and Psychopathology, 23,* 225–238.

Levecque, K., Lodewyckx, I., & Bracke, P. (2009). Psychological distress, depression and generalised anxiety in Turkish and Moroccan immigrants in Belgium - a general population study. *Social Psychiatry and Psychiatric Epidemiology, 44,* 188–197.

Levecque, K., Lodewyckx, I., & Van den Eeden, S. (2006). *Gezondheid en gezondheidszorg bij allochtonen in Vlaanderen.* Antwerpen/Hasselt: Steunpunt Gelijkekansenbeleid.

Levecque, K., Lodewyckx, I., & Vranken, J. (2007). Depression and generalized anxiety in the general population in Belgium: a comparison between native and immigrant groups. *Journal of Affective Disorders, 97,* 229–239.

Ljujic, V., Vedder, P., Dekker, H., & Van Geel, M. (2013). Romaphobia among Serbian and Dutch adolescents: The role of threat, nationalistic feelings and integrative orientations. *International Journal of Psychology, 48,* 352–362.

Müller, H.P. (2006). *Local traditions in global competition.* ▶ http://www.ethno.unizh.ch/mitarbeiterinnen/profiles/folder_hpm/global_competition/global_competition.html (retrieved, September 15th, 2006).

Mulder, E., Brand, E., Bullens, R., & Van Marle, H. (2011). Risk factors for overall recidivism and severity of recidivism in serious juvenile offenders. *International Journal of Offender Therapy and Comparative Criminology, 55,* 118–135.

Paalman, C., Terwee, C., Jansma, E., & Jansen, L. (2013). Instruments measuring externalizing mental health problems in immigrant ethnic minority youths: A systematic review of measurement properties. *PLoS ONE, 8,* e63109.

Phinney, J., & Vedder, P. (2006). Family relationship values of adolescents and parents: intergenerational discrepancies and adaptation. In J. Berry, J. Phinney, D. Sam & P. Vedder (eds.), *Immigrant youth in cultural transition: acculturation, identity and adaptation across national contexts* (pp. 167–184). Mahwah, NJ: Lawrence Erlbaum Ass.

Pinto Wiese, E.B., & Burhorst. I. (2007). The mental health of asylum-seeking and refugee children and adolescents attending a clinic in the Netherlands. *Transcultural Psychiatry, 44,* 596–613.

Piontkowski, U., Rohmann, A., & Florack, A. (2002). Concordance of acculturation attitudes and perceived threat. *Groups Processes and Intergroup relations, 5,* 221–232.

Ramírez-Esparza, N. & García-Sierra. A. (2014). The bilingual brain: Language, culture and identity. In Benet-Martinez, V. & Hong, Y. (Eds), *The Oxford Handbook of Multicultural Identity (Ch 3).* Oxford: OUP.

Reijneveld, S., Harland, P., Brugman, E., Verhulst, F., & Verloove-Vanhorick, S. (2005). Psychological problems among immigrant and non-immigrant children. *European Child and Adolescent Psychiatry, 14*(3), 145–152.

Schrier, A. C., de Wit, M. A., Rijmen, F., Tuinebreijer, W. C., Verhoeff, A. P., Kupka, R. W., & Beekman, A. T. (2010). Similarity in depressive symptom profile in a population-based study of migrants in the Netherlands. *Social Psychiatry and Psychiatric Epidemiology, 45,* 941–951.

Scheele, A. F., Leseman, P. P., & Mayo, A. Y. (2010). The home language environment of monolingual and bilingual children and their language proficiency. *Applied Psycholinguistics, 31,* 117–140.

Selten, J. P., & Hoek, H. W. (2008). Does misdiagnosis explain the schizophrenia epidemic among immigrants from developing countries to Western Europe?. *Social Psychiatry and Psychiatric Epidemiology, 43,* 937–939.

Selten, J.P., Slaets, J., & Kahn, R. (1997). Schizophrenia in Surinamese and Dutch Antillean immigrants to the Netherlands: evidence of an increased incidence. *Psychological Medicine, 27,* 807–811.

Selten, J.P., Veen, N., Feller, W., Blom, J.D., Schols, D., Camoenië, W., Oolders, J., Velden, M. van der, Hoek, H., Vladar Rivero, V., Graaf, Y. van der, & Kahn, R. (2001). Incidence of psychotic disorders in immigrant groups to The Netherlands. *British Journal of Psychiatry, 178,* 367–372.

Selten, J.P., Zeyl, C., Dwarkasing, R., Lumsden, V., Kahn, R., & Harten, P. van (2005). First-contact incidence of schizophrenia in Surinam. *British Journal of Psychiatry, 186,* 74–75.

Stevens, G., Pels, T., Vollebergh, W., Bengi-Arslan, L., Verhulst, F., & Crijnen, A. (2005). Emotionele problemen en gedragsproblemen bij Marokkaanse, Turkse en Nederlandse 4-18 jarigen in Nederland. *Tijdschrift voor Psychiatrie, 47,* 779–786.

Stevens, G. W., Vollebergh, W. A., Pels, T. V., & Crijnen, A. A. (2007). Problem Behavior and Acculturation in Moroccan Immigrant Adolescents in the Netherlands Effects of Gender and Parent-Child Conflict. *Journal of Cross-Cultural Psychology, 38,* 310–317.

Teebi, A.S., & Farag, T.I. (eds.) (1996). *Genetic disorders among Arab populations.* New York and Oxford: Oxford University Press.

Termorshuizen, F., Wierdsma, A. I., Visser, E., Drukker, M., Sytema, S., Laan, W., … & Selten, J. P. (2012). Psychosis and suicide risk by ethnic origin and history of migration in the Netherlands. *Schizophrenia Research, 138*, 268–273.

Van Ours, J. C., & Veenman, J. (2003). The educational attainment of second-generation immigrants in The Netherland. *Journal of Population Economics, 16*(4), 739–753.

Vedder, P. (1995). *Antilliaanse kinderen; taal, opvoeding en onderwijs op de Antillen en in Nederland*. Utrecht: Jan van Arkel.

Vedder, P., & Oortwijn, M. (2009). Adolescents' obligations towards their family: intergenerational discrepancies and adaptation in three cultural groups in the Netherlands. *Journal of Comparative Family Studies, 40*(5), 699–717.

Vedder, P. & Van Geel, M. (2012). Immigrant children and discrimination. *Contributions to Human Development, 24*, 99–121.

Veen, V., Stevens, G., Doreleijers, T., Dekovic, M., Pels, T., & Vollebergh, W. A. (2011). Ethnic differences in the mother-son relationship of incarcerated and non-incarcerated male adolescents in the Netherlands. *Child and Adolescent Psychiatry and Mental Health, 5*, 1–10.

Veen, V., Stevens, G., Doreleijers, T., van der Ende, J., & Vollebergh, W. (2010). Ethnic differences in mental health among incarcerated youths: do Moroccan immigrant boys show less psychopathology than native Dutch boys? *European Child & Adolescent Psychiatry, 19*, 431–440.

Veen, V. C., Stevens, G., Doreleijers, T., & Vollebergh, W. (2011). Moroccan adolescent suspect offenders in the Netherlands: Ethnic differences in offender profiles. *Psychology, Crime & Law, 17*, 545–561.

Veling, W., Selten, J. P., Mackenbach, J. P., & Hoek, H. W. (2007). Symptoms at first contact for psychotic disorder: comparison between native Dutch and ethnic minorities. *Schizophrenia Research, 95*(1), 30–38.

Vollebergh, W., Have, M. ten, Dekovic, M., Oosterwegel, A., Pels, T., Veenstra, R., Winter, A. de, Ormel, H., & Verhulst, F. (2005). Mental health in immigrant children in the Netherlands. *Social Psychiatry and Psychiatric Epidemiology, 40*, 489–496.

Vollebergh, W., Have, M. ten, Dekovic, M., Oosterwegel, A., Pels, T., Veenstra, R., Winter, A. de, Ormel, H., & Verhulst, F. (2005). Mental health in immigrant children in the Netherlands. *Social Psychiatry and Psychiatric Epidemiology, 40*, 489–496.

Vollebergh, W., Have, M. ten, Dekovic, M., Oosterwegel, A., Pels, T., Veenstra, R., Winter, A. de, Ormel, H., & Verhulst, F. (2005). Mental health in immigrant children in the Netherlands. *Social Psychiatry and Psychiatric Epidemiology, 40*, 489–496.

Wetenschappelijk Instituut Volksgezondheid (2002). *Gezondheidsenquête door middel van interview-België 2001, EPH/EPI. Rapport 2002-22*. Brussel: Ministerie van Volksgezondheid.

Zandi, T., Havenaar, J. M., Smits, M., Limburg-Okken, A. G., Van Es, H., Cahn, W., … & Van den Brink, W. (2010). First contact incidence of psychotic disorders among native Dutch and Moroccan immigrants in the Netherlands: influence of diagnostic bias. *Schizophrenia Research, 119*, 27–33.

Aanbevolen literatuur

Barnow, S. & Balkir, N. (Eds) (2013). *Cultural Variations in Psychopathology; From Research to Practice*. Göttingen, Germany & Cambridge, Ma: Hogrefe Publishings.

Bevat teksten van Europese en Noord-Amerikaanse psychologen en psychiaters die allen veel ervaring hebben met psychopathologie bij etnische minderheden. Het bevat boeiende papers over de rol van cultuur in de menselijke ontwikkeling en over de invloed van cultuur op de regulatie van emoties. Verder wordt ruim aandacht geschonken aan cultuursensitieve diagnostiek en aan het belang van het beter toegankelijke maken van zorgvoorzieningen voor cliënten die tot etnische minderheden behoren. Ook wordt ingegaan op de vraag op welke momenten van hulpverlening het van belang is om cultuursensitief te werken.

Eldering, L. (2011). *Cultuur en opvoeding*. Rotterdam: Lemniscaat.

Veel informatie over cultuur en leefwereld van belangrijke migrantengroepen in Nederland, vooral toegespitst op kinderen, jongeren en hun opvoeders. Relevantie voor pedagogische situaties wordt verduidelijkt, terwijl de stap richting interventies en preventie door de lezer zelf gemakkelijk kan worden gezet.

Kortmann, F. (2010). *Transculturele psychiatrie; Van praktijk naar theorie*. Assen: Van Gorcum.

Veel casusbeschrijvingen en een poging een model te beschrijven dat leidinggevend kan zijn voor werken met personen uit niet-westerse culturen. Verlokt de lezer tot zelfverkenning en positiebepaling in een beroepsveld dat sterk wordt gekleurd door medisch, universalistisch denken dat in een multiculturele beroepspraktijk beperkt bruikbaar en soms ronduit inadequaat is.

Relevante websites

▶ http://www.nji.nl/Interventies

Een site van het Nederlands Jeugdinstituut met voorbeelden van interventies bedoeld voor specifieke migrantengroepen en informatie over cultureel-sensitieve aanpak en speciale voorzieningen voor cliënten behorend tot culturele minderheden. Op deze site staat ook het rapport "Overzichtsstudie interventies voor migrantenjeugd: ontwikkelingsstimulering, preventie en vroeghulp" geschreven door Deniz Ince en Gert van den Berg en in 2009 verschenen bij het Nederlands Jeugdinstituut in Utrecht. Naast aandacht voor interventies, wordt in dit rapport ingegaan op diagnostische instrumenten die zijn aangepast voor gebruik bij leden van culturele minderheden of waarvan is onderzocht of ze kunnen worden gebruikt in cultuurdiverse groepen cliënten. Op de site van het NJi kun je je aanmelden voor een gratis digitale nieuwsbrief met daarin wekelijks het laatste nieuws over de jeugdsector.

▶ http://www.apa.org/pi/oema/resources/policy/provider-guidelines.aspx

Een site van de American Psychological Association met daarop richtlijnen voor professionals in de hulpverlening en geestelijke gezondheidszorg voor culturele minderheden en verwijzingen naar en toegang tot een veelheid aan relevante teksten.

Deel 2

Assessment van psychopathologie: categorisch of dimensioneel?

Hans Grietens

Integratie van modellen

In de classificerende diagnostiek van psychopathologie bij kinderen kunnen van oudsher twee perspectieven worden onderscheiden: het categorische perspectief en het dimensionele. Beide hebben voor- en nadelen. Het categorische perspectief is op het eerste zicht duidelijk, maar erg reducerend en zwart-wit. Het dimensionele perspectief houdt rekening met de ontwikkeling van kinderen en met de normale variatie in probleemgedrag, maar leidt tot een minder scherpe diagnostische besluitvorming. In deze bijdrage worden beide perspectieven beschreven en kritisch tegenover elkaar geplaatst. Van elk perspectief wordt één prototypisch classificatiesysteem nader belicht: het DSM-5-systeem (categorisch) en het ASEBA-systeem (dimensioneel). Recente ontwikkelingen in deze systemen worden beschreven. Daarbij valt op dat beide systemen de laatste jaren steeds verder naar elkaar toe zijn gegroeid en het onderscheid categorisch-dimensioneel in de classificerende diagnostiek van psychopathologie bij kinderen erg relatief is geworden.

9.1 Inleiding

Het ontstaan van psychopathologie bij kinderen en jongeren kan worden verklaard vanuit een samenspel tussen risico- en beschermende factoren in kind, gezin en omgeving dat onlosmakelijk verbonden is met de ontwikkeling van kinderen, ouders en gezinnen. Geïnspireerd vanuit het levensloopperspectief in de ontwikkelingspsychologie, de systeemtheorie en het ecologische denken worden transactionele modellen naar voren geschoven om de complexe etiologie en de verwevenheid tussen factoren duidelijk te maken. Soms wordt meer klemtoon gelegd op biologische variabelen, soms meer op omgevingsvariabelen, maar steeds worden modellen (Cummings, Davies & Campbell, 2000) gekenmerkt door multidimensionaliteit (zowel kind- als omgevingsfactoren worden bestudeerd) en bidirectionaliteit (wederzijdse invloed tussen kind en omgeving).

Ook in de diagnostiek dient rekening te worden gehouden met het ontwikkelingsperspectief. Wanneer we het model van de diagnostische cyclus waarin een onderscheid wordt gemaakt tussen onderkennende, verklarende en indicerende diagnostiek als uitgangspunt nemen (De Bruyn, Ruijssenaars, Pameijer & Van Aarle, 2003), dan merken we dat dit perspectief reeds vanaf het begin van het diagnostisch proces aanwezig is. Bij de anamnese van de klachten immers wordt gevraagd stil te staan bij de ontwikkelingsanamnese van het kind door bijvoorbeeld ontwikkelingsmijlpalen uit te vragen of te peilen naar de eerste levensjaren. Eventueel kan, wanneer het diagnostisch proces over meerdere meetmomenten wordt gespreid, de ontwikkeling van het kind worden gevolgd (bijvoorbeeld aan de hand van dagboeken, ontwikkelingsschalen of beeldmateriaal). Verderop, in de fase van de probleemanalyse, wanneer aan assessment wordt gedaan in de betekenis van screening op psychopathologie, wordt eveneens impliciet of expliciet een ontwikkelingsperspectief gehanteerd. Deze vorm van assessment heeft als doel een uitspraak te doen over de aanwezigheid en aard van psychopathologie bij een kind of jongere. Er wordt gezocht naar clusters of patronen in de klachten en naar de mate waarin van een deviant klachtenpatroon sprake kan zijn. Er kan slechts van afwijking worden gesproken wanneer het patroon significant afwijkt van wat past of hoort bij de leeftijd van het kind. Soms eindigt deze fase in een formele diagnose met uitspraken als: 'Bij dit kind is sprake van een aandachtstekortstoornis' of 'Bij dit kind vermoeden we een autismespectrumstoornis (ASS)'. Deze uitspraken worden in de meeste gevallen gebaseerd op gedragsmetingen. Met elkaar samenhangende deviante gedragingen worden stoornissen genoemd en getaxeerd aan de hand van classificatiesystemen. Er zijn twee soorten systemen te onderscheiden: klinisch-psychiatrische en empirisch-statistische. Eerstgenoemde systemen zijn categorisch, dit wil zeggen dat ze psychopathologie primair als een discontinu fenomeen beschouwen dat in termen van aanwezigheid en ernst in essentie maar twee verschijningsvormen kent: aanwezig of afwezig. Empirisch-statistische systemen zijn dimensioneel en beschouwen psychopathologie als een continuüm en dus als een fenomeen met vele verschijningsvormen in termen van aanwezigheid en ernst. Van oudsher bestaat er tussen beide systemen een zekere spanning. Ze komen voort uit verschillende disciplines, hebben andere uitgangspunten en theoretische assumpties en lijken onverzoenbaar met elkaar te zijn (Rutter, 2011; Taylor & Rutter, 2002).

9.2 Normale en abnormale uitingsvormen van psychopathologie: modellen, tradities, uitgangspunten en onderliggende theoretische assumpties

9.2.1 Categorisch of dimensioneel: een oude discussie

De eerste classificatiesystemen van psychopathologie waren van categorische aard. Ze ontstonden aan het begin van de twintigste eeuw en werden sterk beïnvloed door het Kraepeliniaanse denken in de psychiatrie, waarin werd vooropgesteld dat een nauwkeurige en eenduidige omschrijving van stoornissen het onderzoek naar de fysieke oorzaken ervan zou bevorderen (Achenbach, 1993). Dit denken was een sterk lineair oorzaak-gevolgdenken. In deze systemen werd, zoals toen in de psychiatrie gebruikelijk was, nog geen onderscheid gemaakt tussen problemen bij kinderen en volwassenen. Er bestonden geen aparte systemen voor het classificeren van psychopathologie bij kinderen.

Toch is er al discussie merkbaar over de houdbaarheid van de categorische modellen in praktijk en onderzoek sinds de jaren vijftig van de vorige eeuw. Sommige clinici en onderzoekers vonden een puur categorisch denken te eng en niet in overeenstemming met de variatie aan manifestaties van psychopathologie die zich voordeed. Zij gingen op zoek naar meer genuanceerde typologieën en voelden zich aangetrokken door de gedachte dat de nuances in het menselijk (dis)functioneren beter tot hun recht kwamen in continuümmodellen, een gedachte die ook in de psychologie (bijvoorbeeld Eysenck, 1953) aan belang won. Er werd bijvoorbeeld geëxperimenteerd met dimensionele modellen om variaties in psychotisch gedrag (Wittenborn, Holzberg & Simon, 1953), depressie (Kendell, 1968) of schizofrenie (Liddle, 1987) weer te geven.

Naarmate de kinder- en jeugdpsychiatrie een meer onafhankelijke koers begon te varen, werd de kritiek op de eenzijdig categorische invalshoek bij het classificeren van psychopathologie steeds groter. Het ontwikkelingsperspectief kwam centraal te staan in vele kinder- en jeugdpsychiatrische modellen en er ontstond een nieuwe basisdiscipline, de ontwikkelingspsychopathologie (Cicchetti & Cohen, 2006), waarin deviante ontwikkelingstrajecten in al hun verscheidenheid werden bestudeerd. Zowel in het epidemiologisch onderzoek als de diagnostiek werd duidelijk dat men toe was aan nieuwe modellen om psychopathologie te screenen waarin het ontwikkelingsperspectief werd verdisconteerd. Nieuwe meetinstrumenten, waarin men de variatie aan gedrags- en emotionele stoornissen en hun verloop door de tijd heen (bijvoorbeeld door middel van leeftijdsnormen) probeerde in kaart te brengen, zagen het licht. Het opnemen van een ontwikkelingsperspectief in de screening op psychopathologie heeft haast automatisch tot een meerdimensionele benadering geleid. Immers, problemen van kinderen en jongeren variëren sterk door de tijd heen, zijn vaak gebonden aan bepaalde levensfasen, psychosociale stressoren, te verwerven vaardigheden of te vervullen ontwikkelingstaken. Men kan deze aan de ontwikkeling inherente variatie het best begrijpen vanuit een operationalisatie van psychopathologie in termen van stoornisdimensies. Classificatie van deviante ontwikkeling bij kinderen en jongeren in dimensies is minder dwingend dan classificatie in categorieën en sluit meer aan bij de plasticiteit die het gedrag in deze levensfasen kenmerkt. Dit alles heeft geleid tot het ontstaan van dimensionele classificatiemodellen.

Het categorische denken heeft vooral de ontwikkeling van klinisch-psychiatrische classificatiesystemen gestimuleerd, het dimensionele denken vooral de ontwikkeling van empirisch-statistische systemen. In de klinische praktijk in Nederland en Vlaanderen hebben in de loop der jaren twee belangrijke classificatiesystemen ingang gevonden: het DSM-systeem (American Psychiatric Association, 2013) en het ASEBA-systeem (Achenbach & Rescorla, 2006). Het

DSM-systeem kan gelden als een prototypische toepassing van het categorische model, het ASEBA-systeem als een prototype van het dimensionele model. Beide systemen hebben deels dezelfde, deels verschillende uitgangspunten en achterliggende theoretische assumpties. Ook het door de Wereldgezondheidsorganisatie ondersteunde ICD-systeem (International Classification of Diseases) wordt op vele plaatsen in de wereld gebruikt. Dit systeem is aan zijn tiende editie toe en zal in 2017 worden geactualiseerd (▶ http://www.who.int/classifications/icd/en/).

9.2.2 Twee prototypische classificatiesystemen

Het DSM-systeem

Het DSM-systeem is een systeem om problematiek van individuen te beschrijven en te classificeren in stoorniscategorieën. Het systeem behoort toe aan de American Psychiatric Association en is sinds kort aan zijn vijfde editie toe (American Psychiatric Association, 2013). Deze versie is een grondige revisie van de vorige editie, de DSM-IV, waarvan de eerste versie ongeveer twee decennia geleden werd gepubliceerd.

De DSM-5 geeft een overzicht van alle tot dusver in de westerse wereld erkende klinische stoornissen en andere aandoeningen die een reden voor zorg kunnen zijn. Ze worden aangeduid als *mental disorders* en verwijzen naar syndromen op het gebied van cognitie, emotieregulatie en/of gedrag, die tot gevolg hebben dat een persoon en/of zijn omgeving een ernstig lijden ondervinden en er een significant disfunctioneren is op persoonlijk, sociaal en professioneel (of bij minderjarigen: schools) vlak. Behalve klinische stoornissen worden in het systeem ook condities onderkend die reden tot zorg kunnen zijn, bijvoorbeeld relationele problemen, fysieke kindermishandeling, verwaarlozing van een kind enzovoort.

Het DSM-systeem is bedoeld voor alle leeftijden, alhoewel sommige stoorniscategorieën (bijvoorbeeld zindelijkheidsstoornissen, dementie) leeftijdsgebonden zijn. Stoornissen worden omschreven in termen van criteria of kernsymptomen. Ook duur en frequentie van symptomen worden meestal in de taxatie betrokken. Wanneer een bepaald aantal symptomen van een stoorniscategorie bij een individu positief kan worden gescoord, kan de stoorniscategorie worden toegekend en een formele diagnose worden gesteld. De kernsymptomen en ook het aantal kernsymptomen dat aanwezig dient te zijn voor een onderkennende diagnose, werd eerst bij consensus door panels van experts vastgelegd en nadien door empirisch onderzoek getoetst.

Het DSM-systeem is een beschrijvend en een gedecontextualiseerd systeem. Met beschrijvend wordt bedoeld dat er geen oorzaken van klinische stoornissen werden opgenomen in het systeem. Er is geen aandacht voor etiologie en pathogenese, het gaat enkel om beschrijvingen van gedragingen of klachten (symptomen). Anders gezegd: als een persoon bijvoorbeeld beantwoordt aan de criteria van de 'Gegeneraliseerde angststoornis' weten we niet waar die angst vandaan komt en wat er de oorzaak van is. Met gedecontextualiseerd bedoelen we dat het DSM-systeem alleen inzoomt op klinische symptomen en niet op sterke kanten van een persoon of krachten in de omgeving. Het systeem richt zich slechts op een deel van het gehele plaatje. Ook is er bijvoorbeeld geen aandacht voor de cultuur van een persoon. Het systeem is westers en niet zomaar toepasbaar bij personen uit niet-westerse culturen. Van deze beperking zijn de ontwikkelaars van het systeem zich overigens bewust. Zij hebben in de DSM-5 (en ook in de vorige editie) een *Cultural formulation interview* opgenomen, dat de clinicus kan helpen om gedragingen en klachten (symptomen) te kaderen in de culturele context van de cliënt en zo moet leiden tot een meer cultuursensitieve diagnostiek.

Het ASEBA-systeem

Dit systeem werd in de jaren zestig van de vorige eeuw ontwikkeld door de Amerikaanse psycholoog Achenbach (zie ► www.aseba.org en Achenbach, 2009; Achenbach & McConaughy, 2003; Achenbach & Rescorla, 2006) en is sindsdien diverse malen geüpdatet. Het bestaat uit gedragsvragenlijsten, waarvan de meest bekende zijn de Child Behavior Checklist (CBCL, 120 items in te vullen door ouders van kinderen tussen 6 en 18 jaar, met een aparte versie voor 1,5- tot 5-jarigen), de Teacher Report Form (TRF, 120 items in te vullen door leerkrachten voor leerlingen tussen 6 en 18 jaar, met een aparte versie voor 1,5- tot 5-jarigen) en de Youth Self-Report (YSR, 118 items in te vullen door kinderen vanaf 11 jaar, met aparte versies voor jongvolwassenen en volwassenen)[1]. Elk item dient te worden gescoord met 0 = helemaal niet van toepassing, 1 = een beetje of soms van toepassing of 2 = duidelijk of vaak van toepassing. De bedoeling is om over het gedrag van individuen informatie te vergaren uit verschillende bronnen en deze dan te beoordelen op gelijkenissen en verschillen. Op die manier wordt een globale indruk van de problematiek verkregen.

Aan de hand van statistische technieken werden in deze schalen clusters van vaak samen voorkomende probleemgedragingen afgebakend. Deze werden ondergebracht in 8 syndroomschalen en vormen een empirisch-statistisch classificatiesysteem. Voor de 6- tot 18-jarigen zijn er de schalen: teruggetrokken/depressief, lichamelijke klachten, angstig/depressief, sociale problemen, denkproblemen, aandachtsproblemen, regelovertredend gedrag en agressief gedrag. De eerste drie syndroomschalen werden gegroepeerd in de hogere-ordeschaal internaliserend probleemgedrag, de laatste twee syndroomschalen in de hogere-ordeschaal externaliserend probleemgedrag. Verder kan nog een totale probleemscore worden berekend.

De nieuwste versie bevat ook DSM-georiënteerde subschalen die verwijzen naar bepaalde stoorniscategorieën uit de DSM-IV-TR, de vorige versie van het DSM-systeem (American Psychiatric Association, 2000). In de versie voor 1,5- tot 5-jarigen zijn dit de subschalen:

1. affectieve stoornissen (depressieve stoornis, dysthyme stoornis);
2. angststoornissen (gegeneraliseerde angststoornis, separatieangststoornis, specifieke fobie);
3. pervasieve ontwikkelingsstoornissen (autistische stoornis, stoornis van Asperger);
4. aandachtstekortstoornissen (overwegend onoplettendheidtype, overwegend hyperactief-impulsieftype);
5. oppositioneel opstandige gedragsstoornis.

In de versie voor 6- tot 18-jarigen:

6. affectieve stoornissen (depressieve stoornis, dysthyme stoornis);
7. angststoornissen (gegeneraliseerde angststoornis, separatieangststoornis, specifieke fobie);
8. aandachtstekortstoornissen (overwegend onoplettendheidtype, overwegend hyperactief-impulsieftype);
9. gedragsstoornis;
10. oppositioneel-opstandige gedragsstoornis;
11. somatische stoornissen (somatisatiestoornis, ongedifferentieerde somatoforme stoornis).

Alle (sub)schalen werden genormeerd. De scores worden gevisualiseerd in een gedragsprofiel, zodat men kan zien wanneer een score afwijkt van de norm en het kind ernstige gedragspro-

---

1   Het ASEBA-systeem heeft ook schalen voor (jong-)volwassenen en ouderen. Een bespreking van deze schalen valt buiten het bestek van deze bijdrage. Meer informatie is te vinden op ► www.aseba.org.

blemen vertoont. Voor de syndroom- en DSM-georiënteerde schalen werd de klinische grens-score vastgelegd op percentiel 98. Kinderen die scores boven dit percentiel hebben (volgens de betreffende informant), vertonen problemen die verdere professionele aandacht en zorg behoeven. Voor de totale probleemscore en de schalen externaliseren en internaliseren is de klinische grensscore percentiel 90.

Omdat er vragenlijsten zijn voor verschillende informanten, kan gemakkelijk een crossin-formantperspectief worden gehanteerd. Bij problemen op school kan men de leerkracht (even-tueel meerdere leerkrachten) een TRF laten invullen en deze informatie aanvullen met ouder- (CBCL) en zelfrapportering (YSR). Het computerprogramma helpt om een vergelijking tussen verschillende informanten te maken door aan te geven hoe groot de overeenkomst is die ge-middeld (bijvoorbeeld tussen moeders en vaders, jongere en leerkracht) kan worden verwacht en in welke mate er in een concreet geval van wordt afgeweken.

De laatste jaren hebben Achenbach en zijn collega's zich beziggehouden met het uitvoeren van grootschalige crossnationale en multiculturele vergelijkingen. Dit laatste onder andere vanuit de vraag hoe groot verschillen in probleemgedrag van kinderen en jongeren uit ver-schillende landen en culturen nu eigenlijk zijn en welke implicaties dit heeft voor de normen. Mogen de Amerikaanse normen bijvoorbeeld gebruikt in anderen landen/culturen of dient elk land/elke cultuur zijn eigen normen op te stellen? Uit verschillende vergelijkingen, zowel van ouder-, leerkracht- als zelfrapportages, is gebleken dat het in de meeste gevallen niet nodig is om nieuwe normen te ontwikkelen en dat de bestaande (Amerikaanse) normen in de meeste landen kunnen worden gebruikt, enkele uitzonderingen daargelaten.

Zeer recent, kort na het verschijnen van de DSM-5, zijn Achenbach en collega's begonnen met een revisie van de DSM-georiënteerde schalen. Er werd geoordeeld dat slechts minimale veranderingen ten opzichte van de al bestaande schalen dienden te worden aangebracht om het systeem conform te maken aan het DSM-5-systeem, in het bijzonder in de schaal 'angststoor-nissen' (alle leeftijden) en de schaal 'somatische stoornissen' (leeftijd 6-18). Deze update leidde tot een nieuwe versie van de 'DSM-Oriented Guide for the Achenbach System of Empirically Based Assessment' (Achenbach, 2013).

Box 9.1 Longitudinaal onderzoek met het ASEBA-systeem

Het ASEBA-systeem leent zich door zijn structuur, brede leeftijdsbereik en gebruiksvrien-delijkheid zeer goed tot longitudinaal onderzoek. Het is daarom niet te verwonderen dat heel wat studies waarin gegevens van meerdere meetmomenten worden gebruikt – bij-voorbeeld om de ontwikkeling van risicokinderen te volgen of interventies te evalueren – dit systeem gebruiken. In de bibliografie van de meer dan 7000 studies die tot dusver met behulp van het ASEBA-systeem werden uitgevoerd (zie ▶ www.aseba.org), zijn tal van voor-beelden te vinden.

In Nederland hebben Verhulst en collega's grootschalig longitudinaal onderzoek ver-richt naar de ontwikkeling van probleemgedrag in bevolkingsgroepen. Gedurende vele jaren werden (risico)kinderen gevolgd tot in de volwassenheid (zie o.a. Hofstra e.a., 2000; Reef e.a., 2010). De resultaten van deze onderzoeken toonden aan dat probleemgedrag, met name externaliserende problemen (dit zijn problemen die in eerste instantie storend zijn voor de omgeving, bijvoorbeeld agressief gedrag), erg stabiel zijn door de tijd heen. Ze kunnen uitmonden in ernstig disfunctioneren en DSM-stoornissen, wanneer niet tijdig hulp wordt gezocht.

Ook in de Generation R-studie wordt het ASEBA-systeem gebruikt (zie ▶ www. generationr.nl). In dit onderzoek wordt de groei, ontwikkeling en gezondheid van 10.000

kinderen uit Rotterdam, die werden geboren tussen 2002 en 2006, gevolgd. Interessant in dit onderzoek is dat de beschrijvende gedragsprofielen die met het systeem worden gegenereerd kunnen worden gekoppeld aan diverse biologische variabelen waarvan we weten dat ze impact hebben op gedrag, bijvoorbeeld cortisol (gemeten via speeksel of haar) of hersenactiviteiten (gemeten via fMRI's). Ook de uitkomsten van moleculair genetisch onderzoek kunnen aan de ASEBA-gedragsprofielen worden gelinkt.

Verder bewijst het ASEBA-systeem vaak goede diensten in (gecontroleerde) interventiestudies. Eén voorbeeld uit de vele vinden we bij Spence e.a. (2006). Deze onderzoekers gingen via een gerandomiseerde opzet na of cognitieve gedragstherapie bij 7- tot 14-jarige kinderen eenzelfde effect had wanneer dit werd aangeboden via internet dan wel via consultatie in een polikliniek. De CBCL-scores van kinderen behandeld via internet en regulier behandelde kinderen verschilden niet significant van elkaar, ook niet na één jaar. De onderzoekers besloten dat behandeling van angststoornissen via internet een zinvol alternatief kan zijn.

9.2.3 Overeenkomsten tussen klinisch-psychiatrische en empirisch-statistische systemen

Of men nu classificeert vanuit een categorisch of een dimensioneel model, telkens gaat het om een classificatie op gedragsniveau. Men groepeert alleen gedragingen (symptomen) en kijkt niet naar hun achterliggende oorzaken, noch naar hun betekenis in de maatschappij of cultuur waarin ze zich voordoen. Het zijn dus beschrijvende (fenotypische) en geen etiologische classificaties.

Bovendien zijn de classificaties a-theoretisch van opzet: ze steunen niet op een theorie over het ontstaan, beloop en behandelen van problemen en stoornissen. Het enige dat men zou kunnen zeggen (en dat is tegelijkertijd een verschilpunt tussen beide systemen) is dat klinisch-psychiatrische systemen eerder aanleunen bij medische modellen en empirisch-statistische systemen meer bij psychologische modellen. In de praktijk betekent de a-theoretische opzet dat clinici en onderzoekers beide systemen doorgaans probleemloos kunnen integreren in hun betekeniskaders.

Zowel klinisch-psychiatrische als empirisch-statistische systemen hebben een degelijke wetenschappelijke onderbouwing. Er is over beide soorten systemen een stroom aan publicaties te vinden. Wanneer systemen worden gereviseerd, zoals in het geval van het DSM-systeem, wordt dit zeer grondig en langdurig voorbereid. Ook de validiteit van de stoornisdimensies van het ASEBA-systeem werd onderzocht (zie Achenbach & McConaughy, 2003 en ▶ www.aseba.org voor de bibliografie van ASEBA-studies).

Beide soorten systemen zijn in vele talen beschikbaar en wereldwijd verspreid. Ze worden in vele delen van de wereld ook actief gebruikt. Toch kampen ze met eenzelfde probleem: zijn de stoorniscategorieën of -dimensies universeel toepasbaar en zijn de systemen cultuursensitief genoeg? We weten dat in andere culturen vaak anders wordt gedacht over ziek zijn, afwijkend gedrag, pathologie enzovoort en dat hiervoor ook andere verklaringen worden gegeven. Wat bijvoorbeeld het DSM-systeem betreft, stelt men vast dat bepaalde stoorniscategorieën typisch westers zijn (bijvoorbeeld anorexia nervosa) of anders worden geduid in andere culturen (bijvoorbeeld posttraumatische stressstoornis) en dat er cultuurspecifieke stoornissen bestaan (bijvoorbeeld arctische hysterie, een vorm van ernstig neurotisch gedrag dat men ziet optreden in Eskimoculturen en verband zou houden met het koude klimaat), die niet in het systeem als zodanig werden opgenomen. Wat bijvoorbeeld het ASEBA-systeem betreft, werden diverse crossnationale en crossculturele vergelijkingen uitgevoerd. Crijnen, Achenbach en Verhulst (1997, 1999) deden onderzoek naar CBCL-profielen van ongeveer 14000 kinderen uit 12 landen/regio's. Naast vele gelijkenissen in de ouderlijke perceptie van problemen bij kinderen en jongeren, werden ook enkele (cultuurgerelateerde) verschillen genoteerd. In een meer recent verleden analyseerden Rescorla en collega's (Rescorla e.a., 2007a, b, c) CBCL-, TRF- en YSR-profielen van tienduizenden kinderen en jongeren (CBCL: 31 landen/regio's, TRF: 21 landen/regio's, YSR: 24 landen/regio's). Culturele verschillen waren beperkt in aantal en omvang, zowel op de totaleproblemenschaal als de diverse syndroomschalen en de DSM-georiënteerde schalen. Verder werd in de meeste landen/regio's en voor verschillende leeftijdsgroepen een voldoende fit gerapporteerd met de originele factorstructuur van de 2001 versies van CBCL, TRF en YSR (Ivanova e.a., 2007a, b, c).

9.2.4 Verschillen tussen klinisch-psychiatrische en empirisch-statistische systemen

Klinisch-psychiatrische systemen worden gekenmerkt door:
- een 'alles of niets'-opvatting over problemen en stoornissen. Per stoorniscategorie wordt een aantal gedragssymptomen omschreven en wordt bepaald hoeveel symptomen aanwezig dienen te zijn opdat de stoornis als aanwezig kan worden gescoord. De aanwezigheid van een stoornis hangt tevens af van de duur en/of frequentie van de symptomen. Wanneer een persoon bepaalde symptomen van een stoorniscategorie manifesteert maar niet het minimumaantal dat in de klinische ondergrens wordt omschreven, wordt de stoornis niet gesteld. Hetzelfde geldt wanneer de minimumduur en/of -frequentie niet wordt bereikt. In sommige gevallen kunnen de problemen van de persoon dan helemaal niet worden gescoord in het systeem, in andere gevallen worden ze gescoord als 'aanpassingsstoornissen' of 'psychosociale reacties op stress'.
- een top-down benadering om stoorniscategorieën te definiëren en af te bakenen. Problemen en stoornissen werden eerst bij consensus door klinische experts in categorieën ondergebracht en vervolgens in veldonderzoek op hun validiteit getoetst.
- de stoorniscategorieën zijn inhoudelijk onderscheiden van elkaar en in principe mutueel exclusief. Dit betekent dat symptomen gekoppeld zijn aan één stoorniscategorie en er geen overlap is van symptomen tussen categorieën onderling. Er wordt verondersteld dat iedere stoornis verschillende oorzaken heeft (ook al zijn deze op het moment dat het systeem werd ontwikkeld nog niet volledig bekend) en comorbiditeit (het samen voorkomen van stoorniscategorieën) wordt beschouwd als een probleem.

Empirisch-statistische systemen worden gekenmerkt door:
- de opvatting dat problemen en stoornissen gradaties kennen van ernst, duur en frequentie. Gedragssymptomen worden ondergebracht in stoornisdimensies. Er wordt aangenomen dat mensen een verschillende en unieke positie op deze dimensies innemen, dat deze posities variëren naargelang de ontwikkelingsfase waarin een persoon zich bevindt en worden beïnvloed door intra-, inter- en contextuele factoren. De symptomen van een persoon worden vergeleken met het gemiddelde en de variatie van zijn leeftijdsgroep. Er wordt naar gestreefd om de gradaties van aanwezige symptomen in beeld te brengen; stoornisdimensies worden niet beschouwd als 'alles of niets'-categorieën maar als gedragsprototypes waarmee het geobserveerde gedragsbeeld slechts zeldzaam volledig zal samenvallen.

— een bottom-up benadering om stoornisdimensies te definiëren en af te bakenen. Eerst wordt de statistische samenhang tussen symptomen onderzocht in grote steekproeven en vervolgens worden op basis van statistische datareductietechnieken dimensies of clusters van significant met elkaar samenhangende symptomen geformuleerd.

— stoornisdimensies die onderscheiden zijn van elkaar, maar niet noodzakelijk mutueel exclusief. Gedragssymptomen kunnen terug te vinden zijn bij meer dan één stoornisdimensie. Het hoeft niet zo te zijn dat verschillende stoornisdimensies verschillende oorzaken hebben en comorbiditeit wordt als vanzelfsprekend beschouwd.

9.3   Implicaties voor diagnostiek: concretisering van beide systemen in diagnostische instrumenten

Wanneer men gaat kijken welke diagnostische instrumenten er kunnen worden gebruikt voor de assessment van psychopathologie, zal men merken dat genoemde tweedeling terug te vinden is. Sommige instrumenten werden duidelijk vanuit een dimensioneel model ontwikkeld, andere vanuit een categorisch model.

Het ASEBA-systeem werd genoemd als voorbeeld van werken vanuit het dimensionele model. Dit is een brede-bandsysteem, dat uitstekend geschikt is voor een algemene screening in de verkennende fasen van het diagnostisch proces. Een ander voorbeeld van een brede-bandinstrument is de *Strengths and Difficulties Questionnaire* (SDQ; zie voor de Nederlandse vertaling, ▶ www.sdqinfo.com). De SDQ bestaat uit vijf subschalen van telkens vijf items: gedragsproblemen (i.c. externaliserende problemen), emotionele problemen, aandachtsproblemen, relatieproblemen met leeftijdgenoten en prosociaal gedrag. Behalve totaal- en subschaalscores kan nog worden berekend of een kind problemen vertoont die niet meer behoren tot de normale variatie aan probleemgedrag bij kinderen (dit gebeurt aan de hand van cut-offscores) en wat de impact is van problemen op kind, gezin en omgeving. De SDQ heeft een ouder-, leerkracht- en kindversie. De compacte vorm maakt het instrument zeer bruikbaar voor screening in grote groepen, zowel in klinische praktijk als onderzoek. De auteur (Goodman, 1997, 2001) ziet de SDQ als een alternatief voor de ASEBA-schalen en wijst op de voordelen van de compacte vorm van de schalen. Deze compactheid houdt echter zekere beperkingen in. Diagnostisch gezien leveren de schalen minder gedifferentieerde informatie op over de aard van problemen dan het meer uitgebreide ASEBA-systeem. Verder is er geen link naar het DSM-systeem. Sterke elementen van de SDQ zijn de aanwezigheid van een subschaal prosociaal gedrag (die een zicht geeft op de sterke kanten van een kind) en een meting van de impact van de problemen.

Vanuit het dimensionele model werden daarnaast meer specifieke diagnostische instrumenten ontwikkeld die zich richten op bijvoorbeeld angst, aandacht, stemming. Voorbeelden van zulke instrumenten zijn:

— *Children Depression Inventory* (CDI; Timbremont, Braet & Roelofs, 2008);
— *Screen for Child Anxiety Related Emotional Disorders* (SCARED-R; Muris & Steerneman, 2001);
— ADHD-vragenlijst (Scholte & Van der Ploeg, 2005);
— vragenlijst voor gedragsproblemen bij kinderen (VvGK; Oosterlaan e.a., 2008).

Vanuit het categoriale model werden bijvoorbeeld (semi)gestructureerde interviews ontwikkeld vanwaaruit rechtstreeks aan DSM-classificatie kan worden gedaan. Voorbeelden zijn:

— *Child Assessment Schedule* (CAS; Grietens & Hellinckx, 1993);
— *Diagnostic Interview Schedule for Children* (DISC; Ferdinand & Van der Ende, 2000);

- *Schedule for Affective Disorders and Schizophrenia for school age children* (Kiddie-SADS; Reichart, Walls & Hillegers, 2000);
- Gestructureerd klinisch interview voor DSM-IV-kindversie (KID-SCID; Dreessen, Stroux & Weckx, 1998);
- *Anxiety disorders interview schedule for DSM-IV* (Siebelink & Treffers, 2001).

Deze interviews zijn echter gebaseerd op vorige versies van het DSM-systeem en daardoor enigszins verouderd en aan een herziening en afstemming met de DSM-5 toe.

9.4 Een kritisch-evaluatieve analyse van beide systemen

Kendell (2002) beweert dat classificatiesystemen van psychopathologie aan vijf criteria moeten voldoen. Ze moeten:
1. begrijpelijk, dus transparant zijn;
2. voldoende gebruiksvriendelijk zijn;
3. een voldoende oplossing bieden voor het probleem van klinische significantie;
4. betrouwbaar zijn;
5. valide zijn.

Aan de hand van deze criteria wordt nu geprobeerd een algemene kritisch-evaluatieve analyse te maken van de twee soorten classificatiesystemen voor psychopathologie bij kinderen en jongeren.

Voor wat de begrijpelijkheid betreft verschillen klinisch-psychiatrische en empirisch-statistische classificatiesystemen niet zoveel van elkaar. Klinisch-psychiatrische systemen zoals de DSM-5 zijn eenvoudig in het doel dat ze beogen: een formele diagnose stellen aan de hand van operationele stoorniscategorieën en criteria van ernst, duur en frequentie. Ze zijn evenwel complex omdat ze veel categorieën en subcategorieën bevatten en er vele, vaak niet altijd even duidelijk geoperationaliseerde scoringsregels zijn. Empirisch-statistische classificatiesystemen, zoals het ASEBA-systeem, lijken door hun heldere structuur en opbouw minder op een kluwen, maar de manier waarop ze tot stand zijn gekomen (i.c. de statistische achtergrond waarop ze berusten) is vaak complex. Enige kennis van datareductietechnieken is onontbeerlijk wil men inzicht krijgen in de structuur en doelstellingen van deze systemen.

Inzake gebruiksvriendelijkheid is het eveneens moeilijk om beide soorten systemen fundamenteel van elkaar te differentiëren. Het feit dat ze beide veelvuldig in uiteenlopende praktijksettings worden gebruikt bewijst dit. Uiteraard kan de gebruiksvriendelijkheid van systemen altijd beter, maar ze mag niet ten koste gaan van de inhoud en men dient te beseffen dat het veld van psychopathologie zeer breed en complex is.

Kendells derde criterium (welke oplossing biedt men voor de kwestie rond klinische significantie) laat wel verschillen tussen beide soorten systemen zien. Hier kampen modellen vanuit het categorische denken met een fundamenteel probleem dat niet aanwezig is in dimensionele modellen. Zij moeten per definitie operationeel maken wanneer problemen stoornissen worden en zoveel afwijken van de gewone variatie dat klinisch ingrijpen noodzakelijk wordt. Dit is op het domein van de psychopathologie bij kinderen en jongeren vaak een heikel punt. Waar ligt de grens tussen pathologie en normale reacties op psychosociale stress? Wanneer dit niet duidelijk is en stoornissen dus onvoldoende helder worden gedifferentieerd en afgebakend van de normale variatie aan stressreacties, kan dit tot foute classificaties leiden (zie ▶ box 9.2), bijvoorbeeld een overidentificatie van stoornissen. De hoge prevalenties van bepaalde psychiatrische stoornissen zijn volgens sommige critici hieraan te wijten, al wordt dit door anderen (zie Kendell, 2002) dan weer betwist. In het DSM-systeem wordt klinische significantie op een kwantitatieve wijze geoperationaliseerd. Per stoorniscategorie wordt een aantal gedragssymptomen vooropgesteld, evenals een bepaalde tijdsduur en frequentie van symptomen. Men zou hier om het klinische significantieprobleem op te lossen kwalitatieve criteria aan kunnen toevoegen, zoals de impact die de problemen hebben op kind, gezin en omgeving of de aanwezige nood aan behandeling. Een instrument als de Heerlense Ernsttaxatieschaal (Steerneman & Pelzer, 2000) gaat nog een stap verder door de ernst en impact van problemen te kwantificeren. Men zou, net zoals in het ICD-10-systeem, de kwalificatie kunnen differentiëren door de term 'handicap' in te voeren of proberen de mate van belemmering (*impairment*) die problemen met zich meebrengen te meten (Fabiano e.a., 2006). Al deze ingrepen lossen de fundamentele kwestie – waar een stoornis zich onderscheidt van de normale variatie aan problemen die zich bij kinderen en jongeren kunnen voordoen – echter niet volledig op. Integendeel, de genoemde kwalificaties zijn gebonden aan de waarden en normen van een samenleving en daarom moeilijk te generaliseren naar een universeel bruikbaar systeem. Het klinische significantieprobleem hangt dus samen met het definiëren en afbakenen van stoornissen en daarom ook indirect met het comorbiditeitsvraagstuk. In categorische modellen is comorbiditeit tussen stoornissen een reëel probleem, zeker wanneer ze worden gevoed door het neo-Kraepeliniaanse gedachtegoed; hoe meer comorbiditeit, hoe slechter de definitie, lijkt het wel. Betere definities en exactere afstelling van de klinische significantiecriteria kunnen dit probleem oplossen. In dimensionele modellen wordt comorbiditeit niet als problematisch beschouwd, maar als een empirisch gegeven dat de grote variatie aan psychopathologie illustreert. Er bestaan ondertussen formules om de klinische significantie van een score te berekenen, wat in ieder geval transparantie binnen het dimensionele kader garandeert. Daartoe wordt de score van een individueel kind vergeleken met de norm, waarbij de standaarddeviatie en de standaarderror van een test meespeelt.

> ### Box 9.2 Het probleem van de foute classificaties
>
> Wanneer men via categorische weg diagnoses stelt, rijst telkens de vraag naar de juistheid van de diagnose. Aan elke diagnosestelling is een foutenrisico verbonden. Een andere clinicus kan bijvoorbeeld op basis van dezelfde informatie een andere DSM-diagnose stellen, omdat de criteria bij de stoorniscategorieën elkaar niet volledig uitsluiten. Eenzelfde clinicus zou bij gebruik van verschillende instrumenten tot een andere DSM-diagnose kunnen komen, omdat instrumenten die pretenderen eenzelfde syndroom (bijvoorbeeld angst, aandacht) te meten dit in realiteit niet altijd doen en de meeste syndromen uit meerdere componenten bestaan (zo bevat aandacht componenten van concentratie en impulsiviteit/hyperactiviteit). Hoe groot de foutenmarge precies is, weet men niet altijd.
>
> Hetzelfde probleem doet zich voor wanneer men dimensionele schalen (bijvoorbeeld de ASEBA-schalen) op een categorische manier gebruikt (bijvoorbeeld aan de hand van klinische grensscores). Dan kan men wel berekenen hoeveel foute classificaties er worden gemaakt. De fouten gaan in twee richtingen. Men kan de stoornis over het hoofd zien en dus kinderen met een stoornis niet identificeren (dit zijn de 'vals-negatieven') of, omgekeerd, ten onrechte een stoornis bij kinderen identificeren (dit zijn de 'vals-positieven'). Afhankelijk van wat men met de meting beoogt, kan men de klinische grensscores variëren. Wil men, bijvoorbeeld in het kader van screening op kinderen met een risicovolle ontwikkeling, een zeer sensitieve meting (dit wil zeggen dat men zo veel mogelijk kinderen met een stoornis wil identificeren), dan zal het instrument automatisch minder specifiek worden

(men zal dan in feite overidentificeren en een aantal kinderen zonder stoornis ten onrechte identificeren). Wil men een specifieke meting en enkel die kinderen identificeren van wie men praktisch zeker is dat ze een stoornis hebben, dan zal het instrument automatisch minder sensitief worden (men gaat onderidentificeren, een aantal kinderen met de stoornis wordt niet geïdentificeerd).

Het vraagstuk van de foute classificaties is intrigerend maar nooit volledig op te lossen. Belangrijk is dat men zich van de risico's bewust is en probeert de foutenmarge te berekenen. Van vele instrumenten werden reeds de sensitiviteit en specificiteit berekend. Voor studies over het ASEBA-systeem kan men terecht op de website ▶ www.aseba.org.

Box 9.3 Sensitiviteit van de Children Depression Inventory

Een mooi voorbeeld van onderzoek over dit thema vindt men bij Timbremont, Braet en Dreessen (2004). Deze auteurs gingen de sensitiviteit na van de *Children Depression Inventory* (CDI). In een klinische steekproef van 80 kinderen tussen 8 en 18 jaar werd de Nederlandse versie van de CDI (Timbremont, Braet & Dreessen, 2004) en het gestructureerd klinisch interview voor DSM-IV-kindversie (KID-SCID; Dreessen, Stroux & Weckx, 1998) afgenomen. Op basis van de classificerende diagnoses met dit interview werd de klinische bruikbaarheid van de CDI nagegaan om depressieve stoornissen te voorspellen. Hierbij werd gebruikgemaakt van de klinische grensscores van de CDI (de laagste grensscore is dertien, de hoogste negentien) en via een ROC-analyse gezocht naar een 'optimale' klinische grensscore, dit is een score waarbij de sensitiviteit en de specificiteit in de meest wenselijke verhouding tot elkaar staan en er in totaal het minste aantal foute classificaties wordt gemaakt. Wanneer dertien als grensscore werd vooropgesteld, werden vele vals-positieven gemeld en werd er dus overgeïdentificeerd. Bij negentien als grensscore waren er dan weer vele vals-negatieven, hetgeen leidde tot onderidentificatie. Een grensscore van zestien weerspiegelde een optimale relatie tussen sensitiviteit en specificiteit. De auteurs pleitten voor een gedifferentieerd gebruik van de klinische grensscores van de CDI: in een klinische steekproef kan een lagere grensscore worden gebruikt om kinderen of jongeren die voor interventie in aanmerking komen te identificeren, terwijl in een bevolkingssteekproef het met het oog op algemene screening op depressie eerder wenselijk is de hogere grensscore te gebruiken.

Inzake betrouwbaarheid en validiteit ten slotte zijn er steeds minder verschillen tussen beide soorten systemen te noteren. Vroeger werd klinisch-psychiatrische systemen als het DSM-systeem verweten dat ze te weinig valide waren. De stoorniscategorieën waren immers top-down en bij consensus tussen clinici vastgelegd, en aanvankelijk waren de categorieën niet getoetst in empirisch onderzoek. Vooral het gegeven dat alles op consensus berust, lokte kritiek uit. Men weet immers hoe gering de overeenkomst in oordeel is tussen clinici onderling. Tegenwoordig wordt deze kritiek minder gehoord, omdat vele stoorniscategorieën empirisch werden gevalideerd en, indien nodig, verfijnd. De zorg die hieraan wordt besteed is zeer groot, het aantal empirische studies imposant. Toch blijft het probleem van de hoge comorbiditeit tussen stoornissen onderling een minpunt van klinisch-psychiatrische systemen.

9.5   Naar een integratie van modellen?

9.5.1   Dynamische ontwikkelingen in het DSM-systeem

Het DSM-systeem heeft sinds zijn ontstaan een hele evolutie doorgemaakt. Het systeem mag dan al een prototype van een op het categorisch model geïnspireerd classificatiesysteem zijn, het wordt toch al sinds enige tijd gekenmerkt door een zekere dimensionaliteit. De aandacht die de ontwikkelaars van het systeem hebben voor pathologie bij kinderen en jongeren is met de jaren toegenomen, evenals het aantal stoorniscategorieën voor minderjarigen. Zo is er bijvoorbeeld een groep stoornissen geïdentificeerd die meestal voor het eerst op zuigelingenleeftijd, kinderleeftijd of in de adolescentie gediagnosticeerd worden. De aandacht voor pathologie bij kinderen en jongeren heeft onvermijdelijk het ontwikkelingsperspectief, en dus ook het dimensionele denken, het systeem binnengebracht.

De laatste jaren is het dimensionele denken steeds explicieter aanwezig in het DSM-systeem. Dat was reeds het geval in de DSM-IV, onder andere in de inleiding van het boek wordt de discussie al vermeld en ook in de *Sourcebooks* (zie voor DSM-IV Widiger e.a., 1994). Ook in de aanloop naar de revisie van het DSM-systeem werd duidelijk dat het dimensionele denken meer aandacht krijgt (Kupfer, First & Regier, 2002). Dat heeft geleid tot een aantal vernieuwingen in de DSM-5 in de vorm van dimensionele (online beschikbare) metingen voor verschillende klachten en problemen bij kinderen en hun omgeving (bijvoorbeeld over angst, depressie, somatische klachten). Deze laten een meer gedifferentieerde en stapsgewijze diagnostiek toe en leiden tot meer genuanceerde uitspraken dan de 'alles of niets'-uitspraken vanuit de categoriale aanpak (zie ▶ www.psychiatry.org/practice/dsm/dsm5/online-assessment-measures#Level1). Ook het gegeven dat een aantal stoorniscategorieën wordt gedefinieerd als 'spectrumstoornissen' (bijvoorbeeld autisme) illustreert de invloed van de dimensionele benadering.

Ten slotte vermelden we dat er de laatste jaren verschillende, voor de klinische praktijk zeer bruikbare op stoorniscategorieën gebaseerde dimensionele schalen werden ontwikkeld, bijvoorbeeld voor aandachtstekortstoornis met hyperactiviteit, depressie, angst, gedragsstoornis. Een voorbeeld hiervan zijn de volgens een top-down benadering geconstrueerde *symptom inventories* (zie voor een overzicht Gadow & Sprafkin, 2005; zie ook Markon, Chmielewski & Miller, 2011).

9.5.2   Dynamische ontwikkelingen in het ASEBA-systeem

Het ASEBA-systeem is een typisch empirisch-statistisch classificatiesysteem, dat werd geconcipieerd vanuit een dimensionele benadering van pathologie bij kinderen en jongeren. Omdat het een brede-bandsysteem is waarin zeer uiteenlopende gedrags- en emotionele problemen worden uitgevraagd, kan het ASEBA-systeem het beste aan het begin van het diagnostisch proces worden gebruikt, in de fase van klachtverheldering en probleeminventarisatie. Wanneer zich een diffuus klachtenpatroon aandient (bijvoorbeeld een kind wordt aangemeld vanwege verstrooidheid en problemen in verband met aandacht, maar er komen tijdens het eerste gesprek reeds andere problemen naar voren, bijvoorbeeld rond stemming en sociale omgang), dan kan gebruik van het systeem hypothesegenererend zijn. Wanneer men de vragenlijsten van meerdere informanten heeft afgenomen, kan men een crossinformantvergelijking doen (bijvoorbeeld, wordt de verstrooidheid ook door de leerkracht gemeld of enkel door de ouders; geven zowel moeder als vader stemmingsproblemen aan?). Wanneer na afname van de schalen gerichte hypothesen kunnen worden geformuleerd over de aanwezigheid van stoornissen, kunnen deze worden getoetst aan de hand van instrumenten geconstrueerd vanuit het categorische of dimensionele model.

Het ASEBA-systeem wijkt evenwel op twee belangrijke punten af van het dimensionele model in de richting van een categorische benadering. De eerste afwijking van het dimensionele model is reeds vanaf de eerste versies van het systeem aanwezig. Achenbach, en na hem vele andere dimensionalisten, hebben namelijk een concessie gedaan aan het categorische denken over psychopathologie door het introduceren van klinische grensscores (cut-offscores) in hun vragenlijsten. De constructie van deze grensscores gebeurde op een empirisch-statistische manier en verschilt hiermee met de manier waarop de stoorniscategorieën van bijvoorbeeld de DSM initieel tot stand zijn gekomen. Achenbach heeft de grensscores zo gekozen dat de kans op het voorkomen van vals-positieven en vals-negatieven het kleinst is. Op zich is de inbreng van klinische grensscores een goede zaak geweest die het klinisch gebruik van de instrumenten heeft bevorderd. Maar men kan zich de vraag stellen of Achenbach hiermee niet zijn uitgangspunt, een operationalisering van gedragsproblemen in termen van dimensies, heeft verloochend. We zien dat in de realiteit de dichotomie blijft bestaan. In het klinische gebruik van de schalen overheerst de categorische aanpak, de grensscores krijgen bij sommigen zelfs een haast mythische betekenis. Ook in het gedragsprofiel zijn ze manifest zichtbaar. In het wetenschappelijk onderzoek wordt zowel met de grensscores als de continua gewerkt, maar te weinig ziet men de dimensionele benadering geïntegreerd in de klinische praktijk. Die integratie werd door Achenbach altijd geprezen, maar te weinig gestimuleerd. In de versie van 2001 wordt gepoogd beide benaderingen beter op elkaar af te stemmen, onder andere door een automatisch door het computerprogramma gegenereerde en genuanceerde narratieve weergave van de scores die bij het profiel kan worden gevoegd. In de narratieve weergave worden de scores van de (sub)schalen in woorden omgezet. Er wordt aangegeven welke scores zorgwekkend hoog zijn en de klinische grensscore overschrijden. Ook wordt aangegeven welke kritische items (bijvoorbeeld items in verband met zelfmoordgedachten, ernstige agressie) positief werden gescoord. Deze toelichting moet het profiel voor de gebruiker betekenis geven en misinterpretaties verhinderen.

De tweede afwijking van het dimensionele model is van recentere datum en betreft de invoering van de DSM-georiënteerde subschalen. Deze schalen hebben tot doel het ASEBA-systeem beter af te stemmen op het DSM-systeem. Beide systemen worden overal ter wereld zeer veel gebruikt in de klinische praktijk en het wetenschappelijk onderzoek, maar staan naast elkaar en zelfs lijnrecht tegenover elkaar wat hun conceptuele achtergrond betreft. Terecht werd de vraag opgeworpen waarom beide systemen niet beter konden worden geïntegreerd. Achenbach heeft dit geprobeerd via de constructie van DSM-subschalen. Men moet er zich evenwel van bewust zijn dat het hier niet gaat om een volledige correspondentie tussen beide systemen. Gezien de fundamenteel verschillende uitgangspunten is er geen één-op-éénrelatie mogelijk tussen ASEBA en DSM (bijvoorbeeld in de zin van: als de score op de DSM-subschaal 'aandachtsproblemen' significant afwijkt van de norm, dan is voldaan aan de criteria van de DSM-stoorniscategorie 'aandachtstekortstoornis met hyperactiviteit'). De DSM-subschalen geven indicaties over de mogelijke aanwezigheid van bepaalde DSM-stoorniscategorieën. Ze kunnen de diagnosticus helpen om hierover specifieke hypothesen te genereren die verdere toetsing behoeven. In dit opzicht is de door Achenbach gekozen term *DSM-oriented scales* zeer treffend. Er zijn DSM-subschalen voor 1,5- tot 5-jarigen en voor 6- tot 18-jarigen. Bij de eerste groep werd een selectie gemaakt van DSM-stoorniscategorieën waarvan de criteria in sterke mate worden gedefinieerd in termen van gedrags- en emotionele problemen en waarvan kan worden aangenomen dat ze relevant (in voldoende mate aanwezig) waren in deze leeftijdsgroep. Vervolgens werd aan zestien ervaren kinderpsychiaters en -psychologen uit negen verschillende culturen gevraagd om de CBCL- en TRF-items te beoordelen op hun consistentie met de criteria van de geselecteerde DSM-IV-stoorniscategorieën. Na analyse van de beoordelingen werden vijf stoorniscategorieën mogelijk geacht. Bij de 6- tot 18-jarigen werd eenzelfde werkwijze gevolgd. Eerst werden DSM-IV-stoorniscategorieën geselecteerd waarvan de criteria in sterke mate worden gedefinieerd in termen van gedrags- en emotionele problemen en waarvan kan worden aangenomen dat ze relevant waren in deze leeftijdsgroep. Vervolgens beoordeelden 22 ervaren kinderpsychiaters en -psychologen uit zestien verschillende culturen in welke mate de CBCL-, TRF-, en YSR-items pasten bij de geselecteerde DSM-stoorniscategorieën. Zo werden zes stoorniscategorieën verkregen. De DSM-georiënteerde schalen werden, zoals we eerder beschreven, onlangs aangepast aan de DSM-5 (Achenbach, 2013). Hiervoor deed Achenbach opnieuw beroep op een panel van (negentien) internationale experts van kinderpsychiaters en -psychologen uit verschillende culturen. De procedure was analoog aan degene die eerder werd gebruikt bij de ontwikkeling van de DSM-georiënteerde schalen.

9.6   Conclusie en toekomstperspectief

Assessment van de aanwezigheid van pathologie bij kinderen en jongeren gebeurt tot dusver voornamelijk in de vorm van gedragsdiagnostiek. In de classificatiesystemen die in de diagnostiek worden gebruikt wordt gedrag beoordeeld. Men kan voorspellen dat nieuwe ontwikkelingen in het onderzoek naar het ontstaan en beloop van pathologie op termijn invloed zullen hebben op deze systemen. Met name de ontwikkelingen in de genetische epidemiologie, een tak van de epidemiologie waarin de genetische oorzaken van problemen en stoornissen worden bestudeerd, en de neurowetenschappen zijn het laatste decennium sterk toegenomen en veelbelovend. Welke invloed kunnen deze ontwikkelingen hebben? Vooreerst kunnen ze leiden tot een betere omschrijving en afbakening van de kernsymptomen van stoornissen en zo dus tot nog meer valide classificaties. Maar misschien kan de kennis over de genetische basis van pathologie ook tot meer fundamentele wijzigingen leiden. Het is niet denkbeeldig dat toekomstige systemen een meer genotypische basis zullen hebben en zich niet zullen beperken tot gedragsdiagnostiek. Of daarmee het dualisme categorisch-dimensioneel zal worden opgelost, is echter verre van zeker. Er zal wellicht in het domein van de psychopathologie maar zelden een één-op-éénrelatie worden gevonden tussen genotype en fenotype. De relatie genotype-fenotype is te complex en laat zich wellicht enkel met probabilistische modellen vatten (Merikangas, 2002).

Al te lang werd beweerd dat klinisch-psychiatrische classificatiesystemen alleen zaligmakend waren. Ze geven clinici en onderzoekers immers een direct houvast en helpen hen bij het stellen van formele diagnoses. Ze zijn, in het geval van de DSM of ICD, zeer wijd verspreid, worden algemeen gebruikt en hebben hierdoor het taalgebruik van hulpverleners alsook de communicatie over psychopathologie op mondiaal vlak geüniformeerd. Empirisch-statistische classificatiesystemen waarin psychopathologie op een dimensionele manier wordt geoperationaliseerd mochten dan wel wetenschappelijk onderbouwd zijn en rekening houden met het ontwikkelingsperspectief, ze werden over het algemeen als minder gebruiksvriendelijk beschouwd omdat ze minder zekerheid lijken te geven. Ze werden primair beschouwd als relevant voor onderzoeksdoeleinden (bijvoorbeeld in het interventie- of epidemiologisch onderzoek). Op klinisch vlak konden ze hoogstens de klinisch-psychiatrische systemen aanvullen. Is dit standpunt nog verdedigbaar? Zijn beide modellen zo onverzoenbaar? Wij besluiten na een kritisch-evaluatieve analyse van de uitgangspunten en theoretische assumpties van deze systemen en na een schets van de huidige dynamiek in beide modellen dat dit niet langer het geval is en zijn het nog steeds eens met Taylor en Rutter (2002, p. 5):

» 'The distinctions between categories and dimensions should not be exaggerated. Generally, each can be translated into the other. A category can be expressed as a set of dimensional scores, and a profile of dimensional scores is a category. Indeed, the degree to which an individual case fits a category can itself be a dimensional construct, and should perhaps be considered as such more often.' «

Helaas worden de overwegingen van deze auteurs te weinig in praktijk gebracht. Categorische en dimensionele modellen blijven nog te zeer naast elkaar staan. Het lijkt erop alsof diagnostici beide modellen niet *kunnen* integreren, alsof de ene denkmodus de andere bij voorbaat uitsluit. Nochtans zal een integratief gebruik van beide modellen de kwaliteit van de diagnostiek alleen maar ten goede komen.

De DSM-5 werd lang voorbereid en leidde nog voor publicatie al tot controverses in de wetenschappelijke wereld en publieke opinie. De uitbreiding van het systeem zou leiden tot overdiagnose en normale reacties van mensen op stressvolle situaties (bijvoorbeeld rouw bij verlies) zouden worden geproblematiseerd. Ten aanzien van kinderen en jongeren staat vooral de overdiagnose van ADHD in de actualiteit, en daaraan gekoppeld, de medicalisering van opvoedingsproblemen en de macht van de farmaceutische industrie (zie o.a. Frances & Batstra, 2013 en Thomas, Mitchell & Batstra, 2013, voor een discussie hierover). Ook de recente beslissing van het National Institute of Mental Health in de Verenigde Staten om DSM-5-diagnostiek niet te ondersteunen en de grote kritiek die er via deze weg kwam op de gebrekkig validiteit van de stoorniscategorieën voedde de controverse (Lewis, 2014). Ons inziens zijn bepaalde kritieken terecht, in het bijzonder waar het gaat om de validiteit van sommige (nieuwe) stoorniscategorieën, gevaren van overdiagnose bij (jonge) kinderen en medicalisering van contextuele invloeden op gedrag en psychisch welzijn van mensen. Opvallend dat in het zog van deze kritieken ook stemmen opgaan om meer aandacht te besteden aan *storytelling* en processen van betekenisgeving bij mensen met psychische problematiek en aan 'de psychiatrie als verhaal' (Hamkins, 2013; Lewis, 2014). Is het narratieve paradigma bezig de psychiatrie te veroveren?

Tot slot willen we erop wijzen dat de systemen die we in dit artikel bespraken zijn gebaseerd op gedragsdiagnostiek. Ze kunnen worden gereduceerd tot systemen die de diagnost helpen bij het classificeren van gedrag van kinderen en jongeren. Verder dan dit reiken ze eigenlijk niet. Ze differentiëren bijvoorbeeld niet op basis van oorzaken of onderliggende structuren. Men kan zich de vraag stellen of deze systemen nog een lang leven is beschoren nu hersenonderzoek en moleculair-genetisch onderzoek naar gedrag en psychische problemen steeds belangrijker worden en de kennis hierover exponentieel toeneemt. Zullen het DSM-systeem en het ASEBA-systeem bijvoorbeeld het Humane Genome Project en Brain Mapping Project (▶ www.nih.gov/science/brain) overleven? Zullen beide systemen zich met de uitkomsten van deze projecten weten te verbinden en een rol blijven spelen in de diagnostiek of zullen ze geleidelijk aan verdwijnen en worden vervangen door systemen die gebaseerd zijn op het taxeren van oorzaken, biologische markers en moleculaire gedragssubstraten? Op dit moment is op deze vragen nog geen antwoord te geven en is de impact van het biologische paradigma op de diagnostiek nog niet te overzien. Wel zeker is, dat er een impact zal zijn, gezien de baanbrekende kennis over het menselijk gedrag die al uit deze projecten naar voren is gekomen.

Literatuur

Achenbach, T.M. (1993). Empirically based taxonomy: how to use syndromes and profile types derived from the CBCL/4-18, TRF, and YSR. Vermont: University of Vermont, Department of Psychiatry.

Achenbach, T.M. (2009). The Achenbach System of Empirically Based Assessment (ASEBA): Development, Findings, Theory, and Applications. Burlington, VT: University of Vermont Research Center for Children, Youth and Families.

Achenbach, T.M. (2013). DSM Guide for the ASEBA. Burlington, VT: University of Vermont, Research Center for Children, Youth, & Families.

Achenbach, T.M., & McConaughy, S.H. (2003). The Achenbach System of Empirically Based Assessment. In C.R. Reynolds & R.W. Kamphaus (eds.), Handbook of psychological & educational assessment of children. Personality, behavior, and context, 2nd edition (pp. 406–430). New York: The Guilford Press.

Achenbach, T.M., & Rescorla, L.A. (2006). Multicultural understanding of child and adolescent psychopathology: implications for mental health assessment. New York: Guilford Press.

American Psychiatric Association (2000). Diagnostic and statistical manual of mental disorders, 4th edition text revision. Washington, DC: Author.

American Psychiatric Association (2013). Diagnostic and statistical manual of mental disorders, 5th edition. Washington, DC: Author.

Bruyn, E.E.J. de, Ruijssenaars, A.J.J.M., Pameijer, N.K., & Aarle, E.J.M. van (2003). De diagnostische cyclus. Een praktijkleer. Leuven/Leusden: Acco.

Buitelaar, J.K., & Gaag, R.J. van der (1998). Diagnostic rules for children with PDD-NOS and Multiple Complex Developmental Disorder. Journal of Child Psychology and Psychiatry, 39, 911–919.

Cicchetti, D., & Cohen, D.J. (eds.). (2006). Developmental psychopathology. Volume 1: Theory and method (Second edition). New York: John Wiley & Sons, Inc.

Crijnen, A.A.M., Achenbach, T.M., & Verhulst, F.C. (1997). Comparisons of problems reported by parents of children in 12 cultures: Total Problems, Externalizing and Internalizing. Journal of the American Academy of Child & Adolescent Psychiatry, 36, 1269–1277.

Crijnen, A.A.M., Achenbach, T.M., & Verhulst, F.C. (1999). Problems reported by children in multiple cultures: the Child Behavior Checklist constructs. American Journal of Psychiatry, 156, 569–574.

Cummings, E.M., Davies, P.T., & Campbell, S.B. (2000). Developmental psychopathology and family process. Theory, research and clinical implications. New York: Guilford Press.

Dreessen, L., Stroux, A., & Weckx, M. (1998). Nederlandse vertaling van het Gestructureerd Klinisch Interview voor DSM-IV – kind versie. Maastricht: Universiteit Maastricht/Auteur.

Eysenck, H.J. (1953). The structure of human personality. London: Methuen.

Fabiano, G.A., Pelham, W.E., Waschbusch, D.A., Gnagg, E.M., Lahey, B.B., Chronis, A.M., Onyango, A.N., Kipp, H., Lopez-Williams, A., & Burrows-MacLean, L. (2006). A practical measure of impairment: psychometric properties of the Impairment Rating Scale in samples of children with Attention Deficit Hyperactivity Disorder and two school-based samples. Journal of Clinical Child and Adolescent Psychology, 35, 369–385.

Ferdinand, R.F., & Ende, J. van der (2000). NIMH-DISC-IV: Diagnostic Interview Schedule for Children. Geautoriseerde Nederlandse vertaling. Rotterdam: Auteurs.

Frances, A., & Batstra, L. (2013). Why so many epidemics of childhood mental disorder? Journal of Developmental & Behavioral Pediatrics, 34, 291–292.

Gadow, K.D., & Sprafkin, J. (2005). The Symptom Inventories: an annotated bibliography. Stony Brook, NY: Checkmate Plus.

Goodman, R. (1997). The Strengths and Difficulties Questionnaire: a research note. Journal of Child Psychology and Psychiatry, 38, 581–586.

Goodman, R. (2001). Psychometric properties of the Strengths and Difficulties Questionnaire. Journal of the American Academy of Child and Adolescent Psychiatry, 40, 1337–1345.

Grietens, H., & Hellinckx, W. (1993). Een klinisch interview voor kinderen en jongeren. Nederlandstalige experimentele versie van de Child Assessment Schedule (CAS). Leuven/Apeldoorn: Garant.

Hamkins S. (2013). The art of narrative psychiatry: Stories of strength and meaning. Oxford: Oxford University Press.

Hofstra, M.B., Ende, J. van der, & Verhulst, F.C. (2000). Continuity and change of psychopathology from childhood into adulthood: a 14-year follow-up study. Journal of the American Academy of Child and Adolescent Psychiatry, 39, 850–858.

Ivanova, M.Y., Achenbach, T.M., Dumenci, L., Rescorla, L.A., Almqvist, F., Bilenberg, N., et al. (2007). Testing the 8-syndrome structure of the Child Behavior Checklist in 30 societies. Journal of Clinical Child and Adolescent Psychology, 36, 405–417.

Ivanova, M.Y., Achenbach, T.M., Rescorla, L.A., Dumenci, L., Almqvist, F., Bathiche, M. et al. (2007). Testing the Teacher's Report Form syndromes in 20 societies. School Psychology Review, 36, 468–483.

Ivanova, M.Y., Achenbach, T.M., Rescorla, L.A., Dumenci, L., Almqvist, F., Bilenberg, N., et al. (2007). The generalizability of the Youth Self-Report syndrome structure in 23 societies. Journal of Consulting and Clinical Psychology, 75, 729–738.

Kendell, R.E. (1968). The classification of depressive illnesses. (Maudsley Monograph N° 18). London: Oxford University Press.

Kendell, R.E. (2002). Five criteria for an improved taxonomy of mental disorders. In J.E. Helzer & J.J. Hudziak (eds.), Defining psychopathology in the 21st century. DSM-V and beyond (pp. 3–17). Washington: American Psychiatric Publishing, Inc.

Kupfer, D.J., First, M.B., & Regier, D.A. (2002). A research agenda for DSM-V. Washington, DC: American Psychiatric Association.

Lewis, B. (2014). The art of medicine. Taking the narrative turn in psychiatry. The Lancet, 383, 22–23.

Liddle, P.F. (1987). The symptoms of chronic schizophrenia: a re-examination of the positive-negative dichotomy. British Journal of Psychiatry, 151, 145–151.

Markon, K.E., Chmielewski, M., & Miller, C.J. (2011). The reliability and validity of discrete and continuous measures of psychopathology: a quantitative review. Psychological Bulletin, 137, 856–879.

Merikangas, K.R. (2002). Implications of genetic epidemiology for classification. In J.E. Helzer & J.J. Hudziak (eds.), Defining psychopathology in the 21st century. DSM-V and beyond (pp. 195–209). Washington: American Psychiatric Publishing, Inc.

Muris, P., & Steerneman, P. (2001). The revised version of the Screen for Child Anxiety Related Emotional Disorders (SCARED-R): first evidence for its reliability in a clinical sample. The British Psychological Society, 40, 35–44.

Oosterlaan, J., Scheres, A., Antrop, I., Roeyers, H., & Sergeant, J.A. (2008). Vragenlijst voor Gedragsproblemen bij Kinderen van 6-16 jaar. Handleiding. Amsterdam: Pearson.

Reef, J., Diamantopoulou, S., Meurs, I. Verhulst, F.C. van, & Ende, J. van der (2010). Developmental trajectories of child to adolescent externalizing behavior and adult DSM-IV disorder: Results of a 24-year longitudinal study, Social Psychiatry and Psychiatric Epidemiology, 46, 1233–1241

Reichart, C.G., Wals, M., & Hillegers, M. (2000). Nederlandstalige versie van de Kiddie-SADS. Utrecht: H.C. Rümke Groep.

Rescorla, L., Achenbach, T.M., Ivanova, M.Y. et al., (2007). Consistency of teacher-reported problems for students in 21 countries. School Psychology Review, 36, 91–110.

Rescorla, L., Achenbach, T.M., Ivanova, M.Y., et al., (2007). Epidemiological comparisons of problems and positive qualities reported by adolescents in 24 countries. Journal of Consulting and Clinical Psychology, 75, 351–358.

Rescorla, L.A. et al. (2007). Behavioral and emotional problems reported by parents of children ages 6 to 16 in 31 societies. Journal of Emotional and Behavioral Disorders, 15, 130–142.

Rutter, M. (2011). Research review: Child psychiatric diagnosis and classification: Concepts, findings, challenges and potential. Journal of Child Psychology and Psychiatry, 52, 647–660.

Scholte, E.M., & Ploeg, J.D. van der (2005). ADHD-Vragenlijst. Lisse: Swets & Zeitlinger.

Sonuga-Barke, E.J. (1998). Categorical models of childhood disorder: a conceptual and empirical analysis. Journal of Child Psychology and Psychiatry, 39, 115–133.

Siebelink, B.M., & Treffers, Ph. D.A. (2001). Nederlandse bewerking van het Anxiety Disorders Interview Schedule for DSM-IV: Child Version Parent Interview Schedule van W.K. Silverman & A.M. Albano. Lisse/Amsterdam: Harcourt.

Spence, S.H., Holmes, J.M., March, S., & Lipp, O.V. (2006). The feasibility and outcome of clinic plus internet delivery of cognitive-behavior therapy for childhood anxiety. Journal of Consulting and Clinical Psychology, 74, 614–621.

Steerneman, P., & Pelzer, H. (2000). Ernsttaxatie in de jeugdzorg. In J.R.M. Gerris (red.), Preventie van binnenuit. Veilige leefsituaties, scholen, preventieve jeugdzorg, ondersteuning van ouders en hulpverleners (pp. 137-149). Assen: Van Gorcum & Comp. B.V.

Taylor, E., & Rutter, M. (2002). Classification: conceptual issues and substantive findings. In M. Rutter & E. Taylor (eds.), Child and adolescent psychiatry, 4th edition (pp. 3–17). Oxford: Blackwell Science Ltd.

Thomas, R., Mitchell, G., & Batstra, L. (2013). Attention-deficit/hyperactivity disorder: Are we helping or harming? British Medical Journal, 347, f6172.

Timbremont, B., Braet, C., & Dreessen, L. (2004). Assessing depression in youth: relation between the Children's Depression Inventory and a structured interview. Journal of Clinical Child and Adolescent Psychology, 33, 149–157.

Timbremont, B. & Braet, C. & Roelofs, J. (2008). Children's Depression Inventory. Handleiding (herziene uitgave). Amsterdam: Pearson.

Wittenborn, J.R., Holzberg, J.D., & Simon, B. (1953). Symptom correlates for descriptive diagnosis. Genetic Psychology Monographs, 47, 237–301.

World Health Organization (1992). Mental Disorders: glossary and guide to their classification in accordance with the tenth revision of International Classification of Diseases, 10th edition. Geneva: Author.

Aanbevolen literatuur

Achenbach, T.M., & McConaughy, S.H. (2003). The Achenbach System of Empirically Based Assessment. In C.R. Reynolds & R.W. Kamphaus (eds.), *Handbook of psychological & educational assessment of children. Personality, behavior, and context, 2nd edition* (pp. 406–430). New York: Guilford Press.

Zeer volledig en begrijpelijk hoofdstuk over ASEBA-systeem, zijn achtergronden, inhoud, psychometrische kwaliteiten en gebruiksmogelijkheden.

Achenbach, T.M., & Rescorla, L.A. (2006). Multicultural understanding of child and adolescent psychopathology: implications for mental health assessment. New York: Guilford Press.

Een overzicht van cross-nationale en cross-culturele vergelijkingen met het ASEBA-systeem en een beschrijving van de implicaties van deze vergelijkingen voor het gebruik van gedragsvragenlijsten.

Rutter, M. (2011). Research review: Child psychiatric diagnosis and classification: Concepts, findings, challenges and potential. *Journal of Child Psychology and Psychiatry, 52*, 647–660.

Voor wie meer wil weten over de classicatieproblematiek en de impact op diagnostiek.

Taylor, E., & Rutter, M. (2002). Classification: conceptual issues and substantive findings. In M. Rutter & E. Taylor (eds.), *Child and adolescent psychiatry, 4th edition* (pp. 3–17). Oxford: Blackwell Science Ltd.

Goed leesbaar hoofdstuk waarin de problematiek van deze bijdrage – dimensioneel versus categorisch denken in de diagnostiek van psychopathologie – wordt geschetst en gesynthetiseerd vanuit klinisch perspectief.

Vroege socialisatieproblemen

Joop Bosch en Ellen Moens

Socialisatieproblemen

Het hoofdstuk wordt ingeleid met een kort exposé over de normale ontwikkeling bij kinderen met betrekking tot vroege socialisatieprocessen, met name over de voeding- en slaapgewoonten en het proces van zindelijk worden. Vervolgens wordt de ontwikkeling van de drie basale functiedomeinen naar mogelijke abnormale uitingsvormen voor elk terrein afzonderlijk uitgewerkt. We bezien ze als de eerste opvoedingsproblemen waarvoor ouders en verzorgers van het jonge kind geplaatst worden. Behalve de risico- en protectieve factoren wordt eveneens ruim aandacht besteed aan causaliteit, waarin zowel biologische als psychosociale factoren aan bod zullen komen. Het transactionele model vormt het primaire uitgangspunt om de socialisatieproblemen te kunnen beschrijven en toe te lichten. Hoewel de psychiatrische classificatie niet volledig buiten deze context kan worden gehouden, zal de nadruk liggen op een denken en analyseren vanuit een gradueel ontwikkelingsverloop van normaal naar een (klinisch gezien) deviante ontwikkeling. Daarbij wordt zowel op de kwalitatieve als kwantitatieve aspecten van assessment en interventie van deze problemen ingegaan. Als laatste wordt summier ingegaan op preventie- en toekomstperspectieven betreffende de curatieve beïnvloeding van socialisatieproblemen bij jonge kinderen, in interactie met hun directe omgeving.

10.1 Inleiding

In hun ontwikkeling tot volwassene hebben kinderen een lange weg te gaan. Vooral in de eerste twee levensjaren heeft er een intensieve wisselwerking plaats tussen rijpings- en leerprocessen. Kinderen moeten leren om zelf te drinken, zelf te eten, zelf hun uitscheidingsfuncties te leren beheersen. Ook hun slaapritme verandert erg in die eerste levensjaren. De leerprocessen in deze levensfase zijn sterk afhankelijk van de voortgang in hun fysiologische rijping. In dit hoofdstuk wordt ingegaan op de eerste belangrijke sociale vaardigheden die jonge kinderen moeten leren om op eigen benen te kunnen staan. Dit vroege losmakingproces van hun primaire verzorger (meestal de moeder) wordt binnen hun ontwikkeling de eerste autonomiefase naar volwassenheid genoemd. Doorgaans verlopen deze ontwikkelingen geleidelijk en zonder problemen. Toch gaat dat niet altijd zo. In deze bijdrage zal vooral worden ingegaan op de problemen rond het slapen, de voeding en de zindelijkheid.

De organisatie van de slaap-waakpatronen verandert aanzienlijk vanaf de geboorte tot in de eerste twee levensjaren. Die verandering zit niet zozeer in een afname in de tijdsduur waarin er geslapen wordt, maar meer in de tijdsblokken. De korte, snel wisselende periodes in de eerste zes maanden worden geleidelijk aan langer aaneengesloten tijdsperiodes. Daarbij kan er nogal wat misgaan.

De voeding is gedurende de eerste twee levensjaren van cruciaal belang, niet alleen voor het lichaam, maar bovenal voor de snelle hersengroei in deze levensfase. Van de totale calorische voedselinname gaat 25% op aan de lichamelijke groei (Berk, 2003). Behalve de hoeveelheid voedsel die van belang is voor hun groei, hebben kinderen ook het juiste soort voeding nodig. De overgang van borstvoeding naar vaste voeding is de eerste stap die genomen moet worden. Ook dit is een ontwikkelingsproces dat niet altijd zonder problemen verloopt.

Tot slot vormt de zindelijkheid een van de vroegste sociale vaardigheden die kinderen geleerd moet worden om in sociaal opzicht leeftijdsadequaat te functioneren. Zowel rijping als training dragen in belangrijke mate bij tot het beheersen van de uitscheidingsfuncties. Het verkrijgen van de beheersing over de sluitspieren is een combinatie van willekeurige en reflexgeïnduceerde handelingen (Bosch, 1995). Longitudinaal onderzoek hiernaar toont een chronologische volgorde aan, waarmee tegelijkertijd ontwikkelingsmijlpalen worden aangegeven op welke leeftijd men over problemen kan spreken.

10.2 Beschrijving van socialisatieproblemen: normale en abnormale uitingsvormen

10.2.1 Slapen

Milde slaapproblemen manifesteren zich frequent als een onderdeel van de normale ontwikkeling. Deze problemen zijn doorgaans slechts van tijdelijke aard. Byars e.a. (2011) vonden dat tijdens de eerste levensjaren (0-3 jaar) 10% van de kinderen te kampen heeft met slaapproblemen. Blijkens een andere studie (Liu, Liu, Owens & Kaplan, 2005) zou de prevalentie zelfs oplopen tot 30%, wanneer zowel de primair medische slaapproblemen als ook de gedragsmatig bepaalde slaapproblemen (zoals inadequate slaaphygiëne, nachtangsten) meegerekend worden.

De slaap-waakcycli worden bij pasgeborenen meer door de honger- en verzadigingsgevoelens dan door de licht-donkerervaring gereguleerd. De slaap is onder te verdelen in twee soorten slaappatronen, namelijk de actieve slaap (ook wel REM-slaap genoemd; rapid eye-movement) en de reguliere slaap (ofwel de non-REM-slaap). Bij de pasgeborenen vormt de

REM-slaap nog de helft van de slaaptijd en neemt pas tussen het 3e en 5e levensjaar af tot ongeveer een vijfde van de gehele slaapperiode. Pas op de leeftijd van 3 tot 6 maanden slapen de meeste baby's 's nachts door.

Longitudinale studies benadrukken de persistentie van slaapproblemen in de eerste jaren tot later in de kindertijd en zelfs tot in de volwassenheid (Al Mamun e.a., 2012). Een oudere maar vaak geciteerde Amerikaanse studie van Zuckerman e.a. (1987) toonde aan dat 10% van 8-maanden oude baby's meer dan driemaal per nacht wakker werden. Bij 8% ervan zou het meer dan een uur duren om ze weer tot bedaren te brengen. Op 3-jarige leeftijd zou 29% van de kinderen problemen hebben rond het slapen, zowel met het inslapen als wel met doorslapen. Het bleek dat van de 8-maanden oude baby's met slaapproblemen op 3-jarige leeftijd 41% ervan andere gedragsproblemen had, terwijl bij de 8-maanden oude baby's zonder slaapproblemen dat in 26% het geval was. Het lijkt erop dat slaapproblemen een voorspeller kan zijn voor gedragsproblemen bij het kind en opvoedingsproblemen bij de ouders. Twee Australische studies (Lam e.a., 2003; Wake e.a., 2006) ondersteunen die bevinding en signaleren grote onzekerheid en zorg bij de ouders. Wanneer hun kinderen slaapproblemen hebben, kan dat bij de moeders tot veel stress en depressiviteit leiden. Toch functioneren gezinnen van kinderen met slaapproblemen doorgaans tamelijk goed. De meeste slaapproblemen in de eerste twee jaar zijn van voorbijgaande aard. Toch is het van belang om deze problemen vroegtijdig te voorkomen. Persistentie van deze problemen in de kindertijd lijken een groot risico te vormen voor emotionele problemen (zoals depressiviteit en angst) tot in de volwassenheid (Gregory e.a., 2005).

De meest gebruikelijke indeling van slaapstoornissen bij kinderen is de driedeling: insomnie, hypersomnie en parasomnie (DSM-5, APA, 2013). In geval van insomnie gaat het over in- en/of doorslaapproblemen. In geval van hypersomnie gaat het juist over buitensporig veel slapen zonder dat die overmatige slaapbehoefte is toe te schrijven aan slaaptekort. De derde vorm, de parasomnie, betreft abnormaal gedrag tijdens de slaap, zoals nachtmerries, slaapwandelen of de pavor nocturnus. Nieuw in DSM-5 is de poging om de bidirectionaliteit tussen slaapstoornissen en andere medische en mentale condities te erkennen. Daarmee verviel het onderscheid tussen primaire en secundaire insomnie, maar werd ook narcolopsie opgenomen. Ook is in de DSM-5 nu een ontwikkelingsperspectief via het beschrijven van leeftijdsafhankelijke presentaties binnen de verschillende slaapstoornissen geïntegreerd.

Onvoldoende slapen, ofwel vaststelling van insomnie, is sterk afhankelijk van het individuele kind om te kunnen spreken van een verstoord slaappatroon. De slaapbehoefte kan per persoon enorm verschillen. Dat maakt het ook zo lastig om te bepalen of de slaapduur binnen de normale variatie valt. Er is sprake van een slaapstoornis als er bij kinderen nevenproblematiek wordt aangetroffen op school (hoge mate van absentie) of het psychosociaal disfunctioneren op andere gebieden, zoals gedragsproblemen en hyperactiviteit (Paavonen e.a., 2002). Bij jonge kinderen hoeft het slaaptekort overigens overdag niet altijd tot slaperigheid te leiden. Integendeel zelfs: kinderen kunnen er overdag juist veel drukker of prikkelbaarder door worden.

Volledigheidshalve wordt hier nog kort ingegaan op de parasomnieën, ook al komen deze wat later voor en zijn ze als zodanig niet als *vroege* socialisatieproblemen te benoemen. Geheel ten onrechte worden nachtmerries en pavor nocturnus frequent door elkaar gebruikt. Bij een nachtmerrie treffen de ouders het kind meestal klaarwakker aan. Het kind is niet zozeer in paniek, maar heeft een heel enge droom gehad, die het zich ook goed weet te herinneren (ook de volgende ochtend nog). Door zo'n voorval kan het kind vaak moeilijk opnieuw inslapen. De pavor nocturnus vindt meestal in de eerste drie uren van de slaap plaats, gedurende een overgang van de ron-REM-slaap naar de REM-slaap. In dit geval treffen de ouders het kind verstijfd van angst en rechtop in bed aan, gealarmeerd door een luide schreeuw. De oogpupillen zijn verwijd, de hartslag en ademhaling is versneld en de huid voelt bezweet aan. Ondanks pogingen van de ouders om het kind wakker te maken en te kalmeren, lukt hen dat nauwelijks. Zo'n aanval duurt meestal circa een kwartier en houdt spontaan ook weer op. De volgende ochtend weet het kind absoluut niet meer wat er zich die nacht heeft afgespeeld. Dit slaapprobleem komt meestal voor bij kinderen tussen de 3 en 8 jaar oud, meestal echter voor het 7e jaar (Streisand & Efron, 2003). Somnambulisme (slaapwandelen) is een sterk aan de pavor nocturnus gelieerd verschijnsel. Ook dan gaat het weer om een partiële arousal in de fase van diepe slaap. En ook dan zit het kind rechtop in bed, is moeilijk te wekken, mompelt wat, of loopt doelloos rond. Slaapwandelen kan gevaarlijk zijn, met risico's op ongelukken. Bij beide vormen wordt gedacht aan erfelijke factoren in wisselwerking met omgevingsfactoren (bijvoorbeeld stress).

10.2.2 Voeding

Niet alleen bij kinderen met medische aandoeningen of handicaps, maar ook bij zich normaal ontwikkelende kinderen komen voedingsproblemen frequent voor. Onder zich normaal ontwikkelende kinderen worden percentages van rond 25-40% genoemd (Bryant-Waugh e.a., 2010). Onder ontwikkelingsgestoorde kinderen benadert de frequentie van voorkomen zelfs de 85% (Linscheid, Budd & Rasnake, 2003). Dit kan tot uiting komen in de volgende problemen: een vertraagde of afwezige ontwikkeling van eetvaardigheden; moeilijkheden met bepaalde voedingstexturen; een weigering van voeding op basis van smaak, textuur of andere sensorische factoren; een gebrek aan eetlust of interesse in voedsel en/of het hanteren van voedsel als troost en zelfstimulering.

Het voeden is een interactief proces, waarbij het aandeel van zowel ouder als kind van belang is. Voedingsproblemen die zich al op heel jonge leeftijd manifesteren kunnen soms lange tijd voortduren en zelfs generaliseren naar andere gebieden van ontwikkeling. Vooral persistente voedingsproblemen gedurende de eerste 15 maanden kunnen de motorische, de taal- en de gedragsontwikkeling ernstig belemmeren. Vroegtijdige verwijzing kan daarom veel ellende voorkomen. De voedingssituatie vereist ook een verdeling in verantwoordelijkheid: de ouder is verantwoordelijk voor wat het kind aan eten geboden wordt, het kind voor wat het daadwerkelijk eet. Hierover ontstaat gemakkelijk strijd. Van ouders vereist dit een adequate aanpassing aan het bioritme van het kind, diens rijping, voedselvoorkeuren en de vaardigheid van eten bij het kind (zie ▶ par. 10.5).

De voedings- en/of eetstoornissen in de DSM-5 (APA, 2013) beslaan zowel de stoornissen die voornamelijk op zuigelingenleeftijd of op vroege kinderleeftijd voorkomen als de latere eetstoornissen. We gaan in deze paragraaf verder in op pica, ruminatiestoornis en de vermijdende/restrictieve voedselinnamestoornis. Het betreft problemen waarbij het kind er niet in slaagt voldoende te eten, of de noodzakelijke toename in gewicht extreem achter blijft.

Pica is een tamelijk zeldzaam gedragsprobleem. Het betreft een hardnekkig blijven eten van niet voor consumptie geschikte stoffen, zoals zand, knikkers, stenen of zelfs eigen ontlasting. Dit voedingsprobleem past niet bij het ontwikkelingsniveau van het kind en maakt evenmin deel uit van cultureel geaccepteerde gewoonten.

Ruminatie komt vaker voor en betreft het herhaald oprispen en herkauwen van voedsel, nadat het kind eerst een periode normaal functioneerde. Het gedrag is dan niet het gevolg van een gastro-intestinale ziekte of van een andere lichamelijke klacht (zoals oesofagusreflux).

De vermijdende/restrictieve voedselinnamestoornis omvat elke eet- of voedingsstoring (inclusief maar niet gelimiteerd tot een duidelijk tekort aan interesse in eten en voedsel; vermijding gebaseerd op de sensorische kenmerken van voedsel; of zorgen over aversieve gevolgen van eten) gemanifesteerd door herhaaldelijk falen om aan de nodige voedings- en/of energiebehoeften te voldoen. We zien verder dat het gewichtscriterium niet meer als noodzakelijk wordt geacht voor het vaststellen van de stoornis, maar eerder als gevolg kan gelden, naast voedingstekorten en/of afhankelijkheid van sondevoeding en/of een duidelijke interferentie met psychosociaal functioneren (Bravender e.a., 2010).

Als de voedingsproblemen op basis van causaliteit worden geclassificeerd gaat het om lichamelijke condities (gastrofagusreflux of prematuritas), oraal-motorische achterstanden, om voedingsproblemen gerelateerd aan omgevingsinvloeden (inadequate opvoedingsmethoden) of om geconditioneerde angst (in geval van slikfobie). In de praktijk komt het erop neer dat kinderen met voedingsproblemen tegelijkertijd vaak meerdere typen problemen met meer dan één oorzaak hebben. Het is bijzonder lastig om de diverse oorzaken afzonderlijk te traceren. Bij cistic fibrosis (taaislijmziekte) bijvoorbeeld kunnen ouders hun kind zodanig verwennen – geheel losstaand van de organische kant ervan – dat ze, uit angst dat hun kind te weinig calorieën binnen krijgt, toegevender zijn en in plaats van groenten en fruit ongezondere voeding geven, zoals ijs.

Voedingsproblemen gedurende de eerste vier weken komen vaak voor en hebben geen voorspellende waarde. Pas vanaf de leeftijd van anderhalf jaar kan men ontwikkelingsvertraging op andere terreinen en gedragsproblemen verwachten tengevolge van persistente voedingproblemen. Op het terrein van voedselweigering is overigens relatief weinig longitudinaal onderzoek gedaan. Kotler e.a. (2001) onderzochten longitudinaal 800 kinderen met hun moeders op vier momenten in de ontwikkeling (kindertijd, begin adolescentie, einde adolescentie en jongvolwassenheid). Hun studie wees uit dat eetproblemen (zoals selectief eten, conflicten rond de maaltijd of pica) in de kindertijd voorspellend kunnen zijn voor het ontwikkelen van eetproblematiek op latere leeftijd (zoals anorexia of boulimie). Dit werd bevestigd in de prospectieve studie van Dasha, Nicholls, Russell & Viner (2009). Zij onderzochten vroege risicofactoren voor anorexia bij een groep van 16.567 kinderen die gedurende 30 jaar werden gevolgd. Naast andere factoren bleek zelfgerapporteerde anorexia op volwassen leeftijd gerelateerd te zijn aan frequente voedingsproblemen in de eerste zes levensmaanden en aan een patroon van ondereten op de leeftijd van 10 jaar. Ook is er een toenemende evidentie dat het temperament van het kind én de sensitiviteit van de moeders de ontwikkeling en het voortduren van een brede range van problematische voedingsverschijnselen sterk kunnen beïnvloeden (Powell, Farrow & Meyer, 2011). Vooral angstige kinderen zouden meer selectief eten en deze associatie wordt gemedieerd door een grotere sensorische sensitiviteit van het kind (Farrow & Coulthard, 2012). Moeders van selectieve eters zouden vaker te controlerende strategieën hanteren tijdens voedingssituaties (Martin, Dovey, Coulth & Southall, 2013). Deze recente bevindingen geven indicaties voor specifieke assessment en behandeling van voedingsproblemen bij heel jonge kinderen met betrekking tot de moeder-kindinteracties.

10.2.3 Zindelijkheid

Uit diverse publicaties (Bosch, 2014b) blijkt er grote overeenstemming met betrekking tot de sequentie waarin controle over de sluitspieren bereikt wordt teneinde zindelijk te worden. Kinderen verwerven normaliter eerst controle over hun darmen en pas later over hun blaas. Zo blijkt uit de longitudinale studies van Brazelton (1962) en Largo en Stutzel (1977) dat de meeste kinderen tussen 2 en 3 jaar volledige beheersing over hun uitscheidingorganen verworven hebben, meisjes net iets eerder dan jongens. Het 's nachts zindelijk worden voor urine wordt meestal het laatste bereikt. Kennis over het sequentiële verloop kan diagnostisch nuttige informatie verschaffen over mogelijke rijpingsachterstanden. De beschikbare technologische voorzieningen (automatische wasmachines, papieren inleggluiers enzovoort) heeft de druk bij de meeste opvoeders om vroeg te trainen sterk doen afnemen, waardoor het tijdstip dat kinderen zindelijk worden verschoven is naar een wat oudere leeftijd (Blum, Taubman & Nemeth, 2004).

Zindelijkheidsproblemen kunnen onderscheiden worden in encopresis en enuresis (zie APA, DSM-5, 2013; weergegeven in ▶ box 10.1). Encopresis wordt omschreven als het herhaaldelijk doen van ontlasting op daartoe niet bestemde plaatsen (meestal in de kleding). Populair gesproken heeft men het dan over 'broekpoepers'. Het betreft bijna uitsluitend de onzindelijkheid overdag. Het 's nachts onzindelijk zijn voor ontlasting werd in gedateerde literatuur ooit nog wel vermeld, maar wordt nu terecht ook niet meer in de DSM-5 onderscheiden als extra subtype (APA, 2013).

Box 10.1 Classificatiecriteria voor zindelijkheidsproblemen

Enuresis
- herhaalde urinelozing in bed of in de kleding (al dan niet opzettelijk);
- minstens twee keer per week, gedurende een periode van minimaal drie maanden;
- vanaf de leeftijd van 5 jaar (of een equivalent ontwikkelingsniveau);
- niet het gevolg van de lichamelijke effecten, of substantie (zoals medicatie) of een andere lichamelijke conditie (zoals diabetisch, spina bifida enz.).

Encopresis
- herhaald defeceren op daartoe niet bestemde plaatsen (kleding, vloer enz.) (al dan niet opzettelijk)
- minstens één keer in de maand, gedurende een periode van minimaal drie maanden;
- vanaf de leeftijd van 4 jaar (of een equivalent ontwikkelingsniveau);
- niet toe te schrijven aan de lichamelijke effecten van een substantie (zoals laxantia) of een andere lichamelijke conditie (uitgezonderd via een mechanisme m.b.t. constipatie).

Het onzindelijk zijn voor de urine komt bijna hoofdzakelijk 's nachts voor (enuresis nocturna). Populair gesproken heeft men het dan over 'bedplassers'. Enuresis wordt omschreven als het herhaaldelijk lozen van urine in bed of in kleding. Voor enuresis is het wel relevant om de nachtelijke vorm (enuresis nocturna) te onderscheiden van incontinentie overdag (enuresis diurna). Op grond van ontwikkelingspsychologische kennis wordt de leeftijdsgrens in de DSM-5-classificatie voor beide vormen vastgesteld op respectievelijk 4 en 5 jaar. Omdat organiciteit niet de basis of oorzaak is voor deze problemen kunnen ze als functiestoornissen worden opgevat.

Een extra onderscheid kan nog gemaakt worden met betrekking tot de continuïteit van deze problemen: primaire of continue enuresis/encopresis in geval het kind nooit zindelijk is geweest en secundaire of discontinue enuresis/encopresis als het kind minstens een jaar lang wel controle over zijn uitscheidingsfuncties heeft gehad. Bij encopresis is nog een andere belangrijk onderscheid te maken op basis van de fysieke manifestatie: retentieve versus nietretentieve encopresis. In het eerste geval is er sprake van verstopping, in het tweede geval niet. Bij niet-retentieve encopresis is alleen de plaats van ontlasting abnormaal. Bij de retentieve vorm van fecale incontinentie gaat dit gedrag gepaard met diverse lichamelijke afwijkingen, zoals een uitgezette dikke darm (megacolon), een vertraagde peristaltiek en/of afwijkende fecessubstanties (harde en pijnlijke ontlasting).

Van de incontinentieproblemen komt enuresis nocturna het meest voor, bij zo'n 6 tot 8%, vooral bij jongens. De plasproblemen overdag zijn veel zeldzamer. Encopresis wordt nog minder frequent aangetroffen, 1,5% van de basisschoolleerlingen (Bosch, 2014b). Zonder behandeling van bedplassen is de kans om droog te zijn bij kinderen groter als ze af en toe nat zijn, dan wanneer ze elke nacht in hun bed plassen. Ook lijken meisjes een veel gunstiger prognose te hebben. Vooral chronische fecale incontinentie kan tot allerlei andere psychosociale en gedragsproblemen leiden (Bosch, Van Hoogstraten & Ten Brink, 1995; Bosch, Ten Brink, Van Loo & Hirasing, 1995). Daarbij maakt het niet uit of de problemen organisch bepaald zijn of niet; ze leiden onvermijdelijk tot stress en overbezorgdheid bij de ouders (Macias, Roberts, Saylor & Fussell, 2006).

10.3   Risico- en beschermende factoren

Een gebrekkige afstemming (*tuning*) tussen de ouders en hun baby/peuter blijkt een groot risico te zijn voor latere gedrags- en/of emotionele problemen bij kinderen, te beginnen bij vroege socialisatieproblemen. In feite kunnen de socialisatieproblemen worden bezien als manifestaties van afstemmingsproblemen tussen ouder en kind, weliswaar met accentverschillen en mede afhankelijk van de ontwikkelingsfase waarin het kind zich bevindt. Men moet dan vooral denken aan een *misfit* tussen het temperament van het kind en de persoonlijkheid van de ouder, waardoor er gemakkelijk iets verkeerd kan gaan.

Overbezorgdheid van ouders is een andere risicofactor. Veel in- en doorslaapproblemen kunnen het gevolg zijn van een al te grote betrokkenheid van de ouders bij het slaapritme van hun kind. Uit angst dat hun kind ernstig slaap tekort komt kunnen ouders zich enorm bezorgd hierover maken. Een extra risico vormt het frequent 's nachts voeden (Nikolopoulou & James-Roberts, 2003). Het excessief 's nachts gevoed willen worden leidt gemakkelijk tot slapeloosheid, ook wel 'nocturnale eetstoornis' genoemd. Dit gedragsprobleem manifesteert zich vooral via het extreem dwingende van het gevoed willen worden. Dit frequente voedingspatroon 's nachts bij kinderen die al ouder zijn dan zes maanden kan gemakkelijk tot een abnormale gewoontevorming leiden (Streisand & Efron, 2003).

Bovendien gaan ouders vaak (ondanks hun bezorgdheid) de strijd aan over het tijdstip van en de manier waarop het kind naar bed wordt gebracht. Zoals al eerder aangegeven: deze problemen geven veel stress en kunnen leiden tot depressiviteit bij de moeders.

Soortgelijke processen met overbezorgdheid en gebrekkige afstemming spelen zich ook af in voedingssituaties. Vooral een ongunstige afstemming tussen het temperament van het kind en de ongevoeligheid bij de moeders hiervoor tijdens transitiemomenten in de eetontwikkeling kan de risico's op voedingsproblemen vergroten (Berlin, Davies, Lobato & Silverman, 2009). De ontwikkeling van voedselvoorkeuren speelt daarbij een belangrijk rol en verloopt doorgaans in drie stadia.

- Tijdens de eerste fase (0-6 maanden) worden baby's blootgesteld aan één enkel voedingsitem (melk). In het geval van flesvoeding is dat ook een monotone smaakervaring; bij borstvoeding wordt het jonge kind blootgesteld aan een variëteit aan smaken. Bovendien is aangetoond dat smaakvoorkeur al tijdens de zwangerschap via het vruchtwater aan het kind kan worden doorgegeven (Mennella, Forestell, Morgan & Beauchamp, 2001). Een gevarieerde voeding tijdens de zwangerschap is zo een beschermende factor op langere termijn voor het kind, vooral bij de overgang naar vaste voeding in de tweede helft van het eerste levensjaar, wanneer het kind voor de uitdaging komt te staan om nieuwe smaken te leren accepteren.

- In de tweede periode van de eetontwikkeling (tussen 18 maanden en 2 jaar) treedt neofobie op, gedefinieerd als angst voor en afwijzen van onbekend voedsel. Neofobie komt in mindere of meerdere mate voor bij alle kinderen en verklaart waarom kinderen op die leeftijd niet veel lusten. Hoewel deze ontwikkeling past binnen een typisch verloop van de eetontwikkeling, vormt het tegelijk de grootste psychologische barrière in de ontwikkeling naar een gevarieerd en gezond eetpatroon. Bovendien kan zich daarnaast ook *picky eating* ontwikkelen (Dovey, Staples, Gibson & Halford, 2008). Hoewel beide concepten op elkaar lijken, is het van belang deze van elkaar te onderscheiden, vooral ten aanzien van hoe ze elkaar opvolgen. Neofobie verwijst naar het afwijzen van voeding op basis van het zien en/of de geur ervan. Op het moment dat het voedingsitem in de mond genomen wordt, is de neofobie als angstreactie eigenlijk overwonnen. Wanneer kinderen de smaak en/of de textuur blijven verwerpen, kunnen zij evolueren naar *picky eaters*. Veelvuldige blootstelling aan verschillende voedingsitems helpt om neofobie te overwinnen; bij *picky eating* zijn ook andere invalshoeken nodig om dit gedrag te veranderen. Bij beide wordt hierbij de rol van de omgeving erkend. Ouders kunnen zich behoorlijk veel zorgen maken over de aard en de hoeveelheid voedsel die hun kind eet. Vanaf het begin van voeden werken ouders en kind gezamenlijk aan het ontwikkelingsproces van eten en drinken. In zeer korte tijd vinden er voor beide partijen vele en ingrijpende veranderingen plaats in de voedingssituatie. Begrip bij de ouders bijvoorbeeld voor de wil van het kind om wel/niet over te gaan op vast voedsel of om wel/niet zelf te bepalen wat het eet én daarmee flexibel om te kunnen gaan is een duidelijk beschermende factor in het voedingsproces.

- In de laatste fase (> 24 maanden) ten slotte, krijgen de voedselvoorkeuren verder vorm in relatie tot de sociale context die zich steeds uitbreidt (gezin, leeftijdgenoten, school, opvang enz.). We zien verder dat kinderen op deze jonge leeftijd reeds een energierijke boven een energiearme maaltijd verkiezen omwille van het spanningsreducerende en belonende effect ervan (Birch & Fisher, 1998). De bijkomende fysiologische gevolgen beïnvloeden daarmee ook de verdere smaakontwikkeling.

Rijping vormt ook een risicofactor als de ouders niet adequaat in weten te spelen op de lichamelijke conditie van het kind. Zo heeft het weinig zin om baby's die fysiologisch nog niet toe zijn aan een dag-en-nachtritme, daartoe te willen forceren. Voor ouders kan het daarom wel eens lastig zijn om te moeten beslissen wanneer ze wel of niet in moeten gaan op hun huilende baby 's nachts. Ook de ontwikkeling van voedingsvaardigheden is complex en sterk afhankelijk van motorische, emotionele en sociale rijping. Voor het zindelijk worden valt het moment van rijping om met de zindelijkheidstraining te beginnen wat later dan beide andere vaardigheden. Zo is het kind pas rond het tweede levensjaar 'corticaal' voldoende gerijpt om hiermee te starten. De training vormt eveneens een van de basale sociale leerervaringen voor het kind. Het kunnen beheersen van de uitscheidingsfuncties vereist een complexe en aangeleerde vaardigheid. Bij baby's en heel jonge kinderen geschiedt het plassen en poepen nog reflexmatig. Bij een normaal verlopende lichamelijke rijping moeten kinderen van ongeveer 1,5 à 2 jaar dit reflexmatige gebeuren via corticale controle uit kunnen stellen. Bij aandrangprikkels kan de cortex die automatische lozing bewust afremmen door de externe sluitspieren aan te spannen. Dat moet wel geleerd worden. In dit ontwikkelingsproces is een adequate afstemming tussen rijping en leren een eerste vereiste. Slagen ouders daarin, dan is er sprake van een gunstige *tuning* tussen ouder en kind omtrent het tijdstip van leren. Dit vormt een beschermende factor, die dus leidt tot een gunstig verlopende ontwikkeling.

Een al te eenzijdige aandacht echter voor nog ontbrekende vaardigheden, maar vooral eenzijdige aandacht voor wat er mis gaat, werkt averechts. Daarmee wordt een andere risicofactor benoemd: de bekrachtigende invloed van aandacht op de aanvangsproblemen in het leerproces. Het voortdurend ingaan op de (beginnende) inslaapproblemen van een baby kan onbedoeld bekrachtigend werken, resulterend in persistente slaapproblemen. Het inconsequent ingaan op het probleemgedrag (of dit nu voedselweigering is of het onzindelijk zijn van het kind) moet niet worden onderschat als risicofactor in het proces van socialisatie. Kindfactoren kunnen dit proces ook beïnvloeden. Vaak gaat het om factoren gerelateerd aan de ontwikkeling van het kind en de erbij horende ontwikkelingstaken (zie ▶ H. 1 over ontwikkeling en psychopathologie).

Een kindfactor die hier van belang is, vormt het spanningsveld tussen het streven naar autonomie versus de angst voor separatie. Het kind kan verstrikt raken in een spanningsveld tussen een streven naar meer autonomie, maar tegelijkertijd ook een tegengestelde behoefte ervaren naar nabijheid. Wanneer de ontwikkeling vanaf de tweede helft van het eerste levensjaar zover is dat het kind zijn moeder van anderen kan onderscheiden, zou separatieangst een rol kunnen gaan spelen in de slaapproblematiek. Anticipatie op angstdromen kan het kind dan gemakkelijk uit zijn slaap houden. Bij het zich ontwikkelende vermogen tot objectconstantie echter, verdwijnt dit risico op een permanente separatieangst.

Naast angst kan ook koppigheid bij het kind een risicofactor zijn in het socialisatieproces. Inslaapproblemen kunnen het karakter hebben van protest tegen regels over bedtijd, vooral bij ouders die er zelf moeite mee hebben om hun jonge kinderen regels op te leggen. Als vast onderdeel van de voortgaande sociaal-emotionele ontwikkeling, komt het streven naar autonomie ook naar voren op andere terreinen: het zelf willen eten, het zelf willen bepalen hoeveel en wat voor voedsel ze willen eten. Dit voor ouders soms als 'dwars' ervaren gedrag van het kind vergroot wel de mogelijkheid tot autonomer functioneren. Begrip hiervoor bij de ouders of verzorgers heeft, zoals gezegd, een gunstige impact op de voedingssituatie. Een aangenaam en ontspannen eetklimaat met een juiste afstemming op elkaar bevordert gezonde eetgewoontes.

In het voorafgaande is tegelijkertijd een aspect aan de kant van de ouders aangestipt dat een risico kan vormen: het te strikt dan wel te tolerant met regels omgaan, ofwel rigiditeit in regels versus het ontbreken ervan. Dit kan een opvoedingstekort zijn of deel uitmaken van een complexer gezinsprobleem. Kinderen voelen de onzekerheden of onderlinge onenigheid tussen hun ouders feilloos aan. Vaak spelen er ook andere gezinsproblemen in mee, waardoor kinderen gespannen kunnen raken, of zich nauwelijks los kunnen maken van hun ouders. Ouders kunnen zich echter ook zelf moeilijk aan vaste regels houden, door andere activiteiten 's avonds prioriteit te geven boven een vast tijdstip of ritueel voor het naar bed brengen. Dergelijke conflicten over het slapen gaan verwijzen daarmee naar gegeneraliseerde opvoedingsproblemen, soms ingebed in gezinspsychopathologie. Streng controlerende ouders kunnen hun kind in een leersituatie van zindelijkheidstraining een fikse traumatische ervaring bezorgen als ze al te voortvarend te werk gaan.

10.4   Mechanismen en aanzet tot een transactioneel model

Het zoeken naar oorzaken voor het ontstaan en in stand houden van socialisatieproblemen is vaak bijzonder lastig: somatogene en psychogene factoren kunnen gelijktijdig en interactief werkzaam zijn. Die wisselwerking tussen rijping (i.c. nature) en leren (i.c. nurture) is al onder de aandacht gebracht. Niet alleen de biologische kant kan het socialisatieproces ontregelen; een foutief leerproces kan evenzeer op termijn organische defecten veroorzaken.

In de volgende beschrijving wordt dit aan de hand van zindelijkheid met een paar voorbeelden geïllustreerd. Om te voorkomen dat het kind overdag nat is kan een moeder het kind bijvoorbeeld te vaak op het potje of op het toilet zetten, waardoor het kind geen kans krijgt zijn blaas te trainen. De blaascapaciteit blijft dan sterk achter, waardoor het ook 's nachts vaak misgaat en het kind blijft bedplassen. Een ander voorbeeld: de opvoeders letten bij het kind meer op het 'schoon blijven' dan het toilet goed te benutten, waardoor het kind te vaak (soms uit angst voor straf!) zijn ontlasting ophoudt. Hierdoor kunnen obstipatieproblemen ontstaan. Ook het te langdurig incontinent blijven van een kind kan resulteren in toenemende druk van de ouders of verzorgers op het kind om zindelijk te worden. Soms mondt dat uit in een angstig en gespannen raken van het kind of in een problematische ouder-kindrelatie. Omdat sociaal-emotionele problemen bij deze kinderen frequent worden aangetroffen, worden deze problemen al te snel opgevat als oorzakelijke factor voor het onzindelijk blijven. Oorzaak en gevolg lopen in zulke gevallen vaak door elkaar. Leertheoretisch wordt het ontstaan en in standhouden van het incontinent blijven puur gedragsmatig verklaard, op basis van respondente en instrumentele leerprocessen. Toch wordt ook vanuit het psychodynamische perspectief het accent gelegd op het leren, waarin de omgeving een belangrijke rol wordt toegekend. Het grote verschil tussen beide referentiekaders is echter dat de leertheoretische visie de meest concrete oplossingsstrategieën biedt (zie ▶ par. 10.5). Om die reden worden de ouders of verzorgers juist bij gedragstherapeutische interventies zowel in het diagnostisch onderzoek als in de behandeling zo sterk betrokken.

De oorzaken voor het ontstaan van socialisatieproblemen moeten vooral worden gezocht in de onjuiste afstemming tussen ouder en kind binnen de diverse trainingssituaties. Het mag duidelijk zijn dat hier gekozen wordt voor een zoeken naar causaliteit in de *misfit* tussen opvoeder en kind. Als gevolg van rijping ontstaat voor het eerst bij een kind de drang naar een autonoom functioneren. Als de ouders of verzorgers van het kind daar te rigide of te dwingend mee omgaan kan dit leiden tot relationele problemen. Ook kunnen er talloze voorbeelden worden gegeven van moeders die in deze periode nauwelijks bereid zijn anderen in hun symbiotische relatie met hun kind toe te laten. Dat kan dan therapeutisch weer extra lastig zijn om het kind te behandelen.

Wilson en Evans (2003) beschrijven een geïntegreerd (bio)ecologisch model ten einde gezondheidsgedrag te promoten en daarbij de lichamelijke kant vanuit psychosociale en omgevingsvariabelen (dat wil zeggen: transactioneel) te integreren. In dit hoofdstuk volstaan we met een sterk gereduceerde weergave van dit model. Het volledige model beschrijft alle meervoudige niveauvariabelen, vanuit de proximale omgevingsvariabelen (gezin, leeftijdgenootjes; de intra- en interpersoonlijke variabelen) tot aan de uiterst distale omgevingsvariabelen (beïnvloeding via politiek en wetgeving). Het perspectief van het zeer jonge kind zal echter het sterkst bepaald worden door de directe sociale omgeving. Daarom is het betrekken van de verzorgers van het kind, zowel binnen de diagnostiek als binnen de hulpverlening, ons belangrijkste aandachtspunt. De invloed van leeftijdgenootjes, de school en sociale netwerken zijn vooralsnog van minder belang voor de hier besproken problemen.

10.5 Implicaties voor assessment en interventie

10.5.1 Assessment

Bij vroege socialisatieproblemen neemt de lichamelijkheid van kinderen een centrale plaats in. Ons lichaam staat interactief onder invloed van psychische en sociale factoren. Het uitgangspunt van diagnostiek en interventie is dan ook gebaseerd op het biopsychologisch model, waarbij (psycho)diagnostiek een ontwikkelingsgeoriënteerde vorm van assessment is. De lichamelijke ontwikkelingen worden geïntegreerd in de emotionele, de cognitieve en de sociale ontwikkeling van kinderen.

Het klinische interview met de ouders of verzorgers is de eerste ingang voor de assessment. Doorgaans worden ouders in de anamnesefase vaak verzocht ook thuisobservaties te verrichten met betrekking tot de kindergedragsproblemen. Aanvullend kan nog gebruikgemaakt worden van gedragsbeoordelingsvragenlijsten, bijvoorbeeld de CBCL (Achenbach & Rescorla, 2001,

2007). Gestandaardiseerde klachtspecifieke Nederlandstalige vragenlijsten zijn, voor zover ons bekend, nauwelijks voorhanden. Sadeh (2004) rapporteert over een korte screeningslijst voor slaapproblemen bij jonge kinderen (Brief Infant Sleep Questionnaire). Deze lijst gaat in op de nachtelijke slaapduur, het slapen overdag, het tijdstip van het naar bed gaan, methoden om het kind te doen slapen enzovoort. Ook Morell (1999) doet verslag van zo'n specifiek voor kinderen ontwikkelde vragenlijst (Infant Sleep questionnaire, ISB). Voor de voedingsproblemen is er de Child Eating Behavior Questionnaire (CEBQ; Wardle, Guthrie, Sanderson & Rapoport, 2001) om het problematisch eetgedrag bij het kind te inventariseren (zoals *food fussiness*, maar ook emotioneel ondereten, traagheid in eten enzovoort). De Comprehensive Feeding Practices Questionnaire (Musher, Eizenman & Holub, 2007) bevraagt ouderlijke strategieën die ouders hanteren tijdens voedingssituaties (zoals controlerende strategieën, waarbij voeding gebruikt wordt om gedrag van het kind te reguleren). Voor de zindelijkheidsproblemen zullen ongetwijfeld soortgelijke screeningslijsten in omloop zijn, maar ze worden in de literatuur vooralsnog niet beschreven.

De diagnosticus zet verschillende causale theorieën naast elkaar en weegt vervolgens al die verklaringen zo goed mogelijk af (zie ▶ box 10.2).

Box 10.2 Een aantal overwegingen bij een jong kind met problemen bij het inslapen
- Misschien is het moment aangebroken dat het kind zijn middagslaapje beter kan overslaan, omdat het anders te lang duurt voordat het 's avonds in slaap valt.
- Mogelijk heeft het kind een onregelmatig slaap-waakritme en is het beter zich meer op het temperament van het kind te richten.
- Heeft het kind misschien last van allerlei vage angsten in verband met spanningen tussen zijn ouders? Dan zou de oplossing eerder gezocht moeten worden in het oplossen van de emotionele problemen bij de ouders.

Een van de vaste onderdelen van de ontwikkelingsanamnese gaat expliciet in op de functie-ontwikkeling voor wat betreft slaapgewoontes, voeding en zindelijkheid. De belangrijkste informanten zijn de ouders of andere verzorgers (inclusief verplegend personeel). Zo kan blijken dat de verzorgers irreële verwachtingen hebben over wat een kind wel en niet kan (afgaande op de leeftijd of de cognitieve of motorische ontwikkeling van het kind). Ook kan blijken dat de verzorgers de ontwikkeling naar onafhankelijker gedrag in bijvoorbeeld voedingssituaties in de weg staan, omdat ze het kind niet of nauwelijks toestaan te knoeien met eten of het kind geen ruimte geven in zijn voedselkeuze.

Behalve het operationaliseren van de problemen kan het nuttig zijn de voorgeschiedenis en de actuele omstandigheden die met deze problemen verbonden zijn goed in kaart te brengen. Zo is het bij slaapproblemen raadzaam ook symptomen van andere slaapproblemen (zoals snurken, rusteloze benen of slaapparalyse) of de medische voorgeschiedenis en het medicatiegebruik van het kind te bevragen.

Voor een volledige taxatie zijn minstens de volgende drie taxatiemethoden vereist: a) het klinisch interview; b) directe observatie van ouder-kindinteractie tijdens een gesimuleerde *(out-patient)* of actuele *(in-patient)* maaltijd; c) registratie van de voedselinname van het kind (cfr. Linscheid e.a., 2003). Pas wanneer het gezinsfunctioneren of de opvoedingscompetentie van de ouders een deel van de voedingsproblemen vormen, is het van belang de assessment nog verder te verbreden. Via de directe observatie van de voedster-kindinteractie kan de clinicus bovendien het geconsumeerde eten kwalitatief in detail observeren. Die maaltijdobservaties kunnen op verschillende manieren vorm worden gegeven, afhankelijk binnen welke setting (ambulant of in het ziekenhuis) de assessment plaatsvindt. Wanneer simulatie van een voedingssituatie niet haalbaar is, kan worden gevraagd een maaltijd thuis aan tafel op video vast te leggen. Alleen via deze methode verkrijgt men een goed beeld van de ouder-kindinteracties of die tussen de andere gezinsleden als 'afleidende' stimuli. Tot slot is het van belang in kaart te brengen, wat en hoeveel het kind eet. Dit wordt ambulant vaak gerealiseerd via een voedingsdagboek (Braet, Mels & Joossens, 2007). Gedurende minimaal 24 uur tot maximaal 7 dagen worden de ouders (na instructie) verzocht om alles te registreren wat het kind eet en drinkt. Ook kan hun gevraagd worden waar en wanneer er gegeten wordt, of wie daar nog meer bij aanwezig zijn.

10.5.2 Interventie

Behandeling van socialisatieproblemen verloopt meestal via een combinatie van interventiestrategieën en/of op zichzelf staande behandelingscomponenten. De voornaamste invalshoek die bij vroege socialisatieproblemen gekozen wordt is het rechtstreeks betrekken van de verzorgers bij de behandeling.

Voorlichting aan de ouders/verzorgers over de specificiteit van de problemen, psychoeducatie, vormt een vast onderdeel van de behandeling. Het betreft informatie over de probleemspecifieke kennis, de ontwikkelingspsychologische aspecten ervan en het verloop van de problemen. Het kan al geruststellend zijn voor ouders als ze horen dat slaapproblemen gedurende de eerste kinderjaren veelvuldig voorkomen. Datzelfde kan ook gezegd worden over voedingsproblemen of problemen met zindelijk worden.

Het gebruikmaken van differentiële sociale bekrachtiging is standaard. Dit wil zeggen dat enerzijds coöperatief gedrag versterkt wordt en anderzijds ongewenst gedrag (het niet willen slapen, voedselweigering, koppigheid bij toilettraining enzovoort) gericht wordt genegeerd. Deze ogenschijnlijk simpele techniek blijkt bijzonder lastig om consequent en consistent door de verzorgers uit te voeren. Het systematisch toepassen van bekrachtiging en verzwakking is ook een vast onderdeel van de interventies als het *Premack-principe* of *Response Cost (RC)*. In het eerste geval gaat het om het bekrachtigen van gedrag dat weinig of niet voorkomt met gedrag dat een veel grotere waarschijnlijkheid heeft om zich te manifesteren. Toepassing van boete (RC) kan worden gerealiseerd door favoriet eten uit het menu te weren. Het gebruik van gedragsobservaties door de verzorgers van het kind en het bespreken ervan zijn onmisbaar.

10.5.3 Slaapproblemen

Bij problemen van onvoldoende slapen kan alleen al het zich strikt houden aan een slaapschema tot verbetering leiden. Alvorens slaapschema's te kunnen instellen, moet eerst worden geïnventariseerd wanneer en hoe de kinderen naar bed gaan. Nauwkeurige informatie over bedtijdrituelen, tijdstip van het naar bed gaan, de frequentie en de duur van de slapeloosheid, is van groot belang. Kinderen gedijen het beste met regels, ook voor het naar bed gaan. Vaste rituelen geven kinderen een gevoel van veiligheid en geborgenheid (zie ▶ box 10.3).

Soms kan medicatie ondersteunend werken, al moet men daar bij jonge kinderen zeer voorzichtig mee omgaan.

> **Box 10.3 Meest gebruikelijke niet-medicatieve interventies bij dyssomnieën**
> - positieve routines (regelmaat en vaste tijdstippen invoeren);
> - schematische wekprocedures (*scheduled wakes*: het wekken van het kind, 15 tot 60 minuten voordat het kind spontaan wakker wordt);
> - graduele vormen van extinctie (systematisch negeren) en fading (gradueel stimuli veranderen);
> - stimuluscontrole (geschikte cue's aanbieden, zoals bedrituelen vooraf of een vaste slaapplaats).

Al deze maatregelen beogen een vaste routine te bewerkstelligen bij kind en ouders, dikwijls ondersteund met voorlichtingsboekjes (zie Owens, France & Wiggs, 1999). Soms worden in een behandeling extinctie en medicatie gecombineerd. Slaapmedicatie mag in elk geval nooit langer dan enkele dagen tot een paar weken bij een jong kind worden toegediend.

De parasomnieën vereisen net weer andere interventiestrategieën en methodieken. Bij nachtelijke angsten bijvoorbeeld doen ouders er goed aan om bij het kind te blijven totdat het weer rustig geworden is. Het kind in zulke situaties bij zich in bed nemen werkt eerder averechts. Van belang is dat het ritueel van het naar bed gaan niet te abrupt geschiedt en dat het een vast patroon wordt. Bij de pavor nocturnus is het juist niet nodig dat de ouders het kind wakker maken. De ouders dienen wel bij het kind te blijven tijdens zo'n aanval. Bij nachtmerries is het kind meestal al klaar wakker. De behandeling bestaat dan meestal uit het traceren van stressvolle gebeurtenissen overdag. Het aan de pavor nocturnus gerelateerde slaapwandelen wordt op identieke wijze behandeld. Ouders moeten daarbij wel bedacht zijn op mogelijke gevaarvolle situaties en daartoe voorzorgsmaatregelen te nemen. Meestal zoekt het kind naderhand zijn bed op en slaapt het spoedig weer in (Owens e.a., 1999).

10.5.4 Voedingsproblemen

In het overzicht van Linscheid (2006) wordt een aantal behandelcomponenten beschreven om voedingsproblemen aan te pakken, waarvan de 'hongermanipulatie' en 'stimulus-controleprocedures' het meest klachtspecifiek worden beschreven. Zo wordt geadviseerd om de kinderen tussen de maaltijden niet te voeden, zodat ze zeker honger zullen hebben. Bovendien kan ook stimuluscontrole van nut zijn. Bij het aanbieden van voedsel is *prompting* van het eten belangrijk, waarbij de plek waar er gegeten wordt (bijvoorbeeld in een hoge stoel) vooraf specifiek voor de voedingssituatie is vastgelegd. Daarnaast dienen andere voedingsgerelateerde stimuli als antecedenten.

De techniek van hongermanipulatie wordt frequent in ziekenhuizen toegepast (bij kinderen die lange tijd via een sonde gevoed zijn). Moeilijker is deze aanpak toe te passen in een ambulante behandelsetting. Ouders zien er vaak erg tegenop om hun (verzwakte en vermagerde) kind via gradueel calorische ontbering weer aan het eten te krijgen. De uitgangspunten van deze techniek zijn vooral a) het opwekken van honger; b) de eetaversie te verminderen en c) de autonomie van het kind te respecteren. Voorwaarde om deze techniek te kunnen toepassen is wel dat medische indicatie voor sondevoeding onnodig is geworden. Een goede voedingsconditie van het kind is noodzaak. Ook moet de eetvaardigheid van het kind voldoende ontwikkeld zijn.

De stimuluscontroletechnieken spreken voor zich. In voedingssituaties wordt vooral gebruikgemaakt van shaping- en fadingtechnieken. Via shaping wordt de voedselacceptatie geleidelijk aan opgebouwd door de voedselhoeveelheid (met miniem kleine beetjes voedsel erbij) te verhogen naar grotere hoeveelheden, of van vloeibaar/zacht voedsel geleidelijk over te gaan op hardere substanties. Met behulp van fading worden de prompts tot eten of hulp bij het eten langzaam weggelaten. Zo probeert men het kind geleidelijk zelfstandig eetgedrag aan te leren. De focus bij het voeden moet niet zozeer liggen op het naar binnen krijgen van het voedsel, maar meer op de voedingsrelatie zelf, op het haalbare doel het kind te helpen bij de vaardigheden om te *kunnen* eten, en op gewenst eetgedrag.

Wanneer angst voorop staat wordt exposure (al dan niet in combinatie met een angsthiërarchie) gehanteerd. De verwachting van negatieve consequenties gekoppeld aan een bepaald voedingsitem wordt doorbroken door het kind herhaaldelijk bloot te stellen aan de beangstigende situatie. Een angsthiërarchie begeleidt dit proces zodat de emoties bij het kind hanteerbaar blijven (zie ook ▶ H. 13). Om kinderen effectief te laten proeven en ervaren dient blootstelling in combinatie met een vorm van instructie aangeboden te worden (Birch, 1999).

Modelling is belangrijk in het proces van gedragsverandering. Ouders kunnen door hun voorbeeldgedrag zowel positief (Eisenberg, Olson, Neumark-Sztainer, Story & Bearinger, 2004) als negatief (Pike & Rodin, 1991) het eetgedrag van hun kinderen beïnvloeden. Wat dat laatste betreft valt te denken aan overmatig of ontremd eten. Het coachen van ouders rond de verschillende functies van gezinsmaaltijden en de wijze waarop zij eetgedrag aan hun kinderen modelleren, blijken belangrijke interventies te zijn.

Het effect van beloningen in het voedingsdomein lijkt afhankelijk te zijn van het specifieke doel van de beloning. Wanneer voeding zelf als beloning gebruikt wordt, zou dit de voorkeur voor dat voedsel verhogen (Mikula, 1989). Het hanteren van beloningen voor het opeten van de groenten is echter een averechtse strategie gebleken. De afkeur voor de groenten zou er alleen maar door toenemen (Birch, 1999). De strategie waarbij ouders kinderen onder druk zetten om te eten kan eveneens worden gezien als een maladaptieve strategie. Er werden negatieve effecten gevonden van het hanteren van druk zowel op wat kinderen eten als op de hoeveelheid. Zo zou dit niet alleen resulteren in een toegenomen afkeer voor het product, maar tevens in een afgenomen sensitiviteit voor honger- en verzadigingscues. Dit kan aanleiding geven tot ontremd eetgedrag (Galloway, Fiorito, Francis & Birch, 2006). Aldus kan de eetontwikkeling van een kind opgevat worden als een leerproces dat positieve ouderlijke ondersteuning vereist (Harris, 2008). Herhaalde blootstelling aan gevarieerde voeding en smaken, in combinatie met modelling, kunnen efficiënte strategieën zijn, ook voor kinderen die gevoelig zijn voor voedselneofobie.

10.5.5 Zindelijkheidsproblemen

Vanouds werd Imipramine (Tofranil®), een antidepressivum, voorgeschreven bij plasproblemen. Hoewel het effect van dit medicijn snel en gunstig bleek te zijn, was de terugval bij stoppen met dit middel evenredig groot. Ook vanwege de bijwerkingen dient men hiermee terughoudend te zijn (Nield & Kamat, 2004). Tegenwoordig wordt wel een synthetisch (en tamelijk duur) antidiuretisch hormoon gebruikt, Desmopressine (Minrin®), dat de uitscheiding van urine remt en als neusspray gegeven kan worden. Ondanks de eveneens gunstige werking (10-65% van de gevallen), is ook daarbij het terugvalpercentage bijzonder groot (Brown e.a., 2010).

Als het bedplassen langer aanhoudt dan op basis van rijping te verwachten is, vormt het trainen van de blaas overdag de eerste invalshoek. De ouders wordt gevraagd te inventariseren wanneer en hoe vaak het kind overdag plast. Bij een te hoge frequentie kan het kind niet goed leren om met een volle blaas droog te blijven. Het kind heeft dan onvoldoende blaascapaciteit. De ouders wordt geadviseerd om de momenten dat het kind naar het toilet moet om te plassen een korte tijd uit te stellen. Bij systematische training zou een kind zo minstens een half uur zijn plas op moeten kunnen houden. Met het vergroten van de blaascapaciteit neemt de kans toe dat het kind zonder wakker te worden de hele nacht droog doorslaapt. Deze procedure wordt ook wel retentietraining genoemd. Mocht dit onvoldoende helpen, dan is er allereerst de 'plaswekker' als meest gebruikte en meest effectieve behandelmethode van bedplassen (zie Bosch, 2014a). Het voert te ver om hier in detail op deze methodiek in te gaan. Volstaan wordt met een beknopte beschrijving in ▶ box 10.4.

> **Box 10.4 Plaswekkermethode**
>
> Het kind wordt te slapen gelegd, (oorspronkelijk) op een gazen onderlegger, later met een praktische aanpassing om slechts een klein stukje vast te hechten aan het ondergoed of pyjama (Moffat, 1997). Via een elektrisch (zwakstroom-) circuit staat deze onderlegger in contact met een bel naast het bed. Bij nat worden ervan – ten gevolge van de eerste urinedruppels – gaat de bel af, die het kind moet wekken en doet ophouden met verder te plassen. De urinelozing wordt dan geïnhibeerd door contractie van de interne sluitspier. Door een koppeling tussen de aandrangprikkels en de respons 'wakker worden' wordt de reflexmatige urinelozing dus afgeremd. Voor de behandeling van enuresis nocturna is dit apparaat het meest effectief gebleken (Beunderman & Bosch, 2003; Brown e.a., 2010).

Hoewel Mellon en McGrath (2000) pleiten voor een gecombineerde aanpak van de plaswekker met farmacologische ondersteuning (desmopressine), onder de noemer van een biogedragsmatige benadering, ontbreekt hiervoor enige empirische evidentie. Terecht ook dat de onderzoeksgroep van Brown c.s. niet overtuigd is van de meerwaarde van medicatiegebruik met betrekking van de langetermijnverwachting. Bij hardnekkig aanhoudende bedplasproblemen is er dan ook nog altijd de Droge Bed Training (DBT; zie Bosch, 2014a), waarin alle werkzame gedragstherapeutische componenten samen worden ingezet (zie ▶ box 10.5).

> **Box 10.5 Droge Bed Training (DBT)**
>
> Deze aanpak is een combinatie van blaastraining, zindelijkheidstraining (zelf verantwoordelijkheid dragen voor ongelukjes door zichzelf te moeten verschonen en het bed zelf op te moeten maken), retentietraining en gebruik van een wekschema, meestal in combinatie met de plaswekker. Al deze behandelcomponenten zijn gedragstechnieken om kinderen te leren zindelijk te worden en eigen verantwoordelijkheid hiervoor te dragen. Brown e.a. (2010) zoeken het beperkte gebruik van deze methode in de praktijk in de uitgebreidheid van deze benadering en de extra belasting voor zowel het kind als zijn verzorgers. Zelf blijven we deze invalshoek als een *last resort* zien als alle andere methoden gefaald hebben.

Omdat encopresisproblemen zich overdag voordoen heeft de training altijd binnen een mediatiebenadering plaats, dat wil zeggen met inschakeling van ouders of andere verzorgers van het kind. Via contingentiemanagement worden foutief aangeleerde defecatiepatronen omgebogen tot normale (zindelijkheidsbevorderende) patronen. Het kind wordt beloond voor het doen van de ontlasting op het toilet, waarbij de 'ongelukjes', de vieze broeken, genegeerd moeten worden. Bij langdurige incontinetie voor ontlasting kan de ouder-kindrelatie dermate verstoord zijn geraakt, dat een aanpak met een *token economy*-methode strategisch onmisbaar is, om die verstoorde relatie via een beloningssysteem met punten of materiële beloningen te kunnen verbeteren (zie Bosch, 2001). Soms wordt daarbij in combinatie gewerkt met een milde straf na ongelukjes (*Response Cost*). Die aanpak is uitgewerkt in een protocol voor ouders (zie Bosch, 2009).

Bij retentieve encopresis is er een gecombineerde aanpak met medicatie mogelijk (Bosch, 1995). De medische benadering richt zich op het herstel van het normale ontlastingpatroon en het opheffen van de obstipatie. In combinatie met een gedragstraining wordt laxerende medicatie voorgeschreven, zoals macrogol (Forlax®, Movicolon®). Aldus wordt de darmobstructie opgeheven en het kind weer gevoelig gemaakt voor zijn aandrangprikkels. Ruim tien jaar geleden werd ook de biofeedbackmethode beproefd, maar deze bleek achteraf toch weinig effectief te zijn (VanderPlas, 1998). Deze benadering kan hooguit diagnostisch informeren over het al of niet gebruiken van de sluitspieren door het kind. In hun review over de diverse invalshoeken in de aanpak van encopresis, al dan niet gecombineerd met obstipatieproblematiek, bepleiten McGrawth, Mellon en Murphy (2000) meer helderheid in protocollering, betere samplebeschrijvingen, meer onderzoek naar differentiaaleffecten voor subgroepen, zoals kinderen met encopresis en kinderen met obstipatie. Het is uiteraard evenzeer van belang om naast de klachtgerichte aanpak oog te blijven houden voor het algehele functioneren van kind en gezin. Zo kan het ook nodig zijn in geval van comorbiditeit om encopresis binnen een breder perspectief te taxeren (Bosch, 1995).

In ▶ box 10.6 worden de interventiestrategieën en methoden samengevat.

Box 10.6 Interventiestrategieën en methoden bij vroege socialisatieproblemen

Slaapproblemen	Voedingsproblemen	Zindelijkheidsproblemen
— psycho-educatie	— psycho-educatie	— psycho-educatie
— differentiële sociale bekrachtiging	— token-economy	— differentiële sociale bekrachtiging
— positieve routines	— differentiële sociale bekrachtiging	— retentietraining
— scheduled wakes	— hongermanipulatie	— plaswekker
— extinctie en fading	— stimuluscontrole	— droge-bed-training
— stimuluscontrole	— prompting	— contingentiemanagement
	— fading	
	— shaping	

10.6 Conclusie en toekomstperspectief

Hoewel de meeste kinderen ogenschijnlijk als vanzelfsprekend sociaal vaardiger lijken te worden, kan er dus heel wat mis gaan. Ook voor de vroege socialisatieproblemen gaat het spreekwoord op: beter voorkomen dan genezen. Deze problemen kunnen chronisch immers allerlei gedrags- en emotionele problematiek teweegbrengen.

Preventief gezien vormen de ouders en verzorgers van de kinderen de beste ingang: goede voorlichting is het halve werk. De afstemming tussen ouder en kind is daarbij van groot belang. Hier ligt ook een belangrijke taak voor de consultatiebureau-artsen. Het voorkomen van slaapproblemen vereist vooral het tot stand brengen van goede slaapgewoontes, met een strikte regelmaat en het zich consequent weten te houden aan routine en regels. Ook het veranderen van voedingsgewoontes en het leren adequaat te reageren op dwingend gedrag (via huilen) om 's nachts gevoed te willen worden, werkt preventief. Gelukkig is er op het gebied van informatie over opvoeding veel voorlichtingsmateriaal voorhanden. Overbezorgdheid bij ouders kan gemakkelijk leiden tot daadwerkelijke slaap- en voedingsproblemen. Geruststelling is een eerste preventieve interventie. Vroege signalering van geringe problemen rond de voeding kan ernstige stoornissen op dit gebied voorkomen.

Nieuwe onderzoeksterreinen op het gebied van zindelijkheidproblematiek (met name enuresis) belicht vanuit persoonlijkheidsprofielen en relatie met ADHD (Baeyens, Roeyers, Van Erdghem, Hoebeke & Vandewalle, 2007; Van Hoecke, De Fruyt, De Clercq, Hoebeke & Vandewalle; 2006) zijn weliswaar inspirerend, maar nog lang niet overtuigend genoeg om de behandelingseffectiviteit te kunnen vergroten. Evenmin heeft een eerdere poging van Johnston en Wright (1993) in hun studie naar een mogelijk verband tussen encopresis en ADHD daadwerkelijke verbeteringen opgeleverd voor de behandeling. Na het literatuuroverzicht van Mikkelsen (2001) over 'state of the art'-ontwikkelingen in de klinische praktijk is het met name wat betreft psychologische bijdragen op het gebied van incontinentie bij kinderen tamelijk stil gebleven. Toekomstig onderzoek zal hierin, naar wij hopen, de noodzakelijke verandering gaan brengen.

Literatuur

Achenbach, T.M., & Rescorla, L.A. (2001). *Manual for the ASEBA School-Age Forms & Profiles.* Burlington, VT: University of Vermont, Research Centre for Children, Youth & Families.

Achenbach, T.M., & Rescorla, L.A. (2007). *Multicultural Supplement to the Manual for the ASEBA School-Age Forms and Profiles.* Burlington, VT: University of Vermont, Research Centre for Children, Youth & Families.

Al Mamun, A., O'Callaghan, F., Scott, J. Heussler, H., O'Callaghan, M., Najman, J., Williams, G (2012). Continuity and discontinuity of trouble sleeping behaviors from early childhood to young adulthood in a large Australian community-based-birth cohort study. *Sleep Medicine, 13,* 1301–1306.

American Psychiatric Association (2013). *Diagnostic and Statistical Manual of Mental Disorders, 5th edition (DSM-5).* Washington, DC: APA.

Baeyens, D., Roeyers, H., Van Erdghem, S., Hoebeke, P., Vande Walle, J. (2007). The prevalence of attention-hyperactivity disorder in children with nonmonosymptomatic nocturnal enursis: a 4-year followup study. *The Journal of Urology, 178,* 2616–2620.

Beer, R. (2001). Behandeling van bedplassen. In: de Haan, E. e.a. (red.), *Directieve therapie bij kinderen en adolescenten* (2de druk, pp. 113-129). Houten: Bohn Stafleu Van Loghum.

Berk, L.E. (2003). *Child Development* (6th edition). New York: Pearson Education, Inc.

Berlin, K., Davies, W.H., Lobato, D.J., & Silverman, A.H. (2009). A biopsychosocial model of normative and problematic pediatric feeding. *Children's Health Care, 38,* 263–282.

Beunderman, R. & Bosch, J.D. (2003). Enuresis en encopresis: Een bespreking van de state of the art aan de hand van het artikel van Mikkelsen (2001). *Kinderpsychotherapie, 30,* 1, 6–16.

Birch,. L. (1999). Development of Food Preferences. *Annual Review of Nutrition, 19,* 41–62.

Birch LL & Fisher JO (1998) Development of eating behaviours among children and adolescents. *Pediatrics* 101: 539–549.

Blum, N.J., Taubman, B., & Nemeth, N. (2004). Why is toilet training occurring at older ages? A study of factors associated with later training. *Journal of Pediatrics, 145,* 107–111.

Braet, C., Mels, S., & Joossens, L. (2007). *Kinderen en jongeren met overgewicht. Werkboek voor kinderen.* Antwerpen/Apeldoorn: Garant.

Bosch, J.D. (2014b). Protocol voor behandeling van encopresis bij kinderen. In C. Braet & S. Bögels (red.), *Protocollaire behandelingen voor kinderen met psychische klachten.* Amsterdam: Boom.

Bosch, J.D. (2014a). Stoornissen in de zindelijkheid. In: I. Franken, P. Muris & D. Denys (red.), *Basisboek Psychopathologie.* Utrecht: De Tijdstroom.

Bosch, J.D (2009). *Behandelprotocol: Encopresie bij kinderen. Handleiding voor ouders.* Amsterdam: Boom.

Bosch, J.D. (2001). Behandeling van encopresis. In: de Haan, Dolman & Hansen (red.), *Directieve therapie bij kinderen en adolescenten* (2de druk, pp. 130-143.). Houten: Bohn Stafleu Van Loghum.

Bosch, J.D., Van Hoogstraten, W.A. & Ten Brink, L.T. (1995). Gedragsbeoordeling van kinderen met encopresis. *Tijdschrift voor Orthopedagogiek, 34,* 511–522.

Bosch, J.D., Ten Brink, L.T., Van Loo, Chr. & Hirasing, R.A. (1995). Bedplassen: een probleem apart? Gedragsbeoordeling van kinderen met enuresis nocturna. *Gedrag en Gezondheid, 23,* 5, 191–200.

Bosch, J.D (1995). Encopresis. In: WTAM. Everaerd, e.a. (red.), *Handboek Klinische Psychologie.* Houten: Bohn Stafleu Van Loghum, afl.5, D2000, 1–21.

Brazelton, T.B. (1962). A Child-Oriented Approach to Toileting. *Pediatrics, 29,* 121–128.

Bravender, T., Bryant-Waugh, R., Herzog, D., Katzman, D., Kriepe, R. D., Lask, B., Le Grange, D., Lock, J., Loeb, K. L., Marcus, M. D., Madden, S., Nicholls, D., O'Toole, J., Pinhas, L., Rome, E., Sokol-Burger, M., Wallin, U. & Zucker, N. (2010), Classification of eating disturbance in children and adolescents: Proposed changes for the DSM-V. *Eur. Eating Disorders Review, 18,* 79–89.

Brown, M.L., Pope, A.W. & Brown, E.J. (2010). Treatment of primary nocturnal enuresis in children: a review. *Child: care, health & development, 37,* 153–160.

Bryant-Waugh, R., Markham, L., Kreipe, R.E., & Walsch, T. (2010). Feeding and eating disorders in childhood. *International Journal of Eating Disorders, 43,* 98–111.

Byars, K.C., Apiwattanasawee, P., Leejakpai, A., Tangchityongsiva, S., & Simakajornboom, N. (2011). Behavioral sleep disturbances in children clinically referred for evaluation of obstructive sleep apnea. *Sleep Medicine, 12,* 163–169.

Dasha, E., Nicholls, M.B.B.S., Russell, M.V., & Viner, M.B.B.S. (2009). Childhood risk factors for lifetime anorexia nervosa by 30 years in a national birth cohort. *Journal of the American Academy of Child and Adolescent Psychiatry, 48,* 791–799.

Dovey, T.M., Staples, P.A., Gibson, E.L., Halford, J.C. (2008) Food neophobia and 'picky/fussy' eating in children: a review. *Appetite* 20: 181–193.

Eisenberg, M. E., Olson, R. E., Neumark-Sztainer, D., Story, M., & Bearinger, L. H. (2004). Correlations between family meals and psychosocial well-being among adolescents. *Archives of pediatric and adolescent medicine* 158: 792–796.

Farrow, C.V. & Coulthard, H. (2012) Relationships between sensory sensitivity, anxiety and selective eating in children. *Appetite, 58,* 842–846.

Galloway, A.T., Fiorito, L. M., Francis, L., & Birch, L. L. (2006) 'Finish your soup': Counterproductive effects of pressuring children to eat on intake and affect. *Appetite* 46: 318–323.

Gregory, A.M., Caspi, A., Eley, T.C., Moffit, T.E., O'Connor, T.G. & Poulton, R. (2005). Prospective Longitudinal Associations between Persistent Sleep Problems in Childhood and Anxiety and Depression in Adulthood. *Journal of Abnormal Child Development, 33,* 157–163.

Harris, G (2008) Development of taste and food preferences in children. *Current opinion in clinical nutrition and metabolic care, 11,* 316–319.

Johnston, B.D. & Wright, J.A. (1993). Attentional Dysfunction in Children with Encopresis. *Developmental and Behavioral Pediatrics, 14,* 381–385.

Kotler, L.A., Cohen, P., Davies, M., Pine, D.S., Walsh, B.T. (2001). Longitudinal relationships between childhood, adolescent, and adult eating disorders. *Journal of the American Academy of Child and Adolescent Psychiatry, 40,* 1434–1440.

Lam, P., Hiscock, H & Wake, M. (2003). Outcomes of Infant Sleep Problems: A Longitudinal Study of Sleep, Behavior and Maternal Well-Being. *Pediatrics, 111,* 203–207.

Largo, R.H. & Stutzle, W. (1977). Longitudinal Study of Bowel and Bladder Control by Day and Night in the First Six Years of Life, I: Epidemiology and Interactions between Bowel and Bladder Control. *Developmental Medicine and Child Neurology, 19,* 598–606.

Linscheid Th.M., Budd, K.S. & Rasnake, L.K. (2003) Pediatric Feeding Problems. In: MC Roberts (Ed), (2003). *Handbook of Pediatric Psychology* (3rd edition, pp. 481–498). New York: The Guilford Press.

Linscheid, T.R. (2006). Behavioral Treatments for Pediatric Feeding Disorders. *Behavior Modification, 30,* 6–23.

Liu, X., Liu, L., Owens, J.A., & Kaplan, D.L. (2005). Sleep patterns and sleep problems among schoolchildren in the United States and China. *Pediatrics, 115,* 241–249.

Macias, M.M., Roberts, K.M., Saylor, C.F. & Fussell, J.J. (2006). Toileting Concerns, Parenting stress and Behavior Problems in Children with Special Health Care Needs. *Clinical Pediatrics, 45,* 415–422.

Martin, C.I., Dovey, T.M., Coulthard, H., Southall, A.M. (2013). Maternal stress and problem-solving skills in a sample of children with nonorganic feeding disorders. *Infant Mental Health Journal, 34,* 202–210.

McGrawth, M.L., Mellon, M.W. & Murphy, L. (2000). Empirically supported treatments in pediatric psychology: Constipation and encopresis. *Journal of Pediatric Psychology, 25,* 225–254.

Meijer A. & Hofman, W. (2014). Assessment en behandeling van slaapproblemen bij kinderen. In C. Braet & S. Bögels (red.), *Protocollaire behandelingen voor kinderen met psychische klachten*. Amsterdam: Boom.

Mellon, M.W. & McGrath, M. L. (2000) Empirically supported treatments in pediatric psychology: nocturnal enuresis. *Journal of Pediatric Psychology*, 25, 193–214.

Mennella, J.A., Forestell, C.A., Morgan, L.K., & Beauchamp, G.K. (2001) Prenatal and postnatal flavor learning by human infants. *Pediatrics* 107: e88

Mikkelsen, E.J. (2001). Enuresis and Encopresis: Ten Years of Progress. *Journal of the American Academy of Child and Adolescent Psychiatry*, 40, 1146–1158.

Mikula G (1989) Influencing food preferences of children by 'if-then' instructions. *European journal of social psychology* 19: 225–241.

Moffatt, M. E. K. (1997) Nocturnal enuresis: a review of the efficacy of treatments and practical advice for clinicians. *Journal of Developmental and Behavioral Pediatrics*, 18, 49–56.

Morell, J.M.B. (1999). The Infant Sleep Questionnaire: A new tool to assess infant sleep problems in clinical and research purposes. *Child Psychology and Psychiatry Review*, 4, 20–26.

Musher, Eizenman, D. & Holub, S. (2007). Comprehensive Feeding Practices Questionnaire. Validation of a new measure of parental feeding practices. *Journal of Pediatric Psychology*, 32, 960–972.

Nield, L.S. & Kamat, D. (2004). Enuresis: how to treat and evaluate. *Clinical Pediatrics*, 43, 409–415.

Nikolopoulou, M. & St James-Roberts, I (2003). Preventing sleeping problems in infants who are at risk of developing them. *Archives of Diseases in Childhood*, 88, 108–111.

Owens, J.L., France, K.G. & Wiggs L. (1999). Behavioural and cognitive-behavioural interventions for sleep disorders in infants and children: A review. *Sleep Medicine Reviews*, 3, 281–302.

Paavonen, E.J., Almquist, F., Tamminen, T., Moilanen, I., Piha, J., Räsänen, E. & Aronen, E.T. (2002). Poor sleep and psychiatric symptoms at school: an epidemiological study. *European Child & Adolescent Psychiatyry*, 11, 10–17.

Pike, K.M. & Rodin, J. (1991) Mothers, daughters and disordered eating. *Journal of Abnormal Psychology*, 100, 198–204.

Plas, R.N. van der (1998). *Clinical management and treatment options in children with defecation disorders*. Academisch Proefschrift Universiteit van Amsterdam.

Powell, F.C., Farrow, C.V., & Meyer, C. (2011). Food avoidance in children: the influence of maternal feeding practices and behaviours. *Appetite*, 57, 683–692.

Sadeh, A. (2004). A brief screening questionaire for infant sleep problems: Validation and findings for an internet sample. *Pediatrics*, 113, 570–577.

Streisand, R. & Efron, L.A. (2003) Pediatric Sleep Problems. In: MC Roberts (ed.), *Handbook of Pediatric Psychology* (3rd edition, pp. 578–598). New York: The Guilford Press.

Seys, D.M. & Obbink, M.H.J. (2014). Protocollaire behandelingen voor kinderen met voedingsproblemen. In C. Braet & S. Bögels (red.), *Protocollaire behandelingen voor kinderen met psychische klachten*. Amsterdam: Boom.

Van Hoecke, E. (2014). Protocol voor behandeling van kinderen met enuresis nocturna en urine-incontinentie. In C. Braet & S. Bögels (red.), *Protocollaire behandelingen voor kinderen met psychische klachten*. Amsterdam: Boom.

Van Hoecke, E., De Fruyt, F., De Clercq, B., Hoebeke, P., & VandeWalle, J. (2006) Internalizing and Externalizing Problem Behavior in Children with Nocturnal and Diurnal Enuresis: A Five Factor Model Perspective. *Journal of Pediatric Psychology*, 31, 460–468.

Wake, M., Morton-Allen, E., Poulakis, Z., Hiscock, H., Gallagher, S. & Oberklaid, F. (2006). Prevalence, Stability and Outcomes of Cry-Fuss and Sleep Problems in the First 2 Years of Life: Prospective Community-Based Study. *Pediatrics*, 117, 836–842.

Wardle, J., Guthrie, C.A., Sanderson, S. & Rapaport, L. (2001). Development of the new children's eating behavior questionnaire. *Journal of Child Psychology and Psychiatry*, 42, 963–970.

Wilson D.K. & Evans, A.E. (2003). Health Promotion in Children and adolescents: an integration of psychosocial and Environmental Approaches. In: MC Roberts (Ed), (2003). *Handbook of Pediatric Psychology* (3rd edition, pp. 69–83). New York: The Guilford Press.

Zuckerman, B., Stevenon, J. & Bailey V. (1987). Sleep Problems in Early Childhood: Continuities, Predictive Factors and Behavioral Correlates. *Pediatrics*, 80, 664–671.

Aanbevolen literatuur

Voor een uitgebreider overzicht van interventies bij slaapstoornissen wordt verwezen naar het protocol van Meijer & Hofman (2014).

Voor een uitgebreider overzicht van interventies bij voedingsstoornissen wordt verwezen naar het protocol van Seys & Obbink (2014).

Voor een vollediger overzicht van interventies bij zindelijkheidsproblemen (enuresis èn encopresis) verwijzen we naar het protocol van Bosch (2014a).

Als voorbeeld van een educatief boekje willen we nog noemen het bij Boom uitgegeven boekje van R. Schregardus *'Kinderen met slaapproblemen'* (Uitgeverij Boom, 1993).

Op het gebied van zindelijkheid zijn er talloze boekjes op de markt, waarover in Beer (2001) vooral verwezen wordt naar boekjes over bedplassen. Het enige boekje, specifiek voor ouders met kinderen met encopresis, is ons boekje *"Problemen rond zindelijkheid overdag"* (Bosch, 2009). Dit is te downloaden op de website van Boom.

Agressieve en regelovertredende gedragsproblemen

Bram Orobio de Castro

Gedragsproblemen

Agressief, regelovertredend en delinquent gedrag van kinderen en jongeren is een belangrijke reden tot zorg. Om gedragsproblemen effectief te kunnen voorkomen en behandelen is het belangrijk te weten hoe ze ontstaan. In deze context duidt het begrip 'gedragstoornis' alleen op een gedragspatroon dat een bepaalde naam heeft gekregen; een gedragsstoornis is dus geen oorzaak voor gedrag, maar een beschrijving ervan. Dit hoofdstuk beschrijft het ontwikkelingsverloop van agressief en regelovertredend gedrag. Bij de beschrijving van risico- en beschermende factoren komt steeds de wisselwerking tussen kind en omgeving aan bod, die kan leiden tot een vicieuze cirkel waarin gedrag van het kind de omgeving ongunstig beïnvloedt en de omgeving het gedrag van het kind ongunstig beïnvloedt. Er spelen immers niet alleen kindfactoren, maar ook invloeden uit het gezin, van leeftijdgenoten en de bredere sociale omgeving.

Bij het onderzoek naar de oorzakelijke mechanismen in de ontwikkeling van gedragsproblemen worden enkele empirisch onderzochte perspectieven beschreven, zoals de biologische en fysiologische; de leertheoretische; de informatieverwerkingsgerichte; en de maatschappelijke perspectieven. Het transactionele model biedt mogelijkheden tot integratie van deze perspectieven. In de laatste paragraaf over behandeling en preventie wordt een overzicht gegeven van bewezen effectieve interventies.

11.1   Inleiding

Agressief, regelovertredend en delinquent gedrag zijn de voornaamste redenen voor aanmelding van kinderen en jongeren bij de geestelijke gezondheidszorg en een van de grootste zorgen van de Nederlandse bevolking (Sociaal en Cultureel Planbureau, 2013). Dit gedrag vormt een ernstig probleem voor zowel de omgeving die er slachtoffer van is, als voor de kinderen en jongeren die het vertonen. Gedragsproblemen zijn opmerkelijk stabiel en gaan gepaard met onder andere emotionele en sociale problemen en latere agressiviteit, delinquentie, voortijdige schooluitval, werkloosheid, drugs- en alcoholverslaving, gezins- en relatieproblemen, en hoge kosten voor betrokkenen en de maatschappij (Dodge, Coie & Lynam, 2006). Om gedragsproblemen effectief te kunnen voorkomen en behandelen is het belangrijk te weten hoe ze ontstaan. De afgelopen jaren is veel onderzoek gedaan naar de ontwikkeling van probleemgedrag. Inmiddels is duidelijk dat niet een op zichzelf staande oorzaak tot gedragsproblemen leidt. Complexe wisselwerkingen tussen omgevingsinvloeden en kindfactoren voorspellen gedragsproblemen (Beauchaine & Gatzke-Kopp, 2012). Beïnvloeding van deze mechanismen om gedragsproblemen te voorkomen of verminderen blijkt redelijk mogelijk (McCart e.a., 2006).

11.2   Agressie en regelovertreding: normale en afwijkende vormen

Begrippen als 'agressie', 'delinquentie' en 'antisociaal gedrag' worden veel gebruikt in jeugdzorg en onderwijs. Toch is het lang niet altijd duidelijk wat ermee bedoeld wordt, zelfs niet voor degenen die de begrippen gebruiken (Tremblay, 2000). Dit leidt helaas tot miscommunicatie bij diagnostiek en behandeling.

Agressie is 'gedrag dat bedoeld is om een ander te schaden en deze ander ook werkelijk schaadt, waarbij deze ander de schade wil vermijden' (Anderson & Bushman, 2002). Dit lijkt misschien een nodeloos ingewikkelde definitie, maar ze voorkomt – zoals zal later in dit hoofdstuk zal blijken – veel verwarring. Zo valt het hebben van vijandige bedoelingen zonder daar een ander daadwerkelijk mee te schaden er niet onder en evenmin het schade berokkenen zonder dat dit de bedoeling was. Hiermee wordt voorkomen dat kinderen louter als agressief bestempeld worden omdat ze vijandig overkomen of omdat ze overlast veroorzaken zonder dat dit hun bedoeling is (denk bijvoorbeeld aan heel drukke kinderen). Agressie hoeft niet altijd problematisch te zijn. De meest voorkomende agressie bij kinderen maakt deel uit van alledaagse interacties tussen kinderen onderling die over het algemeen juist heel wenselijk worden gevonden (Tremblay, 2000), zoals agressief verdedigen bij een potje voetbal. Pas wanneer agressief gedrag (impliciete) normen van volwassenen of van kinderen onderling overschrijdt en het dagelijks functioneren van kinderen belemmert, is het problematisch te noemen. Voor alle duidelijkheid noem ik dergelijk gedrag verder 'agressief probleemgedrag'. De grens tussen alledaagse agressie en agressief probleemgedrag is niet scherp te trekken, al doet het classificatiesysteem DSM-5 hier wel een arbitraire poging toe (zie ▶ par. 11.7 over diagnostiek). Normen omtrent de aanvaardbaarheid van agressieve gedragingen verschillen per beoordelaar, zijn veranderlijk en hangen sterk af van de leeftijd van de 'dader'. In onderzoek wordt de grens veelal bepaald op basis van problemen in het alledaags functioneren, op basis van afwijking van normgegevens op genormeerde vragenlijsten, of door de (impliciete) normen van beoordelaars te volgen.

Regelovertredend gedrag is een overkoepelende term voor alle gedrag dat in strijd is met de op dat moment voor de betreffende persoon geldende regels. Dat kunnen formele regels zijn, zoals vastgelegd in wetgeving of schoolregels, maar ook minder formele gedragscodes of verwachtingen. Onder deze brede term vallen onder andere overtreding van ouderlijke regels (ook wel oppositioneel of ongehoorzaam gedrag genoemd) en overtreding van wetten. Lange tijd was het gebruikelijk regelovertredend gedrag als 'delinquent' aan te duiden, maar deze term is minder adequaat. Delinquentie slaat namelijk alleen op regelovertredend gedrag waarbij de wet overtreden wordt. Een aantal regelovertredende gedragingen kan dan ook pas delinquent heten vanaf de leeftijd waarop ze strafbaar zijn.

Agressieve gedragsproblemen en regelovertredend gedrag zijn heel algemene begrippen die gemakkelijk als abstracties gebruikt worden. Het is echter belangrijk te realiseren dat ze zeer uiteenlopende gedragingen omvatten. Ze kunnen zich in vele vormen voordoen (zoals openlijk, heimelijk, fysiek, verbaal of relationeel), met zeer verschillende gevolgen (van lichte irritatie tot de dood) onder zeer verschillende omstandigheden (bijvoorbeeld alleen of in groepsverband) en om zeer verschillende redenen (bijvoorbeeld als reactie op provocatie versus op eigen initiatief).

Om zicht te krijgen op de ontwikkeling van al deze verschillende gedragingen is het noodzakelijk een beperkt aantal typen gedrag te onderscheiden die elk gekenmerkt worden door een specifieke etiologie. Wat agressie betreft is vooral het onderscheid tussen reactieve en proactieve agressie belangrijk gebleken. Reactieve agressie is een reactie op een vermeende bedreiging die wordt gekenmerkt door sterke lichamelijke arousal en impulsief handelen. Proactieve agressie daarentegen is doelgericht gedrag dat weloverwogen wordt uitgevoerd (Vitaro, Brendgen & Barker, 2006).

Wat regelovertredend gedrag betreft ontbreekt het aan een heldere theoretische basis om verschillende vormen met specifieke etiologie te onderscheiden. Belangrijk zijn wel onderscheidingen tussen verschillende kenmerken van regelovertredend gedrag, zoals individueel versus groepsgewijs, openlijk versus heimelijk en impulsief versus planmatig regelovertredend gedrag. Hoewel ongeveer de helft van alle criminele gedragingen door adolescenten onder invloed plaatsvindt (Raine, 1993), is gek genoeg weinig bekend over verschillen tussen regelovertredend gedrag dat nuchter versus onder invloed van drank of drugs is uitgevoerd.

In de praktijk van de geestelijke gezondheidszorg is het gebruikelijk met terminologie op basis van categorische indelingen te werken: als voldaan is aan bepaalde criteria is er sprake van een specifieke zogenoemde 'stoornis' (zie ook ▶ par. 11.7 en ▶ H. 9). Rond het begrip stoornis bestaan helaas echter de nodige misverstanden. Het woord stoornis roept associaties op met ziekte en oorzaken voor problematiek. Dat is in deze context onjuist: stoornis duidt hier alleen op een gedragspatroon dat een bepaalde naam heeft gekregen. Het zegt niets over de oorzaken voor dit gedragspatroon. Dit impliceert dat veelgebruikte kwalificaties als 'de agressie wordt veroorzaakt door een gedragsstoornis' en 'jeugddelinquentie wordt in vele gevallen veroorzaakt door gedragsstoornissen' tautologisch en misleidend zijn. Een gedragsstoornis is dus geen oorzaak voor gedrag, maar een beschrijving van gedrag. Het moge duidelijk zijn dat de arbitraire grens tussen al of niet aan de criteria voor een 'stoornis' voldoen ten ene male onvoldoende is als grondslag voor financiering van geestelijke gezondheidszorg, zoals in de systematiek van zogenoemde Diagnose Behandel Combinaties in Nederland gebruikelijk is.

Helaas wordt in de literatuur en de alledaagse praktijk weinig onderscheid gemaakt tussen agressie in het algemeen, agressieve gedragsproblemen, reactieve en proactieve agressie, regelovertredend gedrag enzovoort (zie bijvoorbeeld Dodge e.a., 2006). Hierdoor worden vaak onderzoeksresultaten over een specifiek probleem veralgemeniseerd naar alle probleemgedragingen, terwijl ze daar helemaal niet voor hoeven op te gaan. Daarom wordt hier soms noodgedwongen de brede term 'probleemgedrag' gebruikt voor problematische agressie en regelovertredend gedrag tezamen.

11.3 Ontwikkelingsverloop

In diverse landen is grootschalig en langdurig prospectief longitudinaal onderzoek verricht om ontstaan en beloop van agressieve en regelovertredende gedragspatronen van de vroege jeugd tot volwassenheid in kaart te brengen (bijvoorbeeld Odgers e.a., 2009). Voor iedere deelnemer in deze onderzoeken is een individueel traject van zijn ontwikkeling geconstrueerd. Vervolgens zijn clusters gemaakt van deelnemers met vergelijkbare trajecten. Oorspronkelijk werd verwacht dat agressief gedrag aangeleerd wordt en er zodoende kinderen zouden moeten zijn wier agressiviteit steeds verder toenam. Dit bleek echter bepaald niet het geval. Gemiddeld genomen neemt agressief gedrag in de eerste twee levensjaren sterk toe en piekt fysieke agressie tussen de 2 en 3 jaar (bijvoorbeeld Alink e.a., 2006). Vervolgens neemt de frequentie van agressief gedrag bij de meeste kinderen geleidelijk af, waarbij fysieke agressie sterk afneemt en deels wordt vervangen door verbale agressie en vervolgens – met name bij meisjes – ook door indirecte, relationele agressie. Met leeftijd lijkt vooral reactieve agressie af te nemen, terwijl proactieve agressie even prevalent blijft (Polman e.a., 2007; Vitaro e.a., 2006). Wat agressie betreft wordt in alle studies een kleine (vooral mannelijke) groep gevonden die al zeer jong het meest agressief is en chronisch agressief blijft in de volwassenheid. Daarnaast worden meerdere groepen gevonden die de genoemde piek in fysieke agressie laten zien rond het tweede jaar en daarna in hoger of lager tempo afnemen in agressie. De grootste groep ten slotte laat van geboorte tot volwassenheid zeer weinig agressie zien. In geen enkele studie is een groep gevonden die met weinig agressie begint en pas in de basisschoolleeftijd agressief wordt.

Wanneer naast agressie ook regelovertredend gedrag in de ontwikkelingstrajecten wordt betrokken, ontstaat een heel ander beeld en is er wel sprake van toename met leeftijd. Loeber e.a. (1993) onderscheidden een openlijk, heimelijk en autoriteitsvermijdend ontwikkelingstraject. Voor ieder traject bleek te gelden dat zwaardere vormen van regelovertredend gedrag vrijwel altijd vooraf waren gegaan door mildere vormen van gelijksoortig gedrag eerder in het leven. Ernstig delinquent gedrag bleek dus zelden of nooit 'uit het niets' op te treden. Zo beschrijft het openlijke traject een ontwikkeling van lichte openlijke agressie als slaan en schoppen naar zwaardere vormen als aanranding en gewapende vechtpartijen. In ieder traject zet maar een klein deel van de kinderen de stap van een minder ernstig naar een ernstiger gedrag. Kinderen die deze stap zetten worden gekenmerkt door een grotere cumulatie van risicofactoren (zie ▶ par. 11.4). De meeste kinderen vorderen – gelukkig – niet naar de ernstigere niveaus van de paden, maar laten juist een vermindering van dergelijk gedrag zien. Omgekeerd bleken vrijwel alle jongeren op de meest ernstige niveaus van de trajecten eerder de minder ernstige niveaus te hebben doorlopen. De door Loeber en anderen geschetste paden zijn inmiddels bevestigd in meerdere studies, zie ◻ figuur 11.1.

Moffitt en collega's (2002; Odgers e.a., 2009) bekeken agressie en regelovertredend gedrag tezamen, omdat zij verwachtten een onderscheid te vinden tussen chronische (*life persistent*) en tot de adolescentie beperkte antisociale ontwikkelingstrajecten. Zij vonden, net als bij agressie, chronisch hoge en chronisch lage groepen, evenals een groep die hoog begint en dan daalt. Daarnaast vonden zij echter een groep die als kind niet te onderscheiden is van de chronisch lage groep, dan in de adolescentie sterk stijgt in met name groepsgewijs lichtdelinquent gedrag en als jongvolwassene weer daalt (zij het niet helemaal tot het beginniveau). Dat problematisch agressief en regelovertredend gedrag vrijwel altijd voorafgegaan worden door eerder probleemgedrag, maakt het mogelijk vroeg te signaleren bij welke kinderen er kans is op blijvende problematiek.

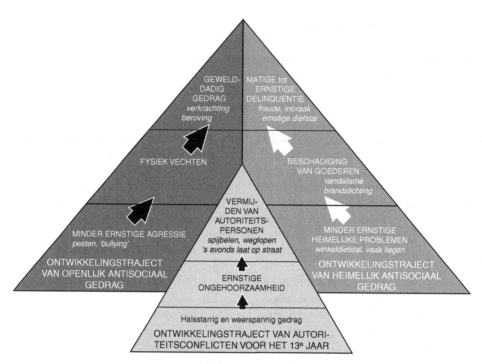

■ **Figuur 11.1**   Ontwikkelingspaden van antisociaal gedrag volgens Loeber e.a., 1993.

11.4   Risico- en beschermende factoren

Een voortdurende wisselwerking tussen kind en omgeving kan leiden tot een vicieuze cirkel waarin gedrag van het kind de omgeving ongunstig beïnvloedt en de omgeving het gedrag van het kind ongunstig beïnvloedt (bijvoorbeeld Beauchaine e.a., 2013; Dodge & Rutter, 2011). Zo creëert een kind – ongewild – een omgeving die gedrag van het kind problematischer maakt, en creëert de omgeving – ongewild – gedrag van het kind dat de omgeving problematischer maakt. Hoewel er sprake is van een aantal factoren die elkaar beïnvloeden, worden deze factoren in het in navolgende toch kunstmatig uit elkaar getrokken, om hun respectievelijke bijdrage aan de ontwikkeling te verduidelijken. De volgende opsomming van risico- en beschermende factoren voor agressief en regelovertredend probleemgedrag is gebaseerd op een groot aantal prospectieve studies met duizenden deelnemers. Zie voor overzichten o.a. Beauchaine & McNulty, 2013; Dodge, Coie & Lynam, 2006 en voor reactieve en proactieve agressie o.a. Vitaro e.a., 2006.

Het is van groot belang om te beseffen dat iedere risicofactor op zichzelf slechts weinig tot geen voorspellende waarde heeft: een duidelijk verhoogd risico ontstaat pas bij een samenspel van meerdere factoren. Ook is het belangrijk te beseffen dat risicofactoren niet noodzakelijk de oorzaken zijn van wat ze voorspellen. Het is goed mogelijk dat zowel de risicofactor als de uitkomst beide het gevolg zijn van een derde factor. Al te vaak worden risicofactoren ten onrechte geïnterpreteerd als oorzaak van probleemgedrag (denk aan afkomst, gezinsgrootte), terwijl zij waarschijnlijk slechts een marker zijn van een daadwerkelijke oorzaak. Zo blijkt recente migratie van gezinnen een risicofactor voor gedragsproblemen, maar geen oorzaak voor deze problemen. Migratie is hier slechts een marker voor een verhoogde kans op problemen in de ouder-kindrelatie door stress en een beperkt netwerk van ouders (zie voor een review van Nederlands onderzoek: Orobio de Castro & Junger, 2007).

11.4.1 Kindfactoren

Er bestaat geen gen voor probleemgedrag. Agressief en regelovertredend gedrag zijn te complex om een direct gevolg te zijn van de expressie van één bepaald gen. Uit tweelingstudies blijkt wel dat broers en zussen meer gelijk zijn in met name fysieke agressie naarmate zij meer genetisch materiaal delen. Hieruit is af te leiden dat vooral fysieke agressie in de vroege kindertijd voor een belangrijk deel erfelijk bepaald is. Deze erfelijke component wordt wat zwakker naarmate kinderen ouder worden, maar blijft aanzienlijk. Zoals gezegd is vrijwel uitgesloten dat de erfelijkheid van probleemgedrag rechtstreeks door één bepaald gen wordt veroorzaakt. In onderzoek lijkt ook eerder sprake van een erfelijke verhoogde gevoeligheid voor omgevingsinvloeden dan voor een directe erfelijkheid van probleemgedrag. Waarschijnlijk zijn algemenere kenmerken als emotionaliteit, aspecten van intelligentie, aandacht, stressgevoeligheid en beperkte empathie deels erfelijk bepaald door een combinatie van meerdere genen, en dragen deze kenmerken indirect bij tot agressieve en regelovertredende gedragspatronen door een grotere gevoeligheid voor de omgeving (Dodge & Rutter, 2011). Daarbij lijken kwetsbaarheid voor reactieve en proactieve agressie en openlijke en relationele agressie door verschillende erfelijke informatie voorspeld te worden (Brendgen, 2012).

De belangrijkste kindgebonden risicofactor voor later agressief en regelovertredend probleemgedrag is probleemgedrag op jongere leeftijd. Daarbij voorspellen specifieke vormen van probleemgedrag het beste toename van dezelfde vorm van probleemgedrag en is het risico hoger naarmate meer vormen van probleemgedrag gelijktijdig voorkomen (zie ◘ figuur 11.1). Andere individuele voorspellers van gedragsproblemen zijn sekse (man), aandachtsproblemen, hyperactiviteit, een moeilijk temperament, lage hartslag en laag serotonineniveau in rust, lage intelligentie, afwijkende sociale-informatieverwerking en beperkte prosociale emoties als empathie. Reactieve agressie wordt specifiek voorspeld door aandachtsproblemen, hyperactiviteit, moeilijk temperament, lage intelligentie en afwijkingen in de waarnemings- en interpretatiefasen van sociale-informatieverwerking. Proactieve agressie wordt specifiek voorspeld door een ongevoelig stressresponssysteem, lage emotionaliteit (met name minder schuld, schaamte en empathie) en afwijkingen in oordelen over verwerpelijkheid van probleemgedrag. Ernstige en gewelddadige jeugddelinquentie wordt voorspeld door een cumulatie van genoemde factoren, drugsgebruik en – vanaf de adolescentie – door geringe schoolmotivatie en erfelijke verslavingsgevoeligheid.

11.4.2 Gezin

Gezinsinteracties leveren een belangrijk aandeel in de voorspelling van agressief en regelovertredend probleemgedrag[1]. Belangrijke voorspellers in ouderlijk gedrag zijn het inconsistent

---

1 Deze bijdrage is wel in twijfel getrokken op basis van verkeerde conclusies uit gedragsgenetisch onderzoek. Uit dergelijk onderzoek blijkt steevast dat de bijdrage van de zogenoemde 'gedeelde omgeving' van kinderen in een gezin een veel kleinere – of zelfs geen – voorspellende waarde heeft dan erfelijkheid en de zogenoemde 'unieke omgeving' van ieder kind. Hieruit is ten onrechte geconcludeerd dat gezinsinteracties een kleine rol zouden spelen omdat zij gedeelde omgeving zouden zijn. Het blijkt echter dat ouders zich ten opzichte van hun kinderen zeer verschillend gedragen, vooral als de kinderen verschillen in mate van probleemgedrag. Dit verschillende ouderlijk gedrag maakt dan ook deel uit van de unieke omgeving van individuele kinderen, niet van de gedeelde omgeving (Dodge & Rutter, 2011).

hanteren van regels, fysiek en hard straffen, en gebrek aan warmte, sensitiviteit en 'monitoring' – de mate waarin ouders op de hoogte zijn van wat hun kind doet en bezighoudt. Ondanks de onaangename bijklank van deze voorspellers is het belangrijk te realiseren dat dergelijk gedrag zelden 'uit het niets' door ouders vertoond wordt. Er is veeleer sprake van een wisselwerking tussen ouder en kind, waarbij zij elkaars negatieve gedrag kunnen versterken. De risicofactoren gebrek aan warmte en sensitiviteit duiden op het ontstaan van een warme, veilige vertrouwensband tussen ouder en kind. Deze band lijkt niet alleen van belang voor het welzijn van het kind, maar motiveert een kind ook van ouders sociaal vaardig gedrag te willen leren en motiveert ouders om dit te willen doen (*scaffolding*). De tijd die besteed wordt aan dergelijk gezamenlijk leren van sociaal begrip (bijvoorbeeld omgaan met negatieve emoties, gedrag van andere kinderen interpreteren, regels om samen te spelen begrijpen) en sociaal vaardig gedrag is een protectieve factor tegen later probleemgedrag. Deze band maakt het ook belangrijker voor een kind de normen van ouders te internaliseren en daarom gedrag te vertonen dat de ouder waardeert, ook zonder direct toezicht van ouders. De term monitoring heeft deels ook betrekking op deze vertrouwensband tussen ouder en kind. De mate waarin ouders weten wat hun kinderen doen blijkt namelijk meer een functie van de mate waarin kinderen openhartig vertellen wat zij doen dan van monitoring in de zin van voortdurend toezicht door ouders. Naast deze direct aan gedrag te relateren (proximale) gezinskenmerken verhoogt een aantal gezinskenmerken indirect risico van gedragsproblemen. Dit zijn met name conflicten tussen ouders (vooral in bijzijn van kind), echtscheiding (behalve als deze leidt tot minder conflicten), laag inkomen en een laag opleidingsniveau, psychosociale problemen van ouders (met name depressie of herhaalde psychoses bij de moeder), delinquentie van ouders, en een beperkt sociaal netwerk rond het gezin. Rond de zwangerschap spelen het krijgen van het oudste kind als tienermoeder, alcoholverslaving en blootstelling aan drugs en lood een rol. Reactieve agressie wordt specifiek voorspeld door hardvochtige opvoeding. Proactieve agressie wordt specifiek voorspeld door rolmodellen in het gezin die agressie gebruiken en goedkeuren als middel om doelen te bereiken. Ernstige en gewelddadige jeugddelinquentie wordt voorspeld door genoemde factoren, met een relatief belangrijke rol voor delinquentie bij (een van de) ouders.

11.4.3 Leeftijdgenotenfactor

De laatste jaren blijkt steeds duidelijker het belang van leeftijdgenoten voor de ontwikkeling van kinderen (zie ► H. 7). Afwijzing in de schoolklas en relaties met zich problematisch gedragende leeftijdgenoten zijn risicofactoren voor zowel agressie als regelovertredend gedrag. Tijdens de ontwikkeling blijkt veelal een combinatie plaats te vinden van uitstoting door goed functionerende leeftijdgenoten en aantrekking tot leeftijdgenoten met vergelijkbare problemen. Hierdoor ontstaat al op jonge leeftijd een redelijk gescheiden groep kinderen met gedragsproblemen. Binnen dergelijke groepen zijn vriendschappen veelal kortdurend en worden ze gekenmerkt door conflicten. Er is vaker sprake van zogenoemde *cliques* dan van hechte vriendschappen. Als kinderen deel gaan uitmaken van een clique waarin ook veel oudere kinderen zitten die al enig delinquent gedrag vertoond hebben, neemt de kans op delinquent gedrag bij de jongere leden dramatisch toe. Daarbij voorspelt afwijzing door leeftijdgenoten specifiek reactieve agressie en voorspellen vriendschappen met proactieve kinderen specifiek proactieve agressie. Ernstige en gewelddadige jeugddelinquentie wordt voorspeld door dezelfde factoren, waarbij opvalt dat in de adolescentie de omgang met regelovertredende leeftijdgenoten de belangrijkste risicofactor is, belangrijker nog dan eerder eigen probleemgedrag en gezinsinteracties.

Een aparte vorm van probleemgedrag waar leeftijdgenoten een belangrijke rol in spelen is pesten (inclusief digitaal pesten). Pesten is een groepsfenomeen dat minder aan individuele kenmerken van daders of slachtoffers te koppelen is en meer aan de dynamiek in een klas of groep. Het gedrag van de pesters blijkt hierbij sterk bepaald te worden door de bekrachtiging die zij van een deel van de klasgenoten ontvangen en minder van individuele kenmerken van de pesters zelf (Salmivalli e.a., 2011).

11.4.4 Bredere sociale omgeving

Zoals al aangegeven bij gezinskenmerken is lage sociaaleconomische status van gezinnen vooral in de kleuter- en basisschoolleeftijd een belangrijke voorspeller van later probleemgedrag. In Engels en Amerikaans onderzoek blijken het opgroeien in een onveilige of arme buurt met hoge mobiliteit en anonimiteit, te kleine huisvesting, wapenbezit in het gezin en blootstelling aan geweld in de buurt risicofactoren te zijn. Door de heel andere situatie in Nederland en België met betrekking tot stadsgeografie, scheefheid van inkomens en wapenbezit, is moeilijk in te schatten in hoeverre deze factoren ook in Nederland en België een rol spelen. Bij een aantal factoren lijkt het frequent in aanraking komen met geweld een gemeenschappelijke noemer. Meemaken van geweld op school, in de buurt of op televisie blijken alle risicofactoren te zijn. Daarbij geldt voor geweld op televisie wel dat dit effect met name lijkt te gelden voor kinderen die al gedragsproblemen hebben; zij blijken een voorkeur voor dergelijke televisieprogramma's te hebben (Anderson e.a., 2010). Naast directe ervaring van geweld lijkt het behoren tot een subcultuur waarin geweld positief gewaardeerd wordt, een risicofactor te zijn, bijvoorbeeld subculturen waar het verdedigen van eigen eer en fysiek straffen door ouders in hoog aanzien staan. Andere factoren in de bredere omgeving zijn kinderopvang van zeer lage kwaliteit en lage kwaliteit van scholen, in termen van leerklimaat (slechte leerprestaties, op de middelbare school hoge uitval) en sociaal klimaat (pesten, negatieve relaties met leerkrachten, negatief klimaat). Ten slotte is een aantal risicofactoren moeilijk onder één kopje te vangen, omdat ze kenmerken van zowel kind, als gezin als bredere omgeving hebben. Dit zijn een gebrek aan hobby's, clubs, of vrijetijdsbesteding en onbekendheid daarmee bij ouders, en ongesuperviseerd rondhangen op straat in onveilige buurten. Dit kunnen kenmerken van kinderen zijn (gebrek aan interesses), maar evenzeer kenmerken van de gezinssituatie (geen geld), ouders of vrienden (beide weinig stimulering, weinig interesse) en/of buurt (weinig gelegenheid iets leuks te doen).

Box 11.1 Beschermende factoren

In vergelijking met het vele onderzoek naar risicofactoren is veel minder bekend over beschermende factoren. De tegenpool van een aantal risicofactoren lijkt als beschermende factor te kunnen fungeren, namelijk bovengemiddelde intelligentie, een makkelijk temperament, een stressbestendige, *resilient* persoonlijkheid, zelfcontrole, een goede band met één of meer sensitief en warm opvoedende ouders of naaste familieleden en/of een steunend sociaal netwerk voor kind en gezin (o.a. Dodge e.a., 2006). Deze lijst van beschermende factoren is waarschijnlijk onvolledig en te algemeen gesteld, maar het ontbreekt vooralsnog aan onderzoek om preciezere uitspraken te kunnen doen over welke factoren op welke wijze tegen welke risicofactoren beschermen. We geven een concreet voorbeeld van een beschermende factor voor een specifiek risico.

> **Temperament en opvoeding**
> Vroege gedragsproblemen en dwingende opvoedingspatronen zijn beide risicofactoren
> voor ontwikkeling van gedragsproblemen. Discussie over de relatie tussen beide factoren
> is lang een kip-ei-kwestie geweest: doet het moeilijke gedrag van een kind ouders naar
> dwingende opvoedingsstijlen grijpen of hebben ouders met hun dwingende opvoeding
> het probleemgedrag veroorzaakt? Inmiddels is wel duidelijk dat beide factoren elkaar ver-
> sterken, waarbij ieder van beide als startpunt kan dienen voor een vicieuze cirkel. Er lijkt
> echter meer aan de hand. Van Leeuwen en collega's (2004) volgden 600 7-jarige kinderen
> drie jaar lang. Aan het begin van de studie werden de persoonlijkheid van de kinderen en
> de opvoedingspatronen bij de ouders gemeten. Na drie jaar bleek dat het bekende effect
> van negatieve dwingende opvoeding op gedragsproblemen alleen optrad bij kinderen met
> een kwetsbare persoonlijkheid. Bij andere kinderen had dezelfde opvoeding geen effect op
> probleemgedrag. Sommige kinderen blijken dus kwetsbaarder te zijn voor de effecten van
> een dwingende opvoedingsstijl dan andere.

De voorspellende waarde van iedere beschreven risicofactor is op zichzelf gering. Gezamenlijk echter hebben deze factoren een opmerkelijk grote voorspellende waarde. Zo bleek het in Londen en Pittsburgh mogelijk met een combinatie van risicofactoren rond het 6ᵉ jaar de variantie in delinquent gedrag rond het 15ᵉ jaar voor 85% correct te voorspellen (Loeber, 1998). Een cumulatie van risicofactoren blijkt dan ook een belangrijke rol te kunnen spelen bij vroegsignalering en selectieve preventie.

Desalniettemin leert de gegeven opsomming van risicofactoren nog weinig over de wijze waarop agressief en regelovertredend probleemgedrag ontstaat. De vraag is immers waarom juist deze factoren risicofactoren zijn. In hoeverre zijn het oorzaken voor het ontstaan van probleemgedrag? En zo ja, welke invloed hebben zij dan en hoe verloopt deze?

11.5   Van risico's naar oorzaken: oorzakelijke mechanismen in de ontwikkeling van gedragsproblemen

Over het ontstaan van gedragsproblemen zijn in de loop van de tijd zeer uiteenlopende theorieën geformuleerd. Alleen de theorieën die enige empirische toetsing hebben doorstaan, worden hier besproken.

11.5.1   Biologische en fysiologische perspectieven

De evolutie heeft mensen en dieren toegerust met het vermogen op de juiste momenten agressief gedrag te vertonen om eigen belangen te bewaken. Verschillende systemen in ons lichaam spelen een rol bij de regulatie van dit gecompliceerde gedrag. Gezamenlijke noemer van bio- en fysiologische verklaringen is de veronderstelling dat afwijkingen in (de afstemming tussen) deze systemen ertoe kunnen leiden dat agressie niet alleen op adaptieve momenten, maar ook als probleemgedrag aangewend wordt. Dergelijke processen zouden aangeboren kunnen zijn, maar dat hoeft zeker niet. In moderne verklaringsmodellen wordt juist expliciet aangegeven dat het functioneren van fysiologische systemen mede bepaald wordt door omgevingsinvloeden gedurende de ontwikkeling (bijvoorbeeld Dodge & Rutter, 2011).

Genetische predisposities lijken een rol te spelen bij zowel agressie als regelovertredend gedrag. Er zijn inmiddels enkele specifieke genetische kenmerken bekend die kwetsbaarheid voor specifieke omgevingsinvloeden vergroten (Jaffee e.a., 2006) en van een aantal risicofactoren voor probleemgedrag als lage intelligentie en aandachtsproblemen is ook bekend dat zij in zeker mate genetisch bepaald zijn. Het lijkt dan ook aannemelijk dat een genetische kwetsbaarheid voor negatieve omgevingsinvloeden (zoals gezinsconflicten) bij sommige kinderen zou kunnen bijdragen aan het ontstaan van gedragsproblemen. Veel meer dan een dergelijke algemene verwachting is op dit moment echter nog niet te zeggen over de aard van erfelijke bijdragen aan het ontstaan van probleemgedrag. Behoefte aan spanning, verminderde gevoeligheid voor straf of negatieve consequenties van gedrag, negatieve emotionaliteit, geringe regulering van eigen emoties en gedrag (ondercontrole) en beperkte prosociale emoties blijken vrij stabiele temperament- en persoonlijkheidseigenschappen te zijn, die belangrijke voorspellers zijn voor probleemgedrag (Matthys e.a., 2012). Men veronderstelt dat deze eigenschappen een fysiologische en wellicht genetische basis hebben. De precieze aard van deze basis is nog niet bekend, maar er lijken vijf patronen naar voren te komen uit neuropsychologisch en fysiologisch onderzoek:

1. Sommige kinderen met gedragsproblemen lijken minder gevoelig voor straf of andere negatieve gevolgen van probleemgedrag, waardoor ze sneller regels overtreden en minder gevoelig zijn voor correcties. Deze kinderen worden gekenmerkt door geringere gevoeligheid voor angstconditionering en verminderde fysieke reacties (cortisol, amygdala-activiteit) op negatieve prikkels. Mogelijk hangt deze geringere gevoeligheid samen met serotonerge en noradrenalinerge activiteit (Matthys e.a., 2012). In theorie zou deze verminderde gevoeligheid een erfelijke basis kunnen hebben, maar eerste gegevens hierover zijn nog niet consistent, en gezien de ervaring met dwingende interacties van deze kinderen zou een zekere mate van gewenning (habituatie) ook een rol kunnen spelen.
2. Sommige kinderen met gedragsproblemen lijken minder gevoelig voor beloning, hebben meer behoefte aan spanning, waardoor zij eerder grenzen opzoeken. Deze kinderen worden gekenmerkt door lagere hartslag in rust en verminderde reacties van hartslag, huidgeleiding en de orbitofrontale cortex op beloningen (Matthys e.a., 2012).
3. Sommige kinderen met gedragsproblemen blijken emotioneler te reageren op stress of frustratie, waar zij dan eerder agressief op reageren. Deze kinderen worden gekenmerkt door een meer prikkelbaar temperament, grotere variaties in hartslag en geringer vermogen om impulsen te onderdrukken (disinhibitie).
4. Sommige kinderen met gedragsproblemen hebben beperkte cognitieve capaciteiten, die hen beperken in hun waarneming en reageren op sociale interacties. Bij deze kinderen zijn beperkingen in de zogenoemde executieve functies gevonden, die zorgdragen voor het richten van de aandacht, het gelijktijdig in het werkgeheugen bewerken van verschillende kenmerken van situaties en het plannen van gedrag. Vergeleken met kinderen met ADHD-kenmerken (zie ▶ H. 12) hebben kinderen die voldoen aan criteria voor ODD of CD met name meer moeite met deze executieve functies onder emotionele druk, bijvoorbeeld als een conflict dreigt of als er veel te winnen of te verliezen valt (Hobson e.a., 2011). Deze beperkingen hangen vooral bij kinderen met licht verstandelijke beperkingen samen met probleemgedrag (Schuiringa, 2014).
5. Sommige kinderen met gedragsproblemen blijken minder gevoelig voor de gevolgen van hun gedrag voor anderen. Deze geringere gevoeligheid is vooral bekend geworden onder de Engelse naam *callous/unemotional traits*, maar aangezien nog niet duidelijk is in hoeverre dit echt een stabiel persoonlijkheidskenmerk is beperkt de DSM-5 zich – terecht – tot de term 'beperkte prosociale emoties'. Het betreft een patroon van verminderde empathie

met anderen en minder schuld of schaamte bij eigen fouten dat bij een klein deel van de kinderen, jongeren en volwassenen met ernstige gedragsproblemen wordt gevonden. Deze kenmerken zijn vooral van belang omdat zij een slechtere prognose en een geringere gevoeligheid voor behandeling met zich mee lijken te brengen. Dit komt vermoedelijk doordat agressie en regelovertreding door deze kinderen zelf minder als een probleem worden ervaren. Over de stabiliteit en oorzaken voor deze beperkte prosociale emoties bestaat nog te weinig onderzoek en verschillen de visies sterk. Door sommigen wordt verondersteld dat verminderde activiteit in de amygdala bij empathietaken een blijvende beperking van bij empathie betrokken hersenfuncties aangeeft (Blair, 2013). Anderen zien in het vermijden van empathieopwekkende prikkels door deze kinderen aanwijzingen dat zij wel empathie kunnen ervaren, maar deze gevoelens uit de weg gaan (Dadds e.a., 2008).

Genoemde neurocognitieve kenmerken zijn wel gekoppeld aan variaties in erfelijk materiaal die aan verminderde activiteit van neurotransmitters (serotonine, dopamine) of hersengebieden (amygdala) ten grondslag zouden liggen. Resultaten van studies die zo direct kwetsbaarheid door genetische kenmerken vast trachten te stellen zijn echter nog inconsistent (bijv. Overbeek e.a., 2012). Overigens hoeven deze kenmerken niet uitsluitend als kwetsbaarheden gezien te worden. Enkele eerste studies naar de effectiviteit van behandeling suggereren dat kinderen die door deze kenmerken kwetsbaarder zijn voor ongunstige omgevingsinvloeden, mogelijk ook het meest gevoelig zijn voor positieve veranderingen in de omgeving, zoals behandeling.

11.5.2 Leertheoretische perspectieven

Probleemgedrag kan door processen van conditionering, observationeel leren of instructie aangeleerd worden. Uit talloze experimentele studies is bekend dat agressief en regelovertredend probleemgedrag inderdaad kan worden aangeleerd (Anderson & Bushman, 2002). Dat probleemgedrag in een experiment kan worden aangeleerd wil echter niet zeggen dat gedragsproblemen bij jeugdigen ook echt door deze leerprocessen ontstaan zijn. In het dagelijks leven is er immers zelden een sociale omgeving die bewust beoogt probleemgedrag aan te leren. Om aan te tonen hoe leerprocessen desondanks tot gedragsproblemen kunnen leiden hebben leertheoretici verschillende hypothesen over leerprocessen rond probleemgedrag gedurende de ontwikkeling van jeugdigen onderzocht.

Patterson en collega's (1992) ontdekten een patroon van operante conditionering dat zij 'dwingende interacties' (coercion) noemden. In een dwingend interactiepatroon bekrachtigen ouder en kind bij elkaar reacties die probleemgedrag bevorderen. Dit verloopt als volgt. Een ouder doet een verzoek of handhaaft een regel. Hierop wordt door het kind gereageerd met probleemgedrag. Als de ouder daar negatief op reageert, reageert het kind met heftiger probleemgedrag. Vervolgens geeft de ouder toe, waarna het probleemgedrag stopt. Zo wordt het negatieve gedrag van het kind uiteindelijk beloond. Tegelijkertijd worden het niet stellen van eisen en toegeven aan negatief gedrag door de ouder eveneens bekrachtigd. Bovendien is de gehele interactie gericht op het afdwingen van gedrag bij elkaar, en niet op het aanleren van gewenst gedrag of het vertonen van gedrag om de ander te plezieren. Dit dwingende interactiepatroon blijkt zichzelf te versterken, waarbij de gedragingen van ouder en kind steeds extremer neigen te worden (escalatie) en geen van beide nog positief gedrag kan laten zien, omdat de ander als het ware negatief gedrag afdwingt. Zo raken ouder en kind – veelal ongewild en zonder dit te weten – verstrikt in een patroon dat zichzelf versterkt door wederzijdse bekrachtiging.

Verschillende factoren kunnen aan dit patroon bijdragen. Meest opvallend is natuurlijk de inconsistente reactie van de ouder op het probleemgedrag. Er zijn echter veel andere startpunten. Kindkenmerken als negatieve emotionaliteit en gevoeligheid voor bekrachtiging ('conditioneerbaarheid') zetten het patroon sneller in gang. Ook inconsistentie en haalbaarheid van de regel of eis die gesteld wordt, spelen een belangrijke rol. Het patroon blijkt namelijk vaak in gang te worden gezet door eisen die redelijkerwijs niet haalbaar zijn voor het betreffende kind, of die onredelijk willekeurig of variabel zijn. Niet iedereen is even gevoelig voor dit mechanisme, want bij vergelijkbare contingenties ontwikkelen verschillende kinderen in heel verschillende mate problematiek. In één studie (Van Leeuwen, 2004) is zelfs uitsluitend een negatief effect van 'dwingende interacties' gevonden bij kinderen met een opvliegende persoonlijkheid. Er lijken dus belangrijke individuele verschillen te zijn in de mate waarin kindgedrag dit patroon oproept en in de kwetsbaarheid voor de werking van dit patroon.

Ook observationeel leren blijkt een rol te spelen bij de ontwikkeling van probleemgedrag. De mate waarin jeugdigen in aanraking komen met agressieve of regelovertredende modellen blijkt bij te dragen aan de voorspelling van later probleemgedrag (zie bijvoorbeeld Huesmann e.a., 2003). Dit proces is sterk afhankelijk van het kind, modelgedrag, beloning van het modelgedrag en de relatie tussen kind en model. Uit experimenteel onderzoek blijkt dat gemodelleerd probleemgedrag eerder wordt overgenomen door kinderen die zelf al meer probleemgedrag vertonen, als het laagdrempelig (makkelijk uitvoerbaar, herkenbaar) gedrag is in een dagelijkse context, als het gedrag voor het model lonend is en als er een band is tussen kind en model. Desalniettemin zijn ook effecten van blootstelling aan niet-beloond probleemgedrag door vreemden aangetoond, bijvoorbeeld in studies die een toename van probleemgedrag aantoonden bij kinderen die in het kader van preventieprogramma's zijn blootgesteld aan 'afschrikwekkende' verhalen van (ex)gedetineerden (Lipsey & Wilson, 1998).

Het aanleren van niet-agressief sociaal gedrag lijkt een cruciaal leerproces ter voorkoming van gedragsproblemen. Kinderen leren veelal agressief en opstandig gedrag af wanneer zij andere sociaal geaccepteerde gedragingen leren waarmee ze hun belangen kunnen behartigen (bijvoorbeeld Kazdin, 2003). Modelling van, training in en bekrachtiging van sociaal vaardig gedrag door ouders blijkt dan gedragsproblemen te kunnen verminderen, hetgeen een duidelijke aanwijzing is voor de oorzakelijke rol van deze processen bij het ontstaan van gedragsproblemen (zie bijvoorbeeld Menting e.a., 2013).

Leerprocessen spelen niet alleen tussen ouders en kinderen, maar ook in relaties met leeftijdgenoten een rol. De belangrijke invloeden van leeftijdgenoten zijn deels te verklaren vanuit leertheoretisch perspectief (Dishion e.a., 2005). Al vanaf de eerste interacties tussen kinderen in groepen (crèche of peuterspeelzaal) blijken kinderen minder om te willen gaan met kinderen die overmatig – met name reactief – agressief gedrag vertonen. Vanaf ongeveer de kleutertijd zijn relaties aangetoond tussen 'coercieve' interactiepatronen in het gezin en 'coercieve' interactiepatronen met andere kinderen. Dergelijk gedrag wordt door de meeste kinderen niet gewaardeerd. Door deze negatieve selectie ontstaan aparte groepjes kinderen met probleemgedrag, die tot elkaar veroordeeld kunnen zijn na afwijzing door andere kinderen en zich tot elkaar aangetrokken kunnen voelen door herkenning en behoefte aan spanning. De relaties tussen deze kinderen worden veelal gekenmerkt door conflicten, dwingende interacties en korte duur van vriendschappen. In deze relaties kan een proces plaatsvinden dat deviantietraining wordt genoemd: deviant – met name proactief en regelovertredend – gedrag wordt onderling bekrachtigd en gemodelleerd, terwijl aanpassing aan sociale conventies negatief wordt beoordeeld (Dishion e.a., 2005).

Bij pesten spelen leerprocessen van alle kinderen in een klas (of andere groep) een rol, dus niet alleen bij dader en slachtoffer. Pesten blijkt vooral op te treden wanneer er een invloedrijk model voor de pesters is, wanneer pesten wordt bekrachtigd door klasgenoten die lachen of toekijken en wanneer er weinig klasgenoten zijn die de slachtoffers actief verdedigen. Deze groepsdynamiek kan zich vooral ontwikkelen als de bekrachtiging van pesten door klasgenoten niet wordt doorbroken en pesters status aan pesten kunnen ontlenen, bijvoorbeeld doordat zij door supporters als populair worden gezien (Salmivalli e.a., 2013).

11.5.3 Informatieverwerkingsperspectieven

Volgens sociale-informatieverwerkingstheorieën gedragen mensen zich in vergelijkbare situaties heel verschillend doordat zij de aanwezige informatie verschillend verwerken. Mensen in eenzelfde situatie zouden verschillende informatie opmerken, waardoor zij die situatie heel verschillend waarderen. Door die verschillende beleving zouden zij verschillende doelen nastreven, verschillende emoties krijgen en tot verschillende reacties neigen die zij op verschillende manieren zouden uitvoeren (bijvoorbeeld Anderson & Bushman, 2002; Crick & Dodge, 1994). ▶ Box 11.2 geeft een voorbeeld van onderzoek naar deze sociale-informatieverwerkingsprocessen.

Box 11.2 Sociale-informatieverwerking

Sociale-informatieverwerking is niet alleen onderzocht met taakjes en filmpjes. Lochman en Dodge (1998) zijn nagegaan hoe in echte sociale interacties sociale-informatieverwerking tot agressie kan leiden. Zij lieten steeds twee kinderen twee spelletjes spelen, die zij zo hadden opgezet dat er gemakkelijk conflicten konden ontstaan. De duo's werden wisselend samengesteld, zodat er twee weinig agressieve kinderen, twee agressievere kinderen, of een agressiever en een minder agressief kind met elkaar speelden. In het eerste spel moesten de kinderen tegen elkaar spelen om te winnen. In het tweede spel konden ze juist alleen winnen door samen te werken. Tussen de spellen door werden de kinderen vragen over elkaar gesteld. In de spelsessies gebeurde precies wat de theorie voorspelde: agressieve kinderen dachten te vaak dat hun spelpartner vijandige bedoelingen had, ruzies begon en hen tegenwerkte. Bovendien onderschatten zij hun eigen agressiviteit en overschatten ze hun sociale gedrag. Toen bij het tweede spel samengewerkt moest worden bleven de agressieve kinderen bovendien meer tegen de ander spelen en bleef hun negatieve oordeel over de ander – ondanks diens samenwerkingspogingen – in stand. Dit alles leidde tot meer agressief en dominant gedrag en minder samenwerking. De sociale-informatieverwerking door agressieve kinderen leidde er dus toe dat zij zelf precies de conflicten opriepen waar zij de ander de schuld van gaven. In een groot aantal studies is aangetoond dat specifieke patronen van informatieverwerking samenhangen met specifieke vormen van agressief gedrag en gedragsproblemen (zie Coie & Dodge, 1998; Dodge, 2006; Orobio de Castro e.a., 2002; 2005).

Reactief agressieve gedragsproblemen bij kinderen hangen samen met:

- selectieve aandacht voor bedreigende informatie en het missen van belangrijke andere sociale informatie;
- vaker interpreteren van intenties van andere kinderen en volwassenen als vijandig en van emoties van andere kinderen als boosheid of leedvermaak;
- minder empathie;
- sterkere zelfgerapporteerde emoties van boosheid bij sociale problemen;
- minder vaardigheid in emotieregulatie, dat wil zeggen in het omgaan met deze boosheid.

Proactief agressieve en regelovertredende gedragsproblemen hangen samen met:
- meer op dominantie en wraak gerichte doelen en minder op vriendschap en positieve uitkomsten gerichte doelen;
- een beperkter repertoire aan mogelijke reacties op sociale situaties, waarvan een grotere proportie agressief is;
- een geringere voorkeur voor niet-agressieve reacties, waarbij van niet-agressieve reacties minder positieve uitkomsten worden verwacht;
- geringere vaardigheid in het uitvoeren van probleemoplossende reacties;
- een overschatting van de mate waarin anderen regelovertredend gedrag vertonen en goedkeuren;
- een overschreeuwen van de eigen sociale competentie.

Waarschijnlijk draagt de ontwikkeling van sociale-informatieverwerking bij aan de normatieve afname van agressie met de leeftijd bij de meeste kinderen (Dodge, 2006). Zo blijken kinderen die al jong goed mentale toestanden van anderen kunnen inschatten, het minst agressief te zijn en leidt training in sociale-informatieverwerking al op zeer jonge leeftijd tot vermindering van problematische agressie. Informatieverwerkingspatronen worden verondersteld tot stand te komen door een wisselwerking tussen informatieverwerkingscapaciteiten van kinderen en interacties met de omgeving. De voor reactieve agressie kenmerkende informatieverwerkingspatronen zouden daarbij met name het gevolg zijn van ervaringen van bedreiging en vijandigheid, zoals hardvochtige opvoeding en afwijzing door leeftijdgenoten. De voor proactieve agressie kenmerkende patronen zouden met name het gevolg zijn van observationeel leren en bekrachtiging van agressief gedrag en regelovertreding (Dodge e.a., 1997). Hard straffen door ouders bij kleuters blijkt afwijkende sociale-informatieverwerking te voorspellen, die op haar beurt weer agressieve gedragsproblemen voorspelt.

11.5.4 Maatschappelijke perspectieven

De opsomming van risicofactoren (zie ▶ par. 11.4) bevat een aantal maatschappelijke factoren. Een invloedrijke theorie over directe invloeden van maatschappelijke factoren op regelovertredend probleemgedrag is de algemene criminaliteitstheorie van Gottfredson en Hirschi (1990). Volgens deze theorie zou in principe iedereen geneigd zijn tot dergelijk gedrag – als het maar voordeel oplevert. Sociale bindingen aan de maatschappij weerhouden de meeste mensen hier echter van. De voordelen van regelovertreding wegen niet op tegen de neiging zich te conformeren aan de maatschappij waar men zich deel van voelt en de (angst voor) schade die regelovertreding toe kan brengen aan (relaties met) belangrijke anderen en mogelijkheden tot maatschappelijke participatie. Alleen degenen voor wie deze sociale bindingen bijzonder zwak zijn zullen volgens deze theorie overgaan tot regelovertredend gedrag. Hoewel deze theorie moeilijk direct te toetsen is, is een aantal gegevens over de relatie tussen binding met school of opleiding, gezin, hobby's, en – op latere leeftijd – werk er wel mee in overeenstemming. Ook de zogenoemde *adolescence limited*, tijdelijke toename van regelovertredend gedrag op een moment in de levensloop dat bindingen met het gezin wat losser worden, terwijl er nog weinig nieuwe bindingen met de maatschappij voor in de plaats komen sluit hierop aan. Als *general theory of crime* schiet de theorie echter tekort, aangezien zij geen verklaring biedt voor de grote individuele verschillen in regelovertredend gedrag tussen jeugdigen met vergelijkbare bindingen met de maatschappij.

gedrag		opstandig gedrag	agressie	regel-overtredend gedrag	crimineel gedrag
cognitief mechanisme	beperkte cognitieve capaciteiten		vijandige informatie-verwerking	afwijkende normen	
sociaal mechanisme	stressoren rond ouders	dwingende gezins-interacties	afwijzing door leeftijdgenoten	deviancy-training in subgroep	schooluitval, criminele exposure, gelegenheid
dispostitioneel mechanisme	opvliegend temperament	geringe zelfcontrole		belonings-behoefte	
periode	dreumes	peuter	kleuter	basisschool	adolescentie

◘ **Figuur 11.2**   Een transactioneel model van de ontwikkeling van gedragsproblemen.

11.6   Integratie van perspectieven: een transactioneel model

Geen van de de beschreven perspectieven biedt op zichzelf een volledige verklaring voor het ontstaan van gedragsproblemen. Algemeen wordt ervan uitgegaan dat alleen een combinatie van deze perspectieven goede verklaringen kan bieden, doordat de verschillende systemen elkaar voortdurend beïnvloeden. ◘ Figuur 11.2 toont een transactioneel model dat vrij breed wordt onderschreven (Beauchaine e.a., 2013; 1992; Reid e.a., 2002; Dodge e.a., 2006). In dit model is gedrag steeds het gevolg van cognitieve, sociale en dispositionele mechanismes die op elkaar ingrijpen, en die op hun beurt versterkt worden door het probleemgedrag. Zo kan in de vroege kindertijd door een combinatie van een opvliegend temperament, beperkte cognitieve capaciteiten en stressoren rond de ouders het eerdergenoemde dwingende interactiepatroon ontstaan. Dit patroon roept opstandig gedrag op, dat weer tot meer dwingende interacties leidt. Een gevolg van de dwingende interacties is dat een kind minder zelfcontrolevaardigheden ont-wikkelt en vijandige bedoelingen van anderen gaat verwachten. Wanneer een kind met deze vijandige informatieverwerking en geringe zelfcontrole naar de kleuterschool gaat, vergroot dit de kans op conflicten en agressie, die afwijzing door leeftijdgenoten tot gevolg kunnen hebben, wat weer meer agressie oproept. Zodoende kunnen kinderen in een subgroep van kinderen met gedragsproblemen terechtkomen, met een sterke behoefte om daar wel erkenning te vin-den. Dit maakt hen kwetsbaar voor deviantietraining, die kan leiden tot afwijkende normen en regelovertredend gedrag. Dit gedrag bedreigt de mogelijkheden tot regulier maatschappelijk succes (bijvoorbeeld door schooluitval) en vergroot de kans blootgesteld te worden aan gele-genheden voor crimineel gedrag.

Zo laat dit model in vogelvlucht zien hoe niet één enkele oorzaak tot gedragsproblemen leidt, maar een aaneenschakeling van op elkaar inwerkende processen tot escalatie van pro-bleemgedrag kan leiden. Hierbij is het belangrijk op te merken dat slechts een minderheid van de kinderen dit transactionele model van begin tot eind doorloopt. Ondanks de cumulerende risico's gedurende de levensloop, nemen gedragsproblemen bij het merendeel van de kinderen gedurende de kindertijd alsnog af. De pyramide in ◘ figuur 11.1 illustreert dit duidelijk: naarmate de problematiek ernstiger wordt (hoger in de pyramide), gaat het om steeds minder kinderen.

11.7 Implicaties voor diagnostiek en behandeling

11.7.1 Diagnostiek

Zoals gezegd is gedrag pas agressief wanneer iemand de intentie heeft er anderen mee te schaden. Hoewel dit een belangrijk criterium lijkt voor de agressiviteit van gedrag, is het bij de vaststelling van agressie moeilijk toepasbaar. De intentie achter een gedraging is veelal moeilijk te achterhalen. Volgens sommigen is zelfs niet uit te sluiten dat iemand denkt iets niet gedaan te hebben om een ander te schaden, terwijl dit 'onbewust' wel zijn bedoeling was. Gedrag is verder problematisch wanneer het daadwerkelijk dermate hinderlijk of schadelijk voor anderen is, dat normen overtreden worden waarover maatschappelijke consensus bestaat. Deze normen kunnen expliciet zijn vastgelegd in wetten of gedragsregels, of impliciet worden gehanteerd binnen een (sub)cultuur als school, gezin of club. Gezien de problemen met het vaststellen van intenties achter gedrag wordt bij de vaststelling van gedragsproblemen deze normatieve benadering het meest gebruikt. Welk gedrag problematisch wordt gevonden hangt dus per definitie af van maatschappelijke normen voor sociaal gedrag. Aangezien deze normen veranderlijk zijn en van groepering tot groepering verschillen, is niet eenduidig vast te leggen welk gedrag problematisch is. Om van gedragsproblemen te kunnen spreken moeten dus subjectieve criteria gehanteerd worden ter afgrenzing van 'normaal', niet-problematisch gedrag.

In het DSM-5-classificatiesysteem (APA, 2013) worden gedragsproblemen onder de Gedragsstoornissen (*Disruptive Behavior Disorders*) geschaard. Het gaat dan om kinderen met voornamelijk voor de omgeving storend gedrag, dat niet kan worden verklaard uit gebrekkige verstandelijke vermogens. Daarbij vallen agressief en regelovertredend gedrag met name onder de oppositioneel-opstandige gedragsstoornis (*Oppositional Defiant Disorder*, ODD) en de antisociale gedragsstoornis (*Conduct Disorder*, CD). ODD kenmerkt zich door een persistent patroon van negativistisch, vijandig en opstandig gedrag. CD wordt gekenmerkt door een persistent schenden van basale rechten van anderen of belangrijke maatschappelijke normen door geweld, vernieling, diefstal of bedrog. De classificaties ODD en CD kunnen apart, maar ook gelijktijdig worden gegeven. Bij CD kan in de DSM-5 worden aangegeven of dit gedragspatroon gepaard gaat met de eerdergenoemde 'beperkte prosociale emoties' als empathie, schuld en schaamte.

Helaas zijn de criteria voor ODD en CD bijzonder vaag geformuleerd en is de begrenzing van het aantal criteria waaraan een gedragspatroon moet voldoen om ODD of CD te heten arbitrair, waardoor de interbeoordelaarsbetrouwbaarheid van deze classificaties laag is. Deze classificaties lijken dan ook vooral waardevol als algemene omschrijvingen van de globale aard van een gedragspatroon.

Door de combinatie van de vaagheid van DSM-criteria en de arbitraire begrenzing van het aantal symptomen waaraan voor een specifieke stoornis voldaan moet worden, lijkt het correcter gedragsproblemen meerdimensioneel op te vatten: problemen zijn niet aan- of afwezig, maar in meer of mindere mate aanwezig, in verschillende vormen. Dit maakt het beter mogelijk verschillen en veranderingen in ernst en aard van probleemgedrag te beoordelen (zie hiervoor ook ▶ H. 9). In Nederland en België wordt hiertoe veel gebruikgemaakt van het genormeerde screeningsinstrument Child Behavior Checklist (CBCL) met bijbehorend door leerkrachten in te vullen Teacher Report Form (TRF) en de door jongeren zelf in te vullen Youth Self Report (YSR) (Achenbach, 2001; Verhulst, Van der Ende & Koot, 1997). Ook wordt steeds vaker de Strengths and Difficulties Questionnaire gebruikt (Nederlandstalige versie Muris, Meesters & Van de Berg, 2003), die vanwege haar kortheid en subschaal voor pro-sociaal gedrag de voorkeur van de Nederlandse Jeugdzorg boven de CBCL heeft. Dergelijke lijsten zijn geschikt voor een eerste screening en maken het mogelijk visies van verschillende informanten te vergelijken. Het algemene karakter van deze lijsten is echter te beperkt voor nadere diagnostiek van agressie en gedragsproblemen. Er worden geen verschillende vormen van probleemgedrag onderscheiden en er wordt slechts een grove inschatting van problematiek gevraagd (bijvoorbeeld 'niet', 'een beetje of soms', 'duidelijk of vaak'), waardoor geen goed beeld ontstaat van de aard en frequentie van het probleemgedrag. Belangrijke beperking van de CBCL is verder dat de agressieschaal voornamelijk mild oppositionele items bevat en nauwelijks fysieke agressie. De gedragsproblemenschaal van de SDQ blijkt in sommige studies onvoldoende betrouwbaar.

Gelukkig wordt steeds meer gebruikgemaakt van instrumenten die een preciezer beeld geven van aard en frequentie van probleemgedrag, zoals de TOPS, Parent Daily Report en de vragenlijst Reactieve en Proactieve Agressie (Dodge & Coie, 1987; Polman e.a., 2007). Ook functieanalyses van specifieke probleemgedragingen kunnen hiertoe in het kader van behandeling zeer geschikt zijn. Bij diagnostiek van pesten is het essentieel het groepskarakter hiervan te onderkennen door in diagnostiek niet alleen naar pesters en slachtofffers, maar ook naar de rollen van alle klasgenoten te kijken.

Assessment van gedragsproblemen is per definitie afhankelijk van de informant, zowel door de selectieve informatie die een informant over het betreffende kind heeft, als door de subjectieve norm die iedere informant hanteert bij het inschatten van de ernst van afwijkend gedrag. In de praktijk blijkt dan ook dat verschillende informanten (bijvoorbeeld ouders, leraren en kinderen zelf) sterk van mening verschillen over aard en ernst van problematiek. Dimensionele assessment van de frequentie van verschillende vormen van gedrag volgens verschillende informanten is dan ook noodzakelijk om een goed beeld van gedragsproblemen te krijgen.

11.7.2 Preventie en interventie

Preventieve en curatieve interventies kunnen redelijk effectief zijn als zij gelijktijdig gericht worden op de verschillende in het model geschetste mechanismen (Kazdin, 2003; McCart e.a., 2006). Bij jonge kinderen kan dit met name door ouders te trainen in positieve en consequente opvoedingsvaardigheden.

Langdurige positieve effecten van oudertrainingen zijn aangetoond in het buitenland (zie voor meta-analyses McCart e.a., 2006; Menting e.a., 2013), bijvoorbeeld van Incredible Years, Parent Child Interaction Therapy, VIPP-SD en Parent Managment Training Oregon. Effectgroottes zijn bescheiden (in de orde van grootte tussen $d =,40$ -,70). In Nederland en Vlaanderen geldt dit bijvoorbeeld voor Incredible Years (Menting e.a., 2013) en STOP (Braet e.a., 2009). Zie ook ▶ box 11.3. Bij inzet van deze interventies in de kindertijd (vóór de middelbare school) zijn tot in de volwassenheid blijvend effecten op gedragsproblemen, schoolloopbaan, verslaving, werk en welzijn aangetoond. Effecten van deze interventies blijken gemedieerd te worden door afname van dwingende interacties en toename van bekrachtiging van gewenst gedrag door ouders. Interessant is dat positieve effecten ook gevonden worden bij gezinnen die door de reguliere hulpverlening te weinig bereikt worden, waaronder migrantengezinnen, gezinnen met een lage sociaaleconomische status, gezinnen met een gedetineerd gezinslid en gezinnen van kinderen met een licht verstandelijke beperking (Leijten e.a., 2013; Menting e.a., 2012; Schuiringa 2014).

Wanneer eigen problematiek of belemmerende omstandigheden oudertraining in de weg staan, blijkt aanpak van hun eigen problemen en de context waarin het gezin functioneert de effectiviteit van behandeling en behandeltrouw te vergroten. De effectiviteit van dergelijke multisystemische benaderingen is eveneens herhaaldelijk aangetoond, bijvoorbeeld bij kinderen met jonge gezinnen voor het Perry Preschool Program en bij verder gevorderde problemen voor Multi Systemic Therapy (MST) (zie ook ▶ box 11.3). Wel stellen deze veelomvattende interventies hoge eisen aan samenwerkende behandelaars en instanties, waardoor de uitvoering van deze interventies kwetsbaar is gebleken. Helaas blijkt de effectiviteit van oudertrainingen en multisystemische benaderingen bovendien veelal lager voor jongeren met beperkte prosociale emoties (Manders e.a., 2013).

Beïnvloeding van sociale-informatieverwerking blijkt gedragsproblemen te kunnen voorkomen en laten afnemen (bijvoorbeeld Hudley & Graham, 1993; Van Manen, Prins & Emmelkamp, 2004).Vanaf de kleutertijd zijn – naast oudertrainingen – verschillende trainingen van sociaalvaardig gedrag, sociale-informatieverwerking en emotieregulatie effectief gebleken, bijvoorbeeld de groepstrainingen Coping Power (in Nederland zijn daarvan de varianten 'Minder boos en opstandig' en 'Zelfcontrole' onderzocht).

Op scholen zijn sociaalcognitieve interventies en interventies in de samenstelling van groepen klasgenoten effectief gebleken voor de preventie van gedragsproblemen. Het schoolprogramma Providing Alternative Thinking Strategies (PATHS, in Nederland: PAD) blijkt het ontstaan van gedragsproblemen te kunnen beperken, al is de effectiviteit in Nederland sterk afhankelijk gebleken van een goede uitvoering (zie ook ▶ box 11.3). De veelgebruikte Kanjertraining heeft eveneens preventieve effecten op probleemgedrag op school, evenals Alles Kidzzz voor individuele leerlingen. In het buitenland blijkt de op gehele klassen gerichte interventie KiVA pesten te verminderen, en eerste indicaties in Nederland lijken veelbelovend.

Ongestructureerd bij elkaar plaatsen van jeugdigen met probleemgedrag blijkt een proces van deviantietraining in gang te zetten dat leidt tot toename van probleemgedrag (Dishion e.a., 2005). Omgekeerd blijkt het in een positief klimaat systematisch 'mengen' van kinderen met gedragsproblemen met sociaalvaardige kinderen tot een afname van gedragsproblemen te leiden, die wordt gemedieerd door betere onderlinge relaties (Van Lier e.a., 2005). In Nederland is dit aangetoond voor Taakspel in het regulier basisonderwijs. In de middelbare-schoolleeftijd kan toevoeging van begeleiding naar opleiding en werk daarbij eveneens effectief zijn. Het ontbreekt op deze plek aan ruimte om dieper op specifieke programma's in te gaan. Zie daartoe de reeks bronnen in ▶ box 11.3.

Uit het transctionele model blijkt dat naarmate gedragsproblemen ernstiger worden, steeds meer in stand houdende factoren ontstaan zodat de problemen steeds moeilijker te veranderen zullen zijn. Het is daarom raadzaam zo vroeg mogelijk te interveniëren. Selectie van kandidaten voor zulke vroege (preventieve) interventie lijkt bovendien goed mogelijk dankzij de grote voorspellende waarde van cumulatie van risicofactoren. Bij vroege preventieve interventie zullen onvermijdelijk ook kinderen benaderd worden die wellicht ook zonder interventie geen gedragsproblemen ontwikkeld zouden hebben (vals-positieven). Dit lijkt geen ernstig bezwaar, zolang preventieve interventies ook voor de sociale ontwikkeling van deze kinderen nuttig kunnen zijn, en ze niet worden aangeboden vanuit een beschuldigende of stigmatiserende benadering in de richting van kind en ouders. Door de bijzonder hoge maatschappelijke kosten van onbehandelde gedragsproblemen levert preventieve interventie zelfs bij een groot percentage aan vals-positieven en een gering behandeleffect al snel een besparing op die de kosten van de preventie tientallen malen overstijgt (Dodge, 2002), bijvoorbeeld in termen van voorkómen van latere intensieve en langdurige behandeling, compensatie van aangerichte schade, remediërend onderwijs, eventuele uitkeringen, en eventuele vervolging en detentie bij escalatie naar crimineel gedrag. Bij dit pleidooi voor preventieve interventie moet wel worden opgemerkt dat het niet per se raadzaam is zo vroeg mogelijk met preventie te beginnen. Het zou kunnen dat cliënten (kinderen, ouders, leerkrachten) pas goed te motiveren zijn tot blijvende gedragsverandering als hen duidelijk is gebleken dat er zich problemen voor beginnen te doen.

Ondanks de sterk toegenomen kennis over het ontstaan van gedragsproblemen en de snel groeiende schat aan effectief gebleken interventies worden in Nederland en België helaas nog weinig bewezen effectieve interventies uitgevoerd. Tegelijkertijd worden ironisch genoeg maatschappelijke interventies gepleegd waarvan een negatief effect aangetoond is, zoals afschrikking, tuchtscholen, verbreken van maatschappelijke bindingen en stigmatisering. Daarbij blijkt uit steeds meer aanwijzingen dat ook plaatsing in Justitiële Jeugdinrichtingen gedragsproblemen lijkt te verergeren, terwijl in deze instellingen breed ingevoerde interventies niet of nauwelijks effectief lijken (Helmond e.a., 2012). Zorgelijk is ook de sterke toename in het voorschrijven van antipsychotica bij ernstige gedragsproblemen, waarvan de effectiviteit op zijn zachtst gezegd omstreden is.

De laatste jaren zijn gelukkig wel verschillende initiatieven ondernomen om wetenschappelijke kennis te bundelen en effectieve (preventieve) interventies te implementeren (zie ▶ box 11.3).

Box 11.3 Effectieve (preventieve) interventies

Nederland en België:
- Databank jeugdinterventies (NJi/RIVM): ▶ www.jeugdinterventies.nl;
- erkenningscommissie gedragsinterventies: ▶ www.justitie.nl/onderwerpen/ criminaliteit/erkenningscommissie/gedragsinterventies;
- Incredible Years: ▶ www.pittigejaren.nl;
- *Minder boos en opstandig* – als boek verkrijgbaar;
- Kiva ▶ www.kivaschool.nl;
- PAD/PATHS: ▶ http://svo.feo.hvu.nl/;
- Kanjertraining ▶ www.kanjertraining.nl;
- Taakspel: ▶ www.cedgroep.nl;
- *Zelfcontrole* – als boek verkrijgbaar.

Internationaal:
- blueprints for violence prevention: ▶ www.colorado.edu/cspv/blu eprints/;
- cochrane reviews: ▶ www.cochrane.org.

Specifieke interventies (in tekst genoemd):
- coping power: ▶ www.fasttrack.org;
- incredible years: ▶ www.incredibleyears.com;
- PCIT: ▶ www.pcit.org;
- PMTO: ▶ www.oslc.org.

11.8   Conclusie en toekomstperspectief

Voor een verdergaand begrip van de ontwikkeling van gedragsproblemen lijkt het onontbeerlijk om naast het onderscheid tussen reactieve en proactieve agressie op een meer systematische manier ook andere vormen van gedragsproblemen te onderscheiden die gekenmerkt worden door verschillende etiologieën. Opvallend is daarnaast het nog beperkte begrip van oorzakelijke relaties tussen de vele factoren die een rol spelen bij het ontstaan van gedragsproblemen. Het geschetste transactionele model is grotendeels opgebouwd uit kennis over samenhangen tussen variabelen, waarbij een oorzakelijk verband wordt verondersteld. Om daadwerkelijk aan te kunnen tonen dat deze verbanden oorzakelijk zijn en er een voortdurende wisselwerking tussen kind en omgeving plaatsvindt is longitudinaal experimenteel onderzoek nodig. Zie voor een voorbeeld ▶ box 11.4.

Box 11.4 De vicieuze cirkel doorbroken

Ernstige gedragsproblemen gaan gepaard met onder meer omgang met deviante leeftijdgenoten en opvoedingsproblemen in het gezin. Het lijkt aannemelijk dat deze problemen elkaar versterken, maar dat is moeilijk aan te tonen. Eddy en Chamberlain (2000) slaagden erin de oorzakelijke rol van deviante leeftijdgenoten en gezinsproblemen aan te tonen door een interventie uit te voeren. Zij verdeelden 78 chronisch delinquente jongeren random over een intensieve interventiegroep en een controlegroep. Jongeren in de interventiegroep werden tijdelijk individueel in pleeggezinnen geplaatst waar zij met de pleegouders een gezinstraining en training in sociale probleemoplossing volgden. Jongeren in de vergelijkingsgroep werden in de gebruikelijke residentiële opvanggroepen geplaatst. Na de interventie bleken de gedragsproblemen van de behandelde jongeren sterker te zijn afgenomen. Deze afname was statistisch geheel te verklaren door verbeterde gezinsinteracties en omgang met minder deviante vriendengroepen.

Een opvallend gebrek aan kennis over oorzaken is verder te zien bij de geringe toepassing van wetenschappelijke kennis over effectieve behandelingen. Het is nog grotendeels onduidelijk waarom deze kennis zo weinig wordt toegepast. Hoewel het misschien wat ver verwijderd lijkt van direct onderzoek naar de ontwikkeling van gedragsproblemen, zal beleidskundig onderzoek naar redenen hiervoor wellicht een grote bijdrage kunnen leveren aan het voorkomen en behandelen van gedragsproblemen. Door ons toenemende begrip van de ontwikkeling van gedragsproblemen en effectieve interventies zou het in de nabije toekomst mogelijk moeten zijn structureel dreigende gedragsproblemen eerder te signaleren en eerder effectieve interventies te plegen.

Literatuur

Achenbach, T.M., Rescorla, L.A. (2001). *Manual for the ASEBA school-age form & profiles. An integral system of multiinformant assessment.* Burlington, VT: University of Vermont, Research Center of Children, Youth & Families.
Alink, L.R.A., Mesman, J., Zeijl, J. van, Stolk, M.N., Juffer, F., Koot, H.M., et al. (2006). The early childhood aggression curve: development of physical aggression in 10- to 50-month-old children. *Child Development, 77*(4), 954–966.
American Psychiatric Association (2013). *Diagnostic and statistical manual of mental disorders, DSM-V.* Washington, DC: APA.
Anderson, C.A., & Bushman, B.J. (2002). Human aggression. *Annual Review of Psychology, 53*, 27–51.

Anderson, C.A., et al. (2010). Violent Video Game Effects on Aggression, Empathy, and Prosocial Behavior in Eastern and Western Countries: A Meta-Analytic Review. *Psychological Bulletin, 136*, 151–173.

Beauchaine, T.P. & Gatzke-Kopp, L.M. (2012). Instantiating the multiple levels of analysis perspective in a program of study on externalizing behavior. *Development and Psychopathology, 24*, 1003–1018.

Beauchaine, T.P. & McNulty, T. (2013). Comorbidities and continuities as ontogenic processes: Toward a developmental spectrum model of externalizing psychopathology. *Development and Psychopathology, 25*, 1505–1528.

Blair, R. J. R. (2013). Neurobiological basis of psychopathy. *The British Journal of Psychiatry, 182*, 5.

Braet, C., Meerschaert, T., Merlevede, E., Bosmans, G., Van Leeuwen, K., De Mey, W. (2009). Prevention of antisocial behaviour: Evaluation of an early intervention programme. *European Journal of Developmental Psychology, 6* (2), 223–240.

Brendgen, M. (2012). Genetics and peer relations: A Review. *Journal of Research on Adolescence, 22*, 419–437.

Crick, N.R., & Dodge, K.A. (1994). A review and reformulation of social information-processing mechanisms in childrens social-adjustment. *Psychological Bulletin, 115*(1), 74–101.

Dadds, M. R., El Masry, Y., Wimalaweera, S., & Guastella, A. J. (2008). Reduced eye gaze explains "fear blindness" in childhood psychopathic traits. *Journal of the American Academy of Child & Adolescent Psychiatry, 47*, 455–463.

Dishion, T.J., & Dodge, K.A. (2005). Peer contagion in interventions for children and adolescents: moving towards an understanding of the ecology and dynamics of change. *Journal of Abnormal Child Psychology, 33*(3), 395.

Dodge, K. A., Coie, J. D., & Lynam, D. (2006). Aggression and antisocial behavior in youth. In W. Damon, R. M. Lerner, & N. Eisenberg (eds.), *Handbook of Child Psychology: Vol. 3. Social, Emotional, and Personality Development* (6th ed.) (pp. 719–788). New York: Wiley.

Dodge, K.A. & Rutter, M. (2011). *Gene-environment interactions in developmental psychopathology*. New York: Guilford Press.

Dodge, K.A. (2002). Investing in the prevention of youth violence. *ISSBD Newsletter, 2*, 8–10.

Dodge, K.A. (2006). Translational science in action: hostile attributional style and the development of aggressive behavior problems. *Development and Psychopathology, 18*, 791–814.

Dodge, K.A., Lochman, J.E., Harnish, J.D., Bates, J.E., & Pettit, G.S. (1997). Reactive and proactive aggression in school children and psychiatrically impaired chronically assaultive youth. *Journal of Abnormal Psychology, 106*(1), 37–51.

Eddy, J.M., & Chamberlain, P. (2000). Family management and deviant peer association as mediators of the impact of treatment condition on youth antisocial behavior. *Journal of Consulting and Clinical Psychology, 68*(5), 857–863.

Gottfredson, M., & Hirschi, T. (1990). *A general theory of crime*. Stanford, CA: Stanford University Press.

Helmond, P., Overbeek, G., & Brugman, D. (2012). Program integrity and effectiveness of a cognitive behavioral intervention for incarcerated youth on cognitive distortions, social skills, and moral development. *Children & Youth Services Review, 83*, 333–345.

Hendrickx, M., Crombez, G., Roeyers, H., & Orobio de Castro, B. (2003). Psychometrische evaluatie van de Nederlandstalige versie van de Agressie Beoordelingsschaal van Dodge en Coie (1987). *Tijdschrift voor Gedragstherapie, 36*, 33–43.

Hobson, C.W., Scott, S., & Rubia, K. (2011). Investigation of cool and hot executive function in ODD/CD independently of ADHD. *Journal of Child Psychology and Psychiatry*, 1–9.

Hudley, C., & Graham, S. (1993). An attributional intervention to reduce peer-directed aggression among African-American boys. *Child Development, 64*, 124–138.

Huesmann, L.R., Moise-Titus, J., Podolski, C.L., & Eron, L.D. (2003). Longitudinal relations between children's exposure to tv violence and their aggressive and violent behavior in young adulthood: 1977-1992. *Developmental Psychology, 39*(2), 201–221.

Jaffee, S.R., Caspi, A., Moffitt, T.E., Dodge, K.A., Rutter, M., Taylor, A., et al. (2005). Nature x nurture: genetic vulnerabilities interact with physical maltreatment to promote conduct problems. *Development and Psychopathology, 17*(1), 67.

Kazdin, A.E. (2003). Psychotherapy for children and adolescents. *Annual Review of Psychology, 54*, 253–276.

Leeuwen, K.G. van, Mervielde, I., Braet, C., & Bosmans, G. (2004). Child personality and parental behavior as moderators of problem behavior: variable- and person-centered approaches. *Developmental Psychology, 40*(6), 1028–1046.

Leijten, P., Raaijmakers, M.A.J., Orobio de Castro, B., & Matthys, W. (2013). Does Socioeconomic Status Matter? A Meta-Analysis on Parent Training Effectiveness for Disruptive Child Behavior. *Journal of Clinical Child & Adolescent Psychology, 42*(3), 384–392.

Lier, P.A.C. van, Vuijk, P., & Crijnen, A.A.M. (2005). Understanding mechanisms of change in the development of antisocial behavior: the impact of a universal intervention. *Journal of Abnormal Child Psychology, 33,* 521–535.

Lipsey, M.W., & Wilson, D.B. (1998). Effective intervention for serious juvenile offenders: a synthesis of research. In R. Loeber & D.P. Farrington (eds.), *Serious & violent juvenile offenders: risk factors and succesful interventions.* Thousand Oaks: Sage Publications.

Lochman, J.E., & Dodge, K.A. (1998). Distorted perceptions in dyadic interactions of aggressive and nonaggressive boys: effects of prior expectations, context, and boys' age. *Development and Psychopathology, 10*(3), 495–512.

Loeber, R., Wung, P., Keenan, K., Giroux, B., Loeber-Stouthamer, M., Kammen, W.B. van, & Maughan, B. (1993). Developmental pathways in disruptive child behavior. *Development and Psychopathology, 5,* 103–133.

Manders, W.A., Dekovic, M., Asscher, J.J., Van der Laan, P.H., & Prins, P.J.M. (2013). Psychopathy as Predictor and Moderator of Multisystemic Therapy Outcomes among Adolescents Treated for Antisocial Behavior. *Journal of Abnormal Child Psychology, 41,* 1121–1132.

Manen, T.G. van, Prins, P.J.M., & Emmelkamp, P.M.G. (2004). Reducing aggressive behavior in boys with a social cognitive group treatment: results of a randomized, controlled trial. *Journal of the American Academy of Child and Adolescent Psychiatry, 43*(12), 1478–1487.

Matthys, W., Vanderschuren, L., & Schutter, D. (2012a). The neurobiology of oppositional defiant disorder and conduct disorder: Altered functioning in three mental domains. *Development and Psychopathology,* doi:10.1017/S0954579412000272

Matthys, W., Vanderschuren, L., & Schutter, D. (2012b). The neurobiology of oppositional defiant disorder and conduct disorder: Altered functioning in three mental domains. *Development and Psychopathology,* doi:10.1017/S095457941200027

McCart, M. R., Priester, P. E., Davies, W. H., & Azen, R. (2006). Differential effectiveness of behavioral parent-training and cognitive–behavioral therapy for antisocial youth: A meta-analysis. *Journal of Abnormal Child Psychology, 34*(4), 527–543.

Menting, A.T.A., Orobio de Castro, B., & Matthys, W. (2013). Effectiveness of the Incredible Years parent training to modify disruptive and prosocial child behavior: a Meta-analytic review. *Clinical Psychology Review, 33*(8), 901–913.

Muris, P., Meesters, C., Berg, F. van den (2003). The Strengths and Difficulties Questionnaire (SDQ): further evidence for its reliability and validity in a community sample of Dutch children and adolescents. *European Child and Adolescent Psychiatry, 12,* 1–8.

Odgers, C.L., et al. (2009). Female and male antisocial trajectories: From childhood origins to adult outcomes. *Development & Psychopathology, 20,* 673–716.

Orobio de Castro, B. & Junger, M. (2007). Ethnicity and Juvenile Delinquency. In R. Loeber & N.W. Slot (Eds). *Serious and violent juvenile delinquency: An update. Crime & Justice: a review of research, 35,* 503–592.

Orobio de Castro, B., Merk, W., Koops, W., Veerman, J.W., & Bosch, J.D. (2005). Emotions in social information processing and their relations with reactive and proactive aggression in referred aggressive boys. *Journal of Clinical Child and Adolescent Psychology, 34*(1), 105–116.

Orobio de Castro, B., Veerman, J.W., Koops, W., Bosch, J.D., & Monshouwer, H.J. (2002). Hostile attribution of intent and aggressive behavior: a meta-analysis. *Child Development, 73*(3), 916–934.

Overbeek, G., Weeland, J., & Chhangur, R. (2012). Research on gene-environment interdependence: Honing the tools and examining the angles. *European Journal of Developmental Psychology, 9,* 413–418.

Patterson, G.R., Reid, J.B., & Dishion, T.J. (1992). *Antisocial boys.* Castalia: Eugene, OR.

Polman, J.D.M., Orobio de Castro, B., Koops, W., Van Boxtel, H. W., & Merk, W. W. (2007). A meta-analysis of the distinction between reactive and proactive aggression in children and adolescents. *Journal of Abnormal Child Psychology, 35*(4), 522–538.

Raine, A., Mellingen, K., Liu, J.H., Venables, P., & Mednick, S.A. (2003). Effects of environmental enrichment at ages 3-5 years on schizotypal personality and antisocial behavior at ages 17 and 23 years. *American Journal Of Psychiatry, 160,* 1627–1635.

Reid, J.B., Patterson, G.R., & Snyder, J. (2002). *Antisocial behavior in children and adolescents: a developmental analysis and model for intervention.* Washington, DC: American Psychological Association.

Salmivalli, C., Voeten, M., & Poskiparta, E. (2011). Bystanders Matter: Associations Between Reinforcing, Defending, and the Frequency of Bullying Behavior in Classrooms. *Journal of Clinical Child & Adolescent Psychology, 11,* 668–676.

Schuiringa, H. (2014). *Children with Mild to Borderline Intellectual Disabilities and Externalizing Behavior: Individual Characteristics, Family functioning and Treatment Effectiveness.* Doctoral dissertation, Utrecht University.

Sociaal en Cultureel Planbureau (2013). *De Sociale Staat van Nederland*. Den Haag: SCP.

Tremblay, R.E. (2000). The development of aggressive behavior during childhood: what have we learned in the past century? *International Journal of Behavioral Development, 24*, 129–141.

Vitaro, F., Brendgen, M., & Barker, E.D. (2006). Subtypes of aggressive behaviors: a developmental perspective. *International Journal of Behavioral Development, 30*(1), 12–19.

Aanbevolen literatuur

Dodge, K.A., Coie, J.D., & Lynam, D. (2006). Aggression and antisocial behavior in youth. In W. Damon & N. Eisenberg (eds.), *Handbook of child psychology, 6th edition, Social, Emotional, and Personality Development, Vol. 3*. New York: Wiley.

Matthys, W. & Lochman, J.E. (2010). *Oppositional Defiant Disorder and Conduct Disorder in Childhood*. Wiley-Blackwell: Oxford. ISBN 978-0-470-51088-9.

Vitaro, F., Brendgen, M., & Barker, E.D. (2006). Subtypes of aggressive behaviors: a developmental perspective. *International Journal of Behavioral Development, 30*(1), 12–19.

Stoornissen in de aandacht en impulsregulatie

Pier Prins en Saskia van der Oord

Zelfregulatie als een van de onderliggende processen?
Overbeweeglijkheid, concentratieproblemen en impulsiviteit komen veel voor bij kinderen en zijn tot op zekere hoogte uitingen van een normale ontwikkeling. Zijn deze gedragingen hardnekkig, niet leeftijdsadequaat, én verstoren ze het dagelijkse leven, dan spreekt men van ADHD, Aandachtstekortstoornis met Hyperactiviteit. Kinderen en jongeren met ADHD hebben een probleem met zelfregulatie; ze kunnen moeilijk stoppen wanneer dat nodig is, kunnen moeilijk weerstand bieden tegen afleiding terwijl ze met iets bezig zijn, en kunnen hun gedachten en gevoelens moeilijk reguleren. Hét ADHD-kind bestaat niet. Er zijn kinderen die vooral thuis of op school ADHD-gedrag vertonen en kinderen die overal druk en impulsief zijn. Hierdoor vraagt men zich af of er bij al deze kinderen wel gesproken kan worden van één algemeen tekort in de zelfregulatie en of ADHD niet beter opgevat moet worden als gedrag dat samenhangt met verschillende onderliggende verstoorde processen.

12.1 Inleiding

Overbeweeglijkheid, concentratieproblemen en impulsiviteit komen veel voor bij kinderen. Tot op zekere hoogte horen ze bij de kindertijd en zijn ze uitingen van een normale ontwikkeling. Ook bij adolescenten en volwassenen komen ze voor, maar in mindere mate. Zijn deze gedragingen hardnekkig, niet langer leeftijdsadequaat én verstoren ze het dagelijkse leven van de kinderen en jongeren, dan noemt men dit gedragspatroon ADHD, aandachtstekortstoornis met hyperactiviteit (APA, 2013).

Kinderen met de diagnose ADHD zijn druk en impulsief, hebben veel moeite om hun aandacht voor langere tijd bij iets vast te houden, kunnen hun (school)werk maar moeilijk plannen en organiseren, zijn chaotisch, slordig, vergeetachtig en verliezen vaak hun spullen. Dit alles bemoeilijkt het leren en presteren op school. Bovendien is het voor hen moeilijk om instructies van ouders en leerkracht op te volgen, waardoor sociale contacten in en buiten het gezin verstoord kunnen raken, wat dan weer een negatieve invloed heeft op hun zelfbeeld en zelfvertrouwen.

Kinderen en jongeren met ADHD hebben met name een probleem met zelfregulatie (Barkley, 2006; 2013). Zelfregulatie omvat uiteenlopende gedragingen zoals kunnen stoppen met gedrag wanneer dat nodig is, weerstand kunnen bieden tegen afleiding terwijl je bezig bent met een taak of een activiteit, en het kunnen reguleren van denken en emoties. Deze gebrekkige zelfregulatie is gevoelig voor invloeden vanuit de omgeving en verschilt per situatie. Zo zijn ADHD-kenmerken opvallender als er weinig structuur is of wanneer activiteiten saai zijn en mentale inspanning vereisen. In gestructureerde situaties, als de activiteiten de interesse van het kind hebben, of als er frequente beloning voor het gedrag is vallen de ADHD-kenmerken juist minder op. Omgevingskenmerken bepalen dus mede of ADHD-gedrag zich laat zien of niet.

Hét ADHD-kind bestaat niet. Er zijn kinderen die vooral thuis of op school gedragskenmerken van ADHD laten zien en kinderen met uiteenlopende bijkomende problemen. Hierdoor moet de vraag gesteld worden of er bij al deze kinderen wel gesproken kan worden van één algemeen tekort in de zelfregulatie en of ADHD niet beter opgevat moet worden als een gedragsbeeld dat samenhangt met verschillende onderliggende verstoorde processen die leiden tot dezelfde gedragskenmerken.

12.2 Aandachts- en impulsregulatie: normale en afwijkende vormen

Het ontwikkelingspsychopathologisch perspectief benadrukt de continuïteit tussen de aandachts- en impulsregulatieproblemen (ook wel 'hyperactiviteitsproblemen') in de kleutertijd en later in de ontwikkeling. Er wordt geen dichotomie tussen wel of geen stoornis verondersteld, maar een continuüm tussen normale en afwijkende vormen. Dit maakt het mogelijk om een meer gedifferentieerde verzameling klinisch betekenisvolle vormen van hyperactiviteitsproblemen te onderscheiden, te bestuderen en te behandelen (Sonuga-Barke e.a., 2005).

12.2.1 De normale ontwikkeling van zelfregulatie

Veel gedragingen die tot de diagnose ADHD behoren, zoals moeite hebben met stilzitten, de aandacht bij een spelletje of taakje houden of moeite hebben met de beurt afwachten, zijn normaal bij kleuters. Dat gedrag kan vervelend zijn, maar is niet abnormaal voor de kleutertijd of het jonge schoolgaande kind. Het is belangrijk om het normale gedrag van jonge kinderen niet te pathologiseren. Kleuters vertonen bovendien grote veranderingen in hun vermogen om hun gedrag, aandacht en impulsen te reguleren en om hun negatieve emoties te beheersen (Campbell, 2006). Het is bij de diagnostiek van ADHD dan ook belangrijk om normatieve, leeftijdsadequate uitingen die storend kunnen zijn voor volwassenen, te onderscheiden van leeftijdsinadequaat onoplettend en hyperactief/impulsief gedrag.

De normale ontwikkeling van zelfregulatie begint reeds in de vroege kindertijd, ruim voordat het kind naar school gaat, en hangt direct samen met de rijping van de hersenen en de ontwikkeling van hogere orde cognitieve processen (Kopp, 1982), ook wel executieve functies genoemd (Diamond, 2013). De rol van de ouders en verzorgers is daarbij van grote betekenis, omdat ze faciliterend of remmend kunnen werken op de mate waarin het kind zelf de controle over zijn gedrag leert krijgen (zie ▶ box 12.1).

Box 12.1 Vroege ontwikkelingsantecedenten van zelfregulatie (naar Kopp, 1982)

Maanden	Fase	Kind	Omgeving
0 – 3	neurofysiologische rijping	modulatie eigen arousal	mate waarin omgeving sensitief reageert op arousaltoestand kind
3 – 12	sensomotorische modulatie	motorische gedrag aanpassen aan omgeving; bijvoorbeeld reiken naar speeltje	mate waarin omgeving stimulering biedt
12 – 18	controle	bewustwording sociale verwachtingen en adequate aanpassing daaraan; bijvoorbeeld opvolgen eenvoudig verzoek: geef mama kus	mate van sensitiviteit en responsiviteit waarmee omgeving zich aanpast aan gedragsstijl kind
24+	zelfcontrole	kind kan in toenemende mate directe beloning uitstellen; kan eigen gedrag monitoren in licht van bepaald doel	mate waarin conflicten rond autonomie goed worden opgelost; mate waarin uitstel van beloning en frustratietolerantie worden versterkt

---

Het sturen van eigen gedrag en emoties is een van de belangrijkste ontwikkelingstaken. Zich voor langere tijd op iets kunnen concentreren, vooruit kunnen denken en doelgericht bezig blijven, afleidingen kunnen weerstaan, directe beloningen kunnen uitstellen voor een beloning op een later tijdstip, het zijn allemaal uitingen van zelfregulatie en voorspellers van een gunstige ontwikkeling. Om school met succes te kunnen doorlopen, sociaal competent te worden en om werk te kunnen vinden en te behouden, is in alle gevallen zelfregulatie nodig. De vaardigheden die zelfregulatie mogelijk maken worden aangestuurd door de executieve functies. Thuis en op school worden deze executieve functies versterkt en wordt het kind geleidelijk in de richting van zelfregulatie opgevoed (zie ▶ box 12.1).

De executieve functies waar veel onderzoek bij kinderen en jongeren naar wordt gedaan, zijn het werkgeheugen, het vermogen tot inhibitie en cognitieve flexibiliteit (zie ▶ box 12.2). Elke dag moet het kind honderden korte- en langetermijndoelen zien te bereiken: zich aankleden, op tijd op school komen, kamer opruimen, blijven luisteren en opletten tot de ander is uitgesproken enzovoort. Om dit te kunnen heeft het vaardigheden nodig die teruggrijpen op de executieve functies.

Box 12.2 Executieve functies en ADHD

Executieve functies zijn essentieel voor het uitvoeren van doelgericht en aangepast gedrag en maken zelfregulatie mogelijk (Barkley, 2012; Nigg, 2006a). De drie executieve functies die veel onderzocht zijn bij kinderen en jongeren met ADHD en waarop zij het meeste uitvallen zijn inhibitie, werkgeheugen en cognitieve flexibiliteit.

Inhibitie

Inhibitie is het doelgericht kunnen stoppen van gedrag: een neiging tot gedrag (*prepotent response*) of een reeds in gang gezet gedrag (*ongoing response*) kunnen stoppen. Ook verwijst inhibitie naar het zich verzetten tegen alles wat het bereiken van een doel dreigt te verhinderen (bijvoorbeeld afleiding; dit noemt men: interferentiecontrole).

Voorbeelden van inhibitie zijn: het kunnen remmen van de impuls om door de klas te roepen als je het antwoord op een vraag weet en in plaats daarvan je hand opsteken. Of, een kind dat iets van je afpakt niet slaan. Kinderen met ADHD zouden moeite hebben met zowel kortdurende inhibitie (onderbreken van een handeling), als met langdurige gedrags-inhibitie (eerst de alternatieven nalopen en dan pas antwoorden op een vraag) (Nigg, 2001).

Werkgeheugen

Het werkgeheugen zorgt er actief voor dat relevante informatie in het geheugen wordt vastgehouden en, als het nodig is, gemanipuleerd of gereorganiseerd wordt (ermee 'werken'). Door het werkgeheugen zijn we in staat te redeneren, te plannen en doelgericht gedrag uit te voeren (Baddeley, 2012). Beperkingen in het werkgeheugen zorgen ervoor dat iemand moeite heeft om zich te herinneren waarmee hij bezig was, wat hij aan het vertellen was of in gedachten had, bijvoorbeeld na een afleiding, of wat hij nog moet doen om zijn huidige doel te halen, bijvoorbeeld op tijd aangekleed beneden staan om naar school te gaan.

Cognitieve flexibiliteit

Cognitieve flexibiliteit is het vermogen om wanneer bepaalde gedragingen, gedachten of emoties niet meer gewenst zijn – bijvoorbeeld omdat de situatie is veranderd – deze te onderdrukken en over te schakelen op alternatieve gedragingen, gedachten of emoties die op dat moment meer passend of gewenst zijn (Monsell, 2003). Cognitieve flexibiliteit maakt dat we ons in veranderende situaties op tijd en op adequate wijze kunnen aanpassen. Een beperkte cognitieve flexibiliteit kan ervoor zorgen dat iemand meer moeite heeft of meer tijd nodig heeft om zich aan te passen aan veranderende situaties of aan wijzigingen van de bestaande plannen.

12.2.2 De rol van ouders en school

Het belang van executieve functies (EF) voor het cognitieve en sociaal-emotionele functioneren van kinderen en voor bijvoorbeeld schoolsucces is evident (Barkley, 2013). Veel minder is bekend over de determinanten en de ontwikkeling van individuele verschillen in EF. Een belangrijke theorie stelt dat de oorsprong van zelfregulatie ligt in het vermogen van het kind om te leren binnen een sociale context (Vygotsky, 1978). Ouders helpen het jonge kind doelen te bereiken die het niet op eigen kracht zou kunnen halen (het zogenoemde *scaffolding*). Ze ondersteunen hierbij de nog onrijpe aandachts-, geheugen-, en taalvaardigheden van het kind

(Landry e.a., 2002). Geleidelijk internaliseert het kind deze vaardigheden en kan het zelfstandig problemen oplossen (zelfregulatie).

De invloed van de sociale omgeving op de hersenontwikkeling is aanzienlijk. De vroege ontwikkeling van de hersenen wordt mede bepaald door ervaringen van ouder-kindinteracties. Een aspect van de cognitieve ontwikkeling dat in sterke mate afhankelijk is van de rijping van de hersenen zijn juist de executieve processen (Zelazo e.a., 2008). Longitudinaal onderzoek naar de rol van vroege ouder-kindrelaties in de ontwikkeling van executief functioneren laat zien dat de executieve functies werkgeheugen, impulscontrole en cognitieve flexibiliteit mede bepaald worden door de kwaliteit van de ouder-kindinteracties (Bernier e.a., 2010). De opvoed-dimensies 'sensitiviteit van de moeder', 'mind-mindedness' (ouders gebruiken mentale termen waarmee ze de kinderen verbale middelen aanreiken die hen helpen om tot zelfregulatie te komen; bijvoorbeeld 'Je wilt dit boekje?', 'Je hebt er nu genoeg van', enzovoort.) en 'stimuleren van autonomie' (het suggereren van leeftijdsadequate oplossingen voor problemen), gemeten op de leeftijd van 12-15 maanden, hingen significant samen met deze drie executieve functies op de leeftijd van 18-26 maanden. Het stimuleren van autonomie bleek de sterkste voorspeller van EF op elke leeftijd ongeacht het algemene cognitieve niveau van het kind en ongeacht de opleiding van de moeder. De specifieke manier van opvoeden hangt dus samen met de ontwikkeling van EF en dus ook op de afwijkingen hierin.

12.2.3 Afwijkende vormen van zelfregulatie: ADHD

Om in de DSM-5 (APA, 2013) de diagnose ADHD te krijgen moet er sprake zijn van een minimum aantal symptomen (zie ▶ box 12.3). Daarbij moet bovendien aan de volgende vier voorwaarden voldaan zijn:
1. Het begin van de symptomen ligt in de kindertijd, vóór het 12e jaar.
2. De aandachtsproblemen en impulsiviteit zijn ernstiger dan op grond van leeftijd verwacht mag worden.
3. Ze doen zich voor in meerdere situaties (thuis, school, onder leeftijdgenoten).
4. De symptomen hinderen het kind daadwerkelijk in zijn dagelijkse leven, zoals niet mee kunnen komen in de lessen op school, in een sociaal isolement raken, agressief gedrag of ernstige somberheid ontwikkelen.

De aanpassingen in de DSM-5 rond ADHD betreffen de volgende punten:
- ADHD-symptomen kunnen zich voor het eerst manifesteren op 12-jarige leeftijd (in plaats van vóór het 7e jaar).
- Voor 17-jarigen en ouder is de symptoomdrempel verlaagd naar 5 (in plaats van 6) symptomen binnen het cluster hyperactiviteit/impulsiviteit en/of aandachtstekort.
- Voor volwassenen en adolescenten worden meer leeftijdsspecifieke voorbeelden van de symptomen gegeven.

Box 12.3 Diagnostische criteria voor ADHD volgens de DSM-5

Aandachtstekort
1. Slaagt er vaak niet in voldoende aandacht te geven aan details of maakt achteloos fouten in schoolwerk, werk of bij andere activiteiten.
2. Heeft vaak moeite de aandacht bij taken of spel te houden.
3. Lijkt vaak niet te luisteren als hij direct aangesproken wordt.

4. Volgt vaak aanwijzingen niet op en slaagt er vaak niet in schoolwerk of karweitjes af te maken dan wel verplichtingen op het werk na te komen. Dit is niet het gevolg van oppositioneel gedrag of van het onvermogen om aanwijzingen te begrijpen.
5. Heeft vaak moeite met het organiseren van taken en activiteiten.
6. Vermijdt vaak, heeft een afkeer van of is onwillig zich bezig te houden met taken die een langdurig geestelijke inspanning vereisen, zoals school- of huiswerk.
7. Raakt vaak dingen kwijt die nodig zijn voor taken of bezigheden, bijvoorbeeld speelgoed, huiswerk, potloden, boeken of gereedschap.
8. Wordt vaak gemakkelijk afgeleid door uitwendige prikkels.
9. Is vaak vergeetachtig bij dagelijkse bezigheden.

Hyperactiviteit
10. Beweegt vaak onrustig met handen of voeten, of draait in zijn stoel.
11. Staat vaak op in de klas of in andere situaties waar verwacht wordt dat men op zijn plaats blijft zitten.
12. Rent vaak rond of klimt overal op in situaties waarin dit ongepast is. Bij adolescenten of volwassenen kan dit beperkt zijn tot een gevoel van rusteloosheid.
13. Kan moeilijk rustig spelen of zich bezighouden met ontspannende activiteiten.
14. Is vaak 'in de weer' of 'draaft maar door'.
15. Praat vaak aan één stuk door.

Impulsiviteit
16. Gooit het antwoord er vaak al uit voordat de vragen afgemaakt zijn.
17. Heeft vaak moeite op zijn beurt te wachten.
18. Verstoort vaak bezigheden van anderen of dringt zich op, bijvoorbeeld mengt zich zomaar in gesprekken of spelletjes.

Accenten in het ADHD-gedragsbeeld
- ADHD-gecombineerd: 6 items van 1-9, plus 6 items van 10-18.
- ADHD-overwegend onoplettend: 6 items van 1-9.
- ADHD-overwegend hyperactief/impulsief: 6 items van 10-18.

De items zijn gedurende ten minste zes maanden aanwezig geweest in een mate die onaangepast is en niet past bij het ontwikkelingsniveau.

12.2.4 ADHD: categorie of dimensie?

Volgens de categorische benadering van ADHD verschillen kinderen die voldoen aan een vast aantal diagnostische criteria en kinderen die dat niet doen, kwalitatief van elkaar: de ene heeft een stoornis en de andere niet. Volgens de dimensionele benadering daarentegen variëren ADHD-kenmerken in de algemene bevolking en kunnen individuen deze in meer of mindere mate bezitten en erdoor gehinderd worden. Volgens de dimensionele benadering kan ADHD het beste worden opgevat als het extreme punt op een continu verdeelde, maar niet-observeerbare, latente trek, in plaats van als een aparte en onderscheiden entiteit: personen met en zonder het probleem verschillen alleen kwantitatief van elkaar en niet kwalitatief.

Ondersteuning voor de dimensionele benadering van ADHD blijkt uit het feit dat er geen duidelijke discontinuïteit bestaat tussen een groep kinderen met hoge en een groep met lage hyperactiviteit. Omdat er op dit moment geen objectief criterium bestaat om deze twee groepen als 'normaal' of als 'afwijkend' te onderscheiden, gaat men er in de meeste onderzoeken van uit dat ADHD beter kan worden opgevat als een dimensie dan als een categorie, wat niet wegneemt dat het typeren van ADHD als een klinisch syndroom nuttig kan zijn voor behandelingen (Coghill & Sonuga-Barke, 2012; Nigg, Hinshaw & Pollock, 2006).

12.2.5 Prevalentie

De wereldwijde prevalentie van ADHD wordt geschat op 5% van de schoolgaande kinderen onder de 16 jaar (Polanczyk, De Lima e.a., 2007). In algemene bevolkingsonderzoeken is gevonden dat ADHD ongeveer twee- tot driemaal zoveel voorkomt bij jongens als bij meisjes, terwijl bij kinderen die in behandeling zijn het aantal jongens zelfs viermaal groter is dan het aantal meisjes. Mogelijk is het verschil tussen jongens en meisjes deels te verklaren door het feit dat minder meisjes met ADHD verwezen worden naar een klinische setting of dat bij meisjes eerder andere diagnoses worden gesteld, zoals depressie of angst. Er is ook opgemerkt dat bij meisjes met ADHD in een klinische setting minder gedragsstoornissen voorkomen; ze zouden minder hyperactiviteit en impulsiviteit laten zien en meer stoornissen in de aandacht (Hinshaw, 2002).

12.2.6 Accenten in het ADHD-gedragsbeeld

De diagnose ADHD kent drie verschillende accenten die elk aandachtsproblemen en/of hyperactiviteit/impulsiviteit benadrukken, zie ▶ box 12.3. Het overgrote deel van het ADHD-onderzoek heeft betrekking op kinderen die aandachtsproblemen in combinatie met hyperactief en impulsief gedrag laten zien, bij wie de diagnose vaker eerder in hun leven wordt gesteld dan bij kinderen die overwegend aandachtsproblemen hebben.

Deze laatste groep kinderen valt niet zozeer op door lawaaiigheid, ongeremdheid en drukte, maar door dagdromen, (cognitieve) passiviteit, apathie en vergeetachtigheid. Zij hebben vaker last van leerproblemen, angstigheid en depressieve gevoelens, terwijl kinderen met het gecombineerde gedrag juist vaker opvallen door gedragsproblemen (Levy e.a., 2005; Milich e.a., 2001). De kinderen die overwegend onoplettend zijn, zijn vaker teruggetrokken in het sociale contact dan afgewezen; afwijzing komt vaker voor bij het gecombineerde beeld. Over de aparte diagnostische status van de groep kinderen met overwegend aandachtsproblemen zijn de meningen verdeeld. Sommige onderzoekers pleiten voor een aparte diagnostische categorie met eigen oorzaken, eigen etiologie en eigen behandelmethoden (Barkley, 2013; Milich e.a., 2001), terwijl andere de empirische evidentie hiervoor te mager vinden en meer overeenkomsten dan verschillen zien op kernvariabelen.

12.2.7 Context en ADHD

Hoe aandachtsproblemen en/of hyperactiviteit/impulsiviteit zich manifesteren verschilt van kind tot kind en is sterk afhankelijk van contextfactoren, bijvoorbeeld de eisen die in een bepaalde situatie aan de zelfregulatie worden gesteld. Zo blijkt in situaties waarin opdrachten moeilijk zijn, waarin het lawaaig is, waar samenwerken met een leeftijdgenoot vereist is, en waar de aandacht van de leerkracht niet direct beschikbaar is, het probleemgedrag toe te nemen (Chacko e.a., 2005). Aan een tafeltje zitten in de klas vergt heel andere zelfregulatievaardigheden dan buitenspelen met andere kinderen of een vrije activiteit doen. Een belangrijke contextfactor voor adolescenten is de verandering van basisschool naar voortgezet onderwijs: vaste structuren vallen weg en er worden hogere eisen gesteld aan de zelfstandigheid (Sibley e.a., 2012). Kortom, verschillende taak- en contextvariabelen hangen samen met een toe- of afname van ADHD-gedrag.

12.2.8 Secundaire kenmerken van ADHD

De ADHD-gedragskenmerken hebben vaak een negatieve invloed op het gezin en de negatieve effecten daarvan kunnen dan weer de ADHD-gedragskenmerken versterken. Er worden hoge eisen gesteld aan de opvoedingsvaardigheid en het uithoudingsvermogen van ouders van een kind met ADHD. Zij voelen zich vaak als opvoeder minder competent, vooral als hun kind ook nog agressief gedrag vertoont, er regelmatig conflicten ontstaan en zij hun zelfbeheersing verliezen. Bovendien blijken zij minder plezier te beleven aan het opvoeden en ervaren zij meer stress vergeleken met ouders van kinderen zonder ADHD (Johnston & Mash, 2001; Deault, 2010). Ook broertjes en zusjes kunnen onder de problemen lijden en het probleemgedrag gaan overnemen. Op school krijgen kinderen met ADHD vaker straf en is de relatie met de leerkracht vaker moeizaam; hierdoor, en in combinatie met hun gebrekkige werkhouding, is er een hogere kans op schooluitval. Evenals bij de ouders kan voor de leerkracht het onderwijzen van een kind met ADHD een stressvolle opgave zijn. Daarnaast zijn er vaker problemen in de omgang met andere kinderen. Ze kunnen vaker bazig zijn, kinderlijk (*immature*), opschepperig, minder gevoelig voor sociale cues en verbaal en fysiek agressief. Bij nominatieprocedures, waarbij kinderen in een klas gevraagd wordt om aan te geven met wie zij willen spelen of een werkje maken, blijken kinderen met ADHD veel minder populair te zijn dan kinderen zonder ADHD (De Boo & Prins, 2007; Mikami, 2010). Deze bijkomende, secundaire kenmerken thuis, op school en met leeftijdgenoten zijn de sterkste voorspellers van uiteenlopende problemen in de adolescentie en volwassenheid. Vooral het regelovertredende en ordeverstorende gedrag thuis en op school vormen vaak een groot probleem. Het zijn juist deze gevolgen van het ongeconcentreerde, impulsieve en hyperactieve gedrag die de belangrijkste problemen geven waarvoor hulp wordt gezocht (Pelham & Fabiano, 2008).

12.2.9 Comorbiditeit

ADHD gaat vaak samen met andere problemen. Comorbiditeit is eerder regel dan uitzondering (Wilcutt e.a., 2012). In een Zweeds onderzoek onder schoolgaande kinderen met ADHD bleek 87% van de kinderen minstens één andere stoornis te hebben en de prevalentie van twee comorbide stoornissen was zelfs 67% (Kadesjo & Gilberg, 2001). In ruim de helft van de gevallen gaat ADHD samen met andere gedragsproblemen waarin agressie een rol speelt, zoals oppositioneel-opstandig gedrag en, in mindere mate, antisociaal gedrag. In de late adolescentie en de volwassenheid is er een hoge comorbiditeit van ADHD met verslavingsproblemen (Wilens, 2011).

Ruim een kwart van de kinderen met ADHD heeft ook leerproblemen, variërend van leesproblemen (dyslexie) tot rekenproblemen (dyscalculie). Het is niet duidelijk waarom ADHD en leerstoornissen zo vaak samen voorkomen en evenmin of leerstoornissen al dan niet het gevolg zijn van ADHD. Ongeveer een kwart van de kinderen heeft last van angst- of stemmingsproblemen. Verder heeft ongeveer een kwart tot de helft slaapproblemen en de helft van de kinderen heeft problemen met de motorische coördinatie (Pitcher, Piek & Hay, 2003). Ook de afgrenzing van ADHD met andere ontwikkelingsstoornissen zoals ASS is vaak niet eenvoudig en er bestaat een overlap in symptomen (Reiersen e.a., 2007).

Sommige onderzoekers zijn van mening dat wanneer ADHD samen voorkomt met klinisch significante agressie of internaliserende problemen, men in dat geval niet meer met dezelfde stoornis te maken heeft als wanneer men het over ADHD heeft zonder deze bijkomende problemen (Jensen e.a., 2001). Comorbiditeit maakt het onderzoek van ADHD ingewikkeld; het is immers niet mogelijk om resultaten uit onderzoek bij kinderen met ADHD zonder meer toe te schrijven aan ADHD. Zijn bepaalde ADHD-kenmerken bijvoorbeeld niet eerder een gevolg van de comorbide problematiek of van de combinatie tussen ADHD en de comorbide stoornis? En, kunnen de oorzaken van de ADHD-kenmerken wel onderscheiden worden van de oorzaken van de comorbide aandoeningen? De veelvuldig voorkomende comorbiditeit maakt het er niet eenvoudiger op te achterhalen wat de essentie van ADHD precies is en hoe we het het beste kunnen behandelen.

12.3 Ontwikkeling en prognose

De ontwikkeling van aandachtsproblemen en hyperactiviteit is door Carlson, Jacobvitz en Sroufe (1995) in een van de zeldzame longitudinale studies onderzocht. Een groep van 192 kinderen werd vanaf de vroege babytijd gevolgd tot op elfjarige leeftijd. De onderzoekers probeerden vroege voorspellers van aandachtsproblemen en hyperactiviteit op latere leeftijd te achterhalen. Mogelijke voorspellers waren:

- Ouderkenmerken: o.a. persoonlijkheid moeder met problemen op de dimensies angst en agressie, ziektegeschiedenis moeder, pre- en perinatale problemen, de kwaliteit van de zorg voor het kind, sensitiviteit/responsiviteit in de moeder-kindinteractie en mate van intrusie/overstimulatie (zie ▶ box 12.1).
- Contextvariabelen: emotionele steun van partner en sociaal netwerk, gescheiden zijn, alleenstaande moeder, volledig gezin.
- Kindkenmerken: ontwikkeling als baby: alertheid, spiertonus, temperament.

Nagegaan werd of en hoe deze vroege kind- en omgevingskenmerken van invloed waren op de ontwikkeling van aandachtsproblemen/afleidbaarheid op 3,5-jarige leeftijd, 6- tot 8-jarige leeftijd en op 11-jarige leeftijd.

Het onderzoek van Carlson en collega's laat zien dat er verschillende ontwikkelingspaden naar aandachtsproblemen en hyperactiviteit kunnen zijn. Voor sommige hyperactieve kinderen speelt een intrusieve en overstimulerende zorg een prominente rol, speciaal wanneer de ouder alleen staat in de opvoeding of weinig emotionele ondersteuning krijgt. Voor andere kinderen blijken hun medische geschiedenis en motorische ontwikkeling primaire voorspellers te zijn. Het onderzoek van Carlson benadrukt de rol van de omgeving, maar onderzoekt deze niet in interactie met een mogelijke kwetsbaarheid bij het kind (diathesestressmodel). Zij onderzochten immers geen kinderen die al opvallend ongeconcentreerd of hyperactief waren. In recent onderzoek is de rol van ouder-kindinteracties en opvoedersgedrag als voorspeller van ADHD-gedragskenmerken verder onderzocht in een 3-jarig prospectief longitudinaal onderzoek bij 93 jongens van 4 jaar oud (Keown, 2012). Deze jongens waren wel speciaal geselecteerd om hun ongeconcentreerd en drukke gedrag. Hun interacties met hun vader en moeder werd in de thuissituatie geobserveerd. Minder sensitief gedrag van de vaders en minder positieve aandacht van de moeders voorspelde meer aandachtsproblemen op 7-jarige leeftijd. Intrusief (overstimulerend) gedrag van beide ouders bleek op 7-jarige leeftijd gerelateerd te zijn aan meer hyperactief en impulsief gedrag op school. Deze resultaten onderstrepen het belang om ouderlijk gedrag van zowel vaders als moeders te betrekken in de beoordelingen van ADHD-gedrag (zie ook Deault, 2010; Ellis & Nigg, 2009).

12.3.1 Continuïteit en discontinuïteit van ADHD

ADHD kan het beste worden opgevat vanuit een ontwikkelingsperspectief in plaats van als een statische 'medische conditie' (Sonuga-Barke & Halperin, 2010). De verschijningsvorm ervan verschilt gedurende de ontwikkeling. Zo laten adolescenten met ADHD minder hyperactiviteit zien vergeleken met de kindertijd, terwijl problemen met aandacht, planning en het organiseren van het dagelijks leven bij hen juist meer op de voorgrond staan (Sibley e.a., 2012; Barkley, Fischer, Smallish & Fletcher, 2006).

Longitudinaal onderzoek waarin kinderen met ADHD over een periode van 4 tot 8 jaar werden gevolgd, laat zien dat ADHD in de kindertijd geen voorbijgaand verschijnsel is dat als gevolg van rijping met de puberteit verdwijnt, maar dat in veel gevallen voortduurt tot in de adolescentie (Faraone, Biederman & Monateaux, 2002). In de adolescentie blijft tussen de 50 en 80% van de kinderen de diagnose ADHD hebben en als volwassene blijft ruim de helft van de adolescenten nog last hebben van hun ADHD-problemen (Barkley, 2006). De onderzoeken verschillen aanzienlijk in de gerapporteerde mate van stabiliteit. Dit heeft alles te maken met de manier waarop ADHD wordt gedefinieerd en gemeten.

Longitudinaal onderzoek wijst uit dat de ADHD-subtypen – tegenwoordig spreekt men van accenten in het gedragsbeeld – niet stabiel zijn (Lahey e.a., 2005). Aandachtsproblemen nemen met de leeftijd minder sterk af dan de hyperactiviteit en impulsiviteitsproblemen. Het hyperactief-impulsieve symptoomcluster valt vooral op in de kleutertijd en basisschooljaren, maar neemt af met het ouder worden, is minder hevig in de adolescentie en kan een teken zijn van een normaal rijpingsproces. De aandachtsproblemen beginnen juist op te vallen bij het begin van de basisschool – bijvoorbeeld omdat de school hogere eisen stelt aan zelfregulatie – en blijven stabiel tot in de adolescentie. Het hyperactief-impulsieve type in de kleutertijd gaat dus bij aanvang van de basisschool over in het gecombineerde type. Ook de aard van het impulsieve gedrag verandert met de leeftijd. Typisch waarneembaar hyperactief gedrag – drukke motoriek, lawaaiig zijn, veel praten – verandert in meer subtiele vormen van impulsiviteit zodra de kindertijd achtergelaten wordt. Deze heterotypische continuïteit – de problematiek blijft hetzelfde, maar manifesteert zich gedurende de ontwikkeling anders – krijgt nog onvoldoende aandacht in de diagnostiek: gedragingen die typisch zijn voor jonge kinderen met ADHD, zijn dit niet voor adolescenten met ADHD (Nigg, Hinshaw & Pollock, 2006). Recente aanpassingen in de DSM-5, zie ▶ par. 12.2, komen gedeeltelijk aan dit bezwaar tegemoet.

Het beloop van ADHD kenmerkt zich verder door een hoog risico op schooluitval (ongeveer 35%), verkeersongevallen, het hebben van geen of weinig vrienden (ongeveer 60%), betrokken raken bij antisociale activiteiten (ongeveer 45%) en ontwikkelen van roken en middelenmisbruik in de adolescentie. Het gebruik van middelen, alcohol en sigaretten komt vaker voor bij adolescenten die als kind de diagnose ADHD hebben gekregen, dan bij adolescenten voor wie dat niet het geval is, maar dit kan gemedieerd zijn door de aanwezigheid van comorbide gedragsstoornissen (Yoshimasu e.a., 2012).

Het is belangrijk om te onderzoeken via welke mechanismen ADHD mogelijk resulteert in een antisociale ontwikkeling of in andere vormen van afwijkend functioneren zoals verslavingsproblemen. De mediërende trajecten die in het longitudinale verloop van ADHD een rol spelen kennen we nog niet. Het is mogelijk dat het onderliggende mechanisme de biologisch bepaalde continuering van ADHD is. Het is echter ook goed mogelijk dat het risico gemedieërd wordt door andere factoren als een laag zelfbeeld, negatieve reacties van leeftijdgenoten en gezinsleden, of – in geval van een antisociale ontwikkeling – de aanwezigheid van antisociaal gedrag bij de vader.

12.4   Risico- en beschermende factoren

De belangrijkste risicofactoren die een rol spelen in de ontwikkeling van ADHD zijn biologische en psychosociale processen.

12.4.1 Biologische risicofactoren

Genetische kwetsbaarheid

Erfelijkheid speelt een aanzienlijke rol in de etiologie van ADHD-gedragskenmerken, zo blijkt uit familie-, tweeling- en adoptieonderzoek. Uit een recente meta-analyse blijkt dat ongeveer 70% van de variantie in ADHD-kenmerken verklaard wordt door genetische factoren. Dit suggereert dat deze factoren een groot deel van de inter-individuele verschillen in ADHD-gedragskenmerken verklaren. maar ook dat de omgeving nog invloed heeft op deze ADHD-kenmerken (Nikolas & Burt, 2010).

Moleculair-genetisch onderzoek naar de lokalisatie van bepaalde genen heeft nog geen eenduidige resultaten opgeleverd. Er zijn veel verschillende genen bij ADHD-gedrag betrokken, wat niet vreemd is gezien het feit dat ADHD een multifactorieel syndroom is. Ook de manier waarop genetische kwetsbaarheid in families wordt overgedragen is nog verre van duidelijk.

In de toekomst zal meer onderzoek gedaan worden naar de precieze werking van gen-omgevinginteracties die een rol spelen bij ADHD-gedragskenmerken. Zo is het belangrijk om in longitudinaal onderzoek na te gaan welke specifieke omgevingsfactoren een genetische dispositie voor het ontwikkelen van aandachtsproblemen of hyperactiviteit (zoals die blijkt uit de aanwezigheid van specifieke kandidaat-genen) in stand houden of verergeren. In alle gevallen zijn de effecten van specifieke genetische en omgevingsrisicofactoren betrekkelijk klein en is het waarschijnlijk dat gen X gen, gen X omgeving, en omgeving X omgevingsinteracties alle een significante rol spelen in de ontwikkeling van ADHD-kenmerken (Nigg, 2013; Rutter, 2006).

Verstoorde hersenprocessen

Een in sterke mate erfelijk bepaalde afwijkende hersenontwikkeling wordt als een van de belangrijke oorzaken van ADHD gezien. Er zou sprake zijn van verminderde activiteit in hersengebieden die planning en inhibitie, gerichte en volgehouden aandacht reguleren. MRI-onderzoek laat verschillen zien tussen groepen met en zonder ADHD in drie hersengebieden: de dorsolaterale prefrontale cortex, componenten van de basale ganglia en het cerebellum (Barkley, 2006). Uit fMRI-onderzoek bij groepen kinderen met ADHD bleek een verminderde specifieke hersenactiviteit tijdens een werkgeheugentaak vergeleken met groepen kinderen zonder ADHD (Fassbender e.a., 2011).

Onderzoek wijst op de belangrijke rol van dopamine, een neurotransmitter die door de hersenen wordt gebruikt bij psychomotorische activiteit en bij *reward seeking*-gedrag. De ADHD-gedragskenmerken zouden, biochemisch bezien, samenhangen met lage dopamineniveaus die deels hersteld kunnen worden door behandeling met methylfenidaat (Ritalin). Men gaat er evenwel van uit dat er meerdere typen neurotransmitters in het spel zijn.

Temperament

Temperamentverschillen spelen een belangrijke rol in de vroege ontwikkeling van zelfregulatie en daarmee in de etiologie van ADHD (Nigg, 2006b). Drie temperamentkenmerken die in dit verband genoemd worden zijn: de 'moeilijke baby' (*difficultness*), activiteitsniveau, en *effortful control* (doelbewuste controle). Moeilijke baby's huilen veel, zijn moeilijk troostbaar en passen zich moeilijk aan de dagelijkse routines van verzorging, eten en slapen aan. Ze hebben problemen met de modulatie van arousal (toestandsregulatie), wat een belangrijke voorloper is van zelfregulatie(problemen) (zie ▶ box 12.1). Er is nog maar weinig empirische evidentie voor een verband tussen het temperamentkenmerk 'moeilijke baby' en het krijgen van een latere ADHD-diagnose. In retrospectief onderzoek bij groepen kinderen met ADHD wordt weliswaar dikwijls een moeilijke babytijd gerapporteerd, maar in prospectief onderzoek komt dit verband niet overtuigend naar voren.

Ook activiteitsniveau is een temperamentdimensie. Baby's verschillen sterk in hun activiteitsniveau. Op zich voorspelt dit weinig voor hun gedrag op latere leeftijd als peuter of kleuter. Klachten over hyperactief gedrag op 3-jarige leeftijd blijken echter wel een goede voorspeller te zijn van gedragsproblemen later in de kindertijd (Taylor, 1995). Dit is in overeenstemming met de veronderstelling dat hyperactiviteit bij kleuters tekorten in zelfregulatie weerspiegelt en een onderdeel vormt van een aanleg tot externaliserende gedragsproblemen. Het maakt duidelijk dat de overbeweeglijkheid op die leeftijd serieus genomen moet worden, maar het legt nog geen direct en specifiek verband met latere hyperactiviteit. Hyperactiviteit bij peuters kan immers werkzaam zijn door een keten van aversieve interacties met de ouders in gang te zetten, die op haar beurt dan weer de belangrijkste oorzaak is van latere gedragsproblemen – ongeacht of de hyperactiviteit nu wel of niet persisteert.

Hyperactiviteit in de eerste jaren van de basisschool is een risicofactor voor het ontwikkelen van agressieve gedragsproblemen later in de kindertijd. Deze overbeweeglijke kinderen hebben de neiging om aandachtsproblemen te houden en impulsief te blijven, geïsoleerd te raken, onpopulair bij hun leeftijdgenoten te worden, en op school slecht te presteren ondanks een gemiddeld IQ. Zelfs als zich al een antisociale gedragsstoornis heeft ontwikkeld in de schooltijd dan is hyperactiviteit nog een voorspeller van meer antisociaal gedrag. Hyperactiviteit is dus niet alleen een toegangsroute naar een antisociale gedragsstoornis, maar het beïnvloedt ook het verdere verloop ervan.

Het temperamentkenmerk *effortful control*/doelbewuste controle, ten slotte, is in recent onderzoek in verband gebracht met ADHD. Het verwijst naar zowel het vermogen om de aandacht te verplaatsen en te richten als dat nodig is, als naar het vermogen om gedrag te remmen als de situatie dat vraagt (Martel, 2009; Rothbart, Ellis & Posner, 2004).

Pre- en perinatale omgevingsrisico's

Uiteenlopende pre- en perinatale problemen zoals laag geboortegewicht en prematuriteit, geboortecomplicaties, tabaksgebruik door de moeder tijdens de zwangerschap, postnatale blootstelling aan lood en mogelijk andere wijdverbreide gifstoffen in de omgeving hangen samen met een verhoogde kans op de ontwikkeling van ADHD-gedrag (Lindström e.a., 2011; Thapar e.a., 2013). Zie ook ▶ H. 4.

12.4.2 Psychosociale risico- en beschermende factoren

De ouder-kindinteracties in gezinnen met een kind met ADHD worden vaak gekenmerkt door spanning en conflicten. Er is tussen ouders en kind vaker sprake van een negatief-reactief interactiepatroon: er wordt meer gecommandeerd, afgekeurd en minder vaak beloond dan door ouders van kinderen zonder ADHD. Hoewel de aanwezigheid van oppositioneel en opstandig gedrag samenhangt met een deel van deze negatieve interacties, zijn deze afwijkende interactiepatronen ook bij ouders van kinderen met alleen ADHD te zien. Deze negatieve interacties verhogen de kans op ontwikkeling van ADHD-gedrag en comorbide agressie, zoals uit longitudinale onderzoeken blijkt (Johnston & Mash, 2001; Johnston e.a., 2012).

De huidige opvatting is dat verstoord opvoedgedrag of verstoorde ouder-kindinteracties eerder het *gevolg* zijn van door het temperament van het kind gemedieerd impulsief en dwars gedrag dan dat ze die impulsieve en dwarse gedragingen *veroorzaken*. Problematische ouder-kindrelaties kunnen ADHD-gedrag wel in stand houden of verhevigen, maar niet veroorzaken. Zoals we hiervoor zagen laat een aantal onderzoeken echter ook zien dat een gebrekkige opvoedingsstijl, bijvoorbeeld een gebrekkige responsiviteit en overstimulatie van de ouder, een risicofactor is voor de ontwikkeling van aandachtsproblemen en hyperactiviteit op jonge leeftijd (Carlson, Jacobvitz & Sroufe, 1995; Keown, 2012).

De kwaliteit van relaties binnen het gezin of op school zijn factoren die ADHD-gedrag in stand kunnen houden en verhevigen en zijn als zodanig op te vatten als psychosociale risicofactoren, maar kunnen evenzeer bescherming bieden tegen het krijgen van een ADHD-diagnose op latere leeftijd.

12.5 Verklaringsmodellen en aanzet tot een transactioneel model

Er zijn vier belangrijke verklaringsmodellen die de uiteenlopende gedragskenmerken van ADHD proberen te verklaren.

12.5.1 Executief functioneren

Met behulp van executieve functies (zie ▶ par. 12.2 en ▶ box 12.2) bepaalt het individu het doel van zijn handelingen, schakelt hij afleidende factoren uit, plant hij de volgorde van handelingen, voert hij de taken die daarvoor nodig zijn stap voor stap uit en controleert hij het effect, waarbij hij ook rekening houdt met mogelijke toekomstige effecten. Hij reguleert er de emoties, motivatie en alertheid mee en laat ervaringen uit het verleden meespelen bij verwachtingen en beslissingen over de toekomst. Deze cognitieve regelfuncties functioneren bij kinderen met ADHD minder goed zoals wij besproken hebben (Martinussen e.a., 2005).

12.5.2 Beloningsleren

Volgens een tweede theoretische benadering wordt ADHD-gedrag niet alleen door executieve disfuncties bepaald, maar ook door een afwijkende gevoeligheid voor beloningen. Kinderen met ADHD reageren anders op beloningen: zij hebben een voorkeur voor directe beloningen en een hekel aan uitgestelde beloningen, ze hebben ook sterkere beloningen nodig dan kinderen zonder ADHD om optimaal te kunnen presteren (Sagvolden e.a., 2005). Wanneer bekrachtigers sterk en frekwent zijn, dan kan dat de motivationele toestand van kinderen met ADHD optimaliseren en hun taakgedrag en prestaties dichter bij het niveau van kinderen zonder ADHD brengen (Dovis e.a., 2012; Luman e.a., 2005). De sterke gevoeligheid voor externe en onmiddellijke beloningen kunnen we opvatten als een onvermogen om het eigen gedrag zelf te sturen en te reguleren.

12.5.3 Tijdsbeleving

Volgens een derde benadering kunnen cognitieve en motivationele tekorten niet alle gedragsproblemen van kinderen met ADHD verklaren. Sommige kinderen met ADHD hebben speciaal moeite met het besef van tijd, met *temporal processing*. Dit zou volgens Sonuga-Barke e.a. (2010) een derde groep kinderen met ADHD typeren. Zij lieten kinderen met en zonder ADHD taken uitvoeren die verschillende aspecten van executief functioneren, motivationeel leren, en *temporal processing* meten: *time discrimination* (= schatten hoe lang een toon duurt), *time anticipation* (= kunnen schatten wanneer een stimulus zal verschijnen) en *motor synchronization* (= geluiden natikken). Het bleek dat de kinderen met ADHD in verschillende subgroepen konden worden gecategoriseerd: kinderen met overwegend EF-tekorten, kinderen met overwegend tekorten in beloningsleren, en kinderen die vooral uitvielen op de *time tasks*. Dit ondersteunt de veronderstelling dat verschillende neuropsychologische disfuncties ten grondslag kunnen liggen aan ADHD en kinderen met ADHD ook in die termen getypeerd kunnen worden.

12.5.4 Toestandsregulatie

Deze theorie richt zich op de condities die aanleiding geven tot optimaal en suboptimaal presteren (Van der Meere, 2000). 'Toestand' verwijst hier naar het algemene niveau van alertheid tijdens het uitvoeren van een taak. Toestandsregulatie is dan de energie (inspanning) die noodzakelijk is om de actuele toestand op te krikken of juist te dempen in de richting van de gewenste toestand. De factoren die de gedragstoestand van een persoon – en daarmee de taakprestatie – in gunstige dan wel ongunstige zin kunnen beïnvloeden, noemt men 'energetische factoren' (Metin e.a., 2012).

Energetische factoren als tijdstip van de dag, taakduur, beloning, supervisie tijdens taakuitvoer en snelheid van prikkel-/informatieaanbod bepalen in hoge mate het niveau van cognitief functioneren bij het uitvoeren van taken (dus ook het executief functioneren, zie eerder). De problemen van kinderen met ADHD zijn volgens dit model in belangrijke mate te herleiden tot energetische factoren: de problemen zijn gering wanneer de taak activerend is. Is de taak saai en moet het kind de taak in zijn eentje uitvoeren, dan verslechtert de taakprestatie al na enige minuten. Hetzelfde patroon treffen we aan bij impulsiviteit.

De aandachtstekorten van kinderen met ADHD worden sterk beïnvloed door de activatietoestand. Stoornissen in de aandachtsfuncties (verdelen, richten en vasthouden van de aandacht) blijken slechts aantoonbaar wanneer de activatietoestand laag is. Aandachtsproblemen lijken het gevolg te zijn van een lage activatietoestand. Overtuigend bewijs hiervoor is het feit dat de prestatie van kinderen met ADHD sterk verbetert in situaties met veel afleiding.

Geen van deze vier theorieën geeft een afdoende verklaring voor wat de kern van ADHD is en hoe de uiteenlopende gedragskenmerken van ADHD precies samenhangen. Het is duidelijk dat bij ADHD verschillende biologische en (neuro)psychologische disfuncties een rol

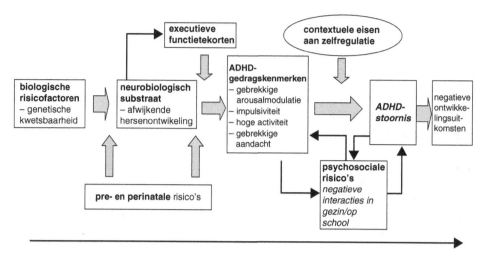

■ **Figuur 12.1** Aanzet tot een transactioneel model van ADHD.

spelen. Er wordt dan ook van uitgegaan dat aan het ADHD-gedrag verschillende tekorten ten grondslag liggen. Bij sommige kinderen zouden dat motivationele problemen zijn, bij anderen executieve functieproblemen, en bij weer anderen timing- en/of arousalproblemen (e.g. Sonuga-Barke e.a., 2010).

12.5.5 Aanzet tot een transactioneel model

Samengevat kunnen we stellen dat genetische, omgevingsbepaalde en neuro(psycho)logische factoren in onderlinge wisselwerking bijdragen tot de ontwikkeling van ADHD-gedragskenmerken, tot de diagnose ADHD en tot negatieve uitkomsten op latere leeftijd (zie ■ figuur 12.1). Gezinsfactoren als moeilijkheden in de opvoeding zijn niet alleen neveneffecten van ADHD, maar spelen – in een transactioneel proces – een belangrijke rol in het verdere beloop en de langetermijngevolgen ervan (Johnston & Mash, 2001; Deault, 2011):

1. Ze beïnvloeden de dagelijkse omgeving waarin het kind verkeert, zoals het welzijn van de ouders, het emotionele gezinsklimaat, en de kwaliteit van de relatie tussen de ouders.
2. Ze kunnen de cognities van de ouders over hun kind beïnvloeden, zoals over de oorzaken en beheersbaarheid van het ADHD-gedrag en de mogelijke effectiviteit van behandelingen.
3. Ze kleuren het contact tussen ouder en kind, zowel wat de affectieve als gedragskant van de interacties betreft (negativiteit).
4. Ze worden op hun beurt weer beïnvloed door omgeving, cognities van de ouders, en interacties.

12.6 Implicaties voor diagnostiek en behandeling

12.6.1 Diagnostiek

Ook al worden in recente theorieën de biologische en cognitieve basis van ADHD steeds meer benadrukt, de tests (bijvoorbeeld MRI of moleculair onderzoek) die dit in kaart moeten brengen zijn nog niet bruikbaar voor de diagnostische praktijk. Een objectieve maat voor het stellen van de diagnose ADHD bestaat er op dit moment niet. De gangbare definitie van ADHD is in beschrijvende en niet in etiologische termen gesteld, gebaseerd op een beschrijving van het gedrag van het kind (bijvoorbeeld de DSM-5). De diagnostiek is dan ook primair gericht op het waarneembare gedrag zoals beoordeeld door volwassenen of gemeten in de natuurlijke omgeving van het kind thuis, op school of in de buurt. Getrainde observatoren thuis en op school inzetten is voor de meeste onderzoekers en clinici te duur, maar zou objectievere informatie kunnen opleveren over de aard en ernst van het ADHD-gedrag en over de aspecten van het gezinsleven of de schoolsituatie die de ADHD-gedragskenmerken uitlokken, versterken of juist verminderen. Voor het stellen van een diagnose wordt in hoofdzaak gebruikgemaakt van gedragsbeoordelingen door ouders en leerkracht (zie ▶ box 12.4).

Adequate diagnostiek van ADHD dient aan een aantal voorwaarden te voldoen. Een lijst met symptomen nalopen en tellen hoeveel er bij een kind aanwezig zijn, is onvoldoende (Pelham e.a., 2005). Het gedrag dient in meerdere situaties beoordeeld te worden, de mate waarin het gedrag past bij de ontwikkeling van het kind en de mate van belemmering dienen bepaald te worden en er dienen meerdere informanten (ouders, leerkrachten, groepsleiding) geraadpleegd te worden. Daarbij kan er weinig overeenstemming tussen ouders en leerkrachten zijn. Het oordeel van de ouder of leerkracht kan vertekend zijn. Zo kan het oordeel van de moeder vertekend worden wanneer zij bijvoorbeeld depressief is, en de perceptie van de leerkracht kan vertekend zijn door een negatieve relatie met het kind. Ander onderzoek laat zien dat niet zozeer de depressie maar vooral de stress die ouders ervaren in de opvoeding van hun kind met ADHD, samenhangt met de beoordeling van ADHD-gedrag van hun kind (Van der Oord e.a., 2006). De kinderen zelf zijn meestal geen betrouwbare beoordelaars van hun externaliserende gedrag. Het wordt dan ook niet aangeraden kinderen als informant te gebruiken om een ADHD-diagnose te stellen (Pelham e.a., 2005). Bij oudere adolescenten is dit wel mogelijk en worden zelfrapportage-instrumenten gebruikt (zie ▶ box 12.4). Ten slotte dient ook differentiaaldiagnostiek verricht te worden. Het kan zijn dat de gerapporteerde aandachtsproblemen en/of hyperactiviteit een andere oorzaak hebben, zoals een depressie of een trauma.

Box 12.4 Instrumenten voor het vaststellen van ADHD

1. DISC-IV. Diagnostisch, semigestructureerd interview, af te nemen bij de ouders. Hiermee wordt een DSM-diagnose verkregen.

2. Vragenlijst voor gedragsproblemen bij kinderen (VvGK). Omvat 42 items die bestaan uit gedragsbeschrijvingen die rechtstreeks te herleiden zijn tot de kenmerkende symptomen van ADHD en andere vaak voorkomende gedragsproblemen. Bedoeld voor kinderen van 6 tot 16 jaar, in te vullen door ouders en leerkracht.

3. ADHD-vragenlijst (AVL). Vragenlijst met 18 items die de belangrijkste gedragsaspecten van ADHD omvatten. Normen beschikbaar voor 4- tot 12- tot 18-jarigen. Kan worden ingevuld door ouders of leerkracht.

4. Vragenlijst vroege voorlopers ADHD (VVA). Een vragenlijst met 23 items voor de vroege onderkenning van 5- tot 6-jarigen met een verhoogde kans ADHD te ontwikkelen.

5. Zelfrapportage Vragenlijst voor Aandachtsproblemen en Hyperactiviteit (16-25 jaar) (ZVAH). Is een dimensionele gedragsvragenlijst die de ADHD-symptoomclusters bij adolescenten en jongvolwassenen in kaart brengt.

12.6.2 **Behandeling**

Het primaire doel van de meeste behandelingen is het ADHD-gedrag te verminderen en de negatieve ontwikkelingsspiraal die kan ontstaan als gevolg van problemen op school, thuis en met leeftijdgenoten te doorbreken. Drie behandelmethoden zijn in gecontroleerde klinische studies werkzaam gebleken: medicatie met methylfenidaat (Ritalin), gedragstherapie en een combinatie van de twee (Fabiano e.a., 2009; Van der Oord, Prins, Oosterlaan & Emmelkamp, 2008).

Een van de meest invloedrijke behandelstudies is de MTA-studie (MTA-group, 1999). In dit onderzoek bij 579 kinderen (7-9 jaar) met een klinische diagnose ADHD werd het effect van zorgvuldig ingestelde medicatie, intensieve gedragstherapie, en hun combinatie vergeleken met gebruikelijke zorg. Uitgebreide gedragsmetingen werden verricht. Medicatie en de combinatie medicatie + gedragstherapie lieten op de nameting na 14 maanden de grootste effecten zien, maar wel op verschillende uitkomstmaten. Als naar de kernsymptomen werd gekeken – aandachtsproblemen, hyperactiviteit, en impulsiviteit – dan was medicatie het meest effectief; werd echter naar ouder-kindinteracties, sociaal gedrag en gedrag op school gekeken dan was de combinatieconditie het meest effectief. De langetermijneffecten van deze behandelingen na 36, 72 en 96 maanden zijn ook onderzocht; na 8 jaar waren de onderlinge verschillen tussen de behandelcondities niet langer significant (Molina e.a., 2009). Duidelijk blijkt ook hieruit dat wil men positieve behandeleffecten behouden, men de behandeling op de een of andere wijze moet continueren.

Het effect van gedragstherapie op de kernsymptomen van ADHD is voorwerp van discussie. Recente meta-analyses waarin alleen geblindeerde studies in de analyse werden opgenomen – studies waarin het gedrag van het kind door een neutrale observator wordt beoordeeld en niet door de ouders of de leerkrachten die de behandeling hebben uitgevoerd – concludeert dat gedragstherapie geen significante effecten heeft op de kernsymptomen van ADHD (Sonuga-Barke e.a. (2013), maar wel op secundaire kenmerken als ouder-kindinteracties, oppositioneel gedrag of sociaal functioneren (Daley e.a., 2014).

Een nieuwe ontwikkeling betreft (neuro)cognitieve trainingen om executieve functies te trainen (Klingberg e.a., 2005; Ten Brink e.a., 2013) en neurofeedbacktrainingen. Hoewel er positieve resultaten zijn gerapporteerd, is meer onderzoek nodig om de werkzaamheid en het indicatiegebied van deze nieuwe interventies goed te kunnen bepalen (Evans e.a., 2013; Rapport e.a., 2013).

Gedragstherapie

Gedragstherapie omvat psycho-educatie en structureringsadviezen, het trainen van ouders en leerkrachten in gedragsveranderingsprincipes. Voor kinderen, pubers en adolescenten zijn een training in schoolse vaardigheden, zoals huiswerk plannen en maken, communicatie- en probleemoplossingstechnieken in de gezinscontext, belangrijke werkzame psychosociale behandelingen (Abikoff e.a., 2013; Boyer, Kuin, Van der Oord, 2013).

In een gedragstherapeutische behandeling voor kinderen leert de omgeving – ouders en leerkrachten – het kind om gewenst (taak)gedrag uit te voeren door middel van structureringsmaatregelen en directe gedragsbeïnvloeding. Ouders leren effectieve en duidelijke instructies te geven en een duidelijke dagstructuur te bieden. Als het kind een duidelijke instructie krijgt, is de kans veel groter dat het naar die instructie zal luisteren en de opdracht zal uitvoeren. Ook wordt veel gewerkt met beloningssystemen (Pieterse e.a., 2013; Van der Oord & Ten Brink, 2008; zie ► box 12.5).

Box 12.5 Ouder- en leerkrachttrainingen

Inhoud oudertraining
Er zijn verschillende protocollen van oudertrainingen bij ADHD. De volgende elementen maken meestal deel uit van deze trainingen:
- voorlichting over het kenmerkende probleemgedrag bij ADHD;
- positieve aandacht versterken, meer letten op wat kind goed doet;
- gedrag leren observeren en dagelijks registreren;
- effectieve instructies en opdrachten geven;
- omgeving structureren; leeftijdsadequate tips/vuistregels;
- gedragsprogramma opstellen; puntensysteem en 'boetes';
- milde strafprocedure toepassen: leren negeren van ongewenst gedrag;
- time-out toepassen bij ongewenst gedrag;
- gewenst gedrag uitbreiden naar andere situaties;
- instructies leren geven voor 'planmatig handelen';
- aandacht voor storende emoties en cognities bij ouders.

Ouders leren momenten van positieve interacties in te bouwen en positieve aandacht in te zetten als bekrachtiger van gewenst gedrag. De wijze van opdrachten geven, het snel en effectief reageren op gewenst en ongewenst gedrag, de noodzaak van voorstructuren en toezicht houden komen aan de orde, evenals het opzetten en uitvoeren van een gedragsveranderingsprogramma rond opvallend probleemgedrag. Alle vaardigheden worden geoefend en getraind door middel van rollenspel en huiswerkopdrachten. Door expliciete gedragssuggesties en -oefeningen wordt de competentie en het zelfvertrouwen van de ouders als opvoeders versterkt. De belangrijkste instructies en geoefende vaardigheden krijgen de ouders op schrift mee. Ook wordt aandacht besteed aan de ideeën en verwachtingen van de ouders over ADHD en het gedrag van hun kind. Deze bepalen immers mede hun opstelling in de opvoeding. Ouders leren anders naar hun kind te kijken.
Zie bijvoorbeeld: Van der Veen en Van den Hoofdakker (2009); Van der Oord en Ten Brink (2008).

Inhoud leerkrachttraining
De volgende elementen maken meestal deel uit van een gedragstherapeutische leerkrachttraining:
- uitleg over de diagnose ADHD en ADHD-gedrag op school;
- signaleren, observeren en analyseren van niet-taakgericht gedrag;
- structureringsmaatregelen (klassenregels vaststellen en zichtbaar maken; dag- en weekschema's maken; denkstappen op kaartjes);
- duidelijke instructies geven (checken of kind algemene groepsinstructie heeft opgepakt; herhaling instructie voor het individuele kind);
- snelle en frequente feedback op gewenst en ongewenst gedrag;
- probleemoplossingsstrategieën bevorderen;
- dagelijkse rapportagekaart en thuisgebonden beloningssysteem;
- emotionele problemen en samenwerking met ouders.

Zie bijvoorbeeld: Hinfelaar en Ten Brink (2012); Pieterse e.a. (2013).

Behandeling van het kind zelf dient als aanvulling op de ouder- en leerkrachttraining te worden gezien en heeft tot doel het kind of de jongere te leren zijn gedrag te sturen (Prins & Ten Brink,

2008). Ook wordt indien nodig aandacht besteed aan de problemen die samen kunnen gaan met ADHD, zoals moeilijke omgang met leeftijdgenoten, negatieve emoties als angst, somberheid, frustratie en boosheid, conflicten in het gezin en een laag zelfbeeld. Behandelmethoden die hiervoor, naast psycho-educatie, worden ingezet variëren van een training in het oplossen van problemen, socialevaardigheidstherapie met cognitieve elementen, tot zelfcontroleprocedures (zoals zelfmonitoring, zelfevaluatie en zelfreinforcement). Alle procedures zijn gericht op het aanleren van grotere zelfregulatie. Ze bestaan uit het leren afremmen van de eerste impulsieve reactie en verschillende alternatieve gedragingen leren afwegen, zowel in sociale situaties als ten aanzien van taak-/opdrachtsituaties. Veelal zal uitstel van onmiddellijke bevrediging van behoeften nodig zijn ten gunste van beloningen op de wat langere termijn. Steeds opnieuw moet het kind de afweging leren maken wat in een specifieke situatie handig is en wat niet en het zal daarom moeten leren om de consequenties van zijn gedrag te leren voorspellen en achteraf te evalueren (Eenhoorn, 2012).

Medicatie

Verschillende geneesmiddelen zijn werkzaam bij de behandeling van ADHD, maar alleen methylfenidaat (Ritalin) en atomoxetine (Strattera) hebben een specifieke indicatie. Beide werden uitvoerig onderzocht, maar het onderzoek en de klinische ervaring met methylfenidaat kent een veel langere geschiedenis. Bij bijwerkingen of ineffectiviteit kunnen enkele andere geneesmiddelen overwogen worden, zoals dexamfetamine. Methylfenidaat beïnvloedt de werking van de neurotransmitters dopamine en noradrenaline: de intrasynaptische concentratie van dopamine wordt vergroot door het bezetten van de dopaminereceptor en het blokkeren van dopaminetransporter (Solanto, 2002).

Door het gebruik van methylfenidaat verminderen de ADHD-symptomen significant. Ongeveer 70% van de kinderen reageert positief op stimulantia. Een nadeel van methylfenidaat is dat de werking kortdurend is, ongeveer drieënhalf uur. Zodra de medicatie is uitgewerkt verschijnen de ADHD-symptomen weer. Daarom zijn langwerkende preparaten ontwikkeld, waarbij gedurende de dag (over periodes van acht tot twaalf uur) geleidelijk oplopende doseringen methylfenidaat worden afgegeven (zie Buitelaar & Paternotte, 2013).

Een aantal kinderen vertoont bijwerkingen als gevolg van stimulantia. De meest voorkomende zijn een verminderde eetlust en inslaapproblemen. Doorgaans verdwijnen deze bijwerkingen wanneer de dosering wordt bijgesteld of gestaakt. Medicatie werkt voornamelijk op de primaire ADHD-symptomen; verbeteringen op andere, gerelateerde gebieden, zoals het sociale functioneren en de prestaties op school zijn veel minder sterk.

Combinatie medicatie en gedragstherapie

Gedragstherapie verbetert het gedrag van het kind, maar vaak onvoldoende. Daarom worden gedragstherapie en medicamenteuze behandelingen in veel gevallen gecombineerd aangeboden. Een mooi voorbeeld hiervan is het Summer Treatment Program, waarin kinderen met ADHD in een zomerkamp gedurende 8 weken allerlei sociale en schoolse vaardigheden leren in een natuurlijke omgeving (STP; Pelham e.a., 2010).

De combinatie van beide behandelingen zou het effect van één behandelmodaliteit kunnen versterken. Verscheidene onderzoeken laten echter geen significant verschil in effectiviteit zien tussen medicatie en gecombineerde behandelingen op zowel ADHD-symptomen, als op ADHD-gerelateerde probleemgebieden (Abikoff e.a., 2004; MTA Cooperative Group, 1999; Van der Oord e.a., 2008).

Er zijn echter ook aanwijzingen dat gedragstherapie in combinatie met medicatie wel degelijk effect heeft. Zo blijkt uit onderzoek dat wanneer men medicatie met gedragstherapie combineert lagere doseringen medicatie mogelijk zijn (Fabiano e.a., 2007). Verder dient men zich te realiseren dat in onderzoek naar de effecten van medicatie en gedragstherapie beide behandelingen in een *one size fits all*-benadering worden aangeboden. De behandelingen worden tegelijk aan alle kinderen aangeboden, ongeacht welke gedragsproblemen op de voorgrond staan. In de klinische praktijk gaat dit vaak anders. Er wordt vaak met één behandelingsvorm begonnen (bijvoorbeeld medicatie), vervolgens wordt geëvalueerd of er nog symptomen zijn en, indien nodig, wordt een andere vorm van behandeling aangeboden. Een onderzoek dat gebruikmaakt van deze werkwijze, geeft aanwijzingen voor de effectiviteit van dergelijke gecombineerde behandelingen bij kinderen (Doepfner e.a., 2004). De keuze, intensiteit en volgorde van de verschillende behandelmodaliteiten is afhankelijk van de ernst van de ADHD, de leeftijd van het kind, de aanwezige comorbiditeit en dient voor ieder kind individueel bepaald te worden.

12.7   Conclusie en toekomstperspectief

ADHD is voortdurend voorwerp van debat. Zo staat de validiteit van de diagnose vaak ter discussie, gevoed door het feit dat er geen objectieve test bestaat om ADHD vast te stellen en door de wisselende definities van ADHD in de afgelopen jaren. Ook de scherpe toename in het voorschrijven van medicatie bij steeds jongere kinderen doet het debat steeds weer oplaaien. In de jaren tachtig en negentig van de vorige eeuw zijn neuropsychologische modellen ontwikkeld om de uiteenlopende gedragskenmerken van ADHD te verklaren. De rol van socialisatieprocessen is daarbij achtergebleven, waardoor het feit dat de ontwikkeling van zelfregulatie bij kinderen mede onder invloed staat van specifieke omgevingsfactoren, zoals specifieke interacties tussen het kind en zijn ouders en leerkracht, onderbelicht blijft (Nigg, Hinshaw & Pollock, 2006).

Hét ADHD-kind bestaat niet. Het gedragsbeeld is heterogeen en varieert sterk per situatie en type comorbiditeit. Waaraan in onderzoeksprogramma's meer aandacht besteed dient te worden, is het ontwerpen van een typologie van risicovolle contexten (overgangssituaties; vervelende taken; weinig onmiddellijke beloning) en beschermende contexten (veel feedback; nieuw en spannend). Het gaat om het inventariseren en onderzoeken van specifieke situaties waarin ADHD-gedrag zich in meer of mindere mate voordoet. De behandelimplicaties hiervan zijn groot; immers, naarmate de omgeving optimaal is ingericht zullen de ADHD-gedragskenmerken zich niet of nauwelijks voordoen en zal het kind met ADHD in principe niet of nauwelijks te onderscheiden zijn van het kind zonder ADHD.

Moleculair-genetisch onderzoek zal erop gericht zijn de genen te determineren die bijdragen aan de ontwikkeling van de typische ADHD-gedragingen. Verder zal neurobiologisch en *neuro-imaging*-onderzoek de komende jaren meer licht moeten gaan werpen op de rol van de hersengebieden (de prefrontale en *midbrain*-systemen) die met zelfregulatie te maken hebben.

Ondanks onze toenemende kennis over wat de kernproblemen/-disfuncties zijn, liggen onze klinische en therapeutische concepten van de stoornis nog primair op beschrijvend niveau: waarneembare gedragstekorten en geassocieerde beperkingen worden beschreven en behandeld in plaats van de onderliggende tekorten. De theoretische ontwikkelingen en het onderzoek rond executieve functies bieden op dit punt nieuwe mogelijkheden voor diagnostiek en behandeling van ADHD.

Meer aandacht zal ook moeten worden besteed aan de vroege ontwikkeling van aandachts- en impulsregulatieproblemen in de kleuterjaren. In het bijzonder zullen de verschillende ontwikkelingstrajecten die uitmonden in ADHD uiteengerafeld moeten worden, vooral ook tegen de achtergrond van vroege gen X-omgevinginteracties. Bovendien zullen de inter- en intravariabiliteit in deze trajecten verklaard moeten worden. Met de resultaten uit dit ontwikkelings-psychopathologisch onderzoek zal het preventieonderzoek een nieuwe en krachtige impuls krijgen (Sonuga-Barke, 2005).

ADHD is een gedragsprobleem waarvoor effectieve psychosociale en medicamenteuze methoden beschikbaar zijn. Deze behandelmethoden dragen bij aan het scheppen van voorwaarden waaronder het kind zich optimaal kan (blijven) ontwikkelen op school, in de relaties met ouders en andere gezinsleden, en in de omgang met leeftijdgenoten. Toekomstig interventieonderzoek zal zich vooral richten op de vraag welke combinaties van behandelmethoden, in welke doseringen en in welke volgorde bij welke kinderen met ADHD het meest effectief zijn. Voor de meeste kinderen en jongeren zijn hun ADHD-problemen een chronische aangelegenheid en dat vereist een zorgtraject waarin langdurige ondersteuning van ouders, kind en leerkracht in principe beschikbaar is en naar behoefte kan worden ingezet.

Literatuur

American Psychiatric Association (2013). *Diagnostic and statistical manual of mental disorder, 5th edition (DSM-5)*. Washington, DC: American Psychiatric Association.

Abikoff, H., Hechtman, L., Klein, R.G., Weiss, G., Fleiss, K., Etcovitch, J., Cousins, L., Greenfield, B., Martin, D., & Pollack, S. (2004). Symptomatic improvement in children with ADHD treated with long-term methylphenidate and multimodal psychosocial treatment. *Journal of the American Academy of Child and Adolescent Psychiatry, 43*, 802–811.

Abikoff, H, Gallagher, R, Wells K. C et al. (2013). Remediating organizational functioning in children with ADHD: Immediate and long-term effects from a randomized controlled trial. *Journal of Consulting and Clinical Psychology, 81*, 113–128.

Baddeley, A. (2012). Working memory: Theories, Models and Controversies. *Annual Review of Psychology, 63*, 12.1-12.29.

Barkley, R.A. (2006). *Attention-deficit hyperactivity disorder: a handbook for diagnosis and treatment 3rd edition*. New York: Guilford Press.

Barkley, R. A. (2012). *Executive Functions. What they are, How they work, and Why they evolved*. New York: Guilford Press.

Barkley, R.A. (2013a). Diagnose ADHD. Complete gids voor ouders en hulpverleners. Amsterdam: Pearson.

Barkley, R.A. (2013b). Distinguishing Sluggish Cognitive Tempo From ADHD in Children and Adolescents: Executive Functioning, Impairment, and Comorbidity. *Journal of Clinical Child and Adolescent Psychology, 42*, 161–173.

Barkley, R.A., Fischer, M., Smallish, L. & Fletcher, K. (2006). Young adult follow-up of hyperactive children: Adaptive functioning in major life activities. *Journal of the American Academy of Child and Adolescent Psychiatry, 45*, 192–202.

Bernier, A., Carlson, S.M. & Whipple, N. (2010). From external regulation to self-regulation. Early parenting precursors of young children's executive functioning. *Child Development, 81*, 326–339.

Boo, G. de, & Prins, P.J.M. (2007). Social incompetence in children with ADHD: possible moderators and mediators in social skills training. *Clinical Psychology Review, 27*, 78–97.

Boyer, B.E., Kuin, M., van der Oord, S. (2013). *Zelf plannen. Training voor jongeren met ADHD*. Amsterdam: Lannoo Campus.

Buitelaar, J. & Paternotte, A. (2012). *Dit is ADHD*. Houten: Bohn Stafleu van Loghum.

Campbell, S.B. (2006). *Behavior problems in preschool children: clinical and developmental issues, 2nd edition*. New York: Guilford Press.

Carlson, E., Jacobvitz, D., & Sroufe, A. (1995). A developmental investigation of inattentiveness and hyperactivity. *Child Development, 66*, 37–54.

Chacko, A., Pelham, W.E., Gnagy, E., et al. (2005). Stimulant medication effects in a summer treatment program among young children with ADHD. *Journal of the American Academy of Child and Adolescent Psychiatry, 44*, 249–257.

Coghill, D. & Sonuga-Barke, E.J. (2012). Annual research review: categories versus dimensions in the classification and conceptualisation of child and adolescent mental disorders – implications of recent empirical study. Journal of Child Psychology and Psychiatry, 53(5), 469–489.

Daley, D., Van der Oord, S., Ferrin, M., Danckaerts, M., Doepfner, M., Cortese, S., & Sonuga-barke, E. (2014). Behavioral interventions in attention-deficit/hyperactivity disorder: A meta-analysis of randomized controlled trials across multiple outcome domains. *Journal of the American Academy of Child and Adolescent Psychiatry, in press.*

Deault, L. C. (2010). A systematic review of parenting in relation to the development of comorbidities and functional impairments in children with attention-deficit/hyperactivity disorder (ADHD). *Child Psychiatry and Human Development, 41*(2), 168–192.

Diamond, A. (2013). Executive Functions. *Annual Review of Psychology, 64*, 135–168.

Doepfner, M., Breuer, D., Schurman, S., Metterman, T.W., Rademacker, C., & Lehmkuhl (2004). Effectiveness of an adaptive multimodal treatment in children with Attention-deficit hyperactivity disorder-global outcome. *European Child and Adolescent Psychiatry, 13*, 117–129.

Dovis, S., van der Oord, S., Wiers, R.W.H., Prins, P.J.M. (2012). Can motivation normalize working memory and task persistence in children with ADHD? The effects of money and computer gaming. *Journal of Abnormal Child Psychology, 40*(5), 669–681.

Eenhoorn, A. (2012). *ADHD bij Kinderen.* Amsterdam: Lannoo Campus.

Ellis, B. & Nigg, J. (2009). Parenting practices and ADHD: New findings suggest partial specificity effects. *Journal of the American academy of Child and Adolescent Psychiatry, 48*(2), 146–154.

Evans, S., Owens, J., & Bunford, N. (2013). Evidence-based psychosocial treatments for children and adolescents with ADHD. *Journal of Clinical Child and Adolescent Psychology.* available on-line. DOI: 10.1080/15374416.2013.850700

Fabiano, G., Pelham, W.E., Gnagy, E., Burrows-MacLean, L., Coles, E., Chacko, A. et al. (2007). The single and combined effects of multiple intensities of behavior modification and methylphenidate for children with ADHD in a classroom setting. *School Psychology Review, 36*, 195–216.

Fabiano, G., Pelham, W.E., Coles, E., Gnagy, E., Chronis-Tuscano, A., & O'Connor, B. (2009). A meta-analysis of behavioral treatment for ADHD. *Clinical Psychology Review, 29*, 129–140.

Faraone, S., Biederman, J., & Monuteaux, M. (2002). Further evidence for the diagnostic continuity between child and adolescent AD/HD. *Journal of Attention Disorders, 6*, 5–13.

Fassbender, C., Schweitzer, J.B., Cortes, C.R., Tagamets, M.A., Windsor, T. A., Reeves, G. & Gullapalli, R. (2011). Working memory in ADHD is characterized by a lack of specialization of brain function. *Plos One, 6.*

Hinfelaar, M. & Ten Brink, E. (2012). *Een nieuwe koers. Effectieve aansturing van kinderen met ADHD in het (basis- en voortgezet) onderwijs.* Amsterdam: Pearson.

Hinshaw, S.P. (2002). Preadolescent girls with ADHD: I. Background characteristics, comorbidity, cognitive and social functioning, and parenting practices. *Journal of Consulting and Clinical Psychology, 70*, 1086–1098.

Jensen, P., Hinshaw, S., Kraemer, H., Lenora, N., Newcorn, J., Abikoff, H. et al. (2001). ADHD comorbidity findings from the MTA study: comparing comorbid subgroups. *Journal of the American Academy of Child and Adolescent Psychiatry, 40*, 147–158.

Johnston, C., & Mash, E.J. (2001). Families of children with ADHD: review and recommendations for future research. *Clinical Child and Family Psychology Review, 4*(3), 183–207.

Johnston, C., Mash, E.J., Miller, N., & Ninowski, J.E. (2012). Parenting in adults with ADHD. *Clinical Psychology Review, 32*, 215–228.

Kadesjo, B., & Gillberg, C. (2001). The comorbidity of ADHD in the general population of Swedish school-age children. *Journal of Child Psychology and Psychiatry, 42*, 487–492.

Keown, L.J. (2012). Predictors of boys' ADHD symptoms from early to middle childhood: The role of father-child and mother-child interactions. *Journal of Abnormal Child Psychology, 40*(4), 569–581.

Klingberg, T., et al. (2005). Computerized training of working memory in children with ADHD – a randomized controlled trial. *Journal of the American Academy of Child and Adolescent Psychiatry, 44*, 177–186.

Kopp, C.B., (1982). Antecedents of self-regulation: a developmental perspective. *Developmental Psychology, 18*, 199–214.

Lahey, B.B., Pelham, W.E., Loney, J., Lee, S.S., & Willcutt, E. (2005). Instability of the DSM-IV subtypes of ADHD from preschool through elementary school. *Archives of General Psychiatry, 62*, 896–902.

Landry, S., Miller-Loncar, C., Smith, K. & Swank, P. (2002). The role of early parenting in children's development of executive processes. *Developmental Neuropsychology, 21*, 15–41.

Levy, F., Hay, D.A., Bennett, K.S., & McStephen, M. (2005). Gender differences in ADHD subtype comorbidity. *Journal of the American Academy of Child and Adolescent Psychiatry, 44*, 368–376.

Lindström, K., Lindblad, K., & Hjern, A. (2011). Preterm Birth and ADHD in Schoolchildren. *Pediatrics, 127*(5), 858–865.

Luman, M., Oosterlaan, J., & Sergeant, J. (2005). The impact of reinforcement contingencies on AD/HD: a review and theoretical appraisal. *Clinical Psychology Review, 25*, 183–213.

Martel, M.M. (2009). Research Review: A new perspective on ADHD: emotion dysregulation and trait models. *Journal of Child Psychology and Psychiatry, 50*, 1042–1051.

Martinussen, R., Hayden, J., Hogg-Johnson, S., & Tannock, R. (2005). A meta-analysis of working memory impairments in children with ADHD. *Journal of the American Academy of Child and Adolescent Psychiatry, 44*, 377–384.

Meere, J. van der, (2000). ADHD: een toestandregulatie deficit. In J.D. Bosch, H.A. Bosma, R.J. van der Gaag, A.J.J.M. Ruijssenaars & A. Vyt (red.), *Jaarboek ontwikkelingspsychologie, orthopedagogiek en kinderpsychiatrie 4* (pp. 167-189). Houten: Bohn Stafleu Van Loghum.

Metin, B., Roeyers, H., Wiersema, J.R., v.d. Meere, J. & Sonuga-Barke, E.J.S. (2012). A meta-analytic study of event rate effects on Go/No-Go performance in ADHD. *Biological Psychiatry, 72*, 990–996.

Mikami, A.Y. (2010). The importance of friendship for youth with ADHD. *Clinical Child and Family Psychology Review, 13*, 181–198.

Milich, R., Balentice, A.C., & Lynam, D.R. (2001). ADHD combined type and ADHD predominantly inattentive type are distinct and unrelated disorders. *Clinical Psychology: science and practice, 4*, 463–488.

Molina, B., Hinshaw, S.P., Swanson, J., Arnold, L., Vitello, B., Jensen, P. et al. (2009). The MTA at 8 years: Prospective follow-up of children treated for combined type of ADHD in a multisite study. *Journal of the American Academy of Child and Adolescent Psychiatry, 48*, 484–500.

Monsell, S. (2003). Task switching. *Trends in Cognitive Sciences, 7*, 134–140.

MTA Cooperative Group (1999). A 14-month randomized clinical trial of treatment strategies for Attention Deficit Hyperactivity Disorder. *Archives of General Psychiatry, 56*, 1073–1086.

Nigg, J.T. (2001). Is ADHD an inhibitory disorder? *Psychological Bulletin, 127*, 571–598.

Nigg, J.T. (2006a). *What causes ADHD?* New York: Guilford Press.

Nigg, J.T. (2006b). Temperament and developmental psychopathology. *Journal of Child Psychology and Psychiatry, 47*, 395–422.

Nigg, J.T. (2013). Attention deficits and hyperactivity-impulsivity: What have we learned, what next? *Development and Psychopathology, 25*, 1489–1503.

Nigg, J.T., Hinshaw, S.P., & Huang-Pollock, C. (2006). Disorders of Attention and Impulse Regulation. In D. Cicchetti & D. Cohen (eds.), *Developmental Psychopathology, 2nd edition* (pp. 358–403). New York: Wiley Press.

Nikolas, M.A. & Burt, S.A. (2010). Genetic and environmental influences on ADHD symptom dimensions of inattention and hyperactivity: A meta-analysis. *Journal of Abnormal Psychology, 119*(1), 1–17.

Oord, S. van der, Prins, P.J.M., Oosterlaan, J., & Emmelkamp, P.M.G. (2006). The association between parenting stress, depressed mood and informant agreement in ADHD and ODD. *Behaviour Research and Therapy, 44*, 1585–1595.

Oord, S. van der, Prins, P.J.M., Oosterlaan, J., & Emmelkamp, P.M.G. (2008). Efficacy of methylphenidate, psychosocial treatment and their combination in school-aged children with ADHD: a meta-analysis. *Clinical Psychology Review, 28*, 783–800.

Oord, S., van der & Ten Brink, E. (2008). Protocol voor behandeling van kinderen met ADHD. In: C. Braet en S. Bögels (red.), *Protocollaire Behandelingen voor kinderen met psychische klachten*. Amsterdam: Boom.

Pelham, W.E., & Fabiano, G.A. (2008). Evidence-based psychosocial treatment for ADHD: an update. *Journal of Clinical Child and Adolescent Psychology, 37*(1), 184–214.

Pelham, W.E., Fabiano, G.A., & Massetti, G.M. (2005). Evidence-based assessment of ADHD in children and adolescents. *Journal of Clinical Child and Adolescent Psychology, 34*, 449–476.

Pelham, W.E., Gnagy, E., Greiner, A, Waschbusch, D., Fabiano, G., & Burrows-McLean, L. (2010). Summer treatment programs for ADHD. In: J. Weisz & A. Kazdin (eds.), *Evidence-based psychotherapies for children and adolescents*. New York: Guilford Press.

Pieterse, K., Luman, M., Paternotte, A., & Oosterlaan, J. (2013). Leerkrachtinterventies voor de aanpak van ADHD in de klas: een overzicht van effectstudies. *Kind en Adolescent, 34*, 2–29.

Pitcher, T.M., Piek, J.P., & Hay, D.A. (2003). Fine and gross motor ability in males with ADHD. *Developmental Medicine & Child Neurology, 45*, 525–535.

Polanczyk, G., de Lima, M.S., Horta, B.L., Biederman, J., & Rohde, L.A. (2007). The worldwide prevalence of ADHD: a systematic review and metaregression analysis. *American Journal of Psychiatry, 16*(4), 942–948.

Prins, P.J.M. & Ten Brink, E. (2008). Richtlijnen voor een multimodale behandeling van ADHD. In: P. Prins & N. Pameijer (red.), *Protocollen in de Jeugdzorg. Richtlijnen voor diagnostiek, indicatiestelling en interventie*. Amsterdam: Pearson.

Rapport, M.D., Orban, S.A., Kofler, M.J., & Friedman, L.M. (2013). Do programs designed to train working memory, other executive functions, and attention benefit children with ADHD? A meta-analytic review of cognitive, academic, and behavioral outcomes. *Clinical Psychology Review, 33*, 1237–1252.

Reiersen, A.M., Constantino, M.J., Volk, H.E., Todd, R.D. (2007). Autistic traits in a population-based ADHD twin sample. *Journal of Child Psychology and Psychiatry, 48*, 464–472.

Rothbart, M.K., Ellis, L.K., & Posner, M.I. (2004). Temperament and self-regulation. In R.F. Baumeister & K.D. Vohs (eds.), *Handbook of self-regulation. Research, theory and applications* (pp. 357–370). New York: Guilford Press.

Rutter, M. (2006). *Genes and Behavior. Nature-Nurture Interplay Explained.* Oxford: Blackwell.

Sagvolden, T., Aase, H., Johansen, E.B. & Russell, V.A. (2005). A dynamic developmental theory of attention deficit / hyperactivity disorder (ADHD) predominantly hyperactive / impulsive and combined subtypes. *Behavioral and Brain Sciences, 28*, 397–468.

Sibley, M.H., Pelham, W.E., Gnagy, E.M., Waschbusch, D.A., Kuriyan, A.B. Babinski, D.E., …, Karch, K.M. (2012). Diagnosing ADHD in Adolescence. *Journal of Consulting and Clinical Psychology, 80*(1), 139–150.

Solanto, M.V. (2002). Dopamine dysfunction in AD/HD: integrating clinical and basic neuroscience research. *Behavioural Brain Research, 130*, 65–71.

Sonuga-Barke, E.J. Auerbach, J., Campbell, S., Daley, D., & Thompson, M. (2005). Varieties of preschool hyperactivity: multiple pathways from risk to disorder. *Developmental Science, 8*(2), 141–150.

Sonuga-Barke, E.J. & Halperin, J.M. (2010). Developmental phenotypes and causal pathways in ADHD: potential targets for early intervention? *Journal of Child Psychology and Psychiatry, 51*(4), 368–389.

Sonuga-Barke, E.J., Bitsakou, P., & Thompson, M. (2010). Beyond the dual pathway model: Evidence for the dissociation of timing, inhibitory, and delay-related impairments in ADHD. *Journal of the American Academy of Child and Adolescent Psychiatry, 49*, 345–355.

Sonuga-Barke, E.J., Brandeis, D., Cortese, S., Daley, D., Ferrin, M., Holtman, M.,….European ADHD Guidelines Group. (2013). Nonpharmacolgical interventions for ADHD: A systematic review and meta-analyses of randomized controlled trials of dietary and psychological treatments. *American Journal of Psychiatry, 170*(3), 275–289.

Taylor, E. (1995). Developmental Psychopathology of Hyperactivity. In J. Sergeant (Ed)., *European approaches to Hyperkinetic Disorder* (pp. 173–189). Amsterdam: University of Amsterdam.

Ten Brink, E., Dovis, S., Ponsioen, A., Geurts, H., van der Oord, S., de Vries, M., & Prins, P.J.M. (2013). Braingame Brian: Een executieve functietraining met game-elementen voor kinderen met ADHD. In: C. Braet en S. Bögels (red.), *Protocollaire Behandelingen voor kinderen met psychische klachten. Deel 2.* Amsterdam: Boom.

Thapar, A., Cooper, M., Eyre, O., & Langley, K. (2013). Practitioner Review: What have we learnt about the causes of ADHD? *Journal of Child Psychology and Psychiatry, 54*(1), 3–16.

Veen, van der, L., & Hoofdakker, van den, B. (2009). *Behavioral Parent Training Groningen (BPTG) voor kinderen met ADHD.* Groningen: Accare.

Vygotsky, L. (1978). *Mind in Society* (M. Cole, V. John-Steiner, S.Scribner, & E. Souberman, Eds. and Trans.). Cambridge, ma: mit Press.

Wilcutt, E.G., Doyle, A.E., Nigg, J.T., Faraone, S.V., & Pennington, B.F. (2005). Validity of the executive function theory of ADHD: A meta-analytic review. *Biological Psychiatry, 57*, 1336–1346.

Wilcutt, E.G., Nigg, J.T., Pennington, B.F., Solanto, M., V., Rohde, L.A., Tannock, R…..Lahey, B.B. (2012). Validity of DSM-IV ADHD symptom dimensions and subtypes. *Journal of Abnormal Psychology,*

Wilens, T.E. (2011). A sobering fact: ADHD leads to substance abuse. *Journal of the American Academy of Child and Adolescent Psychiatry, 50*, 6–8.

Yoshimasu, K., Barbaresi, W.J., Colligan, R.C., Voigt, R.G., Killian, J.M., Weaver, A.L., & Katusia, S. (2012). Childhood ADHD is strongly associated with a broad range of psychiatric disorders during adolescence: A population based birth cohort study. *Journal of Child Psychology and Psychiatry, 53*(10), 1036–1043.

Zelazo, P., Carlson, S.M. & Kesek, A. (2008). The development of executive function in childhood. In C. Nelson & M. Luciana (eds.), *Handbook of Developmental Cognitive Neuroscience* (pp. 553–574, 2nd ed.). Cambridge, MA: MIT Press.

Aanbevolen literatuur

Barkley, R.A. (2012). Executive Functions. What they are, how they work, and why they evolved. New York: Guilford Press.

Hinshaw, S.P. & Scheffler, R. (2014). The ADHD Explosion: Myths, Medication, Money and Today's Push for Performance. New York: Oxford University Press.

Relevante website

▶ http://ccf.fiu.edu. Onderzoeks- en behandelcentrum, dr. W.E. Pelham Jr, ADHD-onderzoeker van psychosociale interventies.

Angst en angststoornissen

Peter Muris

Angst: van adaptieve emotie tot stoornis

Angststoornissen behoren tot de meest voorkomende vormen van psychopathologie bij kinderen en adolescenten. In dit hoofdstuk wordt uitgelegd hoe een adaptieve emotie als angst zich kan ontwikkelen tot een angststoornis. Dit gebeurt aan de hand van een transactioneel model waarin niet alleen kwetsbaarheidsfactoren (erfelijkheid, geïnhibeerd temperament, negatieve leerervaringen en ongunstige gezinsinvloeden), maar ook beschermende variabelen (waargenomen controle, doelbewuste controle) een rol spelen. Tevens wordt er aandacht besteed aan evidence-based diagnostiek en behandeling van angststoornissen bij jongeren.

13.1   Inleiding

Angst, piekeren en enge dromen komen veel voor tijdens de kindertijd (Muris & Field, 2011). Bij de meeste kinderen en adolescenten zijn deze verschijnselen niet ernstig: ze zijn van korte duur en gaan vanzelf over. Echter, een substantiële minderheid van de kinderen en adolescenten is dermate angstig dat ze voldoen aan de diagnostische criteria van een angststoornis (Rapee, Schniering & Hudson, 2009). Verder laten epidemiologische studies zien dat angststoornissen behoren tot de meest voorkomende vormen van psychopathologie onder jongeren (bijvoorbeeld Costello, Mustillo, Erkanli, Keeler & Angold, 2003). Bovendien zijn er duidelijke aanwijzingen dat een significant deel van de angststoornissen bij jongeren een chronisch beloop vertoont en zelfs voortduurt tot in de volwassenheid (Kessler e.a., 2005). Ten slotte lopen jongeren die lijden aan een angststoornis meer risico om comorbide vormen van psychopathologie te ontwikkelen. Depressie is daar het duidelijkste voorbeeld van: kinderen en adolescenten met een angststoornis hebben acht keer zoveel kans op een depressie als jeugdigen zonder een angststoornis (Costello, Egger, & Angold, 2004). Deze bevindingen hebben duidelijk gemaakt dat angststoornissen bij jongeren als een klinisch relevant verschijnsel moeten worden beschouwd, en hebben de laatste decennia geleid tot een toename in het onderzoek naar de etiologie, diagnostiek en behandeling van deze vorm van psychopathologie.

13.2   Beschrijving van angst: normale en abnormale uitingsvormen

Angst wordt in het algemeen beschouwd als een 'adaptieve' emotie, wat wil zeggen dat het nuttig is om onder bedreigende omstandigheden bang te zijn. De cognitieve (gedachten als: Ik ben in gevaar!), fysiologische (versnelde ademhaling, toename van de hartslag) en gedragsmatige (vluchten, vermijding) manifestaties die horen bij angst, zijn er namelijk allemaal op gericht om de dreiging het hoofd te bieden en daarmee de levenskansen te vergroten (Beesdo, Knappe & Pine, 2009). Soms is angst irreëel, omdat ze in geen verhouding staat tot de werkelijke dreiging. Dat kan vooral het geval zijn bij kinderen die nog onbekend zijn met bepaalde stimuli en situaties en nog niet geleerd hebben hoe ze daar effectief mee kunnen omgaan. Onderzoek heeft dan ook aangetoond dat normale kinderen en adolescenten een groot aantal angsten rapporteren, waarvan de meest voorkomende doorgaans te maken hebben met 'dood en gevaar', zoals aangereden worden door een auto, een inbreker en ernstig ziek worden (Gullone, 2000).

Angst is dus een normaal verschijnsel tijdens de ontwikkeling van kinderen, en hoewel kinderangsten behoorlijk intens kunnen zijn, verdwijnen de meeste van deze angsten weer even snel als ze zijn verschenen. Bij sommige kinderen echter blijven de angsten voortbestaan en worden ze zo intens dat ze significant gaan interfereren met het dagelijks functioneren. De angst belemmert het kind dan in de omgang met andere kinderen en volwassenen en zorgt ervoor dat het kind niet goed presteert op school en in andere levensdomeinen. Op dat moment is er sprake van een abnormale angst of een angststoornis. De DSM-5 (American Psychiatric Association, 2013) gebruikt in principe dezelfde criteria om angststoornissen bij zowel kinderen/adolescenten als volwassenen te classificeren. Bij een aantal angststoornissen wordt aangegeven dat de angst zich bij kinderen op een iets andere manier kan manifesteren, bijvoorbeeld door huilen, woedebuien, verstijven of vastklampen, of dat de duur van de aanwezigheid van de stoornis korter mag zijn om de diagnose te stellen. ▶ Box 13.1 geeft een overzicht van de verschillende angststoornissen, alsmede een korte beschrijving van de essentiële kenmerken van elke stoornis. Merk op dat volgens DSM-5 obsessief-compulsieve stoornis en posttraumatische stressstoornis niet langer tot de angststoornissen worden gerekend.

Box 13.1 De verschillende angststoornissen die volgens de DSM-5 (American Psychiatric Association, 2013) bij kinderen en adolescenten kunnen voorkomen

Angststoornis	Belangrijkste kenmerken
Separatie-angst-stoornis	Niet bij de ontwikkeling passende en overdreven angst om gescheiden te worden van huis of van diegenen aan wie het kind gehecht is.
Selectief mutisme	Selectief ontbreken van spraak in specifieke sociale situaties waarin van het kind verwacht wordt dat het spreekt (bijvoorbeeld school).
Specifieke fobie	Duidelijke en aanhoudende angst die uitgelokt wordt door de aanwezigheid van of het anticiperen op een specifieke prikkel of situatie. Er zijn vijf typen: dier, natuur, bloed-injectie-verwonding, situationeel en overig.
Sociale angststoornis	Duidelijke en aanhoudende angst voor situaties waarin men sociaal moet functioneren of iets moet presteren en waarbij men blootgesteld wordt aan onbekenden of een mogelijk kritische beoordeling door anderen.
Paniekstoornis	De aanwezigheid van recidiverende onverwachte paniekaanvallen: begrensde periodes van intense angst die plotseling ontstaan en gepaard gaan met duidelijke lichamelijke en cognitieve symptomen.
Agorafobie	Angst om op een plaats of in een situatie te zijn van waaruit ontsnappen moeilijk kan zijn of waar geen hulp beschikbaar zou kunnen zijn in het geval dat men een paniekaanval of paniekachtige verschijnselen krijgt.
Gegeneraliseerde angststoornis	Buitensporige angst en bezorgdheid (bange voorgevoelens) over een aantal gebeurtenissen of activiteiten (zoals werk of schoolprestaties).

Epidemiologisch onderzoek van Costello en haar collega's (2003) heeft laten zien dat 9,9% van de jongeren voor het 16e levensjaar last heeft gehad van een klinisch significante angststoornis. Daarmee behoren angststoornissen tot de meest voorkomende vormen van psychopathologie bij kinderen en adolescenten. Specifieke fobieën, sociale angststoornis, separatie-angststoornis en gegeneraliseerde angststoornis komen het meest frequent voor (2-5%), agorafobie is minder prevalent (1-2%), terwijl selectief mutisme en paniekstoornis relatief zeldzaam zijn (<1%). Er is sprake van een duidelijk sekseverschil in de prevalentiecijfers van angststoornissen: meisjes hebben tweemaal zoveel risico om deze vorm van psychopathologie te ontwikkelen in vergelijking met jongens (voor een recent literatuuroverzicht, zie Costello, Egger, Copeland, Erkanli & Angold, 2011).

13.3   Ontwikkelingsaspecten

Normale angsten kennen tijdens de kinderjaren een voorspelbaar verloop. Als kinderen nog jong zijn is de angst vooral gericht op fantasiefiguren (bijvoorbeeld spoken, geesten en monsters) of stimuli in hun direct waarneembare omgeving. Naarmate ze ouder worden zullen de angsten steeds gecompliceerder en abstracter worden en zelfs betrekking hebben op gebeurtenissen die nog in de toekomst moeten plaatsvinden. Er wordt algemeen aangenomen dat dit ontwikkelingspatroon in de angsten bij jongeren te maken heeft met alledaagse ervaringen die voor een belangrijk deel gemediëerd worden door het niveau van de cognitieve ontwikkeling

(Gullone, 2000). Empirisch bewijs voor dit idee is echter schaars. Een uitzondering vormt een studie van Muris, Merckelbach, Meesters en Van den Brand (2002) waarin de relatie tussen de cognitieve ontwikkeling en piekeren nader onderzocht werd. Kinderen in de leeftijd van 4 tot 12 jaar werden geïnterviewd over de aanwezigheid en inhoud van hun persoonlijke piekergedachten. Verder werd nagegaan hoe uitgebreid de kinderen konden piekeren: bij een aantal piekerthema's moesten zo veel mogelijk negatieve uitkomsten worden opgenoemd. Ten slotte werd het niveau van de cognitieve ontwikkeling gemeten met behulp van een aantal van Piagets conservatietaken. De resultaten onthulden een mediatiemodel waarbij leeftijd en cognitieve ontwikkeling bepaalden in welke mate de kinderen konden piekeren over allerlei thema's, en dat vergrootte op zijn beurt weer de kans dat kinderen last hadden van een persoonlijke piekergedachte. De onderzoekers concludeerden op basis van deze resultaten dat piekeren in toenemende mate optreedt bij kinderen vanaf 7 jaar omdat ze dan een bepaald niveau van cognitieve ontwikkeling bereiken.

Een ander voorbeeld betreft een studie van Westenberg, Drewes, Goedhart, Siebelink en Treffers (2004). Deze onderzoekers bestudeerden ontwikkelingspatronen in angsten die te maken hebben met fysiek gevaar of sociale evaluatie bij een grote steekproef van kinderen en adolescenten. Verder werd bij alle jongeren het niveau van de sociaalcognitieve rijping vastgesteld. De resultaten demonstreerden dat angsten voor fysiek gevaar afnamen naarmate de kinderen ouder waren, terwijl angsten voor sociale evaluatie juist toenamen met de leeftijd. Het meest interessant was echter de bevinding dat het leeftijdseffect voor de sociaal-evaluatieve angsten geheel werd verklaard door ontwikkelingsverschillen in sociaalcognitieve rijpheid. De auteurs leidden hieruit af dat sociale angsten die doorgaans sterk opkomen tijdens de adolescentie voor een groot deel afgeleide zijn van de sociaalcognitieve ontwikkeling. Beide studies lijken aan te geven dat met name de cognitieve ontwikkeling een prominente rol speelt bij het optreden van 'normale' angstfenomenen, maar mogelijk ook periodes inluidt waarin kwetsbare kinderen en adolescenten vatbaar zijn voor het ontwikkelen van hoge angstniveaus of zelfs angststoornissen.

13.4 Ontwikkeling en prognose van angststoornissen

Ook angststoornissen bij jongeren laten een duidelijk ontwikkelingspatroon zien. Dat wil zeggen, specifieke fobieën en separatie-angststoornis komen vaker voor in de vroege kindertijd, terwijl meer complexe angststoornissen zoals gegeneraliseerde angststoornis, sociale fobie en paniekstoornis zich veelal later openbaren (American Psychiatric Association, 2013). Hoewel de empirische evidentie vooralsnog mager is, lijken ontwikkelingsaspecten eveneens een belangrijke rol te spelen in de manier waarop een pathologische angst zich bij jongeren manifesteert. Zo toonden Westenberg, Siebelink, Warmenhoven en Treffers (1999) aan dat er een duidelijk verband bestaat tussen de psychosociale rijpheid van jongeren en het type angststoornis waaraan ze lijden. Bij een groep kinderen en adolescenten van 8 tot 18 jaar waarbij separatie-angststoornis of gegeneraliseerde angststoornis was vastgesteld, werd het niveau van psychosociale ontwikkeling gemeten. De resultaten lieten zien dat jongeren met een separatie-angststoornis (ongeacht hun leeftijd) doorgaans op een lager psychosociaal niveau functioneren dan jongeren met een gegeneraliseerde angststoornis.

Daarnaast is er het gegeven dat angststoornissen bij kinderen en adolescenten niet altijd even stabiel zijn en bij een deel van de jongeren zelfs spontaan verdwijnen (Beesdo e.a., 2009). Bijvoorbeeld, in een longitudinale, epidemiologische studie bij adolescenten constateerden Essau, Conradt en Petermann (2002) dat een substantieel deel (41,9%) van de jongeren met een angststoornis bij een follow-upmeting 1 jaar later, niet meer voldeed aan de criteria van een psychiatrische stoornis. Slechts 22,6% van de jongeren met angststoornissen had nog steeds last van dezelfde angstklachten, terwijl de overigen een nieuwe angststoornis of een ander psychisch probleem (bijvoorbeeld somatoforme stoornis, depressie) hadden ontwikkeld. Wel stelden de onderzoekers vast dat de jongeren die bij het begin van de studie last hadden van een specifieke angststoornis, vaak nog wel subklinische symptomen van deze stoornis vertoonden. Deze bevindingen lijken erop te wijzen dat angststoornissen bij jongeren in veel gevallen vanzelf weer verdwijnen, maar vaak wel nog in subklinische vorm sluimerend aanwezig blijven om op een later moment in de ontwikkeling opnieuw of juist in een andere gedaante weer op te duiken. Een studie naar de oorsprong van verschillende DSM-stoornissen (Kessler e.a., 2005) laat zien dat angstproblemen van volwassen patiënten gemiddeld rond het 11e levensjaar zijn ontstaan. Dit illustreert dat angststoornissen bij kinderen en adolescenten een chronisch beloop kunnen hebben, en maakt onderzoek naar de determinanten van deze vorm van psychopathologie uiterst relevant.

13.5   Risicofactoren en beschermende factoren

Normale en abnormale angsten lijken zich te bevinden op een- en dezelfde dimensie (Beesdo e.a., 2009; Muris, 2007). Een belangrijke vraag is dan ook: welke factoren zorgen ervoor dat een normale angst zich ontwikkelt tot een angststoornis? Het antwoord moet op de eerste plaats gezocht worden bij variabelen die kinderen en adolescenten kwetsbaar maken voor deze vorm van psychopathologie. Daartoe behoren door erfelijkheid bepaalde biologische en temperamentsfactoren, leerervaringen, negatieve levensgebeurtenissen en gezinsinvloeden.

13.5.1   Erfelijkheid

Gedragsgenetisch onderzoek heeft duidelijk aangetoond dat angststoornissen bij kinderen en adolescenten voor een deel genetisch bepaald zijn (Gregory & Eley, 2007). Zo verzamelden Stevenson, Batten en Cherner (1992) angstscores van eeneiige en twee-eiige tweelingen in de leeftijd van 8 tot 16 jaar. De resultaten lieten zien dat de angstscore van de ene helft van de tweeling voorspeld kon worden door de angstscore van de andere helft. Verder bleek dat de overeenkomst in angstscores groter was bij de eeneiige tweelingen dan bij de twee-eiige tweelingen, hetgeen werd uitgedrukt in een significante erfelijkheidscoëfficiënt van ,29. Verschillende andere studies hebben de genetische bijdrage aan angstverschijnselen bij jongeren onderzocht (zie Costello e.a., 2004). Deze studies hebben verder bewijs geleverd voor de genetische overdraagbaarheid van angst bij kinderen en adolescenten. De genetische invloed bleek vooral hoog in het geval van dispositionele (of trek-) angst, waarvoor erfelijkheidscoëfficiënten tot ,50 zijn gevonden. Dit in tegenstelling tot situationele (of toestands-) angst waarvoor de genetische bijdrage niet-significant is (Lau, Eley & Stevenson, 2006).

Het is van belang om op te merken dat de genetische kwetsbaarheid voor angststoornissen gerepresenteerd wordt in algemene en specifieke factoren (Muris, 2007). Een algemene genetische factor bepaalt de kwetsbaarheid voor een breed scala van angststoornissen, terwijl specifieke factoren slechts predisponeren tot een bepaalde categorie van angstklachten. De algemene genetische factor bestaat uit een biologisch substraat dat zich bij jonge kinderen op gedragsniveau openbaart als gedragsinhibitie (Kagan, 1994).

13.5.2 Gedragsinhibitie

Gedragsinhibitie is een biologisch-bepaalde temperamentsfactor die gekenmerkt wordt door de neiging om ongewoon verlegen en angstig te reageren en zich terug te trekken uit sociale en niet-sociale situaties die nieuw en onbekend zijn. Onderzoek heeft aangetoond dat gedrags-geïnhibeerde kinderen en adolescenten een verhoogd risico hebben om angststoornissen te ontwikkelen. Het eerste overtuigende bewijs werd geleverd in een prospectieve studie van Biederman en zijn collega's (1993), die aantoonden dat jonge kinderen die bij het begin van de studie als gedragsgeïnhibeerd werden geclassificeerd drie jaar later significant vaker een angststoornis hadden ontwikkeld in vergelijking met controlekinderen die bij het begin van het onderzoek als niet-gedragsgeïnhibeerd werden gedefinieerd (zie ▶ box 13.2). De resultaten van deze mijlpaalstudie zijn sindsdien door vele onderzoekers met succes gerepliceerd, en de algemene conclusie luidt dan ook dat gedragsinhibitie een kwetsbaarheidsfactor is die geassocieerd is met de ontwikkeling van een breed scala van angstsymptomen en angststoornissen bij kinderen en adolescenten (Fox, Henderson, Marshall, Nichols & Ghera, 2005).

Box 13.2 Het longitudinale onderzoek van Biederman e.a. (1993) naar de rol van gedragsinhibitie bij de ontwikkeling van pathologische angst bij kinderen
In deze studie werden kinderen op zeer jonge leeftijd met behulp van laboratoriumobser-vaties geclassificeerd als 'gedragsgeïnhibeerd' of 'niet-gedragsgeïnhibeerd'. De resultaten laten zien dat de geïnhibeerde kinderen bij de baseline-meting al beduidend meer signi-ficante angstproblemen vertoonden dan de niet-geïnhibeerde kinderen. Bij een follow-upmeting, 3 jaar later, bleek dit verschil in angstproblemen alleen maar groter geworden.

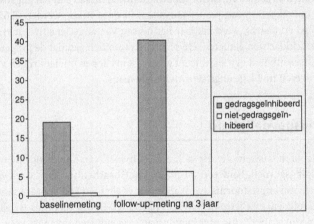

13.5.3 Biologische kwetsbaarheid

Verschillende onderzoekers hebben geprobeerd de biologische correlaten van gedragsinhibitie te bestuderen. Zo lieten Schmidt, Fox, Rubin en Sternberg (1997) zien dat gedragsgeïnhibeerde kinderen 's ochtends verhoogde niveaus van het stresshormoon cortisol vertoonden. Deze auteurs speculeren dat de verhoogde cortisolniveaus de subcorticale hersensystemen sensiti-seren die zorgdragen voor de eerste verwerking van angstrelevante stimuli, zoals de amygdala en de hypothalamus, en dat als gevolg hiervan kinderen vatbaarder zijn voor het ontwikkelen van ernstige angstsymptomen. Meer directe evidentie voor een biologische kwetsbaarheid bij angstige kinderen komt van recent onderzoek in de neurowetenschappen. Zo gebruikten Monk en collega's (2008) fMRI om bij kinderen met gegeneraliseerde angststoornis en controlekinderen de hersenactiviteit tijdens gemaskeerd aangeboden dreigende en neutrale stimuli (plaatjes van boze en blije gezichten) te meten. De resultaten lieten zien dat angstige kinderen tijdens de aanbieding van dreigende stimuli meer activatie van de rechter amygdala vertonen dan de niet-angstige controlekinderen, en dat deze activatie van de amygdala positief correleerde met de ernst van angststoornis. Tevens werd gevonden dat er een regulerend mechanisme bestaat waarbij de rechter ventrolaterale prefrontale cortex de respons van de amygdala op dreigende stimuli moduleert, en dat dit mechanisme bij angstige kinderen minder goed werkt. Met andere woorden, de subcorticale hersengebieden van angstige kinderen zijn meer gevoelig voor dreiging, terwijl hun prefrontale cortex minder goed in staat is om deze fysiologische reactiviteit te reguleren.

13.5.4 Angstsensitiviteit

Angstsensitiviteit is een erfelijk bepaalde dispositie die verwijst naar de neiging om bang te worden van de aan angst gerelateerde lichamelijke symptomen, omdat men denkt dat deze schadelijke lichamelijke, psychische en sociale gevolgen zullen hebben. Hoewel angstsensitiviteit relevant zou kunnen zijn voor meerdere angststoornissen, lijkt deze factor toch voornamelijk een rol te spelen bij het ontstaan van paniekklachten. Als zodanig is angstsensitiviteit het best te beschouwen als een meer specifieke kwetsbaarheidsfactor. Prospectief onderzoek van Hayward, Killen, Kraemer en Taylor (2000) toont inderdaad aan dat angstsensitiviteit van belang is bij de ontwikkeling van paniekaanvallen. In deze studie werden 2365 adolescenten 4 jaar lang gevolgd en daarbij werd elk jaar het niveau van angstsensitiviteit en het eventueel optreden van paniekklachten gemeten. De resultaten toonden aan dat de jongeren met hogere niveaus van angstsensitiviteit een significant grotere kans liepen op het krijgen van paniekaanvallen dan de jongeren met lage angstsensitiviteitsniveaus.

13.5.5 Walgingsgevoeligheid

Walging is aangeboren basisemotie die zich onder invloed van omgevingsinvloeden kan ontwikkelen tot walgingsgevoeligheid, een specifieke kwetsbaarheidsfactor die relevant is voor een bepaalde categorie van angststoornissen. Walgingsgevoeligheid lijkt vooral een rol te spelen bij het ontstaan van fobieën, en dierfobieën in het bijzonder. Bewijs hiervoor is geleverd door De Jong, Andrea en Muris (1997) die met behulp van vragenlijsten de angst voor spinnen, walgingsgevoeligheid en specifieke gevoelens van walging voor spinnen bij spinfobische meisjes, niet-fobische meisjes en hun ouders in kaart brachten. De meisjes werden tweemaal getest, vóór en na een gedragstherapeutische (exposure-) behandeling. De idee dat walging een belangrijke rol speelt bij een spinfobie werd ondersteund door de volgende bevindingen. Ten eerste hadden de spinfobische meisjes een hoger niveau van walgingsgevoeligheid en ervoeren ze meer specifieke gevoelens van walging voor spinnen dan de niet-fobische meisjes. Ten tweede bleek dat de afname in spinnenangst die optrad na de behandeling hand in hand ging met een afname in de specifieke walging voor spinnen. Ten derde werd gevonden dat de moeders van de spinfobische meisjes eveneens meer gevoelens van walging voor spinnen rapporteerden in vergelijking met de moeders van niet-fobische meisjes, hetgeen lijkt te wijzen op ofwel model-leerervaringen of een genetische overdracht van de walgingsgevoeligheid.

In een vervolgonderzoek van De Jong en Muris (2002) werden spinfobische en niet-fobische meisjes geconfronteerd met vignetten die mogelijke ontmoetingen met spinnen beschreven. Alle meisjes dienden een subjectieve beoordeling te geven van de kans dat spinnen toenadering tot hen zouden zoeken, fysiek contact zouden maken en hen zouden kunnen verwonden. Verder dienden de meisjes aan te geven hoe graag ze hun favoriete snoepgoed nog zouden opeten nadat een spin daarmee in aanraking was geweest. De resultaten lieten zien dat spinfobische meisjes de kans groter achtten dat de spinnen in de denkbeeldige situaties toenadering tot hen zouden zoeken om fysiek contact te maken. Tevens gaven de spinfobische meisjes aan dat ze minder zin hadden om hun favoriete snoepgoed te eten als dat 'besmet' zou zijn door een spin. Deze bevindingen wijzen erop dat er bij een spinnenfobie in feite sprake is van een samenspel tussen walging en een kans op fysiek contact met het (vieze) beest, en onderstrepen de rol van walgingsgevoeligheid bij dit type fobie.

13.5.6 Negatieve leerervaringen

Naast algemene (bijvoorbeeld overgevoelige amygdala, gedragsinhibitie) en meer specifieke (bijvoorbeeld angstsensitiviteit, walgingsgevoeligheid) genetisch bepaalde kwetsbaarheidsfactoren, is duidelijk dat ook negatieve leerervaringen een belangrijke rol spelen bij het ontstaan van angststoornissen bij kinderen en adolescenten. Een bruikbaar raamwerk om deze leerervaringen te bespreken wordt geboden door Rachman (1991) die drie etiologische routes voor het verwerven van angst beschrijft: 1) klassieke conditionering; 2) observationeel of model-leren; en 3) negatieve informatie.

In hun beroemde maar in ethisch opzicht enigszins laakbare experiment, toonden Watson en Rayner (1920) aan dat het inderdaad mogelijk is om door middel van klassieke conditionering angsten bij kinderen aan te leren. De onderzoekers lieten een bijna 1-jarige jongen spelen met een witte rat. Aanvankelijk vertoonde Albert weinig vrees voor het tamme dier, maar dit veranderde toen de onderzoekers bij de presentatie van de rat een hard geluid produceerden (de ongeconditioneerde stimulus of UCS) waar de jongen behoorlijk van schrok (de ongeconditioneerde respons of UCR). Na vijf van zulke ervaringen werd Albert al bang (de geconditioneerde respons of CR) bij het zien van de witte rat (de geconditioneerde stimulus of CS), en dit gedrag was zelfs waarneembaar als het harde geluid achterwege werd gelaten. Klaarblijkelijk werd de angst die aanvankelijk uitgelokt werd door het harde geluid nu opgeroepen door een stimulus die aanvankelijk een neutrale betekenis had, namelijk de witte rat. Hoewel sommige angsten (met name fobieën) inderdaad hun oorsprong lijken te vinden in een proces van klassieke conditionering, moet wel worden opgemerkt dat de huidige visie op dit leermechanisme gecompliceerd is. Conditionering wordt niet langer beschouwd als een eenvoudige vorm van stimulus-responsleren. Het gaat veel meer om de voorspellende waarde van een stimulus (de CS) voor het optreden van het aversieve gevolg (de UCS): het zogenoemde stimulus-stimulusleren. Met andere woorden, in deze conceptualisatie van conditionering staat de cognitieve representatie van de UCS centraal: angst (de CR) zal optreden, als de persoon denkt dat een CS zeer waarschijnlijk gevolgd zal worden door een vervelende gebeurtenis (de UCS) en inschat dat hij daar weinig aan kan veranderen.

Bewijs voor de rol van model-leren bij het verwerven van angst bij kinderen is geleverd in een experimentele studie van Gerull en Rapee (2002). Deze onderzoekers bestudeerden de invloed van model-leren op de acquisitie van angst en vermijdingsgedrag ten opzichte van nieuwe angstrelevante stimuli in een steekproef van 15- tot 20-maanden oude peuters. De peuters werden geobserveerd terwijl zij geconfronteerd werden met rubberen spinnen en slangen. Tijdens het experiment waren ook de moeders van de kinderen aanwezig: zij werden geïnstrueerd om tijdens de confrontatie met de speelgoeddieren een positieve dan wel een negatieve gelaatsuitdrukking aan te nemen. De resultaten demonstreerden dat peuters van moeders die een positieve gelaatsuitdrukking aannamen, weinig angst en veel toenaderingsgedrag tot de nepspinnen en -slangen vertoonden. Anderzijds, wanneer moeders een negatieve gelaatsuitdrukking toonden, reageerden kinderen angstiger en lieten zij meer vermijdingsgedrag zien.

Field, Argyrus en Knowles (2001) voerden een prospectief onderzoek uit naar de rol van negatieve informatie op de ontwikkeling van angst bij kinderen. Bij dit experiment kregen 7- tot 9-jarige kinderen ofwel negatieve ofwel positieve informatie te horen over een onbekende monsterpop. De bevindingen waren zoals verwacht: na negatieve informatie werd de monsterpop als enger beoordeeld, terwijl deze na positieve informatie juist als minder eng werd gezien. Een experimentele studie van Muris, Van Zwol, Huijding en Mayer (2010) liet zien dat dit leermechanisme ook werkzaam is in het echte leven. Moeders kregen ambigue informatie over een cuscus, een onbekende Australische buideldiersoort. Dat wil zeggen, ze kregen informatie over het dier te horen die voor velerlei uitleg vatbaar was (bijvoorbeeld: 'de cuscus eet van alles', 'de cuscus kan springen' en 'de cuscus heeft een aparte geur'). Vervolgens werden de moeders gevraagd hun kinderen voor te bereiden op een aantal confrontaties met de cuscus door te vertellen hoe het dier zich waarschijnlijk zou gedragen en wat de kinderen dan zouden moeten doen. Ten slotte vulden de kinderen een vragenlijst in waarop ze konden aangeven hoe bang ze voor de cuscus waren. De resultaten lieten zien dat angstige moeders de ambigue informatie over de cuscus op een meer negatieve manier interpreteerden, en deze interpretaties sijpelden door in de informatie die ze op hun kinderen overbrachten: ze beschreven het dier als gevaarlijk en spoorden hun kinderen aan om toch vooral op te passen en uit de buurt te blijven. De kinderen pikten deze boodschap van hun moeder op: hoe negatiever de verhalen van de moeder, hoe banger ze uiteindelijk waren voor het dier.

13.5.7 Negatieve levensgebeurtenissen

Onderzoek heeft aangetoond dat er een relatie bestaat tussen negatieve levensgebeurtenissen, zoals een echtscheiding van de ouders, de dood van een belangrijk gezinslid of gepest worden op school, en angsten bij kinderen en adolescenten (bijvoorbeeld Tiet e.a., 2001). In een onderzoek van Boer en zijn collega's (2002) werden kinderen met angststoornissen vergeleken met niet-klinische controlekinderen en hun in leeftijd dichtstbijzijnde niet-angstige broer of zus met betrekking tot de frequentie van (door de ouders gerapporteerde) stressvolle levenservaringen. De resultaten toonden aan dat kinderen met angststoornissen tijdens hun hele leven en in het afgelopen jaar significant meer negatieve levensgebeurtenissen hadden meegemaakt dan kinderen in de niet-klinische controlegroep. Verder bleek dat de angstige kinderen sommige negatieve gebeurtenissen ook vaker hadden meegemaakt dan hun niet-angstige broer of zus. Hoewel Boer e.a. ook vonden dat de ouders de impact van de negatieve gebeurtenissen voor hun angstige kind als ernstiger beoordeelden dan voor hun niet-angstige kind, lijken de resultaten van dit onderzoek er toch op te wijzen dat negatieve levensgebeurtenissen een bijdrage leveren aan de ontwikkeling van hoge angstniveaus bij jongeren.

13.5.8 Gezinsfactoren

Het wordt algemeen aangenomen dat gezinsfactoren eveneens betrokken zijn bij het ontstaan van angststoornissen bij kinderen en adolescenten. Een factor die in deze context zeker relevant lijkt is de hechtingsrelatie tussen ouders en kind. Onderzoek heeft inderdaad aangetoond dat er een relatie bestaat tussen vroege hechtingsrelaties en de ontwikkeling van angstproblemen tijdens de jeugd. Zo onderzochten Warren, Huston, Egeland en Sroufe (1997) in hun prospectieve studie of onveilig gehechte baby's meer risico liepen op het krijgen van een angststoornis in vergelijking met veilig gehechte baby's. Op 1-jarige leeftijd ondergingen alle kinderen de 'vreemde situatie'-observatieprocedure waarmee werd vastgesteld of ze veilig dan wel onveilig gehecht waren. Tijdens de puberteit, meer dan 15 jaar later, werd gemeten of de kinderen op enig moment tijdens hun jeugd last hadden gehad van een angststoornis. De resultaten lieten zien dat de kinderen die als baby als onveilig gehecht gekwalificeerd waren, beduidend meer angststoornissen hadden of hadden gehad dan de kinderen die als baby als veilig gehecht geclassificeerd waren.

Andere studies hebben zich gericht op de rol van specifieke opvoedingsstijlen bij het ontstaan van angst. Deze lijn van onderzoek heeft aangetoond dat angst bij kinderen en adolescenten met name positief geassocieerd is met hoge niveaus van angstige opvoeding en ouderlijke overbescherming (bijvoorbeeld Muris, Meesters & Van Brakel, 2003). Met andere woorden, angstige jongeren hebben vaak ouders die overbezorgd zijn en hen waarschuwen voor alle mogelijke gevaren, sterk controlerend zijn en weinig autonomie gunnen. Een recente, longitudinale studie van Lewis-Morrarty e.a. (2012) heeft laten zien dat overbescherming voorspellend is voor de ontwikkeling van latere angstsymptomen, en dit effect bleek nog sterker bij kinderen met een gedragsgeïnhibeerd temperament.

13.5.9 Beschermende factoren: doelbewuste controle

Genetisch bepaalde factoren zoals gedragsinhibitie, angstsensitiviteit en walgingsgevoeligheid, en omgevingsfactoren zoals negatieve leerervaringen, stressvolle levensgebeurtenissen en ongunstige gezinsfactoren maken kinderen en adolescenten vatbaar voor het ontwikkelen van angststoornissen. Gelukkig zijn er ook beschermende factoren die juist voorkomen dat jongeren hoge niveaus van angst ontwikkelen. Er zijn tot op heden maar weinig pogingen ondernomen om de rol van beschermende factoren bij de ontwikkeling van angst bij jongeren te onderzoeken. Enkele uitzonderingen zullen in de hier volgende paragrafen worden besproken.

Terwijl gedragsinhibitie een temperamentkenmerk is dat jongeren kwetsbaar maakt voor het ontwikkelen van angststoornissen, zijn er ook temperamentvariabelen die kinderen en adolescenten juist lijken te beschermen tegen zulke problemen. Deze beschermende temperamentfactoren kunnen worden ondergebracht in een construct dat bekend staat onder de naam *effortful control*, in het Nederlands: doelbewuste controle. Doelbewuste controle bestaat in feite uit twee componenten: aandachtscontrole, dat wil zeggen het vermogen om de aandacht te verplaatsen en te richten als dat nodig is, en gedragscontrole, wat staat voor het vermogen om gedrag af te remmen als dat noodzakelijk is (Rothbart, Ellis & Posner, 2004). Doelbewuste controle vertoont sterke overeenkomsten met wat neuropsychologen executieve functies noemen, en als zodanig kan deze temperamentfactor worden gemeten met kindvriendelijke cognitieve prestatietaken (bijvoorbeeld de Test of Everyday Attention for Children; Manly, Robertson, Anderson & Nimmo-Smith, 2004) waarbij kinderen kunnen aantonen in welke mate ze in staat zijn hun aandacht te sturen en hun gedrag te controleren. Daarnaast zijn er vragenlijsten

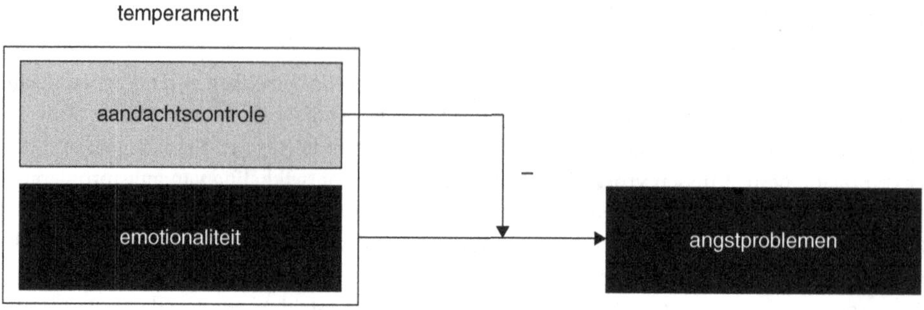

temperament

□ **Figuur 13.1**   Temperamentmodel voor het ontstaan van pathologische angst bij kinderen: aandachtscontrole (als component van de regulerende temperamentfactor 'doelbewuste controle') modereert de effecten van de reactieve temperamentfactor 'emotionaliteit' en verkleint daarmee de kans op angstproblemen (zie Muris & Ollendick, 2005).

ontwikkeld waarop ouders en leerkrachten een inschatting kunnen maken van de mate waarin een kind over doelbewuste controle beschikt (bijvoorbeeld de Attentional Control Scale for Children; Muris, Meesters & Rompelberg, 2007).

Kinderen die over hoge niveaus van doelbewuste controle beschikken zouden beter in staat zijn om hun gedrag en emoties te reguleren en daardoor minder vatbaar zijn voor het ontwikkelen van psychopathologie (Muris & Ollendick, 2005; zie □ figuur 13.1). In een aantal recente studies is de relatie tussen doelbewuste controle en angstsymptomen bij jongeren onderzocht (bijvoorbeeld Muris, 2006). Hoewel deze studies cross-sectioneel waren en gebruikmaakten van niet-klinische kinderen en adolescenten, lieten de resultaten op consistente wijze zien dat hoge niveaus van doelbewuste controle inderdaad gepaard gingen met lagere angstniveaus bij jongeren van verschillende leeftijden. Omgekeerd werd gevonden dat kinderen en adolescenten met lage niveaus van doelbewuste controle juist meer angst rapporteerden, en dat bleek vooral het geval voor de jongeren waarbij duidelijk kwetsbaarfactoren aanwezig zijn. Verder bleken lage niveaus van doelbewuste controle het meest overtuigend geassocieerd met angst bij kinderen met een neurotisch temperament.

13.5.10 Beschermende factoren: waargenomen controle

Volgens Chorpita en Barlow (1998) bestaan er duidelijke individuele verschillen in waargenomen controle die als gevolg van ervaringen in de vroege kindertijd ontstaan. Meer specifiek zouden gebeurtenissen waarbij het jonge kind een verminderd gevoel van controle ervaart, leiden tot de ontwikkeling van een cognitieve stijl die gekenmerkt wordt door de neiging om toekomstige situaties te interpreteren als oncontroleerbaar, en die als zodanig een psychologische kwetsbaarheid voor angst representeert. Andersom zouden vroege ervaringen met adequate controle, en daarbij spelen ouderlijk opvoedingskenmerken zoals warmte, vertrouwen en autonomie verlenen een essentiële rol (Chorpita, 2001), zorgen voor een cognitieve stijl die gekenmerkt wordt door een gevoel van zekerheid dat nieuwe situaties goed te controleren zijn, hetgeen zou fungeren als een buffer tegen angst. Ondersteuning voor dit idee is geleverd in onderzoek dat heeft aangetoond dat er een negatieve relatie bestaat tussen waargenomen controle en angst bij kinderen en adolescenten. Met andere woorden, jongeren die hoge niveaus van waargenomen controle rapporteren vertonen meestal lagere niveaus van angstsymptomen (bijvoorbeeld Weems, Silverman, Rapee & Pina, 2003).

13.6 Instandhoudende factoren

Als kinderen en adolescenten eenmaal een angststoornis hebben ontwikkeld, zal deze door een aantal factoren in stand worden gehouden of zelfs geïntensiveerd. Volgens het twee-factorenmodel van Mowrer (1960) is vermijdingsgedrag verantwoordelijk voor het voortduren van angstproblemen. Kort gezegd zorgt vermijding ervoor dat er sprake is van minimale blootstelling aan de angstopwekkende stimulus of situatie, waardoor de angstige jongere geen gelegenheid heeft om te leren dat de betreffende stimulus of situatie in feite ongevaarlijk is. Naast de rol van vermijdingsgedrag bij de instandhouding van angstproblemen lijken er ook nog cognitieve vervormingen in het spel die er eveneens voor zorgen dat de angsten van kinderen en adolescenten blijven voortduren. Dergelijke cognitieve vervormingen verwijzen naar cognitieve processen die een vertekend of foutief beeld van de werkelijkheid geven (dat wil zeggen, angstige jongeren zullen een relatief onschuldige situatie op een dusdanige manier waarnemen en interpreteren dat ze ervan overtuigd zijn dat de situatie daadwerkelijk gevaarlijk is) en daardoor leiden tot disfunctionele gedachten en maladaptief gedrag. Kenmerkend voor angststoornissen is dat deze vervormingen veelal te maken hebben met een chronische activatie van schema's die te maken hebben met gevaar en dreiging (Muris & Field, 2008).

Een voorbeeld van zo'n cognitieve vervorming is de zogenoemde aandachtsbias (Bar-Haim, Lamy, Pergamin, Bakermans-Kranenburg & Van IJzendoorn, 2007). Deze bias verwijst naar de neiging van angstige individuen om excessief veel aandacht te besteden aan dreigingrelevante informatie. Ook bij angstige kinderen en adolescenten is de aandachtsbias aangetoond. Zo lieten Vasey en zijn collega's (1995) met behulp van de *dot probe*-taak zien dat kinderen met een angststoornis relatief sneller waren in het detecteren van een stip op een computerscherm wanneer deze op de plaats verscheen van een dreigingrelevant woord (in vergelijking met een neutraal woord) dan controlekinderen. Een andere cognitieve vervorming die optreedt bij angstige jongeren is de zogenoemde interpretatiefout. Deze fout heeft te maken met de neiging van angstige kinderen en adolescenten om ambigue stimuli of situaties op een negatieve manier te beoordelen. Zo kregen in een onderzoek van Barrett, Rapee, Dadds en Ryan (1996) kinderen met een angststoornis en controlekinderen ambigue verhalen te horen met de instructie deze verhalen van een passend einde te voorzien. Uit de manier waarop kinderen de verhalen afmaakten werd duidelijk dat de kinderen met een angststoornis de ambigue verhalen vaker op een bedreigende manier interpreteerden dan de kinderen in de controlegroep.

Verder is aangetoond dat angstige jongeren slechts heel weinig aanwijzingen nodig hebben om potentiële dreiging waar te nemen (een fenomeen dat in de Engelstalige literatuur bekend staat als de *Reduced Evidence for Danger* (RED)-bias). Studies die dit type van interpretatiefout hebben onderzocht zagen er ongeveer als volgt uit: kinderen werden geconfronteerd met ambigue verhalen en kregen daarbij te horen dat sommige van deze verhalen slecht zouden eindigen, terwijl andere verhalen een goede afloop zouden hebben. De kinderen werden geïnstrueerd om zo snel mogelijk vast te stellen of het betreffende verhaal goed (niet eng) of slecht (eng) was. De verhalen werden niet in hun geheel maar zin voor zin aangeboden, en aan kinderen werd gevraagd om na elke zin aan te geven of het om een goed of een slecht verhaal ging. De resultaten van de studies die deze procedure hebben gebruikt lieten consequent zien dat angstige kinderen minder zinnen aanhoren voordat ze beslissen dat een ambigue verhaal slecht (eng) is dan niet-angstige controlekinderen. Zelfs wanneer de verhalen zeer goedaardig van aard zijn, zijn angstige kinderen geneigd om er sneller gevaar en bedreiging in waar te nemen (bijvoorbeeld Muris, Luermans, Merckelbach & Mayer, 2000).

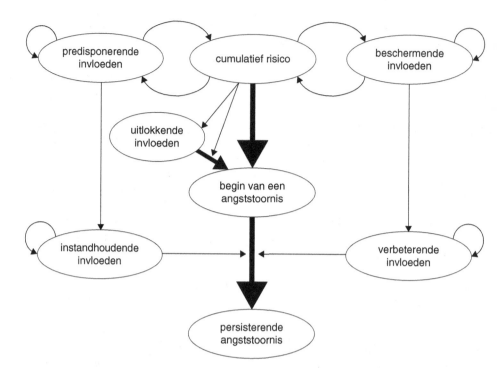

Figuur 13.2   Model van Vasey en Dadds (2001) waarin de belangrijkste invloeden, hun transactionele relaties, en hun rol bij het ontstaan en voortbestaan van angststoornissen worden getoond.

13.7   Mechanismen en aanzet tot een transactioneel model

In de afgelopen jaren is de kennis over factoren die betrokken zijn bij het ontstaan van angststoornissen bij jongeren enorm toegenomen. Wetenschappers zijn er niet alleen in geslaagd om
een groot aantal kwetsbaarheids- en risicofactoren te identificeren, maar hebben ook een goed
beeld van de beschermende variabelen die een rol spelen bij het ontstaan van pathologische
angst bij kinderen en adolescenten. Het merendeel van dit onderzoek heeft zich gericht op de
rol van geïsoleerde factoren, maar het is inmiddels duidelijk dat het ontstaan en voortbestaan
van angststoornissen bij jongeren het best verklaard kunnen worden door meerdere factoren
die ook nog eens met elkaar interacteren tijdens de ontwikkeling naar volwassenheid. Het
model van Vasey en Dadds (2001; zie ◘ figuur 13.2) illustreert dit op een mooie manier: een
ongunstige combinatie van predisponerende (bijvoorbeeld hoge niveaus van gedragsinhibitie,
overbeschermende ouders) en beschermende factoren (bijvoorbeeld een gebrek aan doelbewuste controle, het ontbreken van een veilige hechingsstijl) vergroot het risico van het kind op
het ontwikkelen van een angststoornis. Een uitlokkende gebeurtenis (bijvoorbeeld een negatieve levensgebeurtenis, een negatieve leerervaring) zorgt voor het daadwerkelijke begin van
de stoornis en deze blijft voortbestaan ofwel verdwijnt onder invloed van instandhoudende
(bijvoorbeeld cognitieve vervormingen) of verbeterende (bijvoorbeeld therapie) factoren. Het
moge duidelijk zijn dat een dergelijke conceptualisatie voor het ontstaan van angststoornissen
goed overeenkomt met de belangrijkste uitgangspunten van de ontwikkelingspsychopathologie (Cicchetti & Cohen, 1995) die stelt dat 1) de meeste vormen van psychopathologie het

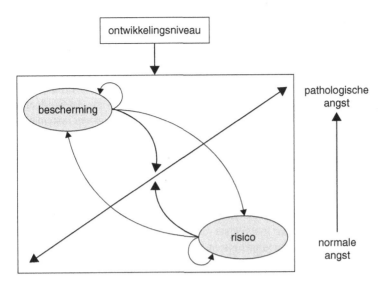

◘ Figuur 13.3   Transactioneel model waarin risico- en beschermende factoren met elkaar interacteren en resulteren in ofwel succesvolle aanpassing ofwel angstproblematiek.

resultaat zijn van meerdere oorzakelijke factoren; 2) succesvolle en niet-succesvolle aanpassing beide belangrijk zijn om de oorsprong van psychopathologie te begrijpen; en 3) psychopathologie optreedt in een zich ontwikkelend organisme, hetgeen vooral van belang is bij kinderen en adolescenten omdat tijdens de jeugd de biologische en psychologische veranderingen zeer prominent zijn.

In de volgende figuur wordt het model van Vasey en Dadds (2001) weergegeven, waarin de belangrijkste invloeden, hun transactionele relaties, en hun rol bij het ontstaan en voortbestaan van angststoornissen worden getoond.

Muris (2007) beschrijft eveneens een transactioneel model waarin verschillende kwetsbaarheids- en beschermende factoren met elkaar interacteren en resulteren in ofwel succesvolle aanpassing ofwel angstproblematiek (zie ◘ figuur 13.3). Het model is gebaseerd op de aanname dat er een continuüm bestaat met normale angst aan de ene kant en pathologische, abnormale angst aan de andere kant. Wanneer een kind geconfronteerd wordt met een potentieel bedreigende stimulus of situatie, bepaalt de constellatie van de op dat moment aanwezige kwetsbaarheids- en beschermende factoren het angstniveau van het kind. Als de kwetsbaarheid hoog is en de bescherming laag, zal het kind hoge angstniveaus vertonen, en wanneer dit herhaaldelijk gebeurt binnen een bepaalde tijdsperiode, kan er sprake zijn van een angststoornis. Net als bij het model van Vasey en Dadds (2001) is het van belang om vast te stellen dat ook hier de verschillende factoren met elkaar interacteren. Zo kunnen kwetsbaarheidsfactoren elkaar onderling versterken, terwijl beschermende factoren de negatieve invloed van kwetsbaarheidsfactoren ongedaan kunnen maken. Ook het ontwikkelingsniveau van de jongere is van belang. De ontwikkeling bepaalt niet alleen voor welke stimuli en situaties kinderen en adolescenten bang zijn, maar kan ook invloed uitoefenen op de verschillende kwetsbaarheids- en beschermende factoren. Bovendien kan de verhouding tussen deze factoren op elk moment in de ontwikkeling weer anders zijn en zal het niveau van de angst van het ene op het andere moment toe- dan wel afnemen.

13.8   Implicaties voor diagnostiek en behandeling

Voor de diagnostiek van angstproblemen bij kinderen en adolescenten kan men gebruikmaken van gestandaardiseerde interviews en vragenlijsten. Wat betreft de interviews geldt de Anxiety Disorders Interview Schedule – Child version (ADIS-C; Silverman & Albano, 1996) op dit moment als de gouden standaard. Dit semigestructureerde interview, dat wordt afgenomen bij zowel jongeren (van 7 tot 18 jaar) als hun ouders, heeft als doel op een systematische manier na te gaan of de jeugdige voldoet aan de diagnostische criteria van de angststoornissen (en veel voorkomende comorbide stoornissen) zoals die in de DSM beschreven staan. De Child Behavior Checklist (CBCL; Achenbach & Rescorla, 2001; Nederlandse versie van Verhulst & Van der Ende, 2004) is een algemene gedragsbeoordelingsvragenlijst die twee brede domeinen van psychopathologie bij jongeren in kaart brengt: externaliserende of gedragsproblemen en internaliserende of emotionele problemen. Het laatstgenoemde domein bevat een subschaal 'angstproblemen' die bruikbaar is als eerste screen. Een sterk punt van de CBCL is dat er naast een ouderversie ook identieke vragenlijsten voor leerkrachten (Teacher Report Form) en de jongeren zelf (Youth Self-Report) beschikbaar zijn, waardoor een beoordeling door meerdere informanten mogelijk wordt. Zelfrapportagevragenlijsten kunnen met name voor de diagnostiek van angstproblemen nuttig zijn; omdat veel van de symptomen voor de opvoeders niet zichtbaar zijn, kan dit type instrument belangrijke additionele informatie opleveren. Veelgebruikte vragenlijsten om angst bij jongeren te meten zijn de Fear Survey Schedule for Children (Ollendick, 1983) en de Screen for Child Anxiety Related Emotional Disorders (SCARED; Birmaher e.a., 1997), waarvan ook Nederlandse versies beschikbaar zijn (Oosterlaan & Prins, 2012; Muris, Bodden, Hale, Birmaher & Mayer, 2007).

Er zijn diverse cognitief-gedragstherapeutische programma's voor de behandeling van angststoornissen bij kinderen en adolescenten ontwikkeld (bijvoorbeeld Coping Cat; Kendall, 1994; in Nederland beschikbaar als Dappere Kat; Nauta & Scholing, 1998). Samengevat wordt bij dergelijke interventies geprobeerd de jongeren te leren a) angstige gevoelens en lichamelijke reacties van angst te herkennen; b) gedachten in angstopwekkende situaties te identificeren; c) een plan te bedenken om de angstopwekkende situatie aan te pakken; en d) het eigen gedrag te evalueren en zichzelf te bekrachtigen. Dit gebeurt vooral aan de hand van exposure-oefeningen, waarbij de jongere zich blootstelt aan steeds enger wordende stimuli en situaties. Bij kinderen vanaf 8 jaar kan het accent wat meer naar de angstopwekkende cognities worden verschoven. Met behulp van eenvoudige uitdaagtechnieken leren de jongeren hun eigen gedachten kritisch te analyseren en te veranderen.

In dit onderzoek worden de langetermijneffecten van cognitieve gedragstherapie en cognitieve gedragstherapie gecombineerd met een gezinsinterventie bij kinderen met angststoornissen met elkaar vergeleken. Zoals te zien is in de figuur leidden beide behandelingsvormen tot een klinisch en statistisch significante afname van de zelfgerapporteerde angst, en deze therapie-effecten bleven overeind bij een follow-upmeting, 6 jaar na de behandeling.

Therapie-evaluatieonderzoek heeft laten zien dat cognitieve gedragstherapeutische programma's bij kinderen met klinische angststoornissen zeer effectief zijn, en daarom wordt deze behandelingsvorm momenteel gezien als de *treatment of choice* (Reynolds, Wilson, Austin & Hooper, 2012). Een behandeling van 12 tot 16 sessies leidt bij de meeste kinderen tot een significante reductie van de angst. Ongeveer driekwart van de jongeren is na een dergelijke interventie angststoornisvrij en deze effecten blijven op de langere termijn bestaan (bijvoorbeeld Barrett, Duffy, Dadds & Rapee, 2001; zie ◘ figuur 13.4). In de recente meta-analyse van Reynolds e.a. (2012) werd een gemiddelde effectgrootte van ,77 voor cognitieve gedragstherapie (na controle voor het effect van een wachtlijstconditie) gevonden, en deze was ruim drie keer

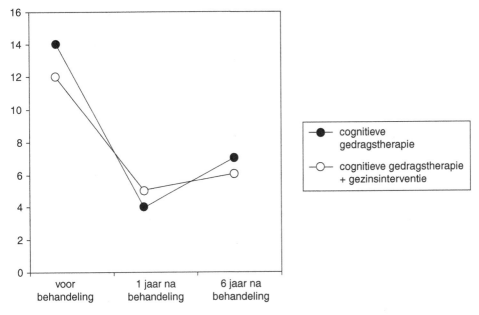

◘ Figuur 13.4   Therapie-evaluatieonderzoek van Barrett e.a. (2001).

zo groot als de effectgrootte voor andere vormen van therapie (,25). Sommige onderzoekers beweren dat de effectiviteit van een cognitieve gedragstherapie voor angstige jongeren kan worden verbeterd als ook de ouders in de behandeling worden betrokken (Barrett e.a., 1996). Echter, de empirische evidentie voor dit idee is vooralsnog beperkt (zie Bodden e.a., 2008). Onderzoek heeft tot nu toe ook weinig aanwijzingen gevonden voor andere variabelen die het effect van cognitieve gedragstherapie modereren (Nilsen, Eisemann & Kvernmo, 2013). Onderzoek naar de werkzame elementen van een cognitief-gedragstherapeutische behandeling is eveneens schaars. Een uitzondering vormt een studie van Hogendoorn e.a. (2013) waarin duidelijke aanwijzingen worden gevonden dat de gunstige behandeleffecten van cognitieve gedragstherapie vooral gemedieerd worden door een toename van positieve cognities, adaptieve copingstrategieën en waargenomen controle.

Hoewel cognitieve gedragstherapie in het algemeen beschouwd wordt als de meest aangewezen interventie voor angststoornissen bij kinderen en adolescenten, is medicatie mogelijk een bruikbaar alternatief voor jongeren waarbij deze behandelingsvorm niet of slechts matig aanslaat (Muris, 2010). Gerandomiseerd, placebogecontroleerd onderzoek heeft aangetoond dat met name selectieve serotonine-heropnameremmers (SSRI's) positieve effecten sorteren (Birmaher e.a., 2003), en er zijn zelfs voorzichtige aanwijzingen dat een SSRI in combinatie met cognitieve gedragstherapie de beste resultaten oplevert (Walkup e.a., 2008). Verondersteld wordt dat de SSRI's de werking van het serotoninesysteem in de hersenen stimuleren, waardoor de regulerende werking van de prefrontale cortex verbetert (Muris, 2012).

In de praktijk blijken relatief weinig kinderen aangemeld te worden voor de behandeling van een angststoornis (Lyneham & Rapee, 2011). Dit is waarschijnlijk terug te voeren op het feit dat ouders eerder hulp zoeken voor een kind dat niet luistert of zich agressief gedraagt, terwijl de problemen van een angstig kind onderschat of zelfs genegeerd worden. Met het oog op beschreven zaken hebben diverse auteurs ervoor gepleit om preventieve en vroegtijdige interventies voor angstige kinderen te implementeren (bijvoorbeeld Rapee, Edwards, Kennedy,

Edwards & Sweeney, 2005). Dit lijkt een haalbare missie: er zijn betrouwbare instrumenten (zoals de Behavioral Inhibition Questionnaire; Vreeke e.a., 2012) voorhanden waarmee de kwetsbaarheid voor angst al op zeer jonge leeftijd goed gedetecteerd kan worden. Bovendien zijn de cognitief-gedragstherapeutische behandelingsprotocollen betrekkelijk eenvoudig en kunnen – weliswaar onder supervisie van een cognitief-gedragstherapeut – ook door minder ervaren gedragswetenschappers worden uitgevoerd.

13.9   Conclusie en toekomstperspectief

Angstproblemen komen frequent voor bij kinderen en adolescenten. Onderzoek heeft een goed beeld opgeleverd van de verschillende factoren die een rol spelen in de etiologie van angststoornissen bij jongeren, en er is ook consensus over hoe deze vorm van psychopathologie het best behandeld kan worden. Echter, er is een aantal zaken dat nadere aandacht behoeft. Zo is een behoorlijk deel van de studies naar oorzakelijke en instandhoudende factoren uitgevoerd bij niet-klinische populaties. Toekomstig onderzoek zou moeten aantonen dat deze factoren ook een rol spelen bij jongeren met een gediagnosticeerde angststoornis. Verder heeft het onderzoek naar het ontstaan en de instandhouding zich tot nu toe vooral gericht op het bestuderen van geïsoleerde kwetsbaarheids- en beschermende factoren (zie Rapee, Schniering & Hudson, 2009). Als gevolg hiervan is het nog steeds grotendeels onduidelijk of er sprake is van overlap tussen de verschillende factoren en in welke mate zij een unieke rol spelen bij het ontstaan van angststoornissen. Bovendien is weinig bekend over de dynamiek die zich afspeelt tussen de verschillende factoren. Dat wil zeggen, het is niet duidelijk of de verschillende factoren een additieve invloed hebben of juist met elkaar interacteren. Deze kwestie vereist meer onderzoek en met name longitudinale studies, waarin de invloed van meerdere kwetsbaarheids- en beschermende factoren op de ontwikkeling van angst bij kinderen en adolescenten onderzocht wordt, zouden zeer welkom zijn. Ten slotte is het belangrijk om in kaart te brengen wat de werkzame onderdelen zijn van een cognitief-gedragstherapeutische behandeling. Kennis daarover zou het mogelijk maken om de behandeling van angstige kinderen en adolescenten verder te optimaliseren en zodat jeugdigen met deze vorm van psychopathologie nog beter geholpen kunnen worden.

Literatuur

Achenbach, T.M., & Rescorla, L.A. (2001). *Manual for the ASEBA School-Age Forms and Profiles*. Burlington, VT: University of Vermont, Research Center for Children, Youth, and Families.

American Psychiatric Association (2013). *Diagnostic and statistical manual of mental disorders, fifth edition (DSM-5)*. Arlington, VA: American Psychiatric Association.

Bar-Haim, Y., Lamy, D., Pergamin, L., Bakermans-Kranenburg, M.J., & Van IJzendoorn, M.H. (2007). Threat-related attentional bias in anxious and non-anxious individuals: A meta-analytic study. *Psychological Bulletin, 133*, 1–24.

Barrett, P.M., Duffy, A.L., Dadds, M.R. & Rapee, R.M. (2001). Cognitive-behavioral treatment of anxiety disorders in children: Long-term (6-year) follow-up. *Journal of Consulting and Clinical Psychology, 69*, 135–141.

Barrett, P.M., Rapee, R.M., Dadds, M.R. & Ryan, S.M. (1996). Family enhancement of cognitive style in anxious and aggressive children: Threat bias and the FEAR effect. *Journal of Abnormal Child Psychology, 24*, 187–203.

Beesdo, K., Knappe, S. & Pine, D.S. (2009). Anxiety and anxiety disorders in children and adolescents: Developmental issues and implications for DSM-5. *Psychiatric Clinics of North America, 32*, 483–524.

Biederman, J., Rosenbaum, J.F., Bolduc-Murphy, E.A., Faraone, S.V., Chaloff, J., Hirshfeld, D.R. & Kagan, J. (1993). A 3-year follow-up of children with and without behavioral inhibition. *Journal of the American Academy of Child and Adolescent Psychiatry, 32*, 814–821.

Birmaher, B., Axelson, D.A., Monk, K., Kalas, C., Clark, D.B., Ehmann, M., Bridge, J., Heo, J. & Brent, D.A. (2003). Fluoxetine for the treatment of childhood anxiety disorders. *Journal of the American Academy of Child and Adolescent Psychiatry, 42*, 415–423.

Birmaher, B., Khetarpal, S., Brent, D., Cully, M., Balach, L., Kaufman, J. & McKenzie Neer, S. (1997). The Screen for Child Anxiety Related Emotional Disorders (SCARED): Scale construction and psychometric characteristics. *Journal of the American Academy of Child and Adolescent Psychiatry, 36*, 545–553.

Bodden, D., Bögels, S.M., Nauta, M., De Haan, E., Ringrose, J., Appelboom, C., Brinkman, A.G. & Appelboom-Geerts, K. (2008). Child versus family cognitive-behavioral therapy in clinically anxious youth: An efficacy and partial effectiveness study. *Journal of the American Academy of Child and Adolescent Psychiatry, 47*, 1384–1394.

Boer, F., Markus, M.T., Maingay, R., Lindhout, I.E., Borst, S.R. & Hoogendijk, T.H.G. (2002). Negative life events of anxiety disordered children: Bad fortune, vulnerability, or reporter bias? *Child Psychiatry and Human Development, 32*, 187–199.

Chorpita, B.F. (2001). Control and the development of negative emotion. In M.W. Vasey & M.R. Dadds (eds.), *The developmental psychopathology of anxiety* (pp. 112–142). New York: Oxford University Press.

Chorpita, B.F. & Barlow, D.H. (1998). The development of anxiety: The role of control in the early environment. *Psychological Bulletin, 124*, 3–21.

Cicchetti, D. & Cohen, D.J. (1995). Perspectives on developmental psychopathology. In D. Cicchetti & D.J. Cohen (eds.), *Developmental psychopathology: Volume 1. Theory and methods* (pp. 3–20). New York: Wiley.

Costello, E.J., Egger, H.L. & Angold, A. (2004). Developmental epidemiology of anxiety disorders. In T.H. Ollendick & J.S. March (eds.), *Phobic and anxiety disorders in children and adolescents. A clinician's guide to effective psychosocial and pharmacological interventions* (pp. 61–91). New York: Oxford University Press.

Costello, E.J., Mustillo, S., Erkanli, A., Keeler, G. & Angold, A. (2003). Prevalence and development of psychiatric disorders in childhood and adolescence. *Archives of General Psychiatry, 60*, 837–844.

Costello, E.J., Egger, H.L., Copeland, W., Erkanli, A. & Angold, A. (2011). The developmental epidemiology of anxiety disorders: Phenomenology, prevalence, and comorbidity. In W.K. Silverman & A.P. Field (eds.), *Anxiety disorders in children and adolescents* (pp. 56–75). Cambridge: Cambridge University Press.

De Jong, P.J., Andrea, H. & Muris, P. (1997). Spider phobia in children: Disgust and fear before and after treatment. *Behaviour Research and Therapy, 35*, 559–562.

De Jong, P.J. & Muris, P. (2002). Spider phobia: Interaction of disgust and perceived likelihood of involuntary physical contact. *Journal of Anxiety Disorders, 16*, 51–65.

Essau, C.A., Conradt, J. & Petermann, F. (2002). Course and outcome of anxiety disorders in adolescents. *Journal of Anxiety Disorders, 16*, 67–81.

Field, A.P., Argyrus, N.G. & Knowles, K.A. (2001). Who's afraid of the big bad wolf? A prospective paradigm to test Rachman's indirect pathways in children. *Behaviour Research and Therapy, 39*, 1259–1276.

Field, A.P. & Purkis, H.M. (2011). The role of learning in the etiology of child and adolescent fear and anxiety. In W.K. Silverman & A.P. Field (eds.), *Anxiety disorders in children and adolescents (2nd edition)*. Cambridge, UK: Cambridge University Press.

Fox, N.A., Henderson, H.A., Marshall, P.J., Nichols, K.E. & Ghera, M.M. (2005). Behavioral inhibition: Linking biology and behavior within a developmental framework. *Annual Review of Psychology, 56*, 235–262.

Gerull, F.C. & Rapee, R.M. (2002). Mother knows best: Effects of maternal modelling on the acquisition of fear and avoidance behaviour in toddlers. *Behaviour Research and Therapy, 40*, 279–287.

Gregory, A.M. & Eley, T.C. (2007). Genetic influences on anxiety in children: What we've learned and where we're heading. *Clinical Child and Family Psychology Review, 10*, 199–212.

Gullone, E. (2000). The development of normal fear: A century of research. *Clinical Psychology Review, 20*, 429–451.

Hayward, C., Killen, J.D., Kraemer, H.C. & Taylor, C.B. (2000). Predictors of panic attacks in adolescents. *Journal of the American Academy of Child and Adolescent Psychiatry, 39*, 207–214.

Hogendoorn, S., Prins, P.J.M., Boer, F., Vervoort, L., Wolters, L., Moorlag, H., Nauta, M.H., Garst, H., Hartman, C.A. & De Haan, E. (2013). Mediators of cognitive behavioral therapy for anxiety-disordered children and adolescents: Cognition, perceived control, and coping. *Journal of Clinical Child and Adolescent Psychology*. E-pub June.

Kagan, J. (1998). *Galen's prophecy. Temperament in human nature*. New York: Basic Books.

Kendall, P.C. (1994). Treating anxiety disorders in children: Results of a randomnized clinical trial. *Journal of Consulting and Clinical Psychology, 62*, 100–110.

Kessler, R.C., Berglund, P., Demler, O., Jin, R., Merikangas, K.R. & Walters, E.E. (2005). Lifetime prevalence and age-of-onset distributions of DSM-IV disorders in the national comorbidity survey replication. *Archives of General Psychiatry, 62*, 593–602.

Lau, J.Y.F., Eley, T.C. & Stevenson, J. (2006). Examining the state-trait anxiety relationship: A behavioural genetic approach. *Journal of Abnormal Child Psychology, 34*, 19–27.

Lewis-Morrarty, E., Degnan, K.A., Chronis-Tuscano, A., Rubin, K.H., Cheah, C.S.L., Pine, D.S., Henderson, H.A. & Fox, N.A. (2012). Maternal over-control moderates the association between early childhood behavioral inhibition and adolescent social anxiety symptoms. *Journal of Abnormal Child Psychology, 40*, 1363–1373.

Lyneham, H.J. & Rapee, R.M. (2011). Prevention of child and adolescent anxiety disorders. In W.K. Silverman & A.P. Field (eds.), *Anxiety disorders in children and adolescents* (pp. 349–366). Cambridge, UK: Cambridge University Press.

Manly, T., Robertson, I.H., Anderson, V. & Nimmo-Smith, I. (2004). *The Test of Everyday Attention for Children (TEACh)*. Lisse: Harcourt Test Publishers.

Monk, C.S., Telzer, E.H., Mogg, K., Bradley, B., Mai, X., Louro, H., Chen, G., McClure-Tone, E., Ernst, M. & Pine, D.S. (2008). Amygdala and ventrolateral prefrontal cortex activation to masked angry faces in children and adolescents with generalized anxiety disorder. *Archives of General Psychiatry, 65*, 568–576.

Mowrer. P. (1960). *Learning theory and behavior*. New York: Wiley.

Muris, P. (2006). Unique and interactive effects of neuroticism and effortful control on psychopathological symptoms in non-clinical adolescents. *Personality and Individual Differences, 40*, 1409–1419.

Muris, P. (2007). *Normal and abnormal fear and anxiety in children and adolescents*. Oxford: Elsevier.

Muris, P. (2010). *Angststoornissen bij kinderen*. Amsterdam: Hogrefe.

Muris, P. (2012). Treatment of childhood anxiety disorders: What is the place for antidepressants? *Expert Opinion On Pharmacotherapy, 13*, 43–64.

Muris, P., Bodden, D., Hale, W., Birmaher, B. & Mayer, B. (2007). SCARED-NL. *Vragenlijst over angst en bang-zijn bij kinderen en adolescenten*. Amsterdam: Boom.

Muris, P. & Field, A. (2008). Distorted cognition and pathological anxiety in children and adolescents. *Cognition and Emotion, 22*, 395–421.

Muris, P. & Field, A.P. (2011). The normal development of fear. In W.K. Silverman & A.P. Field (eds.), *Anxiety disorders in children and adolescents: Research, assessment and intervention (second edition)* (pp. 76–89). Cambridge: Cambridge University Press.

Muris, P., Luermans, J., Merckelbach, H. & Mayer, B. (2000). "Danger is lurking everywhere". The relationship between anxiety and threat perception abnormalities in normal children. *Journal of Behavior Therapy and Experimental Psychiatry, 31*, 123–136.

Muris, P., Meesters, C. & Rompelberg, L. (2007). Attention control in middle childhood: Relations to psychopathological symptoms and threat perception distortions. *Behaviour Research and Therapy, 45*, 997–1010.

Muris, P., Meesters, C. & Van Brakel, A. (2003). Assessment of anxious rearing behaviors with a modified version of the "Egna Minnen Beträffande Uppfostran" (EMBU) questionnaire for Children. *Journal of Psychopathology and Behavioral Assessment, 25*, 229–237.

Muris, P., Merckelbach, H., Meesters, C. & Van den Brand, K. (2002). Cognitive development and worry in normal children. *Cognitive Therapy and Research, 26*, 775–785.

Muris, P. & Ollendick, T.H. (2005). The role of temperament in the etiology of child psychopathology. *Clinical Child and Family Psychology Review, 8*, 271–289.

Muris, P., Van Zwol, L., Huijding, J. & Mayer, B. (2010). Mom told me scary things about this animal! Parents installing fear beliefs in their children via the verbal information pathway. *Behaviour Research and Therapy, 48*, 341–346.

Nauta, M.H. & Scholing, A. (1998). *De Dappere Kat: Therapeuthandleiding, werkbladen, huiswerkmap* (vertaling en aanpassing van Coping Cat, P.C. Kendall). Ongepubliceerd manuscript: Rijksuniversiteit Groningen.

Nilsen, T.S., Eisemann, M. & Kvernmo, S. (2013). Predictors and moderators of outcome in child and adolescent anxiety and depression: A systematic review of psychological treatment studies. *European Child and Adolescent Psychiatry, 22*, 69–87.

Ollendick, T.H. (1983). Reliability and validity of the Revised Fear Survey Schedule for Children (FSSC-R). *Behaviour Research and Therapy, 21*, 685–692.

Oosterlaan, J. & Prins, P.J.M. (2012). *Handleiding Vragenlijst voor Angst bij Kinderen (VAK 4-12)*. Amsterdam: Pearson.

Rachman, S.J. (1991). Neoconditioning and the classical theory of fear acquisition. *Clinical Psychology Review, 11*, 155–173.

Rapee, R.M., Edwards, S., Ingram, M., Edwards, S. & Sweeney, L. (2005). Prevention and early intervention of anxiety disorders in inhibited preschool children. *Journal of Consulting and Clinical Psychology, 73*, 488–497.

Rapee, R.M., Schniering, C.A. & Hudson, J.L. (2009). Anxiety disorders during childhood and adolescence. *Annual Review of Clinical Psychology, 5*, 311–341.

Reynolds, S., Wilson, C., Austin, J. & Hooper, L. (2012). Effects of psychotherapy for anxiety in children and adolescents. *Clinical Psychology Review, 32*, 251–262.

Rothbart, M.K., Ellis, L.K. & Posner, M.I. (2004). Temperament and self-regulation. In R.F. Baumeister & K.D. Vohs (eds.), *Handbook of self-regulation. Research, theory, and applications* (pp. 357–370). New York: Guilford Press.

Schmidt, L.A., Fox, N.A., Rubin, K.H. & Sternberg, E.M. (1997). Behavioral and neuroendocrine responses in shy children. *Developmental Psychobiology, 30*, 127–140.

Silverman, W.K. & Albano, A.M. (1996). *Anxiety Disorders Interview Schedule for DSM-IV. Child and parent versions.* San Antonio, TX: Psychological Corporation/Graywind.

Siqueland, L., Kendall, P.C. & Steinberg, L. (1996). Anxiety in children: Perceived family environments and observed family interaction. *Journal of Consulting and Clinical Psychology, 25*, 225–237.

Stevenson, J., Batten, N. & Cherner, M. (1992). Fears and fearfulness in children and adolescents: A genetic analysis of twin data. *Journal of Child Psychology and Psychiatry, 33*, 977–985.

Tiet, Q.Q., Bird, H.R., Hoven, C.W., Moore, R., Wu, P., Wicks, J., Jensen, P.S., Goodman, S. & Cohen, P. (2001). Relationship between specific adverse life events and psychiatric disorders. *Journal of Abnormal Child Psychology, 29*, 153–164.

Vasey, M.W. & Dadds, M.R. (2001). An introduction to the developmental psychopathology of anxiety. In M.W. Vasey, & M.R. Dadds (eds.), *The developmental psychopathology of anxiety* (pp. 3–26). New York: Oxford University Press.

Vasey, M.W., Daleiden, E.L., Williams, L.L. & Brown, L.M. (1995). Biased attention in childhood anxiety disorders: A preliminary study. *Journal of Abnormal Child Psychology, 23*, 267–279.

Verhulst, F.C. & Van der Ende, J. (2004). *Handleiding voor de Child Behavior Checklist (CBCL).* Rotterdam: Erasmus MC, Sophia Kinderziekenhuis, Afdeling Kinder- en Jeugdpsychiatrie.

Vreeke, L., Muris, P., Mayer, B., Huijding, J., Bos, A.E.R., Van der Veen, M., Raat, H. & Verheij, F. (2012). The assessment of an inhibited, anxiety-prone temperament in a Dutch multi-ethnic population of preschool children. *European Child and Adolescent Psychiatry, 21*, 623–633.

Walkup, J.T., Albano, A.M., Piacentini, J., Birmaher, B., Compton, S.N., Sherill, J.T., Ginsburg, G.S., Rynn, M.A., McCracken, J., Waslick, B., Iyengar, S., March, J.S. & Kendall, P.C. (2008). Cognitive behavioural therapy, sertraline, or a combination in childhood anxiety. *New England Journal of Medicine, 359*, 2753–2766.

Warren, S.L., Huston, L., Egeland, B. & Sroufe, L.A. (1997). Child and adolescent anxiety disorders and early attachment. *Journal of the American Academy of Child and Adolescent Psychiatry, 36*, 637–644.

Watson, J.B. & Rayner, R. (1920). Conditioned emotional reactions. *Journal of Experimental Psychology, 3*, 1–14.

Weems, C.F., Silverman, W.K., Rapee, R.M. & Pina, A.A. (2003). The role of control in childhood anxiety disorders. *Cognitive Therapy and Research, 27*, 557–568.

Westenberg, P.M., Drewes, M.J., Goedhart, A.W., Siebelink, B.M. & Treffers, P.D.A. (2004). A developmental analysis of self-reported fears in late childhood through mid-adolescence: Social-evaluative fears on the rise? *Journal of Child Psychology and Psychiatry, 45*, 481–495.

Westenberg, P.M., Siebelink, B.M., Warmenhoven, N.J.C. & Treffers, P.D.A. (1999). Separation anxiety and overanxious disorders: Relations to age and level of psychosocial maturity. *Journal of the American Academy of Child and Adolescent Psychiatry, 38*, 1000–1007.

Aanbevolen literatuur

Beesdo, K., Knappe, S. & Pine, D.S. (2009). Anxiety and anxiety disorders in children and adolescents: Developmental issues and implications for DSM-5. *Psychiatric Clinics of North America, 32*, 483–524.

Muris, P. (2010). *Angststoornissen bij kinderen.* Amsterdam: Hogrefe.

Rapee, R.M., Schniering, C.A. & Hudson, J.L. (2009). Anxiety disorders during childhood and adolescence. *Annual Review of Clinical Psychology, 5*, 311–341.

Relevante website

► http://www.adaa.org/living-with-anxiety/children

Stemmingsproblemen en depressie

Caroline Braet, Laura Wante en Benedikte Timbremont

Depressie: risicofactoren en beschermende factoren

Depressie bij kinderen en jongeren is een ernstige mentale stoornis die vaak gepaard gaat met een hoge kans op recidive. De hoge prevalentiecijfers en de negatieve psychosociale gevolgen benadrukken het belang van wetenschappelijk onderzoek naar vroege depressiesignalen en onderliggende mechanismen van de ontwikkeling en het verloop van depressie bij kinderen en jongeren. Bovendien bevorderen resultaten van dergelijk onderzoek de diagnostiek en behandelingsmogelijkheden voor depressie en de ontwikkeling van evidence-based preventieprogramma's voor kwetsbare kinderen en jongeren. In dit hoofdstuk worden eerst en vooral het klinisch beeld, de diagnostische criteria volgens DSM-5 en de ontwikkeling en prognose van een majeure depressieve stoornis bij kinderen en jongeren besproken. Vervolgens wordt ook aandacht besteed aan risico- en beschermende factoren en potentiële onderliggende mechanismen geassocieerd met de ontwikkeling van een depressieve stoornis. Er wordt hierbij een eerste aanzet gegeven om depressie te verklaren vanuit een transactioneel model waarin een *state of the art* wordt gebracht omtrent alle wetenschappelijk ondersteunde belangrijke factoren in de ontwikkeling van depressie die vaak dynamisch op elkaar inwerken. Tot slot wordt ook een update gegeven van de implicaties voor de diagnostiek en behandeling van depressie bij kinderen en jongeren en worden er belangrijke richtlijnen voor toekomstig onderzoek belicht.

14.1 Inleiding

Lange tijd is gedacht dat kinderen niet vatbaar waren voor het ontwikkelen van depressies. Inmiddels is deze gedachte compleet verlaten. Uit onderzoek dat is uitgevoerd aan het Institute of Psychiatry in London kan worden afgeleid dat er bij kinderen wel degelijk gevoelens van ellende kunnen voorkomen en dat deze gevoelens een goede, zij het aspecifieke, indicatie vormen voor psychische stoornissen (Harrington, Rutter & Fombonne, 1996). Niet elke negatieve stemming zal tot een depressie leiden. Het is duidelijk dat sommige afwijkingen in negatief affect nog bij een normale ontwikkeling kunnen behoren. Verder ontwikkelingspsychopathologisch onderzoek zal hierin duidelijkheid moeten brengen.

14.2 Stemmingswisselingen bij kinderen: normale en abnormale uitingsvormen

Een depressieve stemming omvat het onvermogen om plezier te hebben en gaat gepaard met een vermindering van interesse en motivatie (APA, 2013). Er bestaan diverse varianten van negatieve gevoelens, waaronder neerslachtigheid, lusteloosheid, gevoelens van waardeloosheid, prikkelbaarheid. Alle vallen onder de noemer 'depressieve symptomen'. Deze kunnen zich bundelen tot een duidelijk syndroom. Er is sprake van een depressieve stoornis wanneer het depressief syndroom een langere periode aanwezig is en als de persoon daardoor in zijn functioneren ernstig aangetast is. De term depressie kan aldus verwijzen naar een symptoom, een syndroom of naar een stoornis.

In het tripartite model van Watson en Clark (Watson, e.a., 1995; Joiner & Lonigan, 2000) wordt een depressieve stemming in de eerste plaats gekarakteriseerd door negatieve affectiviteit en geplaatst tegenover een normale stemming die we bij kinderen kunnen omschrijven als positieve affectiviteit. Het model stelt drie factoren voorop: negatieve affectiviteit (NA), positieve affectiviteit (PA) en fysiologische hyperarousal (FH). NA wordt omschreven als de mate waarin iemand een aversief gevoel ervaart, zoals zenuwachtigheid, schuld, verdriet, walging. PA omvat de mate waarin iemand een positieve stemming ervaart, zoals enthousiasme, verheugdheid, alertheid. FH representeert signalen van somatische spanning zoals kortademigheid, duizeligheid, een droge mond.

Volgens deze auteurs kunnen alle kinderen op deze drie dimensies geplaatst worden en kunnen kinderen dus én positieve én negatieve gevoelens ervaren. De verhouding tussen beide is hier belangrijk. Is de balans negatief, dan is er sprake van kinderen die zich niet goed voelen. Een hoge NA zou volgens dit driefactorenmodel niet alleen typerend zijn voor jongeren met een depressieve stemming, maar zou ook verhoogd voorkomen bij jongeren met angsten. Een lage PA daarentegen is specifiek voor depressie en een hoge FH is specifiek voor angst. Aan de hand van PA en FH zouden we dus kunnen differentiëren tussen angst en depressie. Onderzoek bij kinderen en adolescenten levert ondersteuning op voor dit driefactorenmodel. Ook blijkt de combinatie van een lage PA/hoge NA voorspellend te zijn voor toekomstige symptomen van depressie, maar niet van angst (Joiner & Lonigan, 2000). De meeste studies hebben echter geen onderscheid gemaakt tussen kinderen en adolescenten. De resultaten van studies die dit onderscheid wel maken, suggereren dat bij basisschoolkinderen angst en depressie beter geconceptualiseerd zouden worden als een unitair construct. Bij adolescenten zou men wel kunnen differentiëren tussen angst en depressie. Ook al geeft dit model de aanzet tot veel interessant cross-sectioneel en longitudinaal onderzoek, meer onderzoek naar de mogelijkheden en beperkingen van deze benadering is nodig.

Naast deze dimensionele visie op normale en afwijkende stemming is er ook een categoriale visie. In de DSM wordt reeds vanaf de derde versie het standpunt ingenomen dat een aanhoudende depressieve stemming ook bij kinderen als psychiatrische stoornis wordt gezien. Vanuit deze invalshoek gaat men ervan uit dat depressie zich op alle leeftijden ongeveer gelijk manifesteert. Hoewel er in de DSM-5 (APA, 2013) specificaties naar leeftijd zijn (bijvoorbeeld het eerste item 'depressieve stemming' mag bij kinderen ook zijn 'prikkelbare stemming' en het item 'gewichtsverlies' wordt bij kinderen 'verwachte gewichtstoename blijft uit'), blijft men in de APA nog steeds bij 'universele' depressiesymptomen voor alle leeftijden. In dit opzicht verschilt de DSM-5 weinig van de eerdere versies.

In de DSM-5 (APA, 2013) worden depressies beschreven onder de rubriek 'depressieve stoornissen'. Deze hoofdcategorie omvat verschillende subgroepen waarvan we er hier twee nader bespreken: de majeure depressieve stoornis en de persisterende depressieve stoornis. Er is sprake van een 'majeure depressieve stoornis' (*major depressive disorder*, kortweg: een depressie) wanneer een kind ten minste gedurende twee weken een pervasieve verandering in de stemming vertoont, zich uitend in ofwel depressieve gevoelens ofwel een geïrriteerde stemming en/of verlies van interesse en plezier. Aanvullend moet het kind ook minstens vier andere klinische kenmerken hebben uit de volgende reeks: significante veranderingen in het eetpatroon, gewichtsverlies of gewichtstoename, slapeloosheid of hypersomnia, een nagenoeg dagelijks optredende psychomotorische agitatie of remming, klachten over moeheid of verlies van energie, gevoelens van waardeloosheid of excessieve, irreële schuldgevoelens, een verminderd denk- of concentratievermogen of besluiteloosheid en steeds terugkerende suïcidegedachten en/of suïcidepoging. Deze karakteristieken moeten tevens van dien aard zijn dat ze een significant lijden veroorzaken of een belemmering vormen in het functioneren op sociaal gebied, bij dagelijkse bezigheden (school, werk) of op andere belangrijke levensterreinen. De symptomen mogen niet te wijten zijn aan fysiologische effecten na middelenmisbruik (aparte derde groep), of aan een somatische aandoening (aparte vierde groep) of gezien worden als een premenstrueel syndroom (aparte vijfde groep). Voldoet een kind slechts aan enkele van de beschreven symptomen, dan kan het beeld volgens de DSM ondergebracht worden bij de 'depressieve stoornis – niet anderszins omschreven' (aparte zesde groep). Wanneer de symptomen twee tot drie keer per week met verbale of fysieke uitbarstingen gepaard gaan moet men eerder denken aan een verstoorde stemmingsdisregulatiestoornis, die eveneens een aparte groep vormt. De DSM-5 vermeldt bovendien dat differentiaaldiagnose met rouw zeker nodig is maar dat een depressie zich ook kan ontwikkelen binnen een rouwproces. Er staan richtlijnen beschreven om dit nader uit te zoeken (zie APA, 2013, p. 161). Ten slotte mogen er geen manische of psychotische episodes waarneembaar zijn, hiervoor verwijst de DSM-5 naar andere stoornissen.

Een kind kan ook een 'persisterende depressieve stoornis' (*persistent depressive disorder*, kortweg: een dysthyme stoornis) ontwikkelen. Typerend hier is dat het kind een depressieve of geïrriteerde stemming heeft op de meeste dagen gedurende het grootste deel van de dag gedurende een periode van een jaar. Het moet ook minstens twee andere uit de eerder beschreven symptomen vertonen (bijvoorbeeld slechte eetlust en concentratieproblemen). Tijdens de periode van een jaar mogen er evenwel nooit meer dan twee maanden achter elkaar zijn geweest waarin de genoemde symptomen ontbraken. Verder is er in de DSM-5 een aantal criteria beschreven die een dysthyme stoornis uitsluiten. Zo kan er geen sprake zijn van een depressieve episode gedurende het eerste jaar van de stoornis. Ook mogen er geen manische episodes geobserveerd worden. Verder mag dysthymie niet optreden tijdens het beloop van een chronische psychotische stoornis en niet te wijten zijn aan de directe gevolgen van de inname van bepaalde stoffen of van de algemene medische conditie van de betrokkene. Net zoals bij een depressie veroorzaakt dysthymie een duidelijk lijden of een duidelijke belemmering in het sociaal functioneren, bij dagelijkse bezigheden (school, werk) of op andere belangrijke levensterreinen (APA, 2013).

Er is veel kritiek op deze DSM-omschrijvingen. Een eerste probleem dat naar voren komt is dat depressiekenmerken vaak niet door anderen worden opgemerkt waardoor er ondergediagnosticeerd zou worden (zie ook ▶ box 14.1). De gelijkstelling van depressie-uitingen voor alle leeftijden gaat ook voorbij aan ontwikkelingspsychologische aspecten. Het lijkt evident dat het ontwikkelingsniveau van kinderen differentiërende effecten zal hebben op de uitingsvormen van depressie. Zo zal suïcidaliteit als symptoom nog niet optreden als het doodsconcept bij een kind nog onvoldoende ontwikkeld is. Ook cognitieve symptomen (schuldgevoelens, eigenwaardeproblemen) kunnen slechts voorkomen als de cognitieve ontwikkeling voldoende gevorderd is (Abela & Hankin, 2008). Volgens De Wit (2000) spelen vooral ontwikkelingstaken een doorslaggevende rol bij de symptoomvariatie. Zo zullen depressieve peuters in de separatie-individuatiefase hun symptomen vooral uiten in de vorm van separatieangsten, terwijl bij kinderen in de basisschool een slechter functioneren op school een belangrijk signaal kan vormen. Adolescenten ten slotte zullen in hun streven naar autonomie eerder proberen om hun depressiesymptomen te ontkennen en dit met antisociaal gedrag of alcohol- en drugsmisbruik trachten te verhullen. Dit zou ook de hoge comorbiditeitscijfers kunnen verklaren. Reeds tijdens de Isle of Wight-studies, de allereerste studies naar psychiatrische kenmerken bij jongeren (Harrington, Rutter, & Fombonne, 1996), werd opgemerkt dat depressieve kenmerken sterk geassocieerd waren met gedragsproblemen enerzijds en angstproblemen anderzijds. Dit is in later onderzoek bevestigd: in een grote studie van Costello (Costello, Mustello, Erkanli, Keeler & Angold, 2003) bleek 59% van de meisjes en 72% van de jongens met een depressie comorbide diagnoses te hebben. Volgens Birmaher e.a. (2007) zal 50% van de depressieve jongeren zelfs twee of meer comorbide diagnoses krijgen. Birmaher wijst er evenwel ook op dat kinderen en adolescenten met een depressie toch gelijksoortige kernsymptomen vertonen. Zonder voorbij te gaan aan specifieke ontwikkelings-verschillen, weerspiegelt zich in de internationale literatuur steeds meer de trend om vooral de gelijkenissen, zoals verlies van interesse en plezier, in depressiemanifestatie tussen volwassenen en kinderen te benadrukken in plaats van de differentiële manifestaties te benadrukken.

Box 14.1 Beoordeling van depressiekenmerken door verschillende informanten

Lewis en Miller (1990) bestudeerden 125 kinderen van 9 jaar oud. Hun moeders vulden de CBCL (Achenbach & Rescorla, 2001) in en beantwoordden een aantal vragen over hun kinderen. De kinderen vulden een depressieschaal in en beantwoordden ook enkele vragen. De leerkrachten ten slotte vulden een vragenlijst in over het gedrag van het kind in de klas. Met behulp van deze bronnen kwam men tot een depressiescore voor elk kind. Uit de resultaten bleek dat ouders, leerkracht en kind er een verschillende mening op nahielden in verband met het al dan niet aanwezig zijn van een depressie bij het kind.

Aanwezigheid depressie volgens moeder, kind en leraar			
moeder		moeder	
depressie: ja 28 kinderen		depressie: nee 97 kinderen	
kind		kind	
depressie: ja 5 kinderen	depressie: nee 23 kinderen	depressie: ja 7 kinderen	depressie: nee 90 kinderen
leraar	leraar	leraar	leraar
ja (2) – nee (3)	ja (8) – nee (15)	ja (0) – nee (7)	ja (26) – nee (64)

14.3   Ontwikkeling en prognose

De ontwikkeling van een depressie kan zich reeds vanaf zeer jonge leeftijd manifesteren. Poznanski en Mokros (1994) meldden in een unieke studie een prevalentie van 0,9% bij kinderen in de leeftijd onder de 5 jaar. Prevalentiecijfers van depressies bij kinderen en adolescenten nemen toe met de leeftijd (zie ▶ box 14.2). Momenteel wordt de prevalentie geschat op 2-5% in de kindertijd, maar vanaf de adolescentie neemt dit percentage toe. Indrukwekkend zijn in dit verband de cijfers van de groep van Jane Costello waaruit blijkt dat op de leeftijd van 21 jaar ongeveer 12-15% van de jongeren ooit een depressieve stoornis doormaakte (lifetime-prevalentie) (Copeland, Shanahan, Costello & Angold, 2011).

Longitudinale studies betreffende het verloop van een depressieve stoornis leveren geen gunstig beeld op. Zo werd aangetoond dat een depressieve stoornis ongeveer 8 maanden duurt in een klinische steekproef en 1 tot 2 maanden in een bevolkingssteekproef. De gemiddelde duur van een dysthyme stoornis kan oplopen tot 3 à 4 jaar in zowel klinische als algemene steekproeven (Birmaher e.a., 2007). Alhoewel men enerzijds kan stellen dat na een depressieve episode nagenoeg iedereen herstelt, blijkt dat depressieve jongeren een grote kans vertonen om steeds opnieuw in nieuwe depressieve periodes te vervallen. Resultaten bevestigen dat 20-60% van de jongeren valt terug binnen 1 of 2 jaar na herstel (Birmaher e.a., 2007). Dit cijfer stijgt tot 70% na 5 jaar (Birmaher, Arbelaez & Brent, 2002). Bovendien neemt de kans op terugval verder toe bij een toenemende ernst van de depressieve episode, de aanwezigheid van subklinische symptomen na herstel, comorbide problemen, recente stresserende gebeurtenissen, een voorgeschiedenis van terugval, een aversieve familieomgeving en/of een familiale voorgeschiedenis van depressie (Birmaher e.a., 2002).

Harrington leverde een belangrijke bijdrage door het bestuderen van 80 kinderen uit zijn kliniek en hun gezin en dit tot 18 jaar na aanmelding. Ongeveer de helft van de jongeren met een depressiediagnose had ook later als volwassene een diagnose van depressie (Harrington e.a., 1996). Interessant hier is dat ook de eerstegraadsfamilieleden werden geïnterviewd en vergeleken qua psychiatrische diagnoses met familieleden van 80 controlekinderen. De lifetime-prevalentie van een depressieve stoornis was 50% bij eerstegraadsverwanten van depressieve jongeren. Men kwam tot de pessimistische bevinding dat depressie sterk familiaal is: de odds-ratio's dat een eerstegraadsverwante van een depressief kind ook zelf depressief is, is dubbel zo groot.

Nog steeds wordt onderzoek gestimuleerd naar de mogelijke ontwikkeling van depressie naar een gedragsstoornis en andersom. Wolff en Ollendick (2006) concludeerden dat er evidentie is voor beide ontwikkelingen. Dit komt enerzijds omdat er bij jongeren met depressie en gedragsstoornissen gemeenschappelijke onderliggende factoren ontdekt worden (bijvoorbeeld affectregulatieproblemen, depressie bij moeder). Daarnaast zijn er ook argumenten dat een gedragsstoornis kan leiden tot een depressie (bijvoorbeeld door opeenvolgende faalervaringen) en dat omgekeerde ontwikkeling, onder bepaalde condities, ook mogelijk is (bijvoorbeeld bij aanhoudende problemen om de prikkelbaarheid die geassocieerd is met depressie te reguleren). Onderzoek van gemeenschappelijke en unieke risicofactoren binnen een prospectief design zal hierover meer uitsluitsel kunnen geven. Dit geldt ook voor de observatie dat angst en depressie vaak samen voorkomen (Zavos, Rijsdijk & Eley, 2012).

Box 14.2 Cijfers over het voorkomen van depressie

Uit prevalentie- en prognosecijfers blijkt dat depressie bij kinderen een ernstige stoornis is. Over het algemeen neemt de prevalentie geleidelijk toe met de leeftijd, om vanaf de vroege adolescentie een vrij snelle groei te kennen tot in de volwassenheid. Studies omtrent het voorkomen van de majeure depressieve stoornis en de dysthyme stoornis rapporteren voor beide een prevalentie van circa 2% bij kinderen tot circa 8% bij adolescenten Bovendien ervaren ongeveer 5 tot 10% van de jongeren subklinische symptomen van depressie, wat gezien kan worden als een mogelijke voorloper van de ernstige vorm (Birmaher e.a., 2007). Hoewel de verhouding tussen jongens en meisjes ongeveer gelijk is vóór de adolescentie (1:1), ontstaat er een toenemend verschil tussen beide in de adolescentie (1:2), met dubbel zo hoge cijfers voor meisjes (Birmaher e.a., 2007).

Dit blijkt ook uit de enige beschikbare Vlaamse studie van Hellinckx, De Munter en Grietens (1991). Hier werd een grootschalig screeningsonderzoek gedaan bij kinderen tussen 6 en 11 jaar, met behulp van de CBCL. Bij de jongens scoorde 4,6% (angstig)-depressief, bij de meisjes bleek 16,2% (angstig)-depressief. Deze screeningscijfers zijn helaas slechts een ruwe schatting van de werkelijke prevalentie van een depressieve stoornis. Ook was het met deze versie van de CBCL niet mogelijk angst en depressie apart te bekijken. Hiermee is wel aangetoond dat angstig/depressieve kenmerken het meest ontdekte probleem zijn bij Vlaamse meisjes.

In Nederland zijn er recentere cijfers voorhanden: in een grote studie van de groep van Verhulst (Reef, Van Meurs, Verhulst & Van der Ende, 2010) wordt een groep kinderen reeds 24 jaar gevolgd, eveneens met de CBCL en later aangevuld met klinische interviews. Op het eerste tijdstip vertoonde 4,8% van de kinderen (4-16 jaar) een depressieve stoornis en 16% een angststoornis. Er werd geen opsplitsing gemaakt naar jongens/meisjes. Van diegenen die op dit tijdstip binnen de klinische range scoorden ziet men dat 24 jaar later de kans op een psychiatrische problematiek dubbel zo groot was. De auteurs merken wel op dat depressie niet per se door depressie op jonge leeftijd wordt voorspeld.

Toch zijn er ook kinderen die spontaan herstellen. Uit een studie van Rushton, Forcier en Schectman (2002) met 1-jaar follow-upgegevens van 13.568 jongeren tussen de 12 en 18 jaar bleek dat jongeren nogal eens 'verspringen' van diagnostische categorie. De jongeren werden opgesplitst op basis van een depressiemaat op tijdstip 1 in minimale (72%), milde (19%) en ernstige symptomen (9%):

- Bij de categorie met minimale symptomen ontwikkelt 3% ernstige symptomen en 13% milde symptomen.
- Bij de tussengroep ontwikkelt 50% naar een symptoomvrije status en 17% naar een ernstige symptomatologie.
- Bij de groep met ernstige symptomen blijft 50% stabiel, 32% gaat naar een mildere vorm en 24% wordt symptoomvrij.

Samen met Harrington e.a. (1996) kunnen we besluiten dat er verschillende trajecten zijn die tot dezelfde uitkomst 'depressie' kunnen leiden (equifinaliteit), terwijl er anderzijds voor kinderen met een depressie ook weer verschillende trajecten mogelijk zijn waarbij depressie bij sommigen kan persisteren en bij anderen (gedeeltelijk) kan herstellen (multifinaliteit). Prospectief onderzoek naar de impact van verschillende mechanismen zal hopelijk in de toekomst duidelijkheid brengen.

14.4   Risico- en beschermende factoren

Meerdere risicofactoren zijn beschreven die tot het ontstaan van een depressie kunnen bijdragen. Geen van deze factoren is echter op zichzelf een voldoende voorwaarde voor het ontstaan van depressie. Grosso modo kunnen we drie categorieën onderscheiden: factoren in het kind zelf (ook proximale factoren genaamd), factoren in de omgeving van het kind en factoren in de levensloop, welke beide onder de distale factoren zijn te rangschikken.

Uit literatuuroverzichten en onderzoek blijkt dat een depressieve stoornis veroorzaakt wordt door zowel genetische als omgevingsfactoren (Weissman e.a., 2006). De ontwikkeling of het voortbestaan van een depressieve stoornis kan in belangrijke mate beïnvloed worden door de aanwezigheid van één of meerdere stressoren, zoals een verlieservaring, verwaarlozing of conflicten. Niettemin is de reactie van het kind op deze omgevingsfactoren sterk afhankelijk van bepaalde risicofactoren in het kind zelf, zoals een negatieve cognitieve of attributiestijl, genetische dispositie, de aanwezigheid van comorbide stoornissen, stoornissen in de affectregulatie, tekort aan sociale vaardigheden, lichamelijke ziekten, het gebruik van medicatie enzovoort (Birmaher e.a., 2007).

14.4.1 Risicofactoren in het kind

Genetici gaan ervan uit dat depressogene genen een impact hebben op de productie van neurotransmitters. Een probleem bij het onderzoek naar de neurotransmitters verantwoordelijk voor depressie bij mensen is evenwel dat de relatie tussen biologische factoren en depressie niet unidirectioneel blijkt te zijn. Depressie zou immers ook leiden tot veranderingen in het centrale zenuwstelsel, waardoor er sprake is van zowel biologische oorzaken als biologische effecten.

Hoewel er tot op heden nog geen moleculair-genetische studies gepubliceerd zijn over depressieve stoornissen bij kinderen en jongeren, blijkt uit studies bij volwassenen wel een bepaalde chromosomale overerving. Deze resultaten dienen echter genuanceerd te worden, aangezien weinig studies zijn gerepliceerd. Genetisch onderzoek naar stemmingsstoornissen kan onderverdeeld worden in familiestudies, tweeling- en adoptiestudies en moleculair onderzoek. Uit familiestudies blijkt dat kinderen van ouders met een depressieve stoornis een verhoogde kans hebben op depressie. Deze resultaten dienen met de nodige voorzichtigheid geïnterpreteerd te worden. De rol van omgevingsfactoren, in het bijzonder ouder-kindinteracties, als mediërende factor zijn niet uit te sluiten. Immers, depressieve ouders zouden tijdens de eerste levensjaren minder aandacht hebben voor de emotionele behoeften van hun kind, kritischer zijn en ook minder in staat zijn een goed affectregulatiemodel te zijn, waardoor de kinderen die opgroeien in een gezin met een depressieve ouder een depressie kunnen verwerven enkel en alleen op grond van familiale omgevingsfactoren (Rutter, Moffitt & Caspi, 2006). Tweelingstudies bieden het methodologische voordeel dat zowel de rol van erfelijkheid als de rol van gedeelde en niet-gedeelde omgevingsfactoren bestudeerd kunnen worden. Er zijn echter nog geen tweelingstudies bekend bij kinderen met een diagnose 'depressieve stoornis'. Uit het reeds twintig jaar lopende tweelingonderzoek van de Londense groep onder leiding van Thalia Eley (Zavos, Rijsdijn & Eley, 2012) blijkt wel een erfelijkheid voor depressieve symptomen, zoals gemeten met zelfrapportage-instrumenten. Er worden sekse- en leeftijdseffecten gerapporteerd: de genetische impact zou sterker zijn bij jongens en zou bovendien groter zijn in de adolescentie in vergelijking met de kindertijd (Rice, Harold & Thapar, 2002).

Een adoptiestudie van Eley, Deater-Deckard, Fombonne, Fulker en Plomin (1998) vond ten slotte, in tegenstelling tot tweelingstudies, geen genetisch effect. Een verklaring voor deze tegenstrijdige resultaten zoeken de auteurs in de sterke nature-nurturecorrelatie die wegvalt in adoptiestudies (zie ook ▶ H. 3). Dit suggereert dat men een kwetsbaarheid tot depressie (nature) kan erven die evenwel alleen tot uiting komt in een depressogene omgeving (nurture) (Rutter e.a., 2006).

Omgevingsfactoren blijken met andere woorden een belangrijke rol te spelen bij het tot uiting komen van de genetische dispositie voor depressieve symptomen. In dit opzicht zijn studies naar stressuitlokkende omgevingsfactoren belangrijk. Een nieuw type genetisch onderzoek dat hierop volgde bestudeert stress bij kinderen en de interactie met genfracties waarvan men vermoedt dat ze met depressie geassocieerd zijn (bijvoorbeeld het 5-HTTLPR-gen dat gezien wordt als een serotoninetransporteur). Alhoewel de meeste studies cross-sectioneel zijn bevestigen ze dat depressieve symptomen beter door de interactie kunnen verklaard worden. Recent is er nog sterkere evidentie gevonden in de prospectieve studie van Hankin, Jenness, Abela en Smolen (2011), waarbij kinderen die meer stress ervaren en die het deficiënte allel van het gen hadden, duidelijk meer depressiesymptomen vertoonden.

Een belangrijke proximale kwetsbaarheidsfactor is de mate waarin kinderen emoties ervaren en hun emoties kunnen sturen of reguleren (Yap, Allen & Sheeber, 2007). De emotieregulatievaardigheden van jongeren worden sterk beïnvloed door hun temperament. Temperamentfactoren die een belangrijke rol spelen in dit verband zijn negatieve affectiviteit, positieve affectiviteit en *effortful control*. Negatieve en positieve affectiviteit geven een gevoeligheid om respectievelijk negatieve en positieve gevoelens te ervaren weer (Yap e.a., 2007). Deze temperamentfactoren kunnen gekoppeld worden aan depressie aan de hand van het tripartite model van Watson en Clark (zie ▶ par. 14.2). Effortful control (EC) verwijst naar een meer regulerende temperamentfactor en impliceert het controleren of sturen van gedrag of aandacht in specifieke situaties (Muris & Ollendick, 2005). Er werd reeds meermaals vooropgesteld dat vooral jongeren met een hoge mate van negatieve emotionaliteit en een lage mate van effortful control kwetsbaar zijn om psychische stoornissen te ontwikkelen.

In de relatie tussen temperamentfactoren en depressie speelt emotieregulatie (ER) dus een belangrijke rol. Het is niet afwijkend om emoties te ervaren, maar wel is het cruciaal om deze goed te reguleren. Zo zou het te veel inzetten van maladaptieve ER-strategieën kunnen verklaren waarom een bepaald type temperament (bijvoorbeeld hoge negatieve emotionaliteit en lage EC) meer kans heeft dan een ander type temperament op het ontwikkelen van een depressieve stoornis (Bijttebier & Roeyers, 2009; Yap e.a., 2007). Maladaptieve strategieën die vaak voorkomen bij adolescenten met een depressie zijn: rumineren, catastroferen en het onderdrukken van gevoelens. Daarnaast lijken deze jongeren in vergelijking met doorsnee kinderen ook minder gebruik te maken van adaptieve strategieën zoals cognitieve herbeoordeling en probleemoplossing (Betts, Gullone & Allen, 2009). De volgende stap in het onderzoek is om na te gaan waarom bepaalde kinderen ineffectieve ER-strategieën gebruiken. Vragen die rijzen zijn: hebben deze kinderen meer te maken met emotionele situaties, hebben ze niet geleerd om adaptieve ER-strategieën te gebruiken of zijn ze gewoonweg niet in staat hun emoties te controleren? Een heel recente trend wijst hier op de rol van cognitieve controle en executieve functies (zie ▶ box 14.3).

Box 14.3 Rol van executieve controle

Tegenwoordig richt steeds meer neuropsychologisch onderzoek zich op de werking van diverse executieve functies bij mensen die lijden aan een depressieve stoornis. Executief functioneren is een overkoepelende term die verwijst naar verschillende hogere-orde cognitieve processen (bijvoorbeeld inhibitie, werkgeheugen, cognitieve flexibiliteit) nodig voor doelgericht gedrag en adequate reacties op nieuwe of ambigue situaties (Hughes & Ensor, 2011; Snyder, 2013).

Een beperkte executieve controle van emoties zou een belangrijk onderliggend mechanisme kunnen vormen van zowel disfunctionele informatieverwerking als van maladaptieve emotieregulatie geassocieerd met een depressieve stoornis. Enerzijds kan een beperkte controle over emoties leiden tot informatieverwerkingsfouten omdat door de emoties een adequate informatieverwerking niet mogelijk is (bijvoorbeeld: men is niet in staat de aandacht goed te richten, taakirrelevante prikkels tijdig te inhiberen, ambigue stimuli correct te interpreteren, belangrijke zaken weg te schrijven in het geheugen en hierdoor het werkgeheugen weer vrij te maken voor nieuwe prikkels). Anderzijds kan deze beperkte controle over emoties ook leiden tot een langdurig overheersen van de stemming, zodat men in de depressieve stemming blijft hangen (Ladouceur e.a., 2005). Belangrijk om op te merken bij deze studies is dat er vooral moeilijkheden gevonden worden in de cognitieve verwerking van emotionele informatie in vergelijking met niet-emotionele informatie.

Eerder onderzoek bij depressieve volwassenen vond reeds duidelijke evidentie voor een beperkt executief functioneren (zie meta-analyse van Snyder, 2013). Onderzoek naar deze executieve functies bij depressieve kinderen en jongeren is nog zeer beperkt. Niettemin vonden Ladouceur en collega's (2005) al evidentie voor een beperkte executieve controle bij depressieve kinderen aan de hand van een werkgeheugentaak met emotionele informatie. Aangezien executieve functies zich gedurende de gehele kindertijd ontwikkelen is het van belang om hier een ontwikkelingsgericht perspectief in te nemen en het onderzoek bij depressieve kinderen en adolescenten met aangepaste taken op verschillende leeftijden te repliceren en uit te breiden (Hughes & Ensor, 2011).

Aangezien depressie een stoornis is die zich kenmerkt door negatieve gevoelens en negatieve gedachten wordt er ook veel onderzoek gedaan naar de wijze waarop kinderen naar hun wereld, naar zichzelf en naar hun toekomst kijken. We spreken hier van de cognitieve triade. Er is veel evidentie dat deze cognitieve triade bij depressieve kinderen uitermate pessimistisch is waarbij het nog moeilijk uit te maken valt of de depressieve gevoelens de gedachten sturen dan wel andersom. Algemeen wordt een negatieve zingevingsstijl als een proximale risicofactor gezien. Deze factor is trouwens op grond van 48 prospectieve studies momenteel erkend als een van de meest cruciale risicofactoren in het toonaangevend theoretische model over depressie bij kinderen (Abela & Hankin, 2008): het informatieverwerkingsmodel (zie verder in ▶ par. 14.5).

14.4.2 Distale risicofactoren

Vroege ouder-kindrelatiepatronen en opvoedingsstijlen worden als de voornaamste potentiële depressiedeterminanten in de omgeving van het kind gezien. Propper en Moore (2006) geven in hun literatuuroverzicht ondersteuning voor de hypothese dat ouderlijke opvoedingsvaardigheden zoals sensitiviteit en responsiviteit in belangrijke mate van invloed zijn voor een optimaal functioneren van het jonge kind. Hoe meer de ouders gepast op het temperament van hun kind reageerden, hoe positiever de emotieregulatie van het kind. Ze suggereren bovendien een link tussen de vroege socialisatie met de biologische regulatie in het kind van serotonine en dopamine en de ontwikkeling van depressie op latere leeftijd. In dezelfde lijn tonen andere studies aan dat controlerende of bestraffende reacties van ouders op de emotionele uitingen van hun kind geassocieerd zijn met meer problemen op het vlak van emotieregulatie en het gebruik van meer maladaptieve ER-strategieën bij hun kind. Bovendien speelt ook de emotionaliteit van de ouders zelf een belangrijke rol. Zo werd onder meer aangetoond dat de emotieregulatie en het temperament van de ouders een belangrijke invloed heeft op de emotionele ontwikkeling van hun kind. Men zou kunnen spreken van een intergenerationele transmissie van depressie. Recent onderzoek bevestigt dit (Brenning, Soenens, Braet & Bosmans, 2012).

Hammen, Henry & Daley (2000) geven in hun onderzoek zes typen gezinsrisicofactoren aan die zij als *childhood adversities* typeren als het de ouders betreft:

1. een ernstig drankprobleem;
2. een ernstig probleem in de geestelijke gezondheid;
3. ernstige huwelijksproblemen en/of scheiding;
4. overlijden;
5. huiselijk geweld;
6. een hechte band verliezen.

De auteurs geven aan dat deze 'adversities' schadelijk zijn voor zowel de cognitieve mechanismen als de stressgerelateerde neurobiologische mechanismen, die in interactie tot depressie bij het kind kunnen leiden. Hierbij dient opgemerkt te worden dat deze 'adversities' geen causale risicofactoren zijn: niet iedereen die eraan blootstaat zal een depressie zal ontwikkelen. Ook blijkt dat het onderzoek hoofdzakelijk gebaseerd is op zelfrapportage, wat voor vertekeningen kan zorgen. Immers, depressieve mensen zien alles door een donkere bril en herinneren zich, in vergelijking met niet-depressieve mensen, meer negatieve levensgebeurtenissen. Dit is het nadeel van retrospectief onderzoek: men meet vooral de subjectieve beleving.

Ten slotte blijken stressvolle levensgebeurtenissen (bijvoorbeeld een verhuizing of een groot verlies) vaak de trigger te zijn voor een depressie (Birmaher e.a., 2007). Ook traumatisering (acuut of chronisch) en culturele conflicten worden hierbij als risicovolle omgevingsfactoren beschreven. Daarnaast zijn er de belangrijke invloeden van andere sociale relaties waar het kind mee te maken heeft, waaronder die op school. Interessant in dit verband is het onderzoek van Hammen e.a. (2000) waar in een tweejarige follow-upstudie naast de impact van 'childhood adversities' ook de huidige stresservaringen (op school, thuis, in sociale relaties) via een interview 'objectief' werden vastgesteld bij oudere adolescenten. Uit het onderzoek bleek dat vooral de combinatie van huidig ervaren stress en vroegere 'adversities' de aanvang van een depressie kon voorspellen. De 'adversities' vormen een soort 'litteken'. Dit onderzoek bevestigt het belang om naast huidige stressoren ook vroegkinderlijke 'adversities' als een kwetsbaarheidsfactor in rekening te brengen.

14.4.3 Beschermende factoren

Er is beperkt onderzoek naar beschermende factoren. In het Nationale Depressieonderzoek van Rushton e.a. (2002) naar voorspellers van de verandering in een depressieve toestand, blijkt dat meisjes meer kans hebben op persistentie van de symptomen. Jongens daarentegen hebben meer kans op spontaan herstel. Bij drie factoren vertoonden de odds-ratio's een goede kans op bescherming: een hechte gezinsband, goed contact met vader en een familielid dat suïcide had gepleegd. Dit laatste lijkt op het eerste gezicht heel verrassend. De auteurs vermoeden dat een suïcide in de familie impliceert dat er meer aandacht voor stemmingsproblemen is gekomen en dat er voor depressieve jongeren in zo'n geval vlugger hulp wordt gezocht. Merkwaardig is dat in deze studie sommige factoren waarvan men wel degelijk enige beschermende kracht verwacht zou hebben – het zelfbeeld, de school, vrienden, psychotherapie, sociaaleconomische achtergrond – helemaal niet voorspellend bleken te zijn voor symptoomreductie. Ook hier weer wordt vermoed dat depressie niet met één factor verklaard of voorkomen kan worden. Depressie kan pas goed begrepen worden wanneer je verschillende factoren samen in één model brengt.

14.5   Mechanismen en aanzet tot een transactioneel model

Hoewel veel onderzoek rapporteert over mogelijke determinanten van depressie, is het moeilijker om op grond van empirische bevindingen een duidelijke beschrijving van het etiologisch proces te formuleren. Vanuit verschillende theoretische kaders zijn daarentegen wel verklaringsmodellen ontwikkeld die beschrijven onder welke condities een depressie kan ontwikkelen. We bespreken achtereenvolgens het competentiemodel, het model over de aangeleerde hulpeloosheid/hopeloosheid en het informatieverwerkingsmodel.

14.5.1 Competentiemodel

Dit model vertrekt vanuit de observatie dat depressief gedrag, in de ruimste betekenis van het woord, geen aantrekkelijk gedrag is. Anderen vermijden daarom vaker een depressief iemand, waardoor deze passief wordt bij gebrek aan positieve interacties. Men geeft weliswaar aandacht en toont zijn bezorgdheid waardoor het depressief gedrag juist verder wordt bekrachtigd. Deze in oorsprong operante conditioneringsvisie van Lewinsohn (1974) werd ook voor kinderen waardevol beschouwd. De Wit (2000) wijst erop dat op deze manier depressie een zichzelf onderhoudend effect heeft. Het 'onaantrekkelijke' gedrag van een depressief kind kan in sociaal opzicht verdere afwijzing en isolering uitlokken, wat op zijn beurt de depressieve gevoelens kan versterken.

Depressie kan in dit verband ook gezien worden als het resultaat van een tekort aan sociale vaardigheden. Kinderen moeten via sociale vaardigheden in staat zijn om positieve interacties uit te lokken en zo positieve feedback te krijgen vanuit de omgeving. Kinderen met een depressieve stoornis interageren met anderen vaak op een eerder boze, jaloerse of teruggetrokken manier. Aldus ontstaat er een vicieuze cirkel, waarbij zwakke sociale vaardigheden leiden tot interpersoonlijke verwerping, wat op zijn beurt depressie en verdere sociale terugtrekking teweegbrengt (Stark, 2008).

Een andere lijn van empirisch onderzoek bij kinderen, voortvloeiend uit dit model, concentreerde zich op de invloed van positieve versus negatieve feedback op de ontwikkeling van competentie-ervaringen. Socialecompetentiemodellen (Cole, Jacquez & Maschman, 2001) stellen dat kinderen actief op zoek gaan naar feedback van anderen over hun sociale competentie. Wanneer ze te veel negatieve feedback krijgen, zullen ze negatieve zelfschema's ontwikkelen (bijvoorbeeld: ik ben niet de moeite waard, ze lachen vast en zeker om mij), die hen kwetsbaar maken voor depressie, voornamelijk in periodes van stress. Uit onderzoek blijkt evenwel ook dat kinderen met een depressieve stoornis vervormingen rapporteren in de evaluatie van hun eigen sociale competentie, wat doet vermoeden dat het feedbackproces niet noodzakelijk depressogeen is. Meer specifiek is het de subjectieve betekenisverlening van het kind zelf die bepaalt of feedback al dan niet negatief geïnterpreteerd wordt. Hiermee belanden we bij het informatieverwerkingsmodel.

> **Voorbeeld**
> Een sterk punt van deze studies is het dimensioneel perspectief. De aard van het
> onderzoek resulteert in onderzoeksresultaten die van toepassing zijn op een grote
> groep kinderen en niet alleen op depressieve kinderen, zoals omschreven in de DSM.
> Zo bestudeerden Cole, Martin en Powers (1997) 617 jongeren met een interval van 6
> maanden. De jongeren vulden tweemaal een competentiebelevingsschaal in en de
> Children's Depression Inventory (CDI). Ook ouders, vrienden en leerkrachten vulden
> vragenlijsten in. De hypothese was dat feedback van anderen bijdraagt tot de zelfge-
> percipieerde competentie en dat tekorten in verband staan met depressie. De resul-
> taten bevestigden de hypothesen. Dit was sterker voor meisjes dan voor jongens, wat
> erop zou wijzen dat meisjes gevoeliger zijn voor feedback van anderen. Verder zijn er
> leeftijdsverschillen: daar waar 8-jarigen vooral waarde hechten aan feedback van de
> ouders, was bij de 13-jarige kinderen vooral de feedback van de groep leeftijdgenoten
> significant. Geconcludeerd werd dat zelfgepercipieerde competentie de relatie tus-
> sen feedback van de anderen en depressie medieerde. Een sterk punt van de studie is
> dat ze longitudinaal is, waardoor de richting van het verband beter bestudeerd kan
> worden.

14.5.2 Model van aangeleerde hulpeloosheid/hopeloosheid

Het model van de aangeleerde hulpeloosheid van Seligman (1975) stelt dat een depressief
individu aangeleerde verwachtingen heeft dat externe gebeurtenissen grotendeels buiten zijn
controle liggen en dat de kans op onplezierige uitkomsten groot is. Ze kiezen er dan voor
zich terug te trekken uit de wereld en ze vermijden elke vorm van conflict of uitdaging. Het
was echter moeilijk om via dit model uit te leggen waarom depressieve mensen zich zo vaak
schuldig voelen. Dit leidde tot een herformulering van de theorie binnen een attributioneel
kader (Abramson, Seligman & Teasdale, 1978). Abramson en zijn collega's stellen dat wanneer
een persoon faalt, hij dit falen attribueert aan een oorzaak. Deze oorzaak kan stabiel of onsta-
biel, intern of extern en globaal of specifiek zijn. De verwachting dat negatieve gebeurtenissen
zouden kunnen optreden, kan leiden tot een depressie wanneer de persoon de oorzaak van
deze gebeurtenissen attribueert aan stabiele (dus onveranderbaar) en globale (dus altijd overal
aanwezig) oorzaken waarbij hijzelf nooit in staat zal zijn er iets aan te doen omwille van eigen
onkunde (dus intern). Het resultaat is totale hopeloosheid. We spreken hier van een negatieve
zinggevingsstijl. Wanneer een adolescent bijvoorbeeld op een dag een lekke band heeft én een
slechte toets maakt en dan nog eens ruzie heeft met een goede vriendin, dan zullen sommigen
concluderen: ik heb een echte pechdag. Misschien voegen ze eraan toe: laat ik vroeg in bed
kruipen en morgen zal alles wel beter zijn. Depressieve jongeren daarentegen zullen denken:
ze hebben het op mij gemunt, ik heb altijd tegenslag, ik trek ongeluk aan, ik ben een nietsnut,
ik haal het nooit, het zal nooit veranderen, ik kan me beter niet meer laten zien.

De laatste jaren waren er meer dan 27 prospectieve studies waarbij de attributiestijl (vaak
gemeten met de Depressogenic Inferential Attribution Style; DIS) bij kinderen en jongeren in
de leeftijd 6-17 jaar is afgenomen en de CDI als maat van depressie enkele maanden later. Er
wordt steeds gecontroleerd voor stress en depressie op tijdstip 1. Slechts enkelen vonden geen
evidentie (zie voor een overzicht Abela & Hankin, 2008). We kunnen concluderen dat ook kinderen reeds negatieve cognitieve attributies omtrent zichzelf kunnen ontwikkelen die stabiel,
intern en globaal van aard zijn en ze kunnen hopeloosheid en hulpeloosheid op dezelfde wijze

ervaren als volwassenen. Deze studies tonen bovendien aan dat kinderen met deze depressogene attributiestijl opvallend meer depressieve symptomen vertonen en dat deze attributies vooral actief zijn in interactie met negatieve levensgebeurtenissen. De auteurs pleiten dan ook voor een diathese-stressmodel om de ontwikkeling van depressie bij kinderen te begrijpen.

Een variant op dit model is te vinden in de Respons Stijl Theorie, voor het eerst vermeld door Nolen-Hoeksema (Aldao, Nolen-Hoeksema & Schweizer, 2010) en verder voor kinderen uitgebouwd door Abela (Abela & Hankin, 2008). Dit model heeft meer aandacht voor emotieregulatie (specifiek ruminieren), maar het onderzoek is in vergelijking met de vorige modellen veel beperkter gebleven.

Het grootste commentaar op deze studies is dat het onderzoek vooral gebeurde bij schoolkinderen die geen extreme scores op de CDI vertoonden. Hoewel veel onderzoek is gedaan naar het verband tussen attributies en depressieve symptomen, beperkt deze onderzoekslijn zich tot zelfrapportage met vragenlijsten die peilen naar bewuste gedachten.

14.5.3 Informatieverwerkingsmodel

Een model dat zowel bewuste als onbewuste cognitieve processen meet is het informatieverwerkingsmodel. Ook voor kinderen lijkt het relevant. In een van de belangrijkste tijdschriften in ons vakgebied, het *Journal of Clinical Child and Adolescent Psychology* (JCCAP), is in 2003 hieraan zelfs een themanummer gewijd. Aan de oorsprong ligt de cognitieve theorie van depressie bij volwassenen. De cognitieve theorie van Beck (1967) gaat ervan uit dat cognitieve processen een centrale rol spelen bij het ontstaan en in stand houden van emotionele problemen. Wat men denkt zou dus bepalen hoe men zich voelt (en zich gedraagt). Depressie wordt in het cognitieve model opgevat als het gevolg van een verstoorde informatieverwerking waarbij aandachts-, geheugen- en interpretatieprocessen een rol spelen (zie ook ▶ box 14.4). Ook hier staat dus de cognitieve zingeving centraal, maar Beck trachtte verder te gaan en ging op zoek naar een verklarend mechanisme.

Centraal in de theorie van Beck staat het concept 'schema'. Schema's zijn cognitieve structuren die de basis vormen voor de wijze waarop iemand zijn ervaringen interpreteert. Deze cognitieve schema's ontwikkelen zich vroeg in de levensloop en zijn vaak latent en onbewust aanwezig tot ze geactiveerd worden, bijvoorbeeld wanneer iemand onder stress komt te staan of wanneer door een situatie herinneringen aan het schema opgeroepen worden. Bij depressie is de inhoud van de schema's gecentreerd rond eigen waardeloosheid en schuld, de onrechtvaardigheid en liefdeloosheid van de wereld en hopeloosheid over de toekomst (de zogenoemde 'cognitieve triade') (Clark, Beck & Alford, 1999). Ook bij kinderen wordt deze cognitieve triade teruggevonden (Braet, Bosmans, Timbremont & Wante, 2014). Schema's worden gezien als stabiele structuren die een aantal regulerende functies hebben. Eenmaal geactiveerd door interne of externe stimuli, filteren die schema's immers de informatieverwerking van een persoon. Ze geven met andere woorden richting aan de wijze waarop informatie wordt geïnterpreteerd en de wijze waarop het gedrag wordt gestuurd. Informatie die congruent is met reeds bestaande schema's krijgt voorrang ten opzichte van informatie die incongruent is met bestaande schema's. Wanneer een depressief kind bijvoorbeeld op het speelplein andere kinderen hoort lachen, dan denkt dit kind veel vaker: ze lachen om mij. In deze situatie zou het evengoed kunnen denken: oh, wat gaat het er daar vrolijk aan toe, ik ga eens een kijkje nemen. Reden hiervoor is volgens de schematheorie dat depressieve mensen negatieve schema's hebben, zoals 'ik ben niet de moeite waard', die in dergelijke situaties geactiveerd worden waardoor alle inkomende informatie geïnterpreteerd wordt in dit schema en zelfs als een bewijs wordt gezien dat het schema klopt. De hardnekkigheid van dergelijke schema's om zichzelf in stand te houden is bovendien groot. Stel dat een jongere uit de groep op het speelplein naar het depressieve kind stapt en deze uitnodigt bij de groep te komen, dan zal dit opnieuw geïnterpreteerd worden als een bewijs: ik moet er wel echt zielig uitzien, ze komen mij opzettelijk erbij halen. Op deze manier krijgt informatie die incongruent is met het schema (zoals: ik ben de moeite waard, ik word uitgenodigd om in de groep te komen) nooit een kans. Concluderend, wanneer men de waargenomen wereld voor *de* werkelijkheid aanziet, wordt er niet meer geverifieerd. Zo zal de denkstijl in belangrijke mate bijdragen tot het in stand houden van depressieve gevoelens, gedachten en gedragingen (voor een verdere toelichting over dit model bij kinderen, zie Abela & Hankin, 2008).

Er is weinig onderzoek naar de rol van schema's bij jongeren, aangezien deze pas actief worden wanneer ze getriggerd worden (Timbremont & Braet, 2004). Er is meer onderzoek nodig om te onderzoeken of de veronderstelde schema's zich uiten in een depressogene denkstijl die aan de depressie *voorafgaat*. Bij jonge kinderen zou de denkstijl als mediator leiden tot depressieve symptomen (Cole & Turner, 1993). Men vermoedt dat op latere leeftijd dan een nieuwe stressor de negatieve denkstijl triggert (Abela & Hankin, 2008; Braet e.a., 2013). Deze veronderstelling wordt geconceptualiseerd als de 'littekenhypothese' (Abela & Hankin, 2008). Als negatieve cognities eenmaal gevormd zijn, blijven die latent aanwezig en maken het kind aldus kwetsbaar voor nieuwe depressieve episodes.

Box 14.4 Onderzoek naar het informatieverwerkingsmodel bij kinderen

Validering van het informatieverwerkingsmodel gebeurt vooral via onderzoek naar verstoorde aandacht, vertekend geheugen en interpretatiefouten. Bij depressieve kinderen werd unaniem evidentie gevonden voor het bestaan van een selectief geheugen. Deze onderzoekslijn gaat geheugenprocessen na op basis van proefjes met gestandaardiseerd stimulusmateriaal. Een dergelijk experimenteel onderzoek loopt dan als volgt. Kinderen (depressieve en controle-kinderen) krijgen in een eerste fase van het onderzoek een oordeeltaak waarbij ze moeten aangeven of bepaalde zelfbeschrijvende woorden op hen van toepassing zijn. Er zijn de helft positieve (gelukkig, enzovoort) en de helft negatieve adjectieven (boos, enzovoort). Vervolgens krijgen de kinderen een afleidingstaakje. Daarna wordt hun in een tweede fase gevraagd hoeveel woorden ze zich nog kunnen herinneren. Wanneer de proportie wordt berekend van het aantal negatieve woorden dat het kind zich herinnert ten opzichte van het totaal aantal woorden dat ze zich herinneren, dan zullen depressieve kinderen hoger scoren op de index 'herinnerde negatieve woorden' in vergelijking met controle-kinderen. Op de geheugentaak herinneren depressieve kinderen zich ook significant minder positieve woorden dan de controle-kinderen wanneer de index 'herinnerde positieve woorden' berekend wordt. Vergelijkt men ten slotte de proportie herinnerde positieve versus negatieve woorden in elke groep, dan herinneren controle-kinderen zich meer positieve woorden terwijl depressieve kinderen een balans tonen: ze herinneren zich evenveel negatieve als positieve woorden (Timbremont & Braet, 2004). Een zestal varianten op dit onderzoek (o.m. papier- en potloodtesten, computertaakjes) bevestigen de bevindingen, ook voor verhalen bij 5- tot 11-jarigen en in een andere studie de geheugenbias voor (gemanipuleerde) feedback op een woordassociatietaak. Hierbij dient opgemerkt te worden dat over het algemeen niet-depressieve kinderen eerder beschikken over positieve zelfschema's die veel sterker zijn dan hun negatieve schema's, terwijl bij depressieve kinderen eerder een balans tussen positieve en negatieve zelfschema's wordt teruggevonden. In de literatuur spreekt men in dit verband vaak van 'depressief realisme', terwijl normale individuen de neiging hebben om de wereld een stuk rooskleuriger in te zien.

diathese-stressmodel

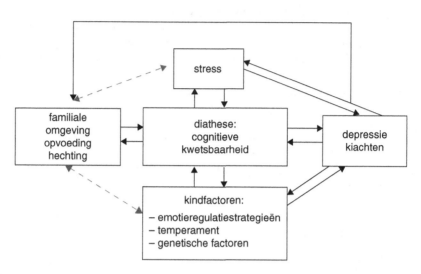

☐ **Figuur 14.1**   Transactioneel model van depressie.

14.5.4 **Transactioneel model**

In het transactioneel model voor het verklaren van depressie gaat men uit van kwetsbaarheids-factoren die door stressoren getriggerd worden: het diathese-stressmodel. De kwetsbaarheid wordt diathese genoemd. Het kan genetische voorbestemdheid zijn, wat zich bijvoorbeeld kan uiten in specifieke biochemische processen (Hammen e.a., 2000), maar het kunnen ook cognitieve factoren zijn.

Kevin Stark (Stark & Smith, 1995) werkte zo'n psychologisch kwetsbaarheidmodel uit voor het begrijpen van depressie bij kinderen. We hebben dit met de huidige kennis over depressie aangepast. Zoals in ☐ figuur 14.1 te zien is, staan de cognities centraal als diathese maar ook de stressfactor heeft een centrale rol. Stress is te omschrijven als levensgebeurtenissen die het fy-siologisch, emotioneel of cognitief evenwicht van een persoon verstoren. Stark en Smith (1995) zien vooral de eerder beschreven distale gezinsfactoren als belangrijke stressbronnen. Merk op dat de pijlen in de figuur dynamisch op elkaar inwerken. De rechterkant van de figuur kan gezien worden als een gevolg van cognitieve factoren, maar in dit model worden ook tempera-mentfactoren en genetische kwetsbaarheidsfactoren erkend, die via fysiologische, emotionele of gedragsmatige verstoringen hun invloed laten gelden en bijvoorbeeld de gevoeligheid voor stress verhogen (Hammen e.a., 2000).

In een dergelijk model wordt enerzijds erkend dat bij hoge niveaus van kwetsbaarheid slechts weinig stress nodig is om een stoornis te activeren. Anderzijds, bij een hoog stressniveau lopen zelfs mensen met minieme kwetsbaarheid ook de kans om een stoornis te ontwikkelen. Zo wordt het begrijpelijk dat bepaalde kinderen meer ontvankelijk zijn voor verdere depres-sogene invloeden. Wanneer omgevings-, levensloop- en persoonsdeterminanten inwerken op een reeds ontvankelijke bodem, neemt de kans op een depressie toe (Hammen e.a., 2000).

Een variant op dit model is het 'differentiële susceptibiliteitsmodel' dat interactieffecten onderzoekt tussen diathese en omgevingsfactoren waarbij niet alleen een negatieve maar ook een positieve uitkomst kan voorspeld worden. Een voorbeeld is de reeds besproken studie van Hankin e.a. (2011), waarbij uit drie onderzoeken (waaronder één in Nederland) naar de interactie tussen opvoeding en depressiemarkers in het kind bleek dat kwetsbare kinderen die opgroeiden bij emotioneel weinig warme, ondersteunende ouders significant lage niveaus van positief affect vertoonden, terwijl kinderen die dezelfde kwetsbare variant vertoonden maar opgroeiden bij warme ondersteunende ouders een veel hogere positiefaffectscore vertoonden.

14.6 Implicaties voor diagnostiek en behandeling

Vaak wordt in onderzoek en in de klinische praktijk in een eerste fase gebruikgemaakt van screeningsinstrumenten. Dit wordt ook in de nationale en internationale richtlijnen aanbevolen (Birmaher e.a., 2007; voor Nederland: ▶ http://www.ggzrichtlijnen.nl/index.php?pagina=/richtlijn/item/pagina.php&richtlijn_id = 85). Deze bieden het voordeel dat ze efficiënt, goedkoop en gemakkelijk te scoren zijn. Ze meten depressieve stemming vanuit een dimensioneel perspectief. Het voordeel is dan ook dat ze de ernst van een depressie kunnen weergeven in een kwantitatieve score. Voor het Nederlandse taalgebied is er de Depressievragenlijst voor Kinderen (DVK, De Wit, 2000) en de Children's Depression Inventory' (CDI, Timbremont, Braet & Roeloffs, 2007). Door gebruik te maken van zelfrapportage-instrumenten krijgt men vooral zicht op de subjectieve beleving van het kind, wat bij het meten van internaliserende problemen belangrijk is. Een speciaal aandachtspunt hierbij is de vraag naar mogelijke suïcidegedachten waarvoor men bij het vermoeden van depressie steeds alert moet zijn en met de nodige voorzichtigheid moet behandelen.

Aangezien ouders en leerkrachten doorgaans wel een goed beeld hebben van het kind, maar niet altijd zicht hebben op de ernst van de subjectieve beleving, lijkt het aanbevelenswaard om bij kinderen de mening van verschillende informanten op elkaar te betrekken (zie hiervoor ook ▶ box 14.1). Momenteel zijn er echter nog geen specifieke Nederlandstalige screeningsinstrumenten voorhanden om depressiesymptomen te bevragen via derden (ouders, leerkracht). Globale screeningsinstrumenten zoals de Gedragsvragenlijst voor Kinderen (Achenbach & Rescorla, 2001) voor ouders of leerkrachten, bevatten wel items die depressie meten.

Screeningsinstrumenten kennen het probleem dat ze vals-positieve diagnoses kunnen opleveren, wat via een aanvullend interview dan weer gecontroleerd kan worden. Klinische interviews zijn meestal gebaseerd op DSM-criteria en leiden tot een meer betrouwbare diagnose. Hierbij dient opgemerkt te worden dat kinderen die hoog scoren op vragenlijsten terwijl ze niet aan de diagnostische criteria voldoen, toch eenzelfde niveau van psychosociaal disfunctioneren kunnen vertonen en dus evengoed begeleiding nodig hebben (APA, 2013).

Tegenwoordig zijn er steeds meer vragenlijsten beschikbaar die risico- en beschermende factoren bij depressie in kaart kunnen brengen. Zo is recent een vragenlijst ontwikkeld die het gebruik van zowel adaptieve als maladaptieve emotieregulatiestrategieën in kaart kan brengen: FEEL-KJ (Braet, Cracco & Theuwis, 2013). Bovendien is er, conform de besproken modellen voor het begrijpen van depressies, ook onderzoek nodig naar andere determinanten. Men kan de ervaren stressfactoren thuis en op school in kaart brengen, de attributies van kinderen meten, hun sociale vaardigheden en vooral: hun cognities. Cognities bijvoorbeeld kunnen met de Cognitive Triad Inventory for Children gemeten worden (Braet, Bosmans, Timbremont & Wante, 2014). Ook is er een vragenlijst die positieve én negatieve gedachten bij kinderen meet (Bracke & Braet, 2000). Tot slot, kan ook het executief functioneren van kinderen via vragenlijsten in kaart gebracht worden. Een vragenlijst die hiervoor gebruikt kan worden is de BRIEF-Executieve Functies Gedragsvragenlijst, die zowel in ouder-, leerkracht- als zelfrapportageversie bestaat (Smidts & Huizinga, 2009). Om deze cognitieve controlefuncties betrouwbaar te meten is het echter aangewezen om aanvullend laboratoriumtaken af te nemen die zich richten op specifieke executieve functies zoals inhibitie, werkgeheugen enzovoort. Naast diagnostische mogelijkheden kunnen deze laboratoriumtaken ook een meerwaarde betekenen voor evaluatiedoeleinden. De theorie van Beck voorspelt immers dat depressogene schema's vaak latent aanwezig zijn tot ze geactiveerd worden door levensgebeurtenissen. Via experimenteel onderzoek is het mogelijk om na te gaan of na therapie de schema's nog getriggerd kunnen worden en of er niet alleen een verandering optreedt in bewuste negatieve cognities, maar ook in de onderliggende schema's.

Een goede behandeling zou volgens experts zowel een gezinsinterventie, een oudertraining als interventies gericht op het kind moeten bevatten (Birmaher e.a., 2007; voor Nederland: ▶ http://www.ggzrichtlijnen.nl/index.php?pagina=/richtlijn/item/pagina.php&richtlijn_id=85). Deze aanpak maakt het mogelijk zowel met het kind te werken als de stressoren te identificeren en aan te pakken. Voor kinderen kiest men vaak voor cognitieve gedragstherapie (CGT; zie ook ▶ box 14.6). Interventies met de ouders, het gezin en de school zijn nodig en bovendien van belang als ondersteuning van het kind in zijn individuele therapie. Maar, evidentie voor het precieze format is nog niet gevonden (zie ook ▶ box 14.5).

Box 14.5 De TADS-studie

In verschillende overzichtsartikelen en meta-analyses worden de individuele behandelingsmogelijkheden van depressieve kinderen en adolescenten geëvalueerd. Recente studies wijzen op een matige effectgrootte bij kinderen en adolescenten (Weisz, McCarthy & Valeri, 2006). Het team Treatment for Adolescents with Depression Study (TADS-team; Reinecke, Curry & March, 2009) publiceerden in 2009 een stand van zaken over de mogelijke uitkomst van gecombineerde behandelingen voor depressie bij adolescenten. Deze studie is de grootste effectstudie van depressie bij jongeren. De jongeren werden at random toegewezen aan vier condities:
1. een behandeling met fluoxetine;
2. cognitieve gedragstherapie (CGT);
3. een combinatietherapie (fluoxetine en cognitieve gedragstherapie);
4. een placebogroep.

Uit dit onderzoek kan een aantal conclusies getrokken worden. Ten eerste blijkt uit de studie dat behandeling *werkt*. De grootste verbetering werd vastgesteld in de groep met een combinatietherapie. Daarnaast bleek medicatie een zeer goed effect te hebben tijdens een acute behandelfase; in de groep die enkel cognitieve gedragstherapie kreeg bleek het langer te duren vooraleer de verbeteringen optraden maar na 18 weken was er gelijkaardig effect voor de drie behandelgroepen. Ten derde bleek ook dat de positieve effecten van behandeling in de drie behandelgroepen behouden bleven na een 36-weken follow-upperiode. Dit effect was zelfs nog beter voor die groepen die CGT kregen. Ten slotte bleek dat jongeren die CGT kregen minder suïcidale ideaties hadden dan jongeren die enkel medicatie kregen. De onderzoekers concluderen dat CGT vooral effectief is voor matige depressie bij jongeren.

De laatste jaren is er ook meer aandacht voor de specifieke mechanismen die zorgen voor een gunstig effect bij CGT. Quilty e.a. (2010) toonden in hun studie bij volwassenen aan dat veranderingen in de disfunctionele attitudes een mediërende rol hadden in de relatie tussen behandeling en verandering in depressieve symptomen. CGT heeft met andere woorden effect op disfunctionele attitudes, wat op zijn beurt zorgt voor een vermindering in depressieve symptomen. Momenteel zijn de eerste studies hierover bij depressieve adolescenten opgestart (Stikkelbroek, Bodden, Dekovic & Van Baar, 2013).

Box 14.6 Het programma Pak Aan

Het cognitief-gedragsmatig protocol Pak Aan is een vertaling van het werkboek *Taking Action* van Kevin Stark en Phill Kendall, geschikt voor kinderen tussen 9 en 13 jaar met een unipolaire depressieve stoornis, dysthymie of een depressieve stemming (Braet & Stark, 2011) (◻ Figuur 14.2). Het programma bestaat uit 18 wekelijkse groepsbijeenkomsten. Stark geeft er de voorkeur aan om de bijeenkomsten met de kinderen tweemaal per week te houden voor de eerste vier weken en daarna om de week. Dit frequenter samenkomen in het begin kan ervoor zorgen dat de kinderen zo vlug mogelijk symptoomvermindering ervaren.

De groepsgrootte varieert tussen de 4 tot 8 kinderen. In elke sessie komt de volgende structuur terug:

- huiswerkbespreking en positieve feedback hierop geven;
- inleiding over het onderwerp van de sessie met onderwerpen zoals 'sombere gedachten vangen', 'positieve gevoelens herkennen', 'probleemoplossend denken', 'doelen bepalen', 'bouwen aan een positief zelfbeeld', 'wees een detective en zoek bewijzen of de gedachte die je hebt wel waar is';
- onderwerp uitdiepen in spelvorm;
- nieuw huiswerk als een gevoelensdagboek bijhouden, leuke activiteiten doen, opkikkertjes neerschrijven, een zelfevaluatieschaal invullen, argumenten voor en tegen een gedachte bedenken, werkboek invullen.

Het therapeutenboek beschrijft de sessies op een gestructureerde wijze en geeft aan wat per sessie de doelstellingen van het programma zijn. Deze zijn steeds de leidraad van de sessies, maar moeten op een flexibele wijze gebeuren, aangepast aan de noden van de kinderen. Een van de sleutels van een succesvolle implementatie van het behandelprogramma is het feit dat de therapeut de behandeling 'echt' kan maken door de dagelijkse zorgen van het kind in te voegen.

Om tot de ontwikkeling van een effectieve interventie voor depressieve jongeren te komen, heeft Stark een poging ondernomen om de belangrijke risicofactoren die geassocieerd worden met de stoornis te identificeren en een interventiepakket te ontwikkelen dat gericht is op deze risicofactoren. Het programma is aan te vullen met schoolcontacten, oudertraining en een of andere vorm van gezinsinterventie.

Het programma is een evidence-based CGT-behandeling. Weisz bevestigt in zijn meta-analyse de goede bevindingen voor dit programma (Weisz e.a., 2006). In deze publicatie wordt een effectsize van ,65 gerapporteerd voor het programma. De stuurgroep Multidisciplinaire Richtlijnontwikkeling GGZ neemt in 2009 de conclusies van Weisz over voor wat betreft het Addendum Nederlandse Richtlijnen voor Jeugd (zie: ▶ http://www.ggzrichtlijnen.nl/index.php?pagina=/richtlijn/item/pagina.php&richtlijn_id = 85). Cognitieve Gedragstherapie krijgt (net als IPT) niveau 1, dit wil zeggen: 'effectiever dan wachtlijst of actieve controleconditie'.

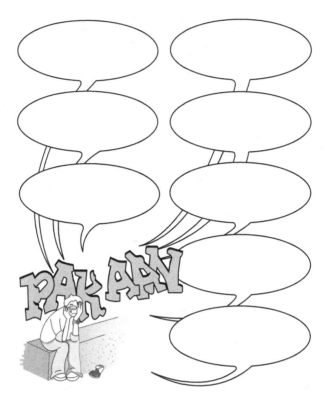

◘ **Figuur 14.2** *Pak aan. Cognitieve gedragstherapie bij kinderen met een depressie.*
beeldrechten: Braet, C., & Stark, K. (2010). Amsterdam: Boom.

14.7   Conclusie en toekomstperspectief

In het depressiedomein wordt de categoriale benadering vaak gecombineerd met de dimensionele benadering. Dit wordt vooral duidelijk in het diagnostisch proces waar ze complementair aan elkaar ingepast worden. Toch vermeldden we reeds dat beide modellen ook hun beperkingen hebben en verdere ontwikkeling geïndiceerd is. Indien er meer evidentie te vinden zou zijn voor het tripartitemodel, dan moet ongetwijfeld de impact van positieve affectiviteit nader onderzocht worden. Ook interessant in dit verband is het om uit te zoeken hoe angst en depressie zich bij jonge kinderen tot elkaar verhouden en hoe die samenhang (comorbiditeit) zich gedurende de ontwikkeling manifesteert.

In het huidige onderzoek zijn veel risicofactoren vastgesteld die in verband zouden staan met het ontwikkelen van depressie bij kinderen. Hierbij stuiten we telkens weer op de aloude nature/nurture-interactie. Zo is er evidentie voor een genetische kwetsbaarheid, maar anderzijds kan genetisch onderzoek de rol van omgevingsfactoren niet uitsluiten. Het literatuuroverzicht van Rutter e.a. (2006) over gen X-omgevinginteracties geeft een interessante stand van zaken voor wat betreft het onderzoek naar dit mechanisme in het verklaren van depressie. Genetische factoren blijken vaak geen hoofdeffecten, maar vooral interactie-effecten te vertonen. Bovendien leiden eenmaal ontstane depressies op hun beurt tot veranderingen in het centraal zenuwstelsel, waardoor er zowel sprake is van biologische oorzaken als van biologische gevolgen van depressie.

Ook in de psychologie hanteert men een interactionele visie op depressie, in casu een diathese-stressvisie. De diathese varieert tussen de verschillende modellen en bevat depressogene schema's (Beck, 1967), een depressogene attributiestijl en hopeloosheid (Abramson, Seligman & Teasdale, 1978) of een tekort aan sociale vaardigheden en competentie-ervaringen (Cole, 2001). Cognitieve vervormingen kunnen ook op hun beurt weer gevolgen zijn van depressies. Aanhangers van het littekenmodel (Rohde, Lewinsohn & Seeley, 1990) stellen dat depressies blijvende cognitieve veranderingen teweegbrengen. De verdienste van deze modellen is dat ze in ieder geval aanzet hebben gegeven tot het ontwikkelen van veelbelovende behandelprogramma's die affectieve, cognitieve en operante technieken integreren.

Cijfers tonen evenwel aan dat, hoewel er reeds goede therapiemogelijkheden bestaan voor depressie, de terugvalcijfers zeer hoog blijven (Birmaher e.a., 2007). Additionele interventies zouden nog meer gericht kunnen zijn op gezinsfactoren of sociale relaties (zie bijvoorbeeld programma's als IPT of programma's gericht op ouder-kindhechtingsrelaties (Braet & Bogels, 2013). Recent onderzoek focust anderzijds meer op executieve functies en de mogelijkheden deze te trainen. Hoewel onderzoek naar dergelijke interventies nog in de kinderschoenen staat, zijn de eerste resultaten van een cognitieve controletraining bij depressieve volwassenen alvast veelbelovend (Siegle, Ghinassi & Thase, 2007). In deze studie was de cognitieve training specifiek gericht op het verbeteren van twee belangrijke executieve functies, namelijk selectieve aandacht en werkgeheugen. Na afloop vertoonden de participanten die bovenop een traditionele behandeling een bijkomende cognitieve controletraining kregen een sterkere daling in depressieve symptomen.

Verschillende onderzoekers komen tot de conclusie dat een verder begrip van de biologische correlaten en de verbindingen tussen de psychosociale en psychobiologische factoren noodzakelijk is in het verdere begrijpen van het ontstaansproces van depressie (Birmaher e.a., 2007). Men vermoedt dat zowel fysieke als sociale stress onomkeerbare impact kan hebben op het neurotransmittersysteem van een kind, waardoor de reactiviteit ten opzichte van toekomstige stress vergroot. Met andere woorden, na blootstelling aan stress zal een kind kwetsbaarder zijn. Toch geeft Pennington (2002) ook aan dat deze modellen hun eigen beperkingen hebben. Niettegenstaande het feit dat relevante biologische markers geïdentificeerd zijn, vormen ze geen allesomvattend model en zijn er nog geen causale verbanden aangetoond. In ieder geval benadrukt recent onderzoek steeds meer de rol van cognitieve factoren als belangrijke instandhoudende factor (Abela & Hankin, 2008).

De ultieme toets waarbij cognities als de diathese fungeren ontbreekt evenwel nog. Hiervoor is longitudinaal onderzoek nodig waarbij niet-depressieve kinderen met latente depressogene cognitieve schema's gedetecteerd en gevolgd worden. In zo'n onderzoek zou men dan ook protectieve factoren moeten betrekken die mogelijk kunnen verklaren waarom sommige kinderen ondanks hun kwetsbaarheden geen psychopathologie ontwikkelen. In het voorspellen van een depressie zullen in dit opzicht naast hoofdeffecten ook en misschien wel vooral interacties tussen stressfactoren en kwetsbaarheidsfactoren enerzijds en tussen stress en protectieve factoren anderzijds aandacht moeten krijgen.

Een tweede manier om de validiteit van het cognitieve diathese-stressmodel te onderzoeken is via onderzoek van kinderen die in behandeling zijn voor hun depressie. De cognitieve theorie erkent dat depressie wordt veroorzaakt door een combinatie van biologische, genetische, familiale, persoonlijkheids- en sociale factoren, maar stelt dat negatieve cognities en vertekeningen in de informatieverwerkingsprocessen kernsymptomen van depressie zijn, zodanig dat verandering in cognities moet leiden tot verandering in de intensiteit van depressieve symptomen (dus ook de gevoelsmatige, gedragsmatige en fysiologische symptomen)

(Clark e.a., 1999). Dit betekent dat men meer procesonderzoek zou moeten stimuleren, waarbij men in een behandeling een wijziging in de cognities verwacht, voorafgaand aan andere veranderingen. Het wordt uitkijken naar de resultaten van dergelijk onderzoek.

Literatuur

Abela, J. & Hankin, B. (2008). Cognitive vulnerability to depression in children and adolescents. In: J. Abela & B. Hankin. *Handbook of Depression in Children and Adolescents, chapter 3*, 35-78. Guilford Press.

Abramson, L.Y., Seligman, M.E.P., & Teasdale, J.D. (1978). Learned helplessness in humans: critique and reformulation. *Journal of Abnormal Psychology, 87*, 49–74.

Aldao, A., Nolen-Hoeksma, S., & Schweizer, S. (2010). Emotion-regulation strategies across psychopathology: a meta-analytic review. *Clinical Psychology Review, 30*, 217–237.

Achenbach, T. M., & Rescorla, L. A. (2001). *Manual for the ASEBA School-Age Forms & Profiles*. Burlington, VT: University of Vermont, Research Center for Children, Youth, & Families.

American Psychological Association (2013). *Diagnostic and Statistical Manual of Mental Disorders 5th edition*. Washington, D.C.: Author.

Beck, A.T. (1967). *Depression: clinical, experimental and theoretical aspects*. New York: Guilford.

Betts, J., Gullone, E., & Allen, J. S. (2009). An examination of emotion regulation, temperament, and parenting style as potential predictors of adolescent depression risk status: A correlational study. *British Journal of Developmental Psychology, 27*, 473–485.

Birmaher, B. & AACAP (2007). Practice Parameters for the assessment and treatment of children and adolescents with depressive disorders. *Journal of the American Academy of Child and Adolescent Psychiatry, 46*(11), 1503–1526.

Birmaher, B., Arbelaez, C., & Brent, D. (2002). Course and outcome of child and adolescent major depressive disorder. *Child Adolesc Psychiatr Clin N Am, 11*(3), 619–637.

Bijttebier, P., & Roeyers, H. (2009). Temperament and vulnerability to psychopathology: Introduction to the special section. *Journal of Abnormal Child Psychology, 37*(3), 305–308.

Braet, C., Cracco, E., & Theuwis, L., G. (2013). *Feel-KJ Vragenlijst over emotieregulatie bij kinderen en jongeren*. Amsterdam: Hogrefe.

Braet, C., Bosmans, G., Timbremont, T., & Wante, J. (2014). Pak Aan: cognitieve gedragstherapie voor depressie In: C. Braet & S. Bogels (red.). *Protocollaire behandelingen voor kinderen met psychische klachten I*. Amsterdam: Boom.

Braet, C. Van Vlierberghe, L. Bosmans, G, Vandevivere, E. & Theuwis, L. (2013). Depression in early, middle and late adolescence: Differential evidence for the cognitive diathesis-stress model. *Clinical Psychology & Psychotherapy, 20*, 369–383.

Braet, C. & Stark, K. (2011). *Pak aan: cognitieve gedragstherapie bij kinderen met depressie: therapeutenboek om je sombere buien te overwinnen*. Amsterdam: Boom.

Bracke, D., & Braet, C. (2000). De vragenlijst Positieve en Negatieve Gedachten bij kinderen (PNG-k) (The NASSQ-Dutch version). *Gedragstherapie, 33*, 43–62.

Brenning, K., Soenens, B., Braet, C., & Bosmans, G. (2012). Attachment and depressive symptoms in middle childhood and early adolescence: Testing the validity of the emotion regulation model of attachment. *Personal Relationships, 19*, 445–464.

Cicchetti, D., & Toth, S.L. (1998). The development of depression in children and adolescents. *American Psychologist, 53*, 221–241.

Clark, D.A., Beck, A.T., & Alford, B.A. (1999). *Scientific foundations of cognitive theory and therapy of depression*. Chichester: John Wiley & Sons, Inc.

Cole, D.A., Jacquez, F.M., & Maschman, T.L. (2001). Social origins of depressive cognitions: a longitudinal study of self-perceived competence in children. *Cognitive Therapy and Research, 25*, 377–395.

Cole, D.A., Martin, M., Powers, B. (1997). A competency-based model of child depression: a longitudinal study of peer, parent, teacher and self-evaluations. *Journal of Child Psychology and Psychiatry, 38*, 505–514.

Cole, D.A., & Turner, J.E. (1993). Models of cognitive mediation and moderation in child depression. *Journal of Abnormal Psychology, 102*, 271–281.

Copeland, W., Shanahan, L., Costello, E.J., & Angold, A. (2011). Cumulative prevalence of psychiatric disorders by young adulthood: a prospective cohort analysis from the Great Smoky Mountains Study. *Journal of the American Academy of Child and Adolescent Psychiatry, 50*, 252–261.

Costello, E.J., Mustello, S., Erkanli, A., Keeler, M.S., & Angold, A. (2003). Prevalence and Development of Psychiatric Disorders in Childhood and Adolescence. *Archives of General Psychiatry, 60*(8), 837–844.

Eley, T.C., Deater-Deckard, K., Fombonne, E., Fulker, D.W., & Plomin, R. (1998). An adoption study of depressive symptoms in middle childhood. *Journal of Child Psychology and Psychiatry, 39*, 337–345.

Hammen, C., Henry, R., & Daley, S.E. (2000). Depression and sensitization to stressors among young women as a function of childhood adversity. *Journal of Consulting and Clinical Psychology, 68*, 782–787.

Hankin, B.L., Jenness, J., Abela, J.R.Z., & Smolen, A. (2011). 'Interaction of 5-HTTLPR and idiographic stressors predicts prospective depressive symptoms specifically among youth in a multi-wave study. *Journal of Child and Adolescent Clinical Psychology, 40*, 572–585.

Harrington, R., Rutter, M., & Fombonne, E. (1996). Developmental pathways in depression: multiple meanings, antecedents, and endpoints. *Development and Psychopathology, 8*, 601–616.

Hellinckx, W., Munter, A. de, & Grietens, H. (1991). *Gedrags- en emotionele problemen bij kinderen, deel 1*. Leuven-Apeldoorn: Garant.

Hughes, C., & Ensor, R. (2011). Individual differences in growth in executive function across the transition to school predict externalizing and internalizing behaviors and self-perceived academic success at 6 years of age. *Journal of Experimental Child Psychology, 108*(3), 663–676.

Joiner, T.E, & Lonigan, C.J. (2000). Tripartite model of depression and anxiety in youth psychiatric inpatients: relations with diagnostic status and future symptoms. *Journal of Clinical Child Psychology, 9*, 372–382.

Ladouceur, C. D., Dahl, R. E., Williamson, D. E., Birmaher, B., Ryan, N. D., & Casey, B. J. (2005). Altered emotional processing in pediatric anxiety, depression, and comorbid anxiety-depression. *Journal of Abnormal Child Psychology, 33*(2), 165–177.

Lewis, M., & Miller, S.M. (1990). *Handbook of developmental psychopathology*. New York: Plenum Press.

Lewinsohn, P.M. (1974). A behavioral approach to depression. In R.J. Friedman & M.M. Katz (eds.), *Psychology of depression: contemporary theory and research* (pp. 157–185). Washington, DC: Winston.

Muris, P., & Ollendick, T. H. (2005). The role of temperament in the etiology of child psychopathology. *Clinical Child and Family Psychology Review, 8*(4), 271–289.

Pennington, B.F. (2002). *The development of psychopathology. Nature en nurture*. New York: Guilford Press.

Poznanski, E.O., & Mokros, H.B. (1994). Phenomenology and epidemiology of mood disorders in children and adolescents. In W.M. Reynolds & H.F. Johnston (eds.), *Handbook of depression in children and adolescents* (pp. 19–39). New York: Plenum Press.

Propper, C., & Moore, G.A. (2006). The influence of parenting on infant emotionality: a multi-level psychobiological perspective. *Developmental Review, 26*, 427–460.

Quilty, L.C., Godfrey, K.M., Kennedy, S.H., & Bagby, R.M. (2010). Harm Avoidance as a Mediator of Treatment Response to Antidepressant Treatment of Patients with Major Depression. *Psychotherapy and psychosomatics, 79*(2), 116–122.

Reef, J., Van Meurs, I., Verhulst, F., Van der Ende, J. (2010). Children's Problems Predict Adults' DSM-IV Disorders Across 24 Years. *Journal of the American Academy of Child and Adolescent Psychiatry, 49*(11), 1117–1124.

Rice, F., Harold, G., & Thapar, A. (2002). Assessing the effects of age, sex and shared environment on the genetic aetiology of depression in childhood and adolescence. *Journal of Child Psychology and Psychiatry, 43*, 1039–1051.

Reinecke, M. A., Curry, J. F., & March, J. S. (2009). Findings From the Treatment for Adolescents with Depression Study (TADS): What Have We Learned? What Do We Need to Know? *Journal of Clinical Child & Adolescent Psychology, 38*(6), 761–767.

Rohde, P., Lewinsohn, P.M., & Seeley, J.R. (1990). Are people changed by the experience of having an episode of depression? A further test of the scar hypothesis. *Journal of Abnormal Psychology, 99*, 264–271.

Rushton, J.L., Forcier, M., & Schectman, R.M. (2002). Epidemiology of depressive symptoms in the National Longitudinal Study of Adolescent Health. *Journal of the American Academy of Child and Adolescent Psychiatry, 41*, 199–205.

Rutter, M., Moffitt, T.E., & Caspi, A. (2006). Gene-environment interplay and psychopathology: multiple varieties but real effects. *Journal of Child Psychology and Psychiatry, 47*, 226–261.

Seligman, M.E.P. (1975). *Helplessness: on depression, development and death*. San Francisco: Freeman.

Siegle, G. J., Ghinassi, F., & Thase, M. E. (2007). Neurobehavioral therapies in the 21st century: Summary of an emerging field and an extended example of cognitive control training for depression. *Cognitive Therapy and Research, 31*(2), 235–262.

Smidts, D. P., & Huizinga, M. (2009). *BRIEF Executieve Functies Gedragsvragenlijst: Handleiding*. Amsterdam: Hogrefe Uitgevers.

Snyder, H. R. (2013). Major depressive disorder is associated with broad impairments on neuropsychological measures of executive function: a meta-analysis and review. *Psychological Bulletin, 139*(1), 81–132.

Stark, K., Hargrave, J., Hersh, B., Greenberg, M., Herren, J. & Fisher, M. (2008). Treatment of childhood depression: The ACTION program. In J. Abela & B. Hankin (eds.), *Child and adolescent depression: Causes, treatment, and prevention* (pp. 224–229). New York, NY: Guilford Press.

Stark, K.D., & Smith, A. (1995). Cognitive and behavioral treatment of childhood depression. In H.P.J.G. van Bilsen, P. Kendall & J.H. Slavenburg (eds.), *Behavioral approaches for children and adolescents* (pp. 113–143). New York: Plenum Press.

Stikkelbroek, Y., Bodden, D.H., Dekovic, M., & van Baar, A.L. (2013). Effectiveness and cost effectiveness of cognitive behavioral therapy (CBT) in clinically depressed adolescents: individual CBT versus treatment as usual (TAU). *BMC Psychiatry, 13*, 314.

Timbremont, B., Braet, C., & Roelofs, J. (2008). *Children's Depression Inventory. Handleiding* (herziene uitgave). Amsterdam: Pearson (64 blz.).

Timbremont, B., & Braet, C. (2004). Cognitive vulnerability in remitted depressed children. *Behavior Research and Therapy, 42*, 423–437.

Watson, D., Clark, L.A., Weber, K., Assenheimer, J.S., Strauss, M.E., & McCormick, R.A. (1995). Testing a tripartite model: exploring the symptom structure of anxiety and depression in student, adult and patient samples. *Journal of Abnormal Psychology, 104*, 3–14.

Weissman, M. M., Wickramaratne, P., Nomura, Y., Warner, V., Pilowsky, D., & Verdeli, H. (2006). Offspring of depressed parents: 20 years later. *American Journal of Psychiatry, 163*(6).

Weisz, J.R., McCarty, C.A., & Valeri, S.M. (2006). Effects of psychotherapy for depression in children and adolescents: a meta-analysis. *Psychological Bulletin, 132*, 132–149.

Wit, C.A.M. de (2000). *Depressie bij kinderen en adolescenten. Theorie en onderzoek, diagnostiek en behandeling.* Houten: Bohn Stafleu Van Loghum.

Wolff, J.C., & Ollendick, T.H. (2006). The comorbidity of conduct problems and depression in childhood and adolescence. *Clinical Child and Family Psychology Review, 9*, 201–220.

Yap, M. B. H., Allen, N. B., & Sheeber, L. (2007). Using an emotion regulation framework to understand the role of temperament and family processes in risk for adolescent depressive disorders. *Clinical Child and Family Psychology Review, 10*(2), 180–196.

Zavos, H.M.S., Rijsdijk, F., & Eley, T. (2012). A longitudinal, genetically informative, study of associations between anxiety sensitivity, anxiety and depression. *Behavior Genetics, 42*(4), 592–602.

Ziegert, D. I., & Kistner, J. A. (2002). Response styles theory: Downward extension to children. *Journal of Clinical Child and Adolescent Psychology, 31*(3), 325–334.

Aanbevolen literatuur

Abela, J. R. Z. & Hankin, B. L. (2008). *Handbook of Depression in Children and Adolescents.* New York: Guilford Press.

Birmaher & AACAP (2007). Practice parameters for the assessment and treatment of children and adolescents with depressive disorders. *Journal of the American Academy of Child and Adolescent Psychiatry, 46*(11), 1503–1526.

Weisz, J.R., McCarty, C.A., & Valeri, S.M. (2006). Effects of psychotherapy for depression in children and adolescents: a meta-analysis. *Psychological Bulletin, 132*, 132–149.

Leerproblemen en leerstoornissen

Wied Ruijssenaars, Alexander Minnaert en Pol Ghesquière

Oorzakelijke condities, uitingsvormen en effectieve interventies
In onze samenleving is het belangrijk vlot te kunnen lezen en rekenen. Niet 'automatisch' kunnen lezen en rekenen levert aanzienlijke beperkingen op in het maatschappelijk functioneren. De belangstelling voor (ernstige) leerproblemen is dan ook terecht groot, ook vanuit het beleid dat gericht is op het verlagen van kansarmoede, het terugdringen van schooluitval en het verhogen van het uiteindelijke uitstroomniveau in het onderwijs.

Dyslexie en dyscalculie zijn de twee meest frequent beschreven en onderkende leerstoornissen. Ze komen elk voor bij 2 tot 5% van de bevolking, in driekwart van de gevallen in combinatie met elkaar. Kenmerkend voor beide problemen is het niet of zeer moeizaam geautomatiseerd raken van woordfeiten (directe woordherkenning) en rekenfeiten (directe beschikking over basale uitkomsten), ook wel benoemd als declaratieve kennis. Problemen met feitenkennis wreken zich in het uitvoeren van meer complexe procedures, zoals het begrijpend lezen of het oplossen van rekenvraagstukken. Cognitief- en neurowetenschappelijk onderzoek geeft meer en meer inzicht in oorzakelijke condities, in uitingsvormen en in effectieve interventies. Dit hoofdstuk vat de huidige stand van zaken in wetenschappelijke kennis samen, geordend aan de hand van een transactioneel ontwikkelingsmodel. Voor de praktijk van diagnostiek en behandeling levert deze ordening bruikbare handvatten.

15.1 Inleiding

In de huidige samenleving is het van belang vlot te kunnen lezen en rekenen. De meeste informatie wordt immers aangeboden en opgeslagen in verbale of numerieke vorm. Niet 'automatisch' kunnen lezen en rekenen levert aanzienlijke beperkingen op in het dagelijks functioneren en leidt veelal tot een nadelige positie op de arbeidsmarkt. De beperking wordt daarmee een handicap (WHO, 1999).

De belangstelling voor leerproblemen, zowel in de minder ernstige als in de meer hardnekkige varianten, is in onze geletterde maatschappij groot. De aandacht vanuit het beleid is opvallend, samenhangend met het belang dat men hecht aan het nationale opleidingsniveau en de kosten die zijn verbonden aan schooluitval. Zowel in Vlaanderen als Nederland volgen beleidsinitiatieven elkaar de laatste decennia met regelmaat op, gericht op het verlagen van kansarmoede, het terugdringen van schooluitval en het verhogen van het uiteindelijke uitstroomniveau in het onderwijs. In ▶ box 15.1 geven we daarvan voorbeelden.

Box 15.1 Voorbeelden van beleidsinitiatieven rond leerproblemen in Nederland en Vlaanderen

Enkele voorbeelden van initiatieven in Vlaanderen zijn het instellen van aanpassingsklassen voor normaalbegaafde, achterblijvende leerlingen (vanaf 1973), de inzet van taakleraren met een remediërende opdracht (sinds 1984), het zorgverbredingsbeleid (vanaf 1994), het met ingang van 2000 uitbouwen van een nieuwe taak voor de centra voor leerlingenbegeleiding (CLB), het voorzien van de functie van zorgcoördinator in elke basisschool (vanaf 2004) en het beleid van de Vlaamse regering gericht op het (in 2014) invoeren van een zorgrecht voor leerlingen met specifieke onderwijsbehoeften en een zorgplicht voor scholen.

Voorbeelden van initiatieven in Nederland zijn het beleid rond Weer Samen Naar School (WSNS) in 1994 en daaraan gekoppeld het ontstaan van de functie van Intern Begeleider, alsook de landelijke verspreiding van protocollen voor onderkenning en remediëring van leesproblemen en dyslexie in het basisonderwijs (Wentink & Verhoeven, 2001; 2004), het voortgezet onderwijs (Henneman, Kleijnen & Smits, 2004a, b) en het hoger onderwijs (Kleijnen & Loerts, 2006). In termen van algemeen beleid zijn scholen per augustus 2014 verplicht een passende onderwijsplek te bieden aan leerlingen die extra ondersteuning nodig hebben.

Beleidsinitiatieven hangen voor een belangrijk deel samen met politieke agenda's. Een directe koppeling van beleidsinitiatieven met de uitkomsten van wetenschappelijk onderzoek is niet altijd duidelijk. Toch bestaat er een langdurige internationale traditie van empirisch wetenschappelijk onderzoek, waarin consensus is ontstaan over de verschijningsvorm van relatief lichte leerproblemen en meer ernstige leerstoornissen, over de belangrijkste verklarende condities en over de aard van de best passende aanpak.

Leerstoornissen maken deel uit van het DSM-classificatiesysteem, waarvan versie DSM-IV-TR (APA, 2000) internationaal en nationaal algemeen gebruikt wordt voor de onderkennende diagnostiek van leerstoornissen. In 2013 is versie DSM-5 verschenen (APA, 2013), maar internationaal vooraanstaande experts staan uiterst kritisch ten opzichte van de voorgestelde wijzigingen in de criteria voor de diagnostiek van leerstoornissen als dyslexie en dyscalculie (bijvoorbeeld: ▶ http://dyslexia.yale.edu/CommentsDSM5ColkerShaywitzSimon). In ▶ box 15.2 komen we kort terug op de consequenties hiervan voor ons taalgebied.

In Nederland en Vlaanderen gaat veel aandacht uit naar de ontwikkeling van protocollen voor diagnostiek en behandeling. Voor de diagnostiek en behandeling van dyslexie is het Protocol Dyslexie Diagnostiek en Behandeling ontwikkeld (PDDB 1.0: Blomert, 2006; PDDB 2.0: NRD, 2013), voor rekenproblemen en dyscalculie zijn er het Protocol Ernstige RekenWiskunde-problemen en Dyscalculie (ERWD - BaO/SBO/SO: Van Groenestijn, Borghouts & Janssen, 2011; VO/VSO: Van Groenestijn, Van Dijken & Janson, 2012) en het Protocol Dyscalculie: Diagnostiek voor Gedragdeskundigen (Protocol DDG; Van Luit, Bloemert, Ganzinga & Mönch, 2012). Voor de Vlaamse Centra voor Leerlingbegeleiding (CLB) zijn binnen het project Prodia protocollen rond leerstoornissen uitgewerkt (zie: ▶ www.prodiagnostiek.be).

15.2   Kenmerken van leerproblemen en leerstoornissen

Problemen met lezen en rekenen kunnen zich normaliter pas voordoen vanaf het moment dat kinderen deze vaardigheden op school leren. Soms zijn de eerste signalen al vanaf de start van het curriculum waarneembaar. Bij vroege signalering van een probleem zal de onderwijskundige reactie doorgaans bestaan uit extra uitleg en herhaling. Wanneer dat weinig effect heeft, is meer aanpassing en differentiatie nodig. Dat kan op verschillende manieren binnen een continuüm van zorg: van lichte ondersteuning tot systematische en planmatige remedial teaching (Ruijssenaars, 2001/2004). Hoe meer systematische inzet vanuit de omgeving nodig is en hoe geringer het effect daarvan is, des te hardnekkiger en ernstiger blijkt het probleem. Onder bepaalde condities spreken we van een leerstoornis. Het onderscheid tussen een leerprobleem en een leerstoornis is gradueel en gebaseerd op ernst, langdurigheid en hardnekkigheid van de problematiek.

Het gebruik van de term leerstoornis is vergelijkbaar met de benoeming van andere stoornissen, zoals een geheugenstoornis, aandachtstoornis, angststoornis of slaapstoornis. Bij afspraak is de aanduiding 'stoornis' in die situaties van toepassing als er sprake is van een opvallend ernstig, langdurig en hardnekkig tekort of teveel aan gedrag. Dit gedrag komt niet opzettelijk tot stand, brengt beperkingen in het dagelijks functioneren met zich mee, is niet per definitie verbonden met een vaststaande oorzaak en is (mede) individueel bepaald. Bovendien gaat het om gedrag dat niet alleen opvalt ten opzichte van een relevante vergelijkingsgroep, maar ook binnen de eigen ontwikkeling.

Box 15.2 Het graduele onderscheid tussen een leerprobleem en leerstoornis – twee cases

Casus Bert

Bert (8;3 jaar; groep 5 BaO) is een leerling met leerprestaties (Cito) die voor lezen en spelling al vanaf groep 3 behoren tot die van de 25% zwakst presterende leerlingen. Hij kent wel alle letters. Met rekenen scoort hij bij de zwakste 10%. Ook op de overige vakken presteert hij beneden gemiddeld. Bert werkt langzaam en komt bij elk vak tijd te kort. Hij krijgt vanaf groep 3 regelmatig extra hulp aan de instructietafel, vooral in de vorm van herhaalde uitleg en controle op het begrijpen van de instructie. Zonder extra instructie verliest hij de hoofdlijnen uit het oog. Volgens een diagnostisch onderzoek door de externe schoolbegeleider zijn de resultaten van Bert in overeenstemming met zijn cognitieve mogelijkheden (WISC-III: VIQ 82, PIQ 84), maar voor rekenen wordt remedial teaching wenselijk geacht. Bert functioneert binnen de groep als een onopvallende leerling en heeft het naar zijn zin op school.

Casus Carmina

Carmina (8;2 jaar, groep 4 BaO) is in groep 3 blijven zitten. Het leesproces kwam nauwelijks op gang ondanks wekelijkse remedial teaching vanaf november in groep 3. Carmina is een vlot en expressief meisje, heeft geen moeite met het volgen van opdrachten, maar is niet in staat om instructies te lezen en raadt dan (dikwijls foutief) naar de bedoeling. Ze kent nog niet alle letters en verwisselt regelmatig ou - au, ei - ij, s - z en v - f. Ze wordt daar door andere kinderen mee geplaagd en reageert thuis emotioneel. Het schrijven van open en gesloten lettergrepen (kopen - koppen) gaat dikwijls fout. Haar cognitieve mogelijkheden zijn redelijk (WISC-III: VIQ 80, PIQ 112), maar haar prestaties (Cito) voor technisch lezen behoren bij de 5% zwakst presterende leerlingen. Bij alle andere vakken presteert ze ongeveer gemiddeld. Vader herkent zichzelf in zijn dochter en heeft aangedrongen op verder diagnostisch onderzoek. De schoolbegeleider heeft bij Carmina dyslexie vastgesteld volgens de criteria van de Stichting Dyslexie Nederland.

Leerstoornissen zijn blijvend. Intensieve training kan tot betere prestaties leiden en compensaties kunnen het dagelijks functioneren ondersteunen, maar belastende omstandigheden leiden over het algemeen weer tot problemen. Het blijvende karakter blijkt onder andere uit het gegeven dat basale vaardigheden (zoals het snel en correct kunnen benoemen van losse letters en lettercombinaties, bijvoorbeeld: eu, auw, schr, ieuw) niet geautomatiseerd raken, ondanks jarenlange ervaring met het lezen van woorden en teksten. Hetzelfde geldt voor de observatie dat volwassenen met dyscalculie aangewezen kunnen blijven op het telkens opnieuw moeten uitrekenen van tafels als 6×7 en 7×8. Het niet vlot kunnen benoemen (zowel in lezen, spellen als rekenen) – benoemen in de zin van: toegang hebben tot de juiste klankreeksen – hangt samen met wat wordt aangeduid als een fonologisch tekort, een probleem in het vlot en correct omgaan met de klankstructuur in de taal. De hardnekkigheid van dit fonologisch tekort ondersteunt de algemeen geaccepteerde aanname dat leerstoornissen als dyslexie en dyscalculie samenhangen met neurobiologische condities. In het bijzonder gaat het bij dyslexie dan om een minder efficiënt functioneren van posterieure gebieden in de linker hemisfeer en de betrokkenheid van de occipito-temporale cortex (zie ook: Pennington, 2002), terwijl bij dyscalculie er (ook) een betrokkenheid van de pariëto-frontale hersengebieden wordt verondersteld (Dehaene, Molko, Cohen & Wilson, 2004).

15.2.1 Dyslexie en dyscalculie

Dyslexie (leesstoornis, veelal gepaard aan spellingproblemen) en dyscalculie (rekenstoornis) zijn de twee meest frequent beschreven en onderkende leerstoornissen. Naar schatting komt elk van beide voor bij 2 tot 5% van de bevolking, in driekwart van de gevallen in combinatie met elkaar. In de DSM-5 (APA, 2013) wordt overigens – in tegenstelling tot wat internationaal in veel landen, zoals Vlaanderen en Nederland, gangbaar is – geen afzonderlijke classificatie meer gehanteerd voor deze leerstoornissen, maar wordt de aanduiding 'specifieke leerstoornis' gebuikt, die vervolgens aan de hand van diagnostische gegevens nader kan worden gespecificeerd (zie ▶ box 15.3).

Over de kenmerken van dyslexie is menig debat gevoerd. In 1995 heeft de Commissie Dyslexie van de Gezondheidsraad in Nederland – op basis van een uitgebreid overzicht van de internationale literatuur en in overleg met vertegenwoordigers van verschillende disciplines – een beschrijvende werkdefinitie gepubliceerd, die sindsdien brede steun heeft gekregen.

Nadien voorgestelde aanpassingen hebben de essentie ervan ongewijzigd gelaten, al is discussie gevoerd over het ontbreken van een uitspraak over een mogelijke verklaring (zie bijvoorbeeld Blomert, 2006). De werkdefinitie luidt:

》 De commissie spreekt van dyslexie wanneer de automatisering van woordidentificatie (lezen) en/of schriftbeeldvorming (spellen) zich niet, dan wel zeer onvolledig of zeer moeizaam ontwikkelt. (Gezondheidsraad: Commissie Dyslexie, 1995, p. 47) **《**

In deze definitie zijn volgens de commissie enkele elementen van belang:
- De definitie beperkt zich expliciet tot het technisch lezen en foutloos spellen op woordniveau, onafhankelijk van het taalbegrip.
- De nadruk ligt, in beschrijvende zin, op automatisering, blijkend uit snelheid en accuratesse. Geautomatiseerde vaardigheden leggen een gering beslag op de aandacht.
- Automatisering kan zich ontwikkelen indien voldaan is aan voorwaarden van biologische en mentale rijping, alsook aan de voorwaarde van voldoende aanbod en instructie. Bij het niet tot ontwikkeling komen van automatisering is er altijd mede, en soms voornamelijk, sprake van een individugebonden factor. Dyslexie is hardnekkig en kan een complexe ontstaanswijze hebben. Het niet opnemen van verklarende condities in de definitie is dan ook een logische stap.
- Zelfs als een redelijk leesniveau wordt bereikt, kan de problematische automatisering weer herkenbaar zijn bij nieuwe en complexe taken.
- Dyslexie kan meer of minder ernstig zijn. Ernstig betekent: de lees-/spellingprestaties liggen in principe (maar dus niet altijd) binnen de 10% zwakst scorende leerlingen op landelijk genormeerde toetsen, ondanks aantoonbaar planmatige en intensieve hulp. Het gaat om een resistent, hardnekkig probleem.

Deze kenmerken zijn vertaalbaar naar het domein van het rekenen. In plaats van de identificatie of herkenning van woorden (woordfeiten) gaat het dan om rekenfeiten (zoals: eenvoudige uitkomsten, tafels tot 10, getallen, symbolen, de telrij), die vlot en accuraat herkenbaar en oproepbaar moeten zijn. Een tekort aan automatisering zal zich bij complexe taken snel wreken.

Feiten hoeven 'alleen maar' onthouden te worden en worden ook wel benoemd als declaratieve kennis of willekeurige, niet-logisch beredeneerbare afspraken. Hoe frequenter we zulke feiten tegenkomen, des te beter ze in principe ingesleten raken. Het kunnen ook zeer complexe feiten zijn. Voor een leerling in het voortgezet onderwijs kan de stelling van Pythagoras een direct oproepbaar feit zijn, voor een statisticus de wiskundige formule voor een standaarddeviatie. Als definitie van dyscalculie hanteren wij:

》 Dyscalculie is een stoornis die gekenmerkt wordt door hardnekkige problemen met het leren en vlot/accuraat oproepen/toepassen van reken-/wiskundekennis (feiten/afspraken). (Ruijssenaars, Van Luit & Van Lieshout, 2004) **《**

Het niet vlot kunnen beschikken over rekenfeiten belast het uitvoeren van rekenprocedures (Vanbinst, Ghesquière & De Smedt, 2012). Een belangrijke indicatie voor de ernst van dyscalculie is de hardnekkigheid: extra hulp en uitleg zijn niet zinloos, maar de problemen met declaratieve kennis blijken weerbarstig. Stel dat het lukt om de tafels tot 10 te leren, dan kunnen ze bij het gelijknamig maken van breuken toch weer problemen geven.

In beide beschrijvende definities gaat het om de directe beschikbaarheid van feiten/afspraken – ook wel aangeduid als technisch lezen en rekenen – en niet primair om het begrip of inzicht. Met de mate van hardnekkigheid wordt het onderwijsperspectief in de definiëring betrokken: ondanks gedegen, planmatige en voldoende lang volgehouden remediëring doet zich een didactische resistentie voor. Voor een typologie binnen dyslexie en dyscalculie op basis van onderscheiden cognitieve processen is geen overtuigende empirische evidentie voorhanden (Pennington, 2002; Ruijssenaars e.a., 2004).

De nadruk op de beschrijvende kenmerken van een leerstoornis komt overeen met de uitgangspunten van de niet-causale classificatie van leerstoornissen volgens de criteria van het DSM-systeem (APA, 2000; 2013). Voorop staat de prestatie op een individueel afgenomen, gestandaardiseerde lees- of rekentest, die substantieel en kwantificeerbaar lager is dan verwacht kan worden op grond van chronologische leeftijd en significant interfereert met de schoolse prestaties, het professioneel of dagelijks functioneren. Een IQ van 70 geldt vaak als een praktische ondergrens beneden welke niet van een leerstoornis wordt gesproken (APA, 2013). De prestatie op vaardigheidsniveau is lager dan valt te verwachten op basis van een eventuele verwante stoornis in cognitieve verwerking, een comorbide ontwikkelingsstoornis, een algemene medische conditie, de etnische of culturele achtergrond of een zintuiglijke beperking. Dyslexie en dyscalculie zijn derhalve geen secundair probleem, maar hebben minstens een eigen individugebonden oorzaak.

Box 15.3 Lees-/of rekenstoornis versus Specifieke leerstoornis

Het (medisch georiënteerde) DSM-systeem is leidend bij de onderkennende diagnostiek van leerstoornissen, zoals dyslexie en dyscalculie. De versie DSM-IV uit 2000 heeft internationaal breed ingang gevonden en heeft grote invloed gehad op het beleid rond diagnostiek en behandeling. De American Psychiatric Association heeft in 2013 de versie DSM-5 uitgebracht, waarin verregaande veranderingen zijn doorgevoerd. Zo wordt dyslexie niet meer als een op zichzelf staande leerstoornis opgevat, maar valt het onder de algemene categorie 'specifieke leerstoornis' die nader kan worden toegelicht. Tegen dit standpunt is voorafgaand aan de publicatie veel verzet gekomen, echter zonder gevolg voor de uitgave in 2013. Omdat het nog de vraag is in hoeverre de DSM-5 navolging krijgt, gaan we in deze box in op zowel de DSM-IV als de DSM-5. Voor een zeer gedegen kritische bespreking van de DSM-5 verwijzen we naar: ▶ http://dyslexia.yale.edu/CommentsDSM5ColkerShaywitzSimon.

DSM-IV-criteria voor een lees- of rekenstoornis (APA, 2000):

A. Het lees- (reken-) niveau ligt, gemeten met een individueel afgenomen gestandaardiseerde test voor lees- (reken-) vaardigheid of begrip, aanzienlijk onder het te verwachten niveau dat hoort bij de leeftijd, de gemeten intelligentie en de bij de leeftijd passende opleiding van betrokkene.

B. De stoornis van criterium A. interfereert in significante mate met de schoolresultaten of de dagelijkse bezigheden waarvoor lees- (reken-) vaardigheid vereist is.

C. Indien een zintuiglijk defect aanwezig is, zijn de lees- (reken-) problemen ernstiger dan die die hier gewoonlijk bij horen.

Toelichting

Een leesstoornis (*reading disorder*, ook dyslexie genoemd) wordt volgens de toelichting (APA, 2000) onder andere gekarakteriseerd door het trage tempo en fouten in leesbegrip. In ons taalgebied wordt leesvaardigheid vastgesteld met toetsen die snelheid en accuratesse van het woord-lezen meten. Een traag tempo en leesfouten werken (secundaire) problemen in de hand met het begrijpen van zinnen en tekst. Om uit te sluiten dat er geen primair begripsprobleem is, kunnen zinnen of tekst auditief worden aangeboden met een vergelijkbare technische moeilijkheidsgraad, gevolgd door begripsvragen. Omdat bij criterium A. *niet* staat dat de intelligentie normaal of gemiddeld dient te zijn, gaat het om een relatief goed begrip. Merk op dat in overeenstemming met criterium C. ook slechthorende/dove of slechtziende/blinde leerlingen dyslexie kunnen hebben. Omdat normen voor deze groepen ontbreken, zal een diagnosticus hier een vergelijking moeten maken op basis van klinische ervaringskennis. Zie voor specifieke literatuur hieromtrent:

- Veispak, A. (2012). *Perceptual and cognitive underpinnings of braille reading. (Doctoral Thesis).* Leuven: KU Leuven, Faculty of Psychology and Educational Sciences, Parenting and Special Education Research Unit.
- Van Gompel, M. (2005). *Literacy skills of children with low vision.* Grave: Sensis (academisch proefschrift, RU Nijmegen).
- Schaper, M.W. (1991). *Leren lezen van dove kinderen. Onderzoek naar behandelingsvormen ter bevordering van het lezen op woordniveau.* Delft: Eburon (academisch proefschrift, RU Nijmegen).

Bij een rekenstoornis (*mathematics disorder*, ook dyscalculie genoemd) is er eveneens een uitval in tempo en accuratesse in het direct kunnen oproepen van rekenfeiten, niet van het fundamenteel ontbreken van inzicht en begrip.

DSM-5 criteria voor een specifieke leerstoornis (APA, 2013):
In de DSM-5 wordt één algemene (onderkennende) diagnose van 'specifieke leerstoornis' vooropgesteld, waarbij verder gespecifieerd moet worden met welke specifieke schoolse vaardigheden de persoon in kwestie hardnekkige (i.c. minstens 6 maanden persisterende) beperkingen ervaart, met lezen (315.00), met de schriftelijke uitdrukkingsvaardigheid (315.2) of met rekenen/wiskunde (315.1). Daarnaast wordt ook de ernst van de problemen uitgedrukt (licht, matig of ernstig), mede aan de hand van de impact die de leerstoornis heeft op iemands schoolse prestaties, het professioneel of dagelijks functioneren. In de vijfde editie van de APA wordt een andere benadering van een 'leerstoornis' gehanteerd door de diagnose te verruimen tot een spectrumbenadering (naar analogie met autismespectrumstoornissen). Deze dimensionele benadering wil de accuratesse van de diagnose verhogen en alsook de effectiviteit van de zorg.

15.2.2 Comorbiditeit

Comorbiditeit bij stoornissen is eerder regel dan uitzondering. Kennis over comorbiditeit tussen stoornissen is om verschillende redenen van belang (Pennington, 2002). De klinische relevantie is dat de ene stoornis van invloed kan zijn op het verloop en de behandeling van de andere. Bovendien kan comorbiditeit inzicht geven in de neurobiologische achtergronden en de ontwikkeling van stoornissen. Het wetenschappelijk onderzoek naar comorbiditeit moet echter een onderscheid zien aan te brengen tussen verbanden die kunnen optreden op basis van kans ('kans X kans': de kans dat bij toeval twee stoornissen tegelijk optreden), als artefact (bijvoorbeeld door onderzoek bij uitsluitend klinische groepen), of ten gevolge van reële (eventueel gedeeltelijke) gemeenschappelijke causaliteit.

Dyslexie en dyscalculie blijken vaker dan op basis van toeval samen te gaan met elkaar of met andere stoornissen (zie ▶ box 15.4). Lees- en rekenprestaties correleren sowieso redelijk tot sterk met elkaar (Ruijssenaars e.a., 2004), vooral wanneer het gaat om snel en goed uit het geheugen kunnen oproepen van woord-feiten en reken-feiten (*fact retrieval*), oplopend tot een correlatie boven ,80. Het verband is het sterkst in de aanvangsgroepen van het basisonderwijs en neemt geleidelijk enigszins af (Ghesquière & Ruijssenaars, 1994). Een verklaring voor de samenhang ligt in de benoemsnelheid in beide vaardigheden (Van Lieshout & Spyer, 2003), wat aansluit bij de veronderstelling dat het verband is terug te voeren op problemen in het snel omgaan met de *klanken* in ons taalsysteem, die als een (fonologische) tussenschakel in onze geheugenprocessen worden ingezet.

Box 15.4 Dyslexie, dyscalculie en comorbiditeit

Naast de samenhang tussen dyslexie en dyscalculie blijkt dat ongeveer 25% van de kinderen met dyslexie óók ADHD vertoont en dat van de kinderen met ADHD ongeveer de helft dyslexie heeft (Pennington, 2002; Rutter & Taylor, 2002). Indien gemeenschappelijke fonologische processen hiervoor verantwoordelijk zijn (Pennington, 2002), dan is comorbiditeit tussen dyscalculie en ADHD te verwachten. Het vaker gesignaleerde verband tussen dyslexie en oppositioneel gedrag (ODD) of een gedragsstoornis (CD) blijkt niet significant wanneer gecontroleerd wordt voor ADHD. Het optreden van een stemmingsstoornis is vermoedelijk secundair aan dyslexie (Pennington, 2002, p. 284). Comorbiditeit is er voor dyslexie ook met een spraaktaalstoornis (SLI), deels ten gevolge van een gemeenschappelijke genetische etiologie en vermoedelijk deels als uiting van een gemeenschappelijk probleem in het fonologisch representeren en onthouden van informatie in het werkgeheugen (Vandewalle, Boets, Ghesquière & Zink, 2009).

15.3 Ontwikkeling en prognose

In Vlaanderen en Nederland leren kinderen doorgaans lezen en rekenen rond het 6e levensjaar. Vanaf dat moment kunnen dyslexie en dyscalculie zich manifesteren. De veronderstelling van een neurobiologische component maakt het aannemelijk dat ook al op jongere leeftijd signalen van een risicovolle ontwikkeling waarneembaar zijn. Voor dyscalculie is dat het niet kunnen onderscheiden van kleine hoeveelheden, een vaardigheid waarover kinderen – zoals ook het geval is bij een aantal diersoorten – normaliter al bij geboorte beschikken. Voor dyslexie geldt het niet kunnen discrimineren tussen minimale klankverschillen als een mogelijk eerste signaal dat al kort na de geboorte is vast te stellen. Internationaal longitudinaal onderzoek, zoals de Jyväskylä longitudinale studie in Finland (Lyytinen e.a., 2004), het NWO-dyslexieproject in Nederland (Van der Leij e.a., 2013) en het Leuvens longitudinaal dyslexieonderzoek (Boets e.a., 2011), heeft een aantal vroeg optredende signalen aan het licht gebracht, zoals: de verwerking van spraakgeluiden in de eerste levensmaanden, aandachtfuncties, vroege fonologische ontwikkeling en taalontwikkeling, en het tot stand komen van automatismen. Erfelijkheid speelt hierbij een belangrijke rol.

Betrouwbare vroege onderkenning van risicofactoren voor dyslexie – dus niet de dyslexie zelf! – lijkt in elk geval mogelijk, vanaf ongeveer 4 jaar, bij het niet-waarnemen van kleine verschillen in spraak-/taalklanken en het niet spontaan tot stand komen van letterkennis vóór de start van het formele onderwijs. Voor dyscalculie is dit vooralsnog minder duidelijk, maar een trage taalontwikkeling en moeite met het leren van kwantitatieve feiten is een aannemelijk relevante voorspeller (vgl. Van Lieshout, 2006), naast problemen met het verbaal kunnen tellen, het kennen van cijfersymbolen en het kunnen herkennen en vergelijken van (on)gestructureerde hoeveelheden (Toll, 2013).

Dyslexie en dyscalculie zijn blijvend. Er zijn geen studies bekend waaruit een spontaan herstel blijkt, evenmin is er doorslaggevend bewijs dat preventieve training de problemen volledig kan voorkomen.

15.4   Risico- en protectieve factoren

Verschillende studies laten zien dat leerstoornissen in beperkte mate meer voorkomen bij jongens dan bij meisjes, voor dyslexie in een verhouding van 1,5:1 (Pennington, 2002). Voor dyscalculie is het minder duidelijk. Onderzoek heeft geen relaties aangetoond tussen risicofactoren tijdens de zwangerschap en het optreden van leerstoornissen. Er is evenmin empirische bevestiging voor de aanname dat luchtweginfecties en middenoorontstekingen op jonge leeftijd tot een verhoogde kans op leerstoornissen of problemen in taalvaardigheid zouden leiden.

Erfelijkheidsonderzoek laat zien dat de kans dat een kind waarvan één ouder dyslexie heeft ook dyslexie zal blijken te hebben, varieert tussen ongeveer 30% en 60%. Uiteraard kan de gemeenschappelijke omgevingsinvloed hieraan bijdragen. Op basis van tweelingstudies wordt de bijdrage van de omgeving geschat op 50% en is dus zeer substantieel. Moleculair genetisch onderzoek probeert inzicht te krijgen in de genen die de kans op een leerstoornis, doorgaans dyslexie, verhogen. Het gaat daarbij niet om ziektegenen, maar om genen die normale verschillen in cognitieve vaardigheid bepalen, zogenoemde kwantitatieve-trek-loci (QTL), en een risico vormen voor de leesvaardigheid (Pennington, 2002; Van den Broeck, 2002; Blomert, 2005). Er zijn voor dyslexie inmiddels minstens zes verschillende QTL's bekend op de chromosomen 1, 6, 15 en 18.

Vanuit neurowetenschappelijk onderzoek zijn ten aanzien van dyslexie in de literatuur subtiele volumeverschillen gerapporteerd in corticale structuren in vergelijking met controlekinderen (Pennington, 2002, pp. 291-293), terwijl zowel bij dyslexie als dyscalculie sprake lijkt van een ontwikkelingsvertraging in linker hemisfeerfuncties. De linker hemisfeer is van extra belang bij het snel en correct kunnen oproepen van feiten uit het langetermijngeheugen (*retrieval*). Het verminderd functioneren lijkt niet substantieel te verbeteren met het toenemen van de leeftijd of door onderwijs. Overigens worden de resultaten van dit inmiddels klassieke type neurologisch onderzoek zowel perspectiefvol genoemd (Blomert, 2005, p. 66), als – op basis van een literatuuranalyse – 'ontgoocheld' (Van den Broeck, 2002, p. 27).

Recent onderzoek waarin neurowetenschap en cognitieve psychologie samengaan – aangeduid met 'cognitieve neurowetenschap' – verlegt de aandacht van de lokalisatie van afzonderlijk betrokken hersenfuncties naar patronen van functionele verbindingen (*functionele connectiviteit*) tussen verschillende gebieden in de hersenen. In het dyslexieonderzoek wordt gezocht naar connectiviteitsproblemen, veeleer dan naar functionele problemen die in een bepaalde hersenzone gelokaliseerd kunnen worden (zie bijvoorbeeld: Vandermosten e.a., 2012; Boets e.a., 2013; Vandermosten e.a., 2013). Hetzelfde geldt voor het onderzoek naar rekenen, onder andere wat betreft het herkennen van hoeveelheden (Harvey, Klein, Petridou & Dumoulin, 2013) en het representeren van hoeveelheden (Bulthé, De Smedt & Op de Beeck 2013).

Diverse studies tonen aan dat gemiddeld genomen bij kinderen met leerstoornissen meer gedragsproblemen voorkomen en omgekeerd. Het gaat dan zowel om externaliserend als internaliserend probleemgedrag. Verschillende modellen proberen de relatie tussen leer- en gedragsproblemen te verklaren. Unicausale modellen hebben daarbij plaatsgemaakt voor een longitudinale transactionele benadering: het leren van schoolse vaardigheden en het psychosociaal functioneren van kinderen beïnvloeden elkaar continu. Vanuit deze invalshoek zoekt men naar tussenliggende factoren die de interactie positief of negatief beïnvloeden. Het sociaal-emotioneel welbevinden – zoals onder andere tot uitdrukking komt in motivatie, zelfwaardering, attributie van falen en succes – blijkt een cruciale rol te spelen. Kinderen met een laag sociaal-emotioneel welbevinden lopen een groter risico op latere gedragsproblemen, maar het ervaren van succes, het krijgen van positieve feedback en een leerklimaat waarin uitgegaan wordt van positieve verwachtingen vormen beschermende factoren.

Leerkrachten en ouders die de psychologische basisbehoeften bij kinderen met een leerstoornis vervullen, dragen bij tot de verhoging van het sociaal-emotioneel welbevinden en zijn protectief ten aanzien van bijkomende gedragsproblemen. Frustratie van deze behoeften wordt gezien als een bron van verminderd welbevinden. Drie belangrijke psychologische basisbehoeften zijn:

- De behoefte aan autonomie: de wil om ons leven in handen te hebben en niet bij alles van anderen afhankelijk te zijn.
- De behoefte aan sociale ondersteuning: de behoefte aan anderen die ons aanvaarden zoals we zijn, inclusief onze beperkingen.
- De behoefte aan competentiebeleving: de wil om op belangrijke terreinen van ons leven succes te boeken, iets tot een goed einde te kunnen brengen.

Bij elk van deze basisbehoeften lopen kinderen met een leerstoornis risico op frustraties: de afhankelijkheid van hulp kan hun behoefte aan autonoom handelen belemmeren, hun omgeving aanvaardt niet altijd vanzelfsprekend hun anders zijn, en op school ervaren ze herhaaldelijk dat hun competentie op belangrijke terreinen beperkt is. Een pedagogische benadering van de problematiek van leerstoornissen wordt dan ook dringend bepleit (Hellinckx & Ghesquière, 1999), eventueel binnen een orthopedagogische hulpverlening. De drie basisbehoeften zijn niet onafhankelijk van elkaar (Minnaert, 2005), maar hebben, mede beïnvloed door de sociale context, in hun totale samenspel gevolgen voor de motivatie, ontwikkeling en prestaties van een individu. Het is cruciaal dat deze basale voorwaarden worden ingezet als instrument om leerlingen te engageren in een leerproces. De zorg voor engagement betekent ook een uitdaging voor alle (leerling)begeleiders om na te gaan welke omgevingen leerlingen met leerstoornissen effectiever aanspreken en ruimte bieden voor effectief leren. In de DSM-5 (APA, 2013) is vermijdingsgedrag voor activiteiten die om lezen, schriftelijke uitdrukkingsvaardigheden en/of rekenen/wiskunde vragen expliciet opgenomen in de criteria ter bepaling van 'specifieke leerstoornis'. Aandacht voor maladaptieve gedragsuitingen van een gebrek aan motivatie en interesse krijgen terecht meer aandacht in de diagnostiek en behandeling van leerstoornissen.

In een kwalitatief onderzoek bij 30 volwassenen met een leerstoornis (Hellendoorn & Ruijssenaars, 2000) zijn de sociaal-emotionele gevolgen van dyslexie opvallend. Veel respondenten met leerproblemen geven aan zich 'anders', gefrustreerd, faalangstig en onzeker gevoeld te hebben in hun kindertijd, al zien ze zichzelf als volhardend, vol uithoudingsvermogen en gericht op overleven. Ondanks dat zij in hun dagelijks functioneren veel problemen ervaren op andere gebieden dan technisch lezen, schrijven of rekenen, hebben ze controle gekregen over hun leven. Controle betekent bewuste keuzes in het leven maken, jezelf aanpassen en veranderen om vooruit te komen. Voor de begeleiding van (jong)volwassenen is dit een belangrijk uitgangspunt en de sleutel tot succes.

Een opmerking bij het voorgaande is op zijn plaats. Risicofactoren in relatie tot ontwikkelingsproblemen zijn onderwerp van veel wetenschappelijk onderzoek, maar systematisch onderzoek naar protectieve factoren ontbreekt, al laat de literatuur naast het voorgaande wel enkele conclusies toe. Als protectieve kindkenmerken gelden intelligentie en stressbestendigheid. Van de contextuele factoren blijkt het opleidingsniveau van de ouders een protectieve factor voor leerproblemen in het algemeen, maar voor dyslexie en dyscalculie is dit niet duide-

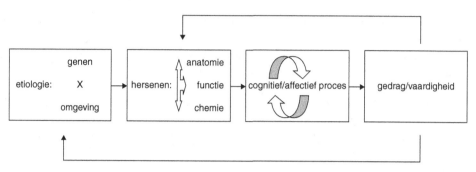

■ **Figuur 15.1**   Transactioneel ontwikkelingsmodel voor lees-/spelling- en rekenvaardigheid (naar Pennington, 2002).

lijk. Wellicht is het een beschermende factor die verhindert dat minder ernstige leerproblemen verergeren. Ook onderwijs is een protectieve factor. Hoe explicieter een lees- of rekenmethode gericht is op het aanleren en systematisch inoefenen van deelvaardigheden, des te geringer is de kans op uitval bij leerlingen met een risico op een leerstoornis.

15.5   Mechanismen en aanzet tot een transactioneel ontwikkelingsmodel voor leerproblemen en leerstoornissen

Pennington (2002) geeft een integratief, transactioneel ontwikkelingsmodel van psychopathologie in het algemeen. Hij onderscheidt daarbij vier niveaus: etiologie, hersenmechanismen, neuropsychologie en gedrag. In ■ figuur 15.1 wordt een voor ons doel aangepaste versie van dit model weergegeven.

Ontwikkelingspathologie is in principe de uitkomst van een combinatie van zowel genetische factoren als omgevingscondities (het eerste niveau: etiologie), die voortdurend op elkaar inwerken in een transactioneel ontwikkelingsproces. Ten onrechte wordt soms uitgegaan van onafhankelijke en eenvoudig additieve (optelbare) invloeden, in plaats van risico's en dynamische kansrelaties.

Ook de ontwikkeling van de hersenmechanismen, het tweede niveau, is een voortdurend proces van verandering, waarin oorzaak en gevolg moeilijk te scheiden zijn (Pennington, 2002). Elke leerervaring beïnvloedt de hersenontwikkeling (anatomisch, functioneel, neurochemisch), wat weer medebepalend is voor volgende ervaringen.

Deze twee eerste niveaus leiden uiteindelijk tot specifieke, waarneembare gedragingen en symptomen (het vierde niveau). Tussen het functioneren van de hersenen en het waarneembare gedrag spelen zich hypothetische (neuro-)psychologische processen af op het derde niveau, zoals 'aandacht' en 'geheugen'. Deze cognitieve en affectieve processen zijn conceptueel het lastigst en niet altijd eenduidig te definiëren. In de toekomst zijn ze, op basis van rekenmodellen die uitgaan van empirisch vastgestelde kansrelaties tussen hersenen en gedrag, wellicht te vervangen door meer precieze uitspraken.

Het model toont causale verbanden in twee richtingen. Gedrag en gedragsveranderingen zijn niet eenvoudig de uitkomst van de andere niveaus, maar ze zijn zelf ook van invloed op zowel de transactie tussen aanleg en omgeving (etiologie) als op de ontwikkeling en het functioneren van de hersenen. Er is in dit model geen directe terugkoppeling naar de (neuro-)psychologische processen – niet omdat die invloed niet aannemelijk is, maar omdat het op dat niveau gaat om hypothetische en niet rechtstreeks waarneembare fenomenen: gedrag kunnen

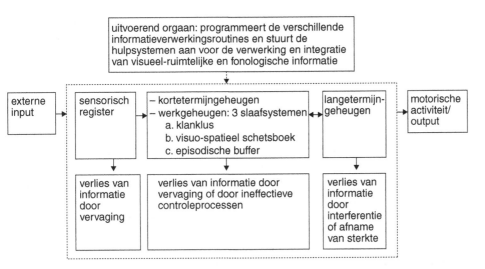

◻ Figuur 15.2   Het informatieverwerkend systeem (naar Swanson, 1987, p. 4).

we waarnemen en hersenactiviteit is in beeld te brengen, maar óf zich daartussen iets afspeelt, en zo ja wát, is gebaseerd op theoretische aannames. Door de positie tussen 'hersenen' en 'gedrag' worden de veronderstelde processen ook wel gekarakteriseerd als neuropsychologische processen (zie ◻ figuur 15.1). Onze voorkeur gaat uit naar de meer neutrale aanduiding 'cognitief/affectief', gerelateerd aan een breed scala informatieverwerkingsprocessen.

15.5.1 Cognitieve processen

Informatieverwerkingsmodellen beschrijven de processen die verondersteld worden een rol te spelen bij het verwerken van informatie, bij leren en de eventuele problemen daarin. Zulke processen zijn niet rechtstreeks waarneembaar, maar wel te karakteriseren aan de hand van theoretisch-inhoudelijke concepten. We zien, bijvoorbeeld, geen kortetermijngeheugen, maar observeren dat een reeks verbaal aangeboden woorden binnen 20 seconden wordt herhaald en duiden dit binnen een geheugentheorie als het functioneren van het denkbeeldige kortetermijngeheugen. ◻ figuur 15.2 illustreert deze benadering aan de hand van een 'klassiek' informatieverwerkingsmodel (Ruijssenaars, Van Luit & Van Lieshout, 2004, p. 87; vgl. Ghesquière & Ruijssenaars, 2005, p. 78).

In de eerste fase wordt binnenkomende informatie opgenomen in het sensorisch register. Bij leergestoorde kinderen is dit intact. Daarna worden de geselecteerde sensorische prikkels opgenomen in het kortetermijngeheugen als auditief- /verbaal- /linguïstische representaties (*phonological codes*). Kinderen met leesproblemen én kinderen met rekenproblemen blijken op dit aspect veel zwakker te presteren dan kinderen zonder leerproblemen. In een volgende stap – we hebben het over milliseconden – gaat de informatie vanuit het kortetermijngeheugen naar het werkgeheugen, waar een bewuste of onbewuste verwerkingsstrategie wordt 'gekozen' en actieve transformatie plaatsvindt. Baddeley (2000) maakt een vierdeling binnen het werkgeheugen: een centraal uitvoerend en controlesysteem (*central executive*) dat programmeert wat er moet gebeuren en welke informatie uit de input of uit het langetermijngeheugen bruikbaar is en drie zogeheten slaafsystemen: het visueel-ruimtelijk schetsboek (*visuo-spatial sketch pad*), de klanklus (*phonological loop*) en de episodische buffer waarin tijdelijk een beperkte hoeveelheid informatie uit verschillende bronnen kan worden geïntegreerd. Er zijn aanwijzingen dat leergestoorde kinderen over een zwakker werkgeheugen beschikken dan andere kinderen (Van Lieshout, 2006). Ze kunnen deze zwakte echter compenseren door gebruik te (leren) maken van metacognitieve strategieën, zoals het oplossen van rekenproblemen aan de hand van prototypische voorbeeldopgaven, waardoor de cognitieve belasting beperkt wordt (Van Lieshout, 2001; Swanson & Zheng, 2013).

De keuze van een strategie en de wijze van uitvoering gebeuren op basis van kennis in het langetermijngeheugen. Ook de resultaten van de verwerking worden hiermee vergeleken en er eventueel aan toegevoegd. Het kennisbestand omvat niet alleen feiten, maar ook procedures en metacognitieve kennis (Ruijssenaars, 2001/2004). Door automatisering van lees- en rekenfeiten komen energie en aandacht vrij voor meer complexe vaardigheden, maar bij leerlingen met leerproblemen ontwikkelt de automatische *retrieval* (directe woordherkenning en het oproepen van rekenkundige feiten) zich moeizaam. Mogelijk ondervinden kinderen met leerstoornissen ook meer last met het oproepen van beschikbare kennis door de manier van opslag van informatie in hun langetermijngeheugen (zie ▶ box 15.5). Van Lieshout (2006) veronderstelt dat er bij hen van jongs af aan sprake is van een centraal cognitief defect dat bestaat uit een vertraagde toegang tot het langetermijngeheugen. Retrieval van rekenkundige feiten blijkt de beste predictor te zijn voor de directe woordherkenning, wat strookt met het idee van een centraal defect.

Box 15.5 Informatieverwerking

De inzichten vanuit de klassieke algemene informatieverwerkingsmodellen worden op grote schaal in effectiviteitsonderzoek en interventies toegepast en vormen een belangrijk thema in handboeken (Van der Leij, 2003; Van Bon, 1993; Ruijssenaars, Van Luit & Van Lieshout, 2004).

Leesproblemen en dyslexie

Van der Leij (2003) bespreekt in *Leesproblemen en Dyslexie* verschillende procesmodellen (opbouwmodel, inprentingsmodel, strategiemodel) en combineert ze in een geïntegreerd leesmodel (pp. 55-58). Een centrale plaats is daarbij ingeruimd voor het werkgeheugen, dat bemiddelt tussen binnenkomende informatie en bestaande kennis in het langetermijngeheugen. Binnen het werkgeheugen is de klanklus verantwoordelijk voor automatische herhaling van fonologische informatie (bottom-up) en vinden controleprocessen plaats (top-down), mede op basis van bestaande kennis.

In de diagnostiek wordt expliciet aandacht geschonken aan (onder andere) fonologische verwerking (zoals het laten nazeggen van betekenisloze lettergrepen) en aan de toegankelijkheid van kennis die in het langetermijngeheugen is opgeslagen (zoals *rapid naming*: het meten van de snelheid van benoeming van plaatjes, kleuren, cijfers, letters). Voor de behandeling bepleit Van der Leij (onder andere) ruim aandacht voor de fonologische kenmerken van woorden (zoals de strategie van het segmenteren van de klankvorm) en voor frequent en herhaald oefenen om woordkennis in het langetermijngeheugen op te bouwen.

Ter illustratie

Voor leerlingen met leesproblemen blijkt het extern kunnen oproepen van de klankvorm (audiofeedback) van een compleet of gesegmenteerd woord een effectief middel om tot beter lezen te komen, ook van niet-geoefende woorden (Van der Leij, 2003, p. 230). In remediërende programma's is het bieden van fonologische ondersteuning een vast onderdeel.

Spellingproblemen
Van Bon (1993) beschrijft in *Spellingproblemen* het spellingproces en daarin optredende spellingproblemen in termen van opslag in en toegankelijkheid van het (langetermijn-) geheugen. Zonder expliciete vermelding van informatieverwerkingsmodellen beschrijft hij hoe spellingkennis wordt opgebouwd en vastgelegd in het geheugen, en strategisch wordt toegepast. Veel nadruk ligt op de fonologische strategie, waarin het segmenteren van de klankvorm en gebruik van klank-letterkennis centraal staan. In de diagnostiek en behandeling nemen beide een belangrijke plaats in.

Ter illustratie
Het aanleren van de spellingregels gaat uit van het kunnen segmenteren van woorden in klankgroepen en van actieve kennis van klinkers, korte/lange klanken en tweetekenklanken. Wanneer in een meerlettergrepig woord een klankgroep bijvoorbeeld eindigt op een korte klinker, dan volgen er in de geschreven spelling twee medeklinkers (ba-llen).

Rekenproblemen en dyscalculie
Ruijssenaars, Van Luit en Van Lieshout (2004) gaan in *Rekenproblemen en Dyscalculie* uitgebreid in op het proces van informatieverwerking. In de diagnostiek kan onder andere toetsing nodig zijn van: aandacht, kortetermijngeheugen en werkgeheugen, alsook van de mate van automatisering van rekenkennis in het langetermijngeheugen. Cognitieve, metacognitieve en affectieve strategieën zijn wezenlijk onderdeel van de interventie (zie aldaar).

Ter illustratie
Bij niet-geautomatiseerde declaratieve kennis wordt het werkgeheugen bij het uitvoeren van optel- en aftrekprocedures extra zwaar belast. Voor kinderen met rekenproblemen blijkt het effectief te zijn om aanvankelijk uit te gaan van een vaste oplossingsprocedure, bij voorkeur op basis van het maken van sprongen op de getallenlijn. Pas na voldoende automatisering kan op een veilige manier gebruik worden gemaakt van alternatieve (voorkeurs-) procedures. Op deze manier wordt het werkgeheugen niet onnodig belast.

Een interessante vraag is in welke mate er behalve overeenkomsten ten aanzien van problemen met fonologische codering, efficiënte geheugenopslag en het vlot kunnen ophalen van kennis processen zijn aan te wijzen die specifiek samenhangen met dyslexie enerzijds of dyscalculie anderzijds. Een definitief antwoord is niet te geven, maar enkele lijnen tekenen zich af.

Voor dyslexie geldt in de eerste plaats dat naast problemen met fonologische codering ook andere fonologische deelprocessen verstoord lijken, zoals de reeds genoemde klankdiscriminatie, een proces dat in principe al vanaf de geboorte functioneert. Het evolutionair belangrijke snel kunnen omgaan met en reageren op kleine verschillen tussen klanken is een cruciale vaardigheid in lezen en spellen. In de tweede plaats doet ons schriftsysteem, met min of meer vaste koppelingen tussen schrifttekens en klanken, een beroep op processen zoals het vlot kunnen wisselen tussen verschillende modaliteiten en het nauwkeurig omgaan met temporele informatie. In het geval van dyslexie kunnen zich hierin problemen voordoen (Boets, Wouters & Ghesquière, 2007).

Ten aanzien van dyscalculie is het snel kunnen omgaan met hoeveelheden een belangrijk proces. Bij geboorte zijn kinderen in principe in staat om verschillen waar te nemen tussen één, twee of drie visueel gepresenteerde objecten. Mogelijk doen zich bij kinderen die later dyscalculie blijken te ontwikkelen hierin van meet af aan problemen voor (Vanbinst, Ghesquière & De Smedt, 2012). In de tweede plaats doet rekenen een groot beroep op het kunnen leren van en omgaan met ambiguïteit (niet-eenduidigheid). In veel sterkere mate dan bij lezen en spellen het geval is, zijn immers met een zeer beperkte set symbolen telkens weer nieuwe relaties en betekenissen weer te geven, zoals met de '3' in '1, 2, 3, …', in 3 + 1, in 3 × 1, in 1 : 3, in 333, in 13 enzovoort.

15.5.2 Affectieve processen

Wanneer leertaken als (te) moeilijk worden ervaren, dan kunnen emotionele blokkades en frustraties ontstaan, met onderpresteren en een negatief beeld van eigen bekwaamheid tot gevolg (Ahmed, Minnaert, Kuyper & Van der Werf, 2012). Kinderen met dyslexie en/of dyscalculie hebben een geringer besef van en inzicht in de mogelijkheden *hoe* ze effectief en efficiënt kunnen leren en problemen kunnen oplossen. Recentelijk is meer aandacht ontstaan voor het belang van dergelijke processen die zich afspelen bij kinderen met leerproblemen en voor de 'warme', affectieve kant van het leren (Minnaert & Vermunt, 2006). Zo blijkt uit onderzoek dat leerlingen met leerproblemen minder frequent gebruik maken van metacognitieve kennis en vaardigheden om het leerproces te bewaken, bij te sturen en te evalueren; moeilijker met stressoren om kunnen gaan; minder accuraat inschatten wanneer ze hulp nodig hebben en frequenter vermijdingsgedrag tonen. De confrontatie met een taak of stressfactor wekt spontaan een primaire inschatting op basis van cruciale kenmerken op, wat kan leiden tot een afwerende reactie, voornamelijk gekleurd door het ervaringsverleden. Frequente faalervaringen op rekentaken, bijvoorbeeld, zullen rekensituaties direct negatiever inkleuren. Zulke overtuigingen spelen een zeer belangrijke rol in de secundaire interpretatie van de betekenis van de taak en van de taak voor zichzelf ('is die taak nuttig, relevant voor mij?'). Persoonlijke overtuigingen ('ik ben dom en daar is niets aan te veranderen'; 'minsommen vind ik niet leuk'; 'computerspelletjes vind ik leuk') kleuren het interpretatieproces. Ze beïnvloeden de wijze waarop leerlingen doelen formuleren en willen nastreven, alsook de intenties en strategieën om het plan daadwerkelijk in acties om te zetten (Minnaert, 2013). Leerlingen met een negatief ervaringsverleden vertonen meer vermijdingsgedag ten opzichte van leeractiviteiten om het zelfbeeld intact te houden. Ze hebben ook minder vriendschappen dan hun (didactische) leeftijdgenoten (De Boer, Pijl & Minnaert, 2012).

Een transactioneel ontwikkelingsmodel, zoals hier weergegeven, is om meerdere redenen aantrekkelijk voor het domein van de leerstoornissen. Het brengt in de eerste plaats een duidelijk onderscheid aan tussen observeerbare leerprestaties, de veronderstelde psychologische processen, alsook de rol van de hersenen en de etiologie. Kenmerken van leerstoornissen zijn op verschillende, elkaar aanvullende niveaus te beschrijven. Ter illustratie: in het geval van dyslexie blijkt dikwijls sprake van een fonologisch tekort, beschreven in termen van (neuro)-psychologische processen. Op het niveau van het functioneren van de hersenen vindt onderzoek plaats naar het functioneren van het magnocellulaire systeem, betrokken bij de 'snelle' temporele informatieverwerking. Binnen een integratief model sluiten deze twee verklarende mechanismen elkaar niet uit, maar vullen ze elkaar aan, zoals longitudinaal onderzoek en causale analyses kunnen laten zien (Boets, Wouters & Ghesquière, 2007). In de tweede plaats biedt een transactioneel ontwikkelingsmodel een genuanceerd beeld van wat verstaan wordt onder oorzaak en verklaring. Deze twee concepten worden vaak door elkaar gebruikt, maar zijn niet aan elkaar gelijk. Verklarende mechanismen kunnen zowel oproepende condities zijn, als instandhoudende en versterkende condities. Oorzaken liggen dus niet per definitie uitsluitend in het verleden. Aansluitend bij het voorgaande punt geldt, in de derde plaats, dat er in het geval van een ontwikkelingspathologie geen één-op-éénrelatie tussen oorzaak en gevolg bestaat. Oorzaken kunnen zich op verschillende niveaus voordoen, in verschillende combinaties en leiden tot uiteenlopende gevolgen. De koppeling van een leerstoornis aan een 'vaste' oorzaak is daarom niet zinvol. Een vierde aantrekkelijke kant is dat het model inzichtelijk maakt waarom comorbiditeit van stoornissen aannemelijk is. Zo ligt op grond van herhaaldelijk gerepliceerd onderzoek een gemeenschappelijke genetische etiologie van dyslexie, spraaktaalstoornissen en ADHD voor de hand (Pennington, 2002), maar kunnen omgevingsverschillen (opvoeding, onderwijs) – en dientengevolge de wijze waarop de hersenen functioneren en dit tot uitdrukking komt in psychologische mechanismen en gedrag – van elkaar verschillen en tot een onderscheiden expressie leiden. In de vijfde plaats is een implicatie van het model dat een effectieve behandeling die tot gedragsverandering leidt minstens ook waarneembaar van invloed zal zijn op het functioneren van de hersenen. Een effectieve behandeling op het niveau van het gedrag, zoals gebruikelijk is in een orthodidactische benadering, kan dus niet afgedaan worden als symptoombestrijding. Wetenschappelijk onderzoek naar de aard en achtergronden van leerstoornissen, ten zesde, is vanuit het geschetste model multidisciplinair van aard. De implicatie is echter niet dat dit ook het geval is voor de inhoud van de behandeling. Nemen we het leren lezen en een leesstoornis als voorbeeld; training van hersenfuncties en chemische behandeling (medicatie) leiden niet tot lezen. Lezen leer je door – op het niveau van het gedrag – te leren lezen. Mensen met een leesstoornis zullen hoe dan ook op dat niveau moeten oefenen. Het kenmerkende van een behandeling is gelegen in de wijze waarop deze leesoefeningen zijn opgebouwd en hoe ze in het individuele geval worden gedoseerd. Een optredende gedragsverandering (beter lezen) zal daarentegen wel van invloed zijn op andere niveaus, zoals in het vorige punt is aangegeven. Voor het leren rekenen gelden dezelfde uitgangspunten.

15.6 Implicaties voor assessment en interventie

Assessment/diagnostiek en interventie/behandeling zijn twee belangrijke en dikwijls met elkaar samenhangende onderdelen van de hulpverleningscyclus. Aan het einde van de inleidende paragraaf hebben we gewezen op de relatief recent opgestelde protocollen voor diagnostiek en behandeling van dyslexie en dyscalculie, gebaseerd op wetenschappelijke theorievorming en empirisch onderzoek. Protocollen bevatten richtlijnen waarover (ook) onder vakgenoten consensus bestaat, maar ze ontslaan de professional niet van de verantwoordelijkheid voor het nemen van inhoudelijke beslissingen. Kennis op academisch niveau over de processen van diagnostiek en behandeling, inclusief de diagnostische besluitvorming, zijn daarbij onmisbaar.

15.6.1 Diagnostiek

In de diagnostiek zijn verschillende typen diagnose te onderscheiden (De Bruyn e.a., 2003; Ruijssenaars e.a., 2004):

- De onderkennende diagnose betreft de classificatie op basis van een aantal objectief waarneembare, beschrijvende kenmerken van het probleem. In ▶ par. 15.2.1 hebben we deze kenmerken opgesomd voor dyslexie en dyscalculie.
- De verklarende diagnose geeft, op basis van wetenschappelijke evidentie, een samenhangend beeld van de condities die de stoornis oproepen, in stand houden of versterken. Daarbij wordt ervan uitgegaan dat de stoornis multifactorieel bepaald is en het gevolg kan zijn van diverse (combinaties van) condities. Voor dyslexie zijn de belangrijkste verklarende cognitieve condities: problemen in het fonologisch bewustzijn (klankbewustzijn, fonologische representatie, werkgeheugen), problemen in de vlotte toegankelijkheid van

taal- en symboolkennis, en problemen in de discriminatie tussen en perceptie van spraak-klanken. De twee eerstgenoemde verklaringen gelden ook voor dyscalculie. Voor verklaringen op het niveau van de hersenontwikkeling hebben we de belangrijkste mechanismen al eerder genoemd (zie ▶ par. 15.5), terwijl op het niveau van de etiologie zowel de rol van de omgeving is na te gaan als een eventuele erfelijkheid via gerichte anamnese. Ook affectieve processen verdienen aandacht, zoals: motivatie en interesse, zelfbeeld en zelf-waardering, attributie van falen en succes. Als in stand houdende verklarende condities kunnen ze mede inzicht geven in de reden van blijvend falen ondanks gerichte (ortho)-didactische hulp. Zoals opgemerkt komen dyslexie en dyscalculie frequent in combinatie met elkaar voor. Dit kan tot gevolg hebben dat ook in andere schoolse vakken die een beroep doen op vlot lezen en rekenen achterstanden optreden. In individuele gevallen kan daardoor de indruk ontstaan dat er sprake is van een algemeen cognitief onvermo-gen. Nadere diagnostiek kan uitsluitsel geven over de geldigheid van deze veronderstelde verklaring.

— De indicerende diagnose (ook wel: handelingsgerichte diagnose) omvat globale richtlij-nen voor de best passende aanpak (zie ▶ box 15.6). De ernst en omvang van de ervaren beperkingen zijn sterk medebepalend voor het stellen van een indicatie tot behandeling. Het is daarbij van belang rekening te houden met de eisen die de context aan de lees- of rekenvaardigheid stelt, alsook met aanwezige protectieve factoren.

Box 15.6 Diagnostische middelen bij de diagnostiek van dyslexie en dyscalculie

Voor Nederland zijn overzichten beschikbaar van tests en testresearch, ook voor het (speci-aal) onderwijs (zie ook: ▶ www.cotandocumentatie.nl):

— Evers, A., Vliet-Mulder, J.C. van, Resing, W.C.M., Starren, J.C.M.G., Alphen de Veer, R.J. van, & Boxtel, H. van (2002). *COTAN Testboek voor het Onderwijs*. Amsterdam: NDC/Boom.

— Resing, W.C.M.. Evers, A., Koomen, H.M.Y., Pameijer, N.K., & Bleichrodt, N. (2005). *Indica-tiestelling Speciaal Onderwijs en Leerlinggebonden Financiering. Condities en instrumenta-rium*. Amsterdam: Boom (aanvulling 2008: ▶ www.boomtestuitgevers.nl).

In Vlaanderen zijn deze overzichten, gelet op de Nederlandse normen, niet zonder meer toepasbaar. Er is geen tegenhanger van de Commissie Testaangelegenheden Nederland (COTAN). Wel worden in het kader van het eenvormig maken van de diagnostiek in de Cen-tra voor Leerlingbegeleiding binnen het project Prodia, in samenwerking met het ministerie van onderwijs van de Vlaamse Gemeenschap, voor de diverse terreinen aanvaarde testin-strumenten opgelijst (zie ▶ www.prodiagnostiek.be).

Voor de onderkennende diagnose zijn psychometrisch gedegen middelen beschikbaar (voor Nederland met een COTAN-oordeel A, of in een enkel geval B). Een aantal belangrijke daarvan zijn:

— Leesvaardigheid/directe woordherkenning;
— Eén-Minuut-Test (EMT);
— De Klepel (vorm A en B);
— Drie-Minuten-Toets (DMT);
— Vlaanderen: Tests Leerlingvolgsysteem VCLB;
— Spellingvaardigheid;
— CITO Spellingtest voor de basisschool, groep 3 t/m 8;
— PI-Dictee;

- Vlaanderen: Tests Leerlingvolgsysteem VCLB;
- Rekenvaardigheid;
- CITO Rekenen-Wiskunde 1, 2, 3;
- Intelligentie;
- SON-R 5½ - 17;
- WISC-IV.

Voor de verklarende en indicerende diagnose bepleiten de Stichting Dyslexie Nederland en de Gezondheidsraad dat de op het individu toegesneden diagnostiek wordt uitgevoerd door academisch geschoolde orthopedagogen of psychologen met een registratie als GZ-psycholoog of een NVO-registratie Orthopedagoog Generalist. Zij worden in staat geacht een keuze te maken uit subtests van gedegen psychometrisch onderbouwde instrumenten. In het bijzonder gaat het dan om tests voor fonologisch bewustzijn (zoals: foneemdeletie, woordherkenning, discriminatie), werkgeheugen (zoals: herhalen van non-woorden, digit span) en toegankelijkheid van kennis uit het langetermijngeheugen (zoals: snelheid van benoemen van plaatjes, kleuren, cijfers en letters).

Verdere suggesties en overzichten zijn te vinden in het *Protocol Dyslexie Diagnostiek en Behandeling* (Blomert, 2006; NRD, 2013), het *Protocol Ernstige RekenWiskunde-problemen en Dyscalculie* (Van Groenestijn, Borghouts & Janssen, 2011; Van Groenestijn, Van Dijken & Janson, 2012) en het *Protocol Dyscalculie: Diagnostiek voor Gedragsdeskundigen* (Van Luit, Bloemert, Ganzinga & Mönch, 2012) en de protocollen van Prodia in Vlaanderen (▶ www.prodiagnostiek.be).

15.6.2 Behandeling

Een belangrijke beginstap in de behandelingscyclus is het in kaart brengen van factoren die mogelijk belemmerend of juist faciliterend kunnen zijn ten aanzien van het succes van een specifieke interventie, niet alleen kindfactoren, maar ook omgevingsfactoren in de breedste betekenis. Een voor de hand liggende laatste stap van de behandeling is de evaluatie van het bereikte resultaat. Tussen de eerste en laatste stap is ruim aandacht nodig voor het (op basis van empirische kennis) voorspellen van te bereiken resultaten en het 'toetsend behandelen', vergelijkbaar met de principes van N=1-designs. De inhoud van de behandeling moet in ieder geval direct gericht zijn op het lees- en rekenproces zelf, maar dikwijls ook op de affectieve processen. Gelet op de ernst van de problemen, alsook op de deels individugebonden verklarende condities en de belemmerende en/of faciliterende factoren is een behandeling individueel. Individuele interventies blijken effectiever dan het werken in kleine groepjes, wat weer betere resultaten geeft dan remediërend onderwijs in grotere groepen.

Voor de behandeling van dyslexie en dyscalculie bieden de resultaten van wetenschappelijk effectiviteitsonderzoek verschillende aanknopingspunten (Struiksma & Bakker, 2006; Van der Leij, 2006; Ruijssenaars e.a., 2004).

Voor dyslexie bestaat ruime consensus over de werkzaamheid van training van fonologische vaardigheden (zoals: bewustwording van kleine verschillen tussen klanken en kunnen segmenteren van woorden in klanken), frequente oefening van het lezen van woorden (woordidentificatie), eventueel onder condities van verkorte stimulusaanbieding, en systematische oefening van spellingregels. Frequentie en intensiteit zijn belangrijke principes: intensieve oefening baart kunst.

Ook voor dyscalculie is er sprake van consensus over de effectiviteit van cognitieve training. Meta-analyses (zie: Kroesbergen & Van Luit, 2003; Gersten, Chard, Jayanthi, Baker, Morphy & Flojo, 2009) werden uitgevoerd op (respectievelijk 58 en 42) effectstudies bij kinderen met rekenproblemen. Enkele relevante conclusies zijn:

- Kinderen met problemen in de voorbereidende en de basale rekenvaardigheden hebben het meeste baat bij directe, expliciete instructie: demonstratie van succesvolle procedures die door goede rekenaars worden gebruikt en uitleg van regels, met een opbouw van eenvoudig naar complex, en van concreet naar abstract, altijd gevolgd door veel oefening en herhaling. Zodra de basisvaardigheden goed zijn verankerd, kan overgegaan worden op voorkeurstrategieën en oplossingsprocedures die kinderen zelf of in 'discussie' met anderen ontdekken.
- Het leren en vervolgens laten verbaliseren van de stappen in oplossingsprocedures is een effectieve aanpak. Eventueel kan het worden gecombineerd met het gebruiken van visuele representaties. Visuele representaties alleen (zonder combinatie met bijvoorbeeld verbaliseren) zijn minder effectief.
- Gebruik van de computer kan motiverend zijn en handig bij oefenen en automatiseren van bepaalde typen sommen, maar in het geval van basale rekenproblemen werkt een menselijke inzet over het algemeen effectiever.
- *Peer tutoring* blijkt minder effectief dan een volwassen rolmodel of oudere, ervaren leerlingen.

Van een aantal van de interventies, gericht op het verbeteren van de sociaal-affectieve conditie van het kind, hebben Elbaum en Vaughn (2003) de werkzaamheid onderzocht. Jonge leerlingen en leerlingen met een laag zelfvertrouwen profiteerden er het meest van. De interventie had een positieve invloed op het beeld van eigen bekwaamheid in lezen, spellen, rekenen en/of schrijven, maar het wijzigen van het sociale zelfbeeld (sociale acceptatie, vriendschappen, sociale positie in de klas) van leerlingen met leerproblemen bleek minder vanzelfsprekend. De bescheiden effecten van de interventies leiden tot enkele relevant gebleken aanbevelingen:

- Alvorens over te gaan tot interventie moet worden nagegaan of de leerling er voor zichzelf voordeel uit kan halen.
- Om bij te dragen aan het zelfvertrouwen is het van belang dat een leerling zelf (weer) greep krijgt op hoe het verder gaat en een positieve invloed op anderen kan hebben (gezin, buurt, club).
- De school dient een goed zorgplan te ontwikkelen, zowel gericht op cognitieve en affectieve processen als op het (sociaal-emotioneel) functioneren in de groep.
- Leerkrachten kunnen het zelfvertrouwen van leerlingen met leerproblemen gunstig beïnvloeden door positieve en constructieve feedback te geven en door succeservaringen mogelijk te maken.

De laatste aanbeveling verdient extra aandacht in het licht van een review van empirisch onderzoek door De Boer, Pijl en Minnaert (2011), dat laat zien dat in geen enkele van de 26 onderzochte studies leerkrachten een duidelijk positieve attitude hebben ten aanzien van inclusie van leerlingen met speciale behoeften in het reguliere onderwijs. Daar valt dus zeker nog winst te behalen.

15.7 Conclusie en toekomstperspectief

Binnen een transactioneel ontwikkelingsmodel voor lees-/spelling- en rekenvaardigheid zijn we ingegaan op mogelijke problemen die zich in de ontwikkeling voordoen, toegespitst op dyslexie en dyscalculie als twee ernstige varianten daarvan. De verschillende componenten van het model bieden handvatten voor de beschrijving van de belangrijkste gedragskenmerken, de betrokken cognitief/affectieve processen, de rol van de hersenen en de etiologie (aanleg en omgeving). De praktijk van diagnostiek en behandeling maakt gebruik van deze kennis.

Het wetenschappelijk onderzoek naar leerproblemen en leerstoornissen heeft een lange traditie, maar is tot op heden fragmentarisch van aard. Veel onderzoek concentreert zich op specifieke verklarende mechanismen voor dyslexie, beduidend minder op behandeling. Het onderzoek binnen de cognitieve benadering staat relatief los van de neurobiologisch georiën-teerde studies. Dyscalculie als onderzoeksgebied is in omvang zeer kleinschalig in vergelijking met dyslexie, met gescheiden onderzoekparadigma's en uiteenlopende publicatiekanalen. Van een serieuze poging tot integratie is nog geen sprake. Naar onze mening kan deze echter niet uitblijven. Een model zoals hier beschreven biedt daarvoor uitstekende uitgangspunten. Vragen naar comorbiditeit en gemeenschappelijke etiologie liggen voor de hand, alsook naar effectieve gemeenschappelijke behandelingsprincipes. Mede gelet op de in de inleiding gesig-naleerde maatschappelijke relevantie van geletterdheid en gecijferdheid verwachten we een sterke toename in onderzoeksbelangstelling.

Literatuur

Ahmed, W., Minnaert, A., Kuyper, H., & Werf, G. van der (2012). Reciprocal relationships between math self-con-cept and math anxiety. *Learning and Individual Differences, 22*(3), 385–389.

APA / American Psychiatric Association (2000). *Diagnostic and Statistical Manual of Mental Disorders, DSM-IV-TR, 4th edition.* Washington, D.C.: Author.

APA / American Psychiatric Association (2013). *Diagnostic and Statistical Manual of Mental Disorders, 5th Edition: DSM-5.* Arlington, VA: Author.

Baddeley, A.D. (2000). The episodic buffer: a new component of working memory? *Trends in Cognitive Sciences, 4*(11), 417–423.

Blomert, L. (2005). *Dyslexie in Nederland. Theorie, praktijk en beleid.* Amsterdam: Uitgeverij Nieuwezijds.

Blomert, L. (2006). *Protocol Dyslexie Diagnostiek en Behandeling.* Den Haag: College voor Zorgverzekeringen (CVZ project nr. 608/001/2005).

Boets, B., Op de Beeck, H., Vandermosten, M., Scott, S., Gillebert, C., Mantini, D., Bulthé, J., Sunaert, S., Wouters, J., & Ghesquière, P. (2013). Intact but less accessible phonetic representations in adults with dyslexia. *Science, 342,* 1251–1254.

Boets, B., Vandermosten, M., Poelmans, H., Luts, H., Wouters, J., & Ghesquière, P. (2011). Preschool impairments in auditory processing and speech perception uniquely predict future reading problems. *Research in Develop-mental Disabilities, 32*(2), 560–570.

Boets, B., Wouters, J., & Ghesquière, P. (2007). Dyslexie als algemeen magnocellulair deficit!? Resultaten van een longitudinale studie. *Logopedie. Informatiemedium van de Vlaamse Vereniging voor Logopedisten, 20*(5), 19–33.

Bulthé, J., De Smedt, B., & Op de Beeck, H. (2013). Format-dependent representations of symbolic and non-symbolic numbers in the human cortex as revealed by multi-voxel pattern analyses. *Neuroimage* [doi: 10.1016/j.neuroimage.2013.10.049. Epub ahead of print].

De Boer, A.A., Pijl, S.J., & Minnaert, A.E.M.G. (2011). Regular primary school teachers' attitudes towards inclusive education: a review of the literature. *International Journal of Inclusive Education, 15*(3), 331–351.

De Boer, A. A., Pijl, S.J., & Minnaert, A.E.M.G. (2012). Students' attitudes towards peers with special needs: A review of the literature. *International Journal of Disability, Development and Education, 59*(4), 379–392.

De Bruyn, E.E.J., Ruijssenaars, A.J.J.M., Pameijer, N.K., & Aarle, E.J.M. van (2003). *De diagnostische cyclus. Een praktijkleer.* Leuven/Voorburg: Acco.

Dehaene, S., Molko, N., Cohen, L., & Wilson, A.J. (2004). Arithmetic and the brain. *Current Opinion in Neurobiology, 14,* 218–224.

Elbaum, B., & Vaughn, S. (2003). Self-concept and students with learning disabilities. In H.L. Swanson, K.R. Harris, & S. Graham (eds.), *Handbook of learning disabilities* (pp. 229–241). New York: The Guilford Press.

Gersten, R., Chard, D. J., Jayanthi, M., Baker, S. K., Morphy, P., & Flojo, J. (2009). Mathematics Instruction for Students with Learning Disabilities: A Meta-Analysis of Instructional Components. *Review of Educational Research, 79*(3), 1202–1242.

Gezondheidsraad: Commissie Dyslexie (1995). *Dyslexie: afbakening en behandeling.* Publicatienr. 1995/15. Den Haag: Gezondheidsraad.

Ghesquière, P., & Ruijssenaars, A.J.J.M. (1994). Dyslexie en rekenproblemen. Verschillende benaderingen van de relatie tussen taal- en rekenproblemen. *Tijdschrift voor Orthopedagogiek, 33,* 411–420.

Ghesquière, P., & Ruijssenaars, A.J.J.M. (2005). Kinderen en jongeren met een leerstoornis. In H. Grietens, J. Vanderfaeillie, W. Hellinckx & W. Ruijssenaars (red.), *Handboek Orthopedagogische hulpverlening 1* (pp. 65-90). Leuven: Acco.

Harvey, B.M., Klein, B.P., Petridou, N., & Dumoulin, S.O. (2013). Topographic representation of numerosity in the human parietal cortex. *Science, 341,* 1123–1126.

Hellendoorn, J., & Ruijssenaars, A.J.J.M. (2000). Personal experiences and adjustment of Dutch adults with dyslexia. *Remedial and Special Education, 21,* 227–240.

Hellinckx, W., & Ghesquière, P. (1999). *Als leren pijn doet ... Opvoeden van kinderen met een leerstoornis.* Leuven/Amersfoort: Acco.

Henneman, K., Kleijnen, R., & Smits, A. (2004a). *Protocol Dyslexie Voortgezet Onderwijs. Deel 1- Achtergronden, beleid en implementatie.* 's-Hertogenbosch: KPC Groep/Nijmegen: Expertisecentrum Nederlands/Tilburg: Werkverband Opleidingen Speciaal Onderwijs.

Henneman, K., Kleijnen, R., & Smits, A. (2004b). *Protocol Dyslexie Voortgezet Onderwijs. Deel 2 - Signalering, diagnose en begeleiding.* 's-Hertogenbosch: KPC Groep/Nijmegen: Expertisecentrum Nederlands/Tilburg: Werkverband Opleidingen Speciaal Onderwijs.

Kleijnen, R., & Loerts, M. (2006). *Protocol Dyslexie Hoger Onderwijs.* Antwerpen/Apeldoorn: Garant.

Kroesbergen, E.H., & Luit, J.E.H. van (2003). Mathematics interventions for children with special educational needs: a meta-analysis. *Remedial & Special Education, 24,* 97–114.

Lyytinen, H., Ahonen. T., Eklund, K., Guttorm, T., Kulju, P., Laakso, M-L., Leiwo, M., Leppänen, P., Lyytinen, P., Poikkeus, A.-M., Richardson, U., Torppa, M., & Viholainen, H. (2004). Early Development of Children at Familial Risk for Dyslexia - Follow-up from Birth to School Age. *Dyslexia, 10*(3), 146–178.

Minnaert, A.E.M.G. (2005). Maakt het verschil? Over onderwijskundige en orthopedagogische zorg voor leerlingen in het onderwijs. In E.J. Knorth, A.E.M.G. Minnaert & A.J.J.M. Ruijssenaars (red.), *Verschillen onderscheiden. Orthopedagogische hulpverlening en begeleiding bij problematische opvoedings- en onderwijsleersituaties* (pp. 43–62). Utrecht: Agiel.

Minnaert, A. (2013). Goals are motivational researchers' best friend, but to what extent are achievement goals and achievement goal orientations also the best friend of educational outcomes? *International Journal of Educational Research, 61,* 85–89.

Minnaert, A., & Vermunt, J.D. (2006). 25 jaar Onderwijspsychologie in Nederland en Vlaanderen in de periode 1980 tot 2005: trends, pendels en grensverleggers. *Pedagogische Studiën, 83,* 260–277.

NRD / Nationaal Referentiecentrum Dyslexie (2013). Verantwoording bij Herziene versie Protocol Dyslexie Diagnostiek en Behandeling 2.0 (PDDB 2.0). Zie: ► www.nrd.nu en ► www.kwaliteitsinstituutdyslexie.nl.

Pennington, B.F. (2002). *The development of psychopathology. Nature and nurture.* New York: The Guilford Press.

Ruijssenaars, A.J.J.M. (2001/2004). *Leerproblemen en leerstoornissen. Remedial teaching en behandeling. Hulpschema's voor opleiding en praktijk.* Rotterdam: Lemniscaat.

Ruijssenaars, A.J.J.M., Luit, J.E.H. van, & Lieshout, E.C.D.M. van (2004). *Rekenproblemen en dyscalculie. Theorie, onderzoek, diagnostiek en behandeling.* Rotterdam: Lemniscaat.

Rutter, M., & Taylor, E. (2002). *Child and adolescent psychiatry, 4th edition.* Oxford: Blackwell Publishing.

Struiksma, C., & Bakker, M. (2006). Effectiviteit van dyslexiebehandelingen in de Leeskliniek van het Pedologisch Instituut Rotterdam. *Tijdschrift voor Orthopedagogiek, 45,* 3–14.

Swanson, H.L., & Zheng, X. (2013). Memory difficulties in children and adults with learning disabilities. In H.L. Swanson, K.R. Harris & S. Graham (eds.), *Handbook of learning disabilities* (2nd ed.) (pp. 214–238). New York: The Guilford Press.

Toll, S. (2013). *A journey towards mathematics. Effects of remedial education on early numeracy.* Utrecht: Universiteit Utrecht (academisch proefschrift).

Vanbinst, K., Ghesquière, P., & De Smedt, B. (2012). Numerical Magnitude Representations and Individual Differences in Children's Arithmetic Strategy Use. *Mind, Brain, and Education, 6*(3), 129–136.

Van Bon, W.H.J. (1993). *Spellingproblemen: theorie en praktijk*. Rotterdam: Lemniscaat.

Van den Broeck, W. (2002). Dyslexie: naar een wetenschappelijk verantwoorde definitie. In A.J.J.M. Ruijssenaars & P. Ghesquière (red.), *Dyslexie en dyscalculie: ernstige problemen in het leren lezen en rekenen. Recente ontwikkelingen in onderkenning en aanpak* (pp. 13-22). Leuven/Leusden: Acco.

Van der Leij, A. (2003). *Leesproblemen en dyslexie*. Rotterdam: Lemniscaat.

Van der Leij, A. (2006). Dyslexie: vergelijking van behandelingsstudies. *Tijdschrift voor Orthopedagogiek, 45*, 313–338.

Van der Leij, A., Van Zuijen, T., De Jong, P., Maurits, N., & Maassen, B. (2013). Precursors of developmental dyslexia: an overview of the longitudinal dutch dyslexia programme study. *Dyslexia, 19*, 191–213.

Vandermosten, M., Boets, B., Poelmans, H., Sunaert, S., Wouters, J., & Ghesquière, P. (2012). A tractography study in dyslexia: neuroanatomic correlates of orthographic, phonological and speech processing. *Brain, 135*(3), 935–948.

Vandermosten, M., Poelmans, H., Sunaert, S., Ghesquière, P., & Wouters, J. (2013). White matter lateralization and interhemispheric coherence to auditory modulations in normal reading and dyslexic adults. *Neuropsychologia, 51*(11), 2087–2099.

Vandewalle, E., Boets, B., Ghesquière, P., & Zink, I. (2009). Welke kinderen met SLI ontwikkelen lees- en spellingproblemen? *Logopedie. Informatiemedium van de Vlaamse Vereniging voor Logopedisten, 22*(2), 23–32.

Van Groenestijn, M., Borghouts, C., & Janssen, C. (2011). *Protocol Ernstige RekenWiskunde-problemen en Dyscalculie (ERWD; BaO/SBO/SO)*. Assen: Van Gorcum.

Van Groenestijn, M., Van Dijken, G., & Janson, D. (2012). *Protocol Ernstige RekenWiskunde-problemen en Dyscalculie (ERWD; VO/VSO)*. Assen: Van Gorcum.

Van Lieshout, E.C.D.M. (2001). Ontwikkelingen in de behandeling van leerproblemen: aandacht voor aanpakken en vasthouden. *Tijdschrift voor Orthopedagogiek, 40*, 5–19.

Van Lieshout, E.C.D.M. (2006). Rekenstoornissen en dyscalculie: enkele non-specifieke cognitieve verklaringen. In M. Dolk & M. van Groenestijn (red.), *Dyscalculie in discussie* (pp. 6-15). Assen: Van Gorcum.

Van Lieshout, E.C.D.M., & Speyer, G. (2003). Samenhang tussen reken- en leesproblemen. In M. Meerum Terwogt & H.J. Schulze (red.), *Kijk op emoties. Theorie en praktijk in ontwikkeling en opvoeding* (pp.153-163). Amsterdam: SWP.

Van Luit, J.E.H., Bloemert, J., Ganzinga, E.G., & Mönch, M.E. (2012). *Protocol voor Gedragskundigen*. Doetinchem: Graviant.

Wentink, H., & Verhoeven, L. (2001). *Protocol Leesproblemen en Dyslexie*. Nijmegen: Expertisecentrum Nederlands.

Wentink, H., & Verhoeven, L. (2004). *Protocol Leesproblemen en Dyslexie voor groep 5-8*. Nijmegen: Expertisecentrum Nederlands.

World Health Organization (WHO) (1999). *ICIDH-2: Internationale Classificatie van Stoornissen, Activiteiten en Participatie. Een handleiding voor de Dimensies Gehandicapt-zijn en Gezondheid*. Bilthoven: WHO-Colloborating Centre voor de ICIDH.

Aanbevolen literatuur

Braams, T. (2002). *Dyslexie: een complex taalprobleem*. Vierde, herziene druk. Amsterdam: Boom.

Geary, D.C., & Hoard, M.K. (2004). Numerical and arithmetical deficits in learning-disabled children: Relation to dyscalculia and dyslexia. *Aphasiology, 15*, 636–647.

Ruijssenaars, A.J.J.M., Luit, J.E.H. van, & Lieshout, E.C.D.M. van (2004). *Rekenproblemen en dyscalculie. Theorie, onderzoek, diagnostiek en behandeling*. Rotterdam: Lemniscaat.

Shaywitz, S.E. (2005). *Hulpgids Dyslexie*. Amsterdam: Uitgeverij Nieuwezijds.

Relevante websites
► www.balansdigitaal.nl
► www.steunpuntdyslexie.nl
► www.netwerkleerproblemen.be
► www.sprankel.be

Autismespectrumstoornis

Herbert Roeyers en Petra Warreyn

Een transactioneel ontwikkelingsmodel in opkomst

Autisme heeft altijd een sterke aantrekkingskracht uitgeoefend op clinici en onderzoekers uit diverse disciplines. Het wordt beschouwd als een ernstige en levenslange stoornis met een duidelijke impact op het dagelijks functioneren. In de DSM-5 werden autisme en verwante stoornissen samengevoegd tot één overkoepelende diagnose: de autismespectrumstoornis. Deze wordt enerzijds gekenmerkt door persisterende deficiënties in de sociale communicatie en sociale interactie in uiteenlopende situaties, en anderzijds door beperkte repetitieve gedragspatronen, interesses of activiteiten. Het veld van autismespectrumstoornis is nog in volle ontwikkeling. De afgelopen twee decennia werden belangrijke vorderingen gemaakt op het vlak van (vroegtijdige) diagnose en interventie. Tevens werd een indrukwekkende hoeveelheid onderzoek gedaan naar de kenmerken, ontwikkelingstrajecten en oorzaken van autismespectrumstoornis. Hoewel hierdoor een aantal vragen werd beantwoord, bracht dit onderzoek ook nieuwe vragen aan het licht. De ontwikkeling van transactionele ontwikkelingsmodellen voor ASS staat nog in de kinderschoenen. Dit vormt een van de belangrijke uitdagingen voor toekomstig onderzoek.

16.1   Inleiding

De eerste Engelstalige wetenschappelijke beschrijving van autisme werd in 1943 gepubliceerd door Leo Kanner. Hij gebruikte het label *early infantile autism* om een groep van 11 kinderen te categoriseren die konden worden onderscheiden van andere kinderen met een stoornis of handicap op basis van een unieke combinatie van idiosyncratische kenmerken. Eerder had Hans Asperger (1938) al een Duitstalig artikel over autistische psychopaten geschreven in een Weens medisch tijdschrift met beperkte verspreiding. Het is merkwaardig dat in dezelfde periode twee onafhankelijke beschrijvingen verschenen van een stoornis bij kinderen die voordien nauwelijks aandacht kreeg en dat beide auteurs het label 'autistisch' hanteerden.

Autisme heeft altijd een sterke aantrekkingskracht uitgeoefend op clinici en onderzoekers uit diverse disciplines. Dit gaf aanleiding tot vele duizenden wetenschappelijke publicaties. Inmiddels werd een wereldwijde consensus bereikt over de validiteit van autisme en over de belangrijkste kenmerken. Het wordt beschouwd als een ernstige en levenslange stoornis met een duidelijke impact op het dagelijks functioneren.

16.2   Beschrijving van het autistisch spectrum

In de DSM-5 is er alleen nog sprake van autismespectrumstoornis, maar zo eenduidig is het voordien nooit geweest. Tot voor kort werd autisme immers gesitueerd binnen de ruimere groep van pervasieve ontwikkelingsstoornissen. De DSM-III-R maakte in 1987 een onderscheid tussen autistische stoornis (klassiek autisme) en POS-NAO, de pervasieve ontwikkelingsstoornis - niet anderszins omschreven. De in 1994 verschenen DSM-IV (waarvan de tekstrevisie DSM-IV-TR in 2000 werd gepubliceerd) maakte een verdere opdeling. In de categorie van de pervasieve ontwikkelingsstoornissen werden volgende subtypen onderscheiden: autistische stoornis, het syndroom van Asperger, de pervasieve ontwikkelingsstoornis - niet anderszins omschreven (POS-NAO), het syndroom van Rett, en de desintegratiestoornis van de kindertijd. De ICD-10 (WHO, 1993) maakt een vergelijkbare opdeling.

De opname van al deze subtypen heeft tot heel wat verwarring geleid bij wetenschappers en praktijkwerkers. Men stelde zich bijvoorbeeld de vraag of het syndroom van Rett wel thuishoort onder de noemer pervasieve ontwikkelingsstoornissen (zie o.m. Gillberg, 1994). Er waren ook heel wat problemen met de criteria voor het syndroom van Asperger die niet in overeenstemming bleken te zijn met de originele beschrijvingen van Asperger (Mayes, Calhoun & Crites, 2001). Bovendien was de omschrijving van de categorie POS-NAO vrij vaag en liet ze diverse interpretaties toe.

De categorie pervasieve ontwikkelingsstoornissen kwam ruwweg overeen met wat Lorna Wing (1997) het autistisch spectrum noemde. De term 'autismespectrumstoornis' (ASS) werd de laatste jaren dan ook meer en meer gebruikt in de plaats van een specifieke DSM-diagnose.

In de DSM-5 (2013) worden de autistische stoornis, het syndroom van Asperger, de desintegratiestoornis van de kindertijd en POS-NAO ook officieel samengevoegd tot de overkoepelende categorie ASS en zijn de subtypen verdwenen. Omdat het Rett-syndroom dan weer duidelijk een stoornis van een andere aard is, valt het in het nieuwe classificatiesysteem niet langer onder ASS.

ASS wordt in de DSM-5 omschreven als een stoornis die zich kenmerkt door enerzijds persisterende deficiënties in de sociale communicatie en sociale interactie in uiteenlopende situaties, en anderzijds beperkte repetitieve gedragspatronen, interesses of activiteiten. De problemen in de sociale communicatie en interactie kunnen zich op diverse wijzen uiten, afhankelijk van de ernst van de stoornis en de leeftijd van het kind. De klassieke groep kan omschreven worden als afzijdig (*aloof*). Individuen die tot deze groep behoren zijn weinig of niet geïnteresseerd in sociaal contact met andere mensen en nauwelijks betrokken bij de hen omringende wereld (Wing, 1991). Andere kinderen behoren tot de passieve groep. Ze ondernemen geen actieve pogingen om met andere mensen in interactie te treden, maar aanvaarden wel toenaderingspogingen van kinderen en volwassenen (Wing, 1991). Een derde groep gedraagt zich actief-maar-bizar (*active-but-odd*) in de sociale interactie. Ze zoeken toenadering tot andere mensen, maar doen dit op een egocentrische, repetitieve en bizarre wijze (Wing, 1991). Gemeenschappelijk bij de drie groepen is het ontbreken van wederkerigheid in de sociale interactie (Roeyers, 1997).

Het diagnostisch proces betreft in de eerste plaats het nagaan of de deficiënties in de sociale communicatie en sociale interactie en het repetitieve, stereotiepe gedrag aanwezig zijn, maar er zijn vele andere stoornissen of kenmerken die vaak samen voorkomen met ASS (APA, 2014; Simonoff e.a., 2008), zoals verstandelijke beperking, taalstoornis, ADHD, depressie en angst, ontwikkelingscoördinatiestoornis (DCD), gedragsproblemen, ticstoornissen, vreemde bewegingen, vreemde reacties op zintuiglijke prikkels, allerlei slaap-, eet- en drinkstoornissen enzovoort.

Onderzoek suggereert dat de kenmerken van ASS ook kunnen worden vastgesteld in de algemene bevolking en dat ze relatief onafhankelijk zijn van elkaar. Er lijkt telkens een continuüm te zijn tussen personen die beantwoorden aan de diagnostische criteria en personen in de algemene populatie. Waarom de hoofdkenmerken bij mensen met ASS vaker dan bij toeval samen voorkomen, is voorlopig nog een vraag, maar de implicatie van de fractionering is wel dat het nuttig is om de verschillende aspecten apart te meten en minder aangewezen om een globale maat van ernst van autisme te gebruiken of te exclusief te focussen op het sociale functioneren (Happé, Ronald & Plomin, 2006).

De prevalentie van ASS is de afgelopen decennia sterk gestegen. De meeste recente studies komen uit op een prevalentie tussen 0,6 en 0,7% (Elsabbagh e.a., 2012), al zijn er ook uitschieters die uitkomen boven de 1% Deze percentages maken duidelijk dat ASS vaker voorkomt dan meestal wordt aangenomen en dat er meer kinderen zijn met ASS dan bijvoorbeeld kinderen met ernstige auditieve beperkingen, diabetes, kanker of het syndroom van Down. Een echte oorzaak voor deze stijging is er blijkbaar niet. Wellicht heeft de hogere prevalentie onder meer te maken met ruimere criteria, een grotere vertrouwdheid met de problematiek en een betere detectie, vooral bij mensen met een normale begaafdheid.

De verhouding jongens-meisjes situeert zich meestal tussen de 3:1 en de 4:1. Er is ook een verband met intelligentie; bij personen met verstandelijke beperking is de verhouding ongeveer 2:1, terwijl ze bij personen met een normale begaafdheid kan oplopen tot meer dan 5:1.

16.3   Longitudinaal onderzoek: ontwikkeling en prognose

ASS is een ontwikkelingsstoornis die verandert met het ouder worden en er dus heel anders kan uitzien bij baby's, kinderen, adolescenten en volwassenen. Zo treedt bijvoorbeeld tijdens de adolescentiefase en jongvolwassenheid een aantal specifieke problemen op (zie o.m. Howlin & Moore, 1997; Mannion, Leader & Healy, 2013): bij minimaal 10% procent van de adolescenten met ASS wordt epilepsie vastgesteld en heel wat adolescenten en jongvolwassenen met ASS lijden aan depressie of angststoornissen. De sociale competentie verbetert, maar ze komen in meer complexe sociale systemen terecht waar de eisen die worden gesteld hoger zijn, zodat er relatief gezien weinig of geen progressie is. Bovendien zijn er ook heel wat problemen van seksuele aard. Vooral tijdens de puberteitsfase is er sprake van een stagnatie of verslechtering van de algemene toestand.

Anderzijds zijn er ook duidelijke verbeteringen bij stijgende leeftijd: er is een positieve evolutie op het vlak van receptieve en expressieve taal, zelfredzaamheid, huishoudelijke vaardigheden enzovoort. Er is een betere zelfcontrole en vermindering van stereotiep gedrag. Bovendien wordt er meer initiatief genomen.

Vanuit een ontwikkelingsperspectief is het belangrijk om zich op de stoornis te richten vanuit een conceptueel kader met betrekking tot wat van kinderen wordt verwacht op verschillende leeftijden. Voor de ouders van een kind met een ontwikkelingsstoornis is accurate informatie over de prognose en de latere kansen op een 'normaal' leven van hun kind zeer belangrijk. Het helpt hen om de diagnose te aanvaarden en ermee om te gaan. Jammer genoeg is het voorspellen van de uitkomst van autismespectrumstoornissen zeer moeilijk, vooral door de grote heterogeniteit van deze groep op het gebied van taal, cognitief functioneren, sociale interacties en gedrag. Daarnaast zijn er maar weinig systematische, longitudinale studies beschikbaar en gebruiken ze alle een andere definitie voor 'goede', 'redelijke' of 'zwakke' uitkomst. Onderzoek gebeurde vooral bij 20'ers en jonge 30'ers, veel minder is bekend over volwassenen ouder dan 40. Men lijkt het er wel over eens te zijn dat de diagnose ASS zeer stabiel is, maar dat de ernst afneemt met de jaren (Howlin, Moss, Savage & Rutter, 2013). Er is een duidelijk verband tussen de ernst van de vroegtijdige symptomatologie en de latere globale uitkomst. Daarnaast lijken het verwerven van taal vóór de leeftijd van 6 jaar en een IQ boven de 70 à 75 een betere uitkomst te voorspellen (Howlin & Moss, 2012). Een dergelijk IQ, gemeten in de kinderleeftijd, voorspelt zelfs het cognitief functioneren 40 jaar later (Howlin, Savage, Moss, Tempier & Rutter, 2014).

Het gemiddelde beeld dat naar voren komt uit follow-upstudies vanaf 1960 tot het einde van de vorige eeuw is niet zo fraai (Howlin & Moss, 2012). Gemiddeld werd bij minder dan een kwart een goede uitkomst vastgesteld en slechts 18% woonde min of meer onafhankelijk. Minder dan de helft had een of andere vorm van tewerkstelling, terwijl andere aspecten zoals intieme of vriendschapsrelaties of kwaliteit van bestaan nauwelijks werden onderzocht.

Ondanks een almaar betere en vroegere opsporing van ASS en betere opvang- en begeleidingsmogelijkheden voor jonge kinderen en hun gezinsleden in de afgelopen twintig jaar, blijft het percentage volwassenen met een goede uitkomst en een (relatief) onafhankelijk bestaan onveranderlijk laag in de meer recente studies. In sommige studies is wel bijna iedereen voltijds aan het studeren of werken, maar het gemiddelde schommelt rond de 50%. Ongeveer 15% is gehuwd of heeft een langdurige intieme relatie en een kwart heeft minstens één vriend of vriendin.

Een van de grootste en meest systematische studies over de longitudinale ontwikkeling van personen met ASS is die van Howlin en collega's (Howlin, Goode, Hutton & Rutter, 2004). Ze volgden 68 personen met een IQ > 50 over een periode van 20 tot 30 jaar en gebruikten betrouwbare en gestandaardiseerde instrumenten en interviews om het functioneren op verschillende ontwikkelingsgebieden na te gaan. Algemeen gezien boekten de meeste van de onderzochte personen vooruitgang sinds hun kindertijd. Ongeveer een vijfde van hen had een einddiploma, een vierde had vrienden en een derde een betaalde baan. Toch bereikten slechts 8 van hen een niveau van relatieve onafhankelijkheid; de meesten bleven zeer afhankelijk van hun familie of residentiële zorg. Van de mensen die werk hadden, werden de meesten slecht betaald, soms onvoldoende om onafhankelijk te leven. Ze vonden de baan zeer vaak met de hulp van vrienden en familie. De belangrijkste voorspeller in de studie van Howlin en collega's (2004) was IQ. Deze maat was zeer stabiel over de gemeten periode van 20 à 30 jaar. Vooral personen met een IQ > 70 waren in de volwassenheid in staat om een zeker niveau van onafhankelijkheid te bereiken; personen met een IQ < 70 woonden meestal nog bij hun ouders of in een residentiële voorziening. Het overdreven vasthouden aan rituelen en stereotiep gedrag kwamen nog vaak voor bij volwassenen met ASS. Dit gedrag kwam voor op alle cognitieve niveaus en was niet afhankelijk van IQ.

Howlin, Alcock en Burkin (2005) rapporteerden de resultaten van een ondersteunend tewerkstellingsprogramma voor personen met autisme of het syndroom van Asperger. De personen die aan dit programma deelnamen, hadden een IQ > 60. Van deze mensen vond 68% met behulp van het programma werk, meestal administratief of technisch, of werk met behulp van de computer. Het ging doorgaans om vaste contracten. Ook voor de lager functionerende personen werd werk gevonden waar geen scholing voor vereist werd. Bij navraag bleken zowel de werknemers als de werkgevers tevreden over het programma. Deze studie indiceert dat, met de nodige hulp, personen met ASS toch in staat zijn om een baan te vinden en deze te behouden (zie ook Lee & Carter, 2012). Hoewel het programma nog steeds geld kost, gaan de auteurs ervan uit dat de kosten niet opwegen tegen de financiële voordelen (de deelnemers deden minder beroep op de gezondheidszorg, betaalden meer belastingen en konden beter in hun eigen behoeften voorzien) en de positieve evolutie op het gebied van zelfvertrouwen, sociale interacties en kwaliteit van leven.

16.4   Risico- en beschermende factoren

Lange tijd was men de mening toegedaan dat autisme een vroege manifestatie was van schizofrenie, die in belangrijke mate veroorzaakt werd door de manier waarop de ouders met hun kind omgingen (Bettelheim, 1967; Kanner, 1949). Deze visie is nagenoeg volledig verlaten. Autisme wordt algemeen beschouwd als een sterk genetisch bepaalde, neurobiologische ontwikkelingsstoornis. De belangrijkste groep waarvan bekend is dat ze een significant groter risico lopen, zijn de broers en zussen van personen met ASS, die bijna 19% kans maken om zelf ASS te hebben (Ozonoff e.a., 2011). Tweelingonderzoek wijst op enige invloed van omgevingsfactoren, naast de genetische predispositie voor ASS. Deze niet-genetische risicofactoren kregen recent meer aandacht. Variabelen die onderzocht werden omvatten suboptimale zwangerschap of geboorte, specifieke prenatale factoren zoals maternale infecties en medicatie, preconceptuele of postnatale blootstelling aan pesticiden en andere chemicaliën, vroegkinderlijke infecties, mazelen-bof-rubellavaccin, vaccins die kwik of thimerosal omvatten enzovoort. Voorlopig zijn er echter weinig bevindingen die een specifieke niet-erfelijke risicofactor ondersteunen, al is er toenemende evidentie voor een causale rol van de leeftijd van moeder en/of vader en voor extreme vroeggeboorte (Hallmayer e.a., 2011).

Omdat ASS een aangeboren stoornis is en er nog geen duidelijke evidentie is voor nieterfelijke risicofactoren, zijn er nauwelijks protectieve factoren die de stoornis zouden kunnen voorkómen. Er zijn maar twee protectieve factoren bekend: het eerdergenoemde geslacht (omdat ASS minder vaak voorkomt bij meisjes) en de inname van foliumzuur door de moeder tijdens de zwangerschap (Berry e.a., 2013). Er is tevens een aantal factoren die bijdragen tot een betere prognose voor de persoon met ASS en die bijkomende problemen helpen voorkomen of verminderen. Een eerste, zeer belangrijke factor is het vroegtijdig onderkennen van de stoornis. Een vroege detectie maakt namelijk een vroege behandeling mogelijk, waardoor al vroeg in de ontwikkeling kan worden ingegrepen. Zo hebben kinderen met autisme het vaak moeilijk om zich uit te drukken, waardoor ze niet alleen hun emoties maar ook hun behoeften en verlangens niet kenbaar kunnen maken. Dit resulteert niet zelden in woede-uitbarstingen of extreme teruggetrokkenheid. Door kinderen met autisme al vroeg te leren communiceren, verbaal of non-verbaal, wordt de ontwikkeling van het kind bevorderd en kunnen deze bijkomende problemen misschien vermeden worden (Goldstein, 2002). Naast het vroeg starten van behandeling van het kind heeft een vroege detectie van de stoornis ook voordelen voor de ouders. Weten dat de problemen van het kind aangeboren zijn en dus niet het gevolg van een slechte opvoeding, kan voor veel ouders bevrijdend werken. Concrete richtlijnen voor de omgang met een kind met autisme zorgen er ook voor dat ouders zich (weer) competent voelen in hun ouderschap. Een tweede factor is de omgeving inlichten over kenmerken en problemen van een kind met autisme. Wanneer de mensen die regelmatig met het kind omgaan (naast de ouders bijvoorbeeld ook kleuterleidster, grootouders), weten hoe het kind denkt en reageert, en waarom het zo functioneert, kunnen ze door hun gedrag en door de juiste structurering van de omgeving veel problemen bij het kind voorkomen (McConachie & Diggle, 2007).

16.5 Mechanismen en aanzet tot een transactioneel model

16.5.1 Biologisch

De aanvankelijke psychogene assumptie was niet gebaseerd op wetenschappelijk onderzoek. Ondertussen is er heel wat empirische evidentie die erop wijst dat autisme een neurobiologische stoornis is (Casanova & Pickett, 2013). De vele neuro-anatomische, metabole, neurochemische en neurofysiologische bevindingen zijn evenwel nog verre van eenduidig. Wel wordt duidelijk dat de hersenen zich vanaf de eerste levensjaren anders ontwikkelen, met zowel perioden van vertraagde als versnelde groei. Dit resulteert in een grootschalige neurale netwerkstoornis, waarbij er zowel sprake is van onder- als overconnectiviteit tussen hersengebieden (Di Martino e.a., 2014).

Bijzonder veel aandacht gaat naar het genetisch onderzoek. Een eerste duidelijke aanwijzing voor de erfelijke bepaaldheid kregen we uit enkele tweelingstudies die sinds de jaren zeventig van de vorige eeuw worden opgezet (Rutter, 2000). Hieruit bleek dat als een lid van een eeneiige tweeling autisme heeft, de kans zeer groot is dat de tweelingbroer of -zus ook autisme heeft. Bij twee-eiige tweelingen is samen voorkomen uitzonderlijk. Op deze wijze kon worden berekend dat autisme voor 70 à 80% genetisch bepaald is. Nieuwe technieken in de moleculaire genetica maken het theoretisch mogelijk om genen op te sporen die mogelijkerwijze een rol spelen in het ontstaan van autisme. Het onderzoek, waarbij internationaal wordt samengewerkt, vordert traag maar zeker. Het is alvast duidelijk dat het om een complex overervingsmechanisme gaat en dat een groot aantal genen op diverse chromosomen betrokken zijn. Bij verschillende personen treft men steeds weer andere combinaties aan. Vele van die kandidaatgenen spelen een rol bij de vroegtijdige hersenontwikkeling, zelfs al vóór de geboorte. Duidelijke conclusies over de betrokken genen of zelfs loci kunnen vandaag evenwel (nog) niet worden getrokken. Voorlopig kunnen we de vermoedelijke oorzaak slechts vaststellen bij een kleine groep mensen met zogenoemd syndromale ASS, die meestal ook verstandelijk beperkt zijn. Het gaat om personen bij wie een bekende genetische stoornis werd vastgesteld die soms gepaard gaat met ASS, zoals het fragiele-X-syndroom en tubereuze sclerose (Persico & Napolioni, 2013).

16.5.2 Psychologisch

Naast onderzoek waarbij wordt gezocht naar de genetische oorzaak, de interactie met omgevingsfactoren en de onderliggende neurobiologische mechanismen van ASS, wordt er ook veel (neuro)psychologisch onderzoek verricht (zie Rajendran & Mitchell, 2007). De laatste vijftig jaar werden belangrijke pogingen ondernomen om te bepalen welke aspecten van het syndroom primair, dan wel secundair waren (o.m. sociaalaffectieve aspecten, taal, perceptie, cognitie, arousalmodulatie, aandacht). Sinds bijna dertig jaar krijgt de sociaalcognitieve theorie van Baron-Cohen en collega's zeer veel aandacht (Baron-Cohen, 1995; Baron-Cohen, Leslie & Frith, 1985). Deze theorie gaat uit van de veronderstelling dat mentale toestanden (*mental states*) niet onmiddellijk observeerbaar zijn, maar dat ze dienen te worden afgeleid of geïnfereerd. Deze inferentie vereist een complex cognitief mechanisme. De bekwaamheid om mentale toestanden als intenties, wensen, meningen, kennis en emoties toe te kennen aan zichzelf en anderen wordt *theory of mind* (TOM) genoemd. Een verwante term is perspectiefneming of het zich kunnen verplaatsen in het standpunt van iemand anders. De sociaalcognitieve theorie gaat ervan uit dat de bekwaamheid tot perspectiefneming verstoord is bij personen met een autismespectrumstoornis. Er is heel wat onderzoek voorhanden dat deze theorie ondersteunt. Vaak maakt men hierbij gebruik van een eerste orde *false belief*-taak, waarbij men nagaat of iemand begrijpt dat een ander een verkeerde opvatting kan hebben over de realiteit (zie ► box 16.1).

Box 16.1 False belief-taken

Wellicht de bekendste false belief-taak is de Sally-Anne-taak (Baron-Cohen e.a., 1985). In deze taak wordt voor het kind een verhaal gespeeld met poppen. Het verhaal gaat als volgt: 'Dit is Sally, en ze heeft een mand. Dit is Anne, en ze heeft een doos. Sally legt een knikker in haar mand, en gaat daarna weg. Daarna neemt Anne de knikker uit de mand, en legt die in de doos. Sally komt terug en ze wil haar knikker pakken. Waar zal ze de knikker zoeken?'

Sally heeft in deze taak de verkeerde overtuiging (false belief) dat haar knikker in de mand ligt. Normaal ontwikkelende kinderen zullen vanaf de leeftijd van ongeveer vier jaar dan ook antwoorden dat ze de knikker in de mand gaat zoeken (ze zag immers niet dat de knikker verplaatst werd). Kinderen die moeite hebben met perspectief nemen (zoals kinderen met autisme) zullen vaak antwoorden dat ze de knikker in de doos zal zoeken, want daar ligt hij nu eenmaal. Dit is een eerste orde false belief-taak, omdat het kind maar één perspectief hoeft in te schatten. In een tweede orde false belief-taak moet een kind inschatten wat persoon X denkt dat persoon Y zou denken.

Deze sociaalcognitieve theorie lijkt op het eerste gezicht vrij plausibel. Toch is enige nuancering aangewezen. In toenemende mate wordt door tegenstanders immers een aantal bezwaren geformuleerd, waarvan we de belangrijkste kort toelichten. Een eerste bezwaar heeft te maken met het feit dat normaal ontwikkelende kinderen pas blijk geven van een theory of mind vanaf de leeftijd van ongeveer 3 jaar. Ouders van kinderen met ASS rapporteren echter duidelijke sociaalpragmatische tekorten bij hun kinderen ruim vóór deze leeftijd. Die tekorten kunnen dus niet verklaard worden door een gebrek aan TOM. Sociaalpragmatische tekorten hebben te maken met de vorm en sociale context van de communicatie, eerder dan met de inhoud. Het gaat hier bijvoorbeeld om oogcontact maken tijdens het spreken, beseffen dat je aangesproken wordt, aanvoelen wat je kunt zeggen tegen wie en wanneer, maar ook de motivatie om te communiceren speelt hier een rol (sociaal of louter instrumenteel). Er is dan ook groeiende wetenschappelijke belangstelling voor vroege voorlopers van de bekwaamheid tot perspectiefneming. De twee vaardigheden die het meest genoemd worden als mogelijke voorlopers zijn *joint attention* en imitatie (zie o.m. Roeyers, Van Oost & Bothuyne, 1998). Joint attention, of gedeelde aandacht, is de triadische coördinatie van aandacht tussen het kind, een tweede persoon en een derde object, gebeurtenis of persoon, terwijl beide personen zich bewust zijn van de aandachtfocus van de ander (Tomasello, 1995). Imitatie wordt gedefinieerd als het exact nadoen van de gelaatsuitdrukkingen, bewegingen, acties of geluiden van iemand anders. Degene die imiteert gebruikt dezelfde acties als het model om hetzelfde doel te bereiken. Longitudinaal onderzoek in een normale populatie toonde aan dat gedeelde aandacht, en in mindere mate ook imitatie, voorspellend zijn voor de latere taalontwikkeling en perspectiefnemingsvaardigheden (Charman e.a., 2000). Ook bij kinderen met ASS lijkt de aanwezigheid van imitatie en gedeelde aandacht een positief teken te zijn voor de latere ontwikkeling (bijvoorbeeld Charman, 2003; Thurm, Lord, Lee & Newschaffer, 2007).

Een ander bezwaar heeft te maken met de vraag of alle personen met ASS problemen hebben met TOM. Een beperkt aantal normaal begaafde kinderen met ASS heeft geen problemen met eerste of zelfs tweede orde false belief-taken en sommige adolescenten en volwassenen met ASS hebben geen moeite met nog complexere sociaalcognitieve taken (Roeyers & Demurie, 2010). Het is niet duidelijk of ze een alternatieve strategie gebruiken. Echter, de bevinding dat er personen met autisme zijn die slagen op TOM-taken en toch ernstige sociaalcommunicatieve problemen vertonen, wijst erop dat deze theorie haar beperkingen heeft (Senju, 2013). Ook over de specificiteit zijn er vragen. Zo vertonen kinderen met een verstandelijke beperking, kinderen met schizofrenie of dove kinderen ook tekorten in de ontwikkeling van een TOM (Yirmiya, Erel, Shaked & Solominica-Levi, 1998). Ten slotte verklaart de theorie niet waarom kinderen met ASS beperkte, repetitieve patronen van gedrag, interesses en activiteiten vertonen.

Het onderzoeksterrein werd dan ook voor een deel verschoven naar meer globale cognitieve tekorten. Hierbij wordt dan vooral gedacht aan problemen op het vlak van de besturingsfuncties en centrale coherentie. De besturingsfuncties (executive functies, EF) verwijzen naar gedragingen die vermoedelijk worden gereguleerd door de frontale kwabben van de hersenen. Het betreft de bekwaamheid om een geschikte oplossingsstrategie aan te houden om een toekomstig doel te bereiken. EF-gedragingen omvatten onder andere planning, impulscontrole, flexibiliteit en zelfmonitoring. Tekorten in deze vaardigheden werden zowel bij volwassenen als bij kinderen met autisme aangetoond en differentieerden hen beter dan false belief-taken van normale leeftijdgenoten. Hoewel de EF-theorie veelbelovend lijkt – onder meer omdat ze ook in staat is om repetitief gedrag te verklaren – dient ook zij nader te worden onderzocht. Vooral de specificiteit zou een probleem kunnen vormen, omdat EF-problemen ook bij klinische groepen worden gerapporteerd en vooral dan bij ADHD (Geurts, Verté, Oosterlaan, Roeyers & Sergeant, 2005) en leerstoornissen (De Weerdt, Desoete & Roeyers, 2013).

Ten slotte wordt ook vaak melding gemaakt van centrale coherentieproblemen bij personen met ASS (Happé & Frith, 1996). Uitgangspunt is de stelling dat normale mensen een neiging hebben om stimuli op een globalistische wijze te interpreteren, rekening houdend met de context. Dit wil zeggen dat mensen normaal gesproken automatisch een geheel zien in plaats van verschillende delen (bijvoorbeeld bij het zien van een stuur, twee wielen, twee trappers en een aantal buizen daartussenin zien de meeste mensen meteen een fiets) en dat ze er ook rekening mee houden dat twee gelijkaardige voorwerpen een andere functie kunnen hebben naargelang de context (bijvoorbeeld een glazen cilinder met fruitsap heeft een andere functie dan een glazen cilinder met bloemen). Bij mensen met ASS is dit niet het geval; zij verwerken stimuli op een gefragmenteerde wijze, met een focus op details (lokale *processing*). Het aantrekkelijke van deze theorie is dat ze niet enkel een verklaring biedt voor tekorten, zoals het niet kunnen generaliseren van iets wat geleerd is naar andere contexten of het niet in staat zijn tot synthese, maar ook voor een aantal onaangetaste en misschien wel superieure vaardigheden als een goed geheugen voor details.

Hoewel de centrale coherentieproblematiek rijkelijk gedocumenteerd is met klinische ervaringen is enige reserve toch ook hier aangewezen. De hypothese is nog relatief weinig onderzocht in wetenschappelijk onderzoek en de onderzoeksbevindingen spreken elkaar soms tegen.

Meer en meer wordt er gedacht aan een bias in plaats van een echt tekort en wordt vooral de superioriteit in lokale processing benadrukt en minder de moeilijkheden met globale processing. Een recent onderzoek vroeg zich ook af of gebrekkige centrale coherentie wel typisch is voor ASS (Bernardino e.a., 2012).

Deze belangrijke psychologische theorieën over autisme hebben ons een beter inzicht gegeven in de denkprocessen van mensen met deze stoornis en hun symptomatologie. Anderzijds blijven er veel onopgeloste vragen, niet in het minst met betrekking tot de niet-sociale problemen van personen met autisme. Op dit ogenblik is er geen enkele theorie die universeel en specifiek is en die erin slaagt om alle secundaire symptomen van het syndroom te verklaren. Dit invalideert deze theorieën niet, maar vraagt wel om verder onderzoek, ook op andere gebieden waarbij de notie van een enkelvoudig primair tekort dient te worden verlaten.

16.5.3 Aanzet tot een transactioneel ontwikkelingsmodel

Hoewel autisme een sterk genetisch bepaalde, levenslange stoornis is, betekent dit niet dat omgevingsinvloeden geen impact kunnen hebben op de ernst van de symptomatologie en de ontwikkeling van het kind met autisme en omgekeerd. Zo wijst onderzoek er bijvoorbeeld op dat zorgdragers van kinderen met ASS meer stress ervaren dan zorgdragers van kinderen met andere ontwikkelingsstoornissen. Het hebben van een kind met ASS vermindert ook het vertrouwen in de eigen opvoedingscompetentie en kan bijdragen tot een verminderd fysiek en mentaal welbevinden van de ouders en soms ook de broers en zussen (zie Karst & Vaughan van Hecke, 2012 voor een overzicht). De externaliserende gedragsproblemen van de kinderen zijn sterker geassocieerd met de mate van stress binnen het gezin dan gelijk welk ander kenmerk van het kind of de zorgdragers (Lecavalier, Leone & Wiltz, 2006). Gedragsproblemen en stress versterken elkaar bovendien op transactionele wijze (Baker e.a., 2011). Zo kan stress bij de ouders de effecten van een interventie bij jonge kinderen geheel of gedeeltelijk teniet doen. Studies naar de impact van het functioneren van de zorgdragers op kinderen met autisme werden lange tijd niet uitgevoerd, omdat onderzoekers geenszins geassocieerd wilden worden met de schuldinducerende theorieën die voornamelijk van psychoanalytische origine waren. Interventiestudies richten zich dan vaak ook uitsluitend op kindfactoren, terwijl ouder- en gezinsfactoren volledig genegeerd worden. Het is duidelijk dat de evaluatie van interventies veel breder moet worden en moet pogen om de transactionele aard van de gezinsrelaties beter in kaart te brengen (Karst & Vaughan van Hecke, 2012).

De ontwikkeling van transactionele ontwikkelingsmodellen voor ASS staat nog in de kinderschoenen (Mundy & Neal, 2001). De schaarse pogingen trachten te verduidelijken op welke wijze vroege perceptueelcognitieve en sociaalemotionele vaardigheden met elkaar kunnen interageren. Deze transactionele modellen houden een poging in om te specificeren hoe perceptueelcognitieve vaardigheden zowel getriggerd als veranderd worden door sociale ervaring. Hierbij gaat men ervan uit dat kinderen met ASS heel vroeg een verstoorde hersenontwikkeling vertonen waardoor de verwerking van complexe en/of sociale stimuli niet adequaat verloopt. Hierdoor missen ze kritische sociale ervaringen die de basis vormen voor de latere sociale en communicatieve ontwikkeling, met inbegrip van de taalontwikkeling. Het is evenwel maar de vraag of een sociaalcognitief, dan wel een sociaalmotivationeel probleem primair is (Chevalier, Kohls, Troiani, Brodkin & Schulz, 2012). Verder onderzoek naar tekorten bij heel jonge kinderen en naar longitudinale associatie met verworvenheden of tekorten later in de ontwikkeling is heel erg nodig.

16.6 Implicaties voor diagnostiek en behandeling

16.6.1 Diagnostiek

Belang van vroegdiagnostiek

Het vroeg opsporen van ASS is van groot belang voor het kind en zijn ouders. Een vroege diagnose maakt een vroege interventie mogelijk, evenals het maken van de nodige aanpassingen aan de omgeving van het kind. Dit helpt de secundaire gedragsproblemen die voor zoveel stress zorgen voorkómen. Jammer genoeg krijgen veel kinderen nog steeds pas de diagnose ASS na hun 3^e of 4^e levensjaar, terwijl de meeste ouders aangeven reeds in het 1^e of 2^e levensjaar gemerkt te hebben dat er iets verkeerd liep in de ontwikkeling van hun kind.

Mogelijkheden tot vroegdiagnostiek

Er is geen biologische marker waarop gesteund kan worden bij de diagnose. De diagnose autisme is gebaseerd op observeerbaar gedrag. Ze kan betrouwbaar gesteld worden vanaf de leeftijd van 2 jaar. Een klinische diagnose, gesteld door een multidisciplinair team, is nog steeds de meest betrouwbare. Een aantal gestandaardiseerde instrumenten kan hierbij helpen. We denken hierbij voor jonge kinderen vooral aan het Autism Diagnostic Interview - Revised (ADI-R; Lord, Rutter & LeCouteur, 1994) en het Autism Diagnostic Observation Schedule - second edition (ADOS-2; Lord e.a., 2012). Voor screeningsdoeleinden kunnen onder meer de vragenlijst Sociale Communicatie (SCQ, Berument, Rutter, Lord, Pickles & Bailey, 1999; Nederlandse vertaling Warreyn, Raymaekers & Roeyers, 2004), de Social Responsiveness Scale (SRS; Roeyers e.a., 2011) of de Early Screening of Autistic Traits (ESAT; Buitelaar e.a., 2009) worden gebruikt. (zie ▶ box 16.2).

Box 16.2 Screening op autismespectrumstoornis: enkele begrippen

Sensitiviteit: de waarschijnlijkheid dat iemand met een autismespectrumstoornis positief scoort op een screener.

Specificiteit: de waarschijnlijkheid dat iemand zonder autismespectrumstoornis negatief scoort op een screener.

Vals-positief: iemand die positief scoort op de screener maar geen autismespectrumstoornis heeft.

Vals-negatief: iemand die negatief scoort op de screener maar wel een autismespectrumstoornis heeft.

Men gaat ervan uit dat een sensitiviteit en specificiteit van minimaal ,80 vereist zijn om van een goede screener te kunnen spreken. Als de sensitiviteit hoog is en de specificiteit laag, zullen er veel vals-positieven zijn en weinig vals-negatieven, met andere woorden: de screener zal weinig kinderen met een autismespectrumstoornis 'missen' maar zal er ook heel wat kinderen uitpikken die geen autismespectrumstoornis hebben, maar mogelijk wel een ander probleem in de ontwikkelng. Als de sensitiviteit laag is en de specificiteit hoog, dan is de situatie net omgekeerd. Bij screening op autismespectrumstoornis is de sensitiviteit belangrijker dan de specificiteit.

Niet alle DSM-kenmerken zijn even relevant voor een diagnose op heel jonge leeftijd. Zo zijn ongewone of stereotiepe interesses vaak nog niet ontwikkeld bij jonge kinderen met ASS en kan er moeilijk onderscheid worden gemaakt tussen het ongewoon sterk vasthouden aan routines als kenmerk van ASS en het vasthouden aan routines als deel van de normale ontwikkeling van een peuter. De laatste jaren is echter veel onderzoek gedaan naar de vroege kenmerken van autisme en verwante stoornissen. Men gebruikte hiervoor een drietal verschillende methoden: ouders retrospectief bevragen, homevideo's analyseren en risicokinderen volgen. Deze drie methoden leverden vrij overlappende resultaten op. Ten eerste wordt vaak een afwijkend oogcontact gevonden: kinderen met ASS maken geen of slechts vluchtig oogcontact, of kijken met een strakke, starre blik. Daarnaast hebben ze vaak geen plezier in kiekeboespelletjes. Een tweede, vaak terugkomend kenmerk, is de reactie op spraak en geluid. Jonge kinderen met ASS lijken vaak doof: ze reageren dan niet op hun naam of op spraak. Ze kunnen echter wel reageren op andere, niet-menselijke geluiden en kunnen hier zelfs overgevoelig voor zijn. Verder tonen jonge kinderen met ASS vaak geen anticipatie om opgepakt worden, hebben ze weinig tot geen interesse in leeftijdgenootjes, kunnen ze moeilijk hun eigen emoties tonen en die van anderen begrijpen, behandelen ze mensen als voorwerpen, communiceren ze slechts beperkt en vertonen ze vreemd kijkgedrag. Ten slotte is het van belang te kijken naar de sociaalcommunicatieve vaardigheden van het kind. Vooral imitatie, gedeelde aandacht en symbolisch spel zijn hier van belang (Zwaigenbaum e.a., 2013).

Jonge kinderen met ASS zullen zelden al deze kenmerken vertonen en niet steeds in even grote mate. Het is dan ook aan te raden de genoemde vaardigheden en kenmerken niet te zien als alles-of-nietsfenomeen, maar vooral rekening te houden met de kwaliteit van het gedrag.

Differentiaaldiagnose

Op jonge leeftijd kan ASS sterk lijken op een aantal andere stoornissen en problemen. Ten eerste vertonen ook kinderen met een verstandelijke beperking vaak een achterstand op, of problemen met sociale communicatie. Deze vaardigheden zijn echter steeds in harmonie met hun algemeen ontwikkelingsniveau, bij kinderen met ASS is dat niet het geval. Een verstandelijke beperking sluit een ASS echter niet uit. Ook kinderen met een taalstoornis kunnen sociaalcommunicatieve problemen hebben. De sociale problemen zijn echter meestal secundair aan hun taalprobleem en op het gebied van communicatie compenseren deze kinderen vaak met andere, niet-verbale middelen. Gedragsproblemen komen regelmatig voor bij kinderen met ASS. Toch kan ASS op jonge leeftijd onderscheiden worden van een oppositionele gedragsstoornis of ADHD door het abnormale oogcontact, beperkt gebruik van gebaren, vreemd gebruik van voorwerpen en ongewone lichaamshoudingen en/of hypoactiviteit. Ten slotte onderscheiden we kinderen met ASS van 'laatbloeiers', die een vertraagde (in tegenstelling tot een afwijkende) sociaalcommunicatieve ontwikkeling kunnen hebben maar uiteindelijk deze achterstand inhalen en normaal functioneren.

16.6.2 Behandeling

Belang van vroegtijdige interventie

Er is wetenschappelijke en klinische consensus dat een vroegere behandeling van ASS leidt tot een betere prognose (zie bijvoorbeeld Wallace & Rogers, 2010). Kinderen die vóór hun 4e verjaardag de behandeling startten maakten meer vooruitgang dan kinderen die dit pas later deden. Het National Research Council (2001) geeft dan ook als advies: De behandeling van kinderen met ASS moet kunnen starten zodra men de diagnose ernstig overweegt (zie ▶ box 16.3). Hiervoor worden drie redenen aangehaald. Ten eerste helpt een vroege behandeling een cumulatieve achterstand voorkomen. Bij kinderen die niet worden behandeld, wordt deze steeds groter. Ten tweede gaat men uit van een aantal gevoelige perioden, waarin bepaalde vaardigheden gemakkelijker worden aangeleerd en ook een bijzondere functie hebben. Wanneer deze perioden voorbij zijn, is het vaak moeilijk en niet altijd opportuun om de bijbehorende vaardigheden nog te leren. Bovendien wordt hierbij een zekere plasticiteit van de hersenen verondersteld. Ten slotte heeft een vroege behandeling een niet te verwaarlozen effect op de ouders. Hulp en advies verhoogt het gevoel van competentie en vermindert eventuele gevoelens van schuld en hulpeloosheid. Wellicht zou een nog vroeger starten van de interventie tot nog betere resultaten kunnen leiden, maar gegeven de diagnostische moeilijkheden vóór 2 jaar is dit enkel mogelijk bij broers en zussen van kinderen met ASS en eventueel ook bij kinderen bij wie tijdig het fragiele-X-syndroom of tubereuze sclerose wordt vastgesteld.

> **Box 16.3 Vroegtijdige behandeling**
>
> Een longitudinale studie evalueerde kinderen van 9 jaar die zeven jaar eerder (op de leeftijd van 2 jaar) een diagnose in het autismespectrum kregen (Turner, Stone, Pozdol & Coonrod, 2006). Ze vonden niet alleen dat de diagnose zeer stabiel was (88% van de kinderen kreeg nog steeds een diagnose ASS), maar ook dat de meeste kinderen sterk vooruitgingen op het gebied van taal en cognitieve ontwikkeling. Naast de diagnoseleeftijd en het cognitieve en taalniveau op de leeftijd van 2 jaar, was vooral het aantal uur spraak- en taaltherapie (in Vlaanderen vergelijkbaar met logopedie) een belangrijke voorspeller van een goede evolutie (gemiddeld 51 uur versus 122 uur). De resultaten van deze longitudinale studie tonen dus duidelijk de waarde van een vroege diagnose en vroege interventie. Jammer genoeg zijn er nog maar weinig dergelijke longitudinale gegevens beschikbaar. De meeste studies verzamelen slechts data binnen een vrij beperkte tijdsperiode (Matson & Jang, 2013).

Behandeldoelen

De conventionele behandelprogramma's richten zich op de kernsymptomen van ASS (National Research Council, 2001). Er is, wegens gebrek aan kennis rond de (neuro)biologische pathogenese van ASS, immers geen 'genezing' mogelijk. Wat wel kan, is de omgeving aanpassen aan de individuele noden van het kind en het kind zich leren aanpassen aan en functioneren in zijn omgeving. In de meeste effectieve programma's komen een of meerdere van de volgende behandeldoelen aan bod:

- Communicatie. Zich kunnen uitdrukken en de behoeften en interesses kenbaar kunnen maken is een primair doel bij jonge kinderen. Kinderen met ASS hebben vaak een sterk vertraagde taalontwikkeling zonder non-verbale compensatie en hebben geen plezier in communicatie. Het niet kunnen communiceren geeft vaak aanleiding tot gedragsproblemen, zoals woedebuien. Wanneer het aanleren van verbale communicatie moeilijk blijkt, is het nuttig om kinderen met ASS non-verbaal te leren communiceren, door middel van gebaren, foto's of pictogrammen (onder meer via het Picture Exchange Communication System, PECS).
- Gedragsmanagement. Kinderen met ASS hebben vaak woede- en angstaanvallen, vertonen agressief gedrag en reageren vaak niet op instructies. Het verminderen van dit probleemgedrag en het verhogen van de *compliance* faciliteert de leerbaarheid van deze kinderen. Gedragsmanagement is dus meestal geen doel op zichzelf, maar een middel om de interventie vlotter te laten verlopen en de stress bij de zorgdragers te verminderen.
- Sociaal initiatief en sociale respons. Het sociale tekort is het bekendste en vaak meest opvallende deficit bij kinderen met ASS. Een kind met ASS wordt daarom vaak aangeleerd om toenadering te zoeken tot een ander persoon en gepast te reageren op de toenadering van de ander. Dit is essentieel in het leggen van sociale contacten en tevens noodzakelijk in leersituaties en het dagelijkse leven.

- Imitatie. Kinderen leren zeer veel over de wereld door middel van imitatie, door iets 'zien doen' en het daarna na te doen. Er is ook een verband tussen imitatie en de latere taalontwikkeling (onder meer door nazeggen van woorden). Kinderen met ASS onderscheiden zich reeds in het eerste levensjaar van normaal ontwikkelende kinderen door een zwakke imitatie. Imitatietraining is dan ook vaak een belangrijk onderdeel van vroegtijdige interventieprogramma's.
- Gedeelde aandacht. Gedeelde aandacht, ook wel *joint attention* genoemd, is een belangrijke vaardigheid in de vroege interactie, zeker bij non-verbale kinderen. Gedeelde aandacht staat in verband met de latere taal- en sociaalcognitieve ontwikkeling. Kinderen met een ASS tonen een duidelijk tekort in gedeelde aandacht dat reeds tot uiting komt in het tweede levensjaar.
- (Symbolisch) spel. Kinderen met een ASS vertonen minder exploratiedrang en minder functioneel en symbolisch spel. Nochtans is het verkennen en manipuleren van materiaal een belangrijke manier om de wereld en haar fysieke eigenschappen te leren kennen. In functioneel en symbolisch spel kan men ook bepaalde vaardigheden inoefenen en gebeurtenissen verwerken. Verder is spel een belangrijke manier om contact te leggen met leeftijdgenootjes en vond men in onderzoek een sterk verband met latere sociale vaardigheden. Hierbij merken we op dat het puur aanleren van symbolisch spel of symbolische scripts weinig zinvol is. Men moet spel eerder zien als middel dan als doel op zichzelf.
- 'Spilvaardigheden'. Naast de specifieke behandeldoelen die we in deze opsomming beschrijven, is er ook nog een aantal algemene vaardigheden, die noodzakelijk en/of faciliterend zijn voor verschillende ontwikkelingsdomeinen en die vaak in beperkte mate aanwezig zijn of gebruikt worden bij kinderen met ASS. Het gaat om vaardigheden als initiatie, exploratie, zelfregulatie, motivatie en coöperatie.

16.6.3 Effectieve interventievormen

Het is aan te raden om een aantal van de genoemde interventiedoelen te combineren in het behandelprogramma van ieder kind, afhankelijk van diens individuele behoeften en sterke punten. Er zijn verschillende interventievormen die effectief gebleken zijn bij kinderen met ASS.

Een eerste en vaak gebruikte invalshoek is die van de toegepaste gedragstherapie, of *applied behavior analysis* (ABA). Het bekendste programma in deze richting is dat van Lovaas en is gebaseerd op operant leren. Zo werd ongewenst (bijvoorbeeld agressief of zelfstimulerend) gedrag verminderd door negeren, time-out of shaping van alternatief gewenst gedrag en werd gewenst gedrag (als imitatie, spel en taal) aangeleerd door middel van shaping en bekrachtiging. Hoewel de resultaten van de oorspronkelijke studie uit 1987 niet gerepliceerd (zie Kasari, 2002) konden worden (Lovaas rapporteerde 'normaal functioneren' bij ongeveer de helft van zijn proefpersonen na een intensieve behandeling van veertig uur per week gedurende twee jaar of langer), wordt deze therapievorm nog steeds vaak toegepast en met vrij goede resultaten (zie Reichow, 2012). Vaak genoemde nadelen van deze therapie zijn echter dat ze zeer tijdsintensief is, men enkel focust op concreet gedrag (in tegenstelling tot achterliggende vaardigheden), er geen spontaniteit van het kind mogelijk is en het gedrag van het kind zeer afhankelijk wordt van prompts (de aanwijzingen of hints die een therapeut geeft om bepaald gedrag bij het kind uit te lokken).

De tegenhanger van de toegepaste gedragstherapie is de ontwikkelingsgerichte aanpak. Een bekend voorbeeld hiervan is het Floortime-programma (Wieder & Greenspan, 2003). Deze relationele aanpak vertrekt vanuit de individuele verschillen en faciliteert communicatie en sociale interacties door het structureren en inrichten van de omgeving. Hierbij gaat men ervan uit dat het kind initieert (het geeft bijvoorbeeld aan dat het iets wil) en de volwassene reageert. Hoewel deze methode voor het kind natuurlijker en aangenamer overkomt dan ABA, wijzen de tegenstanders op een belangrijke valkuil. Het succes van deze training is namelijk grotendeels afhankelijk van het initiatief van het kind – als het kind niets initieert, kan de volwassene ook moeilijk reageren – waardoor er dus een zeker aanvangsniveau van het kind verwacht wordt. Degelijk onderzoek naar de effectiviteit van deze methode is nauwelijks voorhanden.

Hoewel deze invalshoeken tegenstrijdig lijken, is het toch mogelijk om ze te combineren in één programma. Dit gebeurde onder meer in het Walden Toddler Program (McGee, Morrier & Daly, 1999) en meer recent in het Early Start Denver Model (Rogers & Dawson, 2011), waar nieuw gedrag in natuurlijke omstandigheden wordt aangeleerd.

Het actief inschakelen van ouders in het interventieproces is een economische manier om het aantal uren interventie te verhogen en wordt dan ook meer en meer toegepast, onder meer in het More than words-programma van Hanen (Sussman, 1999) en in de oudertraining Project ImPACT van Ingersoll en Dvortcsak (2012). Dergelijke programma's geven de ouders een gevoel van controle en competentie, verminderen de stress, bieden een goede gelegenheid tot het generaliseren van geleerde vaardigheden en resulteren in een consistente behandeling van het kind. Aan de andere kant wordt wel een grote inspanning gevraagd van de ouders, legt deze methode meer druk en verantwoordelijkheid bij de ouders en is het risico op frustratie en teleurstellingen dus groter wanneer het kind niet evolueert zoals verwacht.

Ten slotte wordt ook vaak gebruikgemaakt van het betrekken van kinderen zonder ASS in de therapie. Dit is noodzakelijk voor het inoefenen en de generalisatie van aangeleerde vaardigheden zoals samenspelen en beurten nemen. We willen hierbij wel waarschuwen voor het creëren van een vicieuze cirkel: kinderen hebben een voorkeur voor zich normaal ontwikkelende kinderen en zullen zonder externe sturing, de kinderen met ASS dus waarschijnlijk links laten liggen, wat zorgt voor een versterking van de sociale teruggetrokkenheid of het negatief gedrag van kinderen met ASS. Het expliciet opzetten van communicatie door een volwassene is dus noodzakelijk.

Hoewel de genoemde programma's wetenschappelijk werden onderzocht, gebeurde er vaak geen random toewijzing van de kinderen aan de verschillende condities. De redenen hiervoor zijn van logistieke, maar ook van ethische aard. Vaak wordt dan ook gebruikgemaakt van *single subject* of *multiple baseline* N=1-designs. Het onderzoek naar de effectiviteit van interventies bij autismespectrumstoornissen staat duidelijk nog in zijn kinderschoenen. De schaarse zogenoemde randomized controlled trials vragen om navolging (voor een recent overzicht, zie Maglione e.a., 2012).

Gezien de veelheid aan beschikbare programma's en de soms vage beschrijvingen en tegenstrijdige resultaten van effectstudies, is het voor de clinicus niet eenvoudig om een behandelprogramma te kiezen voor een bepaald kind met ASS. Gelukkig heeft onderzoek uitgewezen dat er een grote overlap is tussen effectieve programma's (National Research Council, 2001). Men kan dus kiezen voor het programma waar men zich het best bij voelt en wat het meeste aansluit bij de persoonlijkheid en noden van het kind en gezin in kwestie. Belangrijke factoren die gemeenschappelijk zijn bij effectieve programma's zijn intensiteit (15-25 uur per week), duur (minstens een jaar), individuele afstemming, ondersteunende fysieke omgeving, ontwikkelingsgerichte doelen en vaardigheden, actieve betrokkenheid van het gezin, aandacht voor generalisatie en permanente objectieve evaluatie van de ontwikkeling gedurende het interventieprogramma.

Recent verschenen zowel in Frankrijk (2012) als het Verenigd Koninkrijk (2013) richtlijnen met betrekking tot de interventie bij kinderen en adolescenten met ASS. Deze rapporten kunnen gratis worden gedownload, zie ▶ par. 16.8 aan het einde van dit hoofdstuk.

16.7   Conclusie en toekomstperspectief

Het veld van ASS is nog in volle ontwikkeling. De afgelopen twee decennia werd een indrukwekkende hoeveelheid onderzoek gedaan naar de kenmerken en oorzaken van vooral autisme. Hoewel hierdoor een aantal vragen werd beantwoord, bracht dit onderzoek ook nieuwe vragen aan het licht. Deze vormen de uitdagingen voor toekomstig onderzoek. Een eerste uitdaging is het uitvoeren van langdurig longitudinaal onderzoek dat start op heel jonge leeftijd. Het gedurende een lange periode volgen van groepen kinderen is de enige manier om een duidelijk zicht te krijgen op de diverse ontwikkelingspaden van autismespectrumstoornissen. Deze zijn zowel nuttig voor de praktijk (prognose en behandeling) als de theorievorming rond ASS. Ten tweede is het in de zoektocht naar een of meer primaire tekorten noodzakelijk om kinderen zo jong mogelijk te onderzoeken. Ervaring leert dat kinderen op latere leeftijd al veel hebben leren compenseren en camoufleren, zodat de kenmerken niet altijd even duidelijk zijn. De evolutie naar een vroegere diagnostiek, evenals het screenen op ASS in de populatie en het volgen van risicogroepen (bijvoorbeeld broertjes en zusjes van kinderen met ASS), zal dit in de toekomst mogelijk maken. Het laat ook toe om het effect van vroegtijdige interventies te evalueren op een moment dat de plasticiteit van de hersenen nog groot is. Vroege interventies kunnen mogelijkerwijze de cascade van negatieve gevolgen beperken die zijn oorsprong vindt in de vroege tekorten en die interfereert met het latere functioneren (Mundy & Neal, 2001). Ten slotte dringt zich een heroriëntatie op van het genetisch en neurobiologisch onderzoek. Waar vroeger gezocht werd naar het ene gen, de genen die autisme zouden veroorzaken of het ene hersengebied dat anders functioneert, evolueert het onderzoek nu naar zoeken naar genetische en neurobiologische correlaten van bepaalde symptomen en hun interactie met omgevingsfactoren. Hopelijk resulteren alle onderzoeksinspanningen uiteindelijk in een verhoogde levenskwaliteit voor personen met ASS en hun familieleden.

Literatuur

Asperger, H. (1938). Das psychisch abnormale Kind. *Wiener Klinische Wochenschrift, 51*, 1314–7.

American Psychiatric Association (2013). *Diagnostic and Statistical Manual of Mental Disorders. Fifth Edition (DSM-5)*. Washington, DC: American Psychiatric Association.

Baker, J.K., Seltzer, M.M., & Greenberg, J.S. (2011). Longitudinal Effects of Adaptability on Behavior Problems and Maternal Depression in Families of Adolescents With Autism. *Journal of Family Psychology, 25*, 601–609.

Baron-Cohen, S. (1995). *Mindblindness: an essay on autism and theory of mind*. Cambridge, Massachusetts: MIT Press.

Baron-Cohen, S., Leslie, A.M., & Frith, U. (1985). Does the autistic child have a 'theory of mind'? *Cognition, 21*, 37–46.

Bernardino, I., Mouga, S., Almeida, J., van Asselen, M., Oliveira, G., & Castelo-Branco, M. (2012). A Direct Comparison of Local-Global Integration in Autism and other Developmental Disorders: Implications for the Central Coherence Hypothesis. *Plos One, 7*, e39351.

Berry, R.J., Crider, K.S., & Yeargin-Allsopp, M. (2013). Periconceptional Folic Acid and Risk of Autism Spectrum Disorders. *JAMA-Journal of the American Medical Association, 309*, 611–613.

Berument, S.K., Rutter, M., Lord, C., Pickles, A., & Bailey, A., (1999). Autism screening questionnaire: diagnostic validity. *British Journal of Psychiatry, 175*, 444–451.

Bettelheim, B. (1967). *The empty fortress: infantile autism and the birth of the self*. New York: The Free Press.

Buitelaar, J., Daalen, E. van, Dietz, C. Engeland, H. van, Gaag, R. J. van der, Steijn, D. & Swinkels, S.(2009). *ESAT-Screening van ASS op jonge leeftijd. Theoretische handleiding*. Houten: Bohn Stafleu van Loghum.

Casanova, M.F., & Pickett, J. (2013). The neuropathology of autism. In: Manuel F. Casanova, Ayman S. El-Baz, Jasjit S. Suri, editors. *Imaging the brain in autism* (pp. 27–43). New York: Springer.

Charman, T. (2003). Why is joint attention a pivotal skill in autism? *Philosophical Transactions of the Royal Society of London Series B-Biological Sciences, 358*, 315–324.

Charman, T., Baron-Cohen, S., Swettenham, J., Baird, G., Cox, A., & Drew, A. (2000). Testing joint attention, imitation, and play as infancy precursors to language and theory of mind. *Cognitive Development, 15*, 481–498.

Chevallier, C., Kohls, G., Troiani, V., Brodkin, E.S., & Schultz, R.T. (2012). The Social Motivation Theory of Autism. *Trends in Cognitive Sciences, 16*, 231–239.

De Weerdt, F., Desoete, A., & Roeyers, H. (2013). Working Memory in Children With Reading Disabilities and/or Mathematical Disabilities. *Journal of Learning Disabilities, 46*, 461–472.

Di Martino, A., Yan, C-G., Li, Q., Denio, E., Castellanos, F.X., Alaerts, K, et al. (2014). The autism brain imaging data exchange: towards a large-scale evaluation of the intrinsic brain architecture in autism. *Molecular Psychiatry, in press.*

Elsabbagh, M., Divan, G., Koh, Y.J., Kim, Y.S., Kauchali, S., Marcin, C., Montiel-Nava, C., Patel, V., Paula, C.S., Wang, C.Y., Yasamy, M.T., & Fombonne, E. (2012). Global prevalence of autism and other pervasive developmental disorders. *Autism Research, 5*, 160–179.

Geurts, H., Verté, S., Oosterlaan, J., Roeyers, H., & Sergeant, J.A. (2005). ADHD subtypes: do they differ in their executive functioning profile? *Archives of Clinical Neuropsychology, 20*, 457–477.

Gillberg, C. (1994). Debate and argument. Having Rett-syndrome in the ICD-PDD category does not make sense. *Journal of Child Psychology and Psychiatry and Allied Disciplines, 35*, 377–378.

Goldstein, H. (2002). Communication intervention for children with autism: a review of treatment efficacy. *Journal of Autism and Developmental Disorders, 32*, 373–396.

Hallmayer, J., Cleveland, S., Torres, A., Phillips, J., Cohen, B., Torigoe, T., et al. (2011). Genetic Heritability and Shared Environmental Factors Among Twin Pairs With Autism. *Archives of General Psychiatry, 68*, 1095–1102.

Happé, F., & Frith, U. (1996). The neuropsychology of autism. *Brain, 199*, 1377–1400.

Happé, F., Ronald, A., & Plomin, R. (2006). Time to give up on a single explanation for autism. *Nature Neuroscience, 9*, 1218–1220.

Howlin, P., & Moore, A. (1997). Diagnosis of autism. A survey of over 1200 patients in the UK. *Autism, 1*, 135–162.

Howlin, P., Alcock, J., & Burkin, C. (2005). An 8 year follow-up of a specialist supported employment service for high-ability adults with autism or Asperger syndrome. *Autism, 9*, 533–549.

Howlin, P., Goode, S., Hutton, J., & Rutter, M. (2004). Adult outcome for children with autism. *Journal of Child Psychology and Psychiatry, 45*, 212–229.

Howlin, P., & Moss, P. (2012). Adults With Autism Spectrum Disorders. *Canadian Journal of Psychiatry, 57*, 275–283.

Howlin, P., Moss, P., Savage, S., & Rutter, M. (2013). Social Outcomes in Mid- to Later Adulthood Among Individuals Diagnosed With Autism and Average Nonverbal IQ as Children. *Journal of the American Academy of Child and Adolescent Psychiatry, 52*, 572–581.

Howlin, P., Savage, S., Moss, P., Tempier, A., & Rutter, M. (2014). Cognitive and language skills in adults with autism: a 40-year follow-up. *Journal of Child Psychology and Psychiatry, 55*, 49–58.

Ingersoll, B. & Dvortcsak, A. (2012). *Trainen van sociaalcommunicatieve vaardigheden bij kinderen met een autismespectrumstoornis. Handleiding voor hulpverleners.* Nederlandse bewerking door Herbert Roeyers en collega's. Leuven: Acco.

Kanner, L. (1943). Autistic disturbances of affective contact. *Nervous Child, 2*, 217–250.

Kanner, L. (1949). Problems of nosology and psychodynamics of early infantile autism. *American Journal of Orthopsychiatry, 19*, 416–426.

Karst, J.S., & Vaughan-Van Hecke, A. (2012). Parent and Family Impact of Autism Spectrum Disorders: A Review and Proposed Model for Intervention Evaluation. *Clinical Child and Family Psychology Review, 15*, 247–277.

Kasari, C. (2002). Assessing change in early intervention programs for children with autism. *Journal of Autism and Developmental Disorders, 32*, 447–461.

Lecavalier, L., Leone, S., & Wiltz, J. (2006). The impact of behaviour problems on caregiver stress in young people with autism spectrum disorders. *Journal of Intellectual Disability Research, 50*, 172–183.

Lee, G.K., & Carter, E.W. (2012). Preparing Transition-Age Students with High-Functioning Autism Spectrum Disorders for Meaningful Work. *Psychology in the Schools, 49*, 988–1000.

Lord, C., Rutter, M., DiLavore, P. C., Risi, S., Gotham, K., & Bishop, S. (2012). *Autism diagnostic observation schedule: ADOS-2.* Torrance: Western Psychological Services.

Lord, C., Rutter, M., & LeCouteur, A. (1994). Autism Diagnostic Interview-Revised: a revised version of a diagnostic interview for caregivers of individuals with possible pervasive developmental disorders. *Journal of Autism and Developmental Disorders, 24*, 659–685.

Lovaas, O.I. (1987). Behavioral treatment and normal educational and intellectual functioning in young autistic children. *Journal of Consulting and Clinical Psychology, 55*, 3–9.

Maglione, M. A., Gans, D., Das, L., Timbie, J., & Kasari, C. (2012). Nonmedical Interventions for Children With ASD: Recommended Guidelines and Further Research Needs. *Pediatrics, 130*:S169.

Mannion, A., Leader, G., & Healy, O. (2013). An investigation of comorbid psychological disorders, sleep problems, gastrointestinal symptoms and epilepsy in children and adolescents with Autism Spectrum Disorder. *Research in Autism Spectrum Disorders, 7*, 35–42.

Matson, J., & Jang, J. (2013). Autism spectrum disorders: Methodological considerations for Early Intensive Behavioral Interventions. *Research in Autism Spectrum Disorders, 7*, 809–814.

Mayes, S.D., Calhoun, S.L., & Crites, D.L. (2001). Does DSM-IV Asperger's disorder exist? *Journal of Abnormal Child Psychology, 29*, 263–271.

McConachie, H., & Diggle, T. (2007). Parent implemented early intervention for young children with autism spectrum disorder: a systematic review. *Journal of Evaluation in Clinical Practice, 13*, 120–129.

McGee, G.G., Morrier, M.J., & Daly, T. (1999). An incidental teaching approach to early intervention for toddlers with autism. *Journal of the Association for Persons with Severe Handicaps, 24*, 133–146.

Mundy, P., & Neal, A.R. (2001). Neural plasticity, joint attention, and a transactional social-orienting model of autism. *International Review of Research in Mental Retardation, 23*, 139–168.

National Research Council (2001). *Educating Children with Autism*. Washington, DC: National Academy Press.

Ozonoff, S., Young, G.S., Carter, A., Messinger, D., Yirmiya, N., Zwaigenbaum, L. et al. (2011). Recurrence Risk for Autism Spectrum Disorders: A Baby Siblings Research Consortium Study. *Pediatrics, 128*, E488–E495.

Persico, A.M., & Napolioni, V. (2013). Autism genetics. *Behavioural Brain Research, 251*, 95–112.

Rajendran, G., & Mitchell, P. (2007). Cognitive theories of autism. *Developmental Review, 27*, 224–260.

Reichow, B. (2012). Overview of Meta-Analyses on Early Intensive Behavioral Intervention for Young Children with Autism Spectrum Disorders. *Journal of Autism and Developmental Disorders, 42*, 512–520.

Roeyers, H. (1997). Subclassification of children with a pervasive developmental disorder: assignment to social subtypes. *Journal of Developmental and Physical Disabilities, 9*, 347–357.

Roeyers, H., & Demurie, E. (2010). How impaired is mind-reading in high-functioning adolescents and adults with autism? *European Journal of Developmental Psychology, 7*, 123–134.

Roeyers, H., Oost, P. van, & Bothuyne, S. (1998). Immediate imitation and joint attention in young children with autism. *Development and Psychopathology, 10*, 441–450.

Roeyers, H., Thys, M., Druart, C., De Schryver, M. & Schittekatte, M. (2011). *SRS Screeningslijst voor Autismespectrumstoornissen, handleiding*. Amsterdam: Hogrefe Uitgevers.

Rogers, S.J. & Dawson, G. (2011). Het ESDM voor jonge kinderen met autisme. Nederlandse bewerking door Ina van Berckelaer-Onnes. Amsterdam: Pearson.

Rutter, M. (2000). Genetic studies of autism: from the 1970s into the millennium. *Journal of Abnormal Child Psychology, 28*, 3–14.

Senju, A. (2013). Atypical development of spontaneous social cognition in autism spectrum disorders. *Brain and Development, 35*, 96–101.

Simonoff, E., Pickles, A., Charman, T., Chandler, S., Loucas, T., & Baird, G. (2008). Psychiatric disorders in children with autism spectrum disorders: Prevalence, comorbidity, and associated factors in a population-derived sample. *Journal of the American Academy of Child and Adolescent Psychiatry, 47*, 921–292.

Sussman, F. (1999). *More than words: helping parents promote communication and social skills in children with autism spectrum disorder*. Toronto: The Hanen Centre.

Thurm, A., Lord, C., Lee, L.C., & Newschaffer, C. (2007). Predictors of language acquisition in preschool children with autism spectrum disorders. *Journal of Autism and Developmental Disorders, 37*, 1721–1734.

Tomasello, M. (1995). Joint attention as social cognition. In C. Moore & P.J. Dunham (eds.), *Joint Attention: its origins and role in development* (pp. 103–129). Hillsdale, NJ: Lawrence Erlbaum Associates.

Turner, L.M., Stone, W.L., Pozdol, S.L., & Coonrod, E.E. (2006). Follow-up of children with autism spectrum disorders from age 2 to age 9. *Autism, 10*, 243–265.

Wallace, K.S., & Rogers, S.J. (2010). Intervening in infancy: Implications for autism spectrum disorders. *Journal of Child Psychology and Psychiatry, 51*, 1300–1320.

Wieder, S., & Greenspan, S.I. (2003). Climbing the symbolic ladder in the DIR model through floor time/interactive play. *Autism, 7*, 425–435.

Wing, L. (1991). The relationship between Asperger's Syndrome and Kanner's Autism. In U. Frith (ed.), *Autism and Asperger Syndrome* (pp. 93–121). Cambridge: Cambridge University Press.

Wing, L. (1997) The Autistic Spectrum. *Lancet, 350*, 1761–1766.

World Health Organisation (1993). *The ICD-10 classification of mental and behavioral disorders: clinical descriptions and diagnostic guidelines*. Geneva: World Health Organisation.

Yirmiya, N., Erel, O., Shaked, M., & Solomonica-Levi, D. (1998). Meta-analyses comparing theory of mind abilities of individuals with autism, individuals with mental retardations, and normally developing individuals. *Psychological Bulletin, 124*, 283–307.

Zwaigenbaum, L., Bryson, S., & Garon, N. (2013). Early identification of autism spectrum disorders. *Behavioural Brain Research*, *251*, 133–146.

Aanbevolen literatuur
Van Hees, V., & Roeyers, H. (2014) *Geprikkeld om te weten – studeren met autisme*. Gent: Academia Press. Documentaire online te bekijken op ▶ www.studerenmetautisme.be.
Roeyers, H. (2014). *Autisme: alles op een rijtje, tweede herziene versie*. Leuven: Acco.
Ingersoll, B. & Dvortcsak, A. (2012). *Trainen van sociaalcommunicatieve vaardigheden bij kinderen met een autismespectrumstoornis. Handleiding voor hulpverleners. Nederlandse bewerking door Herbert Roeyers en collega's*. Leuven: Acco.
Ingersoll, B. & Dvortcsak, A. (2012). *Trainen van sociaalcommunicatieve vaardigheden bij kinderen met een autismespectrumstoornis. Handleiding voor ouders. Nederlandse bewerking door Herbert Roeyers en collega's*. Leuven: Acco.
Rogers, S.J. & Dawson, G. (2011). *Het ESDM voor jonge kinderen met autisme. Nederlandse bewerking door Ina van Berckelaer-Onnes*. Amsterdam: Pearson.

Relevante websites
Website van vzw Participate ▶ http://www.participate-autisme.be/nl/index.cfm
Websites van de Vlaamse Vereniging Autisme en de Nederlandse Vereniging voor Autisme met heel wat informatie en interessante links. (▶ www.autisme.vlaanderen.be/), (▶ www.autisme-nva.nl/).
Franse en Engelse richtlijnen voor de behandeling van ASS: gratis te downloaden via ▶ http://www.has-sante.fr en ▶ http://www.nice.org.uk/.

Verstandelijke beperking

Albert Ponsioen en Jan Plas

De rol van sociaal adaptatievermogen

In de DSM-5 ligt de nadruk bij het vaststellen van een verstandelijke beperking op het sociaal adaptatievermogen. De rol van een IQ-score wordt hiermee minder belangrijk gemaakt dan in de vorige versie van dit classificatiesysteem, de DSM-IV-TR. Het is nu zaak om ook in de klinische praktijk de aandacht meer te richten op het sociaal adaptatievermogen. Daarvoor is een goede definitie van dit kenmerk noodzakelijk om daarmee tevens tot betrouwbare en valide operationalisaties te komen in de vorm van een diagnostisch instrumentarium. In dit kader kan het begrip executieve functies een belangrijke rol spelen. Het recente werk van Russel Barkley is relevant zowel voor het theoretisch kader als voor de klinische praktijk. Hoe beter de beperkingen én de vaardigheden van een persoon in beeld zichtbaar worden door middel van een goede diagnostiek, hoe beter men op het gebied van wonen, scholing, werken en vrije tijd aan kan sluiten bij de (on)mogelijkheden van een persoon en hoe kleiner de kans op onder- en overvraging. De kinderen met een lichte verstandelijke beperking lopen door de transitie van de jeugdzorg het risico dat hun problematiek ook als licht wordt gezien. Specialistische kennis van deze doelgroep blijft daarom onontbeerlijk om erger te voorkomen.

17.1 Inleiding

De hulpverlening heeft in elk tijdsgewricht haar eigen etiquetteboekjes met daarin de goedgekeurde, correcte termen en de termen die absoluut niet meer kunnen. Zo zijn tegenwoordig aanduidingen als 'debiel' en 'imbeciel' uit den boze, ook al waren dat lange tijd de officiële benamingen in psychiatrische classificatiesystemen. De term 'verstandelijk gehandicapt' is ook niet meer vanzelfsprekend, men spreekt tegenwoordig liever van een 'verstandelijke beperking'. Nog beter zou het volgens sommigen zijn om te spreken over 'mensen met mogelijkheden'. Deze trend heeft echter ook weer bezwaren opgeleverd, omdat deze nieuwe termen te verhullend zouden zijn en te veel de problemen ontkennen. De waarheid ligt zoals vaak in het midden: het gaat om mensen die hun beperkingen hebben, maar die in andere opzichten over mogelijkheden beschikken. Een term die of alleen de beperkingen of alleen de mogelijkheden benadrukt schiet per definitie tekort.

Dit hoofdstuk gaat over kinderen en jongeren met beperkingen en mogelijkheden, kinderen en jongeren die voorlopig nog worden aangeduid met de eenzijdige term verstandelijk beperkt. Een nadeel van deze term is dat deze sterk geassocieerd wordt met het niveau van de intelligentie zoals bepaald door een bedrieglijk eenvoudige IQ-score. Dit is om meerdere redenen een probleem. Zo is het intelligentieniveau slechts een van de criteria om van een verstandelijke beperking te kunnen spreken. Ook is er niet zoiets als hét intelligentieniveau en is er bovendien geen sprake van een één-op-éénrelatie met een IQ-score. In dit hoofdstuk wordt op deze kwesties nader ingegaan. Hoewel internationaal van een verstandelijke beperking (*mental retardation*) wordt gesproken bij IQ's < 70 worden in de zorgsector in Nederland personen met een IQ tussen 50/55-85 vaak tot de doelgroep van de licht verstandelijk beperkten (LVB) gerekend. Als de mate van de verstandelijke beperking zo eenvoudig was af te leiden uit een IQ-score, zou op basis van de normaalverdeling van IQ-scores 16% van alle kinderen een score lager dan 85 hebben en minimaal als LVB te boek staan. Minder dan 4% van de kinderen echter komt in het speciaal basisonderwijs terecht, een nog veel kleiner aantal komt met de hulpverlening in aanraking (ten hoogste 1%, Van Schrojenstein & Heurn-Nijsten, 2002). Andere aspecten van het functioneren van het kind dan alleen het IQ maken dat er problemen kunnen ontstaan. Centraal in de definities van verstandelijke beperking staat het begrip 'sociaal aanpassingsvermogen', een meer omvattend concept dan intelligentie zoals gemeten met de traditionele IQ-tests. Deze opvatting van verstandelijke beperking is geenszins nieuw, maar in de klinische praktijk is zij echter nog weinig zichtbaar in diagnostiek en behandeling. De verzuchting van Gunzburg meer dan veertig jaar geleden (1973, p. 23) over de dominante rol van de IQ-score in diezelfde klinische praktijk is nog altijd actueel: 'Intelligentie zoals ze tot uiting komt in het schoolse leren kan adequaat vastgesteld worden door gestandaardiseerde intelligentietests, veel moeilijker echter is het meten van de mate waarin iemands gedrag is aangepast.'

In de vorige versie van de DSM werd de IQ-score nog nadrukkelijk betrokken bij het vaststellen van een verstandelijke beperking. In de nieuwe DSM-5 is dit minder het geval en wordt meer nadruk gelegd op het adaptief functioneren. In ▶ box 17.1 worden de beschrijvingen van de niveaus van intellectuele handicaps en verwante probleemgebieden gegeven.

> **Box 17.1 DSM-5 Neuro-ontwikkelingsstoornissen (APA, 2013); Intellectual Disabilities (ICD: Intellectual Developmental Disorder) 319**
>
> A. Tekorten in de intellectuele functies zoals redeneren, probleemoplossende vaardigheden, planning, abstract denken, beoordelingsvermogen, schools leren en ervaringsleren. Deze tekorten moeten zowel door klinische beoordeling als met individueel gestandaardiseerd intelligentieonderzoek zijn aangetoond.

B. Tekorten in het adaptief functioneren resulterend in het niet kunnen voldoen aan ontwikkelings- en sociaal-culturele niveau's van onafhankelijke en sociale verantwoordelijkheid. Zonder voortdurende ondersteuning beperken deze adaptieve tekorten het dagelijks functioneren op de verschillende levensgebieden als de communicatie, de sociale participatie, en de zelfstandigheid, zowel thuis, op school, op het werk en in de samenleving.

C. Van de intellectuele en adaptieve tekorten is tijdens de ontwikkeling sprake.

Niveaus van intellectuele handicaps			
Niveau DSM-5 (ICD-10)	Conceptueel domein	Sociaal Domein	Praktisch domein
Licht (F70)	Vóór de schoolgaande leeftijd zijn er geen duidelijke conceptuele problemen. Later problemen op het gebied van het schoolse leren (lezen, schrijven, rekenen, tijdsbesef en met geld omgaan) waarbij op één of meer gebieden alleen met ondersteuning aan de leeftijdsgerelateerde verwachtingen kan worden voldaan. Er is sprake van een meer concrete benadering van problemen en oplossingen in vergelijking met leeftijdsgenoten.	In vergelijking met leeftijdsgenoten met een normale ontwikkeling is er sprake van onrijpheid op het gebied van sociale interacties. De communicatie, conversatie en het taalgebruik zijn concreter dan op basis van de kalenderleeftijd verwacht mag worden. Er is sprake van sociale kwetsbaarheid in de zin dat gemakkelijk misbruik kan worden gemaakt van de goedgelovigheid van de betreffende persoon.	Op het gebied van de zelfverzorging hoeven er geen zichtbare problemen te zijn. Wel is er ondersteuning nodig als het gaat om complexe dagelijkse taken zoals het gebruik van het openbaar vervoer, het doen van de dagelijkse boodschappen, opvoeden, het bereiden van gezonde maaltijden, en bankzaken en geldmanagement. Op volwassen leeftijd zijn werkgerelateerde problemen afhankelijk van de mate waarin conceptuele vaardigheden een rol spelen. Ondersteuning is met name nodig bij het opbouwen van een gezinsleven.
Matig (F71)	Duidelijke achterstanden op het gebied van de conceptuele vaardigheden gedurende de gehele levensloop. Het schoolse leren m.b.t. lezen, schrijven, rekenen, omgaan met tijd en geld blijft achter en in de volwassenheid heeft men in het toepassen van deze vaardigheden ondersteuning nodig. Soms is het nodig dat een ander de verantwoordelijkheid m.b.t. deze zaken overneemt.	De persoon vertoont duidelijke problemen op het gebied van sociaal en communicatief gedrag gedurende de gehele ontwikkelingsloop. De gesproken taal is minder complex dan die van leeftijdsgenoten. Relaties worden beïnvloed door communicatieve en sociale beperkingen en hierbij is ondersteuning geboden.	De persoon kan ADL-vaardigheden aanleren al vergt dit enige tijd en training, en soms blijft ondersteuning op dit gebied nodig. Het verrichten van arbeid is mogelijk mits dit beperkte conceptuele en communicatieve vaardigheden vereist en er voldoende ondersteuning op de werkvloer geboden kan worden. Dit geldt tevens voor de vrijetijdsbeoefening.

Ernstig (F72)	Het aanleren van conceptuele vaardigheden is beperkt. De persoon heeft weinig begrip van de geschreven taal of van concepten waarbij getallen, hoeveelheden, tijd en geld een rol spelen. Men is gedurende de gehele levenscyclus afhankelijk van intensieve ondersteuning op deze gebieden.	De gesproken taal is beperkt m.b.t. de woordenschat en de grammatica. Het hier-en-nu staat centraal in het beschrijven van alledaagse gebeurtenissen. De taal staat meer in dienst van de sociale communicatie dan als middel om zaken uit te leggen. De persoon begrijpt eenvoudig taalgebruik en gebaren. Relaties met familie en bekenden worden in het algemeen als plezierig en ondersteunend ervaren.	De persoon heeft ondersteuning nodig op alle ADL-gebieden, waaronder eten, aankleden, zelfverzorging en hygiëne. De person is niet in staat om verantwoorde beslissingen te nemen voor zichzelf of voor anderen; hierbij is voortdurende supervisie geboden. Het aanleren van vaardigheden op dit gebied vereist langdurige en voortdurende training. Adaptieve gedragsproblemen, waaronder automutilatie, kunnen voorkomen.
Diep (F73)	Conceptuele vaardigheden beperken zich tot de fysieke wereld in plaats van symbolische processen. Bepaalde visueel-ruimtelijke vaardigheden zoals het vergelijken en ordenen op basis van fysieke kenmerken kunnen aangeleerd zijn, maar mogelijk niet benut worden vanwege bijkomende motorische en zintuigelijke stoornissen.	De persoon is zeer beperkt in het begrijpen van symbolische communicatie in taal en gebaar. Eenvoudige instructies of gebaren kunnen wel begrepen worden.	De persoon is afhankelijk van anderen op alle ADL-terreinen. Als er geen ernstige lichamelijke beperkingen zijn is een persoon in staat om aan huiselijke taken deel te nemen. Bijkomende lichamelijke en zintuigelijke problemen kunnen onoverkomelijke obstakels vormen om te participeren.

Overige verwante probleemgebieden	
315.8 (F88)	Kinderen jonger dan 5 jaar waarbij het niveau van functioneren niet betrouwbaar kan worden vastgesteld, maar waarbij op een aantal ontwikkelingsterreinen de verwachte mijlpalen niet worden bereikt. Deze kinderen zijn (nog) niet in staat om getest te worden vanwege de leeftijd of om andere redenen. Na verloop van tijd zal dit opnieuw beoordeeld moeten worden.
319 (F79)	Kinderen ouder dan 5 jaar die vanwege zintuigelijke of lichamelijke beperkingen niet getest kunnen worden (blindheid, doofheid, motorische beperkingen) of vanwege ernstige gedragsproblemen of andere psychiatrische stoornissen. Een herbeoordeling na verloop van tijd is noodzakelijk.
V62.89 (R41.83)	Ondergemiddeld intellectueel functioneren.
V62.89 (Z64.4)	Onenigheid met sociaal werker waaronder een reclasseringsambtenaar, een maatschappelijk werker of persoonlijk begeleider.
V62.89 (Z65.8)	Een probleem gerelateerd aan psychosociale omstandigheden.
V62.89 (Z60.0)	Levensfaseprobleem.

V62.89 (Z65.8)	Religieus of spiritueel probleem.
V62.89 (Z65.4)	Slachtoffer van een misdrijf.
V62.89 (Z65.4)	Slachtoffer van terroristische daad of marteling.

In Nederland zijn er twee zorgsectoren die zich specifiek richten op personen met een verstandelijke beperking. Zo kent men de LVB-zorg (die zich in het algemeen richt op personen met IQ's tussen 50/55 en 85) en de zorg voor verstandelijk beperkten (IQ's < 70). Verwarrend is dat de termen waarmee de zorg wordt aangeduid (LVB en VB) en waarmee de mate van verstandelijke beperking wordt omschreven enigszins van elkaar verschillen. Zo kan men kinderen met een ondergemiddelde IQ-score (tussen 70-85; in DSM-5 code V62.89) eigenlijk niet als verstandelijk beperkt beschouwen maar zij worden in Nederland toch als LVB-cliënten aangeduid. Ook is er in de doelgroep van beide zorgvormen sprake van een overlap als het gaat om personen met een IQ tussen 50/55-70. Om verwarring te voorkomen worden in het vervolg van dit hoofdstuk de volgende termen gebruikt om de mate van de beperking aan te geven: licht, matig en ernstige verstandelijke beperking (resp. LVB, MVB en EVB). Met de term VB worden deze groepen in hun totaliteit bedoeld.

17.2   Verstandelijke beperking: vormen en definities

In de definities van verstandelijke beperking wordt het IQ steeds minder gezien als onderscheidend kenmerk en spelen aspecten als 'adaptief gedrag' en 'behoefte aan ondersteuning' een grotere rol. De American Association on Intellectual and Developmental Disabilities (AAIDD; voorheen de American Association on Mental Retardation, AAMR) hanteert de volgende definitie van een intellectuele handicap (*intellectual disability*):

» '… een beperking die gekenmerkt wordt door significante tekortkomingen in zowel intellectueel functioneren als in adaptief gedrag, zoals tot uitdrukking komt in conceptuele, sociale en praktische adaptieve vaardigheden. Deze beperking ontstaat voor het achttiende levensjaar.' (Luckasson e.a. 2002). **«**

Greenspan (1999) verenigt beide aspecten, intellectueel functioneren en adaptief gedrag, in het begrip *personal competence*, waaronder de volgende competentiedomeinen worden begrepen:
- intelligentie en taalvaardigheden (*conceptual competence*);
- sociale en praktische intelligentie (*everyday competence*);
- temperament en karaktereigenschappen (*affective competence*);
- lichamelijke en motorische competenties (*physical competence*).

Kennis van de normale ontwikkelingsfasen in de verschillende domeinen is noodzakelijk om de problemen te kunnen begrijpen van kinderen die in een bepaalde fase vastlopen of waarbij de ontwikkelingen in de verschillende domeinen geen gelijke tred houden. Op grond van de veronderstelling dat de persoonlijkheidsontwikkeling bij mensen met een verstandelijke beperking de gangbare normale ontwikkelingsstadia doorloopt, verbindt Došen (2005) een aantal theorieën die voor de verschillende domeinen de ontwikkelingsfasen beschrijven. Zo komt hij tot een model van persoonlijkheidsontwikkeling door onder andere de stadia van cognitieve ontwikkeling (Piaget), de fasen van de psychodynamische ontwikkeling (Mahler) en ego-ontwikkeling (Erikson) en de fasen van gehechtheidsontwikkeling (Bowlby) te combineren.

17.2.1 VB en intelligentiebepaling

Van groot belang voor VB-kinderen blijft nog steeds een deugdelijke intelligentiebepaling. Kennis van het niveau is niet alleen cruciaal voor een goed begrip van de mogelijkheden van de cliënt, maar ook van het niveau waarop de cliënt kan worden aangesproken. Overschatting en onderschatting leiden niet zelden tot reactieve gedragsproblemen. Maar hoe moet deze intelligentiebepaling worden uitgevoerd? Er is nog weinig overeenstemming over de vraag of er één of meerdere typen intelligentie bestaan. Intelligentietests verschillen bovendien in de mate waarin van aangeleerde (schoolse) kennis en vaardigheden gebruikgemaakt moet worden om de opdrachten tot een goede oplossing te brengen. Is er sprake van aangeleerde kennis, dan pretendeert de test vooral de zogenoemde *crystallized* intelligentie te meten. Is er nauwelijks sprake van aangeleerde kennis, dan wordt gesproken over het meten van *fluid* intelligentie. De meest gebruikte IQ-tests, bijvoorbeeld de Wechsler Intelligence Scale for Children (WISC) en Wechsler Adult Intelligence Scale (WAIS), zijn een combinatie van beide typen intelligentie. Sommige tests zijn vooral fluid-IQ-tests (bijvoorbeeld de SON-R: Snijders-Oomen Niet-verbale Intelligentietest en de Raven). Ze zijn minder afhankelijk van taal, cultuur en schoolervaring en worden daarom onder meer ingezet bij kinderen met een andere culturele achtergrond. Bij de deels taal- en cultuurgevoelige IQ-tests als die van de Wechslertests (Wechsler Preschool and Primary Scale of Intelligence (WPPSI), WISC en WAIS) is het problematisch dat er sprake is van een aanzienlijke overlap met schoolvakken als algemene kennis, taal en rekenen. Dit leidt dan weer vaak tot de volgende (cirkel)redenering: kinderen die niet goed (kunnen) leren op school worden getest met een instrument dat voor een belangrijk deel juist die schoolse kennis en vaardigheden beoordeelt en komen dus per definitie zwakker uit op dat deel; vervolgens wordt die zwakkere score weer als verklaring gebruikt voor de leermoeilijkheden (Ponsioen, Pesch & Harder, 2006).

Het mag uit het voorgaande duidelijk zijn dat een IQ-score niet als een eenduidige, betrouwbare, valide en stabiele maat voor intelligentie beschouwd kan worden. Kraijer en Plas (2014) stellen terecht dat een zorgvuldige niveaubepaling bij personen met (het vermoeden van) een verstandelijke beperking belangrijk is. Het bepalen van de mate van de verstandelijke beperking mag dan niet een doel op zichzelf zijn, het vaststellen van het leervermogen van het kind is een zinvoller doel. Belangrijke vragen hierbij zijn: waarin wordt het kind overschat of mogelijk onderschat? Hoe kan men in de bejegening van het kind het beste aansluiten bij diens sterke en zwakke vaardigheden? Wat zijn de ontwikkelingsmogelijkheden van het kind? Bij het onderzoek naar het niveau van een kind op de diverse domeinen van het cognitief functioneren wordt daarom een brede toetsing aanbevolen, van zowel verbale als performale vaardigheden.

Ook heeft een enkele IQ-score als uitkomst van een intelligentieonderzoek (vaak de totale intelligentie of TIQ) minder zeggingskracht wanneer op de verschillende onderdelen van de test wisselend gepresteerd wordt. Zo is er bij veel VB-kinderen, met name bij de LVB-groep, sprake van grote verschillen in prestaties op de onderdelen van een IQ-test. Indien men een intelligentietest afneemt is het daarom aan te bevelen alle onderdelen van de test te gebruiken. Met een verkorte afname bijvoorbeeld, kunnen net de sterkste of juist de zwakste mogelijkheden aan het licht komen. Een volledig tekortschietende en niet goed afgestemde bejegening kan daarvan het gevolg zijn.

17.2.2 VB en het bepalen van specifieke cognitieve functies

Er is de laatste decennia veel kennis opgedaan over specifieke cognitieve functies bij kinderen, met name bij kinderen met LVB-problematiek (Crone, 2004; Van Nieuwenhuijzen, 2012; Van der Molen, 2009; Ponsioen, 2010), maar de vertaling hiervan naar de onderwijs- en behandelpraktijk laat nog op zich wachten. Voor een deel heeft dit te maken met de wijze waarop de cognities in het algemeen in beeld worden gebracht, vaak vooral en alleen met een intelligentietest. Er zijn wel pogingen gedaan om met een test als de WISC uitspraken te doen over cognitieve functies door bij de subtests na te gaan welke vaardigheden voor het oplossen van een opdracht noodzakelijk zijn. Zo zijn er opdrachten die vooral een beroep doen op het aanroepen van aangeleerde ('declaratieve') kennis. Andere subtests vragen daarentegen meer om geautomatiseerde ('procedurele') kennis en vaardigheden (zie bijvoorbeeld Ottem, 2002). Omdat deze test niet met het doel is ontwikkeld om specifieke cognitieve functies in kaart te brengen, zijn de pogingen om vanuit een duidelijk theoretisch kader tests en taken te ontwikkelen om de relevante cognitieve functies te kunnen beoordelen interessanter. Voorbeelden hiervan zijn de Kaufmantests (zie verder ▶ box 17.2 en ▶ par. 17.6.1).

Box 17.2 Aangeboren aandoeningen

A: Genetisch bepaalde aandoeningen

	Fragiele-X-syndroom	Prader-Willi-syndroom	Velocardiofaciaal syndroom (Shprintzen-syndroom)	Syndroom van Klinefelter*
Uiterlijke kenmerken	betrekkelijk grote schedelomvang, in volwassenheid opvallend lang en smal gezicht met forse kin, oren vaak groot en afstaand	betrekkelijk grote schedelomvang, opvallend lang en smal gezicht met forse kin, oren vaak groot en afstaand**	lang gezicht, kleine mond, grote neus, kleine oren	relatief lange ledematen, verminderde groei secundaire geslachtskenmerken
Medisch	epilepsie in ongeveer 20% van de gevallen	epilepsie in ongeveer 20% van de gevallen***	hartafwijkingen, relatief frequent: gespleten verhemelte, hypocalcemia, nierproblemen	geringe testosteronproductie vanaf de puberteit
Cognitief	matige verstandelijke beperking tot gemiddeld normaal niveau, zwak kortetermijngeheugen, dyscalculie, zwakke sequentiële en visuomotorische vaardigheden, zwakke expressieve en receptieve taal, over- en ondergevoeligheid voor zintuiglijke prikkels	vnl. lichte verstandelijke beperking, zwakke auditieve vaardigheden, soms zwakke expressieve taal, zwak kortetermijngeheugen	matige verstandelijke beperking tot gemiddeld normaal niveau, Niet Verbale Leerstoornis-profiel, problemen met expressieve taal, zwak kortetermijngeheugen	

Emotie	angsten	lage frustratie-drempel, zwakke agressieregulatie, soms sociaal angstig en schuw	vlak, angsten, lage frustratietolerantie	faalangst, sociale angst
Sociaal	sociaal schuw, teruggetrokken	zwak sociaal aanpassingsvermogen	teruggetrokken, sociaal schuw	verlegen, teruggetrokken
Gedrag/psychopathologie	ASS-beeld, angsten, zelfverwondend gedrag	zelfbeschadiging, obsessief-compulsieve stoornis, stemmingsstoornissen, angststoornis, bij kinderen zijn gelijksoortige psychotische ontregelingen beschreven****	ADHD-beeld, stemmingsstoornissen, psychose (schizofrenie), sociale fobie	geringe assertiviteit

*Alleen bij het mannelijk geslacht.
**Kraijer & Plas, 2014.
***Došen, 2005.
****Collin e.a., 2005.

B: Neurologische aandoeningen

Epilepsie komt bij 8% van de mensen met een lichte verstandelijke beperking voor (ter vergelijking: bij de gewone populatie komt epilepsie bij 1% voor; Došen, 2005). Koch (2005) brengt epilepsie nadrukkelijk onder de aandacht als 'neuropsychiatrische aandoening bij uitstek (…) die vrijwel het gehele spectrum van psychiatrische stoornissen kan nabootsen'. Een aandoening die moeilijk is te onderkennen en onbehandeld een progressief karakter heeft, is het syndroom van Landau-Kleffner.

Syndroom van Landau-Kleffner

Uiterlijke kenmerken	geen bijzonderheden
Medisch	tussen 3 en 8 jaar ontstaan epileptische aanvallen (focaal pariëtaal en temporaal) vooral 's nachts, kind kan in begin hardhorend lijken, later valt achteruitgang in spraak op, bij iedere aanval verdergaande achteruitgang, epilepsie alleen vast te stellen met uitgebreid neurologisch onderzoek (o.a. 24 uurs-EEG)
Cognitief	knik in ontwikkeling (vooral op gebied van spraak en receptieve taal op kleuter- tot schoolleeftijd)
Emotie	faalangst, sociale angst
Sociaal	achteruitgang sociale vaardigheden
Gedrag/psychopathologie	vaak (laat ontstaan) ASS-achtig beeld

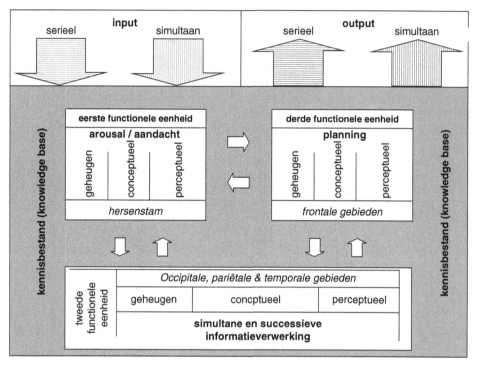

□ Figuur 17.1   Het PASS-model (Das, Nagliery & Kirby, 1994).

C: Overige aandoeningen
Foetaal alcoholsyndroom (FAS)

Uiterlijke kenmerken	klein hoofd, korte oogspleet, huidplooien binnenste ooghoek (epicanthus), laaggeplaatste ogen en oren, lange onderkaak, afgevlakt gelaat, korte platte neus
Medisch	laag geboortegewicht, groei blijft achter, op volwassen leeftijd neiging tot adipositas, kleine schedel blijft opvallend, gehoorverlies, visusafwijkingen, cardiovasculaire beschadigingen, nierafwijkingen
Cognitief	matige tot lichte verstandelijke beperking
Emotie	overgevoeligheid voor stress
Sociaal	moeizame omgang met leeftijdsgenoten
Gedrag/psychopathologie	ADHD-beeld, stereotiep gedrag, driftbuien

Gericht onderzoek naar cognitieve functies is mogelijk met het Cognitive Assessment System van Das, Naglieri en Kirby (1994), een takenbatterij die vanuit de beperkingen van het traditionele intelligentieonderzoek werd ontwikkeld en waarvoor het Planning-Attention-Simultaneous-Successive (PASS)-model het uitgangspunt vormt (zie □ figuur 17.1).

Arousal en aandachtsprocessen worden in dit model opgevat als aspecten van de eerste functionele eenheid en liggen aan de basis van mentale activiteit. Binnen de tweede functionele

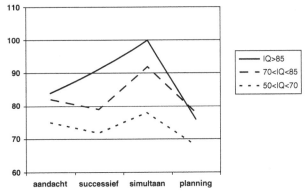

□ Figuur 17.2 CAS-profielen voor drie IQ-niveaugroepen.

eenheid worden twee processen van informatieverwerking onderscheiden: de sequentiële en simultane verwerking van informatie. Voor sequentiële verwerking zijn de seriële of temporele aspecten belangrijk om de aangeboden informatie te begrijpen. Simultane verwerking vraagt om een holistische aanpak om betekenisvolle patronen te kunnen gebruiken. Bijvoorbeeld bij het voeren van een gesprek doet het afstemmen van de verbale, non-verbale en situationele informatie een beroep op simultane informatieverwerking. Voor een goed begrip van de verbale boodschap is het adequaat kunnen verwerken van de tijdsvolgorde van het gesproken woord, de sequentiële informatieverwerking, een absolute voorwaarde. Het genereren, selecteren en uitvoeren van planmatige handelingen (de executieve functies) vormen in het PASS-model de aspecten van de derde functionele eenheid (voor een Nederlandse bewerking van de CAS, zie Van Luit e.a., 2005). De eerste resultaten met de CAS zijn veelbelovend. Kinderen die op klassieke cognitieve functietaken (Wisconsin Card Sorting Test, Toren-van-Londen) nauwelijks verschillen van niet-LVB-leeftijdgenoten, laten op de CAS wel verschillen zien en vooral op het (verwachte) gebied van de (pre)frontale planningsfuncties (zie □ Figuur 17.2).

17.2.3 VB en emotionele en gedragsproblemen

Bij kinderen met een verstandelijke beperking komen emotionele en gedragsproblemen en vormen van psychopathologie vaak voor (Kraijer & Plas, 2014; Došen, 2005). Epidemiologisch onderzoek in Nederland, Groot-Brittannië en Finland wijst uit dat de kans op psychopathologie bij kinderen en jongeren met een verstandelijke beperking drie- tot viermaal zo groot is als bij hun leeftijdsgenoten (Wallander, Dekker & Koot, 2003). Bij LVB-kinderen gaat het vooral om sociale problemen, aandachtsproblemen en agressief gedrag (Dekker e.a., 2006). Voor kinderen met een matig verstandelijke beperking liggen de problemen meer op het gebied van teruggetrokken gedrag, sociale en denkproblemen in vergelijking met kinderen met een lichte verstandelijke beperking. Bij kinderen met een matige en ernstige verstandelijke beperking worden vaak problemen gerapporteerd met betrekking tot communicatie, in zichzelf gekeerd zijn en oninvoelbaar en autistiform gedrag. Verschijnselen als pica (eten van niet-eetbare stoffen als klei, zand, steentjes, haar), automutileren, stereotypieën, echolalie en brommen en grommen, lijken meer voor te komen bij ernstig verstandelijk beperkte mensen dan bij personen die matig of licht verstandelijk beperkt zijn. Hetzelfde geldt voor rumineren als eetstoornis.

Bij kinderen met een verstandelijke beperking dient men altijd rekening te houden met een atypische presentatie van vormen van psychopathologie. Om deze reden heeft de National

Association for the Dually Diagnosed (NADD) parallel aan de DSM de Diagnostic Manual - Intellectual Disability (DM-ID) ontwikkeld. De DM-ID beoogt de specifieke verschijningsvorm met aangepaste criteria te beschrijven (Fletcher, Loschen, Stavrakaki & First, 2007).

Uit longitudinaal onderzoek bij verstandelijk beperkten blijkt dat zelfverwondend gedrag vaak voorafgegaan wordt door stereotiep gedrag. Daarbij zijn stereotypieën dikwijls een onderdeel van complexe motorische stoornissen. Verhoeven en Tuinier (1999), waaraan dit voorbeeld ontleend is, achten het classificeren van psychopathologie in classificatiesystemen als de DSM en ICD weinig zinvol bij de beschrijving van, wat zij noemen, *psychopathological phenotypes*. Classificeren geschiedt immers op basis van gedragsbeschrijvingen, zonder speciale aandacht voor het ontstaan van het probleemgedrag (Kraijer, 2006). Zij pleiten voor het beschrijven van alternatieve of specifieke symptoomprofielen. Als specifieke symptoomclusters onderscheiden zij: *motivational deficit syndrome, unstable mood disorder* en *disordered stress feedback*. Het eerste syndroom betreft 'een cluster van gedragingen waarbij initiatiefverlies, emotionele vervlakking en afgenomen sociaal reageren op de voorgrond staan'. De tweede groep heeft als kernsymptoom affectieve instabiliteit. Er is sprake van 'wisselingen in motorische activiteit, een verstoord slaappatroon, dysfore stemmingsontregeling, angstige gespannenheid en stoornissen in de agressieregulatie'. Het derde symptoomcluster ten slotte betreft 'overmatige prikkelbaarheid, rusteloosheid, versterkt reageren op veranderingen, teruggetrokkenheid, stoornissen in de agressieregulatie en toename van stereotiep gedrag'. Deze symptoomclusters zijn gebaseerd op factoranalytische studies met behulp van de Diagnostic Assessment for the Severely Handicapped scale' (DASH; zie o.a. Matson, Smiroldo, Hamilton e.a., 1997).

17.3   Ontwikkeling en prognose

De ontwikkelingsfasen van een kind met een verstandelijke beperking kunnen in termen van de normale ontwikkelingsloop worden beschreven, waarbij afhankelijk van de mate van beperking, de fasen meer tijd nemen en de kinderen sneller hun maximale niveau bereiken (Došen, 2005; zie ◘ Figuur 17.3).

Uit de figuur wordt duidelijk dat het onderkennen van LVB-problematiek bij jonge kinderen moeilijk is, omdat de verschillen met een normale ontwikkeling nog erg klein kunnen zijn. Van Weelden (1988) beschreef het denkvermogen van een moeilijk lerend kind dat moeilijk loskomt van het direct observeerbare en de stap naar een hoger abstractieniveau nauwelijks kan maken. Opvallend is dat veel LVB-kinderen halverwege de basisschool didactisch aan het plafond van hun ontwikkeling gekomen zijn (groep 5/6, leeftijdsniveau 8/9 jaar; Ponsioen & Van der Molen, 2002). Dit leeftijdsniveau situeert zich tussen twee belangrijke cognitieve ontwikkelingsfasen:

- rond het 5e jaar: bewuste controle over denkstrategieën;
- rond het 12e jaar: abstract, analytisch en systematische controle over het denken.

In termen van Piaget zijn dit respectievelijk de overgangsfase van pre- naar concreet operationeel denken en van concreet naar formeel operationeel denken. In de preoperationele fase leert het kind symbolen te gebruiken voor niet direct waarneembare zaken. De taalverwerving en de spelontwikkeling ('doen alsof') staan hierbij centraal. In de concreet operationele fase leert het kind mentale operaties te gebruiken die hem in staat stellen handelingen in omgekeerde volgorde te 'denken'. Dit 'reversibel denken' is echter nog erg gebonden aan concrete voorwerpen en situaties. Een voorbeeld van dit denken in de omgekeerde volgorde is de proef met het overgieten van water uit een smal hoog glas in een brede glazen bak. Op de vraag of de hoeveelheid water in die glazen

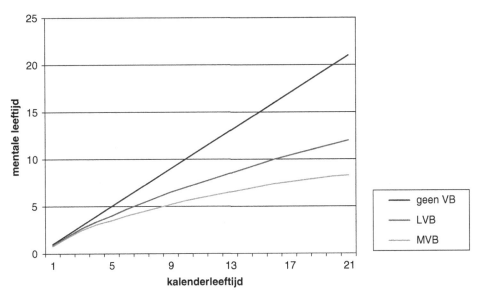

Figuur 17.3 De ontwikkelingsloop voor kinderen zonder verstandelijke beperking (geen VB), met lichte verstandelijke beperking (LVB) en met matig verstandelijke beperking (MVB).

bak veranderd is in vergelijking met de hoeveelheid in het glas kan een kind het water mentaal terugschenken in het glas en aldus tot de conclusie komen dat de hoeveelheid niet veranderd is. In de formeel operationele fase komt het denken los van de concrete en onmiddellijke hier-en-nusituatie en kunnen abstracte concepten gebruikt worden. De maximale cognitieve ontwikkelingsleeftijd bij MVB- en EVB-kinderen zou respectievelijk tussen het 4e en 7e jaar (prelogische fase) en het tweede en 4e jaar liggen (preoperationele fase; Došen, 2005).

Het toekomstperspectief van VB-kinderen ten aanzien van het bereikbare niveau van deelname aan het maatschappelijke leven is afhankelijk van de mate van de verstandelijke beperking én van de mate waarin er voldoende ondersteuning wordt geboden in de verschillende leefgebieden. Het voorkomen van overvraging en ondervraging vraagt om een goede diagnostiek om tot een optimale afstemming te komen tussen de eisen van de (sociale) omgeving op de (on)mogelijkheden van VB-personen. Het merendeel van de MVB- en EVB-personen blijft afhankelijk van begeleiding, die kan variëren van intensieve (24 uurs)begeleiding in hun woonsituatie tot lichtere vormen van ambulante begeleiding (begeleid zelfstandig wonen). Van de LVB-kinderen die de LVB-zorg verlaten gaat zo'n 35 tot 40% geheel zelfstandig wonen (VOBC-LVB, 2006). De dagbesteding voor volwassen VB-personen kan eveneens variëren van dagactiviteitencentra, sociale werkvoorzieningen tot het werken in een bedrijf. De prognose hangt niet alleen samen met de mate van de verstandelijke beperking maar tevens met de aanwezige risicofactoren (zie ▶ par. 17.4) en de aangeboden begeleiding en behandeling (zie ▶ par. 17.6). Zo lieten gedepriveerde Roemeense tehuiskinderen ongeveer 2,4 tot 4 jaar na adoptie een significante toename in het IQ zien (Rutter, O'Connor e.a., 2004).

17.4 Risicofactoren

Er worden drie typen risicofactoren onderscheiden. Risicofactoren, die direct in verband staan met een VB, die samenhangen met VB, of die betrekking hebben op het ontwikkelen van co-morbide psychopathologie.

17.4.1 Risicofactoren die direct in verband staan met een VB

Door de meervoudige problematiek van VB-kinderen is er zelden één factor als oorzaak aan te wijzen. Er is een aantal medisch-biologische aandoeningen die vaak samengaan met een lager intellectueel functioneren en met een beperkt sociaal aanpassingsvermogen. Te denken valt aan genetische afwijkingen zoals bij het fragiele-X-syndroom en het syndroom van Down, aan structurele abnormaliteiten in de frontale kwabben, een voorgeschiedenis met epilepsie of een abnormale werking van de schildklier. Het is belangrijk om de indicatoren van deze aandoeningen te kennen zodat de kinderen bij wie er vermoedens van een onderliggende aandoening zijn, tijdig voor een klinisch-genetisch, neurologisch, of inwendig onderzoek doorverwezen kunnen worden. Zo kan het onderkennen of uitsluiten van genetisch bepaalde syndromen veel onzekerheid wegnemen en bij bepaalde aandoeningen met doelgerichte therapeutische maatregelen veel extra leed voorkomen worden. Met het vaststellen van een bepaald syndroom kan tevens geprofiteerd worden van de kennis en informatie van de betreffende ouder- en patiëntenverenigingen.

De laatste jaren is de kennis over genetische oorzaken van syndromen die met een verstandelijke beperking samenhangen sterk toegenomen. Niet alleen de lichamelijke kenmerken van syndroombeelden dienen daarbij in kaart gebracht te worden, maar ook de erbij behorende gedragsprofielen, gedragsfenotypen (*behavioral phenotypes*). Het gedragsfenotype is zelden uniek voor een syndroom, maar komt wel significant vaker voor bij mensen met het betreffende syndroom. Daarbij zijn sommige karakteristieke gedragskenmerken leeftijdsafhankelijk. Na verloop van tijd verdwijnen gedragskarakteristieken en kunnen nieuwe optreden. De bekendste aandoeningen die vooral bij kinderen met een lichte verstandelijke beperking nogal eens over het hoofd worden gezien, zijn in ▶ box 17.2 ondergebracht. Voor meer informatie wordt verwezen naar Njiokiktjien (2004), Došen (2005), Kraijer en Plas (2014) en Curfs, Schrander-Stumpel en Didden (2006).

17.4.2 Risicofactoren samenhangend met VB

De risicofactoren worden aan de hand van de volgende ontwikkelingsgebieden besproken: cognitie en informatieverwerking, taal, emotie, sociaal gedrag, en lichamelijk en motorisch functioneren.

Cognitieve ontwikkeling en informatieverwerking

Er is de laatste decennia veel kennis opgedaan over de wijze waarop LVB-kinderen informatie verwerken en in het sociale leven en op school tot leren komen (Crone, 2004; Ponsioen & Van der Molen, 2002; Van Nieuwenhuijzen & Vriens, 2010). Met name LVB-kinderen geven in de testkamer blijk over meer vaardigheden te beschikken dan zij in het dagelijks leven kunnen laten zien. Juist in het kunnen reguleren van hun gedrag in een complexe sociale context schieten deze kinderen tekort en vallen snel terug op disfunctionele rigide gedragspatronen (Van Nieuwenhuijzen, 2004).

Een onderzoeksgebied dat de laatste jaren sterk in de belangstelling staat is dat van het werkgeheugen, het systeem dat verantwoordelijk is voor tijdelijke opslag van informatie en taakrelevante aangeleerde kennis (ervaringsinformatie) oproepen tijdens het uitvoeren van cognitieve vaardigheden. Het werkgeheugen stelt ons in staat om nieuwe vaardigheden en kennis te ontwikkelen, zoals taalbegrip, redeneren, lezen en rekenen. Indien het werkgeheugen informatie heeft verwerkt, kan het opgeslagen worden in het langetermijngeheugen. Bij kinderen die moeilijk leren ligt het onderzoek van de geheugenfuncties erg voor de hand. Een recent onderzoek wijst bijvoorbeeld uit dat LVB-kinderen mogelijk een beperkte opslagcapaciteit voor auditieve informatie hebben (Van der Molen e.a., 2006).

Taalontwikkeling

Taalontwikkeling is een gebied dat nauw verbonden is met de specifieke problemen van veel VB-kinderen. Een vertraagde taalontwikkeling is na het eerste levensjaar van het kind een belangrijke indicatie voor ontwikkelingsproblemen. Een vertraagde spraak- en taalontwikkeling, problemen met het taalbegrip, een beperkte woordenschat, onvermogen de eigen gedachten en gevoelens goed te kunnen verwoorden zijn veelgenoemde problemen in menig dossier van een VB-kind. Bij sommige kinderen is er bovendien sprake van Nederlands als tweede taal in het gezin. De taalontwikkeling is nauw verweven met de cognitieve ontwikkeling, zoals beschreven in de vorige paragraaf. Zo is de stap van de concrete belevingswereld naar een meer abstract conceptueel denken met behulp van de taal gemakkelijker te maken (zie o.a. Van der Aalsvoort, 2000; Van Weelden, 1988). In de aansturing van het eigen gedrag, zelfregulatie (en het zelfbeeld) speelt de innerlijke taal een cruciale rol. In de begeleiding en behandeling van kinderen is taal vaak het belangrijkste therapeutisch medium. Ondanks dit alles wordt de taalvaardigheid in een screenings- of diagnostisch onderzoek bij VB-kinderen vaak niet expliciet beoordeeld. Het blijft dikwijls bij een vermelding van het verbaal IQ, aangevuld met didactische gegevens. In hoeverre het verbaal IQ (op de WISC) iets zegt over taalaspecten als fonologische, syntactische en semantische componenten, over taalpragmatiek, innerlijke spraak of woordvloeiendheid wordt daarmee in het midden gelaten.

Emotionele ontwikkeling

Een duidelijke, overzichtelijke en een goed op het kind inspelende omgeving roept bij het kind een gevoel van veiligheid op, zodat het actief zijn omgeving kan exploreren en nieuwe leerervaringen opdoen. Bij een aanzienlijk deel van residentieel behandelde LVB-kinderen is juist sprake van stressvolle situaties in de vroege ontwikkeling: pedagogische onmacht bij ouders (bij 30% van de kinderen is er bij de ouders ook sprake van LVB-problematiek; VOBC-LVB, 2006), verwaarlozing, financiële problemen, psychiatrische problematiek van de ouders. Deze factoren in combinatie met de eigen beperkingen maken dat LVB-kinderen vaker minder adequate en meer emotiegestuurde strategieën gebruiken om met problemen om te gaan (Janssen & Schuengel, 2006).

Sociale ontwikkeling

Een belangrijk domein bij (L)VB-kinderen is het sociaal-aanpassingsgedrag of de sociale redzaamheid. Bij uitstek wordt dit domein gemeten met gedragsbeoordelingsschalen. Omdat sociale redzaamheid het actuele gedrag in dagelijkse situaties betreft, leent de inventarisatie ervan zich goed voor training van bijvoorbeeld tafeldekken, persoonlijke hygiëne en zelfzorg, eenvoudige maaltijden bereiden, vertrouwd zijn in het verkeer, inkopen doen. Het gaat er niet alleen om deze vaardigheden te kunnen uitvoeren, maar vooral ze actief te initiëren als de situatie daarom vraagt.

Het domein van sociale cognities ligt aan de basis van aanpassingsgedrag en is nauw verweven met de ontwikkeling van cognities. Het gaat hierbij niet alleen om sociale kennis, maar vooral om het vermogen om bij planmatig denken en handelen de eigen gedachten, gevoelens en intenties en die van anderen te betrekken. In dit verband zijn twee sociale-informatieverwerkingsmodellen relevant: het model van de Theory of Mind (ToM) en het model van Dodge (Dodge & Rabiner, 2004). De ToM is ontwikkeld vanuit het onderzoek bij kinderen met stoornissen in het autismespectrum. Voor adequaat sociaal gedrag is het niet voldoende mentale representaties te vormen om het eigen gedrag te reguleren (een voorbeeld van een executieve functie). Men zal tevens in staat moeten zijn rekening te houden met de denkwereld (gedachten, gevoelens, intenties) van een ander om diens gedrag te kunnen begrijpen en te voorspellen (Steerneman, 2003; Happé & Frith, 1995). Het vermogen om het perspectief van een ander te kunnen innemen (ToM), is bij kinderen met autisme niet of nauwelijks ontwikkeld zodra dit perspectief de directe waarneming overstijgt en meer complexe en conceptuele vormen als ideeën, gedachten en gevoelens betreft. Het spontaan 'inbreken' in een gesprek tussen twee volwassenen door een VB-kind kan op zichzelf als een sociale vaardigheid gezien worden, het gebeurt echter nogal eens dat de timing en de situatie niet altijd gepast zijn. Dit kan wijzen op een gebrekkig inlevingsvermogen. Of er bij het VB-kind dan ook altijd sprake is van een structureel onvermogen is niet direct duidelijk. Wellicht dat VB-kinderen moeite hebben met het onderdrukken van saillante interne (eigen emoties) en externe informatie (Ponsioen & Van der Molen, 2002). In dat geval zou het meer gaan om een inhibitieprobleem, namelijk onvoldoende emotionele en/of perceptuele cues kunnen onderdrukken, zonder dat er sprake hoeft te zijn van een onvermogen het perspectief van een ander in te kunnen nemen.

Onderzoek naar de sociale-informatieverwerking op basis van het model van Dodge toonde aan dat LVB-kinderen met gedragsproblemen in door hen als onduidelijk beleefde sociale situaties eerder kiezen voor agressief gedrag dan kinderen zonder VB (Van Nieuwenhuijzen, 2004). Het onderzoek liet echter ook zien dat deze kinderen wel kennis hadden van adequate respons maar deze niet zelf wisten te genereren. Dit komt overeen met de bevinding dat LVB-kinderen in een gestructureerde testsituatie het op complexe planningstaken vaak niet slecht doen, maar in het dagelijks leven op het gebied van planning (een vorm van zelfregulatie) ernstig tekortschieten (Ponsioen & Van der Molen, 2002). Mogelijk dat de al eerder genoemde inhibitieproblemen hierbij een rol spelen.

Lichamelijke en motorische ontwikkeling

In de diagnostiek bij kinderen wordt zelden de lichamelijke en motorische ontwikkeling meegenomen. Dit is opvallend omdat men ontwikkelingsachterstanden bij een kind in het eerste levensjaar vooral kan afleiden uit een vertraagde motorische ontwikkeling. LVB-kinderen werden in de vorige eeuw ook wel aangeduid als kinderen met een *minimal brain dysfunction* (MBD), waarbij de onhandige fijne en grove motoriek als indicatoren gezien werden voor lichte neurologische stoornissen (de *soft signs*). Er was in die tijd meer aandacht voor de motorische ontwikkeling van 'moeizaam lerende kinderen' (Dumont, 1971) dan tegenwoordig. Naast motorische problemen kunnen ook problemen op het gebied van gehoor en visus van grote invloed zijn op uiteenlopende ontwikkelingsproblemen (Oosterhuis, 2000) en worden deze nog wel eens over het hoofd gezien (Koch, 2005; Evenhuis e.a., 2001).

17.4.3 Risicofactoren met betrekking tot het ontwikkelen van comorbide psychopathologie

Onderzoek naar het verband tussen psychopathologie bij VB-kinderen en risicofactoren die hiertoe leiden is schaars. Een Nederlands onderzoek laat zien dat voorafgaande emotionele en gedragsproblemen en een laag opleidingsniveau van de ouders belangrijke voorspellers zijn van psychopathologie bij VB-kinderen (Dekker e.a., 2006). Een gezonde sociale en emotionele ontwikkeling is echter mede afhankelijk van de kwaliteit van de hechtingsrelatie tussen kind en ouder(s) (Van der Aalsvoort, 2000). Responsiviteit van ouders, goed kunnen afstemmen op signaalgedrag van het kind, wordt bij (L)VB-kinderen echter meer op de proef gesteld. Soenen e.a. (2003) maken melding van twee soorten opvoedingsproblemen bij ouders van VB-kinderen:

- ouders die de beperkingen van hun kind te weinig onderkennen en door eigen persoonlijke, maatschappelijke en financiële zorgen de benodigde extra zorg nauwelijks kunnen opbrengen;
- ouders die hun kind overvragen of juist te veel in bescherming nemen waardoor in beide gevallen de zelfstandigheidsontwikkeling belemmerd wordt.

Deze problemen verkleinen de kans op het ontwikkelen van een veilige gehechtheidsrelatie. Er is echter nog weinig onderzoek gedaan naar de gehechtheidsontwikkeling van kinderen met een verstandelijke beperking: 'Het is bijna onmogelijk om aan te tonen dat de reden van het afwijkende gedrag van een kind een vermoedelijke hechtingsstoornis is en niet de verstandelijke beperking (Wijnroks, 2006, p. 22; zie tevens 'Emotionele ontwikkeling' eerder). In dit verband is de *differential susceptibility*-hypothese interessant: kinderen verschillen in de mate waarin zij gevoelig zijn voor omgevingsinvloeden (zie o.a. Ellis e.a., 2011). De positieve kant van deze hypothese is dat de gevoelige kinderen ook meer kunnen profiteren van positieve invloeden. Niet bekend is in hoeverre deze hypothese van toepassing is op kinderen met VB-problematiek.

17.5 Mechanismen en aanzet tot een model

De verklaring van het problematisch functioneren (functiedimensie) kan niet meer alleen gezocht worden in de factoren nature (biologische dimensie) of nurture (sociale dimensie). Het is een complex samenspel van alle relevante factoren. Bovendien geldt dat wat op het ene moment in de tijd (ontwikkelingsdimensie) van toepassing is, een volgend moment weer geheel anders kan zijn.

Toegepast op kinderen zou men de verschillende domeinen zoals beschreven in ▶ par. 17.2 en ▶ par. 17.3 als ontwikkelingsgebieden moeten beschouwen die in een dynamische interactie met genetische en omgevingsfactoren bepalend zijn voor het adaptief functioneren van het VB-kind. Došen (2005) spreekt in dit verband over een ontwikkelingsdynamische benadering waarbij biopsychosociale factoren elkaar wederzijds beïnvloeden (zie ☐ figuur 17.4).

17.6 Implicaties voor diagnostiek en behandeling

17.6.1 Diagnostiek

Een groot deel van het diagnostisch instrumentarium dat bij VB-kinderen wordt ingezet is niet specifiek voor deze doelgroep ontwikkeld. Daarom is een vertaling van de instructies en een aanpassing van het testprotocol voortdurend aan de orde. De standaard testinstructies en vragenlijsten worden immers niet altijd goed begrepen door deze kinderen en de onderzoeksresultaten kunnen uiteindelijk meer iets zeggen over het taalbegrip van het kind dan over functies en vaardigheden waarop het onderzoek gericht was.

Een test kan ook een te hoge drempel voor een VB-kind hebben, waardoor het differentiërend vermogen gering is. Wanneer de geleverde prestatie op een vaardigheidstest of een intelligentietest beneden de gegeven ondergrens van een test ligt of de kalenderleeftijd te hoog ligt, kan het resultaat van VB-kinderen worden uitgedrukt in verstandelijke leeftijd. In dat geval wordt gekeken voor welke leeftijdgroep de betreffende ruwe score een gemiddelde score

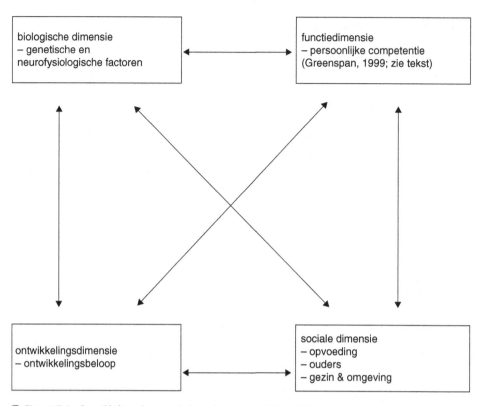

◘ Figuur 17.4   Ontwikkelingsdynamische benadering (naar Došen, 2005).

oplevert. Enige voorzichtigheid met het gebruik van leeftijdsequivalenten is hierbij echter op zijn plaats: een leeftijdniveau van bijvoorbeeld 8 jaar op een IQ-test geeft niet per definitie het leeftijdniveau op de andere ontwikkelingsdomeinen (sociaal-emotioneel, motorisch enzovoort) aan. Ook hierbij geldt weer dat het risico van over- of onderschatting van het kind op de verschillende gebieden groter is bij ongelijkmatige testprofielen.

In ▶ box 17.3 worden enkele belangrijke diagnostische instrumenten opgesomd die bij VB-kinderen gehanteerd worden. De instrumenten worden per ontwikkelingsdomein beschreven. Voor meer algemene informatie over beschikbare diagnostische instrumenten wordt verwezen naar het *COTAN-handboek* met de aanvullingen (Evers e.a., 2000) en de vernieuwde editie van het handboek van Tak, Bosch, Begeer en Albrecht (2014). Voor specifieke informatie over diagnostiek bij VB-kinderen wordt verwezen naar het overzichtswerk van Kraijer en Plas (2014). Voor LVB-kinderen zijn aanbevelingen voor het gebruik van intelligentietests gedaan door Ponsioen, Pesch en Harder (2006; zie tevens ▶ www.kenniscentrumlvb.nl).

Box 17.3 Diagnostische instrumenten

Voor een beschrijving van de hier genoemde instrumenten wordt verwezen naar Kraijer en Plas (2014), de databank instrumenten en richtlijnen van het Nederlands Jeugdinstituut: ▶ http://www.nji.nl/nl/Kennis/Databanken/Databank-Instrumenten-en-Richtlijnen, en de documentatie van de Commissie Testaangelegenheden Nederland (Egberink, Vermeulen & Frima, 2009-2014).

Intelligentie, cognitieve ontwikkeling en informatieverwerking:
- BSID-II, Bayley ontwikkelingsschalen;
- WPPSI-III, Wechsler Preschool and Primary Scale of Intelligence, Vlaams-Nederlandse aanpassing;
- RAKIT-2, revisie Amsterdamse kinderintelligentietest;
- WISC-III-NL, Wechsler Intelligence Scale for Children, derde editie Nederlandse versie;
- WNV-NL, Wechsler Nonverbal scale of ability, Nederlandstalige versie;
- WAIS-IV, Wechsler Adult Intelligence Scale, fourth edition (KAIT-NL, Kaufman Adolescent and Adult Intelligence Test/Kaufman Intelligentietest voor adolescenten en volwassenen;
- GIT 2, Groninger Intelligentietest;
- SON-R 2,5-7, Snijder-Oomen Niet-verbale intelligentietest 2,5 tot 7 jaar;
- SON-R 6-40, Snijder-Oomen Niet-verbale intelligentietest 6 tot 40 jaar;
- CAS, Cognitive Assessment System.

Taalontwikkeling:
- ComVoor, voorlopers in communicatie;
- CPZ, communicatieprofiel Z;
- Schlichting test voor taalproductie;
- Schlichting test voor taalbegrip;
- Schlichting test voor taalproductie-II;
- TAK-R, taaltoets alle kinderen;
- CCC-2, Children's Communication Checklist-2.

Emotionele ontwikkeling:
- ESSEON-R, Schaal voor het schatten van het Sociaal-emotioneel Ontwikkelingsniveau - Revisie.
- SEO-R, Schaal voor Emotionele Ontwikkeling bij mensen met een verstandelijke beperking – Revisie.

Sociale ontwikkeling:
Sociale redzaamheid:
- SRZ-P, sociale redzaamheidschaal Z voor hoger niveau;
- SRZ, sociale redzaamheidschaal Z;
- SRZ-i, sociale redzaamheidschaal Z interviewversie;
- Vineland-Z, de genormeerde Nederlandse versie van de Vineland adaptive behavior scales;
- Vineland-screener 0-6;
- SCIL, Screener voor intelligentie en licht verstandelijke beperking.

Sociale cognities:
- ToM, theory of mind-test;
- SIVT, Sociale Informatieverwerkingstest;
- ASCT, Attachment Story Completion Test.

Lichamelijke en motorische ontwikkeling:
- BSID-II, Bayley ontwikkelingsschalen;
- SMZ, Schaal voor Motoriek Z.

17.6.2 Behandeling

De orthopedagogische behandeling in de instellingen voor VB-kinderen kan in het algemeen gezien worden als een overaccentuering van de gewone opvoeding (Došen, 2005). Vanwege de verstandelijke beperking en de vaak aanwezige comorbide problematiek is het plaatsen van individuele opvoedingsaccenten en het inzetten van extra behandelvormen afhankelijk van goede diagnostiek. De volgende problemen dienen zich echter aan. Hoe vanzelfsprekend een handelingsgerichte diagnostiek ook mag zijn in een orthopedagogisch instituut, van een goede aansluiting op de begeleidings- en behandelvormen in datzelfde instituut is niet altijd sprake. Als er al sprake is van een systematisch ingezette behandelmethodiek (zoals bijvoorbeeld het competentiegericht werken; Albrecht & Slot, 1999), dan worden er vaak geen eisen gesteld aan de daaraan voorafgaande psychodiagnostiek waarin de competentieprofiel van het kind wordt vastgesteld. Een tweede probleem is dat de behandelmethodieken niet altijd afgestemd zijn op VB-kinderen. Zo worden gedragsproblemen in het algemeen aangepakt met methodieken die een sterk beroep doen op de verbale intelligentie van het kind. Dit vraagt om aanpassingen en het ontwikkelen van nieuwe behandelvormen voor de VB-populatie (zoals: Stop en Denk-programma voor impulsieve kinderen in speciaal onderwijs, Proberen Anders te Denken (PAD)-programma voor kinderen in speciaal onderwijs). Een derde probleem is het gebrek aan effectonderzoek. Als er al effectstudies verricht zijn naar bepaalde behandelvormen, dan zijn de resultaten daarvan niet zonder meer van toepassing als deze vormen bij VB-kinderen worden gebruikt (Van Nieuwenhuijzen, Orobio de Castro & Matthys, 2006). In 2013 is een onderzoek naar behandelmogelijkheden voor kinderen en volwassenen met LVB-problematiek en ernstige gedragsproblemen afgerond (▶ www.copinglvb.nl).

Wat betreft het inzetten van specifieke behandelvormen kunnen drie componenten worden onderscheiden: training, compensatie en omgevingsaanpassingen.

Training

Gedragsbeïnvloedingprogramma's die specifiek zijn ontwikkeld voor LVB-kinderen of die voor deze groep kinderen speciaal zijn aangepast, liggen vooral op het terrein van de sociale vaardigheden (Bleeker, Beek & Van der Molen, 1990; Misra, 1992; Embregts, 2000). Een meta-analyse van effectstudies naar de behandeling van gedragsproblemen bij LVB-personen laat positieve behandeleffecten zien (Didden, Korzilius, Van Oorschouw & Sturmey, 2007). Gebleken is dat bij louter trainen van vaardigheden de kans op generalisatie van het geleerde buiten de trainingssituatie voor deze groep kinderen evenwel gering is (Ferretti, Cavalier, Murphy & Murphy, 1993). Inspelen op onderliggende cognities blijkt generalisatie te bevorderen. Zo bleek een training bij kinderen met sociaal incompetent gedrag, gericht op het leren herkennen van intenties van anderen en leren inschatten van sociale situaties, tot een vooruitgang van de sociale vaardigheden en tot een algehele verbetering van het sociale functioneren te leiden (Steerneman, 1995). Het trainen van specifieke cognitieve functies (aandacht, geheugen, mentale planning en organisatie, sociale cognities) wordt nog nauwelijks gedaan in de LVB-zorg, in tegenstelling tot bijvoorbeeld de revalidatiezorg (Eilander & Van Haasteren, 1998). Het verkrijgen van inzicht in de eigen cognitieve vaardigheden doet nochtans recht aan het LVB-kind zelf: in plaats van een globaal besef van de eigen verstandelijke beperking krijgt het een concreet beeld van specifieke sterke en zwakke vaardigheden. Ook is hiermee de stap naar een cliëntgerichte en vraaggestuurde begeleiding en behandeling gemakkelijker te maken.

Therapie in engere zin met als doel emoties te reguleren betreffen bijvoorbeeld speltherapie of psychomotorische therapie (PMT). In het algemeen staat praten, het gesprek en zeker waar dit tot doel heeft inzicht te bewerkstellingen, niet op de voorgrond.

Behandeling met psychofarmaca is ook onderdeel van het behandelarsenaal. Een behandeling is optimaal als zij multimodaal is en ingebed in een groter geheel van interventies. Voor het medicamenteus behandelen van gedragsproblemen is het zonder meer voorschrijven van middelen die bij klinische groepen zonder verstandelijke beperkingen werkzaam blijken, niet altijd zinvol (Došen, 2005).

Daarnaast zijn vormen van ondersteuning van de ouders en groepsleiding, bijvoorbeeld door videohometraining (Embregts, 2003), maar ook intensieve psychiatrische ondersteuning zoals bij intensieve orthopedagogische gezinsbehandeling (IOG) gebruikelijk (Olijve & Nieuwland, 2000). Ook leerprincipes in de vorm van gedragstherapieën vindt zijn toepassing. Het betreft dan veelal adaptief gedrag aanleren en ongewenst gedrag afleren.

Een interessante ontwikkeling is gebruik van de Triple-C-behandelmethodiek bij kinderen met (L)VB-problematiek (Van Wouwe, Simons & Janssen, 2010). Deze methodiek kan gezien worden als een combinatie van gedragstherapeutische technieken en principes uit de hechtingstheorie. Gericht onderzoek naar de effectiviteit van deze methodiek bij (L)VB-kinderen moet echter nog plaatsvinden.

Compensatie

Een voor de hand liggende aanpak is om VB-kinderen vooral aan te spreken op sterke kanten. Zo wordt er al sinds jaar en dag veel gewerkt met visuele ondersteuning (pictogrammen) en wordt in het speciaal onderwijs aan de praktijkvakken meer aandacht besteed dan aan het theoretisch onderwijs (taal, rekenen, wereldoriëntatie). Niet voor niets heet het voortgezet onderwijs voor LVB-kinderen dan ook het praktijkonderwijs. Meer en meer wordt echter bekend dat met name bij LVB-kinderen de vaardigheidsprofielen individueel zeer van elkaar kunnen verschillen (Ponsioen, 2010). Zo blijken veel kinderen veel meer gebaat bij een aanpak waarbij het accent ligt op verbale zelfsturing (bijvoorbeeld hardop mee laten praten tijdens het uitvoeren van een handeling) dan op visuele ondersteuning.

Omgevingsaanpassingen

Het is zaak om voor VB-kinderen met problemen op het gebied van sociaal aanpassingsvermogen (problemen die zeer divers kunnen zijn en niet alleen van kind tot kind kunnen verschillen, maar ook nog in de verschillende ontwikkelingsfasen van het kind verschillende uitingsvormen kennen) met een passend behandelaanbod te komen. Het omgevingsaanbod is daarbij van groot belang. Een aanbod dat niet alleen rekening houdt met de beperkingen van het kind maar ook voldoende uitdagend en prikkelend is om de ontwikkelingsmogelijkheden te vergroten. Door de afhankelijkheid van derden is de behandeling bij VB-kinderen veelal ingebed in het leven van alledag. Een vereenvoudigd milieu wordt geboden met een door derden aangebrachte structuur, zoals een dagindeling met dagactiviteiten of vormen van arbeid. Er is daarbij een afhankelijkheid van professionele begeleiders.

17.7 Conclusie en toekomstperspectief

In dit hoofdstuk is veel aandacht besteed aan de rol van de IQ-score bij het vaststellen van een verstandelijke beperking. Hoewel in classificatiesystemen als de DSM-5 het sociaal adaptatievermogen naast het intellectueel functioneren steeds meer als een belangrijk kenmerk van een verstandelijke beperking wordt beschouwd, blijft de IQ-score een aantrekkelijk criterium voor het indiceren van kinderen voor vormen van zorg en onderwijs. Nu doet zich een bijzonder probleem voor bij het gebruik van IQ-tests als de WISC-III bij LVB-kinderen: een enkele

IQ-score heeft weinig zeggingskracht als het onderliggende profiel per kind zo kan verschillen. Bij IQ-scores < 55 worden de profielen echter gelijkmatiger en komen de resultaten overeen met die van bijvoorbeeld sociale-redzaamheidschalen (Kraijer & Plas, 2014). Bij dergelijke scores zit men echter in de kelder van het scorebereik van de WISC, het differentiatievermogen van de test is daar zeer gering. Om deze reden is de recente aandacht voor het ontwikkelen van instrumenten gericht op dat tweede aspect van de verstandelijke beperking, het sociaal-adaptatievermogen, een belangrijke ontwikkeling. De diagnostiek zou zich meer op dit aspect moeten richten. Wat betreft LVB-kinderen worden er aanzetten gedaan om in plaats van het traditionele intelligentie-onderzoek gerichter onderzoek te doen naar de belangrijkste domeinen van het adaptief vermogen (Ponsioen & Nelwan, 2014; Ponsioen, 2014). In dit kader is de gedachtengang van Barkley (2012) omtrent het begrip executieve functies relevant. Door dit begrip op één lijn te plaatsen met sociaaladaptief vermogen reikt Barkley diagnostische handvatten aan om meer grip te krijgen op dit adaptieve vermogen.

Voor LVB-kinderen, die in de regel zo verschillend presteren op onderdelen van een intelligentietest, is het gebruik van instrumenten die vanuit een theoretisch uitgangspunt zijn ontwikkeld om specifieke cognitieve functies in kaart te brengen om meerdere redenen een goede zaak. Niet alleen krijgt het kind (en zijn omgeving) een concreter en genuanceerder beeld van zijn beperkingen, ook kunnen zijn vaardigheden en sterke kanten beter aan het licht komen. Dit is niet alleen zinvol in verband met het vinden van op maat gesneden begeleiding en behandeling, ook doet het kind met een dergelijke diagnostiek eerder succeservaringen op dan met het traditionele intelligentieonderzoek dat immers voor een belangrijk deel leunt op aangeleerde, schoolse kennis en vaardigheden. Een onderzoek naar het gevoel van welbevinden bij LVB-jongvolwassenen liet zien dat niet de keuzevrijheid daarop van positieve invloed is, maar de competentiebeleving (Van der Molen & Wessels, 1998). Hoe meer men op het gebied van wonen, scholing, werken en vrije tijd aan kan sluiten bij de (on)mogelijkheden van LVB-personen, hoe kleiner de kans op onder- en overvraging.

Het onderzoek naar de oorzaken van de verstandelijke beperking en naar de factoren die het functioneren van VB-kinderen negatief beïnvloeden, de risicofactoren, neemt de laatste jaren toe. Het onderzoek van kenmerkende gedragsprofielen, de *behavioral phenotypes*, is een vruchtbaar perspectief gebleken. Voor positieve invloeden, de beschermende factoren, is echter nog weinig aandacht. Het zou zeer de moeite waard zijn om die beschermende factoren nader te onderzoeken bij personen die wel een lager IQ hebben, maar die zich toch in sociaaladaptief opzicht kunnen redden.

In het algemeen komen met name de LVB-kinderen meer en meer in de belangstelling van wetenschappelijke onderzoekers (zie ▶ www.kenniscentrumlvb.nl en ▶ www.copinglvb.nl). Onderzoek bij de groep kinderen en jeugdigen met een ernstige en matige verstandelijke beperking is zeldzamer. Waar van onderzoek sprake is betreft dit veelal kinderen en jeugdigen van matig verstandelijk beperkt niveau die dan deel uitmaken van een onderzoeksgroep LVB-kinderen. Een uitzondering betreft onderzoek van sociale redzaamheid en autismespectrumstoornissen (zie Kraijer & Plas, 2014). Ook heeft het normalisatiebeleid van overheid en zorginstellingen geleid tot instrumenten die de kwaliteit van leven in kaart brengen (Douma e.a., 2001).

Met name voor de kinderen met LVB-problematiek kunnen de veranderingen in de zorgbekostiging en indicatie (voor een groot deel van deze kinderen van AWBZ-zorg naar de Wet Maatschappelijke Ondersteuning, WMO) tot een ongewis avontuur leiden. De term 'Licht' Verstandelijk Gehandicapt betekent geenszins dat de problematiek als licht beschouwd kan worden en mantelzorg voldoende is om maatschappelijke participatie te waarborgen. Hiervoor is in de zorg en het onderwijs nodig dat de specialistische kennis die over deze doelgroep de afgelopen jaren is opgebouwd kan worden ingezet.

Ten slotte blijft een belangrijke beperking van personen met een verstandelijke beperking dat er veel voor en over hen bedacht, onderzocht en geschreven wordt. Ook dit hoofdstuk is hiervan een voorbeeld. Bij de nadruk op sterke kanten en mogelijkheden van kinderen met een verstandelijke beperking hoort ook de vraag wat zij (en hun ouders) zelf vinden van de wijze waarop zij bejegend, onderzocht en behandeld worden (Moonen, 2006).

Literatuur

Aalsvoort, G.M. van der (2000). De ontwikkeling van kinderen. In G.M. van der Aalsvoort & A.J.J.M. Ruijssenaars (red.), *Jonge risicokinderen. Achtergronden, onderkenning, aanpak en praktijk.* Rotterdam: Lemniscaat.

Albrecht, G., & Slot, W. (1999). *Competentiegericht werken met licht verstandelijk gehandicapte kinderen. Handleiding voor het werken in residentiële groepen.* Duivendrecht: PI Research.

American Psychiatric Association/Nederlandse Vereniging voor Psychiatrie (2004). *Diagnostische Criteria van de DSM-IV-TR (Diagnostic and Statistical Manual of Mental Disorders, fourth edition, text revision. DSM-IV-TR).* Lisse: Harcourt Book Publishers.

Barkley, R. A. (2012). *Executive functions. What they are, how they work, and why they evolved.* New York: The Guilford Press.

Bleeker, J.K., Beek, D.T., & Molen, H.T. van der (1990). Effecten van een sociaal redzaamheidsprogramma voor zwakbegaafde jongeren, II. *Tijdschrift voor Orthopedagogiek, 29,* 309–324.

Bleichrodt, N., Drenth, P.J.D., Zaal, J.N., & Resing, W.C.M. (1987). *Revisie Amsterdamse Kinder Intelligentie Test. Handleiding.* Lisse: Swets & Zeitlinger.

Bon, W.H.J. van (1982). *Handleiding Taaltest voor Kinderen, TvK.* Lisse: Swets & Zeitlinger.

Collin, P.J.L., Boer, H., Vogels, A., & Curfs, I.M.G. (2005). Psychose bij kinderen met het Prader-Willi syndroom. *Tijdschrift voor Psychiatrie, 47,* 325–328.

Crone, E.A. (2004). Het brein in ontwikkeling: consequenties voor zelfregulatie. *Neuropraxis, 5,* 131–137.

Curfs, L., Schrander-Stumpel, C., & Didden, R. (2006). Lichte verstandelijke beperking: een klinisch-genetische invalshoek. In R. Didden (red.), *In perspectief. Gedragsproblemen, psychiatrische stoornissen en lichte verstandelijke beperking* (pp. 41-51). Houten: Bohn Stafleu Van Loghum.

Das, J.P., Naglieri, J.A., & Kirby, J.R. (1994). *Assessment of cognitive processes (the PASS theory of intelligence).* Boston: Allyn and Bacon.

Dekker, M., Douma, J., Ruiter, K. de, & Koot, J. (2006). Aard, ernst, comorbiditeit en beloop van gedragsproblemen en psychische stoornissen bij kinderen en jeugdigen met een verstandelijke beperking. In R. Didden (red.), *In perspectief. Gedragsproblemen, psychiatrische stoornissen en lichte verstandelijke beperking* (pp. 21-40). Houten: Bohn Stafleu Van Loghum.

Didden, R., Korzilius, H., Oorschouw, W. van, & Sturmey, P. (2007). Behavioral treatment of challenging behaviors in individuals with mild mental retardation: meta-analysis of single-subject research. *American Journal on Mental Retardation, III,* 290–298.

Dodge, K.A., & Rabiner, D.L. (2004). Returning to roots: on social information processing and moral development. *Child Development, 75*(4), 1003–1008.

Došen, A. (2005). *Psychische stoornissen, gedragsproblemen en verstandelijke handicap. Een integratieve benadering bij kinderen en volwassenen.* Assen: Koninklijke Van Gorcum.

Douma, J.C.H., Kersten, M.C.O., Koopman, H.M., Schuurman, M.I.M., et al. (2001). Het 'meten' van kwaliteit van bestaan van mensen met een verstandelijke handicap. *Nederlands Tijdschrift voor de Zorg aan Verstandelijk Gehandicapten, 27,* 17–36.

Dumont, J.J. (1971). *Leerstoornissen 1. Theorie en model.* Rotterdam: Lemniscaat.

Egberink, I.J.L., Vermeulen, C.S.M., & Frima, R.M. (2009-2014). *COTAN Documentatie* (▶ www.cotandocumentatie. nl). Amsterdam: Boom test uitgevers.

Eilander, H., & Haasteren, N. van (1998). Niet-aangeboren hersenletsel. In M.M. de Regt, J. de Moor & A. Mulders, *Kinderrevalidatie* (pp. 267-296). Assen: Van Gorcum.

Eldik, M.C.M. van, Schlichting, J.E.P.T., Lutje Spelberg, H.C., et al. (1995). *Reynell Test voor Taalbegrip.* Nijmegen: Berkhout.

Ellis, B. J., Thomas, A., Boyce, W. T., Belsky, J., Bakermans-Kranenburg, M. J., & IJzendoorn, M. H. van (2011). Differential susceptibility to the environment: An evolutionary–neurodevelopmental theory. *Development and Psychopathology, 23,* 7–28.

Embregts, P.J.C.M. (2000). Reliability of the child behavior checklist for the assessment of behavioral problems of children and youth with mild mental retardation. *Research in Developmental Disabilities, 21*, 31–41.

Embregts, P.J.C.M. (2003). Using self-management, video feedback, and graphic feedback to improve sociale behaviour of youth with mild mental retardation. *Education and Training in Developmental Disabilities, 38*, 105–116.

Evers, A., Vliet-Mulder, J.C. van, & Groot, C.J. (2000). *Documentatie van tests en testresearch in Nederland*. Assen: Van Gorcum.

Evenhuis, H.M., Theunissen, M., Denkers, I., Verschuure, H., et al. (2001). Prevalence of visual and hearing impairment in a Dutch institutionalized population with intellectual disability. *Journal of Intellectual Disability Research, 45*, 457–464.

Ferretti, R.P., Cavalier, A.R., Murphy, M.J., & Murphy, R. (1993). The self-managemetiek of skills by persons with mental retardation. *Research in Developmental Disabilities, 14*, 189–205.

Fletcher, R., Loschen, E., Stavrakaki, C., & First, M. (eds.). (2007). *Diagnostic Manual – Intellectual Disability (DM-ID): A Textbook of Diagnosis of Mental Disorders in Persons with Intellectual Disability*. Kingston, NY: NADD Press.

Greenspan, S. (1999). A contextual perspective on adaptive behavior. In R.L. Schalock (ed.), *Adaptive behavior and its measurement*. Washington: AAMR.

Gunzburg, H.C. (1973). *Sociale vaardigheid voor geestelijk gehandicapten*. Rotterdam: Lemniscaat.

Happé, J.F.G.E., & Frith, U. (1995). Theory of mind in autism. In E. Schopler & G.B. Mesibov (eds.), *Learning and cognition in autism* (pp. 177–197). New York: Plenum Press.

Janssen, C., & Schuengel, C. (2006). Gehechtheid, stress, gedragsproblemen en psychopathologie bij mensen met een lichte verstandelijke beperking: aanzetten voor interventie. In R. Didden (red.), *In perspectief. Gedragsproblemen, psychiatrische stoornissen en lichte verstandelijke beperking* (pp. 67-84). Houten: Bohn Stafleu Van Loghum.

Klinkenberg, E., & Kooij, A.P. (2005). *Technische handleiding WAIS-III*. Amsterdam: Harcourt Test Publishers.

Koch, P. (2005). *Geen gebrek. Over psychiatrie en mensen met een verstandelijke beperking*. Houten: Bohn Stafleu Van Loghum.

Kort, W., Schittekatte, M., Dekker, P.H., et al. (2005). *WISC-III-NL, Wechsler Intelligence Scale for Children, derde editie NL. Handleiding en Verantwoording*. Amsterdam: Harcourt Test Publishers.

Kraijer, D.W., & Plas, J.J. (2014). *Handboek psychodiagnostiek en beperkte begaafdheid*. Amsterdam: Harcourt Assessment B.V.

Kraijer, D.W. (2013). Mensen met een lichte verstandelijke beperking: psychodiagnostisch een tussencategorie. In R. Didden (red.), *In perspectief. Gedragsproblemen, psychiatrische stoornissen en lichte verstandelijke beperking* (pp. 53-66). Houten: Bohn Stafleu Van Loghum.

Luckasson, R., Borthwick-Duffy, S., Buntinx, W., Coulter, D., Craig, P., Reeve, A., Schalock, R., Snell, M., Spitalnik, D., Spreat, S., & Tassé, M. (2002). *Mental retardation: definition, classification and systems of supports, 10th edition*. Washington, DC: AAMR.

Luit, J.E.H. van, Kroesbergen, E.H., & Naglieri, J.A. van (2005). Utility of the PASS Theory and Cognitive Assessment System for Dutch children with and without ADHD. *Journal of Learning Disabilities, 38*(5), 434–439.

Matson, J.L., Smiroldo, B.B., Hamilton, M., & Baglio, C.S. (1997). Do anxiety disorders exist in persons with severe and profound mental retardation? *Research in Developmental Disabilities, 18*, 39–44.

Misra, A. (1992). Generalization of social skills through self-monitoring by adults with mild mental retardation. *Exceptional Children, 6*, 495–507.

Molen, M. van der, & Wessels, M. (1998). *Zelf (kunnen) kiezen, dus gelukkig? Keuzevrijheid, keuze-competentie en welbevinden bij licht verstandelijk gehandicapte en zwakbegaafde mensen. Doctoraal werkstuk*. Amsterdam: Universiteit van Amsterdam.

Molen, M. (2009). Het werkgeheugen van kinderen en jongeren met een lichte verstandelijke beperking: inzicht en handelen. In: R. Didden & X. Moonen (red.), *Met het oog op behandeling. Effectieve behandeling van gedragsstoornissen bij mensen met een licht verstandeloijke beperking* (Hoofdstuk 8; blz. 69-78). Utrecht: VOBC LVG / de Borg.

Moonen, X.M.H. (2006). *Verblijf, beeld en ervaringen van jongeren opgenomen in een orthopedagogisch centrum voor jeugdigen met een lichte verstandelijke handicap. Dissertatie Universiteit Utrecht*. Maastricht: Datawyse.

Nieuwenhuijzen, M. van (2004). *Social information processing in children with mild intellectual disabilities (Sociale informatieverwerking van kinderen met lichte verstandelijke beperkingen). Dissertatie*. Utrecht: Universiteit Utrecht.

Nieuwenhuijzen, M. van, Orobio de Castro, B., & Matthys, W. (2006). Problematiek en behandeling van LVB-jeugdigen. Een literatuuroverzicht. *Nederlands Tijdschrift voor de Zorg aan Verstandelijk Gehandicapten, 32*(4), 211–229.

Nieuwenhuijzen, M. van, & Vriens, A. (2012). (Social) Cognitive skills and social information processing in children with mild to borderline intellectual disabilities. *Research in Developmental Disabilities, 33*, 426–434.

Njiokiktjien, C. (2004). *Gedragsneurologie van het kind*. Amsterdam: Suyi Publicaties.

Olijve, M., & Nieuwland, R. van (2000). *De methodiek van IOG-LVB en IPG-LVB.* Groningen/Assen: Hulp aan Huis Groningen/Drenthe/Twente.

Oosterhuis, H. (2000). *Klinische neurologie.* Houten: Bohn Stafleu Van Loghum.

Ottem, E. (2002). Do the Wechsler scales underestimate the difference between verbal and performance abilities in children with language-related disorders? *Scandinavian Journal of Psychology, 43,* 291–298.

Ponsioen, A.J.G.B., & Molen, M.J. van der (2002). *Cognitieve vaardigheden van licht verstandelijk gehandicapte kinderen en jongeren. Een onderzoek naar mogelijkheden.* Ermelo: Landelijk Kenniscentrum LVB.

Ponsioen, A.J.G.B. (2005). De waarde van een IQ-score bij kinderen met een lichte verstandelijke beperking. *Kind en Adolescent Praktijk, 4*(2), 65–70.

Ponsioen, A.J.G.B., Pesch, W., & Harder, P. (2006). Licht verstandelijk gehandicapte kinderen en de hardnekkige mythe van een IQ-score. *Onderzoek & Praktijk. Tijdschrift van het Landelijk Kenniscentrum LVB Utrecht, jaargang 4*(1), 29–34.

Ponsioen, A.J.G.B. (2010). *Een kind met mogelijkheden (Een andere kijk op LVG-kinderen).* Houten: Bohn Stafleu Van Loghum.

Ponsioen, A.J.G.B. (2014). Adaptatie. In Jac de Bruijn, Wil Buntinx en Brian Twint. *Verstandelijke beperking: definitie en context* (pp. 91–100). Amsterdam: Uitgeverij SWP,

Ponsioen, A.J.G.B. & Nelwan, M. (2014). Van intelligentieonderzoek naar intelligent onderzoek. In: Jac de Bruijn, Wil Buntinx & Brian Twint. *Verstandelijke beperking: definitie en context* (pp. 81–90). Amsterdam: Uitgeverij SWP.

Rutter, M., O'Connor, T.G., & the ERA Study Team (2004). Are there biological programming effects for psychological development? Findings from a study of Romanian adoptees. *Developmental Psychology, 40,* 81–94.

Schrojenstein Lantman-de Valk, H.M.J. van, & Heurn-Nijsten, E.W.A. van (2002). *Prevalentieonderzoek: mensen met een verstandelijke beperking in Nederland.* Maastricht : Onderzoeksinstituut ExTra.

Soenen, S.M.A., Dijkxhoorn, Y.M., & Berckelaar-Onnes, I.A. van (2003). *LVB in beeld; van profilering naar zorgaanbod binnen Come ON, Mobile & Bison.* Leiden: Universiteit Leiden.

Steerneman, P., Pelzer, H., & Muris, P. (1995). Een 'theory-of-mind'-training bij sociaal-immature kinderen. *Tijdschrift voor Orthopedagogiek, Kinderpsychiatrie en Klinische Kinderpsychologie, 20,* 170–178.

Tak, J.A., Bosch, J.D., Begeer S. & Albrecht, G. (red.) (2014): *Handboek Psychodiagnostiek voor de hulpverlening aan kinderen en adolescenten.* Utrecht: Uitgeverij De Tijdstroom.

Verhoeven, W.M.A., & Tuinier (1999). Neuropsychiatrische diagnostiek. In W.M.A. Verhoeven, S. Tuinier & L.M.G. Curfs (red.), *Diagnostiek en behandeling van gedragsproblemen bij verstandelijk gehandicapten* (pp. 35-46). Houten/Diegem: Bohn Stafleu Van Loghum.

Verschueren, K., & Koomen, H.M.Y. (2007). *Handboek diagnostiek in de leerlingenbegeleiding.* Apeldoorn: Garant Uitgevers nv.

VOBC-LVB (2006). *Vereniging Orthopedagogische Behandelcentra/Landelijk Kenniscentrum LVB Kerncijfers Juni 2006.* Utrecht: PricewaterhouseCoopers.

Wallander, J.L., Dekker, M.C., & Koot, H.M. (2003). Psychopathology in children and adolescents with intellectual disability: measurement, prevalence, course, and risk. Issues in studying. *International Review of Research in Mental Retardation, 26,* 93–134.

Weelden, J. van (1988). *Moeilijk lerende kinderen.* Rotterdam: Lemniscaat.

Wijnroks, L. (2006). Hechting bij kinderen. In P. Stor & H. Storsbergen (red.), *Onveilig gehecht of een hechtingsstoornis. Het onderkennen van hechtingsproblematiek bij mensen met een verstandelijke beperking.* Utrecht: LKNG/NIZW Zorg/Uitgeverij Lemma BV.

Wouwe, H. van, Simons, L., & Janssen, C. (2010). Implementatie van Triple-C: veranderingen in vaardigheden en probleemgedrag. Een longitudinale studie bij cliënten met ernstig probleemgedrag. *Nederlands Tijdschrift voor de Zorg aan Verstandelijk Gehandicapten, 39*(1), 31–43.

Aanbevolen literatuur

Didden, R., & Moonen, X. (2013). *Met het oog op behandeling.* Utrecht: VOBC.

Stor, P., & Storsbergen, H. (2006). *Onveilig gehecht of een hechtingsstoornis. Het onderkennen van hechtingsproblematiek bij mensen met een verstandelijke beperking.* Utrecht: LKNG/NIZW Zorg/Uitgeverij Lemma BV.

Relevante websites
- ▶ www.kenniscentrumlvb.nl
- ▶ www.deborg.nl
- ▶ www.vgn.nl
- ▶ www.cce.nl

Gehechtheid en kindermishandeling

*Lenneke Alink, Rien van IJzendoorn, Eveline Euser en
Marian Bakermans-Kranenburg*

Achtergronden, diagnostiek, preventie en behandeling
Gehechtheid en kindermishandeling worden in dit hoofdstuk beschreven en
gekoppeld vanuit wetenschappelijk en klinisch perspectief. Jaarlijks zijn naar
schatting zo'n 119.000 kinderen slachtoffer van mishandeling, zo blijkt uit de
meest recente Leidse Nationale Prevalentiestudie Mishandeling van kinderen
en jeugdigen (NPM-2010). Risicofactoren voor kindermishandeling zijn aan te
wijzen op verschillende niveaus, zoals de maatschappij, de nabije omgeving
van het gezin en de ouder zelf. Kinderen in gezinnen met laag opgeleide
ouders, werkloze ouders of alleenstaande ouders hebben een groter risico op
mishandeling dan andere kinderen. Het zelf hebben meegemaakt van
mishandeling door de ouders verhoogt het risico op mishandeling van eigen
kinderen. De ontwikkeling van een verstoorde gehechtheidsrelatie als gevolg
van mishandeling speelt daarin een belangrijke rol. Ook kunnen gehechtheidsproblemen een verklaring vormen voor emotionele en gedragsproblemen die
mishandelde kinderen vaak hebben. Dit hoofdstuk gaat in op de achtergronden, diagnostiek, preventie en behandeling van gehechtheidsproblemen en
kindermishandeling, waarbij nadrukkelijk aandacht wordt besteed aan (het
ontbreken van) 'evidence-based' screeningsinstrumenten en behandelmethoden bij kindermishandeling en ernstige gehechtheidsproblemen.

Dit hoofdstuk is een grondige bewerking van het hoofdstuk Kindermishandeling en Gehechtheid in de
voorgaande editie van dit Handboek. Wij danken Chantal Cyr en Sonja Brilleslijper voor hun bijdrage
daaraan.

18.1 Inleiding

In juli 2013 is de wet Verplichte Meldcode Huiselijk Geweld en Kindermishandeling van kracht geworden. Professionals zijn daardoor beter toegerust voor de omgang met (vermoedens van) kindermishandeling. In de klinische praktijk is de afgelopen decennia veel ervaring opgedaan met diagnostiek, hulpverlening en preventie van kindermishandeling. De validiteit en effectiviteit van deze praktijk is echter niet altijd wetenschappelijk aangetoond. Wel is duidelijk geworden dat kindermishandeling doorgaans een symptoom is van ernstig verstoorde gehechtheidsrelaties in het gezin.

18.2 Kindermishandeling

De Wet op de Jeugdzorg uit 2005 omschrijft kindermishandeling als:

» '… elke vorm van voor een minderjarige bedreigende of gewelddadige interactie van fysieke, psychische of seksuele aard, die de ouders of andere personen ten opzichte van wie de minderjarige in een relatie van afhankelijkheid of van onvrijheid staat, actief of passief opdringen, waardoor ernstige schade wordt berokkend of dreigt te worden berokkend aan de minderjarige in de vorm van fysiek of psychisch letsel.' (Wet op de Jeugdzorg, artikel 1, lid m) **«**

Het gaat hierbij dus om kinderen van 0 tot 18 jaar. Vooral van belang is de relatie van afhankelijkheid of onvrijheid van het kind ten opzichte van diegene door wie het wordt mishandeld.

> **Box 18.1 Kindermishandeling in historisch-maatschappelijk perspectief**
> Kindermishandeling is zo oud als de mensheid zelf. Infanticide, kinderprostitutie en kinderarbeid zijn goed gedocumenteerde vormen van kindermishandeling uit het verleden (Corby, 2006). Van oudsher lijkt echter de meeste aandacht uit te gaan naar seksueel misbruik en fysieke mishandeling. Zo ging een van de eerste wetenschappelijke artikelen over kindermishandeling over fysieke mishandeling. Kinderarts Henry Kempe en collega's schreven in hun artikel *The Battered Child Syndrome* dat artsen alert moeten zijn op mishandeling als ze een kind zien met fysiek letsel (Kempe, Silverman, Steele, Droegemueller & Silver, 1962). Dit artikel wordt beschouwd als het begin van de wetenschappelijke belangstelling voor kindermishandeling en heeft op die manier onmiskenbaar invloed gehad op de huidige kennis. De eerste studies naar de prevalentie van kindermishandeling van enkele decennia geleden betroffen seksueel misbruik (Stoltenborgh, Van IJzendoorn, Euser & Bakermans-Kranenburg, 2011).

Een belangrijk onderscheid is dat tussen verwaarlozing en mishandeling. Mishandeling wordt gekenmerkt door een actieve handeling van de dader, bijvoorbeeld slaan of uitschelden van het kind. Bij de verschillende vormen van verwaarlozing daarentegen staat nalatigheid van de dader centraal, bijvoorbeeld structureel geen emotionele steun bieden aan het kind of niet zorgen voor een veilige leefomgeving. In de wetstekst wordt bovendien duidelijk dat kindermishandeling niet direct tot zichtbare schade hoeft te leiden om als zodanig te worden benoemd. Ook als ernstige schade 'dreigt te worden berokkend' valt het onder de definitie.

In ▶ box 18.2 staat een beknopt overzicht van verschillende soorten kindermishandeling. Deze beschrijvingen zijn het uitgangspunt geweest voor de grootschalige prevalentiestudies in de Verenigde Staten en ook van de twee Nederlandse prevalentiestudies naar kindermishandeling (NPM-2005, Van IJzendoorn e.a., 2007; NPM-2010, Alink e.a., 2011).

Box 18.2 Soorten kindermishandeling

Soort mishandeling	Subcategorieën
Seksueel misbruik	– seksueel misbruik of aanranding of het toelaten ervan, waarbij al dan niet sprake is van genitaal contact van of door het kind
Fysieke mishandeling	– opzettelijke lichamelijke mishandeling al dan niet met behulp van een voorwerp, wapen of vreemde substantie
Emotionele mishandeling	– bewegingsbeperking – verbale dreigingen, uitschelden, patroon van kleineren
Fysieke verwaarlozing	– weigering lichamelijke zorg na indicatie – uitstel/afstel van noodzakelijke lichamelijke zorg – weigering om de zorg voor het kind op zich te nemen – ontoereikend toezicht
Verwaarlozing van onderwijs	– bewust toestaan van chronisch spijbelen – thuishouden/niet inschrijven kind – geen aandacht voor onderwijskundige behoeften
Emotionele verwaarlozing	– ontoereikende genegenheid – bewust toestaan van onaangepast gedrag – weigering emotionele zorg na indicatie – huiselijk geweld waarvan het kind getuige is

18.2.1 De prevalentie van kindermishandeling in Nederland

Tot 2005 was niet bekend hoeveel kinderen in Nederland slachtoffer van kindermishandeling waren. Schattingen werden doorgaans gebaseerd op onderzoek uit de Verenigde Staten (National Incidence Studies; NIS) en kwamen neer op 50.000 tot 80.000 gevallen van mishandeling per jaar. In de Verenigde Staten zijn inmiddels vier National Incidence Studies gedaan (zie Sedlak e.a., 2010 voor de NIS-4). In deze studies is een schatting van het aantal slachtoffers van kindermishandeling gedaan op basis van rapporten van professionals die met kinderen werken en meldingen bij de Child Protective Services (CPS).

In 2005 is de eerste Nationale Prevalentiestudie Mishandeling van kinderen en jeugdigen (NPM-2005, Van IJzendoorn e.a., 2007) in Nederland uitgevoerd. De NPM-2005 was gebaseerd op de NIS en maakte gebruik van meer dan 1.100 informanten die geografisch over alle delen van Nederland zijn verspreid. De informanten waren professionals die beroepsmatig met kinderen te maken hebben in allerlei sectoren van de samenleving zoals onderwijs, opvoedingsondersteuning, juridische en sociaal-medische zorg. Ze werden voor de prevalentiestudie geïnstrueerd in het gebruik van een observatieformulier met nauwkeurige omschrijvingen van de diverse vormen van fysieke en emotionele kindermishandeling (zie ▶ box 18.2; zie voor uitgebreide definities Van IJzendoorn e.a., 2007; Alink e.a., 2011; ▶ www.leidenattachmentresearchprogram.eu). De informanten deden gedurende drie maanden verslag van hun observaties en deze observaties werden geëxtrapoleerd naar prevalentieschattingen over een heel jaar voor de Nederlandse jeugd van 0 tot en met 17 jaar. Ook is gebruikgemaakt van de formele registraties van kindermishandeling door de vijftien Advies- en meldpunten kindermishandeling (AMK, zie ▶ box 18.3). In de NPM-2005 werd de omvang van kindermishandeling in 2005 geschat op ruim 107.200 gevallen. Dit cijfer is gebaseerd op

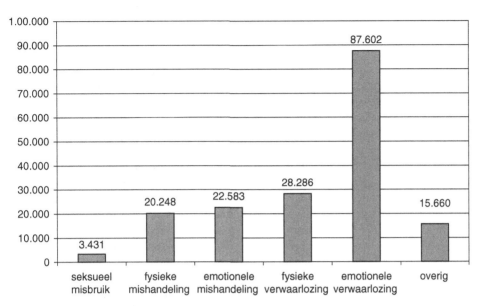

◘ Figuur 18.1 Verdeling over de verschillende typen mishandeling op basis van informantenrapportages en AMK-meldingen in 2010 (op basis van Alink e.a., 2011).

registraties door informanten en op meldingen bij het AMK. De prevalentie voor 2005 is daarmee ongeveer 30 gevallen van kindermishandeling op iedere 1.000 kinderen.

Ook is in 2005 een schatting van het aantal mishandelde kinderen gemaakt op basis van zelfrapportage (Lamers-Winkelman, Slot, Bijl & Vijlbrief, 2007). Jongeren van 12-17 jaar rapporteerden over hun eigen ervaringen. Deze schatting kwam neer op 195 per 1.000 jongeren die aangaven in 2005 slachtoffer te zijn geweest van kindermishandeling.

In 2010 is de NPM herhaald om zo een vergelijking te kunnen maken van de prevalentiegegevens over tijd (Alink e.a., 2011). Zowel de informantenstudie, de inventarisatie van meldingen bij de AMK's als de zelfrapportagestudie zijn opnieuw uitgevoerd. Er zijn dus drie vergelijkingen tussen de prevalenties van 2005 en die van 2010 mogelijk: die van de informanten, de AMK-meldingen en de zelfrapportages. De schattingsprocedure in 2010 was iets anders dan in 2005. Met dezelfde schattingsprocedures als in 2010 komt de schatting op basis van informantenrapportages in 2005 neer op 24,1 per 1.000 kinderen. In 2010 was dit 27,4 per 1.000 kinderen. Het totaal aantal gemelde kinderen bij de AMK's is veel forser gestegen: van 13.538 naar 22.661, een stijging van 68%. De schatting op basis van de zelfrapportagestudies bleef echter gelijk. Met een definitie van kindermishandeling die gelijk is aan de definitie gebruikt in de informantenstudie, rapporteerden 95 per 1.000 jongeren slachtoffer te zijn geweest van mishandeling in 2005. In 2010 kwam dit neer op 99 per 1.000. Geconcludeerd kan worden dat het aantal slachtoffers van kindermishandeling gelijk is gebleven, maar dat professionals alerter zijn geworden op de signalen van kindermishandeling, en dat daardoor meer kinderen bij de AMK's zijn gemeld.

De totale prevalentie in 2010 op basis van de informantenrapportages en AMK-meldingen kwam neer op 119.000, oftewel 34 per 1.000 kinderen. Ongeveer de helft van de gemelde kinderen was slachtoffer van meer dan één type mishandeling. De meeste kinderen waren slachtoffer van emotionele verwaarlozing: 69.538 op basis van de informantenrapportages en 18.019 op basis van AMK-meldingen. In ◘ figuur 18.1 zijn de totale aantallen slachtoffers per vorm van mishandeling weergegeven. Aangezien kinderen slachtoffer kunnen zijn van meerdere vormen, tellen de totalen op tot meer dan 119.000.

De prevalentieschatting op basis van zelfrapportage lag hoger dan die op basis van informantenrapportages en AMK-meldingen (die was 20 per 1.000 als alleen gekeken wordt naar kinderen van 12-17 jaar), ondanks de gelijke definities van kindermishandeling in beide studies. Zo'n verschil wordt ook elders in de literatuur gevonden (zie bijvoorbeeld Stoltenborgh e.a., 2011). Een van de redenen hiervoor kan zijn dat in zelfrapportagestudies vaak geen rekening kan worden gehouden met de chroniciteit van de mishandeling of verwaarlozing en dat wel het geval is bij informantenstudies. Het is echter ook mogelijk dat informanten niet van alle mishandeling op de hoogte zijn. De schatting op basis van informantengegevens zou dus kunnen worden beschouwd als ondergrens van het aantal slachtoffers van kindermishandeling.

Dezelfde procedures (informantenmeldingen en zelfrapportages) zijn ook gebruikt om de prevalentie van seksueel misbruik en fysieke mishandeling in de Nederlandse jeugdzorg vast te stellen. De schatting van de jaarprevalentie van seksueel misbruik op basis van meldingen door professionals uit de pleeg- en residentiële zorg was 3,5 per 1.000 kinderen in de reguliere jeugdzorg (Euser, Alink, Tharner, Van IJzendoorn & Bakermans-Kranenburg, 2013a). Deze schatting kwam neer op 9,8 per 1.000 kinderen in de jeugdzorg voor kinderen met een lichte verstandelijke beperking (Euser, Alink, Tharner, Van IJzendoorn & Bakermans-Kranenburg 2013b). Kinderen in de reguliere jeugdzorg (dus zonder verstandelijke beperking) vulden ook vragenlijsten in over hun eigen ervaringen. Prevalentieschattingen op basis van deze gegevens kwamen uit op 248 per 1.000 jongeren voor seksueel misbruik en 254 per 1.000 jongeren voor lichamelijke mishandeling (Euser e.a., 2013a; Euser, Alink, Tharner, Van IJzendoorn, Bakermans-Kranenburg, 2014). Met name kinderen in de residentiële zorg bleken een verhoogd risico te hebben op seksueel misbruik en fysieke mishandeling ten opzichte van de pleegzorg en vergeleken met de algemene bevolking. Ook was het risico op mishandeling in de jeugdzorg verhoogd voor kinderen met een lichte verstandelijke beperking.

Box 18.3 Advies- en meldpunten kindermishandeling (AMK's)

In Nederland kreeg kindermishandeling meer geïnstitutionaliseerde maatschappelijke belangstelling met de oprichting van de Vereniging tegen Kindermishandeling (VKM, nu Stichting Voorkoming van Kindermishandeling) in 1970 en die van de eerste Bureaus Vertrouwensarts inzake kindermishandeling in 1972. Deze zijn in 2000 opgegaan in de zogenoemde AMK's: Advies- en Meldpunten Kindermishandeling. Bij deze organisatie kunnen professionals maar ook kennissen, buren of familie kinderen (desnoods anoniem) melden bij wie zij vermoeden dat er sprake is van mishandeling en/of verwaarlozing.

Er zijn twee vervolgtrajecten mogelijk: advies en consultering. Bij een advies wordt een melder telefonisch door een medewerker van het AMK geadviseerd hoe te handelen. Is de situatie echter ernstiger of de melder niet zelf in staat tot vervolgactie, dan leidt de melding tot een consult. Bij een consult start het AMK een onderzoek naar de gezinssituatie, waarbij professionals en andere personen uit de omgeving van het gezin worden geraadpleegd. Als het AMK oordeelt dat er daadwerkelijk sprake is van kindermishandeling, leidt dat tot verdere diagnostiek en eventueel behandeling van dader(s) en slachtoffer. De gegevens die door het AMK worden verzameld over iedere casus zijn summier en betreffen aard van de mishandeling, enkele kenmerken van het kind en het gezin en enkele kenmerken van de dader(s).

Voor wat betreft de meldingscentra in België geldt dat in elke Vlaamse provincie en in het Brussels hoofdstedelijk gewest een Vertrouwenscentrum Kindermishandeling (VK) werkzaam is. De VK's zijn opgericht via een uitvoeringsbesluit van de Vlaamse regering en worden gesubsidieerd via Kind en Gezin, dat ook voor de inspectie van de VK's instaat. De VK's fungeren als meldpunt voor alle mogelijke situaties van geweld jegens kinderen. Evenals bij de Nederlandse AMK's kan ook iedereen (zowel hulpverleners als mensen uit de omgeving van een kind) die een vermoeden heeft over verwaarlozing of mishandeling van een kind contact opnemen met de VK's. Het VK probeert voor elke aangemelde situatie afzonderlijk, door middel van contacten met deskundigen in de omgeving van het kind en door gesprekken met de betrokkenen zelf, zicht te krijgen op de ernst en de omvang van het probleem. In eerste instantie worden de ouders aangesproken en wordt van hen verwacht dat zij zullen meewerken aan het scheppen van een veiliger omgeving voor het kind. Hierna zijn twee vormen van verdere hulp vanuit het VK mogelijk: 1) het VK verwijst de ouders naar andere hulpverleners om het kind en zijn gezin verder te begeleiden, waarbij het VK op de hoogte wordt gehouden van verdere ontwikkelingen; 2) indien hulp vanuit andere instanties niet mogelijk is, zorgt het VK zelf voor begeleiding. Bij zeer verontrustende situaties kan het VK nog op de dag van de melding rechtstreeks contact opnemen met de ouders, het kind of andere betrokkenen. Bij situaties waarbij de veiligheid van het kind in geding is, kan het VK contact opnemen met het Comité Bijzondere Jeugdzorg en/of justitiële instanties (▶ http://www.kindermishandeling.be/website/9-www/12-www.html).

18.2.2 Risicofactoren

Risicofactoren voor kindermishandeling zijn aan te wijzen op verschillende niveaus, zoals de maatschappij, de nabije omgeving van het gezin en de ouders zelf. In de prevalentiestudies is onderzocht welke gezins- en ouderfactoren het risico op kindermishandeling vergroten. Op basis van de gevallen van kindermishandeling die gemeld zijn door de informanten in de NPM-2010 kan worden geconcludeerd dat de kans op kindermishandeling 9,3 keer verhoogd is in gezinnen met zeer laag opgeleide ouders, terwijl alleenstaand ouderschap het risico 7,3 keer verhoogt. In gezinnen waarin beide ouders werkloos zijn is het risico op mishandeling 6,4 keer groter dan in andere gezinnen (Euser, Alink, Pannebakker, Vogels, Bakermans-Kranenburg & Van IJzendoorn, 2013). Ook een traditioneel allochtone achtergrond van de ouders (Marokkaanse, Turkse, Surinaamse, Antilliaanse herkomst) betekent een ongeveer 3,3 keer zo hoog risico op kindermishandeling, maar dat verhoogde risico valt weg als wordt gecorrigeerd voor de doorgaans lagere opleiding van deze groepen. Dat is niet het geval voor de zogenoemde nieuwe allochtonen (uit Afrika (uitgezonderd Marokko), West-Azië, Oost-Europa en Zuid- en Midden Amerika). Hun verhoogde risico (4,7 keer) blijft bestaan. Mogelijk speelt hun vluchtelingenstatus een rol in dit risico op kindermishandeling. Verder hebben grote(re) gezinnen (drie of meer kinderen) een 2,7 keer zo groot risico op mishandeling in vergelijking met andere gezinnen en is het risico in stiefgezinnen 1,2 keer groter.

Op het niveau van de ouder is het zelf hebben meegemaakt van mishandeling een belangrijke risicofactor. Alhoewel het onderzoek naar deze intergenerationele overdracht van mishandeling verschillende haken en ogen kent (zoals het feit dat vaak niet naar de hele kindertijd wordt gekeken en dat er vaak retrospectieve maten over kindermishandeling in de jeugd worden gebruikt), wordt doorgaans geschat dat 30-40% van de ouders die als kind mishandeling hebben meegemaakt zelf ook hun kinderen gaan mishandelen (Egeland, Jacobvitz & Sroufe, 1988; Pears & Capaldi, 2001). In de omvangrijke prospectieve 'Minnesota study of risk and adaption from birth to adulthood' (Sroufe, Egeland, Carlson & Collins, 2005) werd in een steekproef met meer dan tweehonderd gedepriveerde gezinnen uit een laag sociaaleconomisch milieu onderzoek gedaan naar de overdracht van kindermishandeling van generatie op generatie. In deze steekproef bleek 40% van de ouders die zelf als kind waren mishandeld, ook hun eigen kind te mishandelen; daarbij kwam nog eens 30% die onvoldoende zorg had voor hun kind. Daar stond tegenover dat slechts één van de ouders met duidelijk positieve ervaringen in de kinderjaren het eigen kind bleek te mishandelen (Sroufe e.a., 2005). De gehechtheidstheorie biedt een verklaring voor het mechanisme dat ten grondslag kan liggen aan deze intergenerationele overdracht.

18.3   Gehechtheid

18.3.1   Gehechtheid: normale en afwijkende vormen

De gehechtheidstheorie (met als grondlegger de kinderpsychiater John Bowlby, 1969) gaat uit van het evolutionaire belang van gehechtheid voor de overleving van een baby; ieder kind heeft een gehechtheidsfiguur nodig die hem beschermt en voor hem zorgt in de eerste jaren na de geboorte. In die kwetsbare levensfase is het kind voor de regulatie van zijn (negatieve) emoties afhankelijk van de buitenwereld, in het bijzonder van de opvoeders die regelmatig met hem interacteren en zodoende zijn subtiele (en ook minder fijnzinnige) signalen om ondersteuning en aandacht grondig leren kennen. Gehechtheid is belangrijk voor de ontwikkeling van emotieregulatie bij het jonge kind, ook op neurobiologisch niveau (Meaney & Szyf, 2005).

> **Box 18.4 De Vreemde Situatie-procedure**
> Het belangrijkste instrument om de kwaliteit van gehechtheid te meten is de Vreemde Situatie (*Strange Situation*)-procedure. Deze procedure bestaat uit acht episodes van elk drie minuten waarin het kind wordt geobserveerd. In de eerste twee episodes zijn kind en opvoeder samen in de spelkamer, daarna komt een onbekende binnen (de 'vreemde', episode 3). Vervolgens verlaat de opvoeder de kamer en is het kind samen met de vreemde (episode 4). In episode 5 komt de opvoeder weer terug (eerste hereniging) en gaat de vreemde de kamer uit. Aan het eind van deze episode verlaat de opvoeder voor de tweede keer de kamer. In episode 6 is het kind alleen in de spelkamer en in episode 7 komt de vreemde terug. De opvoeder komt in episode 8 ook terug in de spelkamer (tweede hereniging).
> De twee separaties van de opvoeder in een onbekende omgeving zijn voor jonge kinderen stressvol en die stress roept gehechtheidsgedrag op. Daarom is het gedrag van het kind bij de twee herenigingen doorslaggevend voor de gehechtheidsclassificatie. Er wordt dan geobserveerd in hoeverre het kind toenadering tot en contact met de opvoeder zoekt of die juist vermijdt, boosheid of wellicht gedesorganiseerd gedrag (zie ▶ box 18.6) laat zien.

Hoewel de neiging om zich te hechten aan een opvoeder tot de evolutionaire bagage van ieder kind behoort, zijn er grote verschillen in de wijze waarop de eerste gehechtheidsrelatie gestalte krijgt. De grootste groep kinderen (wereldwijd ongeveer 60%) is veilig gehecht. In een stressvolle situatie van scheiding en hereniging met de opvoeder (in de Vreemde Situatie-procedure, een gestandaardiseerde observatieprocedure, Ainsworth, Blehar, Waters & Wall, 1978, zie ▶ box 18.4) laten deze kinderen een minimum aan onveilig gehechtheidsgedrag zien, zoals afweren en vermijden, en zijn ze in staat bij terugkeer van de opvoeder snel weer te gaan spelen. De kinderen met een vermijdende gehechtheid (ongeveer 15%) lijken onverstoorbaar te zijn als de opvoeder verdwijnt (zij gaan vaak gewoon door met spelen), maar zijn toch emotioneel uit hun evenwicht (zoals blijkt uit een verhoogde hartslag). Ze vermijden de opvoeder bij terugkomst, uit angst hun negatieve emoties al te zichtbaar te maken en daardoor een afwijzende reactie op te roepen. De ambivalent gehechte kinderen (ongeveer 10%) daarentegen maximaliseren hun negatieve emoties, ze huilen vaak en klampen zich vast aan de opvoeder, maar uiten tegelijk hun boosheid en verdriet door afwerend gedrag. Dit is hun manier om de aandacht te trekken van een opvoeder die al te vaak (mentaal) afwezig is (Van IJzendoorn, 1994), zie ▶ box 18.5. De overige 15% van de kinderen heeft een gedesorganiseerde gehechtheidsclassificatie (zie ▶ box 18.6).

Box 18.5 Gehechtheidsclassificatie

Men onderscheidt vier verschillende typen gehechtheid.

Veilig gehechte kinderen weten in de Vreemde Situatie-procedure de balans te vinden tussen gehechtheidsgedrag en exploratie. Ze zoeken bij de hereniging met de opvoeder nabijheid en contact, en zijn snel getroost als ze tijdens de separatie van slag waren. Daarna komen ze weer aan spel en exploratie toe.

Onveilig-vermijdende kinderen lijken onaangedaan door de separaties en zoeken geen nabijheid tot de opvoeder bij de hereniging. Toch laten fysiologische metingen zien dat deze kinderen wel degelijk stress ervaren tijdens de Vreemde Situatie-procedure, maar ze zoeken daarvoor geen troost bij de opvoeder.

Onveilig-ambivalente kinderen zoeken ook toenadering tot de opvoeder bij de hereniging, maar worden door het contact niet getroost. Ze weren de opvoeder boos af of blijven passief en komen niet meer aan spel toe.

Kenmerkend voor kinderen die gedesorganiseerd gehecht zijn is het (tijdelijk) wegvallen van een consistente strategie; ze laten gedrag zien dat bij geen van de genoemde gehechtheidsstrategieën past (zie ▶ box 18.6).

Ten slotte zijn er kinderen die weliswaar een patroon van gehechtheid laten zien zoals beschreven, maar tegelijk gedesorganiseerd gedrag vertonen, juist bij terugkeer van de ouder na een korte separatie (in niet-klinische groepen ongeveer 15%). Dit gedesorganiseerde gedrag van een kind zou wijzen op een onoplosbare paradox: de ouder wordt door het gedesorganiseerde kind tegelijk als enig mogelijke bron van geborgenheid gezien én als bron van onvoorspelbare angst. Hesse en Main (2006) spreken in dit geval van *fright without solution*. Het gedesorganiseerde kind laat vreemde, tegenstrijdige, bizarre en onverklaarbare gedragingen zien (bijvoorbeeld verstillen, 'bevriezen', herhaaldelijk onafgemaakte pogingen tot nabijheid zoeken van de verzorger, zie ▶ box 18.6). Deze gedesorganiseerde gedragingen weerspiegelen angst, twijfel en verwarring ten opzichte van de opvoeder, waardoor de gebruikelijke strategie om met angst en spanning om te gaan (via consistent vermijden, afweren of troost zoeken) wegvalt.

Box 18.6 Gedesorganiseerde gehechtheid

De onderzoekers Mary Main en Judith Solomon hebben een codeersysteem ontworpen om het gedrag dat kinderen met een gedesorganiseerde gehechtheid vertonen, betrouwbaar te kunnen observeren in de Vreemde Situatie-procedure. Gedesorganiseerd gehechtheidsgedrag is alle gedrag dat niet past in een van de gangbare strategieën van omgang met angst en spanning in vreemde situaties waarin de ouder aanwezig is en waarbij er ook geen neurologische afwijkingen als oorzaak aangewezen kunnen worden. Het systeem bestaat uit de volgende hoofdcategorieën: (Main & Solomon, 1990):

- opeenvolging van tegenstrijdig gedrag;
- gelijktijdig vertonen van tegenstrijdig gedrag;
- onafgemaakt of verkeerd gericht gedrag;
- stereotiep gedrag, abnormale lichaamshoudingen;
- bewegingloze verstilling gedurende meer dan twintig seconden;
- tekenen van angst voor de opvoeder;
- gedesoriënteerd gedrag, in het bijzonder direct na de terugkeer van de opvoeder.

18.4   Kindermishandeling en gehechtheid

18.4.1 Gehechtheidsrelaties bij mishandelde kinderen

Kindermishandeling wordt beschouwd als een belangrijke oorzaak van gedesorganiseerde en onveilige gehechtheid (Hesse & Main, 2006). Mishandeling betekent meestal een zeer onveilige en vaak beangstigende gezinssituatie. In een van de eerste studies naar gedesorganiseerde en onveilige gehechtheid bij mishandelde kinderen concludeerden Cicchetti en collega's (Carlson, Cicchetti, Barnett, Braunwald., 1989) dat meer dan 80% van de mishandelde kinderen gedesorganiseerd of onveilig gehecht was. Cyr en collega's hebben in een meta-analyse onderzocht of dit verhoogde risico nog steeds gevonden wordt als de resultaten van alle studies naar mishandeling en gehechtheid worden samengevoegd (Cyr, Euser, Bakermans-Kranenburg & Van IJzendoorn, 2010). Zij includeerden tien studies over mishandeling en gehechtheid en vonden dat de relatie tussen mishandeling en zowel gedesorganiseerde als onveilige gehechtheid zeer sterk was ($d=2,19$ voor desorganisatie en $d=2,10$ voor onveilige gehechtheid). Het verhoogde risico op gedesorganiseerde gehechtheid bestond echter ook bij kinderen uit gezinnen met veel sociaal-economische problemen, zoals het samen voorkomen van een laag inkomen, eenoudergezin, lage opleiding, jong ouderschap en middelengebruik bij de ouders, maar waar geen sprake was van mishandeling. Ook dit soort gezinssituaties kan voor kinderen beangstigend zijn, wat meer gedesorganiseerde gehechtheid kan verklaren. De conclusie moet luiden dat mishandeling een groot risico vormt voor het ontwikkelen van een gedesorganiseerde gehechtheid.

18.4.2 Gehechtheidsstoornissen en 'pathogene zorg'

In de beschrijving van de reactieve hechtingsstoornis en de ontremd-sociaalcontactstoornis in de DSM-5 is sprake van pathogene zorg zoals verwaarlozing en mishandeling, waarop de stoornis een reactie moet vormen (zie ▶ box 18.7). Op die manier wordt het syndroom afgebakend van verstoorde gehechtheid als gevolg van bijvoorbeeld autisme of andere neurobiologische aandoeningen in het kind. De taxonomie van de hechtingsstoornissen bevat verder indicatoren die sterk lijken op gedesorganiseerd gehechtheidsgedrag (zie ▶ box 18.6): tegenstrijdig gedrag zoals de combinatie van toenadering zoeken en afstand nemen van de gehechtheidsfiguur in stressvolle situaties en verstijfd van angst zijn in aanwezigheid van de ouder. In de kern zijn de stoornissen ernstig verstoorde gehechtheidsrelaties waarvan de oorzaken in de omgeving van het kind liggen en dateren van vóór de vijfde verjaardag van het kind. De DSM-5 maakt daarbij een onderscheid tussen hechtingsstoornissen die gekenmerkt worden door extreme geremd-heid en teruggetrokken gedrag (*reactive attachment disorder*) of door oppervlakkige relaties en gebrek aan selectiviteit (*disinhibited social engagement disorder*).

Box 18.7 Diagnostische criteria voor (reactieve) hechtingsstoornis

In de klinische praktijk wordt de term (reactieve) hechtingsstoornis vaak gebruikt als aan-duiding voor problemen in de ouder-kindrelatie of in de opvoedingsomgeving. De DSM-5 onderscheidt twee typen: reactieve hechtingsstoornis (*reactive attachment disorder*) en ontremd-sociaalcontactstoornis (*disinhibited social engagement disorder*). De diagnostische criteria voor deze typen worden hier beschreven (APA, 2013).

Reactieve hechtingsstoornis
Classificatiecriteria

A. Een consistent patroon van geremd, emotioneel teruggetrokken gedrag jegens volwas-sen verzorgers, wat tot uiting komt in beide volgende kenmerken:
   1. Het kind zoekt zelden of nauwelijks vertroosting als het van streek is.
   2. Het kind reageert zelden of nauwelijks op troosten als het van streek is.
B. Een persisterende sociale en emotionele stoornis die gekenmerkt wordt door minstens twee van de volgende kenmerken:
   1. Minimale sociale en emotionele responsiviteit op anderen.
   2. Beperkt positief affect.
   3. Episodes van onverklaarde prikkelbaarheid, verdrietigheid of angstigheid die zelfs gedurende niet-bedreigende interacties met volwassen verzorgers evident zijn.
C. Het kind heeft een patroon van extreme vormen van ontoereikende verzorging meege-maakt, zoals blijkt uit minstens één van de volgende kenmerken:
   1. Sociale verwaarlozing of deprivatie waarbij emotionele basisbehoeften aan ver-troosting, aanmoediging en affectie persisterend door volwassen verzorgers wor-den veronachtzaamd.
   2. Herhaaldelijk wisselen van primaire verzorgers, wat het vormen van stabiele hech-tingsrelaties beperkt (zoals frequente veranderingen in de pleegzorg).
   3. Opgroeien in ongebruikelijke omgevingen dat het vormen van selectieve hech-tingsrelaties ernstig beperkt (zoals instellingen met veel kinderen per verzorger).
D. Er zijn redenen om te veronderstellen dat de verzorging genoemd in criterium C ver-antwoordelijk is voor het gestoorde gedrag uit criterium A (de gedragsproblemen in criterium A zijn bijvoorbeeld begonnen na het gebrek aan adequate verzorging in crite-rium C).
E. Er wordt niet voldaan aan de criteria voor de autismespectrumstoornis.
F. De stoornis is vóór het 5e levensjaar duidelijk aanwezig.
G. Het kind heeft een ontwikkelingsniveau van minstens 9 maanden.

→ Specificeer indien persisterend:
Persisterend: de stoornis is meer dan een jaar aanwezig geweest.

→ Specificeer actuele ernst:
De reactieve hechtingsstoornis krijgt de specificatie ernstig als een kind alle symptomen van de stoornis vertoont, waarbij elk symptoom zich op een relatief hoog niveau manifes-teert.

Ontremd-sociaalcontactstoornis
Classificatiecriteria

A. Een gedragspatroon waarbij een kind actief onbekende volwassenen benadert en met hen omgaat, en minstens twee van de volgende kenmerken vertoont:
   1. Vermindering of ontbreken van terughoudendheid in het benaderen van en omgaan met onbekende volwassenen.
   2. Overmatig familiair verbaal of lichamelijk gedrag (dat niet strookt met cultureel aanvaarde en bij de leeftijd passende sociale grenzen).
   3. Verminderd of geheel niet in de gaten houden van de volwassen verzorger als het kind zich wat verder weg waagt, zelfs in een onbekende omgeving.
   4. Bereidheid om met minimale of zonder aarzeling mee te gaan met onbekende volwassenen.
B. Het gedrag in criterium A is niet beperkt tot impulsiviteit (zoals bij de aandachtsdeficientie-/hyperactiviteitsstoornis), maar betreft sociaal ontremd gedrag.
C. Het kind heeft een patroon van extreme vormen van ontoereikende verzorging meegemaakt, zoals blijkt uit minstens een van de volgende kenmerken:
   1. Sociale verwaarlozing of deprivatie waarbij emotionele basisbehoeften aan vertroosting, aanmoediging en affectie persisterend door volwassen verzorgers worden veronachtzaamd.
   2. Herhaaldelijk wisselen van primaire verzorgers, dat het vormen van stabiele hechtingsrelaties beperkt (zoals frequente veranderingen in de pleegzorg).
   3. Opgroeien in ongebruikelijke omgevingen, dat het vormen van selectieve hechtingsrelaties ernstig beperkt (zoals instellingen met veel kinderen per verzorger).
D. Er zijn redenen om te veronderstellen dat de verzorging genoemd in criterium C verantwoordelijk is voor het gestoorde gedrag uit criterium A (de gedragsproblemen in criterium A zijn bijvoorbeeld begonnen na de pathogene verzorging in criterium C).
E. Het kind heeft een ontwikkelingsniveau van minstens 9 maanden.

→ Specificeer indien persisterend:
Pesisterend: de stoornis is meer dan een jaar aanwezig geweest.

→ Specificeer actuele ernst:
De ontremd-sociaalcontactstoornis krijgt de specificatie ernstig als een kind alle symptomen van de stoornis vertoont, waarbij elk symptoom zich op een relatief hoog niveau manifesteert.

Er zijn heel weinig empirische studies gedaan naar de stabiliteit en validiteit van hechtingsstoornissen als syndroom en als diagnostische categorie (Boris, Hinshaw-Fuselier, Smyke, Scheeringa, Heller & Zeanah, 2004; Volkmar, 1997). Langzaamaan neemt het onderzoek naar dit construct toe (Zeanah & Smyke, 2008), maar het meeste onderzoek is gericht op kinderen in tehuizen en niet op kinderen die opgroeien in (mishandelende) gezinnen. Het is verbazingwekkend dat een algemeen gebruikt diagnostisch systeem voor gehechtheidsstoornissen nog nauwelijks gebaseerd is op theorie en onderzoek naar gehechtheid.

De hechtingsstoornissen kampen ook met het probleem van 'pathogene zorg' als onderdeel van de omschrijving. Er zijn pragmatische redenen voor opname van dit criterium bij de inclusiecriteria van hechtingsstoornissen in de DSM-5. Door de overlap in symptomen tussen de reactieve hechtingsstoornis en andere stoornissen (bijvoorbeeld aspecten van autismespectrumstoornissen) is niet goed vast te stellen of de symptomen van het kind daadwerkelijk wijzen op een probleem in de gehechtheid, of eigenlijk te wijten zijn aan een stoornis van heel andere aard. Volkmar (1997) betoogde echter dat pathogene zorg geen noodzakelijke voorwaarde zou moeten zijn voor hechtingsstoornissen en wel om de volgende redenen:

- Het wijkt daarmee af van de definitie van reactieve hechtingsstoornis in de ICD-10.
- Criteria die oorzaken betreffen (de etiologie van de stoornis) worden ook bij andere DSM-IV (nu DSM-5)-diagnoses niet geëxpliciteerd.
- Men sluit op die manier gevallen uit waarbij wel de symptomen zichtbaar zijn, maar waar verwaarlozing of mishandeling niet aan de orde is of lijkt.
- Het is lastig om retrospectief vast te stellen of van pathogene zorg sprake is geweest.

Een tweede probleem met de omschrijving van hechtingsstoornissen in de DSM-5 is dat deze eclectisch en heterogeen is. De gedragsindicatoren lijken impliciet te verwijzen naar het codeersysteem van gedesorganiseerde gehechtheid (Main & Solomon, 1990). De indicator 'gebrek aan selectiviteit' (*reduced or absent reticence in approaching and interacting with unfamiliar adults*) bijvoorbeeld, is terug te vinden in de categorie 'onafgemaakt of verkeerd gericht gedrag', omdat het kind in een stressvolle situatie zijn heil zoekt bij een onbekend persoon in plaats van bij de gehechtheidsfiguur. Een ander voorbeeld is het niet zoeken van troost als het kind overstuur is, dat in het codeersysteem voor gedesorganiseerde gehechtheid is opgenomen onder de categorie 'onafgemaakt of verkeerd gericht gedrag'. Een laatste voorbeeld is het onverklaarbaar angstig zijn, zelfs in niet-bedreigende interacties met de verzorger. Dit type gedrag valt in het codeersysteem voor gedesorganiseerde gehechtheid onder 'tekenen van angst voor de opvoeder'. De genoemde voorbeelden komen uit de DSM-5, maar soortgelijke omschrijvingen zijn te vinden in de ICD-10. In de ICD-10 wordt bijvoorbeeld gesproken over tegenstrijdige of ambivalente sociale responsiviteit, vooral in stressvolle situaties. In de *diagnostic classification: zero to three* ligt de nadruk op de rol van de opvoedingssituatie bij de ontwikkeling van reactieve hechtingsstoornissen, zoals langdurige ziekenhuisopname, wisselende opvoedingsarrangementen zonder vaste opvoeder of gehechtheidsfiguur en depressie of verslaving bij de ouders.

Zeanah en collega's definieerden gehechtheidsstoornissen als volgt:

» 'Attachment problems become psychiatric disorders for infants when emotions and behaviours displayed in attachment relationships are so disturbed as to indicate, or substantially increase the risk for, persistent distress or disability in the infant.' (Zeanah, Mammen & Lieberman, 1993, p. 338) «

Als we deze definitie nemen als criterium om de klinische status van gedesorganiseerde gehechtheid te beoordelen, dan moet gedesorganiseerde gehechtheid in ernstige vorm gerekend worden tot een psychiatrische stoornis met meer of minder ernstige symptomen en gevolgen. We weten dat gedesorganiseerde gehechtheid samenhangt met problematische stressregulatie in spanningsvolle omstandigheden (verhoogde hartslag, verhoogde cortisolproductie in vergelijking tot de andere gehechtheidscategorieën). Verder is aangetoond dat kinderen met een gedesorganiseerde gehechtheid vaker agressief en externaliserend probleemgedrag laten zien in de kleutertijd en dat ze in de adolescentie een verhoogde kans hebben op dissociatie en met dissociatie samenhangende psychopathologie (Van IJzendoorn, Schuengel & Bakermans-Kranenburg,1999; Sroufe e.a., 2005).

18.4.3 Gehechtheidsproblemen als risico voor kindermishandeling: intergenerationele overdracht

Gehechtheid kan ook een verklaring vormen voor de intergenerationele overdracht van mishandeling. Een onveilige of gedesorganiseerde gehechtheid heeft een negatieve invloed op het opvoeden van de eigen kinderen. De kwaliteit van de gehechtheidsrelatie kan in de volwassenheid worden gemeten met het Gehechtheidsbiografisch Interview (GBI; Adult Attachment Interview, AAI; George, Kaplan & Main, 1984, Hesse, 2008). Het GBI is een semigestructureerd interview waarin wordt gevraagd naar gehechtheidservaringen in de jeugd. In een meta-analyse naar de verdeling van gehechtheidsrepresentaties gemeten met het GBI werd inderdaad gevonden dat slachtoffers van mishandeling vaker onverwerkt verlies of trauma lieten zien. Verder bleek dat plegers van geweld in het gezin vaker een gepreoccupeerde gehechtheidsrepresentatie hadden en vaker blijk gaven van onverwerkt verlies of trauma (Bakermans-Kranenburg & Van IJzendoorn, 2009).

In de eerder besproken 'Minnesota study of risk and adaption from birth to adulthood' (Sroufe e.a., 2005) werd gevonden dat ouders die de cirkel van mishandeling niet wisten te doorbreken, gekenmerkt werden door incoherente mentale representaties van gehechtheid zoals vastgesteld met het GBI. Ze voelden zichzelf minder gewaardeerd, hadden een minder scherp omlijnd zelfbeeld en waren minder gevoelig voor en sneller negatief geprikkeld door gehechtheidssignalen van hun kind. In die zin laat de Minnesotastudie zien dat de vicieuze cirkel van kindermishandeling samenvalt met de intergenerationele overdracht van angstige vormen van gehechtheid (Sroufe e.a., 2005; Van IJzendoorn, 1995).

Opvallend was dat in deze studie 30% van de ouders die door hun eigen ouders waren mishandeld, met hun eigen kinderen *niet* in dezelfde fout verviel. Factoren die te maken hebben met relaties met anderen, zorgden voor dit doorbreken van de intergenerationele overdracht van mishandeling: een ondersteunende opvoeder in de eigen kindertijd (bijvoorbeeld de vader of een grootouder); minstens zes maanden psychotherapeutische behandeling; en/of een ondersteunende partnerrelatie in de volwassenheid. Dergelijke beschermende factoren waren afwezig bij ouders die hun eigen mishandeling 'doorgaven' aan de volgende generatie (Sroufe e.a., 2005). Ander onderzoek ondersteunt de bevinding dat sociale steun een beschermende factor is. Verder werden in deze studie aanwijzingen gevonden dat de afwezigheid van financiële problemen een rol speelt in het doorbreken van de intergenerationele overdracht (Dixon, Browne & Hamilton-Giachritsis, 2009). Ondersteunende relaties spelen dus een belangrijke rol in het doorbreken van de intergenerationele overdracht van mishandeling.

18.5 Naar een bio-ecologisch model van kindermishandeling en gehechtheidsproblemen: een integratie van risico- en beschermende factoren

De NPM-2010, die empirisch vaststelde hoe vaak kindermishandeling voorkomt in Nederland anno 2010, wijst uit dat gezinnen met laag opgeleide ouders, met werkloze ouders, eenoudergezinnen, stiefgezinnen, allochtone gezinnen en grotere gezinnen een verhoogde kans op kindermishandeling laten zien. Wellicht komt een deel van deze risicofactoren samen in de vicieuze cirkel van kindermishandeling waarin families generatieslang gevangen kunnen zitten. Zo is het denkbaar dat werkloosheid en zeer lage opleiding worden doorgegeven van generatie op generatie, waardoor de kans op intergenerationele overdracht van kindermishandeling wordt vergroot. Het is verder een tragisch gegeven dat ouders die zelf als kind mishandeld zijn, vaker dan andere ouders hun kinderen mishandelen.

Aan neurobiologische factoren die samenhangen met kindermishandeling is in dit hoofdstuk tot nu toe geen aandacht geschonken. Niettemin moet een volledig verklaringsmodel van kindermishandeling en haar gevolgen voor protectieve en risicofactoren het hele spectrum van molecuul tot werkgelegenheid omvatten. Niet alle kinderen met een alleenstaande ouder zonder werk en met zeer lage opleiding worden mishandeld, niet ieder kind in een gezin met mishandelende ouders wordt slachtoffer en niet ieder mishandeld kind zal daarvan even ernstige gevolgen ondervinden. De vraag is hoe we dergelijke verschillen in vatbaarheid voor (de gevolgen van) kindermishandeling kunnen verklaren en bij de beantwoording van die vraag moeten niet alleen psychosociale maar ook neurobiologische factoren in de beschouwing worden betrokken, bij voorkeur in interactie met elkaar.

De tweelingstudie van Jaffee, Caspi, Moffit, Polo-Thomas en Price (2004) naar genetische en omgevingsinvloeden op hardhandige opvoeding en mishandeling, laat zien dat kinderen met een verschillende genetische bagage hun ouders meer of minder kunnen prikkelen tot een harde aanpak. Zo spelen kinderen zelf mogelijk een rol in het ontstaan van externaliserend (agressief, oppositioneel of antisociaal) probleemgedrag door hun ouders tot hardhandige disciplinering uit te lokken die vervolgens leidt tot ongevoeligheid bij het kind voor de gevolgen van zijn gedrag voor anderen. Maar de grenzen van het effect van kinderen op het gedrag van hun ouders lijkt bij mishandeling te liggen. De studie van Jaffee en haar collega's maakt aannemelijk dat kindermishandeling vooral met factoren samenhangt die tussen gezinnen verschillen ('gedeelde omgeving'), dus met omgevingsfactoren die met de invloed van het kind niets van doen hebben. Hun onderzoek wijst erop dat niet de genetische bagage van het kind, maar zijn omgeving verantwoordelijk is voor kindermishandeling.

Niettemin kunnen genetische verschillen tussen kinderen van groot belang zijn voor begrip van de differentiële effecten van kindermishandeling, vooral omdat genen een cruciale rol spelen in gen-omgevinginteracties. Zoals Bronfenbrenner (1979) al eens puntig stelde: in opvoeding en ontwikkeling zijn de hoofdeffecten waarschijnlijk de interacties, in dit geval: de gen-omgevinginteracties (zie ▶ box 18.8).

Een bio-ecologisch model van kindermishandeling maakt evenwel duidelijk dat sociale, pedagogische en psychologische factoren maar een deel van de puzzel vormen en dat het de moeite loont om ook de neurobiologische dimensie in de beschouwing te betrekken. Te denken valt aan biologische factoren (bijvoorbeeld genen) die een persoon ontvankelijker kunnen maken voor de gevolgen van negatieve ervaringen (Belsky, Bakermans-Kranenburg & Van IJzendoorn, 2007) en aan lichamelijke stressregulatie. Juist de nadruk op de neurobiologie van kindermishandeling zal de invloed van de psychosociale omgeving en van sociale en pedagogische interventies duidelijker profileren.

Box 18.8 Genen, mishandeling en antisociaal gedrag: de Dunedin-studie

Een goed voorbeeld van onderzoek naar de interactie tussen neurobiologische en pedagogische factoren is de beroemde longitudinale Dunedin-studie van Caspi en collega's (2002) naar de effecten van kindermishandeling op de ontwikkeling van antisociaal gedrag in de volwassenheid. Als kinderen (in dit geval overigens alleen jongens) zijn blootgesteld aan harde opvoeding en zelfs mishandeling, dan leidt dat vooral tot antisociaal gedrag als deze kinderen tevens genetisch kwetsbaar zijn, bijvoorbeeld door een mono-amino-oxidase A (MAOA)-genotype met lage productie van het MAOA-enzym. MAOA is van belang voor de afbraak van serotonine, dopamine en norepinefrine: hormonen die de regulatie van emoties en gedrag beïnvloeden (Kim-Cohen e.a., 2006) en werkt als een soort rem op antisociaal gedrag bij stress.

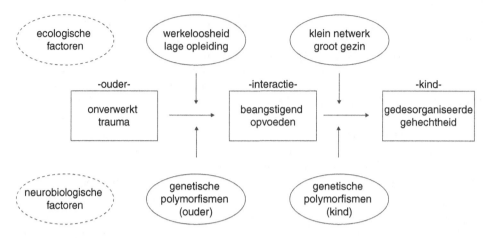

◻ Figuur 18.2   Bio-ecologisch model van gehechtheidsproblemen en kindermishandeling.

In twee Leidse studies werd gevonden dat gen-omgevinginteracties al heel vroeg in de levensloop zichtbaar worden. Zo bleek het risico van agressief gedrag bij peuters vergroot door een insensitieve opvoeding van de ouders, maar alleen bij kinderen die genetisch kwetsbaar zijn. In dit geval door een gebrekkige regulatie van het dopaminesysteem waarbij de lange variant van het DRD4-polymorfisme een rol speelt (Bakermans-Kranenburg & Van IJzendoorn, 2006). In een andere studie bleek dat onverwerkt verlies of ander trauma bij de ouders – een van de meest gerepliceerde voorspellers van gedesorganiseerde gehechtheid bij het kind (zie Madigan e.a., 2006, voor een meta-analyse) – veel vaker leidde tot gedesorganiseerde gehechtheid als het kind diezelfde lange variant van het DRD4-polymorfisme had. De kans op gedesorganiseerde gehechtheid bij kinderen met het genetische risico en een ouder met onverwerkt verlies was 18 keer groter dan bij kinderen die niet die combinatie van 2 risico's hadden (Van IJzendoorn & Bakermans-Kranenburg, 2006). Juist verscherpt inzicht in de interactie tussen genen en omgeving maakt duidelijk waarom sociale en pedagogische interventies bij sommige kinderen grote effecten sorteren en bij andere kinderen nauwelijks verandering teweegbrengen (Bakermans-Kranenburg, Van IJzendoorn, Mesman, Alink & Juffer, 2008). Een bio-ecologisch model van kindermishandeling bestrijkt alle relevante (risico- en beschermende) factoren, van molecuul tot werkloosheid, in hun onderlinge wisselwerking (zie ◻ figuur 18.2). Differentiële vatbaarheid (Belsky e.a., 2007) voor de invloed van opvoeding zal daarbij een sleutelbegrip blijken te zijn.

Box 18.9 Het effect van structurele verwaarlozing op de ontwikkeling van het brein
Het opgroeien in instellingen en kindertehuizen waar geen sprake is van (een) vaste verzorger(s) en waarin kinderen dus geen relatie kunnen opbouwen met een ondersteunende volwassene, is een vorm van structurele verwaarlozing. In dit soort tehuizen is vaak sprake van een hoge kind-verzorgerratio en frequente wisselingen in verzorgers. Er is vaak voldoende materiële zorg, maar emotionele steun ontbreekt vrijwel geheel. Uit verschillende studies is gebleken dat structurele verwaarlozing zeer ernstige effecten kan hebben op de ontwikkeling van kinderen. Een bekende studie op dit gebied is de Bucharest Early Intervention Study (BEIP; Nelson e.a., 2007). In deze studie is de ontwikkeling van kinderen die wonen in kindertehuizen in Boekarest, Roemenië, vergeleken met die van kinderen die uit het kindertehuis zijn overgeplaatst naar pleeggezinnen en kinderen die opgroeiden in hun

biologische gezin. Toewijzing aan de reguliere plaatsing in het tehuis versus pleegzorg gebeurde willekeurig; de verschillen tussen deze groepen kinderen zijn dus niet te verklaren aan de hand van verschillen tussen beide groepen kinderen voorafgaand aan de plaatsing.

Sheridan en collega's (Sheridan, Fox, Zeanah, McLaughlin & Nelson, 2012) vonden dat kinderen die in een tehuis opgroeiden kleinere volumes van witte stof (de snelle verbindingswegen tussen zenuwcellen) in het brein hadden dan kinderen die opgroeiden bij hun eigen ouders. Verder lieten zij zien dat als kinderen vanuit het tehuis in pleegzorg terechtkwamen, de achterstand in witte stof kleiner werd. Structurele verwaarlozing heeft dus invloed op de ontwikkeling van het brein. Tegelijkertijd laten deze resultaten zien dat er sprake is van plasticiteit van het brein, wat impliceert dat vroeg ingrijpen een deel van de negatieve effecten van mishandeling kan tegengaan.

18.6 Implicaties voor diagnostiek en behandeling

18.6.1 Assessment van kindermishandeling

Voor de bepaling (en afbakening) van kindermishandeling zijn in de praktijk nog weinig effectief bewezen instrumenten voorhanden. In de JGZ-richtlijn *Secundaire preventie kindermishandeling* (Wagenaar-Fisher, Heerdink-Obenhuijsen, Kamphuis & Wilde, 2010, p. 16) wordt het volgende geconstateerd: 'De meeste in de JGZ gebruikte signaleringsinstrumenten zijn onvoldoende onderzocht op betrouwbaarheid.' Veelgebruikte signaleringsinstrumenten bestemd voor het vaststellen van psychosociale problemen en problematische opvoedingssituaties kunnen als hulpmiddel worden gebruikt, maar zijn niet geschikt als diagnostisch instrument voor kindermishandeling (JGZ-Standaard, 2006).

In Nederland rust bij het AMK de zware verantwoordelijkheid om op basis van veelal beperkte informatie een juiste inschatting te maken van verdere stappen in verband met (het vermoeden van) kindermishandeling (Baeten, 2002, zie ▶ box 18.3). In een recente studie naar het besluitvormingsproces bij kindermishandeling zijn AMK-teams vergeleken met derdejaars psychologiestudenten (De Ruiter, De Jong & Reus, 2013). Uit de resultaten bleek dat AMK-medewerkers veel vragen stelden, maar onvoldoende diagnostische hypothesen formuleerden. Aan ouderfactoren, de belangrijkste categorie risicofactoren, besteedden de AMK-medewerkers weinig aandacht. Een risicotaxatie-instrument zou kunnen dienen als een checklist voor het objectief inschatten van relevante risicofactoren. De CARE-NL is een veelgebruikt risicotaxatie-instrument voor kindermishandeling. Retrospectief dossieronderzoek wees uit dat de CARE-NL toegepast op AMK-dossiers betrouwbaar is (De Ruiter & De Jong, 2006). In een prospectief onderzoek is vervolgens gekeken naar de voorspellende waarde van de risicotaxatie met de CARE-NL (De Ruiter, Hildebrand & Van der Hoorn, 2012). Het oordeel over een gezin op basis van de CARE-NL bleek een redelijk goede voorspeller te zijn van ondertoezichtstelling (OTS) en uithuisplaatsing. Het was echter niet duidelijk of de OTS en uithuisplaatsing in deze gevallen ook de juiste diagnostische beslissing was. Verder is nog onbekend wat de voorspellende waarde van de CARE-NL is voor nieuwe meldingen van kindermishandeling. Een toets van de specificiteit en de selectiviteit van de CARE-NL op dit gebied is nog niet voorhanden.

Box 18.10 Instrumenten voor assessment van (problematische) gehechtheid

Instrument (auteurs)	0-4 jaar	4-12 jaar	>12 jaar
Strange Situation-procedure (Ainsworth e.a., 1978)	X		
Attachment Q-sort (Waters & Deane, 1985)	X		
Cassidy & Marvin System to Classification of Attachment in Kindergartens (1990)	X[a]	X[a]	
Crittenden's Preschool Attachment Assessment (Crittenden, 1992)	X		
Main & Cassidy Attachment Classification for Kindergarten-age children (Main & Cassidy, 1988)		X	
Kaplan Picture Response Procedure (Kaplan, 1987/1995)		X	
Adapted Picture Response Procedure (Jacobsen e.a., 1994)		X	
Adapted Picture Response Procedure (Slough & Greenberg, 1990)		X	
Doll Play Procedure (Bretherton e.a., 1990)	X		
Incomplete Stories with Doll Family (Cassidy, 1988)	X[b]	X[b]	
Doll Play Procedure (George & Solomon, 1994)		X	
Attachment Script Assessment (Waters & Waters, 2006)		X	X
Adult Attachment Interview (George, Kaplan & Main, 1984)			X

[a] Preschool; [b] Kindergarten

18.6.2 Assessment van (problematische) gehechtheid

Er is een verscheidenheid aan instrumenten beschikbaar om de kwaliteit van de gehechtheids-relatie vast te stellen (voor een overzicht per leeftijdscategorie, ontleend aan Solomon & George, 2008, zie ▶ box 18.9). Er is echter weinig systematisch en diepgaand onderzoek gedaan naar de constructvaliditeit van gehechtheidsmetingen (Solomon & George, 2008). De grootste onzeker-heid over het meten van gehechtheid zit in de voorschoolse leeftijd, ongeveer 21-48 maanden.

Het is belangrijk om bij deze opsomming van instrumenten voor de bepaling van de ge-hechtheidsrelatie vast te stellen dat deze instrumenten voor het overgrote deel niet bedoeld zijn als klinische instrumenten voor diagnostiek en behandeling betreffende één persoon, maar als onderzoeksinstrumenten die kenmerken over groepen vaststellen. Bovendien zijn gehecht-heidsstoornissen niet synoniem aan individuele verschillen in gehechtheid, zoals die bijvoor-beeld in de Vreemde Situatie-procedure worden gemeten.

18.6.3 Preventie en behandeling in gezinnen

De effectiviteit van interventies in gezinnen met kindermishandeling is nog nauwelijks met gecontroleerde en gerandomiseerde experimenten onderzocht (zie bijvoorbeeld Lundahl, Ni-mer & Parsons, 2006). Er zijn twee benaderingen: cognitief-gedragsgerichte strategieën en/

of verhoging van sociale steun. Vaak zijn deze strategieën geïmplementeerd in programma's met nog veel meer componenten. Voorbeelden van trainingscomponenten zijn: stressreductie, assertiviteitstraining, omgaan met geld, veiligheid in huis, begeleiding bij werk zoeken en ouder-kindinteractietraining (Lutzker, 1994). Een voorbeeld van een programma met verschillende componenten is de Nurse Family Partnership (Olds e.a., 2010), een preventieprogramma gericht op hoog-risicoouders, dat start vóór de geboorte van het kind en stopt als het kind 2 jaar oud is. De huisbezoeken zijn gericht op opvoedingsondersteuning, gezondheidsvoorlichting, vaardigheidsinstructie en persoonlijke begeleiding. Dit programma is aangepast aan de Nederlandse situatie en onder de naam Voorzorg getoetst op effectiviteit. De interventie bleek in een groep laag opgeleide jonge moeders (jonger dan 25 jaar) met ten minste één andere risicofactor (bijvoorbeeld alleenstaand, slachtoffer van mishandeling, ongewenste zwangerschap enzovoort) effectief in het verminderen van partnergeweld, het verminderen van roken door de moeder en het vaker geven van borstvoeding (Mejdoubi e.a., 2013a en Mejdoubi e.a., 2013b). Verder bleek de interventie effectief in het verminderen van het aantal AMK-meldingen: in de groep die gebruikelijke zorg ontving werd 19% (31 van de 162) van de kinderen bij het AMK gemeld, terwijl dit in de interventiegroep 11% was (18 van de 167). De kwaliteit van de gehechtheidsrelatie tussen ouder en kind is niet in kaart gebracht in deze studie.

In de klinische praktijk wordt wel gebruikgemaakt van de zogenoemde 'holdingtherapie'. Bij deze therapie worden kinderen gedwongen om lichamelijk contact te maken met hun ouders ook al zijn ze daar niet aan toe. De ouder moet het kind vasthouden, desnoods tegen de zin van het kind en met behulp van lichamelijk geweld (bijvoorbeeld tegen de grond drukken van het tegenstribbelende kind). Het kind zou daardoor in staat gesteld worden om naar een eerder stadium in de ontwikkeling terug te keren, waarin het aangaan van een veilige relatie de centrale taak was. De herbeleving van die cruciale vroege periode zou een goede gehechtheid teweegbrengen tussen ouder en kind. Deze vorm van 'behandeling' is een gevaarlijke therapie, die grote risico's met zich meebrengt. In de Verenigde Staten hebben enkele kinderen er lichamelijke schade aan overgehouden (Chaffin e.a., 2006). In feite staat holdingtherapie haaks op de gehechtheidstheorie. Wat de therapeut in feite doet is de ouder stimuleren extreem insensitief op te treden. De ouder leert om juist niet te luisteren naar de signalen die het kind uitzendt, maar te volharden in het vasthouden aan de eigen lijn, ook al verzet het kind zich nadrukkelijk. In de gehechtheidstheorie leert men dat veilige gehechtheid gerelateerd is aan sensitieve zorg. Sensitief opvoeden betekent dat signalen van angst en spanning bij het kind opgemerkt worden en dat daarop tijdig en adequaat wordt gereageerd. In holdingtherapie is hiervan geen sprake. Het is merkwaardig dat de holdingtherapie wordt gekoppeld aan de gehechtheidstheorie die juist precies het tegengestelde impliceert. Daarnaast bestaat er geen enkel empirisch bewijs voor de werking van de therapie, zoals een panel van experts vaststelde (Chaffin e.a., 2006). De APSAC, een Amerikaanse 'waakhondorganisatie' op het terrein van kindermishandeling, waarschuwde voor het toepassen van deze vorm van behandeling en de kwalijke gevolgen ervan (zie ook Sroufe, Erickson & Friedrich, 2002).

Gezien de grote invloed van risicofactoren die samenhangen met zeer lage opleiding en werkloosheid ligt het voor de hand te pleiten voor sociaaleconomisch beleid met sterke nadruk op scholing en werkgelegenheid om kindermishandeling te voorkomen. Bij werkloze ouders en ouders met een afgebroken opleiding na de basisschool komt kindermishandeling relatief het vaakst voor. Effectief scholings- en werkgelegenheidsbeleid zal ook de prevalentie van kindermishandeling doen verminderen, zo mag men verwachten, hoewel een causaal verband tussen de risicofactoren en kindermishandeling moeilijk kan worden aangetoond. Ten slotte vindt relatief vaak kindermishandeling plaats in gezinnen met alleenstaande ouders. De aard van deze mishandeling is overwegend verwaarlozing, mogelijk als gevolg van een chaotische leefstijl en een overmaat aan spanningen die voortvloeien uit de ongedeelde verantwoordelijkheid voor opvoeding en werk. *It takes a village to raise a child*, zo luidt een oude Afrikaanse opvoedingswijsheid. Wat we hier bepleiten is het creëren van een vrije keuze van alleenstaande ouders van jonge kinderen voor betaald werk buitenshuis of onbetaalde 'zorgarbeid' binnenshuis, met opvoedingsondersteuning waar dat nodig is.

Preventieve interventies in de vorm van begeleiding met video-feedback zijn sinds 2000 inbegrepen in de door de overheid gesubsidieerde nazorg voor adoptieouders. Deze begeleiding wordt door adoptieouders zeer gewaardeerd (Juffer, Bakermans-Kranenburg & Van IJzendoorn, 2008). Dergelijke interventies zouden ook in risicogroepen voor kindermishandeling belangrijke steun kunnen bieden aan jonge ouders. Een van de weinige preventieve interventies waarvan de effectiviteit in Nederland empirisch is vastgesteld, is de Video-feedback to Promote Positive Parenting (VIPP, Juffer, Bakermans-Kranenburg & Van IJzendoorn, 2008). Interessant is dat deze benadering ook gedesorganiseerd gehechtheidsgedrag vermindert (Bakermans-Kranenburg, Van IJzendoorn & Juffer, 2005; Juffer, Bakermans-Kranenburg & Van IJzendoorn, 2005). Deze gedragsgerichte, relatief kortdurende aanpak, gericht op verhoging van de ouderlijke sensitiviteit en verbetering van het stellen van grenzen (disciplinering) kan op een nietstigmatiserende manier worden ingezet in een brede categorie gezinnen, ook al heeft zich in die gezinnen (nog) geen kindermishandeling voorgedaan. VIPP is namelijk niet gericht op het bestrijden van kindermishandeling zelf, maar op het scheppen van voorwaarden waaronder ouders het hoofd kunnen bieden aan de dagelijkse spanningen die de opvoeding van jonge kinderen kan oproepen. Ten slotte kan deze vorm van gestructureerde interventie bij gesignaleerde kindermishandeling ingezet worden als module in een bredere psychotherapeutische benadering gericht op de oorzaken en gevolgen van de mishandeling.

In Canada is de effectiviteit van een op VIPP gebaseerd programma onderzocht in gezinnen waarin mishandeling speelde (Moss e.a., 2011). Gezinnen die via jeugdzorg waren aangemeld, werden willekeurig toegewezen aan de interventie- of controleconditie. In beide groepen werd standaardzorg aangeboden. De interventiegroep kreeg daarnaast acht huisbezoeken waarin met behulp van video-feedback aandacht werd besteed aan de relatie tussen ouder en kind. Deze kortdurende interventie bleek effectief te zijn in het verbeteren van de sensitiviteit van ouders en de gehechtheidsrelatie tussen ouder en kind.

18.7   Conclusie en toekomstperspectief

In de toekomst zal het steeds belangrijker worden om kindermishandeling te onderzoeken en behandelen met wetenschappelijk onderbouwde methoden. Er moet daarom veel aandacht worden besteed aan de ontwikkeling van evidence-based screeningsinstrumenten en behandelmethoden van kindermishandeling en gehechtheidsproblemen.

Het is tevens van groot belang dat er replicaties blijven komen van de prevalentiestudie, om zodoende over een langere periode de prevalentie van kindermishandeling te kunnen volgen om te zien of beleid, preventie en klinische praktijk daadwerkelijk tot vermindering van kindermishandeling leiden. Empirisch onderzoek zal ook nog verder inzicht moeten verschaffen in de onderlinge relatie van de risico- en beschermende factoren rond kindermishandeling, om zodoende beleid en hulpverlening af te kunnen stemmen.

Tot slot zal een verklaringsmodel voor mishandeling en gehechtheidsproblemen gezocht moeten worden in de richting van een ecologisch model met aandacht voor neurobiologische aspecten van opvoeding en ontwikkeling.

Literatuur

Ainsworth, M.S., Blehar, M.C., Waters, E., & Wall, S. (1978). *Patterns of attachment: a psychological study of the Strange Situation*. Hillsdale, NJ: Erlbaum.

Alink, L.R.A., IJzendoorn, M. H. van, Bakermans-Kranenburg, M. J., Pannebakker, F., Vogels, T., & Euser, S. (2011). *Kindermishandeling in Nederland anno 2010: Nationale Prevalentiestudie Mishandeling van Kinderen en Jeugdigen (NPM-2010)*. Leiden: Casimir Publishers. (▶ www.leidenattachmentresearchprogram.eu)

American Psychiatric Association (2013). *Diagnostic and Statistical Manual of Mental Disorders (Fifth ed.)*. Arlington, VA: American Psychiatric Publishing.

American Psychiatric Association (2014). DSM-5: *Handboek voor de classificatie van psychische stoornissen*. Amsterdam: Uitgeverij Boom.

Baeten, P. (2002). *Meldcode kindermishandeling: richtlijnen voor het handelen van beroepskrachten*. Utrecht: NIZW Jeugd, Expertisecentrum Kindermishandeling.

Bakermans-Kranenburg M.J. & IJzendoorn M.H. van (2006), Gene-environment interaction of the Dopamine d4 receptor (DRD4) and observed maternal insensitivity predicting externalizing behavior in preschoolers. *Developmental Psychobiology, 48*, 406–409.

Bakermans-Kranenburg, M.J., & IJzendoorn, M.H. van (2009). The first 10,000 Adult Attachment Interviews: distributions of adult attachment representations in clinical and non-clinical groups. *Attachment & Human Development, 11*, 223–263.

Bakermans-Kranenburg, M.J., IJzendoorn, M.H. van, & Juffer, F. (2005). Disorganized infant attachment and preventive interventions: a review and meta-analysis. *Infant Mental Health Journal, 26*, 191–216.

Bakermans-Kranenburg, M.J., IJzendoorn, M.H. van, Mesman, J., Alink, L.R.A., & Juffer, F. (2008). Effects of an attachment-based intervention on daily cortisol moderated by DRD4: A randomized control trial on 1-3-year-olds screened for externalizing behavior. *Development & Psychopathology, 20*, 805–820.

Belsky, J., Bakermans-Kranenburg, M.J., & Van IJzendoorn, M.H. (2007). For better and for worse: Differential susceptibility to environmental influences. *Current Directions in Psychological Science, 16*, 300–304. doi: 10.1111/j.1467-8721.2007.00525.x

Bowlby, J. (1969). *Attachment and loss. Vol I. Attachment*. New York: Basic Books.

Boris, N.W., Hinshaw-Fusselier, S.S., Smyke, A.T., Scheeringa, M.S., Heller, S.S., & Zeanah, C.H. (2004). Comparing criteria for attachment disorders: establishing reliability and validity in high-risk samples. *Journal of the American Academy of Child and Adolescent Psychiatry, 43*, 568–577.

Bronfenbrenner, U. (1979). *The ecology of human development: experiments by nature and design*. Cambridge, MA: Harvard University Press.

Carlson, V., Cicchetti, D., Barnett, D., & Braunwald, K. (1989). Disorganized/disoriented attachment relationships in infants. *Developmental Psychology, 25*, 525–531.

Caspi, A., McClay, J., Moffit, T.E., Mill, J., Martin, J., Craig, I.W., et al. (2002). Role of genotype in the cycle of violence in maltreated children. *Science, 297*, 851–854.

Chaffin, M., Hanson, R., Saunders, B.E., Nichols, T., Barnett, D., Zeanah, C., et al. (2006). Report of the APSAC Task Force on attachment therapy, reactive attachment disorder, and attachment problems. *Child Maltreatment, 11*, 76–89.

Corby, B. (2006). *Child abuse: towards a knowledge base*. Glasgow: Open University Press.

Cyr, C., Euser, E.M., Bakermans-Kranenburg, M.J., & IJzendoorn, M.H. van (2010). Attachment security and disorganization in maltreatment and high-risk families: a series of meta-analyses. *Developmental Psychopathology, 22*, 87–108. doi:10.1017/S0954579409990289

Egeland, B., Jacobvitz, D., & Sroufe, A. L. (1988). Breaking the cycle of abuse. *Child Development, 59*, 1080–1088.

Euser, S., Alink, L.R.A., Pannebakker, F., Vogels, T., Bakermans-Kranenburg, M.J., & IJzendoorn, M.H. van (2013). The prevalence of child maltreatment in the Netherlands across a 5-year period. *Child Abuse & Neglect, 37*, 841–851. ▶ http://dx.doi.org/10.1016/j.chiabu.2013.07.004

Euser, S., Alink, L.R.A., Tharner, A., IJzendoorn, M.H. van, & Bakermans-Kranenburg, M.J. (2013a). The prevalence of child sexual abuse in out-of-home care: A comparison between abuse in residential and in foster care. *Child Maltreatment, 18*(4), 221–231.

Euser, S., Alink, L.R.A., Tharner, A., IJzendoorn, M.H. van, & Bakermans-Kranenburg, M.J. (2013b). The prevalence of child sexual abuse in out-of-home care: Increased risk for children with a mild intellectual disability. Manuscript under review.

Euser, S., Alink, L.R.A., Tharner, A., IJzendoorn, M.H. van, & Bakermans-Kranenburg, M.J. (2014). Out of home placement to promote safety? The prevalence of physical abuse in residential and foster care. *Children and Youth Services Review, 37*, 64–70.

George, C., Kaplan, N., & Main, M. (1984). Adult Attachment Interview-protocol. *Unpublished manuscript*, University of California at Berkeley.

Hesse, E., & Main, M. (2006). Frightened, threatening, and dissociative (FR) parental behavior as related to infant D attachment in low-risk samples: description, discussion, and interpretations. *Development and Psychopathology, 18*, 309–343.

Hesse, E. (2008). The Adult Attachment Interview: historical and current perspectives. In J. Cassidy & P.R. Shaver, *Handbook of attachment: theory, research and clinical applications* (second edition). New York: The Guilford Press.

Jaffee, S.R., Caspi, A., Moffit, T.E., Polo-Thomas, M., & Price, T.S. (2004). The limits of child effects: evidence for genetically mediated child effects on corporal punishment but not on physical maltreatment. *Developmental Psychology, 40*, 1047–1058.

Jeugdgezondheidszorg (2006). *JGZ-standaard. Secundaire preventie compleet. Concept juli 2006*. Artsen Jeugdgezondheidszorg Nederland (AJN).

Juffer, F., Bakermans-Kranenburg, M.J., & IJzendoorn, M.H. van (2005). The importance of parenting in the development of disorganized attachment: evidence from a preventive intervention study in adoptive families. *Journal of Child Psychology and Psychiatry, 46*, 263–274.

Juffer, F., Bakermans-Kranenburg, M.J., & IJzendoorn, M.H. van (2008). *Promoting positive parenting: An attachment-based intervention*. New York: Lawrence Erlbaum / Taylor & Francis.

Juffer, F., Bakermans-Kranenburg, M.J. & IJzendoorn, M.H. van (2008). Supporting adoptive families with video-feedback intervention. In: F. Juffer, M.J. Bakermans-Kranenburg & M.H. van IJzendoorn (eds.), *Promoting positive parenting: An attachment-based intervention* (pp. 139–154). New York: Taylor & Francis.

Kempe, C.H., Silverman, F.N., Steele, B.F., Droegemueller, W., & Silver, H.K. (1962). The battered child syndrome. *Journal of the American Medical Association, 181*, 17–24.

Kim-Cohen, J., Caspi, A., Taylor, A., Willimas, B., Newcombe, R., Craig, J.W., & Moffit, T.E. (2006). MAOA, maltreatment, and gene-environment interaction predicting children's mental health: new evidence and a meta-analysis. *Molecular Psychiatry, 11*, 903–913.

Lamers-Winkelman, F., Slot, N.W., Bijl, B., & Vijlbrief, A.C. (2007). *Scholieren over mishandeling: Resultaten van een landelijk onderzoek naar de omvang van kindermishandeling onder leerlingen van het voortgezet onderwijs*. PI Research, Vrije Universiteit Amsterdam, Faculteit der Psychologie en Pedagogiek, WODC.

Lundahl, B.W., Nimer, J., & Parsons, B. (2006). Preventing child abuse: a meta-analysis of parent training programs. *Research on Social Work and Practice, 16*, 251–262. Doi: 10.1177/1049731505284391

Lutzker, J.R. (1994). *Handbook of child abuse research and treatment*. New York: Plenum Press.

Madigan, S., Bakermans-Kranenburg, M.J., IJzendoorn, M.H. van, Moran, G., Pederson, D.R., & Benoit, D. (2006). Unresolved states of mind, anomalous parental behavior, and disorganized attachment: a review and meta-analysis of a transmission gap. *Attachment and Human Development, 8*, 89–111.

Main, M., & Solomon, J. (1990). Procedures for identifying infants as disorganized/disoriented during the Ainsworth Strange Situation. In M.T. Greenberg, D. Cicchetti & E.M. Cummings, *Attachment in the preschool years: theory, research, and intervention* (pp. 121-182). Chicago: The University of Chicago Press.

Meaney, M.J., & Szyf, M. (2005). Maternal care as a model for experience-dependent chromatin plasticity? *Trends in Neurosciences, 28*, 456–463.

Mejdoubi, J., Heijkant, S.C.C.M. van den, Leerdam, F.J.M van, Heymans, M.W., Hirasing, R. A., & Crijnen, A.A.M. (2013a). Effect of nurse home visits versus usual care on reducing intimate partner violence in young high-risk pregnant women: a randomized controlled trail. *PLoS ONE, 8*(10), doi:10.1371

Mejdoubi, J., Heijkant, S.C.C.M. van den, Leerdam, F.J.M. van, Crone, M., Crijnen, A.A.M., & Hirasing, R.A. (2013b). Effects of nurse home visitation on cigarette smoking, pregnancy outcomes and breastfeeding: A randomized controlled trial. *Midwifery*, in press, ▶ http://dx.doi.org/10.1016/j.midw.2013.08.006i

Mejdoubi, J., van den Heijkant, S. C., van Leerdam, F. J., Heymans, M. W., Crijnen, A. A. & Hirasing, R. A.(2014). The effect of VoorZorg, the Dutch Nurse-Family Partnership, on child maltreatment and development: A randomized controlled trial. (aangeboden).

Moss, E., Dubois-Comtois, K., Cyr, C., Tarabulsy, G.M., St-Laurent, D., & Bernier, A. (2011). Efficacy of a home-visiting intervention aimed at improving maternal sensitivity, child attachment, and behavioral outcomes for maltreated children: A randomized control trial. *Development and Psychopathology, 23*, 195–210.

Nelson, C.A., Zeanah, C.H., Fox, N.A., Marshall, P.J., Smyke, A.T., & Guthrie, D. (2007). Cognitive recovery in socially deprived young children: The Bucharest Early Intervention Project. *Science, 318*, 1937–1940.

Olds, D.L., Kitzman, H.J., Cole, R.E., Hanks, C.A., Arcoleo, K.J., Anson, E.A., … Stevenson, A.J. (2010). Enduring effects of prenatal and infancy home visiting by nurses on maternal life course and government spending follow-up of a randomized trail among children at age 12 years. *Archives of Pediatric and Adolescent Medicine, 164* (5), 419–24. doi: 10.1001/archpediatrics.2010.49

Pears, K.C., & Capaldi, D.M. (2001). Intergenerational transmission of abuse: a two-generational prospective study of an at-risk sample. *Child Abuse & Neglect, 25,* 1439–1461.

Ruiter, C. de, & Jong, E.M. de (2006). *Child Abuse Risk Evaluation-NL: richtlijnen voor gestructureerde beoordeling van het risico van kindermishandeling.* Utrecht: C. de Ruiter.

Ruiter, C. de, Hildebrand, M. & Hoorn, S.P. van der (2012). Gestructureerde risicotaxatie bij kindermishandeling: De Child Abuse Risk Evaluation - Nederlandse versie (CARE-NL). *GZ-Psychologie, 2012* (3), 10–17.

Ruiter, C. de, Jong, E.M. de, & Reus, M. (2013). Risicotaxatie van kindermishandeling in teamverband: een experimenteel onderzoek. *Kind en Adolescent, 34* (1), 30–44.

Sedlak, A.J., Mettenburg, J., Basena, M., Petta, I., McPherson, K., Greene, A., & Li, S. (2010). *Fourth National Incidence Study of Child Abuse and Neglect (NIS-4): Report to Congress.* Washington, D.C. U.S. Department of Health and Human Services, Administration for Children and Families.

Sheridan, M.A., Fox, N.A., Zeanah. C.H., McLaughlin, K.A., & Nelson, C.A. (2012). Variation in neural development as a result of exposure to institutionalization early in childhood, *PNAS, 109,* 12927–12932.

Solomon, J., & George, C. (2008). The measurement of attachment security and related constructs in infancy and early childhood. In J. Cassidy & P.R. Shaver (eds.), *Handbook of attachment: Theory, research and clinical applications* (pp. 383–416). New York: Guilford Press.

Sroufe, L.A., Egeland, B., Carlson, E., & Collins, W.A. (2005). *The development of the person: the Minnesota study of risk and adaptation from birth to adulthood.* New York: Guilford Publications.

Sroufe, L.A., Farrell Erickson, M., & Friedrich, W.N. (2002). Attachment theory and "Attachment Therapy". *The APSAC Advisor, 14*(4), 4–6.

Stoltenborgh, M., IJzendoorn, M. H. van, Euser, E.M., & Bakermans-Kranenburg, M.J. (2011). A global perspective on child sexual abuse: Meta-analysis of prevalence around the world. *Child Maltreatment, 16*(2), 79–102.

Volkmar, F.R. (1997). Reactive Attachment Disorder. In T.A.Widiger, A.J. Frances, H.A. Pincus, R. Ross, M.B. First & W. Davis (eds.), *DSM-IV Sourcebook, volume 3* (pp. 255–263). Washington, DC: American Psychiatric Association.

Wagenaar-Fischer, M.M., Heerdink-Obenhuijsen, N., Kamphuis, M., & Wilde, J. de (2010). *JGZ-richtlijn secundaire preventie kindermishandeling* RIVM Centrum Jeugdgezondheid. Geraadpleegd op: ► http://www.ncj.nl/bibliotheek/richtlijnen/details/28/jgz-richtlijn-secundaire-preventie-kindermishandeling.

IJzendoorn, M.H. van (1994). *Gehechtheid van ouders en kinderen.* Houten: Bohn Stafleu Van Loghum.

IJzendoorn, M.H. van (1995). Adult attachment representations, parental responsiveness, and infant attachment: a meta-analysis on the predictive validity of the Adult Attachment Interview. *Psychological Bulletin, 117*(3), 387–403.

IJzendoorn, M.H. van, Prinzie, P., Euser, E.M., Groeneveld, M.G., Brilleslijper-Kater, S.N., Noort-van der Linden, A.M.T. van, Bakermans-Kranenburg, M.J., Juffer, F., Mesman, J., Klein Velderman, M., & San Martín Beuk, M. (2007). *Kindermishandeling in Nederland anno 2005: de nationale prevalentiestudie van kinderen en jeugdigen (NPM-2005).* Leiden: Casimir Publishers.

IJzendoorn, M.H. van, Schuengel, C., & Bakermans-Kranenburg, M.J. (1999). Disorganized attachment in early childhood, concomitants and sequelae. *Development and Psychopathology, 11,* 225–249.

Zeanah, C.H., Mammen, O.K., Lieberman, A.F. (1993). Disorders of attachment. In C.H. Zeanah (ed.), *Handbook of infant mental health* (pp. 333–349). New York: Guilford.

Zeanah, C.H., & Smyke, A.T. (2008). Attachment disorders in family and social context. *Infant Mental Health Journal, 29*(3), 219–233. Doi: 10.1002/imhj.20176

Aanbevolen literatuur

Cassidy, J., & Shaver, P.R. (2008). *Handbook of attachment. Theory, research and clinical applications* (second edition). New York: The Guilford Press.

Myers, J.E.B., Berliner, L., Briere, J., Terry Hendrix, C., Jenny, C., & Reid, T.A. (2002). *The APSAC handbook on child maltreatment.* London: Sage Publications.

Alink, L.R.A., IJzendoorn, M. H. van, Bakermans-Kranenburg, M. J., Pannebakker, F., Vogels, T., & Euser, S. (2011). *Kindermishandeling in Nederland anno 2010: Nationale Prevalentiestudie Mishandeling van Kinderen en Jeugdigen (NPM-2010).* Leiden: Casimir Publishers. (► www.leidenattachmentresearchprogram.eu).

Relevante websites

VIPP-SD: ► http://leidenattachmentresearchprogram.eu/vipp/nl/

Leids onderzoeksprogramma kindermishandeling: ► http://www.socialsciences.leiden.edu/educationandchild-studies/childandfamilystudies/research/child-maltreatment-pearl-agp.html

Eetproblemen in de adolescentie

Lien Goossens, Caroline Braet en Anita Jansen

Factoren die de stoornissen doen ontwikkelen én factoren die ze in stand houden

Het in de psychologische hulpverlening veelgebruikte Diagnostic and Statistical Manual of Mental Disorders (DSM) onderscheidt in haar vijfde editie drie eetstoornissen: anorexia nervosa, boulimia nervosa en de eetbuistoornis. De adolescentie wordt vaak beschouwd als risicoperiode voor het ontstaan van eetstoornissen en meisjes lopen een groter risico dan jongens om een eetstoornis te ontwikkelen. Naast leeftijd en geslacht hebben onderzoekers nog enkele andere factoren gedetecteerd die het risico op een eetstoornis kunnen vergroten, waaronder het ervaren van druk uit de omgeving om slank te zijn, internalisering van het slankheidsideaal, lichaamsontevredenheid, lijnen, perfectionisme, impulsiviteit en het hebben van negatieve stemmingen. Aangezien eetstoornissen veel leed kunnen veroorzaken en een grote impact hebben op de persoonlijke ontwikkeling van een adolescent, is inzicht in de instandhouding van deze stoornissen van groot belang. In de modellen ter verklaring van de verschillende eetstoornissen staan disfunctionele denkpatronen met betrekking tot lichaamsvormen en lichaamsgewicht vaak centraal. Ook enkele andere verklaringsmodellen komen in dit hoofdstuk aan bod, net als recente trends inzake de behandeling en preventie van eetstoornissen.

19.1 Inleiding

Wie aan adolescenten met eetproblemen denkt, denkt vermoedelijk eerst aan anorexia nervosa. Anorexia nervosa is een ernstige eetstoornis die bij ongeveer een half procent van de meisjes en jonge vrouwen voorkomt. Meisjes met anorexia nervosa vermageren extreem, omdat ze veel te weinig eten. Maar de klassieke anorexia nervosa is een relatief zeldzame eetstoornis en naast anorexia nervosa zijn er tal van varianten en andere eetproblemen die adolescenten kunnen treffen. Deze eetproblemen zijn vaak minder bekend en niet altijd zichtbaar. Sommige adolescenten hebben last van eetbuien, dat zijn momenten waarop ze uitzonderlijk veel en snel eten. Ze hebben die eetaanvallen niet onder controle; ze 'moeten' als het ware eten. Andere adolescenten hebben geen eetbuien maar eten meestal te veel, waardoor ze dikker worden. En weer anderen hebben het allebei: zij eten meestal te veel en hebben ook eetbuien. Eetproblemen gaan soms wel en soms niet gepaard met een afwijkend gewicht (te dik of te dun). Dus ook iemand met een normaal gewicht kan een eetprobleem hebben. Soms eet een adolescent te weinig, maar net niet weinig genoeg om van anorexia nervosa te kunnen spreken. Eetproblemen variëren in ernst; bij sommige adolescenten is het probleem zo ernstig dat professionele hulp nodig is.

19.2 Eetgewoonten: normale en abnormale uitingsvormen

Onderzoekers suggereren dat er tegenwoordig nog maar weinig adolescenten zijn die normale eetgewoonten hebben. Het aantal maaltijden met het hele gezin gezamenlijk neemt af, waarbij de inname van hoogcalorisch fastfood sterk is toegenomen. Ook zijn de porties die mensen nu eten groter dan vroeger. Daarnaast worden maaltijden vaker overgeslagen, er wordt bijvoorbeeld minder vaak een ontbijt genuttigd en er wordt tussendoor meer gesnackt. Deze ontwikkelingen faciliteren dat mensen, waaronder adolescenten, steeds dikker worden. Abnormale eetgewoonten bestaan al op jonge leeftijd: een recent prospectief onderzoek waarbij een groep kinderen en hun ouders gevolgd werden vanaf de leeftijd van 2 tot 11 jaar, toonde aan dat tot 22% van de kinderen selectief eetgedrag (*picky eaters*) vertoonde en dat dit eetpatroon relatief stabiel was door de tijd (Mascola, Bryson & Agras, 2010).

De in de psychologische hulpverlening veelgebruikte DSM onderscheidt in haar vijfde editie (APA, 2013) drie eetstoornissen: anorexia nervosa (zie ▶ box 19.1), boulimia nervosa (zie ▶ box 19.2) en de eetbuistoornis (zie ▶ box 19.3). Deze drie eetstoornissen zijn ondergebracht bij de categorie Voedings- en eetstoornissen. Een beschrijving van de klinische beelden zoals voorgesteld in de DSM laat ons beter toe de extreme vormen, ook stoornissen genaamd, te identificeren.

Box 19.1 DSM-5-criteria voor Anorexia Nervosa (AN)

A. Restrictie van energie-inname relatief ten opzichte van wat men nodig heeft resulterend in een significant laag gewicht, rekening houdend met leeftijd, geslacht, ontwikkelingsfase en fysieke gezondheid. Een significant laag gewicht wordt gedefinieerd als een gewicht dat lager is dan normaal of, voor kinderen en adolescenten, lager is dan wat minimaal verwacht wordt.

B. Een intense angst om in gewicht toe te nemen of dik te worden, of persistent gedrag dat gewichtstoename belet, terwijl er juist sprake is van een significant laag gewicht.

C. Een verstoring in de manier waarop de patiënt haar/zijn gewicht of lichaamsvormen ervaart, waarbij er een zeer grote invloed van gewicht en lichaamsvormen is op de zelfevaluatie of een hardnekkig gebrek aan erkenning van de ernst van het lage gewicht.

Er zijn twee typen van anorexia-nervosapatiënten:

1. Het beperkende type: dit type vermagert door weinig te eten en veel te bewegen.
2. Het eetbuien-purgerende type: dit type beperkt eveneens haar/zijn voedselinname, maar heeft bij tijd en wijle eetbuien en purgeert nadien. Purgeren verwijst naar de zuivering of reiniging van het lichaam en daaronder vallen alle gedragingen die erop gericht zijn om het voedsel zo snel mogelijk weer uit het lichaam te verwijderen, zoals het zelf opwekken van braken en het gebruik van laxantia.

Box 19.2 DSM-5-criteria voor Boulimia Nervosa (BN)

A. Recidiverende perioden van eetbuien. Een eetbui bestaat uit het eten van een objectief grote hoeveelheid voensel in korte tijd. Een objectief grote hoeveelheid is een hoeveelheid die beslist meer is dan wat de meeste mensen in eenzelfde periode en onder dezelfde omstandigheden zouden eten. Daarnaast is er een gevoel van controleverlies over eten tijdens de eetbui (gevoel dat men niet kan stoppen met eten of niet kan controleren wat en hoeveel men eet).
B. Recidiverende inadequate compensatiegedragingen met als doel gewichtstoename te voorkomen, zoals zelfopgewekt braken, misbruik van laxantia, diuretica of andere medicatie, vasten of overmatige lichaamsbeweging.
C. Zowel de eetbuien als het compensatiegedrag moeten gemiddeld minstens éénmaal per week gedurende drie maanden voorkomen.
D. De zelfevaluatie wordt overdreven beïnvloed door lichaamsvormen en gewicht.
E. De stoornis komt niet exclusief voor tijdens episoden van AN.

Box 19.3 DSM-5-criteria voor Binge Eating Disorder (BED)

A. Recidiverende perioden van eetbuien. Een eetbui bestaat uit het eten van een objectief grote hoeveelheid voedsel in korte tijd. Een objectief grote hoeveelheid is een hoeveelheid die beslist meer is dan wat de meeste mensen in eenzelfde periode en onder dezelfde omstandigheden zouden eten. Daarnaast is er een gevoel van controleverlies over eten tijdens de eetbui (gevoel dat men niet kan stoppen met eten of niet kan controleren wat en hoeveel men eet).
B. De eetbuien zijn geassocieerd met drie (of meer) van de volgende karakteristieken:
   - Er wordt veel sneller gegeten dan gewoonlijk.
   - Er wordt doorgegeten totdat men zich ongemakkelijk vol voelt.
   - Er worden grote hoeveelheden gegeten zonder honger te hebben.
   - Er wordt heimelijk gegeten omwille van het zich gegeneerd voelen over de hoeveelheid voedsel die verorberd wordt.
   - Men walgt van zichzelf en voelt zich depressief of schuldig na de eetbui.
C. De eetbuien brengen veel stress met zich mee.
D. De eetbuien moeten gemiddeld minstens éénmaal per week gedurende drie maanden voorkomen.
E. De eetbuien zijn niet geassocieerd met recidiverende inadequate compensatiegedragingen zoals bij BN en treden niet exclusief op tijdens episodes van BN of AN.

Naast deze drie beschreven eetstoornissen bevat de DSM-5 ook de categorie 'andere gespecificeerde eetstoornis'. Deze categorie is bedoeld voor mensen die wel een eetstoornis hebben, maar die niet aan alle diagnostische criteria van de andere eetstoornissen voldoen (zie ▶ box 19.4). Men spreekt ten slotte van een ongespecificeerde eetstoornis wanneer de clinicus onvoldoende informatie heeft om de gerapporteerde symptomen aan een specifieke diagnose toe te wijzen.

Box 19.4 Voorbeelden van andere gespecificeerde eetstoornisen volgens de DSM-5

- *Atypische Anorexia Nervosa*: mensen die aan alle criteria van anorexia nervosa voldoen, behalve dat ondanks het significante gewichtsverlies, het gewicht van het individu nog steeds binnen of boven het normale bereik valt.
- Iemand die aan alle criteria van boulimia nervosa of de eetbuistoornis voldoet, maar bij wie de eetbuien en/of het compensatiegedrag niet frequent genoeg optreden.
- *Purgeerstoornis*: het vertonen van inadequaat compensatiegedrag na het nuttigen van een geringe hoeveelheid voedsel, in afwezigheid van eetbuien (zij braken bijvoorbeeld opzettelijk na het eten van twee koekjes).
- *Night eating syndrome*: nachtelijk eten nadat men al gaan slapen is of excessieve voedselinname na het avondmaal (maakt geen deel uit van slaapwandelen of kan niet verklaard worden door veranderingen in de slaap-waakcyclus of plaatselijke sociale normen).

Overgewicht en obesitas vallen niet onder de eetstoornissen, maar wel als er tegelijkertijd sprake is van oncontroleerbare eetbuien; in dat geval spreken we van de eetbuistoornis. Zowel problematische eetgedragingen als overgewicht kunnen elk op zich een bedreiging vormen voor iemand's fysieke en psychosociale gezondheid. Wanneer deze echter samen optreden wordt het risico voor negatieve gevolgen op het vlak van gezondheid nog vergroot. Uit recent onderzoek blijkt dat vooral het concept controleverlies van belang is om zowel bij obese jongeren als jongeren uit de algemene populatie onderscheid te maken tussen pathologisch eetgedrag en slechte eetgewoonten (Goossens, Braet & Decaluwé, 2007; Goossens, Soenens & Braet, 2009).

Naast de symptomen die specifiek zijn voor elke eetstoornis (gestoord eetpatroon, gewichtscontrolemaatregelen, overmatige zorgen om lichaamsvormen en -gewicht (zie ◘ tabel 19.1), zijn patiënten met een eetstoornis vaak ook depressief en angstig. Geschat wordt dat ongeveer de helft van de patiënten tevens lijdt aan een bijkomende depressie en/of angststoornis (Fairburn & Harrison, 2003) en dit kan de prognose in negatieve zin beïnvloeden. Het is van belang te benadrukken dat de stemmingsproblemen en angststoornissen veelal secundair zijn aan de eetstoornis. Als de controle over het eten toeneemt en/of het gewicht normaliseert, verdwijnen deze problemen meestal.

Vermoedelijk komt ook de borderline persoonlijkheidsstoornis vaker voor bij patiënten met eetstoornissen dan bij andere psychiatrische groepen. Methodologisch goede studies zijn echter zeldzaam en de diagnostiek vormt een probleem: veel kenmerken van eetstoornissen en de borderline persoonlijkheidsstoornis overlappen. Eetbuien, stemmingsfluctuaties, een labiel zelfbeeld, automutilatie, gevoelens van leegte en verveling zijn karakteristiek voor beide. Ook maken de jonge leeftijd en de dus nog niet uitontwikkelde persoonlijkheid het moeilijk om eventuele persoonlijkheidsproblematiek te beoordelen.

◘ **Tabel 19.1**   Vergelijking DSM-5-kenmerken van Anorexia Nervosa, Boulimia Nervosa en Binge eating Disorder.

Kenmerken	Anorexia Nervosa	Boulimia Nervosa	Binge Eating Disorder
Gewichtsstatus	significant laag gewicht	meestal normaal gewicht	vaak overgewicht of obesitas
Eetbuien	– eetbuien (eetbui-purgerend type) – vaak subjectieve eetbuien	objectieve eetbuien, minstens 1 per week over 3 maanden	objectieve eetbuien, minstens 1 per week over 3 maanden
Gewichtscontrole	persistent gedrag dat gewichtstoename belet: – restrictief type: vasten, bewegen – eetbui-purgerend type: braken, laxantia	persistent gedrag dat gewichtstoename belet: vasten, bewegen, braken, laxantia	afwezig
Lichaamsbeeld	zelfevaluatie overdreven beïnvloed door gewicht en lichaamsvormen	zelfevaluatie overdreven beïnvloed door gewicht en lichaamsvormen	zelfevaluatie overdreven beïnvloed door gewicht en lichaamsvormen

19.3   Prevalentie, ontwikkeling en prognose

Het is niet toevallig dat een eetstoornis vaak in de adolescentie verschijnt. Tijdens de adolescentie ontwikkelt zich het zelfbeeld. De meeste adolescenten nemen vlak voor de groeispurt in gewicht toe, om reserves te hebben voor de groei. Vaak wordt deze natuurlijke gewichtstoename niet met gejuich onthaald. Als de jongere zich hierover zorgen maakt, kan hij of zij besluiten om iets aan het gewicht te doen. Op die ontwikkeling hebben ook anderen veel invloed. Media en maatschappij, die de associatie tussen slankheid, glamour en succes promoten, kunnen tijdens de ontwikkeling van het zelfbeeld invloed uitoefenen en kwetsbare jongeren aanzetten tot lijngedrag. De adolescentie is voor meisjes ook de periode waarin de menstruatie start. Dit kan gepaard gaan met een negatieve lichaamsbeleving, wat eetproblemen in de hand kan werken. Tot slot is de adolescentie bij uitstek de periode waarin jongeren trachten zelfstandigheid op te bouwen door zich los te maken van de ouders en meer controle te krijgen over hun eigen leven. Autonomie en zelfcontrole zijn belangrijke thema's bij eetstoornissen.

19.3.1 Prevalentie

Eetstoornissen komen veel vaker voor bij vrouwen dan bij mannen. Ruim 90% van de patiënten met anorexia en boulimia nervosa is vrouw, alsook ongeveer twee derde van de patiënten met de eetbuistoornis (APA, 2013). In een prospectief onderzoek naar de prevalentie van eetstoornissen werden adolescente meisjes gedurende een periode van acht jaar gevolgd en jaarlijks via klinisch interview ondervraagd. Uit de studie bleek dat 0,8% van de meisjes voldeed aan de DSM-5-criteria van anorexia nervosa. Boulimia nervosa kwam bij 2,6% voor en de eetbuistoornis bij 3% (Stice, Marti & Rohde, 2013). Een andere studie vond dat op 17-jarige leeftijd, 1% van de jongens voldeed aan de DSM-5-criteria voor anorexia nervosa, 0,7% aan de criteria voor boulimia nervosa en 1,2% aan de criteria voor de eetbuistoornis (Allen, Byrne, Oddy & Crosby, 2013).

Van de mensen die behandeling zoeken om gewicht te verliezen voldoet ongeveer een op de drie aan de criteria van de eetbuistoornis. Bij zwaarlijvige jongeren zou 20 tot 40% last hebben van eetbuien (zowel jongens als meisjes) (Decaluwé, Braet & Fairburn, 2003; Goossens, Braet, Van Vlierberghe & Mels, 2009). Hierbij moet wel worden opgemerkt dat de cijfers variëren naargelang de jongeren al dan niet een behandeling zoeken voor hun gewichtsprobleem. Bij jongeren die een behandeling zoeken komt tot 40% eetbuien voor. Verder bleek slechts een fractie (2%) van deze patiënten te voldoen aan alle criteria van de eetbuistoornis. Van de jongeren met overgewicht die hiervoor geen behandeling zoeken ervaart ongeveer 20% eetbuien en voldoet slechts 0,5% aan de criteria van de eetbuistoornis.

De subklinische vormen van eetstoornissen komen volgens onderzoek van Stice en collega's (2013) aanzienlijk vaker voor: 2,8% voor atypische AN; 4,4% voor subklinische BN; 3,6% voor subklinische BED en 3,4% voor de purgeerstoornis.

Het is uiterst moeilijk om precieze gegevens over de prevalentie van eetstoornissen te verzamelen. In de eerste plaats lopen patiënten met eetstoornissen er niet mee te koop. Sterker nog, patiënten met anorexia nervosa ontkennen vaak dat ze een eetstoornis hebben en vrouwen met boulimia nervosa schamen zich meestal zo erg dat ze hun eetprobleem geheimhouden. In de tweede plaats vereist zulk onderzoek een nauwkeurige en eenduidige hantering van de diagnostische criteria. Vooral in geval van subklinische en atypische eetstoornissen is dit ingewikkeld.

Een gemiddelde huisartspraktijk ziet ongeveer één patiënt met anorexia nervosa en drie of vier met boulimia nervosa. De gemiddelde huisarts identificeert slechts 40% van de anorexia nervosa-patiënten en 11% van de patiënten met boulimia nervosa. Patiënten vertellen vaak niet dat ze een eetstoornis hebben, ze presenteren doorgaans vage of indirecte klachten zoals problemen met de stoelgang, het uitblijven van de menstruatie of vermoeidheid en de huisarts is lang niet altijd bedacht op een mogelijke eetstoornis. Het Nederlandse onderzoek toont verder aan dat van alle patiënten met anorexia nervosa er 34% in de geestelijke gezondheidszorg terechtkomt, dat is ongeveer een derde. In geval van boulimia nervosa zijn de getallen nog schrijnender; van alle patiënten met boulimia nervosa komt slechts 6% in de geestelijke gezondheidszorg terecht (Hoek & Van Hoeken, 2002).

Anorexia nervosa en boulimia nervosa komen in alle sociale lagen van de bevolking in ongeveer dezelfde mate voor, hoewel er enkele aanwijzingen zijn dat anorexia nervosa vaker in hogere sociale klassen optreedt. Overgewicht komt aanzienlijk vaker in lagere sociaaleconomische klassen voor. Eetstoornissen lijken vaker voor te komen in geïndustrialiseerde landen, waar een overdaad aan voedsel bestaat en het slankheidsideaal heerst, dan in niet-geïndustrialiseerde landen. Zeker weten doen we dat echter niet, want systematisch onderzoek naar de prevalentie in andere culturen is maar mondjesmaat verricht. Overgewicht is wel typisch een welvaartsverschijnsel, hoewel het dus voornamelijk de relatief armere mensen in de rijkere landen zijn die er last van hebben (Keel & Forney, 2013).

Meisjes en vrouwen met bepaalde beroepen lopen meer risico dan anderen om eetstoornissen te ontwikkelen: anorexia nervosa komt relatief vaak voor bij balletdanseressen, fotomodellen, mannequins en atleten (beroepen waar een laag lichaamsgewicht gewenst is), maar het is de vraag of deze beroepen aanzetten tot de eetstoornis of dat mensen met een (predispositie tot een) eetstoornis voor een dergelijk beroep kiezen.

Hoewel uit Nederlands onderzoek blijkt dat de incidentie van anorexia en boulimia nervosa in de algemene populatie niet gestegen is de afgelopen decennia, was de incidentie van anorexia bij de risicogroep van 15- tot 19-jarige meisjes wel toegenomen (Van Son, Van Hoeken, Bartelds, Van Furth & Hoek, 2006). Ook overgewicht komt nu veel vaker voor dan vroeger, ook bij kinderen en adolescenten. Ongeveer 45% van de Nederlandse en Belgische volwassenen heeft overgewicht en ongeveer 13% van de kinderen (Roelands, Hauspie & Hoppenbrouwers, 2009).

19.3.2 Verloop en prognose

Anorexia nervosa begint meestal op iets jongere leeftijd dan boulimia nervosa. Terwijl boulimia nervosa veelal begint rond het 18^e levensjaar, kondigt anorexia nervosa zich meestal aan tussen het 14^e en 18^e levensjaar, gemiddeld bij 17 jaar. De eetbuistoornis komt meestal op wat latere leeftijd voor. In 6 tot 10% van de gevallen waarvoor opname in de (geestelijke) gezondheidszorg noodzakelijk is, leidt anorexia nervosa tot een vroegtijdige dood. De doodsoorzaak is in veel gevallen suïcide of een direct resultaat van medische complicaties ten gevolge van de uithongering (Fairburn & Harrison, 2003; Keel & Brown, 2010).

Het verloop van anorexia en boulimia nervosa is zeer variabel. Sommige mensen zijn na een enkele episode van anorexia nervosa genezen, andere vallen regelmatig terug en weer andere lijden er chronisch aan (Steinhausen, 2002). Hoe jonger de patiënt is wanneer de anorexia nervosa begint en hoe korter de eetstoornis duurt, des te beter de prognose. Ook het verloop van boulimia nervosa is wisselend: 20% van de behandelde patiënten blijft chronisch last houden van de eetstoornis en 30% valt zo af en toe terug. In het laatste geval worden perioden van boulimia nervosa afgewisseld met perioden van normaal eetgedrag. Meer dan de helft van de boulimia-nervosapatiënten is tot 10 jaar na een behandeling met cognitieve gedragstherapie volledig symptoomvrij. Keel en Brown (2010) concluderen op basis van hun review dat wanneer boulimia-nervosapatiënten geen verbetering kennen 5 jaar na de intake, ze een chronisch verloop van hun eetstoornis zullen kennen. Cijfers voor onbehandelde gevallen zijn er niet.

Over het verloop van de eetbuistoornis bij jongeren zijn geen studies bekend. Fairburn e.a. (2000) volgden gedurende 5 jaar 48 volwassenen, gediagnosticeerd met de eetbuistoornis. Hieruit bleek dat velen spontaan herstellen, ondanks het feit dat ze geen behandeling kregen, of minstens stevig verbeteren. Slechts enkelen bleven stabiel (10%) of ontwikkelden naar een andere eetstoornis, zoals boulimia nervosa (3%). Wat verder wel opviel is dat een deel nog beantwoordde aan de criteria van een 'eetstoornis niet anders omschreven' en dat 39% van de groep voldeed aan het criterium 'obesitas'. Dus hoewel ze niet meer aan een eetstoornis leden, was er nog wel sprake van 'problemen'.

In een grootschalig longitudinaal onderzoek, waarbij 800 kinderen 17 jaar lang gevolgd werden, werd aangetoond dat typische symptomen van eetproblemen zoals het hebben van eetbuien en compensatiegedrag een zekere stabiliteit vertonen (Kotler, Cohen, Davies, Pine & Walsch, 2001). Een recente longitudinale studie vond eveneens dat bij de helft van de kinderen (6-13 jaar) die controleverlies over hun eten rapporteerden, dit eetstoornissymptoom stabiel was over een periode van 5 jaar. Bovendien bleek het ervaren van controleverlies over het eetgedrag predictief voor de ontwikkeling van subklinische en klinische vormen van de eetbuistoornis (Tanofsky-Kraff e.a., 2011).

19.4   Risico- en beschermende factoren

19.4.1 Risicofactoren

De bekendste risicofactoren voor de eetstoornissen anorexia en boulimia nervosa zijn geslacht en leeftijd. Meisjes lopen een veel groter risico om een eetstoornis te ontwikkelen dan jongens. Maar ook homoseksuele mannen lopen een groter risico een eetstoornis te krijgen dan heteroseksuele mannen (Cella, Iannaccone, Ascione & Cotrufo, 2010). Wellicht is dit een gevolg van het feit dat lichamelijke aantrekkelijkheid voor jonge vrouwen en homoseksuele mannen belangrijker is dan voor heteroseksuele mannen. Dat eetstoornissen vaak beginnen tijdens de adolescentie maakt ook leeftijd tot een risicofactor. De grootste groep mensen met een eetstoornis is tussen de 15 en 30 jaar oud. Beide risicofactoren, geslacht en leeftijd, maken ook duidelijk dat de aanwezigheid van een risicofactor niet betekent dat een eetstoornis zich ontwikkelt. De meeste meisjes en vrouwen uit genoemde leeftijdscategorie hebben namelijk geen eetstoornis.

De resultaten van een meta-analyse (Stice, 2002) waarin per variabele alle studies vergeleken werden, toonden aan dat de volgende factoren risicofactoren zijn in het voorspellen van eetbuien: het ervaren van de druk om dun te zijn, internalisering van het slankheidsideaal, lichaamsontevredenheid, perfectionisme, impulsiviteit en het hebben van negatieve stemmingen. De effectgroottes waren evenwel aan de lage kant. Ook kon worden besloten dat het hebben van overgewicht niet rechtstreeks bijdraagt tot eetsymptomatologie, maar wel een risicofactor is voor het ontwikkelen van lijngedrag en lichaamsontevredenheid. Daarentegen was er minder evidentie voor seksueel misbruik als risicofactor en gemengde evidentie voor de impact van lijngedrag. Ook Keel en Forney (2013) concluderen op basis van hun literatuuroverzicht dat verschillende psychosociale factoren zoals het internaliseren van het slankheidsideaal en lichaamsontevredenheid het risico op eetstoornissen vergroten. Persoonlijkheidsfactoren zoals negatieve emotionaliteit en perfectionisme kunnen de kwetsbaarheid van een individu vergroten. Daarnaast zijn in de adolescentie ook de leeftijdgenoten een niet te onderschatten beïnvloedende omgevingsfactor. Gezien het feit dat de sociale druk om slank te zijn, het lijngedrag, seksueel misbruik, de biologische kwetsbaarheid en temperament factoren zijn die de laatste tijd veel in de belangstelling staan, gaan we daar nader op in.

De sociale druk om slank te zijn

In de westerse samenleving heerst een slankheidsideaal, wat betekent dat het ideale vrouwenlichaam slank is. Slank wordt niet alleen geassocieerd met mooi, het is voor velen ook een teken van intelligentie en gezondheid. Velen achten het slankheidsideaal verantwoordelijk voor het ontstaan van eetstoornissen. Het slankheidsideaal dicteert immers gewichtsnormen waaraan vrouwen niet, of slechts met uitzonderlijke moeite, kunnen voldoen. Uit onderzoek blijkt dat de fotomodellen in populaire tijdschriften door de jaren heen steeds langer en magerder worden, terwijl andere vrouwen bij toenemende lengte juist zwaarder worden.

Merk op dat er met enige regelmaat fotomodellen sterven, zoals in 2007 twee zusjes, een jaar na elkaar en allebei lijdend aan anorexia nervosa. Om die reden namen enkele Europese landen initiatieven om heel magere modellen te weren van de catwalk. De assumptie is dat het uitdragen van een ultraslank lichaam als ideaal voor vrouwen, ertoe leidt dat meisjes en vrouwen ontevreden worden over hun lichaam en dat ze hun uiterste best gaan doen om het ultraslanke ideaal te bereiken. Bij sommigen ontspoort dit en zij ontwikkelen een eetstoornis. Er is echter geen empirische evidentie voor de veronderstelling dat blootstelling aan ultraslanke, ideale lichamen op zichzelf leidt tot eetstoornissen. Het grootste probleem voor de theorie is dat het slankheidsideaal geldt voor alle vrouwen, terwijl slechts een gering percentage vrouwen een eetstoornis ontwikkelt. De meeste meisjes en vrouwen krijgen nooit een eetstoornis terwijl ook zij geconfronteerd worden met datzelfde slankheidsideaal. Als het slankheidsideaal écht de oorzaak van eetstoornissen zou zijn, dan zouden veel meer mensen last van eetstoornissen moeten hebben. Er is kennelijk meer aan de hand.

Uit experimenten blijkt dat veel vrouwen en meisjes na het zien van ultraslanke en mooie vrouwenlichamen minder tevreden worden over hun eigen lichaam. Maar het zijn vooral de vrouwen die al ontevreden over hun eigen lijf zijn, die na het zien van mooie modellen een lagere zelfwaardering krijgen. Intense ontevredenheid over het eigen lichaam is de meest duidelijke risicofactor voor gestoord eetgedrag. Ook als er al een eetstoornis is, is de kans groter dat die blijft bestaan naarmate de ontevredenheid over het lichaam intenser is. Die ontevredenheid over het eigen lichaam hangt vermoedelijk samen met een te realistische kijk op het eigen lichaam. Meisjes met eetstoornissen hebben heel goed in de gaten wat hun lichamelijke onvolkomenheden zijn. Als zij bijvoorbeeld zeggen dat ze onaantrekkelijke heupen hebben, dan zijn andere mensen het daar relatief vaak mee eens. Recent onderzoek (Jansen, Nederkoorn, Smeets, Havermans & Martijn, 2006) liet zien dat het lichaamsbeeld van meisjes met eetstoornissen helemaal niet gestoord is, wat veel experts wel denken. Het onderzoek toonde aan dat meisjes met eetstoornissen een veel te realistisch lichaamsbeeld hebben en dat het juist de normale gezonde meisjes zijn die een onrealistisch lichaamsbeeld hebben: gezonde meisjes vinden zichzelf veel aantrekkelijker en mooier dan andere mensen hen vinden. De onderzoekers denken dat het normaal is om een te positief beeld van jezelf te hebben en dat dit nodig is om goed te kunnen functioneren. Meisjes met eetstoornissen missen dat te positieve beeld van zichzelf, zij missen een 'roze bril' en kunnen daardoor niet goed functioneren. Of het gebrek aan een te positief beeld de oorzaak of een gevolg van de eetstoornis is, zal nog onderzocht moeten worden. Ook moet uitgezocht worden met welke denkprocessen het ontbreken van een te positief lichaamsbeeld samenhangt. Het kan bijvoorbeeld zo zijn dat het negatieve lichaamsbeeld ontstaat doordat lichamelijke kenmerken die niet helemaal perfect zijn worden uitvergroot, of dat het denken aan deze lichaamsdelen direct en automatisch gekoppeld wordt aan een algemene negatieve beoordeling van zichzelf.

Keel en Forney (2013) concluderen op basis van hun literatuuroverzicht dat zowel in crossculturele, epidemiologische als longitudinale studies de rol van het slankheidsideaal en de daaruit volgende zorgen omtrent gewicht risicofactoren zijn voor de ontwikkeling van eetstoornissen. Volgens deze auteurs kunnen ook persoonlijkheidsfactoren zoals negatieve emotionaliteit of perfectionisme de mate beïnvloeden waarin iemand vatbaar is voor culturele boodschappen over het belang van slankheid.

Tot slot zijn er enkele aanwijzingen dat het belang dat meisjes aan het slankheidsideaal hechten, zich meestal pas voordoet nadat de eetstoornis begonnen is. De invloed van het slankheidsideaal zou dus wel eens een gevolg van de eetstoornis kunnen zijn en niet de oorzaak. Uiteraard is het mogelijk te veronderstellen dat blootstelling aan slanke modellen het optreden van een eetstoornis vergemakkelijkt of versnelt. Maar al met al lijkt het erop dat juist – en misschien uitsluitend – de vrouwen die kwetsbaar zijn voor een eetstoornis en die misschien al een beginnende eetstoornis hebben, aangezet worden tot gestoord eetgedrag onder invloed van het slankheidsideaal.

Lijngedrag

Populair is de opvatting dat lijngedrag (een bewuste beperking van de calorische inname om gewicht te verliezen) het risico op eetstoornissen vergroot. Retrospectief onderzoek suggereert inderdaad dat eetbuien vaak volgen op de intentie om de voedselinname te beperken: de meeste patiënten met boulimia nervosa lijnen voordat eetbuien de kop opsteken. Ook ontwikkelt ongeveer de helft van de patiënten met anorexia nervosa enige tijd na het begin van de voedselbeperking eetbuien. Anorexia nervosa zou een uit de hand gelopen lijnpoging zijn en eetbuien zouden een poging van het lichaam zijn om het tekort aan voedsel weer ongedaan te maken, voedseldeprivatie leidt immers tot chronische honger. Ook longitudinale studies laten zien dat lijngedrag inderdaad de ontwikkeling van eetbuien, overgewicht en eetstoornissen voorspelt. Bovendien melden ook lijners zonder een eetstoornis vaker eetbuien dan nietlijnende individuen.

Het werkingsmechanisme wordt als volgt beschreven. Lijnen zou zowel cognitieve als fysiologische gevolgen hebben die allebei de eetlust stimuleren. De cognitieve verklaring (Polivy

& Herman, 1985) benadrukt dat de strikte lijnregels ertoe uitnodigen om snel overtreden te worden. Wie zich voorneemt om een dag niet te eten, zondigt zodra er iets genuttigd wordt. De lijner beleeft dit als een faalervaring en hij of zij beschouwt de dag als verpest. Op dat moment verliest de lijner alle controle over het eetgedrag en heeft een eetbui (het zogenoemde 'wat kan het mij schelen'-effect). Ook intense emoties leiden bij lijners vaak tot controleverlies. Dit kan komen doordat het proberen onderdrukken van emoties dusdanig veel cognitieve capaciteit vergt, dat impulsief gedrag de overhand krijgt.

Fysiologisch gezien heeft lijngedrag ook gevolgen voor de serotoninehuishouding. Door een verminderde inname van koolhydraten treedt er een tekort aan serotonine in de hersenen op. Een serotoninetekort kan leiden tot neerslachtigheid en excessieve trek in koolhydraten, om het serotonineniveau weer op peil te krijgen. Ook blijkt voedseldeprivatie de belonende waarde van voedsel te vergroten (Epstein, Truesdale, Wojcik, Paluch & Raynor, 2003).

De conclusie lijkt voor de hand te liggen: lijnen veroorzaakt overeten. Maar is dat ook zo? Studies geven aan dat ongeveer de helft van de adolescenten tussen de 12 en 16 jaar zegt te lijnen of te hebben gelijnd (zie bijvoorbeeld Huon e.a., 2000), maar niet iedereen ontwikkelt daarom een eetstoornis. Meerdere onderzoekers weerleggen de theorie dat lijngedrag tot eetstoornissen leidt op grond van nieuw onderzoek (zie bijvoorbeeld Groesz & Stice, 2007; Jansen e.a., 2003; Stice, Presnell, Groesz & Shaw, 2005). De studies van Stice tonen aan dat manipulatie van lijnen, dus mensen onder gecontroleerde omstandigheden laten lijnen, niet tot eetbuien leidt. In al het eerdere onderzoek werd gebruikgemaakt van zelfrapportage, maar mensen die zeggen te lijnen, doen niet altijd daadwerkelijk aan de lijn (Stice, Fisher & Lowe, 2004). Vaak willen zij wel lijnen, maar meestal lukt het ze niet zo goed. Ook blijkt lijnen niet altijd vooraf te gaan aan eetbuien, het is dus geen noodzakelijke factor. Bovendien waren de eerdere studies die wel een verband tussen lijnen en overeten aantoonden, meestal retrospectief of correlationeel van aard. Dergelijke studies geven geen uitsluitsel over causaliteit. Er kan niet worden uitgesloten dat het lijnen een gevolg is van de eetbuien of dat er een derde factor in het spel is, een onderliggend mechanisme dat zowel het lijnen als de eetbuien verklaart. Er zijn bevindingen die suggereren dat eetbuien het gevolg van een algemene neiging tot overeten zijn (Jansen, Theunissen, Slechten, Nederkoorn, Mulkens & Roefs, 2003; Lowe, Foster, Kerzhnerman, Swain & Wadden, 2001). Onderzoekers toonden bovendien in een serie experimenten aan dat de neiging om te overeten nauw samenhangt met verhoogde impulsiviteit (zie bijvoorbeeld Nederkoorn, Braet, Van Eijs, Tanghe & Jansen, 2006; Nederkoorn, Smulders, Havermans, Roefs & Jansen, 2006). Die impulsiviteit zou wel eens het mechanisme kunnen zijn dat zowel de eetbuien als de intentie tot lijnen verklaart (zie ▶ box 19.5).

Box 19.5 De rol van impulsiviteit en gevoeligheid voor straf en beloning

Uit een recent literatuuroverzicht (Waxman, 2009) blijkt dat eetbuien en restrictieve gedragingen op de twee uiteinden van een continuüm van impulsiviteit gesitueerd kunnen worden en dat eetstoornisgroepen onderscheiden kunnen worden door de aan- of afwezigheid van impulsieve gedragingen. Zo worden bij patiënten met boulimia nervosa of anorexia nervosa van het purgerende type meer impulsieve gedragingen gevonden, vergeleken met personen zonder eetproblemen, terwijl patiënten met restrictieve anorexia over het algemeen minder impulsiviteit vertonen dan personen zonder eetproblemen.

Vanuit neurobiologische invalshoek is men de laatste jaren ook meer onderzoek gaan doen naar de invloed van temperamenttrekken zoals gevoeligheid voor straf en beloning op de ontwikkeling van pathologisch eetgedrag. Zo zouden eetbuigedragingen en overgewicht eerder gelinkt zijn aan een verhoogde gevoeligheid voor beloning en verminderd

> vermogen om responsen te inhiberen, terwijl een verhoogde gevoeligheid voor straf meer gerelateerd kan worden aan lijnen en ondergewicht (o.a. Harrison, O'Brien, Lopez & Treasure, 2010).

Vooralsnog wijst het onderzoek naar lijngedrag uit dat verstandig of gezond lijnen helemaal niet slecht hoeft te zijn als je objectief te dik bent en dat het meestal niet tot eetbuien of eetstoornissen leidt. Sterker nog, uit sommige studies blijkt dat het volgen van een dieet de neiging tot overeten juist vermindert (Stice e.a., 2005). Gezien de toename van overgewicht in de westerse wereld is dit een belangrijke constatering: mensen met (objectief vastgesteld!) overgewicht kunnen met een gerust hart verstandig aan de lijn doen.

Seksueel misbruik

Seksueel misbruik wordt in de populaire literatuur vaak als specifieke risicofactor voor eetstoornissen gezien. Uit een longitudinale studie bij bijna 2000 adolescenten bleek dat de incidentie van boulimia nervosa 2,5 keer groter was bij degenen die eenmalig seksueel misbruik rapporteerden en zelfs 4,9 keer groter was bij degenen die twee of meer episodes van seksueel misbruik rapporteerden (Sanci e.a., 2008).

Biologische kwetsbaarheid

Eetstoornissen komen vaker bij familieleden voor dan op grond van toeval verwacht mag worden. Tweelingonderzoek laat zien dat tweelingen met identieke genen (monozygote tweelingen) vaker samen eetstoornissen hebben dan tweelingen met slechts de helft identieke genen (dizygote tweelingen), ook als ze apart van elkaar opgevoed worden. Dit suggereert dat eetstoornissen voor een deel erfelijk zijn. Het is echter niet duidelijk hoe groot dat deel is, wat er nu precies overgeërfd wordt en welke genen de kans op een eetstoornis vergroten. Ook bepaalde karaktertrekken en gedragspatronen die een risicofactor voor eetstoornissen vormen, kunnen genetisch bepaald zijn. Eerstegraadsbloedverwanten van patiënten met eetstoornissen hebben niet alleen vaker eetstoornissen, ook stemmingsstoornissen of perfectionisme komen bij hen vaker voor dan verwacht.

Of genetisch bepaalde eigenschappen ook daadwerkelijk tot ontwikkeling komen hangt samen met omgevingskenmerken en andere biologische en psychologische kenmerken van het individu. Duidelijk is dat als het gaat om hoe deze factoren precies samenwerken bij de ontwikkeling van eetstoornissen, we nog in het duister tasten. En hoewel er duidelijke aanwijzingen zijn dat er een genetische component meespeelt bij de ontwikkeling van eetstoornissen, betekent dit nog niet dat er geen invloed op eetstoornissen uit te oefenen zou zijn.

19.4.2 Beschermende factoren

Beschermende factoren tegen eetstoornissen zijn factoren die de kans op een eetstoornis verkleinen, gegeven de aanwezigheid van risicofactoren. Er is mondjesmaat onderzoek gedaan naar deze factoren. Een van de beschermende factoren die in de literatuur beschreven wordt, is het beoefenen van sport. Interessant is dat het sporten ook een risicofactor kan zijn. Het blijkt dat sporten waarvoor het belangrijk is om mager te zijn de kans op een eetstoornis kunnen vergroten, terwijl sporten waarvoor het minder belangrijk is om slank te zijn, zoals voetbal, basketbal en tennis, het risico juist verkleinen. Sporten kan dus beschermende effecten hebben, afhankelijk van het soort sport dat beoefend wordt (Crago, Shisslak & Ruble, 2001). Naast be-

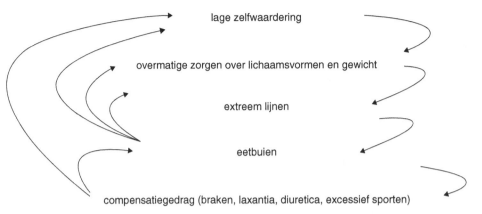

lage zelfwaardering

overmatige zorgen over lichaamsvormen en gewicht

extreem lijnen

eetbuien

compensatiegedrag (braken, laxantia, diuretica, excessief sporten)

◘ Figuur 19.1   Cognitief-gedragsmatige conceptualisering van eetbuien (Fairburn & Wilson, 1993).

paalde typen sport zijn er ook aanwijzingen dat een hoge zelfwaardering beschermt tegen eet-stoornissen. Longitudinaal onderzoek toont aan dat juist meisjes met een lage zelfwaardering eetstoornissen ontwikkelen en meisjes met een hoge zelfwaardering niet. Een hoge zelfwaardering beschermt overigens ook tegen andere gedrags- en emotionele problemen en is hier dus geen specifieke beschermende factor. Er is nog geen onderzoek gedaan naar de beschermende effecten van een optimistische levenshouding. Onder andere het eerder beschreven onderzoek van Jansen e.a. (2006) suggereert dat een optimistische levensvisie kan beschermen tegen een negatief lichaamsbeeld, maar de causaliteit ervan is nog niet in longitudinaal of experimenteel onderzoek vastgesteld. Dat beschermende factoren zich niet alleen op niveau van het individu kunnen situeren, maar ook het niveau van de omgeving, werd gevonden door Haines en col-lega's. De resultaten van deze prospectieve studie bij adolescenten tonen aan dat een hogere frequentie van gezinsmaaltijden een beschermende factor was voor verstoorde eetgedragingen zoals eetbuien, het gebruik van laxeermiddelen, braken en overgewicht (Haines, Kleinman, Rifas-Shiman, Field & Austin, 2010).

19.5   Mechanismen en aanzet tot verklaringsmodellen

19.5.1   Boulimia nervosa

Boulimia nervosa is de eerste eetstoornis waarvoor een verklaringsmodel werd ontwikkeld. In 1981 publiceerde de Britse psychiater Fairburn het eerste wetenschappelijke artikel over een cognitief-gedragstherapeutische behandeling van boulimia nervosa. Die behandeling was gebaseerd op een cognitief gedragsmodel dat zou verklaren waarom boulimia nervosa blijft voortbestaan (zie ◘ figuur 19.1). De kern van Fairburns invloedrijke model is gelegen in twee vicieuze cirkels.

De eerste is de cirkel piekeren over lichaamsvormen, beperking van de voedselinname, eet-bui, piekeren over lichaamsvormen enzovoort. Men vertrekt hierbij vanuit de risicofactor 'pie-keren over lichaamsvorm en gewicht' (gekoppeld aan een laag zelfbeeld). Deze kwetsbaarheid-factor zet de patiënt ertoe aan gewicht te verliezen. Hierop enten zich andere risicofactoren. Zo zijn patiënten met eetstoornissen meestal erg rigide in de wijze waarop zij gewicht proberen te verliezen. Ze zijn perfectionistisch en denken veelal in termen van alles of niets. Dit ziet men terug in hun lijngedrag: er worden rigide eetregels gehanteerd, over wat, wanneer en hoeveel er gegeten mag worden. Voedsel is 'goed' (mager) of 'slecht' en dus verboden (calorierijk) of niet. Hun lijngedrag is ook extreem: er moeten snel veel kilo's af. Deze rigide vorm van lijnen werkt het ontstaan van eetbuien in de hand. Enerzijds omdat er vaak honger geleden wordt en het lichaam schreeuwt om voedsel, anderzijds omdat het nogal eenvoudig is om heel rigide eetregels te overtreden. Ook andere risicofactoren werken hierop in, zoals negatieve gevoelens (angst, depressie), en ondermijnen de controle over het eetgedrag. Eetbuien leiden op hun beurt weer tot negatieve gevoelens en overmatige zorgen over het lichaamsgewicht, waardoor rigide lijngedrag weer gestimuleerd wordt. Het patroon dat zo ontstaat is een afwisseling van streng lijnen en overmatig eten.

De tweede cirkel heeft betrekking op de relatie tussen eetbuien en inadequaat compensatiegedrag (purgeren, maar ook vasten en excessief bewegen). De meerderheid van de patiënten met boulimia nervosa braakt opzettelijk na overmatig eten. Door te braken denkt de patiënt effectief te compenseren voor de overmatige voedselinname en valt er een rem weg. Bovendien gaat braken gemakkelijker als de maag helemaal vol is. Zodoende stimuleert het braken dat eetbuien groter worden en is de tweede vicieuze cirkel rond.

19.5.2 Anorexia nervosa

Het gangbare model dat een verklaring biedt voor anorexia nervosa is slechts een klein beetje anders dan het model van boulimia nervosa (Garner, Vitousek & Pike, 1997). Ook hier wordt het belang onderkend van een cognitieve kwetsbaarheid: enerzijds een lage zelfwaardering en anderzijds de overmatige zorgen die de patiënt zich maakt over het eigen lichaam. Het piekeren stimuleert, evenals bij boulimia nervosa, extreem en rigide lijngedrag en dit lokt bij sommige patiënten eetbuien uit (eetbuien-purgeertype) en bij andere niet (het beperkende type). In plaats van een rechte lijn tussen rigide lijnen en eetbuien wordt er daarom een onderbroken lijn getrokken. Die lijn reflecteert ook verschillen in motivatie; de meeste patiënten met eetstoornissen willen van hun eetbuien of overmatig eten genezen, maar voelen vooralsnog niet de behoefte het rigide lijnen te veranderen. Anorexiapatiënten van het beperkende type (zonder eetbuien) zijn minder gemotiveerd om te veranderen – eigenlijk gaat het precies zoals ze het willen.

Een geheel ander model is ontwikkeld door Fairburn, Shafran en Cooper (1999). Dit cognitief-gedragstheoretisch perspectief op anorexia nervosa verschilt in twee belangrijke opzichten van het eerder genoemde model van Vitousek en medewerkers. Allereerst is er in het model van Fairburn een minder belangrijke rol voor het overmatige piekeren over lichaamsvorm en gewicht weggelegd. Ten tweede stelt Fairburn dat het cognitieve gedragsmodel van Vitousek te omvattend is en meer toegespitst zou kunnen worden. Fairburn en medewerkers stellen in hun model de extreme behoefte aan controle, zowel over eetgedrag als over allerlei andere aspecten van het leven, centraal. Die behoefte aan controle zou voortvloeien uit het voor patiënten met anorexia nervosa zo karakteristieke gevoel van ineffectiviteit, in combinatie met een lage zelfwaardering en perfectionisme. Die algemene behoefte aan zelfcontrole uit zich voornamelijk in het uitoefenen van controle over het eetgedrag. Het eetgedrag staat immers, in tegenstelling tot veel andere levenszaken, geheel onder eigen controle en succes is snel en duidelijk zichtbaar aan het lichaamsgewicht.

19.5.3 Eetbuistoornis

Het is mogelijk om ook de verklaring van de eetbuistoornis cognitief-gedragstherapeutisch te interpreteren. De cognitieve persoonskenmerken staan centraal: de intentie om gewicht te verliezen, piekeren over lichaamsvormen en gewicht en een algemene lage zelfwaardering. Mensen met een eetbuistoornis maken zich terecht veel zorgen over hun gewicht en lichaamsvormen, maar die zorgen zijn buitenproportioneel (Hrabosky, Masheb, White & Grilo, 2007). Vervolgens proberen ze – met wisselend succes – hun voedselinname te beperken via cognitief gestuurde lijnintenties. In veel gevallen blijkt die intentie om minder te eten nauw samen te hangen met de neiging om te veel te eten. Hoe de (intentie tot) beperkte voedselinname en overeten precies met elkaar samenhangen is nog niet geheel duidelijk. Er is steun gevonden voor de idee dat mensen met eetbuien een (aangeleerde of aangeboren) geneigdheid hebben om meestal meer te eten dan nodig is en dat ze daarom hun voedselinname proberen te beperken. Het grootste verschil tussen het hier beschreven model voor de eetbuistoornis en het cognitief gedragsmodel voor boulimia nervosa is dat er in het eetbuistoornismodel geen rol is weggelegd voor purgeergedrag.

19.5.4 Het transdiagnostisch model

Concluderend kan worden gesteld dat in de modellen ter verklaring van de verschillende eetstoornissen disfunctionele denkpatronen met betrekking tot lichaamsvormen en lichaamsgewicht centraal staan. De cognities zijn de kwetsbaarheidfactor, de diathese. De disfunctionele denkpatronen stimuleren het hardnekkige streven om alsmaar dunner te worden en de grote angst om dikker te worden. Hierop interageren andere kwetsbaarheidfactoren (bijvoorbeeld persoonlijkheidskenmerken) en deze vergroten het risico op het ontwikkelen van een eetstoornis exponentieel.

De meeste andere kenmerken van de eetstoornissen, zoals het gestoorde eetgedrag en de gewichtscontrolemaatregelen en ook de bijkomende depressieve gevoelens, zijn volgens het cognitieve gedragsmodel secundair aan het overmatig piekeren over lichaamsvorm en gewicht. De eetbuien en compensatiegedragingen leiden er niet toe dat de patiënt zich beter voelt; integendeel, zij stimuleren dat de patiënt zich nog meer zorgen maakt en nog strengere dieetpogingen onderneemt. Volgens het model leidt dit tot vicieuze cirkels die het probleem verder in stand houden.

Het cognitieve gedragsmodel verklaart hoe eetstoornissen in stand gehouden worden; het doet evenwel geen uitspraken over hoe eetstoornissen ontstaan. Zo is een aantal kwetsbaarheidfactoren bekend waarvan de causaliteit verder wordt onderzocht, namelijk 'zelfwaardering' en de omgevingsbepaalde risicofactor 'slankheidsideaal'. Toch is recent het cognitieve gedragsmodel reeds uitgebreid (Fairburn, Cooper & Shafran, 2003). De auteurs stelden zich tot doel een transdiagnostisch model te ontwerpen waar alle eetstoornissen in passen en waarbij de factor 'zelfwaardering' mee opgenomen is. De juistheid en bruikbaarheid ervan dient evenwel nog verder onderzocht te worden. Zeker voor wat de eetbuistoornis betreft zijn er ook alternatieve aantrekkelijke modellen zoals het *dual pathway*-model (Stice, e.a. 2001), het cognitieve kwetsbaarheidsmodel van Young (zie ook Waller, 2003) en het interpersoonlijk kwetsbaarheidsmodel.

19.5.5 Het interpersoonlijk kwetsbaarheidsmodel

Volgens het interpersoonlijk kwetsbaarheidsmodel leiden verstoringen in de vroege ouder-kindrelatie tot een onveilige hechting, welke via verstoringen in het zelfbeeld leiden tot inadequate emotieregulatiestrategieën die op hun beurt aanleiding geven tot eetproblemen (Wilfley,

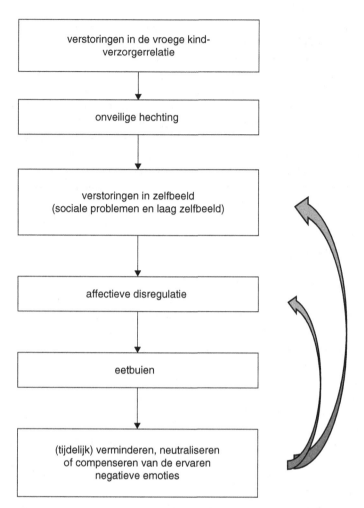

▢ Figuur 19.2   Mechanisme ter verklaring van eetbuien volgens het interpersoonlijk kwetsbaarheidsmodel (Wilfley e.a., 1997).

Pike & Striegel-Moore, 1997). Dankzij een tekort aan goede emotieregulatiestrategiën slaagt men er dus niet in om op een adequate manier met emoties of stress om te gaan en op die manier ontstaan mechanismen die tijdelijk de ervaren emoties verminderen, neutraliseren of compenseren, zoals eetbuien (zie ▢ figuur 19.2). Deze mechanismen kunnen de negatieve emoties echter nooit volledig aanpakken, met vaak nieuwe negatieve emoties (bijvoorbeeld schuldgevoel, spijt en verlaagd zelfbeeld) tot gevolg. Op die manier ontstaat een vicieuze cirkel waarbij negatieve cognities, emoties en eetbuien elkaar instandhouden.

Waller en collega's (2000) vonden in een prospectieve studie bij volwassenen dat eetbuien als mechanisme dienen om met negatieve emoties om te gaan, en dat ze getriggerd kunnen worden door bepaalde maladaptieve cognitieve zelfschema's. Recent werd ook bij obese adolescenten evidentie gevonden voor de link tussen disfunctionele schema's en eetstoornissymptomen (Van Vlierberghe, Braet & Goossens, 2009).

19.6 Diagnostiek en behandeling

19.6.1 Diagnostiek

Willen we tot een goede diagnose van de eetstoornis komen, dan verdient het aanbeveling om zich te laten leiden door de DSM-5-criteria (APA, 2013). Hiervoor bieden klinische interviews een goede oplossing. Deze lopen systematisch de verschillende criteria langs in een gestandaardiseerde en gestructureerde vorm. Het is onze ervaring dat hiermee ook moeilijke items besproken kunnen worden. Onder de klinische interviews is de Eating Disorder Examination (EDE; Fairburn & Beglin, 1994) het meest beschreven en bestudeerde semigestructureerde interview. De EDE is een gestandaardiseerd interview om de specifieke psychopathologie en diagnose van eetstoornissen vast te stellen (zie Jansen, 2002). Het is het enige meetinstrument dat beschrijvend en niet theoretisch vooringenomen is en dat alle diagnostische criteria van eetstoornissen systematisch inventariseert: lijngedrag/vasten, piekeren over eten, piekeren over lichaamsvormen, piekeren over gewicht, eetbuien en compensatiegedrag. Daarenboven biedt de EDE heldere operationaliseringen waardoor men zeer specifiek kan uitmaken of men al dan niet eetbuien en geassocieerde kenmerken of compensatiegedrag vertoont. Sinds enkele jaren is er van de EDE een Nederlandse vertaling beschikbaar, zowel voor volwassenen (zie Jansen, 2000; 2002) als voor adolescenten en kinderen (Decaluwé & Braet, 1999). Er bestaat van beide vormen ook een vragenlijstversie, door dezelfde auteurs ontworpen.

19.6.2 Behandeling

Anorexia nervosa

Patiënten met anorexia nervosa willen meestal niet graag behandeld worden. Zij staan er afwijzend of uiterst ambivalent tegenover. Immers, hun doel en streven is gewichtsverlies en de behandelaar wil juist het tegenovergestelde. Het is om die reden van groot belang om bij patiënten met anorexia nervosa te starten met een motivationeel interview waarmee de motivatie van de patiënt onderzocht wordt. Afhankelijk van de uitkomst kunnen motiveringstechnieken gebruikt worden om de patiënt te motiveren voor behandeling.

Anorexia nervosa wordt op tal van verschillende manieren behandeld. Gebruikelijk zijn zowel ambulante, klinische (opname) of dagbehandeling. De behandeling die geboden wordt is zeer divers en veelzijdig van opzet. Vaak gaat het om individuele gesprekstherapieën, groepstherapieën, gezinstherapie, medicatie, creatieve therapie, lichaamsbeeldtherapie, psychomotorische therapie of een combinatie hiervan. Het doel van de behandeling is niet uitsluitend gewichtstoename, ook wordt er gewerkt aan acceptatie van het eigen lichaam, leren omgaan met emoties, autonomie bevorderen, toename van zelfwaardering en verbetering van sociale vaardigheden. De laatste jaren is er meer evidentie voor de rol van gezinstherapie voor de behandeling van adolescenten met anorexia nervosa (Goossens, Boone, Van Durme & Matton, 2013; Hay, 2013). Bij gezinstherapie worden de gezinsleden opgenomen in het behandelteam en wordt in een eerste fase gefocust op het weer laten eten van de patiënt door de ouders, waarbij broers en zussen fungeren als ondersteunend netwerk voor de patiënt. In een volgende fase worden gezinsissues aangepakt die normaler eten van de patiënt mogelijk in de weg staan. Pas in de derde en laatste fase – wanneer de patiënt een gezond gewicht bereikt heeft – wordt stilgestaan bij globale gezinsinteracties, de relatie tussen de ouders en de ontwikkelingstaken waarvoor het gezin en de adolescent nog zullen komen te staan. Enkele studies hebben deze vorm van therapie vergeleken met andere therapieën (zie ▶ box 19.6). Experts bevelen bijgevolg gezinstherapie voor adolescenten met anorexia nervosa aan en cognitieve gedragstherapie of individueel maatwerk voor volwassenen (Multidisciplinaire Richtlijn Eetstoornissen, 2006).

Box 19.6 Moderatoren en mediatoren van behandelsucces

Onderzoek naar moderatoren en mediatoren van behandelsucces bij eetstoornissen is schaars. Onderzoekers vonden in een groep van adolescenten met AN dat degenen met meest ernstige eetgerelateerde pathologie betere resultaten boekten met familietherapie dan met een meer individuele aanpak (Le Grange e.a., 2012). Andere onderzoekers vonden dat AN-patiënten met meer eetgerelateerde obsessies en AN-patiënten uit niet-intacte families het beter deden in een lange vorm van familietherapie versus een korte vorm (Lock, Agras, Bryson & Kraemer, 2005). Ook werd evidentie gevonden voor de rol van verhoogde ouderlijke kritiek ten aanzien van de patiënt. In zulke gevallen zou een gescheiden vorm van familietherapie wenselijker zijn boven de vorm waarbij ouders en patiënt gezamenlijk gezien worden. Wat betreft mediatoren van behandeluitkomst zijn er tot op vandaag nog geen studies gebeurd bij adolescenten, maar uit onderzoek bij volwassen met boulimia nervosa blijkt dat een verhoogde *self-efficacy* het effect van CBT op het reduceren van eetstoornissymptomen zou mediëren (Keel & Haedt, 2008).

Boulimia nervosa

In tegenstelling tot het beperkte aantal methodologisch goede studies naar de behandeling van anorexia nervosa, werden er veel uitstekende studies naar de behandeling van boulimia nervosa gedaan. Vooral de laatste jaren werden er behandelstudies uitgevoerd met enorme aantallen patiënten (vaak zijn dit multicenter trials) waardoor de statistische power flink toeneemt. De bevindingen uit diverse studies zijn redelijk consistent en een algemeen gedragen conclusie is dat individuele cognitieve gedragstherapie voor boulimia nervosa de meest effectieve behandeling is (zie ook de Multidisciplinaire Richtlijn Eetstoornissen, 2006). De cognitieve gedragstherapie is gericht op zowel het gestoorde eetgedrag als op irrationele denkpatronen. De behandeling is beperkt in tijd, probleemgeoriënteerd en richt zich op het heden en de toekomst. Na afloop van de therapie wordt er een reductie in eetbuien en purgeergedrag van ruim 70% waargenomen. Een derde tot de helft van de patiënten heeft helemaal geen eetbuien meer. Ook denken de patiënten minder irrationeel over hun eigen lichaam en gewicht. In een enkele studie werden de patiënten zes jaar lang gevolgd. De resultaten bleken ook op lange termijn gunstig; er was na zes jaar nauwelijks sprake van terugval (Fairburn & Harrison, 2003). Gedragstherapie zonder cognitieve interventies blijkt in verschillende studies minder effectief dan gedragstherapie met cognitieve interventies.

Naast cognitieve gedragstherapie blijkt ook interpersoonlijke therapie effectief bij boulimia nervosa. Met interpersoonlijke therapie worden vergelijkbare resultaten bereikt als met cognitieve gedragstherapie, zij het dat die gunstige resultaten in geval van interpersoonlijke therapie pas een jaar na de behandeling zichtbaar worden. Direct na de behandeling is cognitieve gedragstherapie aanzienlijk effectiever (Agras, Walsh, Fairburn, Wilson & Kraemer, 2000). Experts zijn daarom van mening dat cognitieve gedragstherapie in het algemeen de voorkeur verdient boven een interpersoonlijke therapie. Overigens zijn er ook aanwijzingen dat evidence-based zelfhulpprogramma's (gebaseerd op de cognitieve gedragstherapie) goed werken (zie ook ► box 19.7).

> **Box 19.7 Zelfhulpboeken**
>
> De aanbeveling is patiënten met boulimia nervosa of een eetbuistoornis eerst een evidence-based zelfhulpprogramma te laten volgen, ondersteund door een cognitief-gedragstherapeut (Multidisciplinaire richtlijn eetstoornissen, 2006). Zo zijn er de zelfhulp-boeken in de reeks *Van A tot ggZ*. Het 20ᵉ boekje in de reeks gaat over leven met obesitas (Daansen, 2005). Het boek beschrijft in een cliëntvriendelijke taal de oorzaak, het beloop en de behandeling van een overgewichtprobleem. Via vragen en opdrachten wordt de lezer uitgenodigd meer zicht te krijgen op de eigen eetgewoonten. Het 34ᵉ boekje in de reeks is *Leven met een Eetstoornis* (Jansen & Elgersma, 2007). Dit boek bevat veel informatie over eetstoornissen, zowel voor de patiënt als zijn/haar omgeving en er worden diverse oefeningen beschreven.
>
> Toch lijkt het aangewezen dat mensen met een eetstoornis de boekjes samen met een deskundige doornemen. Deze kan de nodige sociale steun bieden of toelichting geven wanneer de cliënt iets niet begrijpt. In de literatuur wordt een dergelijke werkvorm benoemd als 'begeleide zelfhulp' en het lijkt een geïndiceerde aanpak voor hulpverlening in de eerste lijn.

De eetbuistoornis

Een goede behandeling van de eetbuistoornis begint met het beklemtonen van het belang van gezonde voeding. Momenteel wordt er vooral gepleit voor een multimodale interventie bij de eetbuistoornis. Dit houdt in dat er enerzijds gewerkt wordt aan het doorbreken van de vicieuze cirkel 'lijnen-overeten-lijnen' met behulp van cognitieve gedragstechnieken en anderzijds worden diverse behandeltechnieken gebruikt om de stemming en het interpersoonlijke functioneren te verbeteren. De eerste resultaten van deze interventies zijn nu bekend en hoopgevend.

Een cognitief-gedragsmatige behandeling voor jongeren met eetbuien werd ontwikkeld door Braet en Tanghe (Braet, 2000; Tanghe, Braet & Decaluwé, 2000). Het doel is dat de jongeren inzicht krijgen in hun eetbuigedrag. Hiervoor worden situaties die aan de eetbui voorafgaan geïdentificeerd en wordt er gezocht naar gedragsalternatieven en rationelere gedachten. Het programma maakt gebruik van cognitieve strategieën. Daarnaast wordt er gestreefd naar een gezondere levensstijl, met een evenwichtige voeding en een uitbreiding van bewegingsactiviteiten. Bij jongeren met overgewicht die ook eetbuien rapporteerden, bleek er na de behandeling een sterke vermindering in het aantal eetbuien. Daarnaast was er ook een aanzienlijke gewichtsdaling (Tanghe, Braet & Decaluwé, 2000).

In de richtlijn eetstoornissen wordt aanbevolen om patiënten met de eetbuistoornis eerst een evidence-based zelfhulpprogramma te laten volgen, ondersteund door een cognitief-gedragstherapeut (Multidisciplinaire Richtlijn Eetstoornissen, 2006). Als dat programma niet voldoende werkt kan vervolgd worden met cognitieve gedragstherapie, interpersoonlijke therapie of aangepaste dialectische gedragstherapie. Verschillende onderzoekers adviseren bovendien om pas nadien een gewichtsreductiebehandeling toe te passen.

19.6.3 Preventie

Zolang we niet weten hoe eetstoornissen zich precies ontwikkelen, is het lastig om primaire preventieprogramma's te ontwikkelen. De primaire preventie richt zich op het voorkomen van de ziekte, bijvoorbeeld door een reductie van risicofactoren en een versteviging of vermeerdering van beschermende factoren te bewerkstelligen. Een ander probleem voor effectieve primaire preventie is dat de risicofactoren die we wel kennen (bijvoorbeeld lijnen), tamelijk algemeen aanwezig zijn in de populatie, terwijl eetstoornissen op zeer bescheiden schaal voorkomen.

Tegenwoordig gaat men veelal uit van een tweecomponenten-model: de eerste component is lijnen. Dat doen alle mensen die een eetstoornis ontwikkelen en ook veel andere mensen doen het. Pas zodra een tweede component gaat bijdragen, kan dit tot de ontwikkeling van eetstoornissen leiden. De tweede component kan bestaan uit de risicofactoren faalangst, aanwezigheid van een affectieve stoornis, middelenmisbruik, kans op overgewicht, seksueel misbruik, fysieke mishandeling, perfectionisme, een lage zelfwaardering of internalisering van het slankheidsideaal. Deze tweede-componentfactoren worden vaak gesignaleerd bij patiënten met eetstoornissen. Er is echter nauwelijks empirische evidentie voor de veronderstelling dat deze factoren al voorafgaande aan een eetstoornis aanwezig zijn.

Secundaire preventie gaat over het vroegtijdig opsporen van gevallen om deze in een vroeg stadium van de ziekte te kunnen behandelen. Een belangrijke vraag hierbij is of die gevallen ook daadwerkelijk vroeg op te sporen zijn. Door middel van grootschalige en goede screening in de risicopopulatie kan onderzocht worden wie kenmerken van de ziekte heeft en patiënten die geïdentificeerd worden kunnen dan voor behandeling doorverwezen worden. Uiteraard is effectieve screening gericht op zo min mogelijk vals-positieven en vals-negatieven (resp. de mensen die ten onrechte als 'geval' worden gezien en gevallen die ten onrechte niet ontdekt worden). Voorts is preventie natuurlijk pas nuttig als de screening inderdaad leidt tot vroege behandeling (Schoemaker, 1998).

Een probleem met betrekking tot de preventie van eetstoornissen is dat het voor de hulpverlener misschien wel duidelijk is wie er behandeld moet worden, maar dat de patiënt lang niet altijd overtuigd is. Patiënten met eetstoornissen staan bekend om hun ontkenning van de ziekte en/of hun schaamte om erover te praten.

Naast primaire en secundaire preventie is er nog een andere strategie om preventie te plegen, namelijk door toepassing van educatieve preventieprogramma's. Dit zijn bijvoorbeeld korte lessen in het onderwijs. Daarin worden onderwerpen als het slankheidsideaal, puberteit en lichamelijke veranderingen, het lichaam, lijnen en vermageren, kenmerken van eetstoornissen, behandeld. De aanname is dat meer kennis over eetstoornissen bij scholieren de kans op een eetstoornis reduceert. Hoewel dergelijke programma's op vele scholen gebruikt worden, zijn de effecten nooit gedocumenteerd. Een enkele studie suggereert dat dergelijke programma's juist contraproductief werken en dat het programma op de langere termijn tot een aanzienlijke toename van lijngedrag leidde. Andere studies beweren dat de programma's juist goed werken (zie bijvoorbeeld Taylor e.a., 2006). Voor effectieve preventie is meer inzicht in causale factoren nodig.

Box 19.8 Afblijven! Dat mag je niet hebben!

Kinderen zijn nu dikker dan vroeger. Ze snoepen meer terwijl ze minder bewegen en dat maakt ze dikker. Het stimuleren van bewegen kan nooit kwaad, want bewegen is gezond. Maar kan het kwaad om het snoepen te verbieden?

Onderzoekster Esther Jansen van de Universiteit Maastricht vroeg kinderen van 5 en 6 jaar om gele en rode snoepjes te proeven. Tegen de helft van de kinderen zei ze dat ze de rode niet mochten eten. Wel mochten ze van de gele eten zoveel als ze wilden. De andere kinderen mochten van alle snoepjes eten, ook zoveel als ze wilden. Een tijdje later mochten alle kinderen van alle snoepjes eten.

> Het bleek dat de kinderen die eerst geen rode snoepjes mochten, na opheffing van het verbod aanzienlijk meer rode snoepjes gingen eten. Dus het verbod stimuleerde ze om daarna, zodra de gelegenheid zich voordeed, extra veel van de verboden waar te eten. Het verbod maakte van het snoep de spreekwoordelijke verboden vrucht (Jansen, Mulkens & Jansen, 2007).

19.7   Conclusie en toekomstperspectief

Eetstoornissen kunnen veel leed veroorzaken en hebben een grote impact op de persoonlijke ontwikkeling van een adolescent. Onderzoek naar oorzaken en behandeling ervan is evenwel veel minder ontwikkeld dan het onderzoek naar bijvoorbeeld angst bij kinderen of depressies bij volwassenen. Een van de redenen zou kunnen zijn dat eetstoornissen een complexe etiologie hebben. We krijgen nu wel meer zicht op de risicofactoren en er zijn een aantal verklarings-modellen voorhanden. Het ziet ernaar uit dat vooral de impact van cognitieve factoren deze stoornis uitlokt. Maar, geen enkel etiologisch model vindt tot op heden voldoende empirische bevestiging. Uit recente onderzoeksresultaten kunnen we daarbij afleiden dat er misschien nooit één omvattend model zal komen. Stice en zijn collega's (2001) vonden via clusteranalyse argumenten om binnen de eetstoornissen subtypen te onderscheiden waarbij een enkelvoudig *restraint*-type en een complex *restraint*-type zou bestaan. Bij dit laatste zouden ook meer inter-persoonlijke en emotionele factoren van belang zijn. Het zou dus best kunnen dat twee of meer complementaire modellen een betere verklaring bieden voor de ontwikkeling van eetstoornis-sen dan één allesomvattend model.

In een ontwikkelingspsychopathologisch denkkader staat de preventiegedachte centraal. Vroeg ingrijpen is erger voorkomen. Opvallend is dus dat dit bij de eetstoornissen niet altijd opgaat en dat hier geluiden opgaan dat men soms ook meer kwaad dan goed kan doen. Het lijkt daarom aanbevelenswaard om preventie-initiatieven steeds wetenschappelijk te onderbouwen en in geen geval met preventie te starten als er geen pilotprojecten voorhanden zijn die eerder een goede uitkomst voorspelden.

In de preventie merkt men evenwel een trend om zich niet op alle jongeren te richten maar op risicogroepen. Enerzijds blijken kinderen van ouders die vroeger een eetstoornis hadden zo'n doelgroep. Anderzijds zijn kinderen met overgewicht een groep *at risk*. Dit komt vooral omdat men deze kinderen vaak op dieet zet waarbij dit bij sommige aanleiding gaf tot eetbuien. Ook retrospectieve studies bevestigen dat mensen met een eetstoornis vroeger vaker overgewicht hadden. Talrijke initiatieven worden nu gesubsidieerd om deze at risk-groep te begeleiden. De aanpak moet evenwel twee doelen combineren. Het is geenszins de bedoeling dat kinderen met overgewicht op dieet gaan en cognitieve dieetregels ontwikkelen; anderzijds wil men wel hun eetpatroon aanpakken om een verdere ontwikkeling van het overgewicht te voorkomen. In dit opzicht ziet men steeds meer dat onderzoekers met expertise op het vlak van eetstoornissen en onderzoekers met expertise op het vlak van overgewicht, nauwer gaan samenwerken.

Literatuur

Agras, S.W., Walsh, B.T., Fairburn, C.G., Wilson, G.T., & Kraemer, H.C. (2000). A multicenter comparison of cognitive-behavioral therapy and interpersonal psychotherapy for bulimia nervosa. *Archives of General Psychiatry, 57,* 459–466.

Allen, K., Byrne, S., Oddy, W., & Crosby, R. (2013). DSM-IV-TR and DSM-5 Eating Disorders in Adolescents: Prevalence, Stability, and Psychosocial Correlates in a Population-Based Sample of Male and Female Adolescents. *Journal of Abnormal Psychology, 122,* 720–732.

American Psychological Association (2013). *Diagnostic and Statistical manual of Mental disorders, fifth edition.* Washington, DC: American Psychiatric Association.

Braet, C. (2000). Behandeling van jongeren met eetbuien. In P. Prins & N. Pameijer (red.), *Protocollen in de Jeugdzorg, hoofdstuk 10* (pp. 191–206). Lisse: Swets & Zeitlinger.

Cella, S., Iannaccone, M., Ascione, R., & Cotrufo, P. (2010). Body dissatisfaction, abnormal eating behaviors and eating disorder attitude in homo- and heterosexuals. *Eating and weight disorders – studies on anorexia, bulimia and obesity, 15,* E180–E185.

Crago, M., Shisslak, C.M., & Ruble, A. (2001). Protective factors in the development of eating disorders. In R. Striegel-Moore & L. Smolak (eds.), *Eating disorders. Innovative directions in research and practice* (pp 75–89). Washington, DC: American Psychological Association.

Decaluwé, V., & Braet, C. (1999). *Dutch translation of the Child Eating Disorder Examination,* authored by C.G. Fairburn, Z. Cooper & R. Bryant-Waugh. Unpublished manuscript.

Decaluwé, V., Braet, C., & Fairburn, C. (2003). Binge eating in obese children and adolescents. *International Journal of Eating Disorders, 33,* 78–94.

Epstein, L.H., Truesdale, R., Wojcik, A., Paluch, R.A., & Raynor, H.A. (2003). Effects of deprivation on hedonics and reinforcing value of food. *Physiology and Behavior, 78,* 221–227.

Fairburn, C.G. (2005). Evidence-based treatment of anorexia nervosa. *International Journal of Eating Disorders, 37,* S26–S30.

Fairburn, C.G., & Beglin, S.J. (1994). Assessment of eating disorders: interview or self-report questionnaire? *International Journal of Eating Disorders, 16,* 363–370.

Fairburn, C.G., & Harrison, P.J. (2003). Eating disorders. *The Lancet, 361,* 407–416.

Fairburn, C.G., Cooper, Z., & Shafran, R. (2003). Cognitive behaviour therapy for eating disorders: a 'transdiagnostic' theory and treatment. *Behaviour Research and Therapy, 41,* 509–528.

Fairburn, C.G., Cooper, Z., Doll, H.A., Norman, P., & O'Connor, M. (2000). The natural course of bulimia nervosa and binge eating disorder in young women. *Archives of General Psychiatry, 57,* 659–665.

Fairburn, C. & Wilson, G. (1993). Binge eating: nature, assessment and treatment. New York: Guilford Press.

Garner, D.M., Vitousek, K.M., & Pike, K.M. (1997). Cognitve-behavioral therapy for anorexia nervosa. In D.M. Garner & P.E. Garfinkel (eds.), *Handbook of treatment for eating disorders* (pp. 94–144). New York: Guilford Press.

Goossens, L., Braet, C., Van Vlierberghe, L., & Mels, S. (2009). Loss of control over eating in overweight youngsters: the role of anxiety, depression and emotional eating. *European Eating Disorders Review, 17,* 68–78.

Goossens, L., Braet, C., & Decaluwé, V. (2007). Loss of control over eating in obese youngsters. *Behaviour Research and Therapy, 45,* 1–9.

Goossens, L., Soenens, B., & Braet, C. (2009). Prevalence and characteristics of binge eating in an adolescent community sample. *Journal of Clinical Child and Adolescent Psychology, 38,* 342–353.

Groesz, L.M., & Stice, E. (2007). An experimental test of the effects of dieting on bulimic symptoms: the impact of eating episode frequency. *Behaviour Research and Therapy, 45,* 49–62.

Haines, J., Kleinman, K., Rifas-Shiman, S., Field, A., & Austin, B. (2010). Examination of shared risk and protective factors for overweight and disordered eating among adolescents. *Archives of Pediatric Adolescent Medicine, 164,* 336–343.

Harrison, A., O'Brien, N., Lopez, C., & Treasure, J. (2010). Sensitivity to reward and punishment in eating disorders. *Psychiatry Research, 177,* 1–11.

Hay, P. (2013). A systematic review of evidence for psychological treatments in eating disorders: 2005-2012. *International Journal of Eating Disorders, 46,* 462–469.

Hoek, H.W., & Hoeken, D. van (2002). Epidemiologie. In W. Vandereycken & G. Noordenbos (red.), *Handboek eetstoornissen* (pp. 31–38). Utrecht: De Tijdstroom.

Hrabosky, J.I., Masheb, R.M., White, M.A., & Grilo, C.M. (2007). Overvaluation of shape and weight in Binge Eating Disorder. *Journal of Consulting and Clinical Psychology, 75,* 175–180.

Huon, G.F., Lim, J., Walton, C.J., Hayne, A.M., Gunewardene, A.I. (2000). Pathways to serious dieting: significant insights from discontinuity. *International Journal of Eating Disorders, 28*, 356–363.

Jansen, A. (1993, 1996). *Bulimia nervosa effectief behandelen. Een handleiding voor therapeuten.* Lisse: Swets & Zeitlinger.

Jansen, A. (2000). *Vertaling en bewerking van de Eating Disorder Examination.* (Verkrijgbaar via ▶ www.eetonder- zoek.nl.)

Jansen, A. (2002). De Eating Disorder Examination. Psychodiagnostisch Gereedschap. *De Psycholoog, 9*, 428–431.

Jansen, A., Theunissen, N., Slechten, K., Nederkoorn, C., Mulkens, S., & Roefs, A. (2003). Overweight children overeat after exposure to food cues. *Eating Behaviors, 4*, 197–209.

Jansen, A., Nederkoorn, C., Smeets, T., Havermans, R., & Martijn, C. (2006). Jij ziet, jij ziet, wat ik niet zie: over het vertekende lichaamsbeeld van gezonde vrouwen. *De Psycholoog, 10*, 518–526.

Jansen, A., & Elgersma, H. (2007). *Leven met een eetstoornis. Reeks Van A tot ggZ.* Houten: Bohn Stafleu Van Loghum.

Jansen, E., Mulkens, S., & Jansen, A. (2007). Do not eat the red food! Prohibition of snacks leads to their relatively higher consumption in children. *Appetite, 49*, 572–577.

Keel, P., & Brown, T. (2010). Update on course and outcome in eating disorders. *International Journal of Eating Disorders, 43*, 195–204.

Keel, P., & Forney, K. (2013). Psychosocial risk factors for eating disorders. *International Journal of Eating Disorders, 46*, 433–439.

Keel, P., & Haedt, A. (2008). Evidence-Based psychosocial treatments for eating problems and eating disorders. *Journal for Clinical Child and Adolescent Psychology, 37*, 39–61.

Kotler, L.A., Cohen, P., Davies, M., Pine, D.S., & Walsh, B.T. (2001). Longitudinal relationships between childhood, adolescent, and adult eating disorders. *Journal of the American Academy of Child and Adolescent Psychiatry, 40*, 1434–1440.

Le Grange, D., Lock, J., Agras, W., Moye, A., Bryson, S., Jo, B., & Kraemer, H. (2012). Moderators and mediators of remission in family-based treatment and adolescent focused therapy for anorexia nervosa. *Behaviour Research and Therapy, 50*, 85–92.

Lock, J., Agras, W., Bryson, S., & Kraemer, H. (2005). A comparison of short- and long-term family therapy for ado- lescent anorexia nervosa. *Journal of the American Academy of Child and Adolescent Psychiatry, 44*, 632–639.

Lowe, M.R., Foster, G.D., Kerzhnerman, I., Swain, R.M., & Wadden, T.A. (2001). Restrictive dieting vs. 'undieting': effects on eating regulation in obese clinic attenders. *Addictive Behaviors, 26*, 253–266.

Mascola, A., Bryson, S., & Agras, W. (2010). Picky eating during childhood : A longitudinal study to age 11 years. *Eating Behaviors, 11*, 253–257.

Nederkoorn, C., Braet, C., Eijs, Y. van, Tanghe, A., & Jansen, A. (2006). Why obese children cannot resist food: the role of impulsivity. *Eating Behaviors, 7*, 315–322.

Nederkoorn, C., Smulders, F.T.Y., Havermans, R.C., Roefs, A., & Jansen, A. (2006). Impulsivity in obese women. *Appetite, 47*, 253–256.

Polivy, J., & Herman, C.P. (1985). Dieting and binge eating: a causal analysis. *American Psychologist, 40*, 193–204.

Roelants, M., Hauspie, R. & Hoppenbrouwers K. (2009). References for growth and pubertal development from birth to 21 years in Flanders, Belgium. *Annals of Human Biology, 36*, 680–694.

Sanci, L., Coffey, C., Epi, G. et al. (2008). Childhood sexual abuse and eating disorders in females. *Archives of pediatrics and adolescent medicine, 162*, 261–267.

Schoemaker, C. (1998). The principles of screening for eating disorders. In W. Vandereycken & G. Noordenbos (eds.), *The prevention of eating disorders* (pp. 187–213). London: Athlone.

Steinhausen, H.C. (2002). The outcome of anorexia nervosa in the 20th century. *American Journal of Psychiatry, 159*, 1284–1293.

Stice, E. (2002). Risk and maintenance factors for eating pathology: a meta-analytic review. *Psychological Bul- letin, 128*, 825–848.

Stice, E., Agras, W.S., Telch, C.F., Halmi, K.A., Mitchell, J.E., & Wilson, T. (2001). Subtyping binge eating-disordered women along dieting and negative affect dimensions. *International Journal of Eating Disorders, 30*, 11–27.

Stice, E., Fisher, M., & Lowe, M.R. (2004). Are dietary restraint scales valid measures of acute dietary restriction? Unobtrusive observational data suggest not. *Psychological Assessment, 16*, 51–59.

Stice, E., Marti, C., & Rohde, P. (2013). Prevalence, incidence, impairment, and course of the proposed DSM-5 ea- ting disorder diagnoses in an 8-year prospective community study of young women. *Journal of Abnormal Psychology, 122*, 445–457.

Stice, E., Presnell, K., Groesz, L., & Shaw, H. (2005). Effects of a weight maintenance diet on bulimic symptoms in adolescent girls: an experimental test of the dietary restraint theory. *Health Psychology, 24*, 402–412.

Tanghe, A., Braet, C., & Decaluwé, V. (2000). Behandeling van obese jongeren met eetbuien. *Gedragstherapie, 33,* 161–184.

Tanofsky-Kraff, M., Shomaker, L., Olsen, C., Roza, C., Wolkoff, L., Columbo, K, Raciti, G., Zocca, J., Wilfley, D., Yanovski, S., & Yanovski, J. (2011). A prospective study of pediatric loss of control eating and psychological outcomes. *Journal of Abnormal Psychology, 120,* 108–118.

Taylor, C.B., Bryson, S., Luce, K.H., Cunning, D., Doyle, A.C., Abascal, L.B., Rockwell, R., Dev, P., Winzelberg, A.J., & Wilfley, D.E. (2006). Prevention of eating disorders in at-risk college-age women. *Archives of General Psychiatry, 63,* 881–888.

Van Son, G., van Hoeken, D., Bartelds, A., Van Furth, E., & Hoek, H. (2006). Time trends in the incidence of eating disorders: A primary care study in The Netherlands. *International Journal of Eating Disorders, 39,* 565–569.

Van Vlierberghe, L., Braet, C., & Goossens, L. (2009). Dysfunctional schemas and eating pathology in overweight youth: A case-control study. *International Journal of Eating Disorders, 42,* 437–442.

Waller, G. (2003). Schema-level cognitions in patients with binge eating disorder: a case control study. *International Journal of Eating Disorders, 33,* 458–464.

Waller, G., Ohanian, V., Meyer, C., & Osman, S. (2000). Cognitive content among bulimic women: The role of core beliefs. *International Journal of Eating Disorders, 28,* 235–241.

Waxman, S. (2009). A systematic review of impulsivity in eating disorders. *European eating disorders review, 17,* 408–425.

Wilfley, D., Pike, K., & Striegel-Moore, R. (1997). Toward an integrated model of risk for binge eating disorder. *Journal of Gender, Culture, and Health, 2,* 1–31.

Aanbevolen literatuur

Braet, C. (2006). Behandeling van jongeren met eetbuien. In P. Prins & N. Pameijer (red.), *Protocollen in de Jeugdzorg, hoofdstuk 10* (pp. 191–206). Lisse: Swets & Zeitlinger.

Fairburn, C, & Brownell, K. (2001). *Eating Disorders and obesity: a comprehensive handbook (second revised edition).* New York: Guilford Publications.

Goossens, L., Boone, L., Van Durme, L., & Matton, A. (2013). Protocollaire behandeling van anorexia nervosa bij adolescenten: Familietherapie. In: C. Braet, & S. Bögels (red.), *Protocollaire behandelingen voor kinderen en adolescenten met psychische klachten II* (pp. 17–42). Amsterdam: Uitgeverij Boom.

Jansen, A., & Elgersma, H. (2007). *Leven met een eetstoornis.* Houten: Bohn Stafleu van Loghum.

Jansen, A., Elgersma, H., & Mulkens, S. (2012). Protocollaire behandeling van boulimia nervosa en verwante eetstoornissen. In: C. Braet, & S. Bögels (red.), *Protocollaire behandelingen voor kinderen en adolescenten met psychische klachten I* (pp. 473–502). Amsterdam: Uitgeverij Boom.

Relevante websites

Multidisciplinaire Richtlijn Eetstoornissen (2006). *Richtlijn voor de diagnostiek en behandeling van eetstoornissen.* Utrecht: Trimbos-instituut: ▶ http://www.ggzrichtlijnen.nl/index.php?pagina=/richtlijn/item/pagina.php&richtlijn_id=64

Eetexpert: Kenniscentrum voor eetproblemen en gewichtsproblemen: ▶ http://www.eetexpert.be/

Middelenmisbruik en verslaving

Reinout Wiers en Rutger Engels

Van beginnen met gebruik tot verslaving

Gebruik van psychoactieve middelen die tot verslaving kunnen leiden begint veelal in de adolescentie en hetzelfde kan gezegd worden van problematisch gebruik dat later uitmondt in verslaving. Bij beginnen van gebruik en bij escalatie van gebruik zijn diverse factoren van invloed. Bij beginnen van gebruik zijn omgevingsfactoren heel belangrijk. Zo beginnen kinderen van ouders die duidelijke regels stellen (niet drinken onder de 18 jaar) later met drinken en ontwikkelen ze minder problemen. Dit kan ouders aangeleerd worden in combinatie met voorlichting voor de jongere. Als jongeren eenmaal een middel gebruiken worden genetische factoren belangrijker die zich onder meer uiten in relatief positieve effecten van het middel, en indirect in cognitieve processen, zowel in bewuste overtuigingen over het effect van het middel als in automatisch geactiveerde of impliciete cognitieve reacties. Daarnaast is impulsregulatie een belangrijke factor, waarbij zowel vermogen om impulsen te reguleren belangrijk is als motivatie om dat te doen. Suboptimale zelfregulatie in de kindertijd is een risicofactor voor zowel vroeg beginnen met middelengebruik als voor een relatief snelle escalatie. We bespreken implicaties voor preventie en behandeling.

20.1 Inleiding

Het afgelopen decennium is er veel aandacht geweest voor de alarmerende toename van alcoholmisbruik bij jongeren. Uit een groot vergelijkend Europees onderzoek bleek bijvoorbeeld dat Nederlandse jongeren tot de koplopers van Europa behoren wat betreft drankmisbruik (Hibell e.a., 2004) en artsen luidden de noodklok over steeds jongere kinderen die met een alcoholvergiftiging bij de eerste hulp terechtkwamen. Inmiddels behoort, wellicht mede onder invloed van deze publiciteit, de frequentie van alcoholgebruik bij Nederlandse jongeren weer tot de middenmoot van Europa, hoewel de hoeveelheid ingenomen drank per gelegenheid waarop gedronken wordt nog wel groot is, ook vergeleken met veel andere landen (in Nederland ruim 6 glazen als er gedronken wordt). Dat laatste is zorgwekkend in verband met de schadelijke effecten van middelengebruik op de ontwikkeling van de hersenen van jongeren: uit dieronderzoek blijkt dat deze effecten veel groter zijn wanneer de middelen toegediend worden tijdens de adolescentie dan tijdens de volwassen leeftijd en er zijn aanwijzingen dat dit ook geldt voor mensen. Een van de gevolgen die verslavingsgedrag tijdens de adolescentie heeft is een toegenomen kwetsbaarheid voor verslaving en ander impulsief gedrag op latere leeftijd (Crews & Boettiger, 2009). Deze relatie is ondubbelzinnig aangetoond in dieronderzoek (waarin dieren experimenteel toegewezen worden aan een conditie waarin veel gedronken wordt tijdens de adolescentie of aan een controleconditie, waarin dezelfde hoeveelheid gedronken wordt tijdens de volwassen leeftijd), maar dit verband is lastiger aan te tonen bij mensen: impulsieve jongeren beginnen gemiddeld op jongere leeftijd te drinken, waardoor de relatieve invloed van impulsieve aanleg en de versterking hiervan door middelengebruik op jonge leeftijd moeilijk uit elkaar te halen zijn (Verdejo-Garcia, Lawrence & Clark, 2008).

20.2 Middelengebruik: normale en afwijkende vormen

Veel jongeren gaan in de puberteit psychoactieve middelen gebruiken, in die zin is middelengebruik normaal in onze cultuur. Het gaat daarbij vooral om alcohol, de overgrote meerderheid begint voor de volwassen leeftijd alcohol te drinken (84% in 2011). Zorgwekkender is het dat met name bij jongens overmatig drankgebruik 'normaal' begint te worden en dat er zowel door jongens als door meisjes op jonge leeftijd al veel gedronken wordt. Naast alcohol zijn de andere veelgebruikte middelen sigaretten (actueel gebruik rond de 19% bij scholieren) en marihuana (actueel gebruik rond de 8% bij scholieren, wat ook duidelijk boven het Europees gemiddelde ligt, zie ▶ www.trimbos.nl). Hier zit een sterke ontwikkelingscomponent in: op 12-jarige leeftijd heeft bijvoorbeeld slechts 1,2% ooit cannabis gebruikt terwijl dit op 17-18-jarige leeftijd 44,6% is. Middelengebruik ligt in Vlaanderen dichter bij de Europese gemiddelden.

Het begrip verslaving is in ontwikkeling. In het meestgebruikte classificatiesysteem van psychiatrische stoornissen, de DSM-IV, kon met tevergeefs zoeken naar de term 'verslaving' (*addiction*). In de DSM-IV sprak men van 'aan een middel gebonden stoornissen'. Met die middelen worden psychoactieve middelen bedoeld: stoffen die veranderingen in het psychisch functioneren teweegbrengen. In de DSM-IV was het duidelijk: geen middel, dan ook geen verslaving, dus gok-, internet- en seksverslaving bestaan niet volgens de DSM-IV (gokverslaving stond onder impulscontrolestoornissen). Deze vraag was ook een van de *hot issues* bij het opstellen van de DSM-5 (zie *Addiction*, vol. 101, supp. 1). In hetzelfde nummer wordt ook aandacht besteed aan de specifieke problematiek van het definiëren van verslaving bij adolescenten.

In de DSM-5-herdefiniëring is de term verslaving teruggekeerd in de psychiatrie: de nieuwe categorienaam is *middel- en verslavingsgerelateerde stoornissen*. De enige verslaving waarbij psychoactieve middelen geen centrale rol spelen is vooralsnog gokken; seks- en internetverslaving moeten eerst verder onderzocht worden. In de DSM-IV waren er twee middelgerelateerde diagnoses: misbruik en afhankelijkheid. Voor afhankelijkheid moest iemand voldoen aan drie van zeven criteria, voor de lichtere diagnose misbruik slechts aan één van vier andere criteria. De laatste diagnose was problematisch om een aantal redenen: deze diagnose werd makkelijk gesteld (één criterium is genoeg!), maar tegelijkertijd correleerden deze criteria vrij hoog (en hoger dan sommige van de diagnose afhankelijkheid) met het totaal aantal criteria. In de DSM-5 zijn de elf criteria van beide voormalige diagnoses samengevoegd tot één diagnose met een ernstscore. Daarbij is één criterium vervangen dat sterk cultuurafhankelijk was (herhaaldelijk in aanraking komen met justitie in verband met het middel) en vervangen door een subjectieve score van hunkering (craving), wat echter ook niet eenvoudig te meten is. Dit probleem speelt met name bij verslaafden die soms een sterke lichamelijke reactie op hun favoriete middel vertonen, maar aangeven niet of nauwelijks zucht te ervaren of andersom (Carter & Tiffany, 1999).

Box 20.1 Diagnostische criteria voor verslaving aan een middel (DSM-5; APA, 2013)
Een patroon van onaangepast verslavingsgedrag dat aanzienlijke beperkingen of lijden veroorzaakt, zoals blijkt uit ten minste twee van de volgende verschijnselen in een periode van twaalf maanden:
1. Tolerantie, zoals gedefinieerd door ten minste een van de volgende verschijnselen:
   - behoefte aan toenemende hoeveelheden van het middel om intoxicatie of de gewenste werking te bereiken;
   - verminderd effect bij voortgezet gebruik van dezelfde hoeveelheid.
2. Onthouding, zoals blijkt uit ten minste een van de volgende twee punten:
   - er is sprake van het voor het middel karakteristieke onthoudingssyndroom;
   - de persoon gebruikt hetzelfde (of een nauw daaraan verwant) middel om onthoudingsverschijnselen te verlichten of te vermijden.
3. Het gebruik van grotere hoeveelheden of gedurende langere tijd dan het plan was.
4. De persoon heeft de aanhoudende wens om het gebruik van het middel te verminderen of te beheersen, of heeft weinig succesvolle pogingen daartoe ondernomen.
5. Een groot deel van de tijd wordt besteed om aan het middel te komen, het te gebruiken, of om te herstellen van de effecten ervan.
6. Het opgeven of verwaarlozen van belangrijke sociale of beroepsmatige bezigheden of vrijetijdsbesteding vanwege het gebruik van het middel.
7. Voortgezet gebruik ondanks het besef dat er aanhoudende of terugkerende sociale, psychische of lichamelijke problemen ontstaan door gebruik van het middel.
8. Herhaald gebruik van een middel met als gevolg dat niet meer voldaan kan worden aan verplichtingen op het werk, school, of thuis.
9. Herhaald gebruik van het middel in situaties waarin dit fysiek gevaarlijk is (bijvoorbeeld autorijden onder invloed).
10. Voortgezet gebruik van het middel ondanks de problemen op sociaal of interpersoonlijk gebied die eruit voortvloeien.
11. Sterke hunkering naar het middel of de activiteit.
Ernstscore: 2 of 3 criteria = mild; 6 criteria of meer = ernstige verslaving.

Opmerkelijk is dat in recente neurobiologische theorieën van verslaving een andere aanpassing in de hersenen (neuroadaptatie) als gevolg van verslavingsgedrag een belangrijke rol speelt: sensitisatie. De afgelopen jaren is duidelijk geworden dat (vrijwel) alle psychoactieve middelen direct na inname een psychomotorische stimulatie geven (opwinding of arousal), die na herhaald gebruik van het middel sterker wordt, wat sensitisatie genoemd wordt (Robinson & Berridge, 2003). Hoewel alcohol bijvoorbeeld bekend staat als een dempend of verdovend middel, is er direct na de inname van alcohol een activerende werking (net als bij stimulerende middelen), die met toenemend gebruik steeds sterker wordt, wat zich uit in een snellere opname van alcohol in het bloed (Newlin & Thompson, 1990). Ook is het duidelijk geworden dat deze sensitisatie zeer langdurig is en van middel tot middel overgedragen kan worden (zogenoemde cross-sensitisatie): wanneer middel A al geleid heeft tot sensitisatie, ontwikkelt dit sneller voor middel B (en voor A en B kunnen vrijwel alle psychoactieve stoffen ingevuld worden). Interessant in relatie tot de recente opname van gokken bij de verslavingen is dat cross-sensitisatie op kan treden tussen gokken – dat met veel opwinding gepaard gaat – en middelengebruik (Zack & Poulos, 2004). Er is wel discussie over de exacte rol van sensitisatie bij het ontstaan van verslavingsgedrag: volgens sommige onderzoekers speelt sensitisatie alleen een rol bij de vroege escalatie van verslavingsgedrag en niet zozeer bij eindfasen van verslaving (Everitt & Robbins, 2005), terwijl het volgens andere onderzoekers het centrale mechanisme is bij het ontstaan en het in stand houden van verslavingsgedrag (Robinson & Berridge, 2003). Duidelijk is dus dat sensitisatie een proces is dat belangrijk is bij de beschrijving van het ontstaan van verslavingsgedrag bij jongeren. Probleem is echter wel dat er nog geen overeenstemming is over wat een betrouwbare en hanteerbare maat voor sensitisatie zou kunnen zijn bij mensen. Mocht hier consensus over ontstaan, dan is het waarschijnlijk dat er een maat voor sensitisatie opgenomen wordt in toekomstige definities van verslaving (of afhankelijkheid van middelen).

20.3 Verslavingsgedrag: ontwikkeling en prognose

De meeste vormen van verslaving vinden hun oorsprong in de adolescentie. Er zijn weinig mensen die al in de kindertijd frequent roken, drinken of drugs gebruiken. Nationale prevalentiestudies van het Trimbos-instituut laten een scherpe stijging zien van met name tabaks- en alcoholgebruik, en softdrugs in de puberteit. Longitudinale studies laten zien dat mensen te onderscheiden zijn in de wijze waarop hun middelengebruik zich ontwikkelt. Inzicht in dergelijke ontwikkelingstrajecten is belangrijk omdat ze informatie geven die kan helpen om risicogroepen te identificeren (zie ▶ box 20.2). Een voorbeeld is een studie van Chassin en collega's (2004). Zij laten zien dat voorspellers van alcoholgebruik zoals misbruik door ouders, persoonlijkheid en emotionele stabiliteit in sommige trajecten wel belangrijk zijn en in andere niet. Deze benadering geeft ook meer kennis over de relatie tussen de startleeftijd van middelengebruik en kansen op later misbruik, vooral omdat de groep jongeren die op jonge leeftijd begint zeer diverse ontwikkelingstrajecten in middelengebruik laat zien: sommigen beginnen vroeg en stoppen vroeg, terwijl anderen matig gebruiken of later doorschieten naar hardnekkig intensief gebruik. Een interessante onderzoekslijn bestudeert de volgende vragen:

- In welke mate zijn bepaalde stoornissen voorspellend voor de latere ontwikkeling van verslavingsgedrag? Met name voor externaliserende problemen is er veel evidentie. Een Amerikaans onderzoek met een decennialange follow-up liet zien dat gedragsproblemen in de jeugd de beste voorspeller waren van later verslavingsgedrag (McCord, 1988).

—   In welke mate is verslavingsgedrag zelf voorspellend voor de latere ontwikkeling van andere DSM-stoornissen (middelenmisbruik heeft bijvoorbeeld vaak depressie tot gevolg).

Box 20.2 Voorbeeld longitudinaal onderzoek naar trajecten in de adolescentie: *Alcoholtrajecten in de vroege- en mid-adolescentie en haar voorspellers* (Van der Vorst, Vermulst, Meeus, Deković & Engels)

Het doel van deze studie was om deze verschillende trajecten in de vroege en midadolescentie te achterhalen. Daarnaast is onderzocht of de sekse van een adolescent en ouder- en vriendfactoren voorspellen of een adolescent binnen een bepaald traject valt. Er is gebruikgemaakt van longitudinale data bestaande uit drie metingen met een interval van een jaar. Aan het onderzoek hebben 428 families deelgenomen. De families bestonden uit vader, moeder, een oudere adolescent (gemiddelde leeftijd 15 jaar) en hun jongere, adolescente broertje of zusje (gemiddelde leeftijd 13 jaar). Latent Class Growth Analyses (LCGA) zijn uitgevoerd om de alcoholtrajecten te identificeren.

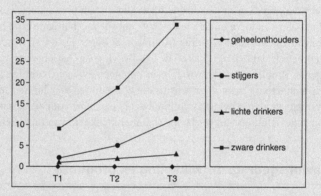

◘ **Figuur A:** Geschatte drinkintensiteit van jonge adolescenten per klasse.

Voor de vroege adolescenten zijn vier alcoholtrajecten gevonden: geheelonthouders, weinig-drinkers, stijgers en zware drinkers (zie ◘ figuur A). Voor de midadolescenten is er een vijfde traject ontdekt (stabiele drinkers) naast de vier van de vroege adolescenten (zie ◘ figuur B). Sekse, het stellen van strenge alcoholregels door de ouders en het alcoholgebruik van de beste vriend bleken sterke voorspellers voor de trajecten van beide groepen jongeren. Meer concreet, adolescenten die van het mannelijk geslacht zijn, een vriend of vader hebben die veel drinkt en ouders hebben die tolerant staan ten opzichte van alcoholgebruik, lopen een hoger risico om in een alcoholtraject terecht te komen dan jongeren die grotere hoeveelheden drinken. Een vrouwelijke adolescent zijn met ouders die strenge regels hanteren met betrekking tot alcohol drinken, leidt tot geheelonthouding of tot classificatie als weinig-drinker. Deze resultaten suggereren dat zowel het onderzoek naar alcoholgebruik onder adolescenten als alcoholpreventie zich moet richten op specifieke groepen adolescenten in plaats van op jongeren in het algemeen.

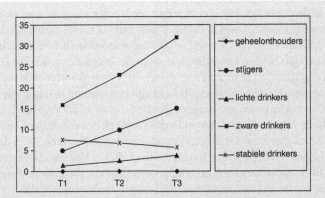

◘ Figuur B: Geschatte drinkintensiteit van midadolescenten per klasse. De Y-as geeft in beide figuren het aantal glazen alcohol per week aan per meetmoment (T1, T2 en T3).

20.4 Risico- en beschermende factoren

De erfelijke component van verslaving is onderzocht met behulp van adoptie- en tweelingstudies. Erfelijke factoren verklaren vaak ongeveer 40 tot 60% van de variatie in middelengebruik en misbruik tussen mensen. Goldman en collega's (2005) gebruikten data uit zes verschillende tweelingenregisters om de gemiddelde schatting van de erfelijkheid te berekenen voor tien verschillende verslavingen. De invloed van erfelijke factoren ligt rond de 40% voor hallucinogenen, pepmiddelen en cannabis, rond de 50% voor kalmeringsmiddelen, gokken, roken, alcohol en cafeïne en boven de 60% voor opiaten en cocaïneverslaving (Goldman e.a., 2005). Het is dus duidelijk dat erfelijke factoren over het algemeen een belangrijke rol spelen. Interacties tussen omgevingsinvloeden en het hieraan verbonden tot expressie komen van genen zijn daarbij cruciaal. Verder geldt voor veel middelen dat erfelijke factoren niet zo'n grote rol spelen bij het beginnen met het middel en een veel grotere bij het ontwikkelen van overmatig gebruik, misbruik en verslaving. Ook is duidelijk dat een groot aantal genen een rol speelt en dat sommige genen meer samenhangen met het risico om verslaafd te raken in het algemeen, terwijl andere genen meer samenhangen met een specifiek risico voor een bepaalde verslaving. Zoals hierna duidelijk zal worden, hangen genen van het eerste type meer samen met algemene risicofactoren als persoonlijkheid en genen van het tweede type meer met individuele verschillen in de reactie op alcohol (of andere middelen). Verder dient opgemerkt te worden dat sommige genetische factoren juist beschermend werken (slecht tegen alcohol kunnen bijvoorbeeld).

Als het gaat om omgevingsinvloeden, is er onderzoek gedaan naar de invloed van de directe sociale omgeving van adolescenten. Naast het evidente verband tussen middelengebruik en -misbruik van ouders op de ontwikkeling ervan bij hun kinderen, laat recent onderzoek zien dat vooral de opvoeding van ouders – specifiek gericht op het voorkomen dat hun kinderen gaan roken of (veel) gaan drinken – en de kwaliteit van de relatie tussen ouder en kind preventief werken (zie Mares e.a., 2012). Als het gaat om de invloed van leeftijdgenoten zijn de resultaten niet eenduidig. Hoewel recente longitudinale studies aangeven dat er amper effect is van directe of indirecte druk van vrienden om te roken of te drinken op feitelijk middelengebruik van jongeren, zijn er experimentele en observatiestudies die het tegendeel laten zien (zie Engels & Bot, 2005).

Met name in de laatste tien jaar is er in toenemende mate aandacht voor studies naar gen-omgevingsinteracties (Moffit, Caspi & Rutter, 2006). Een voorbeeld hiervan is dat het afhangt van stressvolle gebeurtenissen in de jeugd of genetische kwetsbaarheid zich uit in alcoholmis-bruik. Rose en collega's hebben bovendien laten zien dat interacties tussen omgevingsfactoren (opvoeding, woonsituatie) en genetische kwetsbaarheid belangrijk zijn voor de verklaring van de ontwikkeling van een verslavingsproblematiek. Er zijn evenwel nog weinig goede longitudinale studies naar de interacties tussen gen-omgevinginvloeden naar middelengebruik bij jongeren. In een overzichtstudie van Van der Zwaluw en Engels (2010) bleek er slechts een handjevol studies te zijn, en dan vooral met cross-sectionele designs, waar bovendien geen lijn in de bevindingen te zien was. Er beginnen vanuit diverse longitudinale studies in Nederland de eerste rapportages te komen waarin de interactie tussen genetische gevoeligheid (specifieke polymorphismen) en omgevingsinvloeden wordt bestudeerd, maar het is nog te vroeg om generieke conclusies te trek-ken. Op het gebied van het ontstaan van verslaving is hier nog een wereld te winnen.

20.5   Mechanismen en aanzet tot een kwetsbaarheidmodel

20.5.1 Effecten van alcohol

Mensen verschillen in hun reactie op alcohol en deze verschillen zijn gerelateerd aan iemands relatieve risico om verslaafd te raken. Het is daarbij belangrijk een onderscheid te maken tussen de directe effecten, die ervaren worden wanneer het alcoholpercentage in het bloed stijgt en wanneer het alcoholpercentage weer daalt. Ook speelt de hoeveelheid geconsumeerde drank een rol, in relatie tot lichaamsgewicht en geslacht: wanneer een man en een vrouw van gelijk gewicht evenveel alcohol drinken is het alcoholpromillage in het bloed van de vrouw hoger. Daarbij komt nog dat mannen gemiddeld zwaarder zijn en ook het lichaamsgewicht een rol speelt. Er is evidentie dat alcohol, evenals alle andere verslavende middelen, bij een lage dosis direct na inname (stijgende BAC) een stimulerende reactie veroorzaakt. Zoals we eerder zagen, wordt het door veel neurobiologen als een van de kenmerken van verslaving gezien dat deze reactie langdurig – en wellicht blijvend – gesensitiseerd raakt (Robinson & Berridge, 2003). Bij sensitisatie kan gedacht worden aan een roker die twintig jaar niet meer gerookt heeft en dan één trekje neemt: de ervaren effecten zijn veel sterker dan bij iemand die nog nooit gerookt heeft. Er is evidentie dat sensitisatie zich sterker ontwikkelt wanneer middelengebruik begint tijdens de adolescentie (Belluzi e.a., 2004).

Wat betreft de echte alcoholeffecten (die optreden als gecontroleerd wordt voor placebo-effecten) bij een iets hogere dosis, is het duidelijk dat alcohol leidt tot beperkingen in de capa-citeit om informatie te verwerken en tot een verminderde motorische controle (Hull & Bond, 1986). Een hogere dosis alcohol wordt ook vaak geassocieerd met een toename in agressie.

Box 20.3 Alcoholmyopia

Wat betreft het onderliggende mechanisme van de alcohol-agressierelatie is het concept van 'alcoholbijziendheid' (alcoholmyopia; Steele & Josephs, 1990) belangrijk. Het gaat om de invloed van alcohol op de toewijzing van aandacht die optreedt wanneer er sprake is van een responsconflict: iets in de omgeving zegt dat je het ene moet doen terwijl iets anders zegt dat je het andere moet doen. Onder invloed van alcohol krijgen de saillante, directe cues onevenredig veel aandacht en daarmee veel invloed op het gedrag. Wanneer de sail-lante cues agressie uitlokken, zal agressie onder invloed van alcohol gemakkelijk optreden.

Dit komt omdat zonder alcohol de minder saillante cues die tot het inhouden van de agressie (inhibitie) aanzetten, relatief belangrijker zijn. Wanneer bijvoorbeeld een student op een feestje zijn huisbaas tegenkomt die hem al weken in de kou laat zitten en maar niets aan de kapotte kachel doet, zal hij hem eerder de huid vol schelden wanneer hij onder invloed van alcohol is dan wanneer hij dat niet is. Uit onderzoek blijkt inderdaad dat agressie vooral optreedt na consumptie van alcohol als er sprake is van een responsconflict, maar wanneer de directe cues hulpvaardigheid uitlokken, mensen juist hulpvaardiger worden onder invloed van alcohol (Steele & Josephs, 1990). Ook op andere gebieden is er ondersteuning voor het alcoholmyopia-model: het verklaart bijvoorbeeld waarom mensen onder invloed van alcohol vaker onveilig vrijen (MacDonald, e.a., 1996).

Zoals eerder gesteld is het van belang rekening te houden met genetische verschillen in de effecten van alcohol (en andere middelen). Dit geldt zowel voor de stimulerende effecten die optreden kort nadat alcohol is ingenomen (stijgende curve van de BAC), als voor de negatieve gevoelens en de mate van dronkenschap die ervaren worden tijdens het dalende deel van de BAC (Newlin & Thomson, 1990).

Box 20.4 Onderzoek bij kinderen van ouders met een drankprobleem

Kinderen van alcoholisten, die een verhoogd risico hebben om later zelf alcoholist te worden, ervaren zowel de stimulerende effecten direct na inname sterker, als de negatieve effecten later minder sterk. De late respons op alcohol is ook longitudinaal onderzocht. Schuckit en collega's onderzochten een groot aantal kinderen van alcoholisten en controles op achttienjarige leeftijd, gaven ze een flinke dosis alcohol en maten in hoeverre ze dronken waren (o.a. evenwicht houden). Kinderen van alcoholisten bleken gemiddeld in veel mindere mate last te hebben van de negatieve effecten van alcohol, in de afwezigheid van een verschil in drankgewoonten tot op dat moment tussen de groepen. Bij een meting zeven jaar later, bleek de mate waarin de proefpersonen destijds onder invloed waren in sterke mate voorspellend te zijn voor het voorkomen van alcoholafhankelijkheid (Schuckit & Smith, 1996). Het verband was zo dat naarmate iemand minder dronken werd van de gegeven dosis alcohol op achttienjarige leeftijd, hij een grotere kans had om later alcoholafhankelijk te worden. Dit verband ging op voor alle proefpersonen (met of zonder alcoholische ouder). Anders dan velen denken loopt iemand die goed tegen drank kan dus meer risico om afhankelijk te worden dan iemand die er slecht tegen kan. In dit verband kan een andere genetische factor genoemd worden: veel Aziaten kunnen een enzym dat belangrijk is bij de afbraak van alcohol in de lever niet produceren (ALDH2-deficiëntie), waardoor ze zich na een lage dosis alcohol al snel beroerd voelen (de *flush*-reactie). Dit blijkt een belangrijke, voornamelijk genetisch bepaalde beschermende factor te zijn tegen alcoholafhankelijkheid.

20.5.2 Impliciete en expliciete middelgerelateerde cognities

Mensen verschillen sterk in wat ze verwachten dat alcohol met ze doet. Voor een deel hangen verwachtingen samen met observatie (sociaal leren); kinderen die nog nooit alcohol gedronken hebben, verwachten al allerlei effecten van alcohol. Daarnaast spelen de eerder beschreven individuele verschillen in de reactie op alcohol een belangrijke rol (zie Wiers e.a., 1998). Er worden drie algemene typen verwachtingen onderscheiden (Goldman e.a., 1999). Ten eerste wordt het onderscheid gemaakt tussen positieve en negatieve verwachte effecten. Naarmate mensen sterkere positieve verwachtingen hebben drinken ze meer alcohol. Veel positieve verwachtingen gaan ook gepaard met verwachte opwinding (grappig, sexy enzovoort) en ze reflecteren deels de mate waarin iemand dergelijke effecten ervaart. Dergelijke verwachtingen worden ook wel positieve bekrachtiging (*positive reinforcement*)-verwachtingen genoemd. Het tweede type positieve verwachtingen zijn verwachtingen van negatieve bekrachtiging (*negative reinforcement*). Hierbij staat de verwachting centraal dat negatieve gevoelens (negatief affect) verminderd worden door het drinken van alcohol (of het innemen van andere middelen). Uit veel onderzoek is gebleken dat deze laatste verwachtingen (of gerelateerde copingmotieven, zoals drinken om je negatieve gevoelens te vergeten (Cooper e.a., 1995) sterke voorspellers zijn van het ontwikkelen van problemen. De reden is dat de alcohol de negatieve gevoelens tijdelijk doet vergeten, maar dat het langetermijneffect van alcohol en veel andere middelen juist een versterking van die negatieve gevoelens is. De derde categorie verwachte effecten zijn negatieve verwachtingen. De relatie van negatieve verwachtingen met drankgebruik is minder eenduidig. Bij jongeren en jongvolwassenen is het duidelijk dat naarmate iemand sterkere negatieve verwachtingen heeft, hij of zij minder drinkt (bijvoorbeeld Wiers e.a., 1998). Ook hier ligt het voor de hand dat deze verwachtingen ten minste ten dele individuele verschillen in gevoeligheid voor de negatieve effecten van alcohol weergeven: wanneer iemand na een glas bier doodziek wordt, zullen de negatieve verwachtingen versterkt worden, wat verder drankgebruik kan beperken. Wanneer het alcoholgebruik uit de hand loopt, gaan ook negatieve verwachtingen een andere rol spelen: ze worden sterker (het verband met alcoholgebruik draait dus om) en kunnen dan de motivatie om het gedrag te veranderen versterken (zie ook ◘ figuur B in ▶ box 20.2).

Alcoholverwachtingen hangen sterk samen met drankgebruik, wanneer beide op hetzelfde moment gemeten worden, met verklaarde variantie tot vijftig procent (Goldman e.a., 1999). Wanneer echter longitudinaal gemeten wordt en voor eerder gebruik gecontroleerd wordt, daalt de voorspellende kracht (verklaarde variantie) aanzienlijk, tot enkele procenten (bijvoorbeeld Sher e.a., 1996). Interessant van de studie van Sher en collega's was dat ze meerdere meetpunten had van zowel alcoholgebruik als -verwachtingen. Hieruit bleek dat er een prospectieve voorspelling was van alcoholverwachtingen naar alcoholgebruik (bovenop de voorspelling van eerder gebruik) en ook de omgekeerde relatie (gebruik naar latere verwachtingen). Deze laatste lijkt een bijstelling van verwachtingen weer te geven op basis van ervaringen met het middel, die weer in sterke mate beïnvloed wordt door genetische factoren. In dit licht zijn de verwachtingen van kinderen van alcoholisten ook interessant: ze worden zowel beïnvloed door sociaal leren (slechte voorbeeld van ouder), als door de deels genetisch beïnvloede reactie op alcohol. Dit laatste kan natuurlijk pas optreden als ze zelf gaan drinken. In overeenstemming met dit idee vonden Wiers en collega's (1998) dat jonge kinderen van alcoholisten nog negatiever waren over alcohol dan andere jonge kinderen, maar dat adolescente kinderen van alcoholisten die zelf begonnen waren met drinken sterkere positieve verwachtingen vertoonden.

Naast het onderzoek naar bewuste verwachtingen en motieven om te drinken, wordt er de laatste jaren veel onderzoek gedaan naar automatische cognitieve processen die een rol spelen bij het ontstaan en in stand houden van verslavingsgedrag (voor overzichten zie Wiers & Stacy, 2006; Stacy & Wiers, 2010). Zo is er onderzoek verricht naar selectieve aandacht (aandachtsbias) bij verslaving. Mensen die een middel overmatig gebruiken, blijken een aandachtsbias te ontwikkelen voor stimuli die naar dat middel verwijzen. Zij richten hun aandacht selectief op deze stimuli (zoals angstpatiënten op bedreigende stimuli). Die aandachtsbias wordt gemeten met taken als de 'strooptaak' en de 'dot-probetaak'. Bij de strooptaak verschijnen op een computerscherm woorden in diverse kleuren en moet de proefpersoon de kleur van elk woord benoemen. Zware alcoholgebruikers doen daar bij middelgerelateerde woorden (bijvoorbeeld bier)

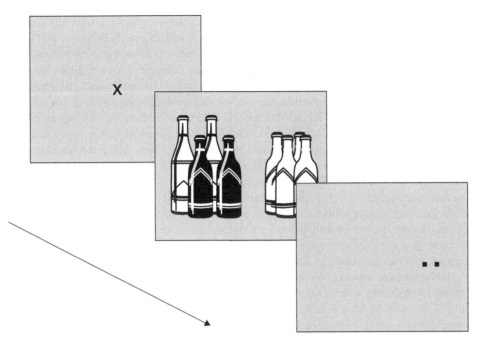

■ **Figuur 20.1** Voorbeeld van een trial in een dot-probetaak, een manier om een aandachtsbias voor alcohol te meten: zware drinkers en alcoholisten vinden het gemakkelijker om de target (in dit geval één of twee stipjes) te vinden op de plek waar even daarvoor een alcoholplaatje te zien geweest is dan op de plek waar even daarvoor een ander plaatje te zien is geweest.

langer over dan bij andere woorden (bijvoorbeeld beer, zie voor een meta-analyse, Cox e.a., 2006). Bij de dot-probetaak verschijnen er tegelijkertijd twee stimuli aan verschillende kanten op het scherm, waarvan de één gerelateerd is aan het middel (bijvoorbeeld een glas bier) en de ander niet (een boek, zie ■ figuur 20.1). Meteen na het verdwijnen van de stimuli verschijnt een nieuwe stimulus (een klein stipje, de 'dot') op de plaats waar daarvoor een van de twee stimuli zich bevond. De proefpersoon heeft de opdracht zo snel mogelijk te reageren als hij het stipje waarneemt en de vraag is of dit sneller gaat op de plek waar daarvoor een middelgerelateerde stimulus stond dan waar de neutrale stimulus was afgebeeld. Ook met deze taak is een duidelijke samenhang gevonden met de mate van gebruik of misbruik van middelen. Helaas zijn de taken nog weinig bij adolescente gebruikers afgenomen (Zack e.a., 2001 is een uitzondering) en nog vrijwel niet in een longitudinaal design, en vaak bij kleine en tamelijk selecte steekproeven, waardoor we nog niet weten of een aandachtsbias een causale rol speelt bij het ontwikkelen van verslavingsgedrag in de populatie. In een longitudinale studie bij een grote groep jongeren die gedurende anderhalf jaar drie keer waren geïnterviewd en taken waren afgenomen bleek echter dat aandachtsbias (en ook *approach*-bias voor alcohol) niet samenhing met alcoholgebruik over tijd (Pieters e.a., 2014). Het is mogelijk dat dit soort biases vooral optreden bij wat verder gevorderde gebruikers en geen rol spelen bij de beginfasen van verslaving. Wel zijn er studies waarin een aandachtsbias experimenteel gemanipuleerd is, waarna effecten onderzocht zijn op het gedrag (zie Wiers e.a., 2013a). Daaruit blijkt dat het beïnvloeden van een aandachtbias een deel van de mensen met een verslaving kan helpen om deze verslaving te overwinnen. Daarmee weten we nog niet precies welke rol deze factor speelt bij het ontstaan van het probleem. Verder zijn er meetproblemen bij dit soort taken (de interne consistentie van de dot-probetaak is zwak) wat de potentiële voorspellende kracht natuurlijk doet afnemen.

In ander onderzoek naar de rol van automatische cognitieve processen bij middelgebonden stoornissen worden impliciete geheugenmaten gebruikt (bijvoorbeeld Stacy, 1997). De onderzoekers vragen proefpersonen bijvoorbeeld naar hun eerste associatie bij de woorden: 'Vrijdagavond, je voelt je goed…'. Naarmate mensen hier vaker een antwoord geven dat naar alcohol verwijst, drinken ze meer, en hetzelfde werd gevonden voor marihuana. Het impliciete geheugen kan ook worden onderzocht met een test met ambigue woorden die al dan niet een middelgerelateerde betekenis kunnen hebben. Proefpersonen moeten ook hier hun eerste associatie geven bij woorden als *draft* (in het Engels kan dit tapbier betekenen, maar ook een schets; een Nederlands voorbeeld is 'rondje'). Een interessante bevinding is dat wanneer voor eerder gebruik van alcohol en marihuana gecontroleerd wordt, deze impliciete geheugenmaat verreweg de sterkste voorspeller blijkt van middelengebruik in de maand na het testen, sterker dan vragenlijsten over verwachtingen van middelen of persoonlijkheidskenmerken (Stacy, 1997). De onderzoekers hebben de taken bij hoog-risicojongeren afgenomen en deze konden de escalatie van alcohol- en drugsgebruik voorspellen. In een andere longitudinale studie werd eveneens gevonden dat de eerste associaties voorspellend waren voor beginnen met drinken bij jongeren (Van der Vorst e.a., 2013).

De laatste jaren wordt er ook veel onderzoek gedaan naar impliciete associaties die mensen hebben bij middelen, waarbij reactietijdtaken gebruikt worden als de impliciete associatietest (IAT; Greenwald, McGhee & Schwartz, 1998). In een serie studies werd gevonden dat lichte en zware drinkers verschillen wat betreft hun automatische associaties tussen alcohol en opwinding (Houben & Wiers, 2006; Wiers e.a., 2002) en deze associaties hangen samen met alcoholgebruik en alcoholgerelateerde problemen, zowel cross-sectioneel als longitudinaal. Verder is er weinig samenhang met expliciete alcoholverwachtingen.

In een interventie waarin alcoholverwachtingen van zwaar drinkende jongeren werden beïnvloed, bleek dat voor de expliciete verwachtingen te lukken, maar niet of nauwelijks voor de automatische associaties (Wiers e.a., 2005). Verder vertoonden de veranderingen in beide maten geen enkele samenhang. De verandering in expliciete verwachtingen zorgde bij de zwaar drinkende jongens voor een kortdurende reductie in hun drankgebruik.

Ten slotte wordt er de laatste jaren veel onderzoek gedaan naar automatisch geïnitieerde actietendensen. Zware gebruikers blijken gemakkelijker naar een middel toe te bewegen dan ervan af (Field e.a., 2008; Wiers e.a., 2009). De laatste studie vond ook dat deze automatische actietendens genetisch gemodereerd werd. Ook deze automatische reactie blijkt te beïnvloeden te zijn door cognitieve training (Wiers e.a., 2011), met klinisch relevante effecten, wat mogelijkheden biedt voor interventies met jongeren.

Een en ander suggereert dat zowel zogenoemde impliciete of relatief automatische cognitieve processen, als expliciete of meer beredeneerde cognitieve processen een rol spelen bij het ontstaan en in stand houden van problemen met alcohol en andere middelen, wat ook nieuwe mogelijkheden biedt voor preventie en vroege behandeling (zie verder Wiers, 2013).

20.5.3 Persoonlijkheid

Er zijn veel aanwijzingen in de literatuur dat er twee zeer verschillende belangrijke algemene voorspellers van verslavingsgedrag zijn: een gebrekkige controle over het eigen gedrag (*behavioral undercontrol*) en een neiging tot negatief affect (Sher, 1991). Deze hangen samen met twee verschillende routes naar verslaving. Een gebrekkige gedragscontrole heeft te maken met relatief zwak ontwikkelde executieve functies (◘ figuur 20.2), die ook gerelateerd zijn aan externaliserende gedragsproblemen (zie Wiers e.a., 1998). Het betreft een gebrekkig vermogen

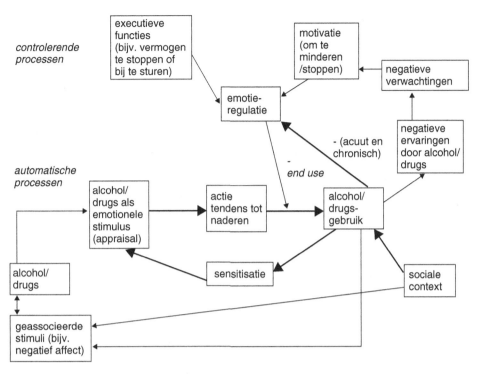

◘ Figuur 20.2   Model voor de rol van automatische en controlerende processen bij de ontwikkeling van verslavingsgedrag bij jongeren (Wiers e.a., 2007).

om het eigen gedrag te reguleren en om eenmaal ingezet gedrag af te remmen. Dit hangt weer samen met persoonlijkheidstrekken als impulsiviteit en sensatiezoekgedrag, trekken die vaker bij jongens dan bij meisjes voorkomen. Het ligt voor de hand dat zwak ontwikkelde executieve functies in de context van verslavingsgedrag problemen oplevert, te meer omdat de controlerende processen verzwakt worden onder de acute invloed van veel middelen (zie Fillmore & Vogel-Sprott, 2006). Ook de langetermijneffecten van misbruik van alcohol en veel andere middelen bestaan uit een aantasting van zelfregulerende processen (zie bijvoorbeeld Wiers e.a., 2007). Kortom, in dit traject kunnen drank- en middelenmisbruik snel uit de hand lopen omdat de zelfregulerende functies al niet sterk ontwikkeld waren en nog verder verzwakt worden onder invloed van de middelen.

Het tweede cluster van persoonlijkheidskenmerken heeft met negatief affect te maken. Het gaat hierbij om jongeren (vaak meisjes) die hoog scoren op negatief affect, die relatief angstig of depressief zijn en die middelen gaan gebruiken om dit negatieve affect te doen verdwijnen (negatieve bekrachtiging). Er zijn weinig aanwijzingen dat jongeren vanuit deze motieven beginnen te gebruiken; waarschijnlijk is het zo dat deze jongeren middelen gaan gebruiken onder invloed van andere factoren als feestjes en vriendjes en dat een deel van deze kwetsbare groep op een gegeven moment gaat drinken om problemen te vergeten, wat meestal tot een relatief snelle escalatie van de problemen leidt.

Het zal duidelijk zijn dat de kwetsbaarheidfactoren samenhangen: er zijn aanwijzingen dat het verhoogde risico op verslaving van impulsieve jongeren deels gemedieerd wordt door alcoholverwachtingen van opwinding en die van jongeren met sterk negatief effect door verwachtingen van spanningsreductie (Sher, 1991, zie ◘ figuur 20.2).

20.5.4 Gezinsfactoren en invloed van leeftijdgenoten

Recent is er hernieuwde aandacht voor de rol van ouders bij de ontwikkeling van middelengebruik. In de afgelopen decennia richtten veel theorieën van sociale beïnvloeding zich uitsluitend op de invloed van leeftijdgenoten vanuit de (verkeerde) veronderstelling dat gedurende de adolescentie ouders niet of nauwelijks invloed zouden hebben op de ontwikkeling van hun kinderen. Recente studies laten echter zien dat ouders met name in de beginfase van het gebruik door jongeren acties kunnen ondernemen die preventief werken. Middelengebruik van ouders heeft een indirect effect op kinderen: ouders die bijvoorbeeld overmatig drinken zijn permissiever over het drinken van jongeren en hun kind in het bijzonder, geven minder steun aan hun kinderen, hebben een verminderde huwelijkskwaliteit (en dat is ook een algemene risicofactor van problemen bij kinderen) en bespreken alcoholgebruik op een minder constructieve en functionele manier (zie voor een overzicht Engels & Bot, 2005).

Als het gaat om directe effecten van opvoeding van ouders, laten studies zien dat ouders die duidelijke regels stellen hun kinderen minder snel zien starten met drinken. De belangrijkste regel die werkt is om gebruik eenvoudigweg te verbieden. Dit effect is robuust voor verschillende groepen jongeren (geldt bijvoorbeeld voor zowel jongens als meisjes) en in de loop van de tijd (Van Der Vorst e.a., 2006). Zelfs in de late adolescentie blijken de effecten van strenge regels nog steeds te zien (Mares e.a., 2013). Regels stellen lijkt daarentegen geen rol te spelen bij preventie van roken in Nederlandse studies. Daarnaast lijkt het te vaak bespreken van het onderwerp kinderen ook enthousiast te kunnen maken voor een middel. Studies tonen aan dat gezinnen waarin ouders vaak en niet-constructief praten met hun kinderen over alcohol of roken, de kinderen eerder beginnen met middelengebruik. Daarnaast lijkt het maken van een niet-rokenafspraak (beloning verstrekken als kind op zijn 16e of 17e niet is begonnen met roken) geen enkele zin te hebben. In longitudinale studies vinden we geen enkel effect hiervan op feitelijk gedrag van jongeren en soms zelfs een averechts effect. Dit laatste kan verklaard worden doordat sommige ouders die een afspraak maken, er zo denken vanaf te zijn en geen andere maatregelen hanteren om hun kinderen van het roken te weerhouden. Belangrijk lijkt ook of ouders kennis hebben over niet alleen het middelengebruik van hun kinderen, maar ook van de vrienden van hun kinderen. Ouders blijken vaak verkeerde inschattingen te maken over het middelengebruik van hun kind en dan ook systematisch het gebruik te onderschatten. Als ouders denken dat hun kinderen nog niet roken of drinken, zullen ze ook minder acties ondernemen om hun kinderen ervan te weerhouden (zie Harakeh e.a., 2006; Engels e.a., 2007). Ook is er steeds meer evidentie dat gezinnen waarin ouders op een ondersteunende, controlerende manier met middelengebruik omgaan, kinderen niet alleen zelf minder snel gaan gebruiken maar ook bij hun vriendschapskeuzes minder snel vrienden kiezen die roken of drinken (Engels e.a., 2004).

De afgelopen jaren zijn gedomineerd door theorieën die ervan uitgingen dat vooral de omgang met deviante vrienden een belangrijke oorzaak was van experimenteren en ook continueren van gebruik van middelen (Petraitis, Flay & Miller, 1995) en dat kwam ook tot uiting in preventieprogramma's. Dit werd gevoed door bevindingen van met name crosssectionele studies waarin een hoge correspondentie werd gevonden in gedrag en attitudes tussen die van een individu en zijn of haar beste vriend, klasgenoten of vriendengroep. Uit recente studies komt echter naar voren dat homogeniteit (of correspondentie) ontstaat doordat jongeren elkaar wederzijds beïnvloeden maar ook doordat jongeren vrienden selecteren die op henzelf lijken. Indien gecontroleerd werd voor de invloed van deze selectieprocessen op homogeniteit in rook- en drinkgedrag, bleek dat vrienden maar weinig invloed hadden op het beginnen met roken en drinken. Om specifiek te zijn, als het gaat om experimenteren met roken, beginnen met regelmatig roken, beginnen met alcoholgebruik, beginnen met hevig te drinken en stoppen met roken, vinden we in longitudinale studies onder Nederlandse jongeren weinig ondersteuning voor een sterk effect van gedrag van vrienden (Harakeh e.a., 2007; Poelen e.a., 2007).

Deze bevindingen staan echter in contrast met die uit experimentele observatiestudies, uitgevoerd in de jaren zeventig en tachtig van de vorige eeuw waarin sterke imitatie-effecten werden gevonden: indien personen zich in de omgeving bevonden van een drinker werd zowel de hoeveelheid alcohol als zelfs de frequentie van het nemen van slokjes bier of wijn geïmiteerd. Het komt ook niet overeen met observaties in bars en disco's van alcoholgebruik van groepen jongeren waar beïnvloeding een sterke rol lijkt te spelen. Dit heeft ertoe geleid dat onderzoek naar de invloed van leeftijdgenoten wellicht niet alleen via vragenlijsten moet worden verricht, maar dat inzicht in onderliggende processen van beïnvloeding door leeftijdgenoten alleen kan worden verkregen door intensieve metingen van sociale interacties te verrichten in de situatie waarin het zich afspeelt: de kroeg. In een paar recente studies uitgevoerd in een barlab (een nagebootste bar in het laboratorium), werd aangetoond dat jongeren in hun alcoholgebruik en rookgedrag sterk worden gestuurd door hun (impliciete of expliciete) verwachtingen over effecten van middelengebruik en in nog sterkere mate door het alcoholgebruik van groepsgenoten (Bot e.a., 2006). Dit effect van groepsinvloed zie je bij alcohol sterker bij mannen; wellicht is sociale cohesie en identificatie met anderen bij mannen sterker geassocieerd met samen drinken. Gezegd moet worden dat deze studies vooral uitgevoerd zijn bij jongeren die al een drinkpatroon hebben ontwikkeld en we nog weinig weten over de eerdere fasen van gebruik.

Concluderend kan gesteld worden dat onderzoek naar het effect van leeftijdgenoten op middelengebruik volop in ontwikkeling is. Door met name microanalyse van sociale interacties tussen vrienden krijgen we kennis over de subtiele processen van wederkerige beïnvloeding. Het is bijvoorbeeld interessant na te gaan welke non-verbale signalen bepalen of vrienden elkaar imiteren in drinktempo. Zijn het juist de kleine subtiele hints en suggesties die bij een persoon tot herkenning en acceptatie van de ander leiden en uiteindelijk tot imitatie van drinkgedrag leiden? Of gaat het in vriendengroepen meer om de grote gebaren; de expliciete druk die er is als er een drankje wordt aangeboden en het moeilijk maakt om dit te weigeren. En wie is er vooral vatbaar voor sociale druk op het moment van drinken: zijn het de personen die zich in de periferie van de groep bevinden of zijn het juist de centrale personen die meer afhankelijk zijn van de continuering van het lidmaatschap van de groep?

In de laatste jaren is er meer kennis gekomen over sociale beïnvloeding door studies naar imitatie. In het barlab werden dyades bestudeerd die in een pauze tussen twee taken aan de bar alcohol of fris konden pakken. Een van hen was een acteur en onderdeel van het onderzoek; we hadden die persoon geïnstrueerd wat en hoeveel hij of zij moest drinken. Op die manier konden we experimenteel bekijken wat het effect is van alcoholgebruik op individueel gebruik in een sociale situatie. Uit de studies bleek een sterke invloed op het alcoholgebruik van de ander, met weinig verschillen tussen vrouwen en mannen (Larsen e.a., 2009, 2011). Daarnaast zijn er ook indicaties dat imitatie niet alleen plaatsvindt in keuze van de drank of het aantal consumpties, maar ook op micro-niveau. Jongeren die alcohol drinken lijken ook te synchroniseren in de slokjes alcohol die ze nemen; dit is een indicatie dat imitatie in ieder geval ook op onbewust niveau plaatsvindt (Larsen e.a., 2009).

Zoals we gezien hebben, spelen behalve kwetsbaarheidfactoren ook genetische beschermende factoren een rol, met name waar deze een ongunstige reactie op een middel veroorzaken. Het ligt voor de hand (maar is nog niet goed onderzocht) dat deze factoren samenhangen met het ontwikkelen van relatief gunstige alcoholcognities: relatief sterke negatieve verwachtingen en wellicht zelfs een automatische aversieve reactie op alcohol. Wat betreft algemene psychologische kenmerken bestaat er ouder onderzoek dat een beschermende rol van intelligentie aangeeft (zie Sher, 1991). Daarnaast zijn gunstige familieomstandigheden beschermend, zoals ouders die zelf niet roken of veel drinken, een ondersteunende maar ook controlerende en superviserende rol vervullen en met name in de adolescentie geen sterke emotionele afstand nemen van hun kind.

◾ Figuur 20.2 geeft een aanzet tot een kwetsbaarheidmodel waarin de hiervoor besproken factoren worden gecombineerd. Als gevolg van verslavingsgedrag worden automatische processen sterker (sensitisatie) die leiden tot een impuls om te gebruiken als het middel zich aandient. Tegelijkertijd hebben veel middelen een negatief effect op het vermogen om deze impuls te reguleren (executieve functies), zowel op de langere termijn na herhaald gebruik, als op de korte termijn als direct gevolg van de inname van de stof. Voor sommige stoffen (bijvoorbeeld marihuana) zijn er ook aanwijzingen dat de motivatie om deze impulsen te reguleren negatief beïnvloed wordt door herhaald gebruik van het middel. Pas na langdurig overmatig gebruik ontstaat er motivatie om het gebruik te beteugelen, vaak als gevolg van negatieve ervaringen door het middel. Het probleem is alleen dat de automatische processen inmiddels door jarenlang gebruik versterkt zijn en dat de ontwikkeling van de zelfregulerende processen negatief beïnvloed is. Er zijn aanwijzingen dat beide soorten aanpassingen in de hersenen sterker zijn wanneer middelen op jongere leeftijd gebruikt en misbruikt worden (Crews & Boettinger, 2009; Wiers e.a., 2007).

Zoals aangegeven begint het middelengebruik bij jongeren vrijwel altijd in een sociale context. Vervolgens gaan genetische verschillen in de reactie op het middel een rol spelen. Dit beïnvloedt de snelheid en sterkte van de neurale adaptaties (sensitisatie) en ook de mate waarin iemand negatieve ervaringen opdoet met het middel. Naarmate er vaker gebruikt wordt zullen automatische processen sterker worden die leiden tot meer middelengebruik (aandachts-, geheugen- en actietendensbias). Verder wordt het vermogen om impulsen te reguleren verzwakt onder invloed van alcohol- en middelengebruik (zowel acuut als chronisch). Het netto-effect van beide aanpassingen is dat het gedrag meer onder invloed van de stimuli komt: de aanwezigheid van bier (of een ander middel) wordt steeds meer bepalend voor de consumptie, er gaan steeds minder reflectieve overwegingen aan vooraf. Verder zijn er individuele verschillen (gerelateerd aan persoonlijkheid) in het vermogen om het eigen gedrag te reguleren die al een rol spelen voordat het middelengebruik zelf een rol speelt. Deze individuele verschillen hangen samen met (externaliserende) psychopathologie. Wat betreft de tweede route naar middelengebruik (coping of negatieve bekrachtiging) spelen individuele verschillen in negatief affect (en internaliserende psychopathologie) een rol en de mate waarin negatief affect voor gebruik geassocieerd wordt met het gebruik erna (zie Zack e.a., 1999).

Inmiddels is er bij adolescenten een aantal studies gedaan naar onderdelen van dit model. Grenard en collega's (2008) en Thush en collega's (2008) vonden allebei dat de invloed van automatisch geactiveerde geheugenassociaties op middelengebruik sterker was bij jongeren met zwakke controlefuncties dan bij jongeren met sterke controlefuncties. Recent is ook gevonden dat bij hoog-risicojongeren (Rec4-scholen, dat wil zeggen jongeren met gedragsproblemen), de automatische toenaderingsneiging gebruik en escalatie van gebruik voorspelt (Peeters e.a., 2012, 2013). Daar staat tegenover dat in een studie met een normatieve groep adolescenten de impliciete cognities weinig voorspelden van het drankgebruik (Pieters e.a., 2013). Het is mogelijk dat impliciete cognities vooral belangrijk zijn in hoog-risicogroepen, waar impulscontrole vaak al voor het middelengebruik relatief zwak ontwikkeld is.

20.6   Implicaties voor diagnostiek en behandeling

20.6.1 Diagnostiek

Wat betreft het meten van verslavingsgedrag (diagnostiek) is het belangrijk de internationale ontwikkelingen te volgen en een enkele diagnose van verslavingsgedrag met een ernstscore te stellen (zie ▶ par. 20.2). Wel is het belangrijk daarbij te beseffen dat sommige criteria, zoals tolerantie, lastig vast te stellen zijn bij jongeren. Jongeren hebben vaak een grotere tolerantie wat ook een risicofactor vormt voor overmatige consumptie en bijbehorende gevaren, op korte termijn (risicogedrag, agressie, coma) en op langere termijn (hersenschade, verhoogd risico op verslaving en andere psychopathologie). Het negatieve feedbacksignaal (te veel gedronken en dan op een gegeven moment stoppen), werkt bij jongeren vaak nog niet goed. Wat betreft de maatschappelijke gevolgen van overmatig gebruik zijn er vragenlijsten die deze consequenties meer toespitsten op jongeren, zie ▶ box 20.5. Daarnaast zijn er innovatieve methoden om via smartphones systematisch, regelmatig en op een eenvoudige wijze jongeren vragenlijsten te laten invullen waardoor accurate informatie over alcoholgebruik wordt verkregen (Kuntsche e.a., 2012).

Box 20.5 Diagnostiek bij jongeren

Er zijn vragenlijsten die specifiek alcoholgerelateerde problemen uitvragen die voor jongeren relevant zijn, zoals de RAPI (White & Labouvie, 1989), waarin items staan als 'door de alcohol kon ik geen huiswerk doen of studeren'. Er is voor zover ons bekend hiervan geen gevalideerde vertaling in het Nederlands. Verder doet de AUDIT (Saunders e.a., 1993), de algemene alcoholscreener van de WHO, van de bekende algemene screeners het beste bij jongeren (Chung e.a., 2000). Deze is gratis te downloaden (▶ www.mateinfo.nl/audit/). Voor andere middelen zijn varianten van deze maat beschikbaar (voor cannabis de CUDIT, voor andere drugs de DUDIT). Verder kan verslavingsgedrag vrij goed gemeten worden met zelfrapportage, wanneer er aan een aantal voorwaarden voldaan wordt, zoals geheimhouding.

20.6.2 Preventie

Wat betreft preventie is het belangrijk onderscheid te maken tussen algemene of universele preventie en gerichte preventie. Universele preventie vindt vaak op school plaats. In Nederland bijvoorbeeld met het programma De gezonde school en genotmiddelen (DGSG). In het algemeen zijn de effecten van dergelijke universele preventie klein en in sommige gevallen zelfs averechts (bijvoorbeeld jongeren die *meer* geïnteresseerd raken in cannabis; Cuijpers e.a., 2002). Recent onderzoek heeft echter laten zien dat deze interventie wel effectief wordt wanneer er een oudercomponent aan toegevoegd wordt, waarin ouders het belang van strenge regels over alcoholgebruik leren (Koning e.a., 2011). Deze studie is opmerkelijk om twee redenen: ten eerste bleken de effecten van de interventie tot drie jaar later aantoonbaar en ten tweede is dit de meest overtuigende wijze om de effecten van ouders op het drinkgedrag van kinderen aan te tonen (bij de eerdere correlationele studies bestaat altijd de mogelijkheid dat er een derde variabele is die het verband zou kunnen verklaren). Het heeft dus zin om universele preventie toe te passen, waarbij het wel essentieel is dat ouders en kind allebei beïnvloed worden. Er werden geen of nauwelijks effecten gevonden in de groep waarbij alleen de kinderen beïnvloed werden, noch in de groep waarbij alleen de ouders beïnvloed werden.

Naast deze interventie is het belangrijk dat het de norm wordt dat jongeren geen middelen gebruiken. Daarom ondersteunen wij de recente wetgeving in Nederland die een minimum-leeftijd voor alle genotmiddelen (inclusief alcohol en tabak) stelt van 18 jaar dan ook van harte, evenals initiatieven als de drank- en rookvrije school, en pleiten we voor inzet voor naleving en handhaving. Veel Nederlanders denken dat duidelijke regels en wetgeving over middelen het gebruik juist in de hand werkt, terwijl de verzamelde data van meer dan honderd studies duidelijk aangeeft dat het tegenovergestelde het geval is en de gezondheidseffecten juist positief zijn (Room e.a., 2005). Het is daarom te hopen dat deze maatregelen ook gehandhaafd worden en niet halfzacht ingevoerd worden, zoals eerder het rookverbod in cafés. Dezelfde review geeft ook aan dat belastingmaatregelen werken, hoewel ze niet populair zijn onder veel politici. Verder speelt reclame een belangrijke rol. In de laatste decennia heeft er inperking van tabaks-reclame in de media plaatsgevonden. Dit is amper het geval voor alcohol. Hoewel er recente overzichtsstudies de impact van alcoholmarketing (o.a. Anderson e.a., 2009), en alcohol in films (Koordeman e.a., 2012) op alcoholgebruik van jongeren hebben aangetoond, is er vanuit de overheid weinig concrete actie ondernemen op dit domein. Inperken van alcoholmarketing in combinatie met evidence-based preventie op het gebied van mediavoorlichting en -opvoe-ding voor jongeren en hun ouders is volgens ons nodig.

Wat betreft gerichte preventie voor jongeren zijn er ook interessante recente ontwikkelin-gen. Conrod en collega's hebben een gerichte preventiemethode ontwikkeld waarbij jongeren geselecteerd worden op hun persoonlijkheid (Conrod e.a., 2006). Zowel jongeren met hoge scores op persoonlijkheidskenmerken die gerelateerd zijn aan het externaliserende pad naar verslavingsgedrag (impulsiviteit en sensatiezucht) als jongeren met hoge scores op persoonlijk-heidskenmerken die gerelateerd zijn aan het internaliserende pad (depressie en angst) worden geselecteerd en ze krijgen een groepsinterventie (cognitieve gedragstherapie), gericht op hun specifieke persoonlijkheidsprofiel. Jongeren die hoog scoren op sensatiezucht worden bijvoor-beeld uitgedaagd om andere manieren te vinden om deze behoefte te bevredigen (bergbeklim-men, mountainbiken enzovoort). In diverse studies zijn positieve effecten gevonden van deze interventie, tot twee jaar na de interventie (Conrod e.a., 2010). De resultaten van een Neder-landse studie naar de effectiviteit van deze methode worden nu geanalyseerd.

Een andere vorm van gerichte preventie is die waarbij jongeren met (beginnende) versla-vingsproblemen actief worden opgezocht om ze te beïnvloeden. Dat is belangrijk, omdat in veel gevallen de motivatie van jongeren zelf om iets aan het probleem te doen klein is, als ze het al herkennen en relateren aan andere problemen. In Amerika zijn positieve resultaten behaald met gerichte preventie op het gebied van alcohol (BASICS, Marlatt e.a., 1998), die aantoonden dat een motiverend gesprek bij beginnende studenten hun drankgebruik in de jaren daarna temperde. Motiverende gespreksvoering is ook als behandeling bij jongeren met verslavings-problematiek een veel toegepaste effectieve strategie (zie bijvoorbeeld De Jonge e.a., 2009), vaak in combinatie met cognitieve gedragstherapie (De Wildt e.a., 2011). Een andere strategie die succesvol toegepast is, is om jongeren te benaderen op het moment waarop ze tijdelijk gemotiveerd zijn om iets aan hun alcohol- of druggebruik te doen, zoals na een alcoholgerela-teerde ziekenhuisopname (Monti e.a., 1999).

20.6.3 Behandeling

De afgelopen jaren zijn er op diverse plekken in het land speciale behandeltrajecten gestart voor jongeren met verslavingsproblemen. Daar wordt in het algemeen een combinatie van motiverende gespreksvoering en cognitieve gedragstherapie als behandelmethode gehanteerd.

Deze methoden beïnvloeden vooral de meer expliciete cognitieve processen (Wiers e.a., 2005). Daarnaast zijn er de afgelopen jaren diverse methoden ontwikkeld om de meer automatisch geïnitieerde of impliciete processen die een rol spelen bij verslaving te beïnvloeden. Zo kan een aandachtbias voor een middel succesvol beïnvloed worden, wat positieve effecten had op de behandeluitkomst bij volwassen alcoholverslaafden (Schoenmakers e.a., 2010). Ook de automatische actietendens om alcohol te benaderen kan succesvol beïnvloed worden, wat leidde tot ruim 10% minder terugval een jaar later (Eberl e.a., 2013; Wiers e.a., 2011), wederom bij volwassen alcoholverslaafden. Deze cognitieve processen lijken ook een rol te spelen bij andere middelen en bij risicojongeren. Zo is recent gevonden dat de mate van toenaderingsneiging van cannabis een goede voorspeller was van wie van de jonge coffeeshopbezoekers vervolgens ging escaleren (Cousijn e.a., 2011). Het ligt dan ook voor de hand dat dergelijke cognitieve trainingen ook uitgetest worden bij andere middelen en bij jongeren. Bij jongeren is echter een probleem dat een zekere mate van motivatie voor de behandeling een voorwaarde lijkt te zijn (alle positieve trainingsstudies hebben meerdere sessies en de trainingen worden op den duur saai). Hier zijn twee oplossingen voor: de trainingen aanbieden naast reguliere interventies (cognitieve gedragstherapie en/of motiverende gespreksvoering, Wiers e.a., 2013A, B) of de training zelf aantrekkelijk maken door er een computerspel van te maken (*gamification*: deze methode wordt momenteel onderzocht, zie ook Granic e.a., 2013). De trainingen aanbieden naast reguliere behandeling kan via de website ▶ www.impliciet.eu. Naast 'praten' (motiverende gespreksvoering en cognitieve gedragstherapie) zijn er dus diverse cognitieve trainingen die volwassenen kunnen helpen om hun verslavingsproblemen te overwinnen en het is een interessante vraag of dit ook geldt voor adolescenten. De sleutel van een succesvolle behandeling van verslavingsproblemen ligt naar onze mening toch vooral in eerste instantie bij een succesvolle psychosociale interventie, eventueel in sommige gevallen waar psychosociale behandeling alleen geen soelaas biedt, aangevuld met cognitieve training of in ernstige gevallen met medicatie (zie Van den Brink e.a. 2013 voor een overzicht).

20.7   Conclusie en toekomstperspectief

Verslavingsgedrag is een van de meest voorkomende vormen van psychopathologie bij jongeren. Zowel genetische als omgevingsfactoren spelen een rol, in de omgeving spelen vooral ouders, vrienden, broers en zussen en de media een belangrijke rol. Wat betreft het mechanisme van het ontstaan van verslavingsgedrag is er de laatste jaren veel aandacht voor de rol van meer automatische processen. Daarnaast speelt motivatie om te veranderen (of beter: het gebrek hieraan) een belangrijke rol. Er zijn de laatste jaren diverse aanwijzingen dat verslavingsgedrag op jonge leeftijd grotere invloed op de ontwikkeling van de hersenen heeft dan wanneer het op latere leeftijd gebeurt, waarbij wel opgemerkt dient te worden dat het sterkste bewijs vooralsnog uit dierstudies komt. Sinds de eerdere versie van dit hoofdstuk is er veel ten goede gekeerd: een hogere minimumleeftijd voor middelengebruik, meer bewustzijn van de gevaren van overmatig middelengebruik op jonge leeftijd en ouders die op dit gebied strikter zijn naar hun kinderen. Ook op het gebied van preventie zijn er positieve ontwikkelingen: een voorheen zo goed als ineffectieve universele preventiemethode op school blijkt wel effectief als er een oudercomponent wordt toegevoegd. Verder zijn er ook veelbelovende ontwikkelingen op het gebied van gerichte preventie en behandeling van jongeren met verslavingsproblematiek.

Als toekomstige ontwikkelingen zien wij:

- een verdere integratie van (neuro)biologische en genetische modellen van de ontwikkeling van verslavingsgedrag met psychologische modellen;

— onderzoek naar de precieze werking van gen-omgevinginteracties die een rol spelen bij het ontstaan van verslavingsgedrag, met behulp van longitudinaal onderzoek bij adolescenten;
— onderzoek naar het samenspel tussen middelengebruik en -misbruik en de ontwikkeling van andere psychopathologie;
— onderzoek naar 'matching' bij de behandeling van verslavingsgedrag;
— onderzoek naar manieren om automatische processen bij verslavingsgedrag te beïnvloeden die voor jongeren aantrekkelijk zijn, zoals games;
— onderzoek naar de wijze waarop mensen in sociale groepen elkaar in hun middelengebruik beïnvloeden, met behulp van experimentele observationele studies;
— onderzoek naar individuele gevoeligheid voor alcohol en roken in de media, zowel als het gaat om reclame, maar ook in tv-series en films.

Ten slotte: lange tijd waren onderzoek naar het ontstaan van psychopathologie en onderzoek naar gebruik en misbruik van middelen bij jongeren twee gescheiden werelden. Zowel in het onderzoek als ook in de praktijk is er de laatste jaren een tendens te zien om beide problemen meer met elkaar in verband te brengen. Dat is in onze ogen een goede en belangrijke ontwikkeling. We juichen het daarom ook toe dat er een hoofdstuk in dit boek over ontwikkelingspsychopathologie gewijd is aan deze problematiek. Dat lijkt vanzelfsprekend, gegeven de prevalentiecijfers (diagnoses van afhankelijkheid en misbruik van middelen zijn de meest voorkomende psychiatrische diagnoses bij jonge mannen), maar was dat lange tijd niet. Middelenmisbruik in de adolescentie kan diverse andere vormen van psychopathologie uitlokken of versterken, zowel internaliserende als externaliserende problemen. Alle reden dus om middelenproblematiek in relatie tot psychopathologie bij jongeren te bestuderen en om te trachten middelenmisbruik bij jongeren terug te dringen. Wij hopen dat dit hoofdstuk daaraan bij zal dragen.

Literatuur

Anderson, P., De Bruijn, A., Angus, K., Gordon, R., & Hastings, G. (2009). Impact of alcohol advertising and media exposure on adolescent alcohol use: a systematic review of longitudinal studies. *Alcohol and Alcoholism, 44*(3), 229–243.

Belluzzi, J.D., Lee, A.G., Oliff, H.S., & Leslie, F.M. (2004). Age-dependent effects of nicotine on locomotor activity and conditioned place preference in rats. *Psychopharmacology, 174*, 389–395.

Bot, S.M., Engels, R.C.M.E., & Knibbe, R.A. (2005). The effects of alcohol expectancies on drinking behaviour in peer groups: observations in a naturalistic setting. *Addiction, 100*, 1270–1279.

Carter, B. L., & Tiffany, S. T. (1999). Meta-analysis of cue-reactivity in addiction research. *Addiction, 94*(3), 327–340.

Chassin, L., Flora, D.B., & King, K.M. (2004). Trajectories of alcohol and drug use and dependence from adolescence to adulthood: the effects of familial alcoholism and personality. *Journal of Abnormal Psychology, 113*, 483–498.

Chung, T., Colby, S. M., Barnett, N. P., Rohsenow, D. J., Spirito, A., & Monti, P. M. (2000). Screening adolescents for problem drinking: performance of brief screens against DSM-IV alcohol diagnoses. *Journal of Studies on Alcohol and Drugs, 61*(4), 579–587.

Cooper, M.L., Frone, M.R., Russell, M., & Mudar, P. (1995). Drinking to regulate positive and negative emotions: a motivational model of alcohol use. *Journal of Personality and Social Psychology, 69*, 990–1005.

Conrod, P. J., Castellanos-Ryan, N., & Mackie, C. (2011). Long-term effects of a personality-targeted intervention to reduce alcohol use in adolescents *Journal of consulting and clinical psychology, 79*(3), 296–306.

Conrod, P. J., Castellanos-Ryan, N., & Strang, J. (2010). Brief, personality-targeted coping skills interventions and survival as a non-drug user over a 2-year period during adolescence. *Archives of General Psychiatry, 67*(1), 85–93.

Conrod, P. J., Stewart, S. H., Comeau, N., & Maclean, A. M. (2006). Efficacy of cognitive–behavioral interventions targeting personality risk factors for youth alcohol misuse. *Journal of Clinical Child and Adolescent Psychology, 35*(4), 550–563.

Cousijn, J., Goudriaan, A. E., & Wiers, R. W. (2011). Reaching out towards cannabis: Approach-bias in heavy cannabis users predicts changes in cannabis use. *Addiction, 106*(9), 1667–1674.

Cox, W.M., Fadardi, J.S., & Pothos, E.M. (2006). The Addiction-Stroop Test: theoretical considerations and procedural recommendations. *Psychological Bulletin, 132*, 443–476.

Crews, F. T., & Boettiger, C. A. (2009). Impulsivity, frontal lobes and risk for addiction. *Pharmacology Biochemistry and Behavior, 93*(3), 237–247.

Crews, F., He, J., & Hodge, C. (2007). Adolescent cortical development: a critical period of vulnerability for addiction. *Pharmacology Biochemistry and Behavior, 86*(2), 189–199.

Cuijpers, P., Jonkers, R., De Weerdt, I., & De Jong, A. (2002). The effects of drug abuse prevention at school: the 'Healthy School and Drugs' project. *Addiction, 97*(1), 67–73.

Den Exter Blokland, A.W., Engels, R.C.M.E., Hale III, W.W., Meeus, W., & Willemsen, M. (2004). Parental smoking cessation and adolescent smoking onset. *Preventive Medicine, 38*, 359–368.

Eberl, C., Wiers, R. W., Pawelczack, S., Rinck, M., Becker, E. S., & Lindenmeyer, J. (2013). Approach bias modification in alcohol dependence: Do clinical effects replicate and for whom does it work best? *Developmental Cognitive Neuroscience, 4*, 38–51.

Engels, R.C.M.E. (2003). Waarheen, waarvoor. Over vrienden en middelengebruik. *Gedrag en Gezondheid, 31*, 351–359.

Engels, R.C.M.E., & Bot, S.M. (2005). Social influences on adolescent substance use: insights into how parents and peers affect adolescents smoking and drinking behavior. In D. de Ridder & J. de Wit (eds.), *New perspectives on health behaviour: the role of self-regulation*. New York: John Wiley.

Engels, R. C., Van Der Vorst, H., Deković, M., & Meeus, W. (2007). Correspondence in collateral and self-reports on alcohol consumption: a within family analysis. *Addictive Behaviors, 32*(5), 1016–1030.

Engels, R.C.M.E., Vitaro, F., Exter Blokland, A. den, Kemp, R. de, & Scholte, R. (2004). Parents, friendship selection processes and adolescent smoking behavior. *Journal of Adolescence, 27*, 531–544.

Everitt, B.J., & Robbins, T.W. (2005). Neural systems of reinforcement for drug addiction: from actions to habits to compulsion. *Nature Neuroscience, 8*, 1481–1489.

Field, M., Eastwood, B., Bradley, B. P., & Mogg, K. (2006). Selective processing of cannabis cues in regular cannabis users. *Drug and Alcohol Dependence, 85*, 75–82.

Field, M., Kiernan, A., Eastwood, B., & Child, R. (2008). Rapid approach responses to alcohol cues in heavy drinkers. *Journal of Behavior Therapy and Experimental Psychiatry 39*, 209–218.

Fillmore, M.T., & Vogel-Sprott, M. (2006). Acute effects of alcohol and other drugs on automatic and intentional control. In R.W. Wiers & A.W. Stacy (eds.), *Handbook of implicit cognition and addiction* (pp. 293–306). Thousand Oaks, CA: SAGE.

Friese, M., & Hofmann, W. (2009). Control me or I will control you: Impulses, trait self-control, and the guidance of behavior. *Journal of Research in Personality, 43*(5), 795–805.

Goldman, D., Oroszi, G., & Ducci, F. (2005). The genetics of addictions: uncovering the genes. *Nature Reviews Genetics 6*(7), 521–532.

Goldman, M.S., Del Boca, F.K., & Darkes, J. (1999). Alcohol expectancy theory: the application of cognitive neuroscience. In K.E. Leonard & H.T. Blane (eds.), *Psychological theories of drinking and alcoholism, 2nd edition* (pp. 203–246). New York: Guilford.

Granic, I., Lobel, A., & Engels, R. C. (2013). The Benefits of Playing Video Games. *American Psychologist* (online first).

Greenwald, A.G., McGhee, D.E., & Schwartz, J.L.K. (1998). Measuring individual differences in implicit cognition: the Implicit Association Test. *Journal of Personality and Social Psychology, 74*, 1464–1480.

Grenard, J. L., Ames, S. L., Wiers, R. W., Thush, C., Sussman, S. & Stacy, A. W. (2008). Working Memory Moderates the Predictive Effects of Drug-Related Associations. *Psychology of Addictive Behaviors, 22*, 426–432.

Harakeh, Z., Scholte, R., Vries, H. de, Vermulst, A., & Engels, R.C.M.E. (2004). Parental factors, smoking specific cognitions and early onset of smoking. *Preventive Medicine, 39*, 951–961.

Harakeh, Z., Engels, R. C., Vermulst, A. A., De Vries, H., & Scholte, R. H. (2007). The influence of best friends and siblings on adolescent smoking: A longitudinal study. *Psychology and Health, 22*(3), 269–289.

Harakeh, Z., Engels, R.C.M.E., Scholte, R., & Vries, H. de (2006). Correspondence between proxy and self-reports on smoking in a full-family study. *Drug and Alcohol Dependence, 84*, 40–47.

Henquet, C., et al. (2005). Prospective cohort study of cannabis use, predisposition for psychosis, and psychotic symptoms in young people. *British Medical Journal, 330*(7481), 1–5.

Hibell, B., Guttormsson, U., Ahlström, S., Balakireva, O., Bjarnason, T., Kokkevi, A., & Kraus, L. (2012). *The 2011 ESPAD report. Substance use among students in 36 European Countries*. Stockholm, Sweden: Swedish Council for Information on Alcohol and Other Drugs (CAN).

Hibell, B., Andersson, B., Bjarnasson, T., Ahlström, S., Balakireva, O., Kokkevi, A., & Morgan, M. (2004). *The 2003 ESPAD Report, alcohol and other drug use among students in 35 European countries*. Stockholm, Sweden: Swedish Council for Information on Alcohol and Other Drugs (CAN).

Hofmann, W., Friese, M., & Wiers, R. W. (2008). Impulsive versus reflective influences on health behavior: A theoretical framework and empirical review. *Health Psychology Review, 2*, 111–137.

Houben, K., & Wiers, R.W. (2006). Assessing Implicit Alcohol Associations with the IAT: fact or artifact? *Addictive Behaviors, 31*(8), 1346–1362.

Jones, B.T., & McMahon, J. (1998). Alcohol motivations as outcome expectancies. In W.R. Miller & N. Heather (eds.), *Treating addictive behaviors, 2nd edition. Applied clinical psychology* (pp. 75–91). New York: Plenum Press.

De Jonge, J. M., Merkx, M. J. M., Schippers, G. M., & De Wildt, W. A. J. M. (2009). Motiverende gespreksvoering in de Nederlandse algemene gezondheidszorg. In S. Rollnick, WR Miller, & CC Butler (red.), *Motiverende gespreksvoering in de gezondheidszorg* (pp. 213-225). Gorinchem: Ekklesia.

Koning, I. M., Van den Eijnden, R. J., Verdurmen, J. E., Engels, R. C., & Vollebergh, W. A. (2011). Long-term effects of a parent and student intervention on alcohol use in adolescents: a cluster randomized controlled trial. *American Journal of Preventive Medicine, 40*(5), 541–547.

Koordeman, R., Anschutz, D. J., & Engels, R. C. (2012). Alcohol Portrayals in Movies, Music Videos and Soap Operas and Alcohol Use of Young People: Current Status and Future Challenges. *Alcohol and Alcoholism, 47*(5), 612–623.

Kranzler, H. R., Tennen, H., Penta, C., & Bohn, M. J. (1997). Targeted naltrexone treatment of early problem drinkers. *Addictive Behaviors, 22*(3), 431–436.

Kuntsche, E., & Labhart, F. (2012). Investigating the drinking patterns of young people over the course of the evening at weekends. *Drug and Alcohol Dependence, 124*(3), 319–324.

Larsen, H., Engels, R. C., Granic, I., & Overbeek, G. (2009). An experimental study on imitation of alcohol consumption in same-sex dyads. *Alcohol and Alcoholism, 44*(3), 250–255.

Larsen, H., van der Zwaluw, C. S., Overbeek, G., Granic, I., Franke, B., & Engels, R. C. (2010). A Variable-Number-of-Tandem-Repeats Polymorphism in the Dopamine D4 Receptor Gene Affects Social Adaptation of Alcohol Use Investigation of a Gene-Environment Interaction. *Psychological Science, 21*(8), 1064–1068.

Larsen, H., Engels, R. C., Souren, P. M., Granic, I., & Overbeek, G. (2010). Peer influence in a micro-perspective: Imitation of alcoholic and non-alcoholic beverages. *Addictive Behaviors, 35*(1), 49–52.

Luitgaarden, J. van de, Wiers, R.W., Knibbe, R.A., & Boon, B.J. (2006). From the laboratory to real-life: a pilot study of an expectancy challenge with heavy drinking young people on holiday. *Substance Use and Misuse, 41*, 353–368.

MacDonald, T.K., Zanna, M.P., & Fong, G.T. (1996). Why common sense goes out of the window: effects of alcohol on intentions to use condoms. *Personality and Social Psychology Bulletin, 22*, 763–775.

Mares, S. H., Lichtwarck-Aschoff, A., Burk, W. J., van der Vorst, H., & Engels, R. C. (2012). Parental alcohol-specific rules and alcohol use from early adolescence to young adulthood. *Journal of Child Psychology and Psychiatry,53*(7), 798–805.

Marlatt, G.A., Baer, J.S., Kivlahan, D.R., Dimeff, L.A., Larimer, M.E., Quigley, L.A., Somers, J.M., Williams, E. (1998). Screening and brief intervention for high-risk college student drinkers: results from a 2-year follow-up assessment. *Journal of Consulting and Clinical Psychology, 66*, 604–615.

McCord, J. (1988). Identifying developmental paradigms leading to alcoholism. *Journal of Studies on Alcohol, 49*, 357–362.

Moffitt, T.E., Caspi, A., & Rutter, M. (2006). Measured gene-environment interactions in psychopathology. *Perspectives on Psychological Science, 1*, 5–27.

Monti, P. M., Colby, S. M., Barnett, N. P., Spirito, A., Rohsenow, D. J., Myers, M., … & Lewander, W. (1999). Brief intervention for harm reduction with alcohol-positive older adolescents in a hospital emergency department. *Journal of consulting and clinical psychology, 67*(6), 989–994.

Newlin, D.B., & Thomson, J.B. (1990). Alcohol challenge with sons of alcoholics: a critical review and analysis. *Psychological Bulletin, 108*, 383–402.

Peeters, M., Wiers, R. W., Monshouwer, K., van de Schoot, R., Janssen, T., & Vollebergh, W. A. (2012). Automatic processes in at-risk adolescents: the role of alcohol-approach tendencies and response inhibition in drinking behavior. *Addiction, 107*, 1939–1946.

Peeters, M., Monshouwer, K., van de Schoot, R. A., Janssen, T., Vollebergh, W. A., & Wiers, R. W. (2013). Automatic processes and the drinking behavior in early adolescence: a prospective study. *Alcoholism: Clinical and Experimental Research*, *37*(10), 1737–1744.

Pieters, S., Van Der Vorst, H., Burk, W. J., Wiers, R. W. & Engels, R. C. M. E. (2010). Puberty-dependent sleep regulation and alcohol use in early-adolescents. *Alcoholism Clinical and Experimental Research*, *34*(9), 1512–1518.

Pieters, S., Burk, W. J., Van der Vorst, H., Engels, R.C.M.E. & Wiers, R.W. (2014). Impulsive and reflective processes related to alcohol use in young adolescents. Manuscript aangeboden voor publicatie.

Poelen, E. A., Engels, R. C., Van Der Vorst, H., Scholte, R. H., & Vermulst, A. A. (2007). Best friends and alcohol consumption in adolescence: A within-family analysis. *Drug and Alcohol Dependence*, *88*(2), 163–173.

Robinson, T.E., & Berridge, K.C. (2003). Addiction. *Annual Review of Psychology*, *54*, 25–53.

Room, R., Babor, T., & Rehm, J. (2005). Alcohol and public health. *The Lancet*, *365*, 519–530.

Saunders, J. B., Aasland, O. G., Babor, T. F., & Grant, M. (1993). Development of the alcohol use disorders identification test (AUDIT): WHO collaborative project on early detection of persons with harmful alcohol consumption-II. *Addiction*, *88*(6), 791–804.

Schuckit, M.A., & Smith, T.L. (1996). An 8-year followup of 450 sons of alcoholic and control subjects. *Archives of General Psychiatry*, *53*(3), 202–210.

Sher, K.J. (1991). *Children of alcoholics, a critical appraisal of theory and research*. Chicago: University of Chicago Press.

Sher, K.J., Wood, M.D., Wood, P.K., & Raskin, G. (1996). Alcohol outcome expectancies and alcohol use: a latent variable cross-lagged panel study. *Journal of Abnormal Psychology*, *105*, 561–574.

Stacy, A.W. (1997). Memory activation and expectancy as prospective predictors of alcohol and marijuana use. *Journal of Abnormal Psychology*, *106*(1), 61–73.

Stacy, A. W. & Wiers, R. W. (2010). Implicit Cognition and Addiction: A Tool for Explaining Paradoxical Behavior. *Annual Review of Clinical Psychology*, *6*, 551–575.

Steele, C.M., & Josephs, R.A. (1990). Alcohol Myopia, its prized and dangerous effects. *American Psychologist*, *45*, 921–933.

Strack, F., & Deutsch, R. (2004). Reflective and impulsive determinants of social behavior. *Personality and Social Psychology Review*, *3*, 220–247.

Thush, C., Wiers, R.W., Ames, S. L., Grenard, J. L., Sussman, S., & Stacy, A.W. (2008). Interactions between implicit and explicit cognition and working memory capacity in the prediction of alcohol use in at-risk adolescents. *Drug and Alcohol Dependence*, *94*, 116–124.

Thush, C., Wiers, R.W., Theunissen, N., Bosch, J. van den, Opdenacker, J., Empelen, P. van, Moerbeek, M., & Feron, F.M.J. (2007). A randomized clinical trial of a targeted prevention to moderate alcohol use and alcohol-related problems in adolescents at risk for alcoholism. *Pharmacology, Biochemistry and Behavior*, *86*, 368–376.

Van den Brink, W., Aubin, H. J., Bladström, A., Torup, L., Gual, A., & Mann, K. (2013). Efficacy of as-needed nalmefene in alcohol-dependent patients with at least a high drinking risk level: results from a subgroup analysis of two randomized controlled 6-month studies. *Alcohol and Alcoholism*, *48*(5), 570–578.

Van Der Zwaluw, C. S., & Engels, R. C. (2009). Gene–environment interactions and alcohol use and dependence: current status and future challenges. *Addiction*, *104*(6), 907–914.

Van der Vorst, H., Krank, M., Engels, R. C. M. E., Pieters, S., Burk, W. J., & Mares, S. H. W. (2013). The mediating role of alcohol-related memory associations on the relation between perceived parental drinking and the onset of adolescents' alcohol use. *Addiction*.

Van Der Vorst, H., Engels, R. C., Deković, M., Meeus, W., & Vermulst, A. A. (2007). Alcohol-specific rules, personality and adolescents' alcohol use: a longitudinal person–environment study. *Addiction*, *102*(7), 1064–1075.

Verdejo-García, A., Lawrence, A. J., & Clark, L. (2008). Impulsivity as a vulnerability marker for substance-use disorders: review of findings from high-risk research, problem gamblers and genetic association studies. *Neuroscience & Biobehavioral Reviews*, *32*(4), 777–810.

White, H. R., & Labouvie, E. W. (1989). Towards the assessment of adolescent problem drinking. *Journal of Studies on Alcohol and Drugs*, *50*(01), 30–37.

Wiers, R. W. (2013). *Grip op je problemen. Cognitieve training bij verslaving en angst*. Amsterdam: Bert Bakker.

Wiers, R.W., Bartholow, B.D., Wildenberg, E. van den, Thush, C., Engels, R.C.M.E., Sher, K.J., Grenard, J., Ames, S.L., & Stacy, A.W. (2007). Automatic and controlled processes and the development of addictive behaviors in adolescents: a review and a model. *Pharmacology, Biochemistry and Behavior*, *86*, 263–283.

Wiers, R. W., Eberl, C., Rinck, M., Becker, E. & Lindenmeyer, J. (2011). Re-training automatic action tendencies changes alcoholic patients' approach bias for alcohol and improves treatment outcome. *Psychological Science*, *22*(4), 490–497.

Wiers, R. W., Gladwin, T. E., Hofmann, W., Salemink, E., & Ridderinkhof, K. R. (2013a). Cognitive Bias Modification and Control Training in Addiction and Related Psychopathology: Mechanisms, Clinical Perspectives and Ways Forward. *Clinical Psychological Science, 1*(2), 192–212.

Wiers, R. W., van Deursen, D., Wolf, A. & Salemink, E. (2013b). Gecomputeriseerde trainingen voor verslavingsgedrag bij adolescenten. In: C. Braet & S. Bögels (Redactie). *Protocollaire behandelingen voor kinderen en adolescenten met psychische klachten 2*. Amsterdam: Boom.

Wiers, R.W., Gunning, W.B., & Sergeant, J.A. (1998). Do young children of Alcoholics hold more positive or negative alcohol-related expectancies than controls? *Alcoholism: Clinical and Experimental Research, 22*, 1855–1863.

Wiers, R. W., Rinck, M., Kordts, R., Houben, K., & Strack, F. (2010). Re-training Automatic Action-Tendencies to Approach Alcohol in Hazardous Drinkers. *Addiction, 105*, 279–287.

Wiers, R.W., & Stacy, A.W. (2006). *Handbook of implicit cognition and addiction*. Thousand Oaks, CA: SAGE Publishers.

Wiers, R.W., Luitgaarden, J. van de, Wildenberg, E. van den, & Smulders, F.T.Y. (2005). Challenging implicit and explicit alcohol-related cognitions in young heavy drinkers. *Addiction, 100*, 806–819.

Wiers, R.W., Woerden, N. van, Smulders, F.T.Y., & Jong, P.J. de (2002). Implicit and explicit alcohol-related cognitions in heavy and light drinkers. *Journal of Abnormal Psychology, 111*, 648–658.

Wildenberg, E. van den, Beckers, M., Lambaart, F. van, Conrod, P., & Wiers, R.W. (2006). Is the strength of implicit alcohol associations correlated with alcohol-induced heart-rate acceleration? *Alcoholism, Clinical and Experimental Research, 30*(8), 1336–1348.

Wildt, W.A. de, J. M., Merkx, M. J. M., Vedel, E., & Schippers, G. M. (2011). Protocollaire behandeling van patiënten met een stoornis in het gebruik van alcohol: motiverende gespreksvoering en cognitieve gedragstherapie. *Directieve therapie, 31*(1), 43–80.

Zack, M., Belisto, L., Scher, R., Eissenberg, T., & Corrigall, W.A. (2001). Effects of abstinence and smoking on information processing in adolescent smokers. *Psychopharmacology, 53*, 249–257.

Zack, M., & Poulos, C.X. (2004). Amphetamine primes motivation to gamble and gambling-related semantic networks in problem gamblers. *Neuropsychopharmacology, 29*(1), 195–207.

Zack, M., Toneatto, T., & MacLeod, C.M. (1999). Implicit activation of alcohol concepts by negative affective cues distinguishes between problem drinkers with high and low psychiatric distress. *Journal of Abnormal Psychology, 108*, 518–531.

Aanbevolen literatuur
Wiers, R. W. (2013). Grip op je problemen. Cognitieve training bij verslaving en angst. Amsterdam: Bert Bakker.

Register

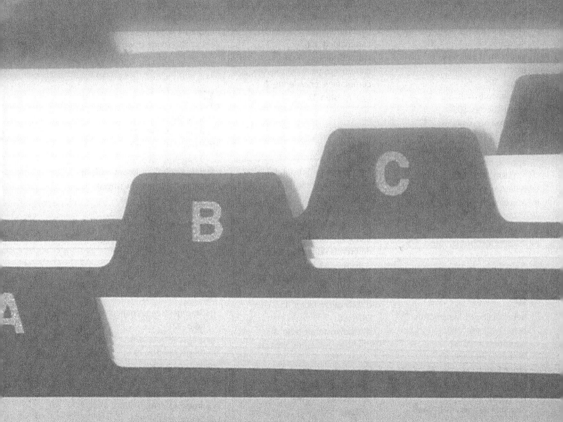